ACSM'S RESOURCES

임상운동생리학

ACSM's Resources for Clinical Exercise Physiology

■ 옮긴이(가나다순)

대표역자 :

진 영 수 (서울대학교 대학원, MD, Ph D, 서울아산병원 스포츠건강의학센터)

번역자 :

강 현 주 (서울대학교 대학원, Ph D, 순천향대학교 체육학부 교수)
김 근 수 (연세대학교 대학원, Ph D, 공군사관학교 체육처 교수)
김 명 화 (고려대학교 대학원, Ph D, 우송대학교 건강관리학과 교수)
김 석 희 (한양대학교 대학원, Ph D, 강남대학교 건강관리센터)
김 용 권 (서울대학교 대학원, Ph D, 췌렌 스포츠 클리닉 대표이사)
김 재 훈 (인제대학교 대학원, Ph D, e-디지털 메드대표이사)
김 태 욱 (한양대학교 대학원, Ph D, 한양대학교 체육과 외래교수)
류 현 승 (연세대학교 대학원, Ph D candidate, 청와대 경호실)
박 수 현 (성균관대학교 대학원, Ph D candidate, 성균관대학교 실험실 연구원)
박 윤 정 (Univ of Texas A&M, Ph D, U of Texas A&M veterinary Med Post-Doc)
박 은 경 (이화여자대학교 대학원, Ph D candidate, 서울아산병원 스포츠건강의학센터)
박 준 영 (Univ of Maryland, Ph D, NIH(NHLBI) Post-Doc)
배 윤 정 (국민대학교 대학원, Ph D, 동덕여자대학교 비만관리학과 교수)
송 　 욱 (Univ of Texas A & M, Ph D, 서울대학교 체육교육과 교수)
유 재 현 (고려대학교 대학원 Ph D, 고려대학교 스포츠과학연구소 선임연구원)
이 왕 록 (서울대학교 대학원, Ph D, 충남대학교 사회체육과 교수)
이 철 호 (한양대학교 대학원, Ph D, 충청대학 스포츠외교학과 교수)
이 한 준 (서울대학교 대학원, Ph D, 울산대학교 체육학부 교수)
이 혁 종 (서울대학교 대학원, Ph D, Harvard Medical School Post-Doc)
이 혜 영 (서울대학교 대학원, Ph D candidate, 서울아산병원 스포츠건강의학센터)
정 제 순 (한양대학교 대학원, Ph D, 남서울대학교 스포츠산업학부 교수)
지 용 석 (고려대학교 대학원, Ph D, 한서대학교 레저스포츠학과 교수)
최 혜 정 (서울대학교 대학원, Ph D candidate, BOBAS Hospital 스포츠의학센터)

편집 위원 :

지 용 석 (고려대학교 대학원, Ph D, 한서대학교 레저스포츠학과 교수)
이 한 준 (서울대학교 대학원, Ph D, 울산대학교 체육학부 교수)
유 재 현 (고려대학교 대학원 Ph D, 고려대학교 스포츠과학연구소 선임연구원)
배 윤 정 (국민대학교 대학원, Ph D, 동덕여자대학교 비만관리학과 교수)
박 은 경 (이화여자 대학교 대학원, Ph D candidate, 서울아산병원 스포츠건강의학센터)
이 혜 영 (서울대학교 대학원, Ph D candidate, 서울아산병원 스포츠건강의학센터)

ACSM'S RESOURCES

임상운동생리학

ACSM's Resources for Clinical Exercise Physiology

Musculoskeletal,
Neuromuscular, Neoplastic,
Immunologic, and
Hematologic Conditions

AMERICAN COLLEGE OF SPORTS MEDICINE

영 문 출 판 사

EDITORS

Jonathan N. Myers, PhD
Clinical Associate Professor
Department of Veterans Affairs Medical Center
Stanford University School of Medicine
Palo Alto, California

William G. Herbert, PhD
Human Nutrition, Foods and Exercise
Virginia Tech
Blacksburg, Virginia

Reed Humphrey, PhD, PT, FACSM
Physical Therapy
Medical College of Virginia
Virginia Commonwealth University
Richmond, Virginia

SECTION EDITORS

Stephen F. Figoni, PhD, RKT, FACSM
Research Health Scientist
Spinal Cord Injury Center
Veterans Administration Palo Alto Health Care System
Palo Alto, California

David C. Nieman, DrPH, FACSM
Professor
Department of Health, Leisure, and Exercise Science
Appalachian State University
Boone, North Carolina

Kenneth H. Pitetti, PhD, FACSM
Professor
College of Health Professions
Wichita State University
Wichita, Kansas

ACSM's Resources for Clinical Exercise Physiology :
Musculoskeletal, Neuromuscular, Neoplastic, Immunologic, and Hematologic Conditions
by American College of Sports Medicine

ACSM' S RESOURCES
임상운동생리학

2007년 6월 26일 초판인쇄
2007년 6월 29일 초판발행

지은이 : American College of Sports Medicine
옮긴이 : 진 영 수 외
발행인 : 박 병 조
발행처 : 도서출판 영문출판사
등 록 : 1987년 12월 21일 제2-419호
주 소 : 서울시 강남구 삼성동 69-1
전 화 : (02)514-5590, 776-5590
팩 스 : (02)756-8943
E-mail : yeongmunsa@empal.com
정 가 : 20,000 원
ISBN 978-89-7224-153-9 93510

• 파본은 교환해 드립니다.

역자 서문

초기 스포츠의학은 경기중 발생하는 스포츠외상을 치료하고 관리하는 분야로 인식되었으나, 현재는 '광의의 의미로써 운동하는 사람을 대상으로 하는 총체적인 건강관리의학인 동시에 운동을 통한 질병치료 및 예방, 건강증진의학' 으로 발전하게 되었다.

우리나라에서도 스포츠의학의 뿌리를 내린지 이제 20년을 훌쩍 넘기고 있다 현재의 스포츠의학에는 모든 과의 임상의사 뿐만아니라 운동생리학자, 운동처방사, 선수트레이너, 간호사, 물리치료사 등의 전문인력들이 공동으로 참여하고 있다. 또한, 현재는 병원과 클리닉 등 많은 스포츠의학 현장에서 우수한 인력들이 업무에 종사하고 있다.

특히, 운동과 질병에 관한 많은 연구가 이루어지고 있고, 대부분의 분야에서 운동의 효과가 검증되어 임상에서도 운동을 예방 및 관리의 방법으로 널리 사용하고 있다. 이에 원저인 "ACSM' s resource for clinical exercise physiology"는 운동의 효과가 많이 알려진 심혈관 질환과 대사 질환 외에 근골격계 질환, 근신경 질환, 신생물과 면역계 질환, 그리고 혈역학적 질환에 대한 병태생리 및 임상운동 생리학, 그리고 운동 검사와 운동 처방 등의 내용이 상세하게 설명되어 있어서 현업에 종사하는 임상운동사 뿐만 아니라 체육과 학생과 보건관련 학생들 및 간호학과, 물리치료과 학생들에게도 많은 도움이 되리라 생각된다.

본 저서의 번역에 참여한 역자들은 모두 서울아산병원 스포츠건강의학센터에서 근무하였던 운동 처방사 선생님들이 주축이 되었다. 서울아산병원 스포츠건강의학센터는 스포츠의학과 운동생리학적인 지식을 바탕으로 운동을 필요로 하는 모든 질병분야에 관한 폭넓은 연구와 프로그램이 진행되고 있으며, 개소한지 이미 10년이 넘었고, 이 곳을 거쳐간 무수히 많은 우수한 인재들이 지금은 각 대학에서, 그리고 현장에서 자리잡고 있으며, 우리나라의 임상운동 및 스포츠 의학계를 이끌어 가고 있다. 조금 늦은 감이 없지는 않지만, 이러한 우수한 인력들과 함께 훌륭한 책을 번역하게 되어 개인적으로도 뿌듯한 마음을 금할 수 없다. 아무쪼록 본 저서 "ACSM's 임상 운동 생리학"이 임상운동에 종사하거나 관심이 있는 임상인과 학생들에게 좋은 길잡이가 되길 바라며, 이 책의 번역과 교정 작업에 노력해준 울산대 이한준 선생과 한서대 지용석 선생을 비롯한 여러 선생님들의 노력에 깊은 감사를 드린다.

다만, 본서를 번역하는데 있어서 원저를 충실하게 번역하려 하였으나 미흡한 점이 많다고 생각되며, 후학들이 이 책을 공부해서 추후 수정 및 보완을 해 준다면 더 좋은 역서가 되지 않을까 생각한다.

끝으로, 이 교과서를 활용하시는 여러분들의 끊임없는 조언과 충고를 부탁드리며, 이 책이 나오기까지 노고를 아끼지 않으신 영문출판사 박병조 사장님을 비롯한 편집 관계자 분들에게도 깊은 감사의 뜻을 전한다.

2007년 4월

대표역자 **진 영 수**

서문

"신체의 모든 부분은 기능을 가지고 있다. 평소와 같은 상태에서 운동하거나 적정한 수준의 활동을 한다면, 그로 인해 건강해지거나 체력이 더 좋아지거나 보다 천천히 노화가 될 것이다. 그러나 신체를 움직이지 않는다거나 효과가 없는 수준으로 활동하면, 쉽게 병에 걸리게 되며, 성장에 있어서도 결점이 생기고, 노화도 빨리 진행될 것이다."

- Hippocrates

"우리 의사들은 사람들을 통해 얻은 경험으로 그들이 아픈지 괜찮은지 말할 수 있으며, 축적된 과학적 연구들을 바탕으로 '체력을 유지하는 것'은 건강과 장수에 큰 역할을 한다고 말할 수 있다."

- Paul Dudley White, MD

"공중 보건 전망을 통해, 좌식생활자들에게 적절한 활동이 신체기능에 더욱 적합할 것이라 강조되었다; 많은 사람들을 대상으로 한 연구에서, 대부분 건강상 이점을 얻을 수 있었던 것을 증거로 들 수 있다."

- Steven N. Blair, PEd

"흡연, 체질량지수, 그리고 중년기와 노년기에 운동 패턴이 이후 장애의 예측인자이다. 보다 건강한 습관을 가진 사람이 더 오래 살 뿐만 아니라 그런 사람이 장애나 질환도 훨씬 나중에 걸리게 되며, 죽음의 문턱에서도 보다 짧은 고통을 받는다."

- James F. Fries, MD

운동 검사와 트레이닝, 처방에 필수적인 의학적 역할의 중요성은 질병에 대한 1차의, 2차의, 3차의 예방에 있어 계속적으로 확대되고 있다. 지구성 트레이닝과 저항성 트레이닝, 그리고 보다 최근에 보완적인 라이프스타일 활동은 자기개선 테크닉으로써 다뤄지고 있는데, 이는 식이 개선과 효과적인 약물요법이 함께 병행되었을 때 특히 그렇다. 더군다나, 의사들과 건강 전문가들은 다양한 임상 컨디션과 만성적 건강 문제의 진단과 치료, 예방으로 운동의 사용을 받아들이고 있다.

단계적인 운동 내성 검사(Multistage exercise-tolerance testing;운동부하검사)는 환자의 기능적 능력, 신체활동의 안전성, 다양한 중재(intervention)의 효과를 평가하는데 매우 귀한 정보를 제공한다. 그와 함께하는 심전도, 혈류역학, 그리고 심장호흡 반응들 또한 이환률과 사망률 측면에서 장기적 예후의 중요성을 지니고 있다. 적절하게 처방된 운동 트레이닝 프로그램은 극히 낮은 합병증 발생률과 많은 건강상 이점과 관련되어 있다. 이것은 유산소성 능력과 무산소성 또는 환기 역치의 증가를 포함한다; 체중과 저장지방의 감소; 혈압의 감소(고혈압 환자에서 특히), 혈청 중성지방과 저밀도 지단백 콜레스테롤의 감소; 향상된 근력과 근지구력; 그리고 개선된 골밀도, 당내성, 인슐린 민감성.

최근 건강과 체력, 그리고 여러 가지의 만성 질환과 장애를 가진 환자의 재활 잠재성 개선을 위한 운동의 역할에 대한 많은 관심이 쏠려 있다. 뇌졸중, 다발경화증, 근육 퇴행 위축, 그리고 중추신경계의 외상성 상해와 같은 일반적인 의학적 컨디션은 근육마비, 불완전 마비, 경련 등을 일으킬 수 있다. 선천적인 변형이나 근골격, 종양, 면역, 또는 혈액학적 이상으로 인해 초래된 특수한 결함이나 결핍, 그리고 이러한 조절에 의해 부과된 요구사항이나 금기사항들 또한 고려되어야만 한다. 이와 더불어 좌식 생활습관은 그 관련된 질병에 특수한 후유증을 악화시키고, 이러한 좌식생활을 경험한 일부 환자들에게서 줄어든 심폐체력, 근위축, 골다공증 그리고 하지의 순환장애가 유발 되었고, 언젠가는 일어날 수 있는 혈전 형성과 궤양 압력을 이끌었다. 또한 감소된 자기유효성, 일상생활에서 더 늘어난 타인의존성, 우울증, 정상적인 사회적 상호작용을 위한 능력 감소는 그들을 쇠약하게 하여 심리적 충격을 줄 수 있다.

아마도 건강한 성인과 심혈관질환이나 폐질환을 가진 환자들을 위한 운동 검사와 트레이닝에 대한 많은 책들이 있기는 하지만, ACSM에서는 무수한 환자들에게 종합적으로 설명할 수 있는 증거적 기본 자료들의 가치와 그 필요성에 대해 인식하였다. 따라서 이런 특별한 교재를 당신들에게 소개할 수 있도록 나에게 기회와 영광을 주었다. ACSM' s Resources for Clinical Exercise Physiology: 근골격, 신경근, 종양, 면역학, 그리고 혈액 조절적인 면에서 다양한 중복이환 조절, 혼합된 또는 하나의 질환을 가진 환자들에게 운동을 시키고 평가하는 감식력 있는 지식, 기술 그리고 능력(KSAs)이 쓰여 있다. 이 교재는 ACSM' s Guidelines for Exercise Testing and Prescription(개정 6판)과 ACSM' s Resource Manual (개정 4판)에서 제공된 만성 질환 조절을 위한 적용범위 안에서 설명하였다.

사실상 이런 운동 생리학 적용의 약전은 신경근 질환과 근골격 조절, 종양과 면역학, 그리고 혈액 조절 이렇게 3개의 부분을 포함하며, KSAs 부록과 진료범위, 두드러진 점이나 중요한 것은 하이라이트를 통해 그림과 표에 다양한 색으로 하였다. 그리고 임상에 밀접한 관계가 있는 19개의 장은 ACSM의 공인된 임상 운동 생리학자(RCEP)를 위해 응시한 지원자들이 마스터 될 수 있는 기본적인 그리고 추가적인 능력의 개요를 제공한다. 그 내용은 기술된 질병과 장애가 있는 환자들을 위해 안전하고 효과적인 운동 프로그램을 제공할 수 있는 어떤 자격이 주어진 임상의들을 도울 수 있는 과학과 임상 적용의 동시대 증류를 설명한다. 따라서, 이 교재는 RCEPs와 의학 모든 분야에 있는 의사, 의사 보조, 간호사, 물리치료사, 작업치료사, 노인학 전문의, 그리고 재활 스페셜리스트를 포함한 모든 건강요원들을 위한 기본적인 참고문헌임에 틀림없다. ACSM' s Resources for Clinical Exercise Physiology는 뇌졸중, 뇌성마비, 다발경화증, 파킨스 병, 척수 상해, 소아마비 증후군, 길랑바레 증후군, 바레 증후군, 근육 퇴행 위축, 그리고 다른 근육병증, 말초 신경병증, 만성 신경성 통증, 머리 상해, 골관절염, 그리고 류마토이드 관절염, 섬유성 근육통, 만성 요통, 골다공증, 혈관장애, 절단, 종양, 면역시스템과 HIV 감염과 같은 혈액 질환, 만성 피로 증후군들을 앓고 있는 다양하고 광범위한 환자의 임상적 평가와 관리에서의 운동 검사와 트레이닝의 제한점과 이점을 좀 더 명확하게 정의할 수 있을 것이라 생각되었다. 편집자들은 병태생리학, 역학, 위험 인자, 관련된 징후와 증상, 관찰과 진단, 약물 및 수술 치료, 운동 검사와 트레이닝의 이점, 특별한 예방법, 동기유발과 지속적으로 하기 위한 전략을 가진 KSAs와 비교할만한 적절한 정보와 깨끗하고 간결한 형식으로 내용을 요약하는데 노고를 아끼지 않는 뛰어난 선생님, 유명한 과학자, 임상의, 연구자 그룹으로 구성되었다.

1975년 이래로, ACSM 워크샵과 자격증은 전문가 발전과 지속적인 교육, 의사를 도우며, 건강 전문가들이 신체적으로 활동적인 라이프스타일에 대한 이점적인 측면에서 그들의 환자와 심폐 질환을 앓고 있거나 그렇지 않은 고객들을 상담하는데 "gold standard"로써 다뤄져 왔다. 이 특별한 교재는 두가지의 뚜렷한 방식으로 이런 적용방법을 설명한다. 첫 번째는, ACSM 자격증을 취득하기 위해 준비하는 사람들에게 현재의 빈 지식의 공간을 채워줄 수 있는 중추적인 자원으로써 제공한다. 두 번째는 환자들의 모든 부분에 있어 사실상 입증된 운동 평가와 프로그래밍의 원칙과 권고 범위에 대한 시야를 넓히는 것이다. 아마도 가장 중요한 것은 운동이 예전에 운동의 효과가 없다고 여겨지던 몇몇 집단에 대해, "동등한 기회"로서 중재가 된다는 과학적 증거를 제공해 준다는 것이다.

Barry A. Franklin, PhD
Director, Cardiac Rehabilitation
and Exercise Laboratories
William Beaumont Hospital
Royal Oak, Michigan
Past President, ACSM

머리말

ACSM's Resources for Clinical Exercise Physiology(미국스포츠의학회 임상운동생리학 지침): 근골격, 신경근, 종양, 면역, 그리고 혈액 조절은 풍부한 자료가 있는 영역인 심혈관 그리고 폐질환과 관련된 다양한 만성질환과 장애를 가진 환자들에게 임상운동에 대한 안내(지도) 필요성에 의해 쓰여져 왔다. 실로 이 책은 두 가지 ACSM 출판물인 ACSM's Guidelines for Exercise Testing and Prescription과 ACSM's Resource Manual for Exercise Testing and Prescription의 연장선으로 볼 수 있다. 이것은 주로 운동과학 안에서도 트레이닝을 공부한 학사학위 이상 수준의 임상의들을 위해 쓰여졌다.

그 책은 다양한 질환과 장애 따른 운동평가와 중재(intervention)라는 공통된 주제로 집필된 유일한 교재이다. 그 장에서 저자들은 사고경력이 없는 건강요원들의 대표적인 사례들을 설명하였다. 다양한 전문적인 트레이닝을 가지고 기능적 손상, 운동 위험, 동반이환, 공공기관의 직원 철학, 조절 정의에 대한 본질이나 규제를 포함한 다양한 변인들에 의존하여 임상의들은 이 교재에서 서술된 환자를 치료하는 역할을 종종 했다. 의사들과 의사 보조, 간호사와 간호요원, 호흡계, 작업과 물리치료사, 운동치료사 그리고 임상 운동 생리학자들은 이러한 환자들의 특수한 필요성에 의해 긴밀한 협조관계에서 자주 일을 한다. 이 교재는 재활에 대한 여러 전문분야에 걸친 원리를 반영하고, 그와 같이 모든 운동 임상의들의 장점이 들어 있는 책을 만들기 위해 작업한 편집자들과 기고자들의 의지가 담겨 있다. 이 교재에는 만성 질환과 장애를 가진 환자들에 대한 운동관리에 있어 임상 운동 생리학자들의 역할을 설명하는 진보된 지식과 기술, 능력(KSAs)이 서술되었다.

진료면에서 다른 연합된 건강 전문가들에 대해 잘 정의되었기 때문에, 임상 운동생리학자들을 위한 KSAs 구성은 꽤 적절하다. 가장 최신판에서는 임상 운동생리학자들의 역할에 대해 보다 명확하게 하기 위한 노력이 이 교재에 녹아있고, 임상 운동생리학자들의 ACSM의 입장을 재(registing)를 정립하기 위한 준비를 돕고자 하는 노력도 이 교재에 스며있다. 이것은 두 개의 소송(caveats)에 놓여있다. 첫 번째는 부록에 있는 KSAs가 이 교재에 묘사된 환자들, 즉 심혈관, 폐, 그리고 대사질환을 가진 일부 환자들을 반영하는 것이다. 이러한 환자들을 위한 지침서는 ACSM's Guidelines for Exercise Testing and Prescription과 ACSM's Resource Manual for Exercise Testing and Prescription으로 전에도 출간되었다. 두 번째는, 이 교재의 주된 내용이 모든 뒷배경에 대한 운동 임상의들을 위해 다양한 만성질환을 가진 환자들의 전체적인 운동관리를 설명했다는 것이기 때문에 이 교재는 부록에서 KSAs 전부를 서술하지 않았다. ACSM 등재 프로그램을 위해 준비 하고 있는 임상 운동생리학자는 모든 KSAs에 완벽히 도달하기 위해 추가적인 자료를 필요로 할지도 모른다.

이 방대한 범위의 교재를 작업한 편집자와 기고자들은 모든 운동 임상의들이 그 내용으로부터 이점(효과)를 찾을 수 있기를 바란다. 경쟁적인 건강관리 환경에서, 진료범위는 피할 수 없이 겹친다. 진료에 있어 특수한 역할은 학회와 행정구에 의해 다양해질 수 있다; 다방면에서 건강과 체력육성을 도맡아 관리하는 전문가들 사이의 인지적 경계선은 단지 종이한장의 차이이며 이러한 문제 등은 학술 단체, 전문가 협회 및 그들의 구성원들이 조화가 되었을때 해결될 수 있는 것이다. 이러한 접근을 통해 우리가 충족될 수 있다.

Jonathan N. Myers
William G. Herbert
Reed Humphrey

감사의 글

편집자는 이 책이 완성되기까지 설명과 편집 조언을 해 준 다음의 사람들에게 감사하는 마음을 전합니다.

Yagesh Bhambhani, Ph.D.
J. Mark Davis, Ph.D.
Randy Eichner, MD
William Jay Gillespie, Ph.D.
Carol Harnett
Louis J. Jankowski, Ph.D.
Laurel T. Mackinnon, Ph.D.
Brain J. McKiernan, Ph.D., PT
Patrick J. O'Connor, Ph.D.
Carol Pitetti, BA
Robert J. Rinaldi, MD
Robert D. Rondinelli, MD, Ph.D.
Roy J. Shephard, MD
Jeffrey Woods, Ph.D.

공헌자

Mark A. Anderson, PhD, PT, ATC
Department of Physical Therapy
University of Oklahoma Health Sciences Center
Oklahoma City, Oklahoma

Thomas J. Birk, PT, PhD
Associate Professor
Department of Physical Therapy, Physical Medicine and Rehabilitation
Wayne State University
Detroit, Michigan

Louise Burke, MD
Head, Department of Sports Nutrition
Australian Institute of Sport
Belconnen, Canberra, Australia

Kerry S. Courneya. PhD
Professor
Department of Physical Education
University of Alberta
Edmonton, Alberta, Canada

Timothy J. Doherty, MD, PhD, FRCPc
Assistant Professor
Department of Physical Medicine and Rehabilitation
The University of Western Ontario
London, Ontario, Canada

Stephen F. Figoni, PhD, RKT, FACSM
Research Health Scientist
Spinal Cord Injury Center
Veterans Administration Palo Alto Health Care System
Palo Alto, California

Nadine M. Fisher, EdD
Assistant Professor
Department of Occupational Therapy
State University of New York at Buffalo
Buffalo, New York

Kenton C. Freeman, MD, DABPM&R
Director in Physical Medicine and Rehabilitation
Private practice
St. Joseph, Missouri

William Jay Gillespie, EdD
Associate Professor and Chair
Department of Cardiopulmonology and Exercise Sciences
School of Health Professions
Bouve College of Health Sciences
Northeastern University
Boston, Massachusetts

Kimberly Harbst, PhD, PT
Associate Professor
Department of Physical Therapy
University of Wisconsin-La Crosse
La Crosse, Wisconsin

Timothy Harbst, MD
Physical Medicine and Rehabilitation
Gundersen Lutheran Medical Center
La Crosse, Wisconsin

William G. Herbert, PhD
Human Nutrition, Foods and Exercise
Virginia Tech
Blacksburg, Virginia

Marianna Horea, MS
Graduate Research Associate
School of Physical Therapy
Texas Woman's University
Denton, Texas

Reed Humphrey, PhD, PT, FACSM
Physical Therapy
Medical College of Virginia
Virginia Commonwealth University
Richmond, Virginia

Leonard A. Kaminsky, PhD, FACSM
Professor
School of Physical Education
Division of Exercise Science
Ball State University
Muncie, Indiana

B. Jenny Kiratli, PhD
Research Health Scientist
Spinal Cord Injury Center
Veterans Administration Palo Alto Health Care System
Palo Alto, California

John J. LaManca, PhD
Research Coordinator/Exercise Physiologist
Heart Failure and Cardiac Transplantation
New York Presbyterian Hospital
New York, New York

James J. Laskin, PT, PhD
Department of Physical Therapy
University of Montana
Missoula, Montana

Jennifer E. Layne, MS
Jean Mayer USDA Human Nutrition Research Center on Aging
Tufts University
Boston, Massachusetts

John R. Mackey, MD
Department of Oncology
Faculty of Medicine
University of Alberta
Edmonton, Alberta, Canada

Laurel T. Mackinnon, PhD
Associate Professor
School of Human Movement Studies
The University of Queensland
Brisbane, Queensland, Australia

Robert C. Manske, MPT, CSCS
Associate Professor
Department of Physical Therapy
Wichita State University
Wichita, Kansas

Karen Palmer McLean, PhD, PT
Associate Professor
Department of Physical Therapy
University of Wisconsin-La Crosse
La Crosse, Wisconsin

Janet A. Mulcare, PhD, FACSM
Associate Professor
Department of Physical Therapy
Andrews University-MPT Program
Dayton, Ohio

David L. Nichols, PhD
Assistant Research Professor
Institute for Women's Health
Texas Woman's Universiy
Denton, Texas

Terry L. Nicola, MD, MS
Assistant Professor of Clinical Rehabiliation Medicine
Director of Sports Medicine Rehabilitation
Department of Orthopedics
University of Illinois Medical Center
Chicago, Illinois

Robin Parisotto, BAppSci
Laboratory Manager
Sports Haematology and Biochemistry Laboratory
Australian Institute of Sport
Leverrier Crescent
Bruce, Australian Capital Territory, Australia

Jack H. Petajan, MD
University of Utah MS Clinic
Salt Lake City, Utah

Mark T. Pfefer, RN, MS, DC
Director of Research
Department of Research
Cleveland Chiropractic College
Kansas City, Missouri

Kenneth H. Pitetti, PhD, FACSM
Professor
College of Health Professions
Wichita State University
Wichita, Kansas

Elizabeth J. Protas, PhD, PT
School of Physical Therapy
Texas Woman' s University
Houston, Texas

H. Arthur Quinney, PhD
Faculty of Physical Education
University of Alberta
Edmonton, Alberta, Canada

James Rimmer, PhD, FACSM
Associate Professor
Institute for Disability and Human Development
University of Illinois
Chicago, Illinois

Jessica C. Roberts, MA
Department of Clinical Psychology
University of Kansas
Wichita, Kansas

Ronenn Roubenoff, MD, MHS
Associate Professor of Medicine
Jean Mayer USDA Human Nutrition Research Center on Aging
Tufts University
Boston, Massachusetts

Roy Sasaki, MD
Spinal Cord Injury Center
Veterans Administration Palo Alto Health Care System
Palo Alto, California

Heather R. Schmitz, BS
Department of Nutrition, Exercise Physiology and Sarcopenia Laboratory
Jean Mayer USDA Human Nutrition Research Center on Aging
Tufts University
Boston, Massachusetts

Maureen J. Simmonds, PT, PhD
Associate Professor
School of Physical Therapy
Texas Woman's University
Houston, Texas

Sue Ann Sisto, PT, MA, PhD
Director, Human Performance and Movement Analysis Laboratory
Kessler Medical Rehabilitation Research and Education Corporation(KMRREC)
West Orange, New Jersey
Assistant Professor of Physical Medicine and Rehabilitation
Clinical Assistant Professor of Physical Therapy
University of Medicine and Dentistry of New Jersey/ New Jersey Medical School and of Health Related Professions
Newark, New Jersey
Assistant Professor of Clinical Physical Therapy
Columbia University
New York, New York

Sue Smith, PT, PhD
Associate Professor
School of Physical Therapy
Texas Woman's University
Dallas, Texas

Rhonda K. Stanley, PhD, PT
Assistant Professor
Department of Physical Therapy
University of Maryland School of Medicine
Baltimore, Maryland

Mark Tarnopolsky, MD, PhD, FRCPc
Neuromuscular Disease Unit
Chedoke/McMaster University Medical Center
Hamilton, Ontario, Canada

Elaine Trudelle-Jackson, MS, PT
School of Physical Therapy
Texas Woman's University
Dallas, Texas

목차

I부
근신경 장애
(NEUOMUSCULAR DISORDERD)

제 1 장
뇌졸중 (STROKE)

역학과 병태생리학 (EPIDEMIOLOGY AND PATHOPHYSIOLOGY)

정의와 이환율 (Definition and Prevalence)

뇌졸중은 혈관성 원인과는 달리 24시간 혹은 그 이상 지속되는 징후를 보이거나, 명백한 이유 없이 사망하게 되는 뇌기능의 국소적(혹은 전체)인 교란 작용(disturbance)으로 급속하게 진전되는 임상적 징후라고 세계보건기구(WHO)에 의해 정의되고 있다(1). 이 정의에는 일과성 허혈발작(transient ischemic attack; TIA)과 출혈 혹은 감염이나 종양과 관련된 경색은 제외되어 있다(2). 뇌졸중은 미국에서 사망과 장애의 세 번째 원인으로 꼽히고 있다(3). 이 질환은 가장 흔하게 생명을 위협하는 신경계 질환이며, 미국에서는 일일 15명당 1명 정도가 사망하게 되는 것으로 여겨지고 있다(4). 뇌졸중의 건강 및 경제적 영향력은 개인은 물론 가족과 사회에 실질적인 경제적 부담을 드리운다(5, 6).

현재 미국에서는 4백만의 뇌졸중 인구가 생존하고 있고, 매년 731,000명의 새로운 뇌졸중 환자가 생겨나고 있는 것으로 추정되고 있다(7). 인구의 대부분이 뇌졸중에 의해 영향을 받을 수 있지만, 아프리카계-미국인은 코카시안종이나 히스파닉인종에 비해 더 큰 위험에 처할 수 있고, 뇌졸중으로부터 불구가 될 가능성도 높다(8). 처음 뇌졸중의 발병률은 나이와 함께 증가한다(1). 구체적으로 55-59세 연령에서 뇌졸중의 위험은 1년에 대략 5%씩 증가하고, 80-84세에는 25% 정도로 증가한다(9). 초년기에 뇌졸중의 위험도는 여성보다 남성이 30%나 높지만, 중년이후에는 여성의 위험도가 더 높다. 사실, 뇌졸중에 대한 의학적 치료가 발전해오고 있는데도 불구하고, 여전히 성인에서 장애의 원인은 사라지지 않고 있다(1). 그러나 뇌졸중의 발생률은 지난 30년 동안 꾸준히 이어져왔지만, 뇌졸중으로 인한 사망률과 심각성은 감소하였다(10).

분류 (Classification)

뇌졸중은 뇌혈관계 문제나 뇌발작과 종종 관련되어 있다. 이것은 뇌에서 대-혈관이 파열되거나, 뇌의 특정 부분에 영향을 줄 수 있는 작은 혈관이 차단될 수 있는 이종형 장애로 여겨지고 있다(11). 그러므로 뇌졸중은 출혈성과 허혈성으로 분류한다. 출혈성 뇌졸중은 모든 뇌졸중의 약 10%를 차지하고 있는 반면, 허혈성 형태는 그 밖의 대다수와 뇌졸중의 나머지를 차지하고 있다(1). 뇌졸중의 위험요소는 표1.1.에 제시하였다.

병태생리학 (Pathophysiology)

뇌졸중은 제한된 혈류공급(허혈)이나 뇌조직에서의 출혈로부터 손상된 신경계 기능과 세포손상으로부터 야기된다. 뇌에서의 손상은 손상부위에서의 복잡한 시스템에 의해 좌우되고, 손상의 양은 지속된 사고에 의해 일어난다. 이것은 운동신경과 감각신경 장애, 언어, 감정적, 인식의 기능장애를 포

표 1.1. **뇌졸중의 위험요소**

허혈성 뇌졸중
- 관절경화증 - 다음의 위험요소와 관련됨: 고혈압, 흡연, 고지혈증, 당뇨, 좌업생활
- 갑상선기능저하증
- 경구피임제
- 겸상세포병
- 응고장애
- 진성적혈구 증가증
- 동맥염
- 이전의 건강상태와 복합된 탈수증

출혈성 뇌졸중
- 고혈압
- 동정맥의 기형
- 항응고요법
- 코카인, 암페타민을 포함한 약물남용, 알코올

함한다(1). 뇌졸중은 신체의 운동기능과 인지기능에 심각한 제한을 초래하기도 하고, 종종 영구적이지는 않지만 단기간의 경미한 장애로 남을 수도 있다.

출혈성 뇌졸중은 대뇌의 외부혈관에서 혈액이 누출되어 일어나거나 혹은 뇌조직 자체에서 혈액이 새어나와 생기기도 한다. 출혈성 뇌졸중은 뇌내출혈(뇌로부터 직접적인 출혈)이나 거미막밑출혈(뇌주위의 공간과 쇠수액으로부터의 출혈)로 분류되어진다. 출혈은 뇌조직에서 집중되거나, 전체적인 압력에 의해 야기되고 연결통로 절단에 의한 뇌손상이다. 출혈 전, 후에 뇌조직과 혈관에 해로운 영향을 미치는 생화학적 물질이 방출된다(11).

허혈성 뇌졸중은 어떤 성질에 의한 경색으로부터 야기 되며, 일반적으로 두 가지 형태인 혈전과 색전으로 분류된다. 혈전증은 하나 혹은 더 많은 혈관내부의 국한된 폐쇄 때문에 혈류의 제한과 관련된다(11). 혈전경색은 응고된 형태나 혈전으로 죽상경화판에서 발생한다. 색전경색은 대동맥이나 소동맥에서 혈관시스템의 폐색이나, 다른 곳에서 형성된 색전에 의한 것이다(12). 경색의 최악의 예후는 경동맥 혹은 그곳과 인접한 중앙동맥의 폐색으로부터 야기된다(12).

뇌졸중의 임상적 특징은 상해의 위치와 심각성에 의해 달라진다. 출혈성 뇌졸중의 징후는 의식의 변화된 수준, 심각한 두통과 고혈압을 포함한다(1). 소뇌의 출혈은 일반적으로 평형감각이상, 메스꺼움, 구토와 관련되어 있고 단측에서만 발생된다. 뇌간에서의 출혈은 종종 치명적이다(12).

뇌혈류(cerebral blood flow, CBF)는 허혈성 뇌졸중을 측정하는데 주요한 지표가 된다. 뇌혈류(정상 CBF 50-55ml/100g/min)가 18ml/100g/min보다 낮아지게 되면 시냅스 공간의 신경전달작용이 일어나지 않는다. 한편, CBF가 8ml/100g/min 이하로 떨어지게 되면 세포사가 일어난다. "지속적인 허혈"은 허혈성 뇌졸중의 결과로서 일어난 복잡한 생화학적 문제들과 관련되어 있다(1). 산성증, 변성 칼슘항상성, 전달물질의 기능부전, 자유기의 형성, 대뇌부종과 미세혈관 순환차단은 뇌졸중의 모든 손상단계와 관련되어 있다. 뇌졸중을 평가하기 위한 진단검사로 컴퓨터 단층촬영과 자기공명영상이 이용되고 있다(1).

뇌졸중의 기능 결과 (FUNCTIONAL CONSEQUENCES OF STROKE)

동반이환과 이차적 질환 (Comorbidities and Secondary Conditions[1])

뇌졸중과 동반되는 기능의 소실은 신체적, 심리적 시스템에 영향을 미친다(13, 14). 장애의 정도는 뇌졸중의 심각성에 의해 달라진다(15). 뇌졸중 인구의 50% 정도는 대부분 우울증으로 발전되기도 한다(16). 두 번째로 뇌졸중은 불건전하고 유해한 생활양식을 초래하기도 한다(17).

대다수의 뇌졸중 환자들에게 광범위한 치료가 요구된다(18). 이러한 집단에서 흔하게 나타나는 "동반이환"은 일반적으로 관상동맥질환, 비만, 고혈압, 제2형 당뇨병과 고지혈증이다(19).

"이차적 질환"은 높은 비율의 낙상(falls), 근경련, 기억력 감소, 실어증, 수면무호흡, 요통, 스트레스, 우울증 및 사회적 고립을 야기 시킨다(1). 그 증상은 허약함(반신불수, 사지불완전마비)이거나 마비(반신불수, 사지마비)와 손상된 균형감각을 포함한다.

신체적 기능의 소실과 하나 혹은 그 이상의 악화된 동반이

[1]동반이환은 뇌졸중이 일어나기 전에 존재하기도 하며(예, 비만과 고혈압), 이차적 질환이 뇌졸중(예, 반신불수와 손상된 균형감각)의 직접적인 결과가 되기도 한다.

환 사이에서 일어나는 시너지 효과는 기능적 독립성을 감소시키고, 뇌졸중으로부터 생존한 환자들의 삶의 질을 떨어트리기도 한다(20). 이러한 상황들이 뇌졸중 환자를 위한 운동처방 계획에 혼선을 야기 시키기도 한다. 뇌졸중과 관련된 동반이환과 이차적 질환은 표1.2.에 제시되어 있다.

임상 운동 생리학 (CLINICAL EXERCISE PHYSIOLOGY)

운동에 대한 단기적 반응 (Acute Responses to Exercise)

뇌졸중의 가장 중요한 생리학적 결과는 기능적인 근육양의 소실이다(21). 대부분의 뇌졸중 환자는 편측부전마비 혹은 반신불수와 같이 인체의 우측 혹은 좌측부분에서의 기능소실과 같은 후유증이 나타난다. 뇌졸중의 대부분은 혈관질환에 의해 야기되기 때문에, 단기간 운동에 의한 생리학적 반응은 관상동맥질환(coronary artery disease, CAD)에 의해 제한되기도 한다(21, 22). 일부 연구에서 뇌졸중 환자의 최고산소섭취량을 평가하지 못했다는 결과도 있으나, 코호트 연구에서는 낮은 수준의 최고산소섭취량을 보고하기도 하였다. 두 개의 대단위 연구에서(23, 24), 남성과 여성 뇌졸중 환자(Potempa 등: 연령범위 43-72세; Rimmer 등: 평균연령=53.2±8.3)의 최고산소섭취량 범위는 13.3ml/kg/min(23) 에서 16.6ml/kg/min(24)이라고 보고한 바 있다. 두 편의 연구는 최고산소섭취량을 개선시키기 위해 운동을 중재적 방안으로 관련시켰었다.

표 1.2. **뇌졸중 후 생존한 환자에서 나타나는 일반적인 후유증과 동반이환**

신체적인 후유증	심리적인 후유증	동반이환
근경련	우울증	관상동맥질환
근허약	사회적 고립	고혈압
평형감각손상	인지기능의 손상	고지혈증
비만	기억력 감소	당뇨병
마비	자긍심 감소	비만
부전마비	자기유효성 감소	말초혈관질환
피로	감정적인 능력의 저하	
낙상		
실어증		
시력 저하		

Potempa 등(23)에 의하면 훈련 후 10주 후에 최고산소섭취량이 0%에서 35.7%로 증가하였다고 보고하였다. Rimmer 등(24)은 더 심각한 장애를 가진 뇌졸중 환자들을 대상으로 12주 훈련을 시킨 결과 최고산소섭취량이 평균 8.2% 정도 향상되었다고 보고하기도 하였다. 상대적으로 낮은 유산소성 능력은 다발성 동반이환(예, CAD, 비만)이나, 생활양식과 관련된 행동양식(예, 일상적인 운동부족)을 포함한 많은 요인들과 관련되어져 있다.

단기적 운동시 최고 심박수는 환자의 연령, 장애수준(편측부전마비 부분에서 근위축의 정도), 동반이환(예, 고혈압, CAD)의 심각성 및 동반이환 질환의 개수, 그리고 이차적 질환(예, 경련 수준, 인지적 손상정도)과 약물사용(예, 베타차단제)에 따라 다양하게 나타난다. Potempa 등(21)에 의하면 몇몇 뇌졸중 환자들은 거의 정상에 가까운 최고심박수에 도달할 수 있는 반면, 일부 환자는 비슷한 운동시간 동안에 낮은 최고심박수를 유지하였다고 보고한 바 있다. 이와 같은 상황은 각 개인에 따라 다양하게 나타나지만, 일반적으로 단기간 운동시 최고심박수는 장애가 없는 동일 연령과 동일 성별의 사람보다 낮게 나타난다고 하였다. 비교적 뇌졸중 환자에서의 낮은 유산소성 능력은 환자들의 좌업생활양식(25)과 마비근육의 감소된 산화능력(21) 및 동적운동시 회복을 위한 운동단위의 수가 감소되었기 때문인 것으로 추정하고 있다.

뇌졸중 후 생존자의 근력과 근지구력은 매우 저조하다. Rimmer 등(24)은 남성과 여성의 뇌졸중 환자들 중 젊은 집단을 위주로 근력과 근지구력을 평가하였다(평균 연령=53세). 두개의 LifeFitness 장비에서 얻은 평균 근력점수(10-RM)는 벤치프레스에서 26lb(파운드), 레그프레스에서 147lb이었다. 건측의 악력은 30.7lb, 환측의 악력은 20.45lb이었다. 환자의 평균 체중(200lb)을 고려하였을 때, 두 장비에서 나온 점수는 건강한 동일 연령과 성별을 가진 사람들의 결과와 비교하여 10번째 백분위수 이하로 나타난다(26). 다른 연구에서는 이 환자들보다 근력점수가 더 낮은 것으로 확인되었다(27-29).

이학검사 (Physical Examination)

뇌졸중으로부터 발생된 손상의 범위는 신체적, 인지적인

경우가 모두 나타날 수 있다. 좌측 뇌반구 상해는 우측 뇌반구 상해와 비교하여 전형적으로 언어능력의 표현과 이해력이 저조한 것으로 나타난다(30). 뇌졸중으로 인한 운동신경의 손상은 반신불수(마비)나 반부전마비(약화)를 초래한다. 손상이 하위 신경경로에서 발생되면, 척수의 운동신경 조절이 비정상화되어, 자세조절과 신전반사에 비정상적 변화가 초래되고 수의적 동작이 쉽지 않게 된다. 운동신경의 조절이 결손되면 근허약과 비정상적인 움직임, 감소된 반응시간, 비정상적인 근반사 및 능동적인 관절가동범위의 소실이 일어난다(31).

운동검사와 검사기준 (EXERCISE TESTING AND SCREENING CRITERIA)

검사프로토콜 (Screening Protocol)

뇌졸중 환자들은 운동부하검사를 그들의 주치의를 통해 검사를 받는 것이 바람직하다. 검사에는 공복시 채혈, 안정시 심전도, 안정시 심박수, 안정시 혈압(서서, 앉아서, 누워서) 및 체온이 포함된다. 검사 후 최고산소섭취량으로 인정되기 위해서는 피험자의 혈액검사(예, 전혈 혹은 CBC, 효소, 단백질 수준)가 정상범위 내에 있어야 한다. 만일 초기의 혈액기능이 기준치에 맞으면, 환자에게 검사에 참여할 수 있는 일정을 제공한다. 이후 운동부하검사를 성공적으로 마친 환자들에게는 권장된 운동프로그램에 참여하도록 한다. 운동부하검사시 비정상적인 심혈관계 변화를 보이는 경우에는 심장재활과 같이 면밀한 감독하에 이루어지는 운동프로그램을 시작하도록 한다.

운동검사 (Exercise Testing)

최고산소섭취량 (Peak Oxygen Uptake) (심폐지구력 Cardiovascular Fitness)

편부전마비나 반신불수로부터 야기된 주요 근기능의 소실 때문에, 뇌졸중 후 생존자의 최대 혹은 최고산소섭취량은 심각할 정도로 떨어진다(23, 24). 대다수 뇌졸중 후 생존자들이 심혈관계 이환율(예, 고혈압, CAD)을 보이기 때문에, 운동부하검사는 종종 증상-제한적으로 이루어지며, 높은 최대능력을 기대하기 어렵다.

증상-제한적 운동부하검사(최고산소섭취량)는 고정식 자전거나 트레드밀에서 수행될 수 있으며, 심각한 반신불수 환자들의 경우는 암에르고미터를 이용할 수도 있다. 암에르고미터에서 운동검사를 수행하는 동안, 제한된 동원 근육의 양과 동원되는 말초 근육량 당 심장시스템의 큰 부하로 인하여 운동수행능력이 제한될 것이다. Goodman(32)에 의하면 암-크랭크를 통해 나온 최고산소섭취량은 트레드밀에서 수행하여 얻은 최고산소섭취량 보다 30-35% 적게 나온다고 보고하였다. 대부분의 뇌졸중 생존자는 보행과 평형 기능에 있어 어려움을 가지고 있기 때문에 고정식 자전거가 바람직한 운동의 형태이다(21). 트레드밀 걷기의 에너지 요구량은 보폭의 길이, 무게중심의 변화, 스윙하게 되는 팔, 혹은 난간을 잡는 것 등에 따라 다양하기 때문에 외부 부하의 양을 쉽게 정량화할 수 있는 고정식 자전거가 바람직하다. 추가적으로, 자전거 에르고미터에서 혈압을 측정하고 기록하는 것이 보다 쉽고 뇌졸중 환자의 심전도 모니터링에서도 인위적 조작반응이 적게 나타난다.

램프 자전거프로토콜 (Ramp Cycle Protocol)

Rimmer 등(24)은 램프자전거 에르고미터 검사프로토콜을 이용하여 35명 뇌졸중 환자들의 최고산소섭취량을 측정하였다. 피험자들은 20W의 부하에서 싸이클링을 시작하여 최대운동시점에 이를 때 까지 매분 1분마다 10W씩의 부하증가를 견디어 내었다. 이때 분당 60회전수로 페달을 돌리도록 교육을 받았다. 심박수와 혈압은 2분마다 기록되었다. 검사는 다음과 같은 상황이 관찰되어지면 중지되었다: (a) 호흡교환율(RER)이 ≥1.1, (b) 연령으로 예측된 최대 수준의 심박수에서 10회/분 상회할 경우, (C) 비정상적인 혈압 혹은 심전도 반응이 나타나는 경우, (D) 50 rpm 이상으로 페달링을 지속 할 수 없는 경우. Potempa 등(23)은 뇌졸중 환자들에게 비슷한 램프 자전거 에르고미터 프로토콜을 사용하였다. 검사시작은 10W로 시작하였고 최대운동에 이르기까지 분당 10W씩 증가시켰다. 검사시 혈압은 건측 팔에서 측정하였고, 두 연구에서의 검사시간은 4-12분 범위이었다.

근력 (Strength)

근력은 기본적인 운동기구나, 프리웨이트 혹은 동력계와 같은 여러 가지 방법으로 평가할 수 있다(33). 그러나 적절한 리프팅기술이 검사 전에 수행되어야만 한다. 인지적 손상이나 심각한 운동 제한을 가진 환자들은 정확한 검사를 수행하기 위해 더 많은 시간이 요구되어 진다. 미끄럼 방지용 장갑이나 Vlecro는 웨이트나 바에서 손의 안정성을 제공한다.

Rimmer 등(24)은 상체근력 측정 장비와 하체근력 측정 장비를 이용하여 뇌졸중 환자들의 10RM을 측정하였다. 또 핸드그립악력계로 환자들의 건측과 환측의 악력을 측정하였다. 근력평가시 반신불수 부위와 그렇지 않은 건측 부위의 근력에 대한 불균형 정도를 판정하기 위하여 각 사지를 구별하여 평가하는 것이 중요하다. 임상운동생리학자는 뇌졸중 환자의 환측에서 근력이 증가될 만큼 충분한 신경 지배가 이루어져 있다면 그 또한 평가하는 것이 바람직하다.

유연성 (Flexibility)

슬괵근과 요부의 유연성은 반신불수 부분에서 경련이 쉽게 증가하는 부분이기 때문에 뇌졸중 환자를 평가하기 위한 중요한 근육군이 된다. 이 근육군은 좌전굴(sit-and-reach)검사를 변형하여 사용 및 평가할 수 있다. 만일 마루에 앉기가 어렵다면, 벤치에 앉아 이용할 수도 있다. 환자에게 좌전굴 박스 위에 다리를 충분히 뻗도록 하고, 벤치에 앉도록 한다. 양손을 발의 방향으로 닫도록 길게 신전시키도록 한다. 박스의 중앙에서 중지로부터의 거리를 기록한다.

기능적인 어깨의 유연성 측정으로 좋은 것은 어깨 뒤로 한 손을 내리도록 하고(등 아래로 손을 내린다), 다른 손으로는 등쪽 위로 뻗도록 하는 것이다(등의 중간 위로 손등을 미끄러 올린다). 환자에게 가능하면 손가락들이 가깝게 붙도록 요구한다. 각 손의 두 번째 중지 사이의 거리를 기록한다. 팔의 뒤의 자세에 의해 몸의 두 부분에서 점수를 기록한다. 그러나 뇌졸중 환자에 대한 구체적인 관절가동범위와 유연성을 평가하기 위해서는 측각도계를 이용하는 것도 바람직하다.

신체구성 (Body Composition)

신체구성 측정에는 신장, 체중, 피지두겹집기법, 신체질량지수 및 요둔위비(waist hip ratio; WHR)가 포함된다. 만일 피부두겹 측정을 위한 스킨폴더 캘리퍼가 충분히 열리지 않는 경우라면, 추정된 체지방율이 피부두겹집기법에서 산출된 합계 점수를 대신할 수도 있다. 사실, 대다수의 뇌졸중 환자들은 심각한 비만 환자이기 때문에 특정한 부위(예, 대퇴부분)에서는 정확한 피부두겹 측정치를 얻을 수가 없다. 즉, 반신불수 부위에서는 피하지방 조직과 근조직을 구분하기가 쉽지 않기 때문에 피부두겹집기법은 건측에서만 측정되는 것이 바람직하다.

운동처방과 프로그램 (EXERCISE PRESCRIPTION AND PROGRAMMING)

전통적으로 뇌졸중 환자들에게는 회복 첫 6개월 동안에 재활치료를 받도록 권고되었다(31, 34, 35). 그러나 재활치료 후 뇌졸중 환자의 기능적 능력을 향상시키고자 한 연구는 찾아보기 힘들 정도였다(36, 37). 단지 소수의 트레이닝과 관련된 연구가 진행되어 뇌졸중 환자들의 운동성(mobility) 향상과 기능적 독립성 및 앞으로 발생할 수 있는 질환과 기능적 능력의 손상을 예방이나 감소시키기 위하여 운동을 이용해야 한다고 권고하였다(10, 37, 38).

뇌졸중이 발생한 후 처음 6개달 동안에 대다수의 뇌졸중 환자가 의미심장한 회복을 맞이하게 되지만, 다른 환자들의 경우에는 1년 혹은 그 이상이 지나야 의미 있는 회복과정을 맞이하게 된다(33). 뇌졸중 환자를 위한 저항훈련의 목적은 회복을 극대화하고, 전생애에 걸쳐 체력을 유지하고 증진시키는 것이다. 임상운동생리학자는 안정되고 효과적인 프로그램을 개발하는데 있어 환자의 의사 혹은 치료사와 함께 친밀한 관계로 일해야 한다. 뇌졸중 후 짧은 기간에 병원이나 재활시설로부터 집으로 돌아가게 되는 환자들은 적절한 응급치료 즉, 의료장비와 치료가 가능한 환경에서 심혈관계 적응훈련이 안전하게 수행될 수 있는 가를 확인하도록 주의를 주어야 한다.

지구력 훈련 (Endurance Training)

뇌졸중 환자를 위한 지구력(유산소)훈련은 충분한 감독이 필요하다. 뇌졸중 환자들은 연령, 장애의 심각성, 동기부여의 수준과 동반이환율의 수와 심각성 및 이차적 상태와 관련된 상태 따라 매우 다양하다(표 1.2. 참조). 사실, 뇌졸중 환자를 위한 재활훈련에는 근력훈련과 보행 훈련이 특이요소로 되어 있으나, 연구자들은 뇌졸중으로부터 회복을 위하여 심혈관계,

폐와 대사적 상태의 후유증이 감소되도록 해야 한다고 제안하고 있다(21, 24, 29). 적절한 심혈관계 운동은 이러한 동반이환율을 감소시키고 기능적인 능력을 증가시킨다. 유산소적 운동 훈련은 일상 활동에 대한 내성을 증가시키고, 보다 많은 신체활동이 적은 최대하 역치에서 일어나도록 하기 때문에 심장에 부담이 될 수 있는 심근산소소모량을 감소시켜준다(21).

운동 빈도와 시간 (Frequency and Duration)

운동프로그램의 목적은 모든 뇌졸중 환자들이 임상(병원 건강프로그램) 혹은 지역사회에 마련된 환경(휘트니스 센터, 대학에 보급된 프로그램 혹은 클리닉)에서 일주일에 최소 3일, 1시간의 신체적 활동에 참여하도록 하는 것이다. 환자가 프로그램(예, 낮은 자각인지도 수준으로 집안에서 고정식 자전거 타기)에 참여 하지 않는 날에는 환자 스스로 수행하는 기초 몸풀기 운동 등을 행한다. 운동중재는 다음과 같은 요소인 심폐지구력, 근력과 근지구력, 유연성으로 구성되어야 한다. ACSM 가이드라인에 따라 수행된 검사 후에(26), 프로그램의 첫 2-4주차에는 장비를 이용한 훈련이 용이해 보인다. 뇌졸중 환자들의 개인별 목적은 환자들이 안전한 구역에서 운동을 하고 있으며, 기대하고 있는 트레이닝 효과에 도달하고 있는 지를 확신 시켜주는 것이다.

운동 강도 수준 (Intensity Level)

심혈관계 운동의 강도 수준은 환자가 운동부하검사를 수행한 이후에 설정되어야 한다. 일부 연구에서는 뇌졸중 환자들에게 다소 차별화된 운동 강도를 설정한 바 있다. Rimmer 등(24)은 환자들의 최고산소섭취량을 측정하여 그것을 운동 강도로 설정하였다. 한편, 검사과정 중 환자들의 호흡교환율이 1.00에 도달하는 시점의 심박수를 목표 심박수 범위(target heart rate range; THRR)로 설정하였다. 분당 5회의 심박수를 이 값으로부터 감하였고, 환자들을 위한 THRR은 이 심박수 수준에서 10bpm(beats per minute)이 낮은 수준으로 설정하였다. 예를 들어, 한 환자의 호흡교환율이 1.0일 때 심박수가 130bpm이라면, 이 값으로부터 1분당 5회를 감하여 125bpm을 한계시점으로 정해야 한다. 즉, 이 환자의 THRR은 115~125bpm이 되는 셈이다.

Potempa 등(21, 23)에 의한 연구에서 뇌졸중 환자들을 위한 초기 훈련은 연속적이거나 비연속적인 운동을 30분 동안 측정하여 산출된 최고산소섭취량의 40-60%로 설정하였다. 프로그램의 초기 단계 동안 강조하는 것은 운동 강도보다는 운동 시간이어야 한다. 일단 30분 동안 운동을 할 수 있었던 경우에 훈련강도는 심장에 증상 없이 가장 높은 부하내성까지 점진적으로 증가되었다. 연구자들은 그들의 환자를 원격측정기로 감독할 수 있었기 때문에 훈련강도를 보다 힘들게 할 수 있다는 것이 중요하다고 하였다(23).

Smith와 동료들(39)은 뇌졸중 환자 14명을 위한 저-중강도의 컨디셔닝 프로그램을 개발하여 3개월 동안 일주일에 3번 전동트레드밀을 사용하도록 하였다. 훈련강도는 연구시작에서 책정된 여유심박수의 40%로 제한하였고 훈련프로그램이 어느 정도 진척된 후에는 여유심박수를 60-70%로 증가시켰다. 한편, Teixeira-Salmela 등(29)은 뇌졸중 환자들 중 높은 기능적 능력을 갖춘 대상자들에게 운동부하검사에서 산출된 최대심박수의 70% 강도를 적용하기도 하였다. 그러나 환자들은 심장병 위험요소에 노출되지 않도록 하기 위하여 운동 전에 '도부타민을 이용한 부하 초음파 검사(dobutamine stress echocardiogram)'를 수행하였다.

Rimmer 등(24)의 연구에서 환자들은 운동부하검사 시에 혈압반응이 비정상적(수축기≥220mmHg, 이완기≥110mmHg)으로 나타나, 환자들의 운동처방 내용을 수정하였다. 환자들은 심근산소소비량(rate pressure product, RPP)이 200(bpm · mmHg/100)을 초과하지 않도록 교육받았다. RPP는 심장박동수와 수축기 혈압을 곱한 후 100으로 나누게 되면 산출된다. 만일 운동 기간에 심박수가 130bpm 수준에서 수축기 혈압반응이 180mmHg로 나타난다면, RPP는 180×130/100로 234가 된다. 그 수준이 200보다 높게 나타난다면, 그날은 운동을 피하거나 환자는 RPP가 200아래로 떨어질 때까지 기다려야 한다.

안정시 이완기 혈압(diastolic blood pressure, DBP)은 운동시작 시에 100mmHg 보다 낮아야 한다. 만일 안정시 DBP가 100mmHg 보다 높게 나타난다면, 안정시 DBP가 100보다 낮아질 때까지는 관절가동범위의 운동(유연성 훈련 등)을 수행해야 한다. 혈압이 220/110mmHg 혹은 더 높게 상승된다면 운동을 중단해야 하고, 혈압이 그 수준 이하로 떨어진 이후에 다시 시작해야 한다.

뇌졸중 환자들은 프로그램의 첫 4주 동안 간헐적인 운동으로 시작해야 한다. 마지막 4주차에는 대부분의 환자들이 자신의 목표 심박수(THRR) 범위에서 30분간의 지속적인 운동을 달성해야만 한다.

트레이닝 양식 (Training Modalities)

뇌졸중 환자들을 위한 심혈관 훈련기구의 종류로 고정식 자전거(좌식과 입식), 운동장 걷기 혹은 트레드밀에서 걷기(적절한 균형 감각이 필요하고, 면밀한 감독과 관절통의 경험이 없어야 함), elliptical cross-training(타원형 상하체 운동기) 및 좌식 스텝핑(심한 반신불수의 환자에게 유용함)이 있다.

수직 자세에서의 계단 오르내리기(스텝퍼)는 높은 심박수와 혈압을 상승시키는 것으로 밝혀져 있기 때문에 특정한 뇌졸중 환자들에게는 사용을 금기해야 한다(24). 만일 환자들이 안전하다고 판단되며, 심혈관계 이상(예, 혈압이나 심박수의 과도한 상승)이나 근골격계 합병증(예, 통증, 상해)이 일어나지 않는다면, 환자들에게 본인이 선호하는 기구를 선택하게 하는 것도 바람직하다.

근력훈련 (Strength Training)

근허약은 뇌졸중으로 인한 주요 증상이라고 알려져 있다(29). 뇌졸중 환자의 슬관절 신전근, 족관절 저측굴곡근 및 고관절 굴곡근에서 도출된 회전력(토크)은 보행의 수행능력과 상관관계가 있는 것으로 입증되어 오고 있다(40, 41, 42). 또한 낮은 근력수준으로 인해 낙상의 위험이 증가된다는 연구들도 보고되고 있다(43).

훈련강도 (Training Intensity)

Rimmer 등(24)은 뇌졸중 환자를 대상으로 10RM의 70%로 한 세트 당 15-20회에 해당하는 근력훈련 프로토콜을 도입하였다. 만일 환자들이 적절한 리프팅 테크닉(예, 적절한 생체역학적 동작과 힘쓸 때 호흡을 참아 SBP 등이 상승하게 되는 흉강내압증가 혹은 Valsalva maneuver를 일으키지 않도록 하는 기술)으로 2회 운동주기 동안에 25회를 완료할 수 있을 때, 그 무게는 10RM의 10%씩 증가되었다. 환자들은 벤치프레스, 레그프레스, 레그컬, 트라이셉스 푸쉬다운, 씨티드 숄더 프레스, 씨티드 로우, 랫풀다운과 바이셉스 컬을 포함한 다양한 운동기구로 훈련을 받았다. 혈압과 자각인지도(RPE)는 각 세트 달성시에 기록되었다.

훈련의 양 (Training Volume)

훈련의 양에 대한 주요결정 요인은 기능적 능력에 필요한 근육량이다. 마비, 반신불수, 손상된 운동능력 혹은 제한된 관절가동범위를 가진 환자들은 부족한 기능적 근육량을 가지고 있으므로 단지 낮은 훈련의 양을 견딜 수밖에 없다. 어떤 특정 저항 기구에서 최소한의 무게조차 들어 올릴 수 없는 환자들에게는 저항밴드 혹은 웨이트 장갑(cuff weight)이 권장된다. 만일 저항밴드나 웨이트 장갑을 이용한 저항운동이 어렵게 보이는 경우에는 초기부하로 환자 본인의 사지 무게를 이용해야 한다. 예를 들어, 5-10초 동안 중력에 대해 팔이나 다리를 리프팅하는 경우가 매우 낮은 근력수준을 가진 환자들의 초기 시작 지점일 것이다. 한편, 매뉴얼 근검사 등급(manual muscle test grade)이 3/5 이하인 경우에는 중력을 최소화한 운동(예, 수평 동작, 수중운동, 수기치료 저항운동, 등척성 운동)을 적용하는 것이 좋다.

훈련의 양은 환자의 건강상태에 따라 다르다. 대다수의 뇌졸중 환자들은 그들의 삶이 대부분 비활동적이었기 때문에, 훈련의 효과를 달성하기 위한 초기 프로그램 동안에는 적은 양의 저항운동이 필요하다. 뇌졸중 환자들이 컨디셔닝 단계 동안 저항 운동에 대해 반응을 보이게 되는 것들로는 뇌졸중에 대한 심각성과 현재 건강상태에 따라 다르다. 매우 경미한 수준의 근력으로 훈련을 시작한 환자들은 매우 가벼운 저항 훈련으로도 의미심장한 향상을 맞이할 수 있다.

훈련 양식 (Training Modalities)

저항운동의 형태는 3가지의 일반적인 범주 즉, 프리웨이트, 휴대용 장비(예, 탄력밴드, 튜빙) 및 기계기구이다. 이러한 운동 기구들은 환자들이 상해의 위험이 없는 경우에 근력을 증가시키는 것으로 채택할 수 있다. 만일 운동처방사가 적용되고 있는 저항운동의 기구가 환자들에게 위험을 초래할 것으로 느낀다면, 운동양식을 수정하여 채택(예, 손에 웨이트를 고정, 동작을 변환)하거나, 보다 안전한 기구로 대처하는 것이 바람직하다.

일부 전문가들은 저항성 운동이 기능적 일상생활 동작을

재개할 수 있도록 맞추어 줄 수 있기 때문에 프리웨이트 운동이 신체적 장애를 가진 환자들에게 더욱 큰 효과가 있다고 주장하고 있다(29). 프리웨이트를 들어 올리기 위한 기술은 저항을 들어 올리고 내리는 동안 체간 주변의 근육을 안정화할 필요가 있다. 신체적 장애(뇌졸중 환자들 포함)를 가진 사람들이 일상생활 활동(activities of daily living, ADL-예, 옷입고 벗기)과 도구적 일상생활 활동(instrumental activities of daily living, IADL-예, 도구를 들어 나르기)능력을 유지하기 위해서는 전술한 근육군의 근력강화 훈련이 필요하다. 그러나 프리웨이트를 올리기 위해서는 체간의 안정성이 좋아야 하며, 운동 조절능력과 협응력이 심각하게 제한된 환자들에게는 수행하기가 어려울 수도 있다.

매우 낮은 근력수준을 가진 사람들은 중력-저항운동(중력에 대하여 사지 들어올리기)을 수행할 능력이 있을 수도 있다. 여러 차례의 상지 외전과 하지 신전은 좋은 시작 지점일 것이다. 이러한 운동은 뇌졸중 후에 극대로 약해진 사람들에게 적용될 수 있다. 반면에 저항운동의 다른 형태는 더 강한 사람들에게 사용할 수 있도록 한다. 중력-저항운동을 완벽하게 8-12회 할 수 있을 때, 프리웨이트 밴드나 기계기구로 한 등급 상승시킨다. 그러나 만일 환자가 심각한 근허약 때문에 중력에 저항하여 사지를 움직일 수 없다면, 운동처방사는 특정한 자세에서 사지를 위치하고(예, 견관절 외전), 몇 초 동안 등척성 자세로 멈추게 한 후 점진적으로 시간을 늘려 나가게 하는 방법도 좋다. 수평 동작과 수중운동은 중력이 배제된 상태에서 수행될 수 있기 때문에 사지를 자유롭게 움직일 수 있도록 한다.

능동적-보조 운동은 충분한 근력이 없어 중력에 대한 힘조차 견딜 수 없는 환자들에게 필요하다. 운동처방사는 신체적 보조가 필요한 만큼을 제공함으로써 움직임이 원활히 수행될 수 있도록 환자를 도와줄 수 있다. 구심성 근수축시 다양한 시점에서, 운동처방사는 환자가 중력의 힘을 견딜 수 있도록 도와주어야 한다. 편심성 근수축시에는 무게나 사지가 너무 빨리 떨어지지 않도록 하기 위하여 동작을 조절해 줄 필요가 있다. 많은 경우에 능동적-보조운동은 심각한 근허약 환자들에게 이용될 수 있는 반면, 능동적 운동은 보다 강한 근육군을 보유하고 있는 환자들에게 적용할 수 있다.

유연성 훈련 (Flexibility Training)

환자들은 상지와 하지 근육근을 목표로 한 여러 가지 스트레칭 운동을 지도받아야 한다. 이 스트레칭은 운동을 시작하려고 하기 전에, 심혈관계 운동이 끝나는 무렵, 근력운동 사이에, 그리고 운동이 종료되는 시점에 이루어져야 한다. 스트레치는 15-30초 동안 멈추고 있어야 한다. 특히, 반신불수가 되어 위축된(경련성) 사지의 손가락과 손목 굴곡근, 주관절 굴곡근, 견관절 내전근, 고관절 굴곡근, 슬관절 굴곡근과 족관절 저측굴곡근의 스트레치는 강조해야할 필요가 있다.

일반적인 프로그램 가이드라인 (GENERAL PROGRAM GUIDELINES)

운동 기간에는 여러 보조자들과 함께 임상 운동생리학자들에 의해 감독되어져야 한다. 보조자들은 혈압, 심박수와 치명적인 징후들을 관찰할 수 있도록 훈련되어야 한다. 많은 보조자가 필요한 초기 프로그램 동안에는 1명의 전문가에 대한 환자의 수는 1-3명이 바람직한 '전문가 대 환자비율' 이다. 환자들이 적절한 목표심박수 구간에서 운동을 하고 있는 가를 확인하기 위해 전체 운동기간 동안에 심박수 모니터를 착용하도록 한다.

환자들은 자신의 자각인지도 측정법과 안전한 기구 사용법을 익히고, 운동을 중지하는 경우에 나타나는 경고사인을 알고 있어야 한다. 자가 조절 운동시 안전 지침을 위한 간단한 체크리스트는 표 1.3에 나타나 있다.

뇌졸중 환자의 혈압과 심박수는 운동전에 기록하고 운동기간 동안에 여러 차례 측정해야 한다. 가능하다면, 운동강도가 목표심박수 구간을 초과할 때를 신호를 전달해 주는 심박수 모니터를 착용해야 한다. 제1형 당뇨병 환자는 휘트니스센터에서 휴대용 혈당측정기를 가져와 운동 전과 후에 혈당을 측정해야 한다. 오렌지 쥬스와 다른 고탄수화물 스낵은 저혈당(《50 mg/*dl*)이 유발될 수 있는 환자에게 사용될 수 있도록 한다.

각 운동기간은 SOAP 양식에 기록한다. 이 기록지는 심장재활프로그램에서 가장 넓게 사용되고 있다. "S"는 Subjective 즉, 주관적인 것을 나타내는 것으로 환자의 현재 상태(예, 얼마나 잤으며, 그들의 좋은 느낌을 자기고 있는지, 아침은 먹었는지, 약을 먹었는지, 증상이 있는지)에 대한 자가 보고서

표 1.3. **안전한 운동을 위한 환자교육용 체크리스트**

환자 성명: ______ 스텝 성명: ______ 날짜: ______

운동프로그램에 참여하기 전에 아래에 명시된 질문지를 완성하십시오. 질문에 대한 답변이 곤란하거나 어려운 경우에는 프로그램에 참여하기 전에 추가적인 훈련을 받아야만 합니다.

항목	
목표 심박수를 관찰할 수 있다.	
자각인지도를 사용할 수 있다.	
운동을 멈춰야 하는 위험한 징후를 안다.	
트레드밀을 안전하게 작동할 수 있다. 트레드밀의 프로그램을 이용할 수 있다.	
입식자전거를 안전하게 작동할 수 있다. 입식자전거의 프로그램을 이용할 수 있다.	
지정된 측정 용지에 유산소 활동과 근력활동을 기록할 수 있다.	
근력훈련의 목표에 대한 지식을 표현할 수 있다.	
세트가 무엇인지 알고 있다.	
반복횟수가 무엇인지 알고 있다.	
벤치프레스를 적절히 조정할 수 있다. 벤치프레스를 사용할 때 적절한 자세를 보여줄 수 있다. 벤치 프레스를 사용할 때 적절한 호흡법(발살바 메뉴버의 제한)을 보여줄 수 있다.	
숄더프레스를 적절히 조정할 수 있다. 숄더프레스 사용할 때 적절한 자세를 보여줄 수 있다. 숄더프레스를 사용할 때 적절한 호흡법(발사바 메뉴버의 제한)을 보여줄 수 있다.	
트라이셉 푸쉬다운을 적절히 조정할 수 있다. 트라이셉 푸쉬다운을 사용할 때 적절한 자세를 보여줄 수 있다. 트라이셉 푸쉬다운을 사용할 때 적절한 호흡법(발사바 메뉴버의 제한)을 보여줄 수 있다.	
바이셉스컬을 적절히 조정할 수 있다. 바이셉스 컬을 사용할 때 적절한 자세를 보여줄 수 있다. 바이셉스 컬을 사용할 때 적절한 호흡법(발사바 메뉴버의 제한)을 보여줄 수 있다.	
프론트 로우를 적절히 조정할 수 있다. 프론트 로우 사용할 때 적절한 자세를 보여줄 수 있다. 프론트 로우를 사용할 때 적절한 호흡법(발사바 메뉴버의 제한)을 보여줄 수 있다.	
랫풀 다운을 적절히 조정할 수 있다. 랫풀 다운을 사용할 때 적절한 자세를 보여줄 수 있다. 랫풀 다운을 사용할 때 적절한 호흡법(발사바 메뉴버의 제한)을 보여줄 수 있다.	
햄스트링 컬을 적절히 조정할 수 있다. 햄스트링 컬을 사용할 때 적절한 자세를 보여줄 수 있다. 햄스트링 컬을 사용할 때 적절한 호흡법(발사바 메뉴버의 제한)을 보여줄 수 있다.	

이다. "O"는 Objective 즉, 객관적인 것을 나타내는 것으로 환자의 현재 상태와 운동기간시의 정량적 수행능력(예, 가동성, 과부하, 혈압반응, 생리학적 징후)에 대한 운동 전문가의 평가 보고서이다. "A"는 Assessment 즉, 평가에 해당하는 것으로 임상가의 S와 O에 대한 해석을 의미한다. "P"는 Plan 즉, 계획으로 다음세션(예, 심폐 기구의 새로운 부분시도, 10RM의 70% 저항 증가)에서 운동처방시 필요한 수정사항이 포함되어 있는 처방 및 권장된 치료계획을 의미한다. 각

세션의 종료시점에서 혈압과 심박수를 기록하여 휘트니스 센터에서 나가기 전에 안정시 수치로 돌아왔는지를 확인해야만 한다. 참가자는 탈수증을 막기 위해 운동세션 동안 물을 충분하게 섭취하도록 한다.

처방사는 장기적이거나 이례적인 피로 및 지연성-유발 근통증이 초래되지 않도록 매사에 노력을 기울여야 한다. 이와 같은 현상은 새롭게 시작한 저항훈련 프로그램에서 나타나기 쉬운 부작용으로 보이지만, 그 근통증이 정상적인 일상생활 활동능력(ADLs)을 방해한다면, 신체적 장애가 있는 환자에게 그것이 하나의 문제점이라고 제시해줄 수도 있다. 뇌졸중 환자들은 근력을 빠르게 회복하고, 중-고 강도 수준에서 훈련할 수 있기를 고대하고 있지만, 처방사는 손상된 근육군에 과부하가 걸리지 않도록 주의를 기울여야 한다. 프로그램(1RM의 30-50%)의 최소 첫 달에는 가벼운 저항을 사용하고, 근통증과 피로가 나타나지 않는다면 높은 훈련부하로 진행하도록 한다.

만일 특정한 근육군에서 나타나는 통증이 일상적인 활동을 수행하지 못하도록 한다면, 그 운동은 통증이 가라앉을 때까지 멈추도록 한다. 운동을 재개한 후에도 통증이 계속된다면, 처방사는 트레이닝의 양을 낮추거나 혹은 통증과 피로가 유발되는 특정한 운동을 피할 수 있도록 한다. 운동 후 통증과 지연성 근통증이 24-48시간동안 장기적으로 일어난다면, 그 원인을 찾기 위해 전문의에게 조언을 구해야 한다.

뇌졸중 환자들은 반신불수 부위에서 손의 기능장애(hand dysfunction)가 나타나기 쉽다. 이것은 바벨을 잡기가 힘들거나, 유산소 장비에 부착된 레일 혹은 핸들을 붙잡고 있기 조차 어렵게 만든다. 장비나 기구에 손을 부착하거나 고정시킬 수 있도록 제작된 여러 종류의 장갑들이 있다. 이 장갑은 저항성 훈련 과정들을 수행하는 동안 상해로부터 손을 보호하도록 하기도 한다. 좋은 악력을 가지지 못한 환자들은 손목아대 혹은 벨크로나 벅클로 된 가죽용 미트를 사용하여 덤벨과 웨이트 장비로부터 손을 보호할 수 있도록 한다.

대다수의 뇌졸중 환자들은 비대칭성 근허약(asymmetrical weakness)을 나타내거나 혹은 굴곡근이나 신전근에서 훨씬 큰 불균형의 근허약을 보이기도 한다. 신체의 주동근과 길항근을 포함한 양측면에서 개별적인 근육군을 평가하여 주요 근육군의 근허약 정도를 구분해내는 것이 중요하다. 비대칭성 근허약이 있는 환자는 저항운동을 수행하는 동안 이러한 약화를 보상하기 위해 약한 쪽으로 그들의 몸을 종종 움직일 것이다. 이것은 경증 혹은 중증의 근좌상(muscle strain)을 초래할 수 있다. 그러므로 적절한 자세로 활동을 수행하는 것이 중요하다. 만일 몸을 움직일 수 있게 된다면, 저항을 낮추고 좋은 자세를 강조해야 한다.

뇌졸중 환자들의 혈압은 면밀히 검사되어야 한다. 고혈압 환자를 위한 "운동검사와 처방을 위한 ACSM의 가이드라인"의 지침에 따르면 고혈압은 일반적으로 뇌졸중에 대한 동반이환으로 간주된다(26). 이것은 초기프로그램을 시작하기 전에 고혈압 환자의 혈압을 조절해야 한다는 것을 특히 강조하고 있는 것이다. 전문가들은 최근에 뇌졸중과 고혈압이 발생한 환자들은 안정시 평균동맥혈압(MAP=이완기혈압+1/3〔수축기-이완기〕)이 130mmHg 이하로 떨어지기 전까지는 운동에 참여하지 않는 것이 좋다고 권고하고 있다(19).

프로그램 첫 4주 동안 혈압을 빈번히 관찰하여 합병증이나 역위 변화가 나타나지 않도록 해야 한다. 만일 혈압이 끊임없이 변동한다면, 안전한 프로그램을 진행시키기 위해 환자의 주치의와 상의해야 한다. 즉, 뇌졸중을 이미 갖고 있는 환자들에게는 위의 상황이 일어나지 않도록 하고, 운동을 할 수 있는 안전한 혈압 범위를 유지하는데 어려움이 없도록 해야 한다.

응급상황시 연락번호가 운동시설에 게시되어 있어야 한다. 또 뇌졸중 환자들의 주치의의 무선호출번호도 즉시 이용할 수 있도록 준비하고, 휴대용 자동 제세동기를 휘트니스 센터에 장착해 놓는 것도 좋은 방법이다. 한편, 환자들의 혈당수준을 확인하기 위해 혈액검사물을 위한 전염성폐기물 용기가 필요하다. 혈액검사는 장비와 밀집된 운동공간에서 떨어진 살균지역에서 수행되어야 한다.

뇌졸중 환자들은 언제 운동을 멈춰야 하는지를 알기 위해 경고사인을 교육받는 것이 좋다. 표 1.4는 각 환자에게 고려되어야 하는 일련의 항목을 제시하고 있다. 일단 경고사인을 이해하고, 처방사에게 다가가 그 부분에 대한 얘기를 할 수 있는 경우에만 양식에 서명하게 된다. 이러한 행위는 환자가 운동을 안전하게 하는 법을 숙지하였음을 처방사에게 확인시켜주는 좋은 방법이다.

표 1.4. **뇌졸중 환자의 운동에 대한 자가-조절 지침**

본인의 안전한 수준에서 운동이 되고 있는 가를 숙지하고 있어야 합니다. 운동하는 동안, 신체는 운동을 그만둬야 하는 등의 징후를 전달해 줄 것입니다.

이러한 징후는 아래와 같습니다:

경미한 두통 혹은 현기증
가슴이 무겁고, 통증이 있거나 조이는 느낌; 협심증
가슴이 두근거리거나 불규칙한 심박동
활동량이 증가되어 일어나는 것과 다른 갑작스런 호흡곤란
운동 후 며칠 동안 지속되는 근육과 관절에서의 불편함이나 경직

위와 같은 상황을 경험하고 있는 경우에는 반드시 전문의에게 자문을 구해야 합니다.

한편, 아래의 징후를 경험할 경우에는 운동처방사에게 자문을 구해야 합니다.

복용하고 있는 약의 종류를 바꾼 경우
건강상에서 아래와 같은 변화가 일어난 경우, 예를 들어:
혈압, 안정시 심박수(앉아서 측정)의 증가나 변화 혹은 심장과 관련된 다른 증상
감기나 독감에 의한 입원한 경우
직장이나 가정에서의 감정적인 스트레스나 불쾌감이 있는 경우
본인이 느끼는 기타 다른 변화가 나타난 경우
주치의가 다른 문제로 운동을 중지하라고 권고한 경우

본인은 저의 의사에게 위에 제시된 징후/증상을 보고해야 한다는 책임을 잘 알고 있습니다. 이러한 상황이 해결된 이후에는 본인의 운동처방사, 임상운동생리학자에게 방문하여 보고하겠습니다.

환자의 서명: 날짜:

처방사의 서명: 날짜:

교육과 상담 (Education and Counseling)

뇌졸중 환자들이 자신의 건강을 증가시키기 위한 다양한 전략에 대해 배울 수 있는 특정한 수업 장소에서 임상운동생리학자는 좋은 건강증진 훈련법(정신/육체 관련)의 중요성을 가르칠 책임감을 가지고 있다. 많은 뇌졸중 환자들은 두 번째로 찾아오기 쉬운 뇌졸중이나 동반이환을 예방하는데 있어 원활한 건강 유지방법(예, 식이요법, 운동요법, 건강 행동요법)에 대한 중요성을 인식하지 못하고 있다(4). 그 이유는 환자들이 이미 삶의 중요한 사건을 한 차례 겪었으므로 또 찾아오지 않을 것이라는 생각 때문에, 운동과 건전한 영양습관이 자신들에게 큰 이득이 없을 것이라고 생각하고 있다. 환자들이 가지고 있는 질문과 오해를 해결하기 위한 구조화된 강의는 교육적 요소의 내재적인 부분이 되어야 한다.

Rimmer 등(25)은 뇌졸중 환자들을 위한 운동, 영양 및 건강 행동요법의 중재법들을 개발해 오고 있다. 건강을 위한 행동요법의 교과과정은 그 프로그램의 운동과 영양요법에서 배운 것을 더욱 강화한 웰니스 모델을 사용하고 있다(44). 그 과정에서는 뇌졸중 후에 환자들의 삶의 변화에 대해 생각하고, 보다 건강한 삶을 촉진시킬 수 있는 새로운 방법들을 제시하고 있다. 이 모델은 변화에 대한 긍정적인 기초를 제공하고, 환자의 활동적인 참여를 증진시키고 있다.

이차적 결과(예, 과체중, 사회적 고립, 신체적 비활동)와 연관된 뇌졸중의 원인과 위험 요소에 대한 정보는 이 중재방법을 위한 기초가 된다.

변화 모델에 대한 Prochaska 단계는 그 변화를 만들고 유지하기 위한 배경을 제공하며, 개인별 환자의 목표를 설정하도록 한다(45). 뇌졸중(예, 가족의 역할변화)과 연관된 성공적인 결과에 대한 집단 토론은 건강 행위 교실에서 매우 중요한 부분으로 작용하며, 동료들의 지원체제의 개발을 촉진시키는 데에도 이용되고 있다. 이와 같은 동료 관계를 통해 환자들은 뇌졸중 후에 본인이 극복하고 적응한 것에 대해 서로 생각할 수 있는 새로운 방법을 개척하도록 한다. 환자들은 그들의 일상생활에서 장애를 극복하기 위한 운동요법, 건강한 요리법과 식습관 및 새로운 접근 방법을 통합하기 위한 방법들이 무엇인가를 인지하고 있다.

운동의 장벽 (Barriers to Exercise)

Rimmer 등(46)은 뇌졸중과 다른 신체적 장애를 가진 환자들이 운동에 대한 장벽이 있음을 조사한 바 있다. 조사 자료는 신체활동과 그 피험자의 장애(신체활동에 대한 장벽과 장애 조사; Barriers to Physical Activity and Disability Survey or B-PADS)와 관련된 문항을 이용하여 심도 깊은 전화 상담을 통해 얻어졌다. 피험자들은 구조화된 운동의 관심 수준 혹은 참여 정도에 관련된 질문을 받았다. 네 개의 주요 장벽으로는 운동프로그램의 비용(84.2%), 부족한 기력(65.8%), 교통수단(60.5%) 및 운동 장소를 알지 못함(57.9%)으로 나타났다. 비장애인이 보고한 장벽(예, 시간의 부족, 귀찮음, 게으름)은 이 코호트(동일 집단 연구) 연구에

서는 관찰되지 않았다. 흥미롭게도, 단지 11%의 환자들만이 운동프로그램을 시작하는 것에 흥미가 없다고 답변하였다. 즉, 대부분의 환자들(81.5%)은 운동프로그램에 참여하기를 원하고 있었으나, 답변한 여러 가지 장애물에 의해 제한되어 있었다. 한편, 뇌졸중과 다른 신체적 장애를 가진 아프리카계 아메리카 여성들이 운동프로그램에 참여하는 것에 흥미를 가지고 있었으나, 증가된 신체활동 참여에 대한 여러 장애물을 극복하기에는 능력이 매우 부족하여 참여 자체를 하고 있지 못하는 것으로 조사자들은 보고하였다.

뇌졸중 환자들 사이에 운동 순응도를 증가시키기 위하여, 임상운동생리학자들은 모든 환자의 현실적인 장벽(예, 교통수단)과 자각적 장벽(예, 운동은 컨디션을 개선시키지 못한다)을 반드시 고려해야만 한다. 궁극적으로 운동프로그램에 대한 성공적인 운동 순응을 달성하기 위해서는 앞서 확인된 운동에 대한 장벽을 우선적으로 제거해야만 할 것이다.

사례 연구

모든 사례에서, 물리치료사, 직업치료사 및 언어치료사들이 이 건강관리 분야에서 치료 프로그램을 완성한 바 있다. 의사의 치료는 내과의사, 신경과의사 및 필요한 경우 다른 전문의의 상담에 의한 관리가 포함된다. 정신과 전문의와 신경심리학자는 우울증과 과제 처리에 대한 결핍증 등을 취급하는 장소에서 환자치료에 필요한 인력이므로 반드시 포함될 필요가 있다.

사례1

RM: 55세의 결혼한 남성이며, 뇌혈관 사고로 인해 부분적으로 그의 좌측이 반신불수(편마비)가 되어 은퇴한 사업가. 방문했을 때, 주요 불편 사항은 골프를 할 때 두드러지게 좌측 어깨가 경직되고, 악력이 감소되어 있는 것이라고 하였다. 또 재발성 요통도 오랜 동안 앓아 왔다고 한다. 약물: Plavix, Bayer ASA, Procardia, Zocor, MVI, vitamins B6, B12 및 folic acid(엽산)이었음. 그가 서 있는 자세에서 좌측으로 약간 낮은 자세가 관찰되었다. Romberg sign은 음성(-)이었다. 시간당 2마일 걷는 보행은 정상이었다. 그러나 좁고 곧은 선을 따라 10피트 가량 걷는 동안에는 한쪽으로 균형을 잃지 않고 걸을 수 없었다. 그는 부분적으로 웅크리고 앉을 수 있었다. 척추의 관절가동범위는 우측 측면 기울기에서의 장애가 나타났다. 견관절 가동범위는 외전시 90도와 전방굴곡시 100도, 90도 외회전시 50도에서 제한되어 있었다. 단일 측면의 감각, 자세감각은 없었고, 단일 측면의 감각적 결핍이 관찰되었다. 바빈스키 징후(Babinski sign)는 없었고, 근신전반사는 정상이었다. 뇌신경의 손상으로 경미한 안면 좌측부 전마비가 보였다. 임상운동생리학자가 제시한 프로그램은 9개월 동안 20세션으로 구성되었다. 초기에 환자는 10분 동안 2마일을 걷을 수 있었고, 심박수가 130b/min에 도달하였다. 그는 좌측 손으로 2파운드 무게를 들 수 있었으나 엄지를 사용할 수는 없었다. 그는 가득 찬 커피를 흘리지 않고는 조절할 수 없었다. 중립의 정상적인 척추자세를 만들기 위한 운동을 시작하였다. 좌측 견갑골 근육을 위한 등척성 운동은 집에서 전기적 근육자극 장비에 의한 피드백으로 시작하였다. 사선패턴의 상지운동과 좌측 엄지의 악력 동작으로 진행할 수 있었다. 그의 지구력은 심박수 140b/min에서 20분 동안 4마일로 증진되었다. 요통은 골프카트를 사용하면서 일주일에 3번 골프의 18홀을 플레이하고 더 활동적으로 할 수 있게 되었다. X-rays에서는 후관절면, 천장골, 치골결합 및 고관절에서 골형성과 퇴행성 관절변화가 보였으나, 5개월 전에 찍은 x-ray의 결과와는 차이가 없었다. 형광학적으로 투시된 검사를 좌측 천장관절에 주입하여 세션(치료기간)동안 그 부위를 지켜본 결과 통증과 충돌이 감소하였다.

고려할 문제

좌측 반신불수가 주로 좌측 상지에서 나타났는데, 이것은 대부분 반신불수의 가장 흔한 형태이다. 일반적으로, 일부 근육들은 허약한 상태이었는데, 좌측에서 모든 근육들이 완전하게 감각운동편마비를 보이는 경우는 드물다.

좌측에서의 결함은 주어진 속도로 보행을 실시하거나, 직선걷기와 같은 협응력을 위한 과제를 행한 이후에는 명백한 피로 현상이 나타난다. 요통은 가장 좋지 못한 기능(반신불수 부분)을 하는 부위에서 나타나기 쉽다. 통증이 나타난다는 것은 건강관리 전문가에게 생체역학적 결손을 점검해야 한다는 사실을 알려주는 것이다. X-ray검사를 통해 오랫동안 허리에 누적된 손상이 뇌졸중이 일어나기 전부터 지속되어 온 것임을 알 수 있었다. 요부의 운동성 조절에 접근하여, 이 근육들의 피로를 막는 것이 얼마나 중요한 가를 보여주는 것이다. 등척성 운동은 척추의 중립자세(요추굴곡과 신전사이에서 가장 이완된 중간자세)를 유지하는 동안 수행되어야 한다. 반신불수 부분에서 근긴장이 높게 나타나는 경우에는 근허약이나 유연함을 강조해야 한다.

환자는 그의 우측 팔로 골프클럽을 스윙함으로써 골프를 계속할 수가 있었다. 좌측 손에 맞춘 갈고리처럼 구부려진 튜브 장치와 같은 보조기구는 환자가 상지의 움직임을 조절하는데 필요한 능력을 최적화하고, 악력의 결함 정도를 최소화할 수 있다. 그는 거리대신에 볼 방향에 초점을 맞추었기 때문에 그는 또한 90초 점수범위에서 골프를 할 수 있었다. 이 프로그램에서 강조하는 것은 정상적인 체간의 조절능력을 만들고, 이후에 골프스윙에서 견갑골 움직임을 재훈련하는데 머리의 자세를 만드는 것이었다.

사례2

DK: 흡연가, 발작의 경력, 17세 때 뇌혈관 사고를 받은 제1형 당뇨병을 앓고 있는 46세 여성이다. 우측 상지와 하지에 경직성 반신불수와 과도한 실어증이 일어났다. 가장 불편한 것으로는 반신불수로부터 오는 일상생활의 활동(운동을 포함하여)을 유지하기 어려운 것이었다. 또한, 그녀는 좌측 손바닥돌기, 좌측 대퇴근막장근과 좌측 뒷꿈치에서 압통점이 있는 것이었다. 그녀는 사회에서 기능적으로 독립하였고 남자친구와 오랜 교제를 하였다. 그녀는 고등학교를 마쳤으나 직업으로 발전하진 못하였다. 약물: Tegretol, Dilantin, Provera, Valium과 인슐린 작용(필요한 주사대신에 인슐린의 주입액의 매립식 펌프장치). 이학검사에서 그녀는 민첩하고 올바른 판단을 하며, 다단계 교육을 이해하였다. 언어는 짧은 단어와 구의 사용으로 유창하지 못하고 두드러지게 제한되어 있었다. 그리고 그녀는 종종 그녀자신의 잘못을 지적하였다. 펜이나 시계와 같은 간단한 사물의 이름은 잘못된 발음과 속어로 대신하였다. 언어를 교정시킬 수 있다고 본인이 인정한 경우에는 대부분의 일상적인 대화를 할 수 있었다. 감각은 떨어져 있었으나 우측에서 주로 나타났고, 소홀감이나 감각적 소실은 보이지 않았다. 통증 부위에서 압통점이 나타난 것은 우측에 대한 소홀감이 부족했다는 사실을 뒷받침한다. 근육의 증가된 긴장상태가 우측 하지의 무릎을 펴고 걷는 보행시에 나타났다. 발의 위치는 내반첨족 발목자세를 이유로 과거에 발목/건 수술에 의해 부분적으로 제한되어 있었다. 증가된 근육의 긴장상태는 우측 손을 쥘 때에도 나타났다. 관절가동범위는 다른 부위에서 정상이었다. 어떤 압통점의 압력을 넘으면 갑자기 경직반응이 야기된다. 반사는 우측 상지와 하지에서 증가하였다. 바빈스키 징후는 우측에서는 양성으로, 좌측에서는 음성으로 나타났다. 수의적 동작은 우측에서의 굴곡/신전 패턴을 따라 발생하는 경향이 나타났다. 대부분의 동작은 견갑골-흉추와 고관절 근육조직에서만 나타날 수 있다. 환자는 신호에 따라 수직 자세를 취할 수 있었다. 환자는 임상운동생리학자 프로그램에 6개월 간 참여하였다. 처음 3개월은 지구력과 가정운동프로그램을 위해 격주로 참여하였다. 그녀는 처음 방문한 시기에 독립적이었고, 지역사회에서도 안전하였다. 그러나 그녀의 보행속도는 대략 1.5mph이었고, 130bpm 이상의 유산소성 운동을 수행하기에는 불충분해 보였다. 초기에, 그녀는 아픈 압통점 때문에 프로그램을 진척할 수가 없었다. 페놀차단제는 치료기간에 두 차례씩 사용되어 증상을 경감시키고, 경련을 감소시켰다. 그 프로그램의 두 번째 3개월은 운동을 교수하는 장소에서 이루어졌다. 그녀는 보행의 스윙단계 동안 우측 사지를 조절하는 능력에 주의를 기울였다. 이를 위해 그녀는 폴리프로필렌 발목-발 보조기구를 처방받았다. 경직으로부터 오는 손목과 손가락의 굴곡구축을 예방하고, 일상의 활동과 웨이트 트레이닝을 위한 악력을 취할 수 있도록 하기 위해 손을 중립된 자세에서 부목을 착용하고, 전기적 근육자극을 이용하여 견갑골의 조절능력을 조합한 결과, 그녀의 우측 상지 기능은 향상되었다. 초기에는 우측 상지의 사용을 피하도록 하였다. 치료기간이 끝날 무렵 그녀는 좌측 상지를 이용하여 두 손을 이용한 활동을 어느 정도 수행할 수 있게 되었다. 프로그램 동안 혈당수준이 관찰되었고, 그 수준이 60mg/dl보다 낮은 경우에는 고탄수화물이 포함된 음료수를 마실 수 있도록 처치하였다. 고혈당이 관찰된 경우에는 물을 섭취하도록 하였다.

식이조절과 인슐린 펌프(의사/간호사가 조정된)의 복용량 변화는 증가된 신체활동과 환자의 증상, 혈당의 수치 및 혈당계의 결과와 환자의 증상에 따라 조작한다. 교육과 상담은 치료가 끝날 때 까지 개설되어 있어야 한다.

고려할 문제

인슐린 펌프기를 체내에 이식한 환자를 포함하여 인슐린 의존형 당뇨병 환자에서 혈당이 광범위하게 변하며, 그 결과 의식이 소실되거나 무감각 상태가 일어나기도 한다. 무감각한 무드는 피로감이나, 의욕부족 혹은 교육을 따라가지 못하는 부족한 능력 등으로 잘못 오인할 수도 있다. 실어증(aphasia)은 기질적인 뇌의 장애와 관련하여 의사소통의 결함을 나타내는 광범위한 분류족에 속한다. 주로 이해력 혹은 표현력에서 장애가 나타난다. 환자는 주로 표현력의 장애를 나타낸다. 실어증은 의미 풀이에서 어려움이 있지만, 운동신경장애(apraxia)와 혼동해서는 안 된다. 또한 신경의 손상으로 인한 안면근육이나 혀의 마비로 인한 마비(paralysis)는 실어증이 아니다. 만일 환자가 실어증을 가지고 있다면, 약간의 서면으로 쓴 단어와 그림을 통한 의사소통이 운동에 대한 이해력과 순응도를 증가시킬 수 있도록 한다.

맨 처음 척추와 사지에서 일어난 근경련과 증가된 근긴장은 거의 정상적인 기능을 하는 근육과 함께 운동이 되도록 해야 한다. 이후에 점진적인 방법으로 다음의 근육군으로 확대해 가게 되는데, 대개 척추-관련 근육을 운동시키고 나서 보다 원위부위 근육의 운동조절 능력을 연속적인 방법으로 확장해 나간다. 일반적으로 저항 훈련시 일어나는 근경련은 갑작스런 큰 부하나 빠른 동작에 대한 바람직하지 않은 반응현상이다. 천천히 그리고 통제된 최대하 근수축이 빠른 속도의 반복횟수보다 더 나은 방법으로 보인다. 고유수용체 신경근 촉진법(Proprioceptive neuromuscular facilitation)은 치료사의 테이핑이나 어느 한 근육을 이용하게 할 때 가벼운 압박을 가하는 경우에 적용되는 피드백의 다양한 형태로 묘사되어지곤 한다. 눕거나 앉는 자세로 환자를 위치시키는 것은 과도한 경련 반응을 일어나지 못하게 한다. 전기적 근자극은 한 근육에 대한 수의적 근수축과 함께 촉진법에 의한 피드백 효과를 제공한다.

압통점(tender points)과 통증유발점(trigger points)은 근육에서 압통이 가장 크게 나타날 수 있는 특정한 부분이다. 압통은 근억제와 근경련을 야기 시키는 유해한 반응을 유발시킨다. 페놀차단제는 통증 유발점과 활동성 신경 및 근육의 신경연접부에서 작용하여 근경련과 통증을 감소시킬 수 있다.

사례3

JP: 방문하기 2년 전에 뇌혈관 사고를 당한 72세 남성이었다. 그는 우울증이 있었고, 한때 성공했던 사업에서 은퇴한 사람이었다. 그리고 경쟁적인 스포츠에서 참여했던 경력이 있었다. 그가 가장 크게 불편해 하는 것은 뇌졸중 후 초래된 좌측 반신불수로부터 개선이 안 된다는 점과 기력이 부족하다는 점이었다. 광범위한 의학검사를 통해 수면무호흡증을 진단받아 가정용 호흡기(CPAP)를 인증된 수면 연구진에 의해 설치하였다. 그는 목욕, 의복입기에서 도움이 필요하였고, 집에서 떨어진 지역의 거리(예, 50 피트)를 산책할 때에도 도움이 필요하였다. 그는 차려놓은 음식을 먹을 수는 있었으나, 음식을 잘라 먹을 순 없었다. 휠체어는 지역을 이동할 때 필요하였고 종종 아내가 밀어주었다. 집에서 보행을 하는 동안 여러 차례의 낙상이 일어났지만, 상해를 일으키지는 않았다. 약물치료제로는 Dilantin, Coumadin, Synthroid, Prozac, Zocor, MVI, Digoxin이 복용되고 있었다. 이학검사에서 키가 크고 마른 체형으로 판정되었고, 분명한 언어구사 능력과 의사소통 수준을 가지고 있었지만, 반응을 보이는 동안 갈팡질팡하는 모습과 느린 반응을 보였다. 그는 좌측 안면마비를 나타내었다. 그는 숫자 7까지 말하는 동안 5를 여러 번 반복할 수 있었으나, 거꾸로 숫자를 말하지는 못했다. 그는 좌측을 보기 꺼려했고, 휠체어에 본인의 좌측 팔을 올려 놓으려 하지 않았다. 그는 근위부 견갑근에서 작은 동작이 이루어질 수 있었으나, 보다 먼 원위부 상지에서의 수의적 운동조절은 일어나지 않았다. 하지에서는 유일하게 고관절과 슬관절 주변의 근위부 근육에서 '보통(fair) 수준'의 근력이 감지되었을 뿐, 발목과 발의 원위부 근육에서는 '저조(poor)한 수준'을 나타내었다. 자극적인 경미한 촉진을 좌측과 우측에 동시에 시행하였을 때 감각은 부분적으로만 좌측부분에서 떨어져 있었다. 피부그림지각력(graphesthesia, 숫자 8 등을 피부에 그려 그것이 무엇을 나타내었는가를 묘사할 수 있는 능력)은 손상되어 있었으나, 좌측에서만 관찰되었다. 반사작용은 좌측에서 감소되어 있었고, 좌측과 우측에 바빈스키 징후(Babinski sign)를 시행한 결과 두 쪽 모두에서 양성반응을 보였다. 두개골 결핍은 좌측의 안면 근육에서만 나타났다. 그러나 실어증은 보이지 않았다. 그는 앉은 상태에서 일어날 때까지 여러 차례의 시도가 필요로 했다. 그러나 사각 지팡이(quad cane)를 짚고 카페트가 아닌

지표면을 보행할 때에는 1mph 이하의 낮은 속도로 보행할 수 있었으나, 보행경로에서 이탈하지는 않았다. 발이 지면에서 잘못 떨어지는 것 때문에 보행의 스윙단계 동안 발가락을 완전하게 하지 못했다.

그는 보행을 하는데 있어 안전성을 향상시키고, 가정용 운동프로그램과 관련된 세밀한 과정을 개선시키고자 임상운동생리 프로그램에 참여하였다. 그의 목적은 좌측 상지를 최대로 이용하도록 하는 것으로 주로 좌측에 관심을 두고 있었다. 프로그램이 이루어지는 과정동안에 보행이나, 과제 수행 및 치료적 운동에서 장애를 받았다. 그리고 좌측 출입문을 이용할 때 종종 문에 충돌했고, 다른 장애물에 의해 넘어지기도 하였다. 프로그램은 특정한 목표지점에 도달할 수 있도록 하기 위해 다양한 장애물코스를 준비하였고, 이 때 준비된 사물에 대한 지각능력을 일깨워 주고자 하였다. 그는 장애물 주위를 향해감에 따라 장애물에 부딪히지 않는 방법을 터득하게 되었다. 그는 좌측에서 들려주는 구두지시에도 점차 반응을 보이기 시작했다. 우측에 대한 저항운동은 좌측 사지의 운동을 수반하여 실시하였다. 5초 동안 매 5초 간격으로 전기가 들어오는 전기적 근자극은 좌측 어깨와 좌측 고관절 및 슬관절과 관련된 근육에 신호를 주고자 사용되었다. 그의 보행속도가 최초에 0.6mph이었고, 최대 1.5mph 이하였기 때문에 보행훈련은 트레드밀 위에서 이루지지 못했다. 한편, 그는 집에서 낙상이 일어난 바 없다고 보고하였다. 2주에 한번 이루어지는 프로그램을 6개월째 마칠 무렵 그의 보행 속도가 증가하였고, 좌측 발목의 보조기를 착용하지 않고도 하수족(foot drop)이 일어나지 않았다. 그의 좌측 상지는 보행을 하는 동안 팔의 스윙을 위한 기능적인 움직임이 관찰되었다. 그리고 그와 그의 아내는 심리치료와 접목하여 성공에 이르게 되었다.

고려할 문제

사지 한 부위의 기능저하(neglect)는 우측 대뇌반구(혹은 우세한 것)에서 일어난 뇌졸중이 좌측 사지를 불구로 만들게 하는 일반적인 현상이다. 그것은 마치 사지 한쪽이 존재하지 않는 것처럼 느끼게 되어 좌측 부위를 종종 무시하게 된다. 장애물 코스 등을 통해 환측부위가 지각하도록 만드는 안전한 목표설정은 환측 부위의 역할을 촉진시키는 하나의 테크닉이다. 다른 전략들은 인지할 수 있는 사지를 이용하여 양쪽의 두 사지를 운동할 때 환측 부위를 찾아 이용하도록 하는 것이다. 활동과 더불어 전기적 자극과 같은 생체피드백은 매우 유용할 수 있다.

감각의 소실은 두 사지를 촉진하였을 때 한 쪽 사지에 대한 감각적 자극을 인식하지 못하는 상태를 말한다. 예를 들어, 만일 양측의 사지를 한 번에 한 쪽씩 촉진하거나 핀으로 찌를 경우에 감각적 자극이 인식된다면, 동시에 양측 사지를 촉진하는 경우에는 어느 한쪽은 그 자극을 인식하지 못할 수도 있다. 이와 같은 감각적 소실은 단일 측면의 뇌손상 혹은 뇌질환의 징후로 여겨지고 있다. 서서히 추적하게 되는(표시나 잉크를 이용하지 않음) 피부그림지각력 혹은 숫자에 대한 인식력은 또 다른 기질적 뇌기능 검사로 이용되고 있다.

우울증과 주의산만은 동시에 나타나기도 하지만, 근본적인 원인은 다르다. 우울증은 정신적 장애로 무력감과 절망감을 느끼게 된다. 일부 뇌졸중 환자들은 불안감을 보이지는 않지만, 산만해 보이기는 경우는 적지 않다. 기질적 뇌질환은 각성이나 불안감이 거의 없기 때문에 우울증이 없이 종종 산만함만을 나타낸다. 이러한 환자의 경우는 우울증이 매우 의미심장한 역할을 하게 된다.

이완성마비(flaccid hemiparesis)는 경련성 반신마비와는 달리 근육이 이완된 마비현상(반사와 경련이 일어나지 않음)을 보이고, 수의적 그리고 급작스런 불수의적 동작에 대해 감소된 활동을 보인다. 앞서 전술한 편측부전마비는 이완성 형태를 띤다. 기능을 수행하는 근육에서 반복적인 동작은 경련성 형태의 마비환자에게는 문제가 되지 않는다.

만일 환자가 보행이나 앉았다 일어서기에 필요한 근력과 협응력을 충분히 갖추고 있는데도 불구하고, 가정에서 낙상이 일어났다면 환자의 기능적인 측면을 고려해야 한다. 그 문제는 편부전마비로 안전하게 움직일 수 있는 것 보다 빠르게 다른 장소로 움직이기 위한 욕망이나, 피로감 혹은 산만함 때문에 일어난 경우일 것이다. 임상에서 이루어지는 빠른 보행연습과 장애물코스 과정을 경험하는 것이 앞으로 발생할 수 있는 낙상을 예방하게 한다. 한편, 낙상에 대한 또 다른 원인으로는 어지럼증, 심부전, 약물 복용 후의 부작용, 집안에 방치된 미끄러운 양탄자, 울퉁불퉁한 표면 및 미끄러운 욕조 등이며 이것들은 반드시 고려되어야 한다.

참고문헌

1. Stewart DG. Stroke rehabilitation. 1. Epidemiological aspects and acute management. Arch Phys Med Rehabil 1999; 80: S4–S7.
2. Groer MW, Shekleton ME. Basic Pathophysiology. A Holistic Approach. 3rd ed. St. Louis, MO: C. V. Mosby Company, 1989: 356–358.
3. Kohl HW III, McKenzie JD. Physical activity, fitness, and stroke. In: Bouchard C, Shephard RJ, Stephens T, eds. Physical Activity, Fitness, and Health. International Proceedings and Consensus Statement. Champaign, IL: Human Kinetics, 1994: 609–621.
4. Wolf GE, D'Agnostino RB. Epidemiology of stroke. In: Barnett HJM, Mohr JP, Stein BM, Yatsu FM, eds. Stroke. Pathophysiology, Diagnosis and Management. 3rd ed. New York: Churchill Livingstone, 1998: 3–28.
5. Holloway RG, Benesch CG, Rahilly CR, et al. A systematic review of cost-effectiveness research of stroke evaluation and treatment. Stroke 1999;30: 1340–1349.
6. Taylor TN, Davis PH, Torner JC, et al. Lifetime cost of stroke in the United States. Stroke 1996;27: 1459–1466.
7. Gorelick PB, Sacco RL, Smith DB. Prevention of a first stroke. A review of guidelines and a multidisciplinary consensus statement from the National Stroke Association. JAMA 1999;281: 1112–1120.
8. Broderick JT, Brott R, Kothari R, et al. The greater Cincinnati/northern Kentucky stroke study. Preliminary first-ever and total incidence rates of stroke among blacks. Stroke 1998;29: 415–421.
9. Thompson DW, Furlan AJ. Clinical epidemiology of stroke. Neurol Clin 1996;14:309–315.
10. Duncan P, Richards L, Wallace D, et al. A randomized, controlled pilot study of a home-based exercise program for individuals with mild and moderate stroke. Stroke 1998;29: 2055–2060.
11. Caplan LR. Stroke. A Clinical Approach. 2nd ed. Boston, MA: Butterworth-Heinemann, 1993: 24–25.
12. Whisnant JP, Basford JR, Bernstein EF, et al. Classification of cerebrovascular disease. III. Special report from the National Institute of Neurological Disorders and Stroke. Stroke 1990; 21: 637–676.
13. Wolf PA, Claggett GP, Easton JD, et al. Preventing ischemic stroke in patients with prior stroke and transient ischemic attack. A statement for healthcare professionals from the Stroke Council of the American Heart Association. Stroke 1999;30:1991–1994.
14. Ramasubbu R, Robinson RG, Flint AJ, et al. Functional impairment associated with acute poststroke depression: The Stroke Data Bank study. J Neuropsych Clin Neurosci 1998; 10: 26–33.
15. Ebrahim S. Clinical Epidemiology of Stroke. New York: Oxford University Press, 1990: 164–183.
16. Kelly JF. Stroke rehabilitation for elderly patients. In: Kemp B, Brummel-Smith K, Ramsdell JW, eds. Geriatric Rehabilitation. Boston, MA: Little, Brown and Company, 1990: 61–89.
17. Hoenig H, Nusbaum N, Brummel-Smith, K. Geriatric rehabilitation: state of the art. J Am Geriatr Soc 1997;45:1371–1381.
18. Abrams WB, Beers MH, Berkow R, eds. The Merck Manual of Geriatrics. Whitehouse Station, NJ: Merck Research Laboratories, 1995: 1162–1188.
19. Black-Schaffer RM, Kirsteins AE, Harvey RL. Stroke rehabilitation. 2. Co-morbidities and complications. Arch Phys Med Rehab 1999;80: S8–S16.
20. Gordon NF. Stroke. Your Complete Exercise Guide. The Cooper Clinic and Research Institute Fitness Series. Champaign, IL: Human Kinetics, 1993: 14–16.
21. Potempa K, Braun LT, Tinknell T, Popovich J. Benefits of aerobic exercise after stroke. Sports Med 1996;21: 337–346.
22. Macko RF, DeSouza CA, Tretter LD, et al. Treadmill aerobic exercise training reduces the energy expenditure and cardiovascular demands of hemiparetic gait in chronic stroke patients. A preliminary report. Stroke 1997;28: 326–330.
23. Potempa K, Lopez M, Braun LT, et al. Physiological outcomes of aerobic exercise training in hemiparetic stroke patients. Stroke 1995;26: 101–105.
24. Rimmer JH, Riley B, Creviston T, et al. Exercise training in a predominantly African-American group of stroke survivors. Med Sci Sports Exerc 2000;32: 1990–1996.
25. Rimmer JH, Braunschweig C, Silverman K, et al. Effects of a short-term health promotion intervention for a predominantly African-American group of stroke survivors. Am J Prev Med 2000;18: 332–338.
26. American College of Sports Medicine. ACSM's Guidelines for Exercise Testing and Prescription. 6th ed. Baltimore: Lippincott Williams & Wilkins, 2000.
27. Sharp SA, Brouwer BJ. Isokinetic strength training of the hemiparetic knee: effects of function and spasticity. Arch Phys Med Rehab 1997;78: 1231–1236.
28. Stein J. Stroke. In: Frontera WR, Dawson DM, Slovik DM, eds. Exercise in Rehabilitation Medicine. Champaign, IL: Human Kinetics, 1999: 293–312.
29. Teixeira-Salmela LF, Olney SJ, Nadeau S, et al. Muscle strengthening and physical conditioning to reduce impairment and disability in chronic stroke survivors. Arch Phys Med Rehab 1999;80: 1211–1218.
30. Richards JS, Jackson WT, Novack TN. Central nervous system conditions. In: Fuhrer MJ, ed. Assessing Medical Rehabilitation Practices. The Promise of Outcomes Research. Baltimore, MD: Paul H. Brookes, 1997: 319–346.
31. Duncan PW. Synthesis of intervention trials to improve motor recovery following stroke. Top Stroke Rehab 1997;3: 1–20.
32. Goodman JM. Assessment of exercise capacity and principles of exercise prescription. In: Shephard RJ, Miller HS, eds. Exercise and the Heart in Health and Disease. New York: Marcel Dekker, 1996: 59–98.
33. Lockette KF, Keys AM. Conditioning with Physical Disabilities. Champaign, IL: Human Kinetics, 1994: 3–21.
34. Boult C, Brummel-Smith K. Post-stroke rehabilitation guidelines. J Am Geriatr Soc 1997;45: 881–883.
35. Reutter-Bernays D, Rentsch HP. Rehabilitation of the elderly patient with stroke: an analysis of short-term and long-term results. Dis Rehab 1993;15: 90–95.
36. Rimmer JH, Hedman G. A health promotion program for stroke survivors. Top Stroke Rehab 1998,5: 30–44.
37. Fujitani J, Ishikawa T, Masami A, et al. Influence of daily ac-

tivity on changes in physical fitness for people with post-stroke hemiplegia. Am J Phys Med Rehab 1999;78:540–544.
38. Monga TN, Deforge DA, Williams J, et al. Cardiovascular responses to acute exercise in patients with cerebrovascular accidents. Arch Phys Med Rehab 1988;69: 937–940.
39. Smith GV, Silver K, Goldberg AP, et al. "Task-oriented" exercise improves hamstring strength and spastic reflexes in chronic stroke patients. Stroke 1999;30: 2112–2118.
40. Bohannon R, Walsh S. Nature, reliability, and predictive value of muscle performance measures in patients with hemiparesis following stroke. Arch Phys Med Rehab 1992; 73: 721–725.
41. Nakamura R, Watanabe S, Handa T, et al. The relationship between walking speed and muscle strength for knee extension in hemiparetic stroke patients: a follow-up study. Tohoku J Exp Med 1988;154: 111–113.
42. Olney S, Griffin M, Monga TN, et al. Work and power in gain of stroke patients. Arch Phys Med Rehab 1991;67: 92–98.
43. Luukinen H, Koski K, Paippala P, et al. Risk factors for recurrent falls in the elderly in long-term institutional care. Public Health 1995;109: 57–65.
44. Benson H, Stuart EM. The Wellness Book: The Comprehensive Guide to Maintaining Health and Treating Stress-related Illness. New York, NY: Fireside, 1993.
45. Prochaska JO, Velicer WF, Rossi JS, et al. Stages of change and decisional balance for 12 problem behaviors. Health Psych 1994;13: 39–46.
46. Rimmer JH, Rubin SS, Braddock D. Barriers to exercise in African-American women with physical disabilities. Arch Phys Med Rehab 2000;81: 182–188.

제2장
뇌성마비 (CEREBRAL PALSY)

역학과 병태 생리학 (EPIDEMIOLOGY AND PATHOPHYSIOLOGY)

뇌성마비(Cerebral Palsy; CP)는 "발달중인 뇌의 비진행성 병변에 의해 영아기에 나타나는, 바뀌지 않고 영속적인 운동과 자세의 장애"로 1959년에 정의되었다(1). 가장 최근에 Mutch 등(2)은 뇌성마비를 "비 진행성이지만 때때로 변화되는 것을 포함하는 포괄적 용어로서, 뇌 발달의 초기 단계에 발생하는 뇌의 병변 또는 이상으로 인해 이차적으로 발생하는 운동 장애 신드롬"이라고 정의하였다. 뇌의 병변이 고정적 상태인 동안에, 합성 운동 장애(resultant movement disorder)가 매번 발생하는 것이 아니라 좋아지거나 또는 나빠지는 변화가 발생하는 것을 주목하는 것이 중요하다(3). Nelson과 Ellenberg(4)는 "뇌성마비"를 진단받은 모든 어린이의 1/2, 그리고 첫 번째 생일을 맞은 경련성 양측마비(spastic diplegia)를 진단받은 어린이의 2/3는 약 7세경이 되면 뇌성마비의 동작이상 증상을 나타낸다는 것을 밝혔다. 다른 연구들은 근 긴장이상(dystonic)과 무정위 운동증(athetoid) 뇌성마비의 진단을 받은 어린이들의 움직임 기술이 연령이 증가할수록 지속적으로 나빠질 수 있음을 보고하고 있다(5, 6).

미국에서 뇌성마비의 전체적인 유병률은 1000명의 신생아 중 1.5-2.5명이다(3). 그러나 아프리카 미국인(African-American) 어린이들(7)과 전세계 소수민족 어린이들(8, 9) 사이에서의 유병률은 더 높다. 예를 들어, Sinha 등(10)은 영국의 요크셔지역의 아시아 가족에서 뇌성마비 유병률이 1000명당 5.48명에서 6.42명이라고 보고하였다.

최근 뇌성마비의 주원인은 조기출산(prematurity)과 저체중 출산(low birth weight)의 결합이다(11). 뇌성마비의 진단은 몇가지 태생전 요인들과 관련있으며, 이는 바이러스 감염, 모성물질 남용(maternal substance abuse), 다산(multiple birth), 선천적 뇌의 기형, 그리고 확실한 유전적 상태 등을 포함한다. 추가적으로, 분만시 충격으로 인한 무산소증 출산과 직접적인 뇌손상으로 인한 출혈, 산모의 임신기 황달과 같은 분만전후의 요인들이 모두 뇌성마비의 결과를 초래할 수 있다. 출산 후 원인으로는 2세 전에 발생하는 바이러스와 박테리아성 뇌막염, 두부외상, 무산소증과 독성에 의한 뇌병증(encephalopathy) 또한 뇌성마비의 위험인자로 고려된다(11). 그러나 Stanley 등(12)은 뇌성마비는 한가지 원인보다는 원인성 경로(causal pathway)의 결과라고 하였다. 이러한 경로는 어린이들에게 뇌성마비를 일으킬 수 있는 다양한 원인성 요소라고 할 수 있다. 예를 들면, 다산(multiple birth)은 조기출산을 야기할 수 있으며, 조기출산으로 인한 뇌의 손상은 뇌성마비를 일으킬 수 있다. 분만시 스트레스를 극복하는 태아들의 능력을 감소시키는 자궁내 성장 제한(intrauterine growth restriction)과 같은 차후의 원인성 요인이 태아의 취약성을 증가시킨다.

뇌성마비의 분류는 생리학적인 범주(표 2.1), 해부학적인 범주(표 2.2), 그리고 눈에띄는 운동장애(표 2.3)에 의해 구분된다. 분류는 확실하고 특이한 특징을 보이는 하위분류로 구분된다. 그러나 뇌성마비를 가진 각각의 아이들에 있어서, 뇌 손상의 다른 영향과 결합된 운동장애의 종류와 수준이 아이들의 기능적 수준을 궁극적으로 결정하고, 어린이들이 어떻게 분류되는지에 관계없이 다양한 중재 서비스가 필요하다.

뇌성마비와 관련된 다른 상태의 발현 또한 문헌에서 주목할 만하다. Saito 등(13)은 경련성 뇌성마비로 진단받은 환자에서 68%가 척추측만증(scoliosis)을 가지고 있다고 보고하였다. 척추측만증은 일반적으로 10세 이전에 시작하고, 성장기동안 빠르게 진행된다. 이러한 집단에서 측만증 진행에 대한 위험 요인들은 15세 이전에 40도의 척추굴곡, 전신의 경련, 누워서만 지내기, 등허리 굴곡 등을 포함한다.

몇 가지 위장관 소견도 뇌성마비를 가진 아이들에게서 나타난다(14). 보고에 의하면, 뇌성마비를 가진 아이들의 92%가 임상적으로 의미있는 위장관 증상을 가지고 있으며, 삼키기(swallow) 장애, 역류(regurgitation), 그리고 구토(vomiting), 복부 통증, 만성적인 폐의 흡인(aspiration), 그리고 만성적인 변비(constipation)를 포함한다. 그들은 이들 임상적인 위장관 소견의 대부분은 위장관 운동 장애의 결과로 나타난 것이고, 특별한 CT나 MRI상에서 뇌의 이상은 발견되지 않았다고 결론내렸다.

임상 운동 생리학 (CLINICAL EXERCISE PHYSIOLOGY)

뇌성마비를 가진 사람에 대한 운동 반응은 연구가 제한적이다. 이것은 이들 집단의 사람들이 운동 프로그램 참여가 제한적이라는 사실과 관련있다. 이러한 참여의 부족은 참여하고자 하는 욕구의 부족으로 해석하지 말아야 한다. 많은 예에서, 참여의 부족은 장애를 가진 사람의 접근성에 맞게 고안된 프로그램의 부족과 관련되어 있다.

뇌성마비를 가진 사람에서 손상받은 운동 기능은 신체활동과 관련있다(15, 16). 뇌성마비를 가진 사람은 또한 증가된 지방이상증(adiposity)(15), 낮은 근력(17), 낮은 유산소 및 무산소 파워, 감소된 기계적 효율성, 그리고 감소된 호흡기능을 가진다고 보고되어 왔다(19). 모든 요소들은 전체적인 체력에서 좋지 않은 징후를 보인다. 이것은 좋지 않은 운동 습관, 기술이 필요한 움직임 수행의 어려움, 근육의 불균형, 또는 전체적으로 좋지 않은 기능적 근력 등과 관련있다. 또한 힘든 운동 프로그램과 관련된 피로와 스트레스가 뇌성마비를 가진 사람에서 경련(spasticity)과 운동실조(incoordination)의 일시적인 증가를 야기한다고 보고되어 왔다(20).

뇌성마비를 가진 사람의 운동 검사는 그들의 경련과 운동이상증(dyskinesia) 때문에 어렵다. 그리고, 운동성의 비능률적인 특성은 기대했던 운동반응 수치보다 더 크게 나타나게 된다. 심박수와 혈압, 호기가스, 그리고 혈중 젖산에 대한 연구는 최대하 운동 강도에서 뇌성마비가 없는 사람과 비교할 때, 심박수와 호흡수가 더 높을 뿐만아니라 혈압과 혈중 젖산 수준도 높았다. 최대 생리적 반응은 뇌성마비를 가진 사람에서 낮았다(10-20%). 신체적 운동 능력은 신체건강한 사람의 50% 정도를 보였다(20). 그러나 Bowen 등은(21) 뇌성마비를 가진 사람과 가지지 않은 사람에 있어 자유로운 속도로 걷는 검사에서 산소 소비, 산소 섭취, 또는 생리적인 소비 지표의 변이성에는 유의한 차이가 없었다고 보고하였다.

표 2.1. **뇌성 마비의 생리학적 분류(11)**

형태	상해부위	표현
추체	피질계	경련성, 반사항진, "접는 칼 효과", 근육의 고긴장성, 구(경)축 경향성
추체외	신경절과 소뇌	뇌성마비, 운동실조, "연관현상", 강직, 무도증
혼합	상기 제시된 것의 혼합	상기 제시된 것의 혼합

표 2.2. **뇌성 마비의 해부학적 분류(11)**

형태	표현
편마비	하지보다는 주로 상지 부위 마비
하반신마비	팔보다는 주로 하지다리 부위 마비
사지마비	뇌신경을 포함하며, 때로는 정신지체가 나타나며 온몸의 마비
단마비	한쪽만 마비
하지마비	다리만 마비; 팔은 정상
삼지마비	한쪽만 정상

표 2.3. **움직임을 기초로한 뇌성 마비의 분류(3, 37)**

분류	표현
경련성 뇌성마비(하지마비, 편마비, 사지마비, 하지마비, 단마비, 삼지마비)	뇌성마비환자의 65%; 하지마비가 일반적; 대개 상지보다는 하지의 마비가 많음; 길항근 보다는 내측 회전근, 내전근, 굴곡근에서 나타남; 태어나서는 근육 저긴장성 유아기이후 경련성 마비증상; 심건반사 증가; 간헐성 경련, 비정상적 자세 반사
운동장애형 뇌성마비 (뇌성마비, 근이상증, 무도증, 운동실조)	뇌성마비 - 느림, 체지근조직의 뒤틀림, 뇌성마비환자의 25%; 자세반사의 손상; 비정상적 불수의 움직임; 마비성구음장애; 연하곤란; 불안증가현상, 취침 중에는 나타나지 않음 근이상증 - 비틀림과 비정상적인자세나 반복적인 움직임으로 인해 근육이 지속적으로 수축된 상태; 뇌성마비 환자의 15-25%; 일생동안 지속되지만 지속적인 움직임 때문에 관절구축이나 기형은 나타나지 않음. 무도증 - 불규칙적으로 동시에 과도한 움직임 상태; 비반복성적이며 돌연적임; 수의적 근수축을 유지할 수 없음; 뇌성마비환자의 25% 운동실조 - 조절되지 않는 자의적 움직임; 크게 걸을 때 반장슬이나타남; 가벼운 의도적 진전; 유아기는 일반적으로 근육 저긴장성이 나타남; 정상적인 심건반사; 실행증이라 불리는 부드러운 형태로 수의적인 조절과 좋은 운동 기술의 수행이 불가능
혼합	뇌성마비환자의 20%; 경련성과 운동실조가 복합되어 나타남

약물학 (PHARMACOLOGY)

뇌성마비의 움직임 장애에 대한 약물학은 대부분 사람들의 기능적 수준에 영향을 주는 운동이상증에 초점이 맞추어져 있다. 몇 가지 약물은 뇌성마비에서 보이는 불수의적인 움직임 형태를 치료하는데 사용된다. 불수의적인 움직임은 근육긴장이상(dystonia), 간대성근경련증(myoclonus), 무도병(chorea)과 무정위운동(athetosis)과 경직(spasticiry) 등의 형태가 있다(22).

근육긴장이상, 무도병/무정위 운동, 그리고 경직을 치료하는데 사용되는 약물의 주요 범주는 표 2.4에 나열하였다. 근육긴장이상을 가진 환자의 50% 이상은 항파킨스병 약물에 양성반응을 보이고, 25% 이하는 항 경직약물, 도파민성 약물, 항경련성 약물에 양성반응을 나타낸다. 항콜린성 약물은 뇌성마비 환자에서 침흘림을 조절하는데 도움이 되고, 피부에 붙이는 패치를 통해 약을 전달한다. 간대성 근경련(myoclonus)에 사용되는 약은 일반적으로 항경련제이다. 이 약은 신경전달 물질 중의 하나인 감마아미노낙산(GABA)의 작용을 촉진하고, 뇌에서 신경전달 물질을 주로 억제한다. 벤조디아제핀(benzodiazepines)은 무도병(chorea)과 무정위 운동증(athetosis)의 치료에 주로 사용되지만, 내성발달에도 사용된다. 도파민 수용기를 차단하는 신경이완제(neuroletic)가 무도병과 무정위 운동증에 효과적이다. 그러나 그들은 또한 대부분 영구적인 부작용을 가지고 있고, 대부분 만성적인 사용에 대해서는 의문의 여지가 있다. 경련성은 대뇌 또는 척수에서 발생하고, 각각은 특별한 약물치료를 필요로 한다. 그러나 바클로펜(baclofen)은 대뇌와 척수의 경련 모두의 조절에 효과적이다(22).

지속성 경막내 바클로펜(CIB)은 아마도 뇌성마비를 가진 사람의 경련성 치료에 첫 번째로 사용되는 가장 효과적인 약이다(23). 이것은 15년 이상된 뇌성마비와 관련된 움직임 장애의 치료에 사용된다(24). 척수 경련에 대한 경막내 바클로펜 사용에 대한 첫 이중맹검법 연구는 Penn과 그의 동료들(25)에 의해 1989년에 출판되었다. 그들은 하지의 경련이 유의하게 감소하였고, Ashworth scale(표 2.5)에서 근긴장(muscle tone)이 치료전 4에서 바클로펜 사용후에 1.2로 감소하였다는 것을 밝혔다.

경막내 바클로펜 주입에 대한 일반적인 적응증은 기능을 향상시키고, 관리를 촉진시키며, 구축의 발생을 늦추거나 예방하는 것이다. 또 다른 흔치 않은 적응증은 불수의적 근경련과 관련된 통증을 감소시키는 것이다. Albright(23)와 Bodensteiner(26)에 따르면, 지속적인 경막내 바클로펜(CIB)은 4개의 다른 그룹에서 경련을 치료하는데 적용된다: 1) 경련에 의해 보행과 하지 움직임을 방해받고, 근력이 좋지 않은 사람들, 2) 보행 또는 하지 기능을 방해하는 하지 또는 상지와 하지 모두의 경

표 2.4. **뇌성마비의 약리학적 관리(22)**

움직임 장애	약물의 범주	예	부작용
근이상증	항 파킨슨 약물, 콜린억제약물과 도파민성 약물, 경련억제, 항경련약물, 항도파민성 약물, 그리고 항우울증약물	baclofen, carbamazepine, clonazepam, levadopa/carbidop, lorazepam, reserbine, tetrabenazine, trihexyphenidyl	졸음, 어지러움, 무력, 피로, 피부발진, 골수억제, 간독성 세포손상, 운동실조, 매스꺼움, 정신병, 우울, 입안 건조, 흐릿한 시야, 긴장
간대성 근경련	경력억제약물	clonazepam, valproate, phenobarbital, baclofen, piracetam, lorazepam	졸음, 어지러움, 무력, 피로, 운동실조, 진정, 입안건조, 과활동성
무도증/뇌성마비	경련억제약물, 신경이완제	baclofen, clonazepam, fluphenazine, haloperidol, pimozide, reserbine, tetrabenazine, valproate	졸음, 어지러움, 무력, 피로, 피부 발진, 골수억제, 간독성 세포손상, 운동실조, 추체외 반응, 우울
경련성	근육이완제, 항경련성 약물	baclofen, dantrolene, diazepam	졸음, 어지러움, 무력, 피로, 간독성 세포손상, 운동실조, 설사

련을 16년 이상 앓은 사람들, 3) 일상생활, 안락함과 지구력을 방해하는 경련을 가진 보행할 수 없는 사람들, 4) 그들 스스로의 관리가 목적인 기능을 제대로 수행하지 못하는 사람들.

Almeida 등(27)은 경련성 양측 마비를 가진 11세 소년의 반사 상태, 관절가동범위, 근력과 운동 수행력등에 대한 사례 연구에서 경막내 바클로펜 펌프 이식의 전과 후를 측정하였다.

그들은 수의적 운동시 경련성, 바빈스키 반사(Babinski reflex), 간대성 경련(clonus), 근력과 길항근의 협응성 공동 작용이 바클로펜 투여에 따라 감소되었다고 보고하고 있다. 그들은 또한 보조기 착용을 줄이며 이동이 가능하고 옷을 혼자서 입을 수 있을 뿐만 아니라 상지의 움직임 속도와 고관절과 발목관절의 가동범위가 증가하였다고 보고하고 있다. Gerszten 등(28)은 경련성 뇌성마비의 치료를 위한 지속성 경막내 바클로펜(CIB)은 하지 경련성의 효과를 위하여 궁극적으로 정형외과적 치료 요구가 감소한다고 보고하였다. 그들은 더욱이 경련성의 뇌성마비를 가진 환자들의 경련성이 정형외과적 치료 절차가 진행되기 전에 치료되어야 한다고 제안하였다.

지속성 경막내 바클로펜(CIB)은 손발을 떠는 동작, 운동실조 그리고 무도병(chorea)에는 어떠한 영향도 미치지 않으며 무도성 손발을 떠는 뇌성마비, 운동 실조의 뇌성마비와 심각한 구축을 가진 개인들에 대한 적용은 금지한다. 그러나 이것은 뇌성마비 환자에서 무산소성 발작 후 발생한 신전근 경직의 치료에 효과적이며, 일반적인 이상긴장증(dystonia)의 호전을 나타낸다. 혈장에서 바클로펜 수준의 무의미한 증가는 또한 CIB를 받는 어린이에서 발생한다(29). 바클로펜의 과도한 용량은 나른함, 무감정, 소변 지연(urinary hesitancy) 혹은 하지 무력을 일으킨다. 그러나 이러한 증후들이 발생하면 그 약의 사용량을 바로 낮추어야 한다(23). 경막내 도뇨관과 관련된 합병증들은 대략 20%의 환자들에서 발병하며 그 펌프의 제거가 필요한 감염은 대략 5%의 환자들에게서 발생한다(30).

의사들은 45%에틸알코올, 4~6% 페놀, 국부마취제나 보톨리누스균(보톡스)과 같은 신경근차단제(neuromuscular blocking agents)를 뇌성마비(CP)와 관련된 근육불균형과 경직(spasticity), 관절기형(joint deformities)을 치료하는데 30

표 2.5. **근 장력의 Ashworth 척도(23)**

Ashworth척도	근장력의 정도
1	장력의 증가가 없음
2	"포획(catch)" 시 굴곡이나 신전의 움직임에 영향을 받고 장력이 미약하게 증가됨
3	보다 두드러지게 큰 장력이 발생; 수동적인 움직임은 어려움
4	근 장력이 상당히 증가함; 수동적인 움직임은 어려움
5	굴곡과 신전시 부분적으로 강직이 나타남

년 이상 사용해 왔다. 신경근 차단제(neuromuscular blockade)는 신경, 신경근연접, 또는 근육의 기능을 차단하는데 사용될 수도 있다. 이 차단제는 (a)신경파괴(neural destruction)와 신경전달(nerve transmission) 차단에 의해 감퇴된 근육신장반사(페놀, 알코올, 국부마취제), (b)직접적인 근섬유의 파괴에 의한 근섬유 위축의 예방이나 감소(알코올, 또는 페놀), (c)차단된 신경근연접 활동(보톡스)에 의한 주동근-길항근간의 균형을 맞추는데 사용되었다. 목표는 남겨진 길항근이 영향을 받지 않는 동안 주동근의 완전하거나 부분적인 마비이다. 모든 신경근 차단제의 시술은 고정된 구축이 있는 상태에서는 금기이다(31).

국부마취제는 기능적인 기형과 고정된 구축을 감별하거나 길항근 근육의 수행을 평가하고 오랫동안 작용하는 약물(longeracting agents)의 잠재된 기능적 영향을 평가하기 위해 진단적으로 사용 될 수도 있다. 근신경연접 주변의 표적 근육내에 약을 주입하면 최고의 차단 효과를 낸다. 뇌성마비(CP)와 관련된 경직(spasticity)을 변화시키는데 알코올 주입의 효과를 증명한 잘 통제한 연구는 없다. 알코올의 임상적 효과는 지속시간이 다르고, 통증으로 인한 마취제의 필요를 포함한 간헐적 합병증에 대해 상호심사된(peer-reviewed) 문헌의 보고가 있다. 노출의 농도와 시간에 따라 3~18개월간의 기능적 임상적 효과를 나타내는 페놀을 감각신경 주위에 주사한다면 또한 극심한 통증이 있을 수 있다. 그러나 페놀은 뇌성마비(CP)가 있는 소아 환자에게 안전하고 간단하고 경제적이고 편리한것으로 보고되고 있다(31).

보톡스의 사용은 신경차단제로서 널리 사용되고 있지만, 보다 많이 논쟁이 되고 있다. 보톨리늄에이독소(Botulinum A toxin)는 사시와 안검경련의 치료제로 먼저 소개되었고 불수의적 떨림을 포함하여, 경련성 사경과 같은 초점성 긴장이상, 초점성 손바닥 다한증과 같은 많은 질병에 지금도 사용되고 있다(32). 그러나 이것의 폭넓은 사용은 아마도 뇌성마비와 관련된 경련이나 무정위운동(athetosis)을 치료하기 위한 것이다.

보톨리늄에이독소(Botulinum A toxin)는 뇌성마비환자의 척추주변의 경직을 감소시키고 포지셔닝과 위생을 촉진시키며, 연속적인 석고붕대의 대안으로서 보행을 향상시키기 위해 사용되어져 오고 있다. 또한 차후 치료에 대한 적응으로서 진단적으로 수술의 효과를 판단하기 위해서, 브레이싱을 촉진하거나 대체하기 위해서, 수술을 연기하기 위해서 그리고 상지의 기능을 향상시키기 위해서도 사용되어져 오고 있다(31-34). 주입후에 약화의 개시는 보통 2~3일안에 발견된다. 일반적으로, 약화는 3개월까지면 사라지지만, 기능적인 개선은 상당히 오랫동안 지속될 수 있다(34). 지속적인 효능이 증명되는 한, 치료는 주기적인 간격으로 주어질 수 있다. 70%의 양성 반응률이 적절하게 선택된 보행 가능한 환자에게서 보고되어지고 있다(31).

Massin과 Allington(35)은 보톡스가 뇌성마비 어린이의 운동에너지 비용의 감소와 경직된 근육의 지구력 개선에 효과적이라는 것을 증명하였다. 역효과가 보고된 예는 거의 없다. 가장 흔한 불평으로는 주사한 근육의 과도한 근쇠약이나 인접한 근육에 원치 않는 쇠약이 생기는 것이다(34). 보톡스 사용에 대한 금기는 고정된 구축, 현재 특정 신경근질환(중증 근무력증)의 존재, 신경근 차단 반응을 악화시킬 수 있는 약물치료를 받는 환자, 근육에 알코올이나 페놀의 주입에 실패, 보톡스 항체가 있거나 환자의 객관적 이익의 부재이다(31).

이 치료의 단점은 정기적으로 반복 치료를 받아야 한다는 것이며 비용이 필요하다는 것이다(32). 치료의 효능에 대한 과학적으로 엄격한 연구에 대한 인식부족과 관련하여 보톡스 사용에 관한 논쟁은 여전히 존재한다. Forssberg와 Tedroff (36)는 보톡스 관련 문헌 고찰을 통해, 발간된 자료에서의 과학적 검증의 부족을 발견했다. 그들은 보톡스 연구의 정당성과 필요를 인정하면서, 뇌성마비 환자의 기능 향상을 평가하기 위한 객관적이고 타당한 측정뿐만 아니라 적절한 연구 설계와 통계적 분석방법을 포함한 과학적 연구 프로토콜에 관한 모든 방법에 있어서의 적합성을 요구하였다.

이학 검사와 진단 (PHYSICAL EXAMINATION AND DIAGNOSIS)

뇌성마비 아동에게 있어 운동장애는 신경계의 발달과 새 운동기술을 습득하는 것과 같이 분명히 나타난다. 이것은 정적인 질환 보다는 오히려 진행성으로 나타나는 질환을 생성한다. 장애의 정도는 2세 또는 3세 혹은 그 이후에 도달될 때까지 아이들에게는 인식되지 않을 수 있다. 뇌성마비의 정확한 진단은 6살 전에는 내려지는 것이 드믈며 그 이후에는 많이 나타난다.

그러나 특정 임상 소견은 진단의 의혹을 환기시켜야 한다(37). 소아뇌성마비는 일반적으로 근긴장저하, 근긴장항진, 혹은 둘 다 포함한 상태의 기형적인 색조를 띄게 된다. 근긴장저하상태는 견관절과 고관절의 관절가동범위가 증가 되는 것으로 확인할 수 있다. 하지의 근긴장항진상태는 가위찢기다리 자세를 할때 아이들에게 보여질 수 있다. 몸의 오른쪽과 왼쪽의 자세와 동작의 비대칭은 기능장애를 일으키는 가능성을 위해 평가되어야 한다(37). Prechtl(38) 연구 자료에서는, 심지어 매우 이른 유아기에서도, 일반적 움직임(general movements)라고 불리는 구별된 행동패턴은 2년 이상의 신경학상의 결과에 전조가 되며 특히 특정 뇌성마비에서 그러하다. EMPP(Early Motor Pattern Profile)는 뇌성마비 발전의 위험이 가장 높은 생후 1년의 아이들을 확인하기 위해 효과적인 도구임이 보여지고 있다. 15개의 아이템을 포함하고 있는 이 프로파일은 근력 변화와 반사신경 그리고 행동과 관계가 있고 일상생활 속에서의 건강 선별검사에 부합될 수 있는 표준화된 형식으로 구성했다. 그 형식은 단지 일반적인 선별 검사에 몇 분만 추가하면 되며, 높은 민감도와 특이도를 가진다. 미숙한 반사의 지속과 자세반사가 지연되어 나타나는 것은 뇌성마비의 진단과 일치한다. 그 진단은 일반적인 검사보다 다소 긴 반면, 민감도와 특이도가 매우 높다(39).

비정상적인 행동의 특징들은 더욱 미묘하다. 그러나 불합리함, 불규칙한 수면 습관들, 계속되는 둔한 운동성의 활동, 지체된 언어 그리고 줄어든 집중 기간은 중앙 시경 시스템 기능장애을 나타내는것 일 수도 있게 하는 행동들이다. 부가적인 행동 표시들은 종종 제일 처음 인식된 표시와 처음의 질병인 운동신경 이정표의 지체된 성취를 포함한다(37).

수많은 테스트와 측정이 있다. 이것들은 뇌성마비에 걸린 아이들을 위한 조정의 결과물들을 서류로 입증하고 정량화하는데 유용하다.

이런 테스트들은 여러 가지 방법으로 카테고리화 될 수 있다. 일상 생활에서의 장애를 평가하기 위한 테스트(표 2.6); 기능적인 한계의 테스트(표 2.7) ; 그리고 손상 측정(표 2.8)을 포함해서 여러 가지 방법으로 카테고리화 될 수 있다(40).

표 2.6. **일상생활 장애 평가 검사(40)**

검사	활용
캐나다 작업 수행 평가	의뢰인/가족의 치료목표나 수행률 및 만족 선택을 위한 보조
소아학에서의 장애목록 평가	돌보기 보조와 장비 보정을 위한 평가 요구
아이들을 위한 기능적 독립성 평가	움직임, 자기보호, 그리고 인지의 독립성 평가

보존적 수술적 중재 (CONSEVATIVE AND SURGICAL INTERVENTION)

뇌성마비환자의 보존적 관리는 전체적인 기능을 개선시키고 치료를 촉진시키는 것으로 직결된다. 전통적인 물리치료나 작업치료 외에도, 많은 다른 접근들이 사용되었다. 전통적인 치료는 기능적 개선의 증진을 위해 운동의 조합과 신경발달치료(NDT) 및 운동학습접근법을 통한 근력과 관절가동범위의 개선에 초점을 맞춘다(41). 이러한 치료의 단독 효능은 의문이 되어 오고 있다.

Law 등(42)은 소아뇌성마비 환자들 중 집중적인 신경발달치료(NDT)와 석고붕대를 하는 그룹과 규칙적인 작업치료 프로그램을 받는 그룹간의 상지의 기능, 운동의 질, 또는 부모의 기능적인 지각에 대한 유의한 차이점을 발견하지 못했다. Weindling 등(43)은 뇌성마비의 고위험성 영아에게 신경발달치료(NDT)를 이용한 초기 물리 치료가 도움이 되는지를 결정하기 위한 연구를 실시했다. 그러나 신경발달치료(NDT)를 받

표 2.7. **기능적 제한 검사(40)**

검사	활용
소아학에서의 장애목록 평가	움직임, 자기보호와 사회적 기능의 기술평가
전체적인 운동기능 평가	전체적인 운동 기술 평가
Peabody 운동발달 척도	전체적이고 우수한 운동 기술 평가
Bruininks-Oseretsky 운동효율성 검사	전체적이고 운동과 눈과 손의 협응력, 근력, 평형성, 민첩성 평가
유아 운동 수행력 검사	유아기의 움직임 능력 평가를 위한 머리와 몸통 자세 조절 능력 평가
Alberta 유아 운동 척도	아이들의 운동발달 지연 또는 비정상적인 자세와 협응력 증명

표 2.8. **장애 측정(40)**

장애	측정법	활용
불수의 적 움직임	동작분석-다관절과 인체 분절에 대한 자세한 정위	원하지 않는 움직임을 줄이기 위한 또는 간섭이후 변화를 측정하기위한 바이오피드백 트레이닝
움직임의 스피드/진행	동작분석-다관절과 인체 분절에 대한 자세와 정위	간섭이후 변화 측정
자세조절과 정력에 대한 경련	Ashworth 척도	전체적인 운동기술 수행동안 특수 관절/분절의 선택적 활성화와 자세정렬, 무게전환, 협응력의 장애 정도
	행동요소 평가	일반아이들의 기준치를 활용하여 뇌성마비 아이들의 자세 정렬 장애 포착
	앉은 자세 평가 척도	앉은 자세의 기능수행을 측정하기 위하여 여러가지 기능적 업무와 도달하고자 하는 동안 두부와 몸통 및 발의 자세 조정 정도
	Melborne 독립 상체 기능 평가	몸통 조절과 정렬, 영향과 가동범위에 초점을 맞춘 질적인 움직임 척도와 12가지 미세한 움직임과 다양한 활동시 수행 가능한 것과 가능하지 못한 것의 질
	경미한 신경 장애를 가진 어린이의 검사	평형성, 협응성, 자세, 운동기능의 측정
힘	악력계나 등속성 검사장비	뇌성마비 아이들을 위한 근력 트레이닝 프로그램에 대한 결과를 측정하는데 유용
가동범위	측각도계와 전자측각도계	강직성에 대한 각도 측각도계의 신뢰성 부족; 전자측 각도계는 전통적인 접근보다 신뢰성이 높음
평형성	기능적 도달 검사	평형성을 잃지 않고 선자세로 전방으로 뻗는 능력 평가-단순하며 신속하고 신뢰성이 있슴
에너지소모	생리학적 소모 지수	생리학적으로 걷기시 에너지 소모의 지표로서 심박수를 이용하며 걷는 동안 심박수-안정시 심박수/걷기 속도; 뇌성마비 환자는 걷기의 효율성이 떨어지므로 이러한 측정은 에너지 소비에 국한되어 측정됨

은 그룹과 비정상적인 징후가 나타날 때 까지 치료가 지연된 그룹간의 기능적인 결과의 차이점은 없었다. Bower 등(44)은 소아뇌성마비환자의 운동기술 습득으로 통제된 특정한 측정가능 목표 의 사용은 물리 치료의 보존적 치료량이나 집중적인 치료량 단독 보다 실질적인 기술 습득에 훨씬 강하게 연관되어져 있다고 보고했다.

몇몇 연구들은 다양한 보존적 시술의 긍정적인 효과를 설명하고 있다. 경직성 뇌성마비 소아의 체중부하에 주안점을 둔 보편적인 행동은 대퇴 골두의 무기질 함량과 용적측정의 뼈 무기질 밀도가 증가되는 것이 보여 진다(45). Carlson 등(46)은 보행 훈련 동안 발복과 발의 보조기구(anklefoot orthosis)의 사용은 경직성 양측마비인 소아에게 있어 더 효과적인 생체역학적 이점을 제공한다는 것을 보여주었다. 그러나 족과상 보조기(supramalleolar orthosis)는 측정가능한 효과과 거의 없는 것으로 나타났다. 전방과 후방걷기를 하는 사람과 후방걷기를 좋아하는 대부분의 아동들 간의 걷기 속도, 에너지 비용, 자각인지도에 대한 차이점은 없는 것으로 나타났다(47).

Damiano와 Ablel (48)은 경직성 양측마비와 경직성 편마비인 아이들을 6주의 근력훈련 프로그램을 따름으로서 목표가 된 근육들에 중요한 근력의 증가를 가질 수 있음을 보여주었다. 덧붙여, 그들은 근력의 증가로 인해 이러한 아동들에게 보장의 증가뿐만 아니라 보행 속도가 증가함을 보여주었고, 에너지 소지의 증가 없이 운동 기능이 크게 증가함을 증명해 주었다. 수영은 소아 뇌성마비환자의 폐활량의 개선을 보여주었다(19). Van den Berg-Emons 등(16)은 경련성 뇌성마비 소아의 일일 신체 활동, 지방량 및 체력 수준에 대해 9달동안의 두 개의 스포츠 프로그램의 효과를 관찰하였다. 트레이닝을 한 경련성 뇌성마비 소아는 체지방량의 변화를 나타내지 않은 반면 통제그룹의 소아들은 체지방량이 증가함을 나타내었다. 훈련 프로그램에 참여한 학생들은 근력과 최고 유산소성 파워에서 또한 호전적인 증가 있었다.

뇌성마비 환자의 수술적 중재는 경직의 경감이나 변형의 교정의 의한 기능의 개선을 위해 설계된다. 선택적 배부 신경근 절제술 (SDR)은 경직성 소아뇌성마비 환자의 경직성 양측마비와 사지마비 치료에 사용되는 수술이다. 수많은 연구들이 이 시술의 효과를 증명했다(49). Wright 등 (50), Steinbok 등 (51), 그리고 Steinbok, Reiner과 Kestle (52)등은 오로지 물리치료나 작업치료만 실시한 것에 비해 수술 후 1년에 보다 큰 의미 있는 기능적 개선을 이끄는 신체적 그리고/또는 작업치료와 조합된 선택적 배부 신경근 절개술(SDR)을 발견했다. 기능적인 개선은 무릎과 발목의 긴장감소, 발목 배측굴곡 가동범위의 증가, 보행동안의 보다 정상적인 발과 바닥접촉을 통해 달성된다. Subramanian 등 (53)은 경직성 뇌성마비 소아의 개선된 보행의 측정에 의한 기능적인 이득을 영구화하기 위한 결과로 선택적 배부 신경근 절개술(SDR)의 경직의 완화를 보고했다.

몇몇 저자는 선택적 배부 신경근 절개술(SDR)후의 수술 후 쇠약을 보고했다(54). 그러나 이것은 선택적 배부 신경근 절개술(SDR)후의 슬굴곡근과 발목 굴곡근의 근력 손실이 없었다는 것을 보고한 Engsberg 등(55, 56)의 연구와는 일치하지 않는다. 선택적 배부 신경근 절개술(SDR)에 대한 Abbot의 문헌 고찰에서(54) 수술 후에 즉각적이거나 장기간의 추적조사에 따른 다양한 합병증을 보고했다. 수술 후 근육긴장저하 외에, 보고되는 다른 합병증은 부상 주위에 지속적 감각 상실, 수술 후 신경학적 역기능, 대뇌 척추액 누설, 경막하 혈종, 및 두통을 포함한다. 장기 합병증은 자세 척추 정렬, 요통, 척추전방전위증, 연조직 구축, 고관절 탈구 및 신경원성 방광의 지속 변화를 포함한다. Buckon 등(57)은 경직성 뇌성마비에 소아의 보행에 대해 SDR후 1년간의 추적조사에서 상지근육 긴장에 유의한 감소가 없음을 보고하였다.

뇌성마비환자의 경직, 무도성 무정위 운동 및 떨림의 개선을 위해 대뇌기저핵 정위 수술은 다른 선택적 방법이 된다 (58). 이 수술은 시상의 복외측 핵(ventrolateral nucleus of the thalamus)이나 후복측 보호(ventroposterior pallidum) 부위에 잘 계획된 부위를 위치시키는 것을 포함한다. 주어진 환자의 증상의 우위에 기초를 두어 선택된다. Speelman와 van Manen(59)는 뇌성마비를 위해 정위수술을 받은 환자를 21년간 추적 조사하여 보고했다. 그들은 편측 부전마비과 언어 장애와 같은 부작용이 환자의 64%에서 보고되었고 환자의 44%는 기능의 주관적인 개선을 보고했다. 편측 근육긴장이상, 떨림 및 무도병아테도시스양(choreoathetoid) 증상의 환자에게 있어, 이 수술이 아주 성공적 이라는 여론이 있었다(58).

뇌성마비 환자의 상지와 하지기형을 바로잡기 위한 수술은 3가지로 구분한다 : 1) 연조직 이완, 2) 건 이식, 혹은 3) 골/관절의 안정성. 표 2.9는 상지와 하지에서 사용된 각각의 방법의 특수한 예와 함께 이러한 절차를 기술하고 있다(60, 61).

Van Heest(60)는 25년 이상 된 뇌성마비 환자의 상지 기능장애를 위한 수술 후 상지기능이 유의하게 개선되었음을 보고하였다. 환자들은 House 등(62)에 의한 상지기능 사용 스케일로부터 0(사용 못함)에서 8(자발적 사용, 완전한 사용)까지 수술 전후 등급을 정하였다. 기능적 사용 평균점수는 수술 전에는 2.3(0~7범위)이었으며, 수술 후에는 5.0(2~8범위)이었다. 그 기능의 사용점수의 평균변화는 2.7수준의 증가를 보였으며 통계적으로 유의하였다.

뇌성마비인 사람들은 일반적으로 척추측만증, 후만증, 척추전굴증과 같은 척주의 변형들이 나타난다. 후만증과 전만증에서 교정을 위해서는 일반적으로 고관절 굴곡 또는 신전근의 건연장(tendon lengthening)외에 보존적 치료를 한다. 뇌성마비환자의 측만증 관리를 위한 보존적 치료방법은 비효과적이다. 측만증의 정도가 40-50° 초과하면 수술적 방법을 사용해야 하며, 이는 성장이 정지하더라도 척주가 심하게 짧아지지는 않게 된다. 체간을 고정하는 척추관절고정술은 뇌성마비환자에게 진행되는 척추측만증의 궁극적인 치료법이다. 이러한 절차는 앉아 있는 상태에서 균형을 바로잡게 하여 골반 윗부분에 해당하는 척주의 균형을 잡아주어 더 긴 시간 앉아 있을 수 있도록 하며, 치료와 개인의 건강, 그리고 외형을 개선시킨다(61).

운동/체력/운동기능 검사 (EXERCISE/FITNESS/FUNCTIONAL TESTING)

뇌성마비환자들의 상태를 표현하는 각 개인의 신체적 특성, 인지 능력, 의사소통 능력, 시각/청각의 결핍과 연대기적연령

(chronological age) 등의 개념으로는 운동부하검사를 적용하기가 곤란하다. 더불어 뇌성마비 집단에서 정상적인 몸을 만들기 위한 운동적응모델, 운동부하검사 프로토콜, 운동의 원칙과 기술의 사용을 뒷받침할 유용한 연구는 많지 않다(20, 63). 그러므로 해당 환자를 위한 가장 적절한 운동부하검사 프로토콜을 고려하기 위해서는 미국스포츠의학회(ACSM, 64, 65)에서 발간된 운동부하검사의 기초 원리와 본장에서 제공된 세부적이며 상식적이고 경험적인 것을 의사들은 따라야 한다. 환자의 요구, 목표와 목적의 평가에 도움을 주기 위하여 의사에게 제안된 뇌성마비-국제 스포츠와 여가 협회의 기능적 분류체계를 이용할 수 있다(표2-10 참조) (66). 스포츠를 위하여 개발된 이러한 분류체계는 환자의 기능적 능력에 대한 통찰력을 의사가 얻을 수 있도록 도움을 주는 도구로써 사용되었다. 이러한 정보는 환자가 권장되는 특별한 운동검사프로토콜을 보다 더 잘 준비할 수 있을 수 있도록 하며, 운동의 효과를 더 크게 하는데 도움을 줄 수 있을 것이다.

심혈관(Cardiovascular) 체력평가

휠체어 운동능력 측정기를 이용한 심혈관계 체력의 평가는 휠체어를 사용하는 뇌성마비 환자를 위한 가장 좋은 기능적 검사방법이다. 그러나 상체자전거의 다양한 형태는 많은 연구에서 자주 사용하였다(63). 휠체어 롤러 에르고미터의 경우 단점 중 하나는 바퀴를 돌리는데 따른 저항의 진행과 조절, 정확한 계산의 어려움이다. 종종, 환자는 운동부하 프로토콜의 각 단계에 따라 점차적으로 보다 빠른 박자로 바퀴를 돌려야 한다. 불행하게도 경직과 손발을 떠는 무정위 운동증(athetosis)은 움직임의 빠른 속도에 의해 악화될 것이다. 결과적으로 협응성과 수행능력은 제한적일 수밖에 없다.

연구 문헌에서는 초기파워출력이 분당 30-50회전으로 0-15 W 범위로 시작하여 매 2분마다 5-10W를 증가시켜 탈진할 때까지 상체자전거 에르고미터 검사를 실시하였다(63). 환자가 페달링 자세로는 전완 수평면위로 올라가지 말아야 하며 팔꿈치는 완전히 신전되지 않도록 하였다. 의자에 앉는 자세에서 환자의 안정성은 중요하다. 재활의 원리는 근위의 안정성이 확보되어야만 원위의 운동성이 가능하다는 것이다. 뇌성마비를 가진 환자들은 대체로 사지에 근긴장 증가와 체간에 근긴장 감소를 나타낸다. 환자의 휠체어나 몇몇 다른 안정된 의자 시스템을 사용하는데 있어서 체간, 골반부와 하지를 끈으로 고정하는 여부는 반드시 고려되어야 한다. 환자의 손을 핸들에 고정하기 위하기 끈을 사용한다면 매우 큰 주의를 요한다. 이렇게 끈으로 고정하는 형태는 일반적으로 편마비 환자나 손의 근력이 매우 약한 경우에 사용된다. 편마비 환자에게 있어 끈을 이용하여 손을 패달에 묶을 경우, 패달을 돌릴 때 환측이 건측과 같은 관절가동범위를 나타내지 못하게 되면 손목, 팔꿈치, 어깨에서 심각한 상해를 유발하게 된다. 특수한 저항이나 리듬의 사용은 환자의 기능적 능력과 편마비로 인한 부수적인 상황들에 의해 좌우된다. 의료진은 또한 에르고미터의 손잡이 위치를 고려해야 한다. 손잡이는 수평면으로 잡는 것보다 수직면으

표 2.9. **뇌성마비와 관련된 장애 교정을 위한 일반적인 수술절차(60, 61)**

절차	형태	상지 예	하지 예
연조직 이완	건의 길이를 길게 함; 건이완; 건막 이완	주관절 굴곡을 위한 이두근 길이를 길게 함; 화내 수축을 위한 이두근 건막 길이를 길게 함; 손의 엄지를 위해 무지내전근과 배측 골간근육을 길게 함	첨족 기형을 위한 아킬레스건 늘리기; 슬관절 굴곡을 위한 내 · 외측 대퇴슬와근의 근막절제; 골반 굴곡을 위한 장두 대퇴직근의 이완
건 이식	건 경로 병경; 근육 대체를 위한 건 이식	회내 경축을 위한 회내근 경로 변경; 손가락 기형에 대한 손가락 폄 근을 척측 수근 굴군에 이식	걷는 동안 슬관절 굴곡을 보조하기 위하여 봉공근에 원위대퇴직근 이식; 발등기형의 회의/내반족을 위한 후경골건 경로변경
골/관절안정성	회전 골절단술; 관절고정술; 관절낭 고정술	회내 경축을 위한 요골의 회전 골절단술; 손목 굴곡/척골 차이 기형을 위한 근위 수근골 고정술; 손가락 기형을 위한 수장판 관절낭 고정술	대퇴전경을 위한 대퇴 외측회전 골절단술; 발의 외반기형을 위한 거골하관절 고정술; 망치발가락 기형을 위한 수장판 관절낭 고정술

표 2.10. **뇌성마비의 개요-비진행적 뇌손상을 가진 선수들을 위한 국제 스포츠 여가협회의 기능적 특성(66)**

기능적 특성	
1	중정도에서 심각한 경련-사지에 심각한 경련. 몸통 조절과 상지 말단의 기능 미숙
2(하지)	중정도에서 심각한 경련-상지와 몸통에 심각한 경련, 기능과 상지 말단의 조절 미숙. 다리로 휠체어를 가동
2(상지)	중정도에서 심각한 경련-하지와 몸통에 심각한 경련. 기능과 하지 말단의 조절 미숙. 팔로 휠체어를 미숙하게 가동
3	기능은 나쁘지 않고 상지말단의 조절력은 보통수준. 우세 상지말단의 기능을 거의 정상임. 한손이나 양손을 이용하여 휠체어를 가동
4	중정도에서 심각한 하지의 경련-상지 말단의 조절과 기능 문제는 미비함
5	좋은 기능을 갖고 있음; 상지말단의 조절 문제는 마비함. 대개 보조 장치를 이용하여 걷게 된
6	사지와 몸통에 보통에서 미비한 문제가 있음; 보조 장치 없이 걸음
7	중정도에서 미비한 편마비가 나타남. 정상 쪽은 좋은 기능을 갖음. 잘 걸음
8	영향이 거의 없거나 단마비. 좋은 협응력과 평형성이 있음

로 잡는 것이 좋다. 만약 손잡이를 수평면으로 잡는다면, 그 어깨가 과도하게 내회전되어 충돌증후군이나 회전근개 증후군을 증가시키게 된다(20). 마지막으로 고려해야할 사항은 환자와 에르고미터 사이의 거리이다. 일반적으로 설치는 근위의 안정성을 위하여 체간근육의 동시수축과 함께 상지 근육조직의 움직임이 중요하다고 앞에서 언급하였다. 에르고미터와 환자사이의 거리를 증가시키는 것도 좋은 방법이다. 이렇게 하면 관절가동범위가 더욱 커지는데 이는 커진 움직임이 체간을 튼튼하게 만들게 된다.

많은 휠체어사용자들은 보행이 기능적으로 안 된다고 하더라도 약간의 하지 사용능력을 가지고 있을 것이다. Schwinn Air-Dyne™과 NuStep™ Recumbent Stepper과 같은 운동기구들은 사지를 모두 사용하게 한다. 역동적이며 율동적인 운동 형태에서의 모든 사지 사용은 환자에 의해서 경험된 근경직과 무정위 운동을 억제하는데 도움이 된다. 운동의 이러한 형태는 운동 시 동원되는 근육군의 수를 최대화 할 것이다. 의료진들은 Schwinn Air-Dyne™으로 점증적 운동부하검사를 수행할 수 있지만 저항의 증가를 위한 유일한 방법은 리듬을 빠르게 하는 것이다. 리듬을 증가시키는 것은 안정시 중정도에서 심한 근경직을 가진 환자들에게 종종 경직을 증가시키게 된다. 따라서 일부 주어진 운동부하에서 자각 정도와 절대적 에너지 소비가 증가한다. NuStep™ Recumbent Stepper는 저항이 증가하는 동안 환자의 리듬이 일정하게 유지되도록 한다. 따라서 움직임의 속도와 관련되어 증가된 경직을 최소화할 수 있다.

트레드밀을 이용한 운동부하검사는 보행이 가능한 뇌성마비 환자들에게 적절한 것이다(20, 67). 그러나 평형성과 협응성이 제한되면 임상의로 하여금 고정식 자전거나 다른 운동능력 측정도구를 선택해야 한다. 의료진은 환자가 피로할 때 고관절 내전근의 경직이 증가한다는 것을 명심해야 한다(20, 67). 환자의 고관절 외전근의 피로와 증가된 고관절 내전근의 경직을 상쇄시키는 낮은 능력은 슬관절에서 외반슬을 야기시킨다. 트레드밀 상에서 위험한 것은 무릎이 서로 부딪치고 넘어지는 것이며, 또한 고정식 자전거에서는 에르고미터의 프레임에 무릎이 부딪치는 것이다. 환자가 자신이 선택한 속도를 사용하고 경사도만을 증가시킬 수 있도록 하는 트레드밀 프로토콜 사용은 경미한 환자에서부터 중정도의 경직과 손발을 떠는 무정위 운동증 환자에게 가장 적합한 것으로 증명되었다. 트레드밀을 사용한 환자들의 낙상 위험의 증가로 인해서 보조원이 항시 대기해야 한다. 최소한의 운동신경 손상을 가진 사람에게는 일반적으로 건강한 사람들이 사용하는 일부 트레드밀 프로토콜은 적절하게 사용될 수 있다.

문헌에서, 고정식자전거를 이용한 운동량은 초기에는 분당 50-60회, 25-50W로 매 2분 마다 다양하게 매우 지칠 때까지 부하를 증가시키도록 제시되어있다(20, 63). 임상가는 틀 형태의 발가락 집게가 사이클 에르고미터의 패달 위에 환자의 발을 유지시하는 것이 매우 중요하다는 것을 입증하게 될 것이다. 참고문헌에서는 고정식자전거, 상체자전거와 휠체어를 사용하여 최대 유산소성 운동능력을 검사하였을 때 검사-재검사사이에 높은 상관관계를 나타내는 것으로 설명하고 있다(68, 69). 휠체어를 이용하는 뇌성마비 운동선수의 무산소성 운동역치는 비연속적인 프로토콜을 이용하여 결정할 수 있지만, 낮은 신뢰도를 나타내는 것을 알 수 있다. Bhambhani 등(69)에 의하면 좋지 못한 신뢰도는 비연속적인 프로토콜을 사용했기 때문일 수도 있으며, 경련과 활동근에서 혈류로의 젖산 확산과 관련이 있을 수도 있다고 하였다.

대사적 자료를 수집하고자 하는 의사들은 구강이 종종 뇌성마비를 가진 환자에서 비정상적으로 발달한다는 것을 인식해야만 한다. 증가된 안면근과 혀의 긴장 상태의 지속은 하악골의 변성을 가져온다. 구강변형은 사용을 공기가 새지 않고, 편안하며, 잘 맞도록 하기가 어렵기 때문에 전형적인 형태의 마우스피스의 사용을 어렵게 만들 수도 있다. 또한 경련성 혀는 앞으로 돌출되어 있으므로 환자들에 있어서 마우스피스를 한쪽으로 유지하기가 어렵다(20). 마스크를 사용할 때에는 환자들에게 안정시와 운동시 공기가 새지 않도록 주의 깊게 살펴보아야 한다.

근력과 근지구력 (Muscular Strength and Endurance) 검사

근경련이나 손발을 떠는 동작을 가진 개인들의 근력 증진과 지구력 검사는 종종 부적당하고 타당하지 않은 것으로 여겨져 왔다(70, 71). Bohannon은 여러 방면의 접근을 통해 검사가 적합하다는 다른 견해를 보고하고 있다(71-74). 근력검사는 길항근을 억제하는 동안 특정 근그룹에 대한 활동 능력을 측정하게 된다. Bohannon은 이러한 집단에 대한 근력과 지구력 검사의 적절성은 매우 중요할 뿐 만 아니라 초기와 말기의 임상 평가에 있어서 뇌성마비의 검사결과에 신체적 상태를 나타내는데 매우 중요한 자료가 된다고 설명하고 있다(71, 73-75). 다른 연구에서도 상지와 하지에 대한 1회 최대반복회수(1RM) 근력검사에 대한 높은 검사-재검사 신뢰도를 제시하고 있다(63). 임상가는 매뉴얼근검사 동안 근경련이 일어남으로써 대립근군의 불수의적 수축이 협력수축 상태를 가져올 수 있다는 점을 염두해 두어야 한다. 협응근은 둘 다 강하지만 매뉴얼근검사 과정에는 기능적인 근력증진이 매우 적게 나타난다. 근력과 지구력 검사에 앞서 적당한 운동의 가동범위(ROM)가 측정되어야 한다. 이러한 측정들은 임상가가 상당한 계속적인 차이가 나타나는가와 구축이 존재하는가를 결정하는데 도움을 줄 것이다. 궁극적인 연속적 차이를 관찰하기 위해서는 근력과 근지구력을 측정할 때 한쪽 대 양쪽을 검사해야 한다. 능동적 측정과 수동적 측정 모두 적용되어야 한다. 만일 수동적 운동범위가 능동운동범위보다 더 크다는 것은 주동근이 약하거나 증가된 활동근의 긴장도/수축성에 의한 원인이라 할 수 있다. 수동적이며 능동적인 관절가동범위가 기대했던 정상 한계보다 낮은 상태로 나타나는 것은 영구적인 경축 때문이라 할 수 있다(76, 77). 근력과 지구력 검사에서 주로 고려해야 할 사항으로는 안정성, 협응력, 운동범위와 적시성 등을 들 수 있다(76). 검사에 대한 형식과 프로토콜들은 움직임이 가능한 사지 위주로 응용시켜 사용할 수 있다. 전형적으로는 8회 반복하는 근력검사 프로토콜이 사용되고 있다. 이 프로토콜은 개인의 1회 최대반복횟수의 무게에 대한 약 80-85%정도의 수준을 추정할 수 있도록 해준다. 적절한 저항을 이용한 프로토콜의 사용은 경련의 증가로 인해 근육의 협응력과 운동기능이 감소되는 것을 최소화시킬 수 있다. 이러한 프로토콜의 목표는 3세트가 넘지 않는 범위 내에서 수의적 피로(6-10회반복)수준에 도달하는 것이다. 근지구력을 평가할 때는 정해진 1회 반복 운동에 50-60%범위 내에서 저항이 사용되어야 한다(63). 임상가는 환자의 기법에 대한 각별한 주의를 기울여야 한다. 처방된 기술이나 율동박자의 모든 편차는 환자가 수의 피로에 도달하지 못했다 하더라도 검사를 중단시켜야 할 근거가 될 수 있다. 피로에 관한 경련과 비협응력에 대해서 미리 염두해 두어야 한다(20, 76).

이전에 언급한 바와 같이, 근위(몸통)안정성은 사지운동을 최적으로 수행하기 위해 중요하다. 넓은 벤치와 낮은 의자(환자가 발을 바닥에 둘 수 있도록) 그리고 몸통과 골반의 고정을 위한 벨트는 뇌성마비를 가진 환자를 위해 잠재적 적응을 위해 필요하다. 이러한 환자들의 경우 근육의 협응력과 균형이 잠재적으로 변할 수 있기 때문에 웨이트 머신을 선택적으로 사용하는 것이 좋다. 이와 같은 운동 방법들은 환자가 근의 작용력에 집중할 수 있어 효과적이다. 손발을 떠는 동작을 하는 환자는 웨이트 머신을 이용한 운동을 통해 더욱 효과를 얻을 수 있다. 프리웨이트는 보다 기능적이긴 하지만 숙련된 환자를 제외하고는 안정적인 자세를 취하기가 어려울 수 있다. 매트로놈이나 다른 시간 측정기를 이용하여 검사시간을 측정하는 통제된 운동이 환자의 운동 수행을 최적화 시킬 것이다. 느린 속도로 조절된 운동은 움직임의 협응을 용이하게 하고 근경련의 충격을 감소시켜 줄 것이다. 근력과 지구력 검사 시 또 다른 고려사항으로는 크고 미끄럽지 않은 손잡이를 사용해야 한다는 것이다. 이러한 손잡이는 잡는 기능이 약한 기능장애를 가진 환자에게 도움이 된다. 또한, 임상가는 환자가 잡는 것을 더욱 용이하게 할 수 있도록 장갑, 팽팽한 덥개나 다른 손 보호를 위한 벨트 등의 사용을 고려해 볼 수 있다. 뇌성마비를 가진 환자의 검사 시 환자의 경련, 손발을 떠는 동작이나 불균형이 단기간에 증가하는 것은 일반적인 현상이라고 볼 수 있다(76, 77). 검사와 교육기간 후 환자의 기능이 나빠졌다면 회복을 위한 충분한 시간을 할애하고 이를 보조하도록 한다. 환자들에게서 규칙적인 운동프로그램 수행 시 나타나는 눈에 띄는 증상 중의 하나가 장기간 신경학적 증상이 감소하는 것을 호소하곤 한다(63). 검사와 교육시간을 기록할 때는 검사와 교육시간, 보행형태와 기능/독립성에 변화들과 같은 다른 행동의 관찰들을 확실히 기록해야 한다.

뇌성마비를 가진 환자의 검사 시 검사와 교육을 성공적으로 이끌기 위하여 사용되는 운동 형태와 검사 프로토콜에 관계없이 적당한 연습과 검사장비에 필요한 적응연습을 시키도록 한다. 최소한 임상가는 환자들이 장비와 검사프로토콜에 익숙해 질수 있도록 적당한 시간을 주어야한다. 이러한 습득 기간은 인식의 능력, 사전경험 그리고 경련/손발을 떠는 동작과 불균형 정도의 차이로 인하여 단련된 사람들에 비해 많은 시간이 소요될 수 있다.

운동처방과 프로그램 (EXERCISE PRESCRIPTION AND PROGRAMMING)

제한적이긴 하지만 몇 가지 연구에서 근력증진운동과 심혈관 운동프로그램 모두 뇌성마비를 가진 환자들에게 긍정적인 적응을 나타내었다고 설명하고 있다(20, 63, 67, 78). 또한 이러한 집단의 모든 체력수준은 낮으며 2차적 만성질환에 대한 심각한 위험에 처해있음을 입증하고 있다(63, 78-80). 체력수준의 저하는 직장을 얻거나 유지하는데 제한적인 능력을 갖게 되며, 일상생활 활동의 어려움이 있으므로 삶의 질이 저하되게 된다.

운동처방과 관련한 정보에는 2가지 가치 있는 미국스포츠의학회의 만성질환과 장애를 가진 사람들을 위한 운동 관리(65)와 미국 스포츠 의학회의 운동검사와 처방을 위한 지침서인 리소스 매뉴얼이 있다(64). 이 자료들은 개별적 운동프로그램을 개발할 때 의사에게 지침을 제공해 준다. 각각의 환자들을 위하여 특수한 운동종목, 운동횟수, 운동강도, 운동지속시간 증가율은 각각 개별적인 기준으로서 환자들을 관찰하고 재진을 판단할 수 있도록 도와준다. 운동부하검사 장에서 논의된 것처럼 초기평가의 이해는 환자들의 욕구와 목표, 좋아하는 활동, 특별한 주의사항, 운동프로그램을 수행하는데 따른 장벽을 인지하는데 도움을 준다. 이 장에서는 또한 운동프로그램의 설정과 장비 조정시 고려해야 할 사항들에 대하여 설명하고 있다. 일반적으로 운동프로그램은 단순하며 쉽게 따라할 수 있어야 한다. 초기에는 환자의 운동능력을 낮게 평가하는 것이 보다 좋다. 의사는 운동프로그램이 환자의 일상생활 중 단지 일부분이 되어야 하며, 환자에게 너무 많이 요구되는 운동프로그램으로 인해 하루 생활을 완전하게 할 수 없게 된다면 프로그램 참여를 중단할 수 있음을 염두해 주어야 한다. 운동부족으로 인하여 보행교육이 필요한 환자는 초기의 운동프로그램에 제시된 사항을 실시해야 한다. 이러한 초기의 운동프로그램은 자신이 선택한 속도로 고정식 자전거나 트레드밀에서 10-15분 동안 할 수 있도록 구성되어야 한다. 미국스포츠의학회의 지침(64, 65)에서는 대화가 가능한 정도(최대 예측 심박수의 50-65%)의 신체 활동과 지속적 혹은 비지속적인 운동을 통해 얻어질 수 있는 건강을 위한 잇점에 대하여 제시하고 있다. 보행능력이 필요한 대다수의 뇌성마비환자들은 족저굴곡의 경련으로 인하여 그 기능이 제한되어 있으므로 상대적으로 평평한 트레드밀의 경사를 유지하는 것이 가장 좋다. 심혈관 운동 후 환자들은 몇 가지 일반적인 스트레칭(3-5회 각각 15-20초 유지)을 통해 상지와 하지를 운동시켜야 한다. 잠재적인 평형성과 협응성 문제로 인하여 환자들은 누운 자세나 앉은 자세에서 스트레칭을 하도록 권장하고 있다. 일반적으로 근력증진 운동에 있어서는 10-12회를 1, 2세트하는 것으로 충분하다. 환자의 기술을 돕고 근력운동의 기능적 특성을 최대화 하기 위해 느리고, 조절된 신장성 운동 단계(수축성은 2를 세고, 신장성은 4를 센다)로 실시할 것을 강조하고 있다(64). 운동검사 장르에서 설명한 바와 같이, 의사들은 가동범위가 조절되는 근력 훈련 장비를 우선적으로 선택해야 한다.

초기 근력증진운동은 체스트 프레스, 앉아서 노젓기, 래트럴 풀다운, 앉아서 다리밀기, 앉아서 다리 굽히기와 복부의 운동동작을 포함해야 한다. 이 운동들의 증가와 새로운 운동

종목의 추가는 환자의 요구와 의사의 판단에 따라 변화될 수 있다. 근력증진운동에서 적절한 저항을 결정할 때 고려되어야 할 또 다른 사항으로는 근장력 증가를 위한 근육의 길항작용에 대해서 고려해야 한다. 활동근이 운동 할 때에는 제공된 저항을 극복할 수 있어야 할 뿐 만 아니라 길항근에 근긴장이 증가되어서는 안 된다. 이러한 최소 효과를 위하여 환자들은 잘 지원되어야 하며, 운동은 상대적으로 천천히 조절되는 방법으로 수행되어야 한다. 일반적으로 의사는 경직된 근육에 대한 운동은 천천히 조절된 방법으로 실시해야 가장 좋은 반응을 나타낸다는 것을 알아야 한다. 따라서 스트레칭은 안정적이며 안전한 자세에서 완전한 준비운동 실시하는 것이 바람직하다. 뇌성마비를 가진 많은 환자들은 비기능적 운동 형태나 변형된 운동 형태를 가지고 있다. 운동 형태는 운동 상황에서 발생할 수 있는 신경학적인 문제에 대하여 대체 할 수 있는 방법을 개발함으로써 기능이 향상될 수 있다. 몸을 고정하기 위한 벨트를 사용할 때에는 피부의 직접적인 접촉을 피해야하며, 피부가 빨개지는 부위를 관찰하여야 한다. 뇌성마비는 평생 나타날 수 있으므로 의사들은 환자의 생활 연령 뿐만 아니라 환자의 연령에 따른 요구와 목표에 관련된 활동 또한 고려해야 한다. 또한 환자들은 사회적 참여의 기회가 제한적이므로 그룹 프로그램을 통해 프로그램에 대한 순응을 유지시킴으로서 사회 관계를 촉진시킬 수 있게 된다. 이러한 프로그램은 주기적 감독과 긍정적 피드백을 유지하기 위한 도움이 될 수 있다.

교육과 상담 (EDUCATION AND COUNSELING)

의사들은 프로그램에 대한 순응도를 촉진시키며, 각각의 환자에게 친밀감을 더함으로써 뇌성마비를 가진 사람들에게 교육을 실시할 수 있게 된다. 뇌성마비의 선천적 특성에 대해서는 의학적 그리고 건강전문가들을 통해 오랜 기간 연구되어 왔다.

뇌성마비 환자들의 생활은 매우 보호적인 삶일 수 있다. 또한 어린 시절의 유희적 레스크레이션과 스포츠 활동 대신 치료적 스트레칭과 자세 그리고 재활로 구성된 운동을 경험해 왔다. 이러한 행동 계획들은 조기 발견 프로그램의 발달과 IDEA의 입법을 통해 많은 발전을 거듭해 왔다(67). 그러나 성인의 경우 일상정인 업무가 매우 많고 운동에 대한 부정적인 의견을 가지고 있어 건강 전문가들은 프로그램의 제시된 목표와 참가자의 욕구 및 환자 교육의 필요성을 가지고 있다. 참가자는 이차적 만성질환의 예방과 관련된 운동, 우울증에 대한 운동의 효과, 체중관리를 위한 운동과 삶의 질과 일상생활에 활력을 주는 영역들에 대한 교육이 필요할 것이다. 표 2.11은 뇌성마비를 가진 환자가 운동을 하기 위한 동기에 대하여 몇 가지 효과를 제시하고 있다. 대화 장애에 대한 정보는 참가자들을 조직에 적당하게 참여 시킬 뿐 만 아니라, 많은 반복을 통하고, 일정한 형태의 다양성이 제공되어야 한다.

의사의 주요한 교육 목적은 평생 건강과 관련된 운동프로그램의 장점이 참가자들에게 교육되어야 하는데 있다. 또한 뇌성마비를 가진 개인에게 스포츠 기회와 여가에 대한 정보 역시 제공되어야 한다. 걷기와 자전거타기, 수영과 같은 더 많은 스포츠의 참여기회는 뇌성마비를 가진 환자들에게 유용하며 통합된 여가활동을 제공 할 수 있어야 한다. 의사는 뇌성마비를 가진 사람들에게 스포츠 참여기회를 제공하기 위하여 국제기구와 국가, 시, 다양한 지역에 대하여 그들 자신이 우선적으로 친숙해져야 한다. DePauw와 Gavron (66)은 적당하게 기관과 접촉하고 시설의 다양성을 제공한 대표적인 인물이다. 재활센터, 학교주위, 지역사회의 체육시설과 시공원 및 여가행정가들은 장애를 가진 사람에게 스포츠 기회와 여가를 할 수 있는 정보를 제공한 근원이 되고 있다.

의사소통과 신체적인 제한 그리고 약물 등의 여러 장벽들

표 2.11. **뇌성마비 환자들에 대한 운동프로그램의 주요 효과**

1	이차성 만성질환의 위험 감소
2	뼈건강의 향상이나 유지
3	근력의 향상이나 유지
4	심혈관체력의 향상이나 유지
5	유연성과 가동성의 향상이나 유지
6	평형성과 협응력의 향상이나 유지
7	경련 / 무정위 운동증의 감소나 감소 촉진
8	체중 조절 촉진
9	불안과 스트레스 감소
10	삶의 질적인 향상감 제공
11	사회생활과 개인의 취미 참여 증대

은 운동프로그램 참여를 제한하는 것들로 이미 언급한 바 있다. 일반적인 운동 장벽들에 대한 내용은 미국스포츠 의학회의 운동검사와 처방을 위한 지침서인 리소스 매뉴얼에서 설명하고 있다(65). 그러나, 다른 장벽들이 신체적 장애를 가진 사람 뿐만 아니라 뇌성마비를 가진 사람에게도 존재할 수 있다. 사회적이며 환경적인 사회적 고립과 재정적인 문제, 설득의 어려움, 대중교통 수단 이용 문제 등이 뇌성마비를 가진 참가자들을 위해 고려되어야 한다. 참여에 대한 중요성이 과소 평가 되어서는 안 된다. 초기 평가를 공개하는 것은 환자를 위한 중요한 첫 번째 단계가 될 수 있다. 당신의 지식, 경험, 독려와 참여를 동기화하는 기회의 잇점을 가져다 주게 된다.

참고문헌

1. Little Club. Memorandum on terminology and classification of 'cerebral palsy.' Cereb Palsy Bull 1959;1:27–35.
2. Mutch L, Alberman E, Hagberg B, et al. Cerebral palsy epidemiology: where are we now and where are we going? Dev Med Child Neurol 1992;34:574–551.
3. Albright AL. Spasticity and movement disorders in cerebral palsy. J Child Neurol 1996;11(Suppl 1):S1–S4.
4. Nelson KB, Ellenberg JH. Children who "outgrew" cerebral palsy. Pediatrics 1982;69:529–536.
5. Arvidsson J, Hagberg B. Delayed onset dyskinetic 'cerebral palsy': a late effect of perinatal asphyxia? Acta Pediatr Scand 1990;79:1121–1123.
6. Lesny I. The development of athetosis. Dev Med Child Neurol 1968;10:441–446.
7. Murphy CC, Yeargin-Allsopp M, Decoufle P, et al. Prevalence of cerebral palsy among ten year old children in metropolitan Atlanta, 1985 through 1987. J Pediatr 1993;123: S13–S19.
8. Arens LJ, Molteno CD. A comparative study of postnatally-acquired cerebral palsy in Cape Town. Dev Med Child Neurol 1989;31:246–254.
9. Al-Rajah S, Bademosi O, Awada A, et al. Cerebral palsy in Saudi Arabia: a case-control study of risk factors. Dev Med Child Neurol 1991;33:1048–1052.
10. Sinha G, Corry P, Subesinghe D, et al. Prevalence and type of cerebral palsy in a British ethnic community: the role of consanguinity. Dev Med Child Neurol 1997;39:259–262.
11. DeLuca PA. The musculoskeletal management of children with cerebral palsy. Pediatr Clin North Amer 1996;43(5): 1135–1150.
12. Stanley F, Blair E, Alberman E. Cerebral Palsies: Epidemiology and Causal Pathways. Clinics in Developmental Medicine. London: Mac Keith Press, 1999:51.
13. Saito N, Ebara S, Ohotsuka K, et al. Natural history of scoliosis in spastic cerebral palsy. Lancet 1998;351:1687–1692.
14. Del Giudice E, Staiano A, Capano G, et al. Gastrointestinal manifestations in children with cerebral palsy. Brain Dev 1999;21:307–311.
15. Bandini LG, Schoeller DA, Fukagawa NK, et al. Body composition and energy expenditure in adolescents with cerebral palsy or myelodysplasia. Pediatr Res 1991;29:70–77.
16. van den Berg-Emons RJ, van Baak MA, Speth L, et al. Physical training of school children with spastic cerebral palsy: effects on daily activity, fat mass and fitness. Int J Rehab 1998; 21:179–194.
17. Damiano DL, Kelly LE, Vaughn CL. Effects of quadriceps femoris muscle strengthening on crouch gait in children with spastic cerebral palsy. Phys Ther 1995;75:658–671.
18. Bar-Or O, Inbar O, Spira R. Physiological effects of a sports rehabilitation program on cerebral palsied and post-poliomyelitic adolescents. Med Sci Sports Exerc 1976;8: 157–161.
19. Hutzler Y, Chacham A, Bergman U, et al. Effects of a movement and swimming program on vital capacity and water orientation skills of children with cerebral palsy. Dev Med Child Neurol 1998;40:176–181.
20. Ferrara M, Laskin J. Cerebral palsy. In: ACSM's Exercise Management for Persons with Chronic Diseases and Disabilities. Champaign, IL: Human Kinetics, 1997: 206–211.
21. Bowen TR, Lennon N, Castagno P, et al. Variability of energy-consumption measures in children with cerebral palsy. J Pediatr Orthop 1998;18:738–742.
22. Pranzatelli MR. Oral pharmacotherapy for the movement disorders of cerebral palsy. J Child Neurol 1996;11(Suppl 1):S13–S22.
23. Albright AL. Intrathecal baclofen in cerebral palsy movement disorders. J Child Neurol 1996;11(Suppl 1):S29–S35.
24. Penn RD, Kroin JS. Intrathecal baclofen alleviates spinal cord spasticity. Lancet 1984;1:1078.
25. Penn RD, Savoy SM, Corcos D, et al. Intrathecal baclofen for severe spinal spasticity. N Engl J Med 1989;320:1517–1521.
26. Bodensteiner JB. The management of cerebral palsy: subjectivity and conundrum. J Child Neurol 1996;11(2): 75–76.
27. Almeida GL, Campbell SK, Girolami GL, et al. Multidimensional assessment of motor function in a child with cerebral palsy following intrathecal administration of baclofen. Phys Ther 1997;77(7):751–764.
28. Gerszten PC, Albright AL, Johnstone GF. Intrathecal baclofen infusion and subsequent orthopedic surgery in patients with spastic cerebral palsy. J Neurosurg 1998;88:1009–1013.
29. Albright AL, Shultz BL. Plasma baclofen levels in children receiving continuous intrathecal baclofen infusion. J Child Neurol 1999;14:408–409.
30. Albright AL. Baclofen in the treatment of cerebral palsy. J Child Neurol 1996;11:77–83.
31. Koman LA, Mooney JF, and Smith BP. Neuromuscular blockade in the management of cerebral palsy. J Child Neurol 1996;11(Suppl 1):S23–S28.
32. Gordon N. The role of botulinus toxin type A in treatment—with special reference to children. Brain Dev 1999;21:147–151.
33. Gouch JL, Sandell TV. Botulinum toxin for spasticity and athetosis in children with cerebral palsy. Arch Phys Med Rehabil 1996;77:508–511.
34. Carr LJ, Cosgrove AP, Gringras P, et al. Position paper on the use of botulinum toxin in cerebral palsy. Arch Dis Child 1998;79:271–73.
35. Massin M, Allington N. Role of exercise testing in the functional assessment of cerebral palsy children after botulinum

habil 1996;77:508-511.
34. Carr LJ, Cosgrove AP, Gringras P, et al. Position paper on the use of botulinum toxin in cerebral palsy. Arch Dis Child 1998;79:271-73.
35. Massin M, Allington N. Role of exercise testing in the functional assessment of cerebral palsy children after botulinum A toxin injection. J Pediatr Orthop 1999;19:362-365.
36. Forssberg H, Tedroff KB. Botulinum toxin treatment in cerebral palsy: intervention with poor evaluation? Dev Med Child Neurol 1997;39:635-640.
37. Davis DW. Review of cerebral palsy, part II: identification and intervention. 1997;16(4):19-25.
38. Prechtl HFR. State of the art of a new functional assessment of the young nervous system. An early predictor of cerebral palsy. Early Hum Dev 1997;50:1-11.
39. Morgan AM, Aldag JC. Early identification of cerebral palsy using a profile of abnormal motor patterns. Pediatrics 1996;98:692-697.
40. Campbell SK. Quantifying the effects of interventions for movement disorders resulting from cerebral palsy. J Child Neurol 1996;11(Suppl 1):S61-S70.
41. Barry MJ. Physical therapy interventions for patients with movement disorders from cerebral palsy. J Child Neurol 1996;11(Suppl 1):S51-S60.
42. Law M, Pollock N, Rosenbaum P, et al. A comparison of intensive neurodevelopmental therapy plus casting and a regular occupational therapy program for children with cerebral palsy. Dev Med Child Neurol 1997;39:664-670.
43. Weindling AM, Hallam P, Gregg J, et al. A randomized controlled trial of early physiotherapy for high-risk infants. Acta Paediatr 1996;85:1107-1111.
44. Bower E, McLellan DL, Arney J, et al. A randomised controlled trial of different intensities of physiotherapy and different goal-setting procedures in 44 children with cerebral palsy. Dev Med Child Neurol 1996;38:226-237.
45. Chad KE, Bailey DA, McKay HA, et al. The effect of a weight-bearing physical activity program on bone mineral content and estimated volumetric density in children with spastic cerebral palsy. J Pediatr 1999;135:115-117.
46. Carlson WE, Vaughan CL, Damiano DL, et al. Orthotic management of gait in spastic diplegia. Am J Phys Med Rehabil 1997;76:219-225.
47. Mattsson E, Andersson C. Oxygen cost, walking speed, and perceived exertion in children with cerebral palsy when walking with anterior and posterior walkers. Dev Med Child Neurol 1997;39:671-676.
48. Damiano DL, Abel MF. Functional outcomes of strength training in spastic cerebral palsy. Arch Phys Med Rehabil 1998;79:119-25.
49. Morton R. New surgical interventions for cerebral palsy and the place of gait analysis. Dev Med Child Neurol 1999;41: 424-428.
50. Wright FV, Sheil EM, Drake JM, et al. Evaluation of selective dorsal rhizotomy for the reduction of spasticity in cerebral palsy: a randomized controlled trial. Dev Med Child Neurol 1998;40:239-247.
51. Steinbok P, Reiner AM, Beauchamp R, et al. A randomized clinical trial to compare selective posterior rhizotomy plus physiotherapy with physiotherapy alone in children with spastic diplegic cerebral palsy. Dev Med Child Neurol 1997; 39: 178-184.
52. Steinbok P, Reiner A, Kestle JRW. Therapeutic electri-cal stimulation following selective posterior rhizotomy in children with spastic diplegic cerebral palsy: a randomized clinical trial. Dev Med Child Neurol 1997;39: 515-520.
53. Subramanian N, Vaughan CL, Peter JC, et al. Gait before and 10 years after rhizotomy in children with cerebral palsy spasticity. J Neurosurg 1998;88:1014-1019.
54. Abbott R. Sensory rhizotomy for the treatment of childhood spasticity. J Child Neurol 1996;11(Suppl 1):S36-S42.
55. Engsberg JR, Olree KS, Ross SA, et al. Spasticity and strength changes as a function of selective dorsal rhizotomy. J Neurosurg 1998;88:1020-1026.
56. Engsberg JR, Ross SA, Park TS. Changes in ankle spasticity and strength following selective dorsal rhizotomy and physical therapy for spastic cerebral palsy. J Neurosurg 1999;91: 727-732.
57. Buckon CE, Thomas SS, Aiona MD, et al. Assessment of upper extremity function in children with spastic diplegia before and after selective dorsal rhizotomy. Dev Med Child Neurol 1995;38:967-975.
58. DeSalles AAF. Role of stereotaxis in the treatment of cerebral palsy. J Child Neurol 1996;11(Suppl 1):S43-S50.
59. Speelman JD, van Manen J. Cerebral palsy and stereotatic neurosurgery: long term results. J Neurol Neurosurg Psychiatry 1989;52:23-30.
60. Van Heest AE, House JH, Cariello C. Upper extremity surgical treatment of cerebral palsy. J Hand Surg 1999;24A: 323-330.
61. Renshaw TS, Green NE, Griffin PP, et al. Cerebral palsy: orthopaedic management. Instruct Course Lect 1996;45:475-490.
62. House JH, Gwaathmey FW, Fidler MO. A dynamic approach to the thumb-in-palm deformity in cerebral palsy. J Bone Joint Surg 1981;63A:216-225.
63. Laskin JJ. Physiological adaptations to concurrent muscular strength and aerobic endurance training in functionally active people with a physical disability. Unpublished doctoral dissertation, University of Alberta, 2001.
64. American College of Sports Medicine. ACSM's Guidelines for Exercise Testing and Prescription. 6th ed. Baltimore, Lippincott Williams & Wilkins, 2000.
65. American College of Sports Medicine. ACSM's Resource Manual for Guidelines for Exercise Testing and Prescription. 3rd ed. Philadelphia, PA: Lippincott Williams & Wilkins, 1998.
66. DePauw KP, Gavron SJ. Disability and Sport. Champaign, IL: Human Kinetics, 1995, 122.
67. DePauw KP, Gavron SJ. Disability and Sport. Champaign, IL: Human Kinetics, 1995.
68. Bhambhani YN, Holland LJ, Steaward RD. Maximal aerobic power in cerebral palsied wheelchair athletes: validity and reliability. Arch Phys Med Rehabil 1992;73(3): 246-252.
69. Bhambhani YN, Holland LJ, Steaward RD. Anaerobic threshold in wheelchair athletes with cerebral palsy: validity and reliability. Arch Phys Med Rehabil 1993;74(3): 305-311.
70. Bohannon RW. Is the measurement of muscle strength appropriate in patients with brain lesions? A special com-

munication. Phys Ther 1989;69(3):225–229.
71. Bohannon RW, Walsh S. Nature, reliability, and predictive value of muscle performance measures in patients with hemiparesis following stroke. Arch Phys Med Rehabil 1992; 73: 721–725.
72. Bohannon RW. Relative decreases in knee extension torque with increased knee extension velocities in stroke patients with hemiparesis. Phys Ther 1987;67(7): 1218–1220.
73. Bohannon RW, Larkin PA, Smith MB, et al. Relationship between static muscle strength deficits and spasticity in stroke patients with hemiparesis. Phys Ther 1987;67(7): 1068–1071.
74. Bohannon RW, Smith MB. Assessment of strength deficits in eight paretic upper extremity muscle groups of stroke patients with hemiplegia. Phys Ther 1987;67(4): 522–525.
75. Bohannon RW, Smith MB. Upper extremity strength deficits in hemiplegic stroke patients: relationship between admission and discharge assessment and time since onset. Arch Phys Med Rehabil 1987;68: 155–157.
76. Bennett SE, Karnes JL. Neurological Disabilities: Assessment and Treatment. Philadelphia, PA: Lippincott Williams & Wilkins, 1998.
77. Tecklin JS. Pediatric Physical Therapy. 3rd ed. Philadelphia: Lippincott Williams & Wilkins, 1999.
78. Fernandez JE, Pitetti KH, Betzen MT. Physiological capacities of individuals with cerebral palsy. Hum Factors 1990; 32(4): 457–466.
79. Parker DF, Carriere L, Hebestreit H, et al. Muscle performance and gross motor function of children with spastic cerebral palsy. Dev Med Child Neurol 1993;35(1): 17–23.
80. Parker DF, Carriere L, Hebestreit H, et al. Anaerobic endurance and peak muscle power in children with spastic cerebral palsy. Am J Dis Child 1992;146(9):1069–1073.

제3장
다발성 경화증 (Multiple Sclerosis)

역학 (EPIDEMIOLOGY)

다발성 경화증(Multiple sclerosis: MS)은 10만 명당 50-100명 정도가 질병을 앓게 되는 매우 일반적인 질환이다(1, 2). 이주민 연구에서 15세 이전에 적도(equator)부근에 거주하는 사람들이 다발성 경화증을 유발할 가능성이 높은 것으로 조사된 바 있다(3). 다발성 경화증의 발생수는 온대지역에서는 10만명 중 약 3명 정도이고, 열대지역에서는 10만명 중에 1명 이하인 것으로 나타났다(4). 여성은 남성에 비해 약 2:1의 비율로 더 많은 영향을 받는다(4).

다발성 경화증 초기에는 그 질병의 성향이나 질병 자체가 유년시절에 시작된다. 홍역과 상기도 감염과 같은 발진을 포함한 다양한 감염이 병의 원인일 수도 있다(4). 상기도 감염에 따른 다발성 경화증 악화 발생수는 3배 증가한다(5, 6). 악화율은 임신중에는 감소되고 산후 약 3개월까지는 3배 증가된다(7). 다발성 경화증은 보통 20-40세 사이에 발병한다. 그러나 보다 영구적인 신경 결함이 진전하기 전에 유년기나 청소년기에 팔다리의 무감각, 쇠약, 시력 혼탁, 겹보임과 같은 일과성 신경결함의 병력을 얻을 가능성이 종종 있으며, 이는 명확한 진단을 필요로 한다(8, 9). 바이러스성 상기도 감염은 추후에 자가면역 손상에 대한 뇌의 민감성을 높이고, 염증성 신경초 탈락을 발생시키는 원인이 될 가능성이 있다.

확실한 다발성 경화증 진단을 받은 환자들은 전신 홍반 루푸스, 다발근육염, 중증 근무력증 등과 같은 다른 다양한 자가면역성 질환에 걸리기 쉽다(10). 만약 상대적인 1도 다발성 경화증을 가졌다면, 다발성 경화증을 가질 가능성은 12-20배 증가한다(11). 일란성 쌍둥이들은 다발성 경화증의 발생수는 33% 정도이며, 일반적인 사람들이나 이란성 쌍둥이에서의 발생수는 약 8% 정도이다(12, 13).

병태생리학 (Pathophysiology)

다발성 경화증은 심실과 혈관강 주변에 분포하기 위해 편중된 염증성 신경초 탈락이 여러 부분에 있는 중추신경계 질환이다. 다발성 메카니즘은 축삭과 같은 중추신경계 신경초의 손상발생에 의해 수반된다(14-18). 신경초(신경초 염기성 단백질: MBP)과 신경초 희소돌기아교세포 당단백질(myelin oligodendrocyte glycoprotein MOG)의 면역반응이 발생한다. 활성화된 T세포들은 뇌안에 있는 모세혈관의 내피에 붙어 뇌실질로 이동하여 뇌실질에서는 활성화 된 포식세포가 공격하고 신경초를 소화한다. 종양괴사인자(tumor necrosis ractor TNR)를 포함한 많은 시토카인과 IgG와 같은 인터페론은 면역 공격에 수반된다. B세포는 MOG에서 지시받은 IgG를 생산한다. 증가된 IgG의 생산과 특수한 IgG 모체의 생산으로 인한 유병률 중 일부는 항바이러스성 IgG로 나타난다. IgG 대부분의 항원성특이성은 알려져 있지 않고 "nonsense antibody"로 알려져 있다(19-22). 총 뇌의 NAA/ 크레아틴 비율에 대한 최근 연구에서는 콜린/크레아틴의 비율 증가와 같이 막 손상 증거(신경초 탈락)와 같은 축삭 손실에 대한 증거를 제공하고 있다(23).

염증성 신경초 탈락의 진원 병변을 설명하는 손상은 뇌반구, 뇌줄기, 척수에 있을 수 있다. 정립될 수 있는 명확한 진단을 위해 신경초 탈락이 나타난 둘 또는 그 이상의 지역(백색질 병변)이 입증되어야만 한다. 더불어 신경 결함에 대한 둘 또는 그 이상의 완화가 있어야만 한다. 이것은 척수액에서 양성 올리고클론띠(OCBs)를 가진 증가된 IgG 합성 증거와 같이 가중된 MRI T2 손상의 존재처럼 보여진 질환의 결함적 증거에 의해 동반된다(26). OCBs는 전기이동에 의해 얻어진 많은 다른 이동성 IgG 특이종의 감소로 인해 초래된다. 박테리아나 바이러스 감염, 전신 홍반 루푸스와 혈관염 같은 자가면역질환과 같이 다른 상태는 또한 증가된 IgG 또는 올리고클론띠를 생산할 수도 있다.

임상적 특징 (Clinical Features)

긴 섬유 경로(pathways)나 관(tracts)은 신경초 탈락 진행에 수반되기 쉽다. 예를 들어 그것은 진동감각 상실과 같은 등쪽 기둥 징후와 그 질환이 사실상 아무런 증상이 없을 때 질환의 진행 초기에 나타나는 피라밋을 징후로 가진 환자에게서 매우 일반적이다. 다발성 경화증의 공통적인 특징은 종종 주간 패턴으로 심한 피로가 나타나는 것이다. 이것은 지속되는 신체활동에 의해 발생되는 운동피로만큼 어떤 신체활동의 수행능력에 대한 동기부족이나 권태감으로써 특징지어 볼 수 있다(24, 25). 또 다른 매우 재미있는 현상은 개인이 운동하는 동안이나 수동적인 것에 의해 열이 발생될 때 신경학적 징후의 발전과 함께 내열성의 현저한 감소가 나타나는 것이다(26). 한쪽 또는 양쪽 모두의 시력소실이 운동과 함께 발생할 수도 있다(우토프 현상). 신경초 탈락은 랑비에르 결절에서 탈분극의 이용성이 낮아져 축삭의 전도 효율성을 감소시킨다. 현재 밀도의 감소 및 신경초 탈락과 함께, 전도를 위한 안정 요인은 초과할 수 있다. 동물실험에서, 0.5℃보다 적게 뇌의 온도를 증가시키는 것은 전도 차단을 충분히 발생시킬 수 있다(18).

다발성 경화증의 일반적인 징후와 증상은 눈의 신경염으로 인해 발생하는 구심로차단의 증거를 가진 한쪽 눈에 통증 있는 시력 혼탁을 포함한다(마크스-건 동공). 결국, 현저한 시력 손실이 나타날 것이다. 대부분의 환자들은 6주안에 시력을 회복하기 시작한다. 메틸프레드니솔론을 가지고 치료했을 때 회복은 더 빠르고, 통증은 줄어들며, 시간이 경과된 후 다발성 경화증은 더 적게 발생한다(28, 29). 다양한 안과질환은 빠른 눈의 움직임과 함께 시력 혼탁, 시력 고정 어려움, 겹보임(두 개로 보임), 야시력 감소, 차이를 확인할 수 없음(inability to ascertain contrast)을 포함한다. 환자는 얼굴의 무감각을 호소하거나 삼차신경통의 전형적인 통증을 호소할 수도 있다. 혀의 무감각과 미각 상실이 발생할 수도 있다. 환자들 중 드물게는 삼키는데 어려움을 토로하지만, 삼킴곤란 유병률은 일반적으로 인식된 것보다 더 높다. 종종 협조성의 약화나 상실은 하지에 첫 번째로 영향을 미치고, 때때로 반부전마비에 영향을 미친다. 조화운동불능을 가진 경직성 하반신마비는 "경직성 조화운동불능 증후군"이라 불린다. 병의 초기에는 신경성 방광이 소변의 적절한 양을 유지할 수 있는 방광 기능의 부전으로 나타난다. 결과적으로, 소변 횟수와 긴박성은 하루에 6번을 초과하게 되고, 종종 요실금을 보이기도 한다. 야뇨증은 일반적이다. 요도 감염 발생수는 더 높다. 초기에 진단받은 환자들의 50% 이상이 소변 긴박성과 횟수에 불편을 호소한다(30-34).

성기능 장애로 감각상실, 오르가즘을 느낄 수 있는 능력의 부족이 일반적이며, 발기부전은 매우 보편적이다(35, 36). 결장의 무력증 또한 심각한 변비를 경험한 대부분의 환자들에게 일반적인 증상이다. 일부 환자들은 변비(난치성 변비)에 따른 부분적인 이차 결장 절제술을 요구한다. 배변곤란 장애 유병률의 관점에서, 효과적인 치료의 발전은 중요하다. 다양한 피부감각과 감각의 상실을 발생시키기도 한다. 진동감각 상실이 심각해질 때까지 유지되는 위치 감각과 더불어 양발의 진동감각 상실이 가장 보편적이다. 피부에 접촉하거나 촉진으로 발생되는 비정상적인 감각으로 특징 지울 수 있는 감각장애 또한 매우 일반적이다. 이러한 감각 장애는 말초신경에 수반되는 분포(분배) 특성을 발생시키지 않는다. 체간 위쪽에 비정상적인 감각, 특히 복부와 가슴 주변 감각 또한 특징적이다. 다행히도 무해자극통증은 드물고 대부분 환자들은 팔다리에 심각한 통증을 호소하지 않는다. 하지만 이것은 가끔 발생하는 일이다.

인지장애는 뇌, 운동, 감각 통증에 의해 발전된다(37-42). 사람들이 동시에 둘 또는 그 이상의 움직임을 모니터하게 될 때 움직임이 시작되는 지점에서의 기능적 무능을 호소할 수 있다. 주의력은 그 환자가 기억에서 정확하게 정보를 기재할 수 없기 때문에 감소된다. 감정의 불안정은 또한 거짓 중뇌마비를 발생시키는 이마 밑의 신경초 탈락을 가졌을 때 일반적인 증상이다. 연구들에서는 인지 결함이 거짓 중뇌 마비 또는 과잉성 감정 불안정의 두드러진 증상을 가진 사람들에게서 더 크다고 보고하고 있다.

다발성 경화증에 대한 여러 가지 다른 임상적 과정이 있다. 그 질환은 보통 질환 초기에 일년에 2, 3차례 악화되며, 질환의 재발과 완화(relapsing-remitting, RR)의 형태로 시작된다. 점차적으로 약 5년 안에, 1년에 1번미만으로 감소한다(8, 9). 그 질환이 진행되면서, 신경 결함은 축적된다. 마지막으로, 전에 있던 것과 더불어 새롭게 첨가된 결함(결핍)의 진전과 함께 악화 또는 가속화된 진행 기간 동안에 그 질환은 이차적 진행성 또는 진행성 재발 질환으로 특징 지워진다. 최종적으로, 그 병은 일차적 진행성일 수도 있다(마르부르그 변형). 다발성 경화증의 이러한 형태에서, 그 질환을 완화시킬 수 있는 어떠한 방법이 없지만, 발병과 함께 즉시 진행되기도 한다. 다발성 경화증의 이러한 형식은 그 질환의 일반적인 발현형(표현형) 보다 더 양성인 것으로 특징 지울 수 있다. 하지만 일부 경우에서는, 특히 남성 환자들이 수반될 때, 그 질병은 진행성만큼 매우 심각할 수 있다.

약물 및 수술 치료 (Medical and Surgical Treatments)

다발성 경화증의 악화는 통상 3-5일 동안 하루에 1000mg씩 정맥내에 다량의 부신피질스테로이드를 주입하여 치료되고, 약 6주 이상 프레드니손 테이퍼를 한다. 단일증상의 다발성 경화증을 보이는 환자들은 초기에 메틸프레드니솔론으로 치료했다(28, 29). 이는 그들이 메틸프레드니솔론으로 치료되었을 때 더욱 전형적인 다발성 경화증의 진행을 미룰 수 있음을 설명하고 있다(29). 둘 또는 그 이상의 결함의 진행(악화), 현저한 약화 그리고 비협조성, 또는 하지의 감각 상실은 부신피질스테로이드 치료에 따른 적응증이다.

예방 치료는 인터페론 베타-1a와 -1b를 포함하는데, 이는 뇌의 림프구 침범을 감소시키고, 항바이러스성 반응을 하는 면역반응 억제인자를 유발하며, 후에 커다란 악화를 줄이고, 뇌의 양을 보존한다(43-45). 글라티라머(혼성중합체 I 또는 코팩손), 4개의 아미노산으로 구성되어 있는 펩티드(-글리신, 알라닌, 라이신, 그리고 티로신-)는 신경초 염기성 단백질의 면역관용을 유발함으로써 반응한다(46). 이것 또한 크게 악화되는 것을 감소시키고 후에 뇌의 양을 보존하는데 있어 효과적이다. 메토트렉세이트와 노반트론(미톡산트론)과 같은 화학요법 또한 만성 진행성 질환을 가진 환자들에게 권장된다(47, 48).

증상 관리는 소변 횟수와 긴박성에 쓰이는 옥시부티닌과 같은 항콜린작용 약물로 하는 신경성 방광의 치료를 포함한다. 변비 치료를 위한 요법은 금불초 준비, 설사제, 좌약, 그리고 신체적 활동을 포함한다. 경직, 특히 굴곡근과 신전근의 연축은, GABA-b-ergic 혼합물(바클로펜)로 치료되고, 이는 척수 억제를 증가시키거나, 티자니딘(Tizanidine)을 증가시키고, 척수 반사작용 활동에 속하는 위척수 억제제를 증가시킨다(49, 50).

진단 테크닉 (Diagnostic Techniques)

만약 환자의 병력이 다발성 경화증으로 의심된다면, 척수 영상을 볼 수 있는 뇌의 MRI를 살펴본다. 때때로 다발성 경화증의 또 다른 특징적 손상의 여부를 알아보기 위해, 시각계의 유발전위(시각유발전위, VEP), 뇌줄기, 또는 몸감각(SSEP)계통을 살펴본다. 다발성 경화증에서는 활동전위의 전도에 현저한 지연이 나타난다. 이 질환의 초기 악화가 진행되는 동안에 척수액 평가는 보통 림프구로 구성되어 있는 100개 세포보다 적은 경미한 백혈구 증가증과 100mg% 보다 적은 약간의 단백질 증가가 나타날 수도 있다. IgG 합성 증가와 다른 IgG 모체의 감소된 변이성 또한 특징적이다. 질환의 초기 몇 달안에는 척수액이 정상이지만, 1년간 반복적인 검사를 하거나 그 후에는 증가된 IgG 합성과 OCBs가 나타나기도 한다. 중추신경계 손상을 예방할 수 있는 예방치료가 정립되기 위해서는 초기에 정확한 진단을 하는 것이 중요하다(51).

임상 운동 생리학 (CLINICAL EXERCISE PHYSIOLOGY)

단기간의 운동반응 (Acute Exercise Response)

대부분의 연구에서는 다발성 경화증을 가진 사람들이 그렇지 않는 사람들과의 평균 연령대 및 성별과 비교했을 때, 1회의 단기간 운동에 대한 반응을 나타내지 않는다고 보고하였다(52-54). 아울러 그 질환이 보이는 증상의 정도나 형태의 다양성은 종종 광범위한 운동 반응 결과를 보인다(55). 다양성에도 불구하고, 다발성 경화증을 가진 사람들의 일회적 운동(acute exercise)에 따른 한 가지 공통적인 결과는 운동 후 회복기 동안에 극도의 피로감을 보인다는 것이다.

일회적 운동에 대한 기본적인 생리학적 반응을 이해하기 위해, 공통적으로 이 논문에서는 두 방향으로 보았다: (1) 근육의 수행능력과 관련되어 있을 때(즉, 근력과 근지구력) 그리고(2) 심혈관의 반응(즉, 심박수, 혈압, 산소 이용 효율)이 그것이다.

근육의 수행능력 (Muscle Performance)

언급된 경직의 결핍 또는 항진경제의 사용에서, 최대 수의적 수축(MVC)의 30%에서 견디는 등척성 수축시에 다발성 경화증을 가진 환자들의 근지구력은 그렇지 않은 사람들이나 건강한 사람들과 비슷하다(57). 이러한 결과가 일회성 근육 반응에 대한 선행연구(58, 61)와 직접적으로 마찰될 수 있지만, 선행연구에서는 경직 있거나 그리고/ 또는 항경직성 약물 사용을 실험에서 통제를 하지 않았다는 것이 눈여겨 볼 점이다. Engardt와 그의 동료들(62)은 상위 운동신경 손상에서, 길항근 또한 주동근의 구심성 수축시 활성화 된다고 보고하였다. 이는 경직성이 다발성 경화증 피검자들의 주동근 힘 생산의 감소를 초래하는 요인 중 하나라는 가설을 세운 Chen 등(60)과 Ponichtera 등(58)의 연구 결과를 지지하고 있다. 반대로, 길항근은 원심성 수축시 신축되지 않고, 반면 주동근은 수축을 용이하게 하기 위해 추가적인 신축을 받는다. 이는 그런 가설을 세웠던 Ponichtera와 그의 동료들(65)이 발표한 결과와 일치한다. 그 샘플의 44%에서 경직성은 다발성 경화증 환사들의 구심성 무릎 신전시 힘생산을 유의하게 낮게 만들었고, 원심성 무릎 신전시 힘생산은 정상이었다. 그러므로 다발성 경화증의 일반적인 경직 증상은 이러한 사람들의 구심성 근육의 수행능력을 감소시킬 수 있는 한 요인이라 할 수 있다. 움직임의 속도와 방향을 조절할 수 있는 힘의 컨트롤에 문제가 있는 것과 같은 힘을 발생시키기 어려운 경직성을 가진 다른 환자들에서도 충분한 증거를 찾을 수 있다(66-68).

그러나 경직성이 다발성 경화증을 앓고 있는 사람과 그렇지 않는 사람 간에 나타나는 등척성 근지구력에 차이를 만드는 유일한 원인이라고 믿는 것은 단순한 것이다. 그러한 차이를 만드는 다른 요인들로 신경초 탈락된 섬유의 전도차단(69-71), 수의적 운동에 대한 근육의 대사적 반응 감소(72-74), 감각 결함과 같이 운동하는 근육의 섬유 위축(72)과 관련된 근육 약화를 들 수 있다.

지속적인 동적운동시 최대로 발휘되는 근력은 다발성 경화증 환자들에게서 지속적으로 낮아지는 것을 볼 수 있다. 일반적으로, 이것은 상지/하지 자전거 프로토콜(54, 56, 75, 76)을 함께 사용하거나 하지 자전거만 사용하는 최대 유산소성 파워 테스트 동안에 관찰된다. 허리를 똑바로 세우고 기대어 최대로 하지 자전거를 타는 동안에, 다발성 경화증 환자들은 매치된 부하보다 더 낮은 20-68%의 부하에서 운동이 가능했다(54, 75, 76). 상지 자전거로 했을 때와 상/하지 자전거로 했을 때에는 운동수행능력이 비슷한 결과를 보였다: 상지 자전거는 31% 이하였고, 상/하지 자전거는 24%(54)이 있다. 다시 말하면, 동적 운동시 이렇게 감소된 근력의 원인은 근육 대사반응의 감소(73, 74), 근섬유 위축에 의한 이차적인 근육 약화(72), 그리고 경직에 따른 근육 약화, 감각상실, 움직임 감소와 관련되어 있다고 생각할 수 있다.

일회적 운동직후 심폐계의 반응 (Acut Cardiorespiratory Responses)

일회적 최대하 유산소 운동에 대한 생리학적 반응은 다발성 경화증 환자들에게서 대부분 정상으로 나타난다. 심박수, 혈압, 산소섭취량은 부하의 증가에 따라 직선적으로 증가하는 경향을 보여준다(52, 65, 75). 이는 또한 호흡률, 분당 환기량과 같은 환기반응의 결과이다(52). 아울러 이러한 반응들은 손상 수준에 일치한다. 그러나 다발성 경화증 환자들 중 일부에서는 직선적인 심박수 반응이 민감하지 못할 수 있다(즉, 절대적 부하 증가보다 심박수가 더 적게 증가됨)는 몇몇 증거가 있다. 하지만 이것은 다발성 경화증을 가진 모든 사람들에게 통용되는 것은 아니다(52). 최대심박수를 계산하는 표준공식(220-나이) 사용과 그 후에 최대심박수의 60-70%의 목표 심박수를 설정하는 것은 이러한 환자들에게 안전한 방법이다.

최대 유산소성 파워(최대산소섭취량)는 신체 손상과 신경 증상의 정도에 따라 매우 다양하다(64-68). 건강한 성인들과 비교했을 때, 상지, 또는 상/하지가 혼합된 운동을 통해 측정된 검사에 상관없이(즉, 운동검사 방법에 상관없이) 경미한 다발성 경화증 환자들조차도 더 떨어지는 운동능력을 보인다

(즉, 더 낮은 최대산소섭취량)(66). 표준 체력 기준에 20세의 좌식 생활을 하는 경미한 다발성 경화증 환자들의 최대산소섭취량을 비교한 결과 "낮은 체력"에 75%가 해당되었고, 반면 "좋음"과 "보통"에 각각 15%, 10%가 해당되었다(88). 이와 같은 연구에서 검사 종료시 최대심박수는 종종 "최대"(즉, 220-나이)라고 불리는 수준에 미치지 못했다(64, 66). 검사 종료전에 예측된 최대심박수에 도달할 수 없는 것은 심혈관의 한계보다는 국소적인 근피로로 인해 운동 검사를 종료하도록 요구되어지는 것과 관련이 있을 것이라 여겨진다. 자각인지도(77)를 사용했을 때, 피검자들은 최대하와 최대 운동 모두에서 시종일관 "중추"(즉, 심혈관)보다 "말초" 스트레스에 더 영향을 받는 것으로 나타났다(52, 78).

유산소성 운동 지구력(즉, 피로한 시간)은 다발성 경화증을 가진 사람들에게서 매우 다양하게 나타난다. 아울러, 지구력 시간은 신체적 손상 수준과는 직접적인 관계가 없어 보인다. 보통 수준의 운동시(즉, 최대산소섭취량 50%) 환자들은 최소 15분에서 최대 60분까지 운동이 가능했다(78). 다시 말해, 상관분석 결과 지구력 시간과 신체적 손상 수준간에는 아무런 상관성이 없는 것으로 나타났다.

장기간 운동 반응 (Chronic Exercise Response)

다발성 경화증을 앓고 있는 사람들의 근육 수행능력에 대한 트레이닝 효과를 조사한 연구는 매우 부족하다. 하지만 그러한 몇몇 연구에서, 우리는 다발성 경화증 환자들이 유산소성 트레이닝 프로그램을 통해 근력을 개선시킬 수 있다는 결론을 얻을 수 있었다(56, 79). Petajan과 동료들은 21명의 피검자들 중 1명에게서 상지의 등척성 근력(4개의 다른 근육군의 합)이 평균 17% 증가했다고 보고했다(79). Ponichetera-Mulcare 등은 24주간의 유산소성 트레이닝 후 하지를 이용한 싸이클링 동안에 파워가 29%나 개선되었다고 하였다(80). 확실히, 이러한 결과는 매우 고무적이지만, 이 사람들의 근육 수행능력에 대한 트레이닝 효과를 충분히 납득시킬만한 더 많은 연구들이 요구되고 있다.

15주간의 유산소 운동 프로그램을 통해 일부 다발성 경화증 환자의 유산소성 체력 수준(즉, 최대산소섭취량)을 개선시킬 수 있었다. Petajan과 동료들은 신체 운동 능력이 48% 증가했고, 최대산소섭취량이 22% 증가했다고 보고했다(79). Ponichtera-Mulcare와 동료들(68)은 동등한 손상 수준(+19%)을 가진 환자들에게서 비슷한 개선효과를 발견했지만, 조금 더 심한 손상(+7%)을 가진 환자들에게서는 24주간의 프로그램 후에 그다지 극적인 효과는 나타나지 않았다고 보고했다(80). 이는 그러한 환자들의 최저 손상 수준에 기초해 현실적인 발전 가능성이라는 점에서 중요한 이슈가 된다. 미세한 신경 변화는 임상의들에게 눈여겨 볼만한 점은 아닐 수도 있다. 하지만 그러한 작은 변화들은 운동 트레이닝 결과에 영향을 미칠 수도 있다. 그들의 질병 상태에 대한 주관적인 판단이라는 점에서 환자들과 주기적인 인터뷰를 함으로써 신경 변화를 세밀하게 모니터 하는 것이 중요하다. 꼼꼼한 감독 아래 관찰된 트레이닝 결과가 집에서의 운동프로그램의 경우와 같이 관리 및 통제된 프로그램 환경하에서의 결과와 비슷하지 않을 수도 있다는 사실을 중요하게 받아들여야 한다.

운동 / 체력 / 기능 검사 (Exercise/ Fitness/ Functional Testing)

ACSM(81)에서 말하는 체력검사의 일반적인 원리는 이런 사람들 중 많은 사람들에게 적절히 적용될 수 있다. 하지만, 다발성 경화증을 가진 사람들의 체력을 평가할 때에는 환자들을 통해 경험한 특이한 증상과 관련된 특별한 기술을 숙지해두는 것이 중요하다.

유연성 (Flexibility)

많은 다발성 경화증환자들은 하지 경직을 경험하기 때문에, 유연성은 엉덩이, 무릎, 발목 관절에 있어 제한적일 수 있다. 고관절 굴곡근, 슬괵근과 비복근의 긴장(tightness)은 특히 문제가 있으며 앉은 자세에서 평가되어야 한다(예를 들면, 앉아 윗몸 앞으로 굽히기). 이런 특별한 검사의 사용은 검사시 균형성과 관계된 어떠한 문제도 없앨 수 있도록 도와줄 것이다. 외측으로의 체간 유연성은 또한 앉은 자세에서 평가되어야만 하고, 또는 만약 서 있는 자세라면, 임상의들은 환자들에게 환자들의 손을 허리에 얹어 균형감각 상실을 예방할 수 있도록 해주어야 한다.

평형성 (Balance)

평형성 결함이 다발성 경화증 환자들이 안전하게 운동을

수행할 수 있는 능력에 얼마나 효과를 미치는지 제대로 평가하기 위해서, 평형성은 정적, 동적 상태 모두에서 평가되어야 한다. 아주 짧고 쉬운 검사 방법으로 Berg Balance Scale (82)을 들 수 있다. 이 검사는 다발성 경화증과 같은 신경 조절에 적당한 검사이고 약 15분 정도가 소요된다. 이 검사 결과를 통해 표준 장비를 사용하여 안전하게 환자의 운동 능력에 대한 더 나은 이해와 평가를 얻을 수 있을 것이다.

유산소성 체력 (Aerobic Fitness)

앞서 언급한 것처럼, 다발성 경화증을 앓고 있는 많은 사람들이 평형성에 문제를 안고 있다. 게다가, 저측굴곡근의 약화와 관련 있는 하수족(foot drop)은 운동 전에 볼 수 있고, 또는 체중 지지 운동 시작 후에 짧게 나타날 수 도 있다. 따라서 안전이 목적이라면, 유산소성 체력은 자전거 에르고미터를 이용하여 평가하는 것이 최선이다. 운동 검사의 이런 형태는 도전이라 볼 수 있다. 발목 클로누스(즉, 근육의 수축과 이완에 따른 연축)와 감각기능 비정상(예를 들면, 무감각, 저림, 관절 고유감각의 결함)은 환자들이 페달에 그들의 발을 끼고 있는 것을 어렵게 만들 수 있다. 표준 발 클립과 Velcro에서 인증된 뒤축 스트랩의 사용은 이러한 문제를 감소시키거나 해소시킬 수 있다.

ACSM에서 출판된 자전거 에르고미터를 이용한 심폐지구력을 측정하기 위한 최대하 검사는 이 사람들에게도 적용될 수 있다; 하지만 YMCA 자전거 프로토콜(83)이나 Astrand-Rhyming 검사와 같은 표준검사에서 제시된 부하는 줄일 필요성이 있기도 하다. 이러한 프로토콜의 수정은 부하 없이 페달링 하는 준비단계로 시작하여, 후에 50W에서 6분 동안(84) 고정된 비율로 페달링하거나 적정한 심박수 반응이 나타날 때까지 50rpm에서 0.25kp씩 증가시키도록 변경되었다(83). 이런 두 가지 프로토콜 중 후자는 극도의 좌식생활을 하는 다발성 경화증 환자들에게 더욱 적합하며, 환자들은 최대 운동부하 능력이 50W 보다 낮을 수도 있다.

표 3.1. **신체활동과 운동 프로그래밍을 위한 일반적인 지침**

운동/활동 형태	일반적 목표	강도/빈도/기간	특이적 고려사항
신체활동 • 일상생활의 활동 • 편안하지 않은 수준 • 여가 활동과 취미생활	• 일상 활동에서의 에너지 소비량 증가	• 거의 매일, 일일 신체활동 시간 총 30분	• 에너지 보존을 위한 전략이 필요함
유산소성/지구성 운동 • 사이클링 • 걷기 • 수중 에어로빅 • 의자 운동	• 심혈관계 기능 증가	• 60–75% HR_{peak}/50–65% $\dot{V}O_{2peak}$ • 주당 3회 • 일일 1회 30분 또는 • 일일 3회 10분씩	• 실온은 쾌적하게 유지 되어야 하고, 선풍기도 도움이 됨. 치료를 위한 수영장의 수온은 따뜻하게 유지

근력트레이닝
• 저항성 트레이닝
  • 탄력밴드
  • 프리웨이트
  • 웨이트 머신
  • 풀리 웨이트
	• 신체 전반의 근력 증가
	• 신체 전반의 근력 증가
	• 근긴장력 개선
	• 주동근/길항근에 대한 근력비의 균형화
		• 지구성 트레이닝이 없는 요일에 수행함.	• 상지에 감각 결함이 있는 경우에는 프리웨이트를 금가함
			• 운동은 가능한 앉은 자세에서 수행되도록 함.

유연성(스트레칭) • 수동적 ROM • 능동적 ROM • 요가 • 태극권	• 관절의 ROM 증가 • 근경련의 반작용 효과 • 평형성 개선	• 단기간 동안 매일 수행함. 피로가 발생한다면 가급적 하루에 1회 가량으로 제한.	• 앉거나 선 자세에서 수행될 수 있음.

표 3.2. **신체활동 처방시에 특이적 고려 사항**

온열 감각: 다발성 경화증을 가진 대부분의 사람들에 대한 온열 감각의 여부를 설명하는 충분한 연구가 있다. 외부(환경)와 내부(대사적)의 열이 이들에게 어떤 영향을 미치는가에 대한 정확한 메커니즘은 알려져 있지 않다. 하지만, 후유증의 결과로 다음에 언급한 한 가지 또는 모두를 포함하는 현상들이 나타날 수 있다: 보통의 또는 심각한 피로, 균형성(평형성) 상실, 하수족, 시력 변화(예, 시력저하), 언어 변화(불명료한 언어), 그리고 근육 약화 그리고/ 또는 마비. 그 사람들의 50%가 발한 상태가 비정상적으로 나타난다(76). 땀이 나지 않는 것은 운동하고 있는 근육으로부터 발생된 열을 방산하기 위한 노력으로 피부 모세혈관에 혈류가 증가하면서 신체가 과열될 수 있는 가능성을 높여준다. 이처럼, 열피로와 짝을 이루고 있는 과열에 대한 인지는 요구된 시간 전에 운동을 멈추게 할 수 있다. 팬, 목에 젖은 천을 두르는 것, 스프레이의 사용은 과열의 인지를 감소시키는데 도움을 줄 수도 있다. 피부 냉각은 유산소성 지구력을 약간 개선시켰다(85). 다른 이들은 또한 운동 전에 미리 냉각하는 것이 운동수행력에 효과적이라고 보고하였다(86). 운동은 또한 그날 아침에 하도록 권장된다. 이는 체온이 그때 가장 낮기 때문이다. 다발성 경화증을 가진 대부분의 사람들에게 물어 본 주관적 기록에서는 피로와 다른 다발성 경화증과 관련된 증상이 나타나는 오후에 에너지 수준이 감소한다고 지적하고 있다.

방광기능장애: 방광기능장애는 운동 수행력에 간접적으로 영향을 미치는 다발성 경화증 증상이다. 방광의 긴박성과 노력성(exertional) 요실금과 같은 증상 때문에, 다발성 경화증환자들은 일상생활에서 수분의 섭취를 제한하기도 한다. 이는 또한 운동시 나타나는 일반적인 현상이다. 운동전 적당한 수분섭취와 운동 후 수분보충을 위한 권장사항은 이러한 사람들과 함께 일할 때 언급되었다.

감각 결함: 촉각과 고유수용성 감각의 상실은 일부 장비 사용에 있어 어려움을 겪게 하고 위험하기도 하다. 이런 결함은 근육과 관절 위치를 인지할 수 있을 만한 프리 웨이트를 조절하는 능력이 없음을 반영한다. 거울 앞에서 트레이닝을 함으로써 또는 반복적 운동시 리드믹한 카운팅을 수행함으로써 이용되는 시각적 피드백은 적정한 수행력을 확신할 수 있는 입력정보에 대한 대체 효과를 제공할 수 있다. LifeCycle Series™과 같은 트레드밀 머신의 사용은 환자들로부터 요구되는 조절과 협응성의 양을 감소시키고 매회의 반복시 발생되는 관절가동범위와 힘의 측면에서 시각적 피드백을 제공하기 때문에 권장된다.

비협응성: 안전성은 또한 협응성 결함을 가진 사람들에게는 이슈이다. 경직, 조화운동불능, 떨림의 발생은 그 영향을 받은 사지에 비협조적인 움직임 패턴을 초래할 수도 있다. 그러므로 협응성 움직임 요구되는 장비(즉, 프리웨이트)의 사용은 금기된다. 팔/다리를 동시에 움직이는 에르고미터의 사용은 협조성이 떨어지는 다리를 보조하는 팔을 사용함으로써 운동수행력을 개선시킬 수도 있다.

인지와 기억 결함: 민감한 인지 변화와 기억력 결함은 다발성 경화증 환자들을 지도하는데 변경된 접근방법이 요구될 수도 있다. 이것은 글과 그림 형식 모두에서 정보를 제공하는 것, 적당한 형식의 신호, 장비의 사용을 포함한다. 게다가 운동하는 것을 기록할 수 있는 쉬운 형식을 제공하는 것은 정확한 기억력 요구를 해소할 것이다.

신경 손상 수준: 신경 손상 수준에 의존하는 것은 근력, 근지구력, 유산소성 체력에 특별한 손상을 경험한 다발성 경화증 환자 일부를 위해 더 오랫동안 지속할 수도 있다. 좀 더 광범위한 손상을 입은 사람들은, 다음 중 일부 또는 전부와 관련되어 있을 수도 있다: (1) 매우 낮은 수준으로 저항성 운동 시작할 필요성, (2) 연장된 회복기로 인한 주당 운동 참여수의 감소, (3) 하루의 운동시간을 2-3회로 조금씩 분산할 필요성

근력과 근지구력 (Muscular Strength and Endurance)

ACSM에서 제시한 근력과 근지구력을 측정하기 위한 일반적인 검사는 이 사람들에게도 적용될 수 있다. 다시 말하자면, 안전하게 진행시키기 위해, 일부 관절의 가동범위 감소, 감각 상실(상지와 하지), 협조성 결함, 조화운동불능, 그리고 경직성은 검사 전에 고려될 필요가 있다. 검사, 트레이닝, 그리고 상담시 주의사항과 운동에 대한 제안들은 표 3.1과 3.2에 각각 요약되어 있다.

교육과 상담 (EDUCATION AND COUNSELLING)

다발성 경화증을 가진 사람들과 장애(87)를 가진 많은 사람들은 특히(88), 그들이 안전하게 운동을 하는데 필요한 지식이나 기술을 지니지 못했다고 믿는다. 이러한 생각 때문에, 다발성 경화증을 가진 사람들이 보통의, 다발성 경화증을 보이지 않는 미국인들보다 더 낮은 활동성을 가지고 있다는 증거들의 발견이 놀랄만한 일도 아니다(89). 하지만, 운동과 신

체활동이라는 점에서 다발성 경화증을 가진 사람들을 상담하기 전에, 그들이 앓고 있는 인지 장애를 이해하는 것이 중요하다.

질환을 보이지 않는 사람들에서 운동 프로그램에 참여하는데 방해가 되는 다른 4가지 큰 이유는 재정적 비용, 에너지 부족, 이동거리, 그리고 운동 장소를 포함하고 있다(90). 다른 이유로 육아 책임, 자신감 부족과 더불어, 운동할 수 있는 누군가가 없다는 것이 나타났다(91). 이런 요인들은 다른 것들(예를 들면, 에너지 부족, 자신감 부족)에서 다발성 경화증을 가진 사람이 보다 더 높게 나타났다. 그러한 원인들은 우리가 규칙적인 운동 프로그램에 성공적으로 참여할 수 있도록 하기 전에 이겨낼 필요성이 있다.

상담은 트레이닝의 기본 원칙에 초점을 맞추고 있다(즉, 빈도, 강도, 기간, 형태). 환자들의 라이프스타일과 신체적 손상에 따른 특수성을 각각에 맞게 원칙을 수정하는 방법이 매우 중요하다. 경직, 떨림, 비협조성, 균형성(평형성) 결함, 피로를 다루는 것과 관련된 조언이 적절했을 때, 그들을 위한 자신감 향상에 도움을 줄 수 있는 "이해"를 얻을 수 있을 것이다. 이는 "주의사항(special consideration)" 부분에서 약술어 있다.

운동 수행능력을 증가시키기 위한 피부 냉각(cooling)의 효과와 관련된 증거들은 확실하지 않지만, 선행연구에서는 다발성 경화증을 가진 사람들이 피부 냉각이 있을 때 운동시 스트레스를 덜 받는 것 같다는 인식을 보였다고 보고하였다(64, 88). 이와 같이, 피부 냉각을 증가시키기는 방법은 운동 내성과 운동 지속성 개선시킬 수도 있다. 이는 (1) 지상에서 하는 운동 대신에 선택적인 수중운동, (2) 팬 스타일의 플라이휠을 가진 자전거 에르코미터 사용, (3) 약제에 담궈진 스카프 착용, (4) 운동전 얼음 섭취, (5) 피부 표면에 시원한 물을 뿌리는 것을 포함한다. 운동시 수분 섭취와 운동전 수분섭취 또한 논의되어야 한다.

공동체의 여가 시설, 노령자를 위한 센터, 대학, 병원들로부터 지원을 받은 비용, 접근의 용이성, 지역적 운동 계획이라는 측면에서 환자들에게 정보를 제공하는 프로그램은 다른 여러가지의 운동참여에 장애가 되는 원인들을 감소시키거나 해소시킬 수 있다. 하지만 환자들이 그들의 일반적인 지식을 기초로 하며 충분한 자신감을 느끼고 있다면, 그들은 집에서 운동하는 것을 더 선호할 수 도 있다. 가정 장비의 적절한 선택에 대한, 특히 안전성, 비용, 사용의 용이성과 관련된 기본적인 정보를 제공해 달라는 요구도 받게될 수 있다.

마지막으로, 다발성 경화증을 가진 사람들이나 어떤 다른 질환을 가진 사람들에게 성공적인 상담과 교육을 하는데 중요한 열쇠는 자기 고취를 연습시켜 자신감을 북돋아주는 것이다. 증상학, 안전 문제, 프로그래밍과 관련된 기본적인 운동 반응, 트레이닝 원리, 수정(modification)에 대한 솔직하고 포용력 있는 토론이 발생하는 문제들에 대한 튼튼한 기반을 제공할 수 있다.

참고문헌

1. Anderson DW, Ellenburg JH, Leventhal M, et al. Revised estimate of the prevalence of MS in the United States. Ann Neurol 1992;31:333–336.
2. Dean G. How many people in the world have MS? Neuroepidemiology 1994;13:1–7.
3. Rosati G. Descriptive epidemiology of MS in Europe in the 1980's: a critical overview. Ann Neurol 1994;36:5164–5174.
4. Weinshenker BG. Epidemiology of MS. Neurol Clin 1996; 14:291–308.
5. Sibley WA, Bamford CR, Clark K. Clinical viral infections and MS. Lancet 1985;1:1313–1315.
6. Panitch HS. Influence of infection on exacerbation of MS. Ann Neurol 1994;36:525–528.
7. Korn-Labetzki I, Khana E, Cooper G, et al. Activity of MS during pregnancy and puerperium. Ann Neurol 1984; 16:229–231.
8. Weinshenker BG, Rice GPA, Noseworthy JH, et al. The natural history of MS: a geographically based study. 3. Multivariate analysis of predictive factors and models of outcome. Brain 1991;114:1045–1056.
9. Kurtzke JF, Beebe GW, Nagler B, et al. Studies on the natural history of MS. VIII: Early prognostic features of the later course of the illness. J Chron Dis 1997; 30:819–830.
10. Wynn DR, Rodriguez M, O'Fallon M, et al. A reappraisal of the epidemiology of MS in Olmstead County, Minnesota. Neurology 1990;40:780–786.
11. Haegert DG, Marrosu MG. Genetic susceptibility to MS. Ann Neurol 1994;36:2S04–S210.
12. Mumford CJ, Wood NW, Kellar-Wood H, et al. The British Isles survey of MS in twins. Neurology 1994;44:11–15.
13. Sadovnick AD, Armstrong H, Rice GP, et al. A population-based study of MS in twins: update. Ann Neurol 1993; 33:281–285.
14. Prineas JW. Pathology of MS. In: Cook SD, ed. Handbook of MS. New York: Marcel Dekker. 1990:187–218.
15. Sobel RA. The pathology of MS. Neurol Clin 1995;13:1–21.
16. Giovannoni G, Hartung HP. The immunopathogenesis of MS and Guillain-Barre syndrome. Curr Opin Neurol 1996; 9:165–177.

17. Waxman SG. Pathophysiology of MS. In: Coo DS, ed. Handbook of MS. New York: Marcel Dekker, 1990:219–249.
18. Prineas JW, Barnard RD, Revesz T, et al. MS: pathology of recurrent lesions. Brain 1993;116:681–693.
19. Genain CP, Cannella B, Hauser SL, et al. Identification of autoantibodies associated with myelin damage in MS. Nat Med 1999;5:170–175.
20. Linington C, Bradl M, Lassmann H, et al. Augmentation of demyelination in rat acute allergic encephalomyelitis by circulating mouse monoclonal antibodies directed against myelin/oligodendrocyte glycoprotein. Am J Pathol 1988; 130:443–454.
21. Morris MM, Piddlesden S, Groome N, et al. Anti-myelin antibodies modulate experimental allergic encephalomyelitis in Biozzi ABH mice. Biochem Soc Trans 1997;24:168S.
22. Gerritse K, Deen C, Fasbender M, et al. The involvement of specific anti-myelin basic protein antibody-forming cells in MS immunopathology. J Neuroimmunol 1994;49:153–159.
23. Gonen O, Patalace I, Babb JS, et al. Total brain N-acetylaspartate, a new measure of disease load in MS. Neurology 2000;54:15–19.
24. Poser CM, Paty DW, Scheinberg L, et al. New diagnostic criteria for MS: guidelines for research protocols. Ann Neurol 1983;13:227–231.
25. Krupp LB, Alvarez LA, LaRocca NG, et al. Fatigue in MS. Arch Neurol 1988;45:435–437.
26. Freal JE, Kraft GH, Coryell JK. Symptomatic fatigue in MS. Arch Phys Med Rehabil 1984;65:165–168.
27. Weinshenker BG, Bass B, Rice GPA, et al. The natural history of MS: a geographically based study. I. Clinical course and disability. Brain 1989;112:133–146.
28. Thompson AJ, Kennard C, Swash M, et al. Relative efficacy of intravenous methylprednisolone and ACTH in the treatment of acute relapse in MS. Neurology 1989;39:696–971.
29. Beck RW, Cleary PA, Anderson MM, et al. A randomized controlled trial of corticosteroids in the treatment of acute optic neuritis. N Engl J Med 1992;326:581–588.
30. Miller H, Simpson CA, Yeates WK. Bladder dysfunction in MS. Br Med J 1965;1:1265–1269.
31. Blaivas JG. Management of bladder dysfunction in MS. Neurology 1980;30:12–18.
32. Bradley WE, Logothetis JL, Timm GW. Cystometric and sphincter abnormalities in MS. Neurology 1973;23:1131–1139.
33. Schoenberg HW, Gutrich J, Banno J. Urodynamic patterns in MS. J Urol 1979;122:648–650.
34. Blaivas JG, Bhimani G, Labib KB. Vesicourethral dysfunction in MS. U Urol 1979;122:324–327.
35. Stenager E, Stenager EN, Jensen K. Sexual aspects of MS. Semin Neurol 1992;2:120–124.
36. Valleroy ML, Kraft G. Sexual dysfunction in MS. Arch Phys Med Rehabil 1984;65:125–128.
37. Rao SM, Leo GJ, Bernadin L, et al. Cognitive dysfunction in MS: frequency, patterns, and prediction. Neurology 1991; 41:685–691.
38. Krupp LB, Sliwinski M, Masur DM, et al. Cognitive functioning and depression in patients with chronic fatigue syndrome and MS. Arch Neurol 1994;51:705–710.
39. Rao SM, Leo GJ, Ellington L, et al. Cognitive dysfunction in MS. II. Impact on employment and social functioning. Neurology 1991;41:692–696.
40. Peyer JM, Edwards KR, Poser CM, et al. Cognitive functioning in patients with MS. Arch Neurol 1980;37:577–579.
41. Rao SM, Hammeke TA, McQuillen MP, et al. Memory disturbance in chronic progressive MS. Arch Neurol 1984;41: 625–631.
42. Heaton RK, Nelson LM, Thompson DS, et al. Neuropsychological findings in relapsing-remitting and chronic-progressive MS. J Consult Clin Psychol 1985; 53:103–110.
43. The IFNB MS study group and the University of British Columbia MS/MRI analysis group. Interferon beta-1b in the treatment of MS: final outcome of the randomized controlled trial. Neurology 1995;45:1277–1285.
44. Jacobs LD, Cookfair DL, Rudick RA, et al. Intramuscular interferon beta-la for disease progression in relapsing MS. Ann Neurol 1996;39:285–294.
45. Lublin FD, Whitaker JN, Eidelman BH, et al. Management of patients receiving interferon beta-1b for MS: report of a consensus conference. Neurology 1996;46:12–18.
46. Johnson KP, Brooks BR, Cohen JA, et al. Copolymer-1 reduces relapse rate and improves disability in relapsing-remitting MS: results of a phase III multicenter double-blind placebo-controlled trial. Neurology 1995;45:1268–1276.
47. Thompson AJ, Noseworthy JH. New treatments for MS: a clinical perspective. Curr Opin Neurol 1996;9:187–198.
48. Fidler JM, DeJoy SQ, Smith FR, et al. Selective immunomodulation by the antineoplastic agent mitoxantrone. Nonspecific adherent suppressor cells derived from mitoxantrone-treated mice. J Immunol 1986;136:2747–2754.
49. Katz R. Management of spasticity. Am J Phys Med Rehabil 1988;67:108–116.
50. Nance DW, Sheremata WA, Lynch SG, et al. Relationships of the antispasticity effect of Tizanidine to plasma concentration in patients with MS. Arch Neurol 1997;54:731–736.
51. Rudick RA, Goodman A, Herndon RM, et al. Selecting relapsing-remitting MS patients for treatment: the care for early treatment. J Neuroimmunol 1999;98:22–28.
52. Ponichtera-Mulcare JA, Glaser RM, Mathews T, et al. Maximal aerobic exercise in persons with MS. Clin Kinesiol 1983;46(4):12–21.
53. Pepin EB, Hicks RW, Spender MK, et al. Pressor response to isometric exercise in patients with MS. Med Sci Sport Exerc 1996;28(6):656–660.
54. Ponichtera-Mulcare JA, Mathews T, Glaser RM, et al. Maximal aerobic exercise of individuals with MS using three modes of ergometery. Clin Kinesiol 1995;49:4–13.
55. Schwid SR, Thornton CA, Pandya S, et al. Quantitative assessment of motor fatigue and strength in MS. Neurology 1999;53:743–750.
56. Ponichtera-Mulcare JA, Mathews T, Barrett PJ, et al. Change in aerobic fitness of patients with MS during a 6-month training program. Sport Med Training Rehab 1997;7:265–272.
57. Ng AV, Dao HT, Miller RG, et al. Blunted pressor and intramuscular metabolic responses to voluntary isometric exercise in MS. J Appl Physiol 2000;88:871–880.
58. Ponichtera JA, Rodgers MM, Glaser RM, et al. Concentric and eccentric isokinetic lower extremity strength in persons

with MS. J Orthop Sport Phys Ther 1988;16(3):114–122.
59. Armstrong LE, Winant DM, Swasey PR, et al. Using isokinetic dynamometry to test ambulatory patients with MS. Phys Ther 1983;63:1274–1279.
60. Chen W-Y, Peirson FM, Burnett CN. Force-time measurements of knee muscle function in MS. Phys Ther 1987;67: 934–940.
61. Rice CL, Volmer TL, Bigland-Ritchie B. Neuromuscular responses of patients with MS. Muscle Nerve 1992;15:1123–1132.
62. Engardt M, Knutsson E, Johsson M, et al. Dynamic muscle strength training in stroke patients: effects on knee extension torque, electromyographic activity and motor function. Arch Phys Med Rehabil 1995;76:419–425.
63. Knutsson E, Matensoon A. Dynamic motor capacity in spastic paresis and its relation to prime mover dysfunction, spastic reflexes and antagonistic co-activation. Scand J Rehabil Med 1982;12:93–106.
64. Knutsson E. Analysis of spastic paresis. Proceedings, 10th International Congress of the World Confederation for Physical Therapy. Sydney, Australia; 1987;626–633.
65. Ponichtera JA. Cardiorespiratory responses in persons with MS. (Contract No. CDFA 84.133). Washington, DC: Department of Education, 1991.
66. Kramer JF, McPhail HE. Relationship among measures of walking efficiency, gross motor ability, and isokinetic strength in adolescents with cerebral palsy. Pediatr Phys Ther 1994;3:3–8.
67. Olney SJ, MacPhail HE, Hedden DM, et al. Work and power in hemiplegic cerebral palsy gait. Phys Ther 1990;70(7): 431–438.
68. Olney SJ, Costigan PA, Hedden DM. Mechanical energy patterns in gait of cerebral palsied children with hemiplegia. Phys Ther 1987;67(9):1348–1354.
69. McDonald WI, Sears TA. Effect of a demyelinating lesion on conduction in the central nervous system studied in single nerve fibers. J Physiol (London), 1970;207:53–54P.
70. Schauf CL, Davis FA. Impulse conduction in MS: a theoretical basis for modification by temperature and pharmacological agents. J Neurol Neuosurg Psychiatry 1974;37:152–161.
71. Schauf CL, Pencek TL, Davis FA, et al. Physiological basis for neuroelectric blocking activity in multiple sclerosis. Neurology 1981;31:1338–1341.
72. Kent-Braun JA, Ng AV, Castro M, et al. Strength, skeletal muscle composition, and enzyme activity in MS. Muscle Nerve 1994;17:835–841.
73. Kent-Braun JA, Sharma KR, Weiner MW, et al. Effects of exercise on muscle activation and metabolism in MS. Muscle Nerve 1994;17:1162–1169.
74. Sharma KR, Kent-Braun J, Mynhier MA, et al. Evidence of an abnormal intramuscular component of fatigue in MS. Muscle Nerve 1995;18(12):1403–1411.
75. Tantucci C, Massucci M, Piperno R, et al. Energy cost of exercise in MS patients with low degree of disability. Mult Scler 1996;2(3):161–167.
76. Mulcare JA, Webb P, Mathews T, et al. Sweat response in persons with MS during exercise. (*Unpublished manuscript*).
77. Noble BJ, Borg GAV, Jacobs I, et al. A category-ratio perceived exertion scale: relationship to blood and muscle lactates and heart rate. Med Sci Sports Exerc 1983;15:523–528.
78. Mulcare JA, Mathews T. Exercise testing and training of MS patients. (*Final Report, Merit Review B940714-A—unpublished manuscript*), 1998.
79. Petajan JH, Gappmaier E, White AT, et al. Impact of aerobic training on fitness and quality of life in MS. Ann Neurol 1996;34:432–441.
80. Ponichtera-Mulcare JA, Mathews T, Barrett PJ, et al. Maximal aerobic exercise of persons with multiple sclerosis following a 6-month endurance training program. Med Sci Sports Exerc 1995;27(5):S81.
81. American College of Sports Medicine. ACSM's guidelines for exercise testing and prescription. 5th ed. Lippincott William & Wilkins, 1995.
82. Berg KO, Wood-Dauphine SL, Williams JI, Maki B. Measuring balance in the elderly: validation of an instrument. Can J Public Health 1992;83(Suppl 2):S7–S11.
83. Golding LA, Myers CR, Sinning WE, eds. Y's way to physical fitness. 3rd ed. Champaign, IL: Human Kinetics Publishers, 1989.
84. Astrand P-O, Ryhming I. A nomogram for calculation of aerobic capacity (physical fitness) from pulse rate during submaximal work. J Appl Physiol 1954;7:218.
85. Mulcare JA, Webb P, Mathews T, et al. The effect of body cooling on the aerobic endurance of persons with MS following a 3-month aerobic training program. Med Sci Sports Exerc 1997;29(5,Suppl):S83.
86. White AT, Wilson TE, Petajan JH. Effect of pre-exercise cooling on physical function and fatigue in MS patients. Med Sci Sports Exerc 1997;29(5):S83.
87. Stuifbergen A, Becker H. Predictors of health promoting lifestyles in persons with disabilities. Res Nurs Health 1994; 17:3–13.
88. Stuifbergen A. Health promoting behaviors and quality of life among individuals with MS. Schol Inq Nurs Pract 1995; 9:31–50.
89. Ng AV, Kent-Braun J. Quantification of lower physical activity in persons with MS. Med Sci Sports Exerc 1997;29(4):517–523.
90. Rimmer JH, Rubin SS, Braddock D. Barriers to exercise in African American women with physical disabilities. Arch Phys Med Rehabil 2000;81(2):182–188.
91. Abramson S, Stein J, Schaufele M, et al. Personal exercise habits and counseling practices of primary care physicians: a national survey. Clin J Sport Med, 2000;10(1):40–48.

Suggested Reading

Petajan JH, White AT. Recommendations for physical activity in patients with MS. Sports Med 1999;27(3):179–191.

제4장

파킨슨 병 (PARKINSON'S DISEASE)

역학 (EPIDEMIOLOGY)

파킨슨 병(Parkinsonism)은 진행성, 퇴행성 신경 장애이다. 파킨슨 병의 병리는 신경전달계의 감소와 비정상적인 활동의 결과로써 중추신경계의 기능부전과 관련있다. 신경전달물질 불균형의 결과는 인체의 비정상적인 움직임으로 나타난다.

파킨슨 병은 50세 이상의 사람에게 영향을 주는 가장 일반적인 신경적 신드롬 중의 하나이고, 안정시 떨림, 운동완만증(느린 움직임), 경직과 자세 반사의 장애 등을 포함한다(1-4). 일차성 또는 특발성 파킨슨 병(idiopathic Parkinsonism disease; IPD)은 파킨슨 병 중에서 가장 일반적인 형태이며, 50세에서 79세 사이에 가장 많이 나타난다(5, 6).

특발성 파킨슨 병은 전세계적으로 발병하며, 질병의 면역은 발견되지 않았다(4, 7). 이와같은 경우에, 인종은 질병에 대해 다르게 영향받는다. 백인 집단에서 조기 유병률(crude prevalence)은 10만명당 84에서 270명 정도로 변한다(7). 아프리칸 흑인과 아시아인은 인종에 따라 10만명당 4에서 85.7명 정도로 낮은 유병률을 가진다(1). 흑인대 백인의 비율은 1: 4이다. 미국에서만 보면, 2억 5천만명 인구에 기초해서, 평균 유병률은 10만명당 160건이고, 이중 특발성 파킨슨 병에 의해 영향받는 사람은 약 400,000명이다(6).

발병율(incidence)은 10만명당 5-24건으로 유병률보다 연구가 덜 되었다(7). 노화에 따라 파킨슨 병의 발병률이 증가하기 때문에, 50세 이후의 나이에 따른 특별한 발병률은 10만명당 53에서 229건으로 급격하게 증가한다(1, 8).

유병률과 발병률이 서로 밀접하게 관련있기 때문에, 하나의 변화는 다른 하나에 영향을 준다. 유병률은 "특별한 시기에 인구집단에서 질병을 가진 사람들의 비율"이다(9). 이에 반해서 "발병률은 특별한 기간동안 위험을 가진 사람들에게서 질병의 새로운 발병의 수를 양적으로 측정하는 것이다"(9). 1960 년대 후반에 레보도파(levodopa; L-dopa)의 출현되었기 때문에, 파킨슨 병의 발병률은 상대적으로 일정하게 유지되었지만, 유병률은 증가되었다. 이러한 유병률의 증가는 레보도파(L-dopa) 치료 성공에 기인한 사망나이의 증가 때문이다(1, 6). 결론적으로 특발성 파킨슨 병을 가진 사람은 병을 앓으면서 더 오래 살게 되었다.

남성과 여성 사이에서 유병률과 발병률은 조기(crude) 또는 성차 계산 결정에 따라 달라진다. Mattila와 Rinne, 그리고 Rajput 등의 연구에서, 성차와 발병률 계산이 사용되었는데, 파킨슨 병에 의해 영향을 받는 성의 차이에 따른 발병률은 없었다고 결론 내렸다(10, 11). 다른 연구들은 유병률과 발병률이 남성보다 여성에서 더 낮았다고 밝혔다(12, 13, 14).

유병률과 발병률 때문에, 파킨슨 병의 사망률은 연구에 따라 달라진다. 레보도파 치료전의 파킨슨 병과 관련된 사망률은 Hoehn과 Yahr에 의해 보고되었는데 일반적인 인구집단에 비해 2.9배 더 높았다(15). 레보도파 치료가 개발된 이후 이 사망률은 일반인 인구집단보다 1.3~1.9배 높았다(1, 16-19). 사망을 확정하는 질병의 코딩과 보고가 일치하지 않고,

시기가 정확하지 않기 때문에, 파킨슨 병과 관련된 사망의 원인은 과소평가되었다(10). 호흡기와 비뇨기 감염은 파킨슨 병을 앓고 있는 환자에서 사망의 원인 중 가장 높게 나타났다(15, 20, 21).

분류 (CLASSIFICATION)

파킨슨 병은 떨림, 운동느림증(bradykinesia), 불감증, 그리고 자세 반사 이상의 수준에 따라 변화하는 임상적 증상에 의해 특징이 나타나는 신경적 증후군의 결합이다(2). 특발성 파킨슨 병(IPD)은 도파민성 흑 선조체 경로(dopaminergic nigrostriatal pathway)가 잘 알려져있지 않고, 흑색질(substantia nigra)과 청반(locus ceruleus)에서 발견되는 루이체(Lewy body) 포함체의 뚜렷한 존재 때문에 분류된다(6, 22, 23). 반대로, 이차성 파킨슨 병은 특발성 파킨슨 병의 운동 증상과 비슷한 모습을 보이는 신경적 증후군이지만, 흑질선조체(nigrostriatal system) 손상의 원인이 확인된다(24). 이차성 분류는 뇌염후변성(postencephalitic), 약물 유발성, 독성, 외상성, 대사성, 신생물성(neoplastic) 원인 등을 포함한다(22, 24). 이 범주는 줄무늬체흑질 변성(striatonigral degeneration)과 창백핵 변성(pallidonigral degeneration), 올리브다리소뇌 위축(olivopontocerebellar atrophy), 진행성 핵상마비(progressive supranuclear palsy)와 샤이-드래거 증후군(Shy-Drager syndrome) 등을 포함한다(2, 24). 이 범주는 또한 다양한 퇴행성 질환과 유전된 신경계의 장애, 파킨슨 병과 비슷한 증상을 보이거나 원인이 되는 모든 것들을 포함한다(22). Jankovic에 따르면, 파킨슨 병을 가진 환자중에서 10%는 "이차성" 파킨슨 병이고, 특정임상에서 보이는 모든 환자의 15%는 다양한 시스템의 퇴행으로 진단되었다(22).

이 장의 목적에 따라, 특발성 파킨슨 병이 강조될 것이다.

파킨슨 증후군의 75-90%가 특발성 파킨슨 병으로 생각된다(22). 이러한 분류내에서 명확한 임상적 상태는 그들의 권위에 따라 명명되는 기술 소그룹(descriptive subgroup)에서 발생한다(2, 22, 24).

특발성 파킨슨 병의 가능한 분류 도해는 Koller와 Hubble에 의해 나타났다(2). 임상적 증상은 3가지 소그룹으로 분류된다: 1)진전 우세(tremor predominant), 2)자세불안정-보행 장애(postural instability-gait difficulty;PIGD) 3)무운동성-불감증(akinetic-rigidity) 우세.

표 4.1. **오리지널 Hoehn과 Yahr의 장애 분류**

단계	장애의 설명
I	단지 한쪽만 장애가 있음, 기능적 손상은 없거나 취소
II	평형성 손상이 없는 양쪽, 또는 중간선(midline) 장애
III	바로잡기 반사(right reflexes) 장애의 첫 번째 징후. 이것은 환자가 몸을 돌릴 때, 불안정성에 의해 분명해진다. 또는 두 눈을 감고 양 발로 서서 그를 밀 때 보여지는 것으로 확인된다. 기능적으로, 환자는 그의 활동에 약간의 제한을 받지만, 사용 형태에 따라 약간의 운동은 가능하다. 환자들은 독립적인 삶을 할 수 있는 신체적 능력과 가벼운 정도에서 중간 정도의 장애를 가지고 있다.
IV	완전하게 발병한 심한 장애를 가진 질환: 환자는 여전히 보조 없이 걷거나 서 있을 수 있지만, 눈에 띄게 무능력해 진다.
V	도움이 있을 때까지 침대나 휠체어에서 움직일 수 없다.

추가적으로, 발병 나이와 정신상태, 그리고 질병의 임상적 과정에 따라 다른 상태가 나타난다(2). 발병 나이는 소년에서 시작되고, 40세 이하에서 적고, 40-75세나 75세 이상에서 많이 발생한다. 정신상태의 분류는 현재 또는 과거의 치매에 따라 분류된다. 질병의 임상적 과정은 양성, 진행성, 악성으로 분류될 수 있다.

질병의 심한 정도를 분류하는 의미에 따라, 오늘날 신경학자들에 의해 사용되고 있는 역사적인 척도 중의 하나는 Hoehn과 Yahr의 단계별 척도이다(15). 오리지널 척도는 한쪽인지 또는 양쪽인지, 평형성의 손상, 정상적인 활동과 관련된 기능적 능력, 그리고, 사용상태(employment status)와 독립성 정도에 따라 I단계부터 V단계까지 질병의 진전과 심한 정도에 따라 단계를 나누었다. 오리지널 버전에서 각 단계하의 설명은 일치(congruity)가 부족하고 개인의 평가를 실시할 때 극도의 주관성을 허용한다(표 4-1).

비록, 이 척도의 수정된 버전이 개발되어, 더 일치되고, 덜 모호하고 이견이 적지만, 개인을 평가할 때는 여전히 극단적으로 주관적이다(표 4-2)(25). 이러한 척도는 임상과 연구에서 환자의 심한 정도에 따라 환자를 분류하는 방법으로 자주 사용된다. 이러한 측정상의 제한에도 불구하고 이 척도는 파킨슨 병에서 전문가들에 의해 몇 년간 사용되어 왔고, 특별한

표 4.2. **수정된 Hoehn과 Yahr의 장애 분류**

단계	장애의 설명
0.0	질병의 징후 없음
1.0	한쪽만 질병
1.5	한쪽과 축의 장애(axis involvement)
2.0	평형성 손상이 없는 양쪽의 질병
2.5	잡아당기기 테스트(pull test)의 회복에서 가벼운 양쪽 질환
3.0	가벼운 것에서 중간 정도의 양쪽 질환. 약간의 자세 불안정, 신체적 의지
4.0	심한 장애. 보조없이 걷거나 서 있을 수 없다.
5.0	도움없이 휠체어에 앉거나 침대에서 일어나지 못한다.

단계의 근거를 작성할 때, 질병의 진전 가능성이 있는 사람에게 즉각적으로 몇가지 개념을 제공해 준다.

임상적 증상 (CLINICAL SYMPTOMS)

위에서 언급한 것처럼, 임상적 증상은 3가지 하위집단으로 분류될 수 있다: 1) 떨림(tremor) 우세, 2) 자세 불안정-보행장애(PIGD) 우세, 3) 무운동성-불감증(akinesia-rigidity) 우세. 떨림 우세 집단은 이른 나이에 발병하고, 더 심한 떨림을 가지지만, 인지장애는 적은 자세불안정-걷기 어려움(PIGD) 집단과 비교해서, 진단이 더 쉽다(26, 27). PIGD 집단은 걷기와 자세불안정이 더 크고, 낙상과 결빙(freezing) 증상의 발현(episode)이 증가하고, 떨림 우세 집단보다 걷기가 더 어렵다(28). 무동작-불감증 우세 집단은 불감증과 함께 움직임이 유의하게 감소하거나 완전히 부족(무동작)해진다. 무동작과 불감증이 유의하기 때문에, 이들 사람들은 모든 움직임에서 주요한 문제를 가진다. 떨림은 나타나거나 나타나지 않는다.

Jankovic 등의 연구에서, 떨림 우세 환자들은 안정시 떨림이 더 심할 뿐만 아니라 PIGD 집단과 비교해서 활동-자세 떨림이 더 크다는 것을 발견했다(28). 같은 연구에서, 자세불안정 보행장애(postural instability-gate difficulty; PIGD)환자들은 더욱 심각한 운동느림증(bradykinesia) 소견을 보였고, 의자에서 일어서는데 더욱 힘들었으며, 심한 떨림증 환자들 보다 더욱 심각한 자세기능장애를 나타냄을 알았다. 더불어, PIGD환자들은 더 큰 직업적 장애와 지능의 손상, 우울증을 갖게 되며, 의욕(motivation)의 감소와 통합된 파킨슨병 평가척도(Unified Parkinson Disease Rating Scale; UPDRS)에 의해 측정된 일상생활능력(activities of daily living; ADLS)의 큰 감소를 갖는다(28).

특발성(원인을 모르는) 파킨슨병(Idiopathic Parkinson's Disease; IPD)을 가진 많은 환자들은 자율신경계의 기능장애를 갖고 있다. 이런 문제들에는 심혈관계의 비정상적 상태, 위장운동장애, 내장과 방광의 기능장애, 체온조절 기능이상, 동공의 기능이상, 성기능장애 등을 포함할 수 있다. 가장 일반적인 문제들은 운동성의 장애, 침 흘림, 배뇨곤란, 방광근 활동항진, 그리고 손상된 발한 반응 등이다(29).

표 4-3은 파킨슨병의 다른 문제들을 나타내고 있다.

병태생리학 (PATHOPHYSIOLOGY)

앞에서 설명되어진 바와 같이, 특발성파킨스병 환자는 운동장애를 가져 올 수 있는 신경의 퇴행성 과정이다. 더불어 기능장애성 동작의 증상은 인식의 변화와 우울증을 동반한다. 파킨슨병에 의해 감염된 일차적인 영역으로 알려진 중추신경계 내의 해부학적 구조는 기저핵(basal ganglia)이다. 한 마디로 기저핵은 운동계획을 조절한다. 게다가, 시상의 일부와 망상체는 하위구조들과 밀접한 관련성이 있으며, 운동조절을 위한

표 4.3. **파킨슨병의 다른 문제들을 나타내고 있다.**

협동운동장애 (Incoordination)
보행 결핍 (Gait deficits)
균형감각 결핍 (Balance deficits)
가면 얼굴(무표정한 얼굴 masked facies)
연하 장애 (삼킴 장애 Dysphagia)
구음장애 (말더듬증 Dysarthria)
무타액증 (침분비 저하 Sialorrhea)
측만증 (Scoliosis)
후만증 (Kyphosis)
통증과 감각 징후 (Pain and sensory symptoms)
피질 과잉 분비 (지루 Sehorrhea)
변비 (Constipation)
치매 (Dementia)
뇨실금 (Urinary incontinence)
발기부전 (Impotence)
우울증 (Depression)
낙상의 위험 (Fall risk)
근위축 및 허약 (Muscle atrophy and weakness)

기저핵 시스템의 일부로 여겨지고 있다. 더군다나 기저핵은 운동과 감각 프로그램 뿐 아니라, 신체적 인지와 정신적 동기유발 측면과도 자동적으로 관련되어 있다. 따라서, 기저핵의 질환은 인식의 변화와 감정적 장애 뿐 만아니라 다양한 동작의 기능이상을 초래한다.

비록 기저핵이 파킨슨병에 의해 영향을 받는 단일 영역이 아니라 할지라도 특발성파킨스병의 병리적 과정에 가장 손상받기 쉬운 부분은 기저핵의 흑색질이다. 흑색질의 치밀부에서 색소성 신경의 폭넓은 손상은 특발성파킨스병의 흑질 선조체 계통의 퇴화와 연관되어 있다. 이 도파민성 흑질 선조체의 퇴화는 파킨슨 증후군에서 주요한 병리적 결과이다(24, 30, 31). 이러한 퇴화는 말초핵과 피각(putamen)에서 정상적으로 분비되는 도파민의 부족으로 인한 결과이다. 이와같은 이류등 때문에 특발성파킨스병의 흑색질 내부의 손상 원인에 대한 연구가 필요한 실정이다.

파킨슨병의 자율신경계 기능이상의 병인은 아직 밝혀져 있지 않다. 자율신경계의 중추조절을 담당하는 시상하부와 청반(locus ceruleus)에서의 외상은 파킨슨병에 영향을 줄 수 있다(32). 더불어 장관계(enteric system) 내에서 루이소체(lewy bodies)가 자율신경계 기능이상과 관련있는 것처럼, 미주신경의 배측핵(dorsal nucleus)의 기능이상은 카테콜아민 대사의 장애를 초래한다(29, 33-37).

병인론 (ETIOLOGY)

특발성파킨스병의 원인이 정확히 밝혀져 있지는 않았지만, 많은 연구들은 유전적 소인에 의한 것과 환경적 원인에 의한 것으로 구분하고 있다. 이 두 가지 요인은 파킨슨병을 일으키는 병리적의 기전을 파악하는데 고려되어져야 한다.

초기 쌍생아 연구에서는 유전적 소인들이 특발성파킨스병의 발병에 유의한 영향을 주지 않는다고 하였다(38-43). 과거의 실험들을 다시 수행한 최근의 연구들은 특발성파킨스병의 유전성 질환들처럼 다시 재고해 보아야 한다고 주장하고 있다.

특발성파킨스병의 환경적 원인을 지지하게 된 계기는 1983년 캘리포니아 북부에서 일어난 파킨슨병 환자들의 시위 때문이었다. 그들은 약물을 과사용하였고 1-methyle-4-phenyl-1,2,3,6-tetrahydropyridine(MPTP)에 부주의하게 노출되어 있었다. MPTP는 헤로인의 합성형태인 1-methyl-r-phenyl-r-proprionorypiperidine(MPPP)이라는 마취제를 합성하는 동안 만들어지는 것이다. 이 약물을 과사용한 사람들은 MPPP를 주사한 것 처럼 MPTP에 노출되었고, 나중에는 운동 느림증, 경직, 허약, 심한 언어장애, 진전, 무표정한 얼굴표정, 피질과잉분비, 촘촘걸음(festinating gait), 침 흘리기, 고정된 시선(응시)과 감소된 눈 깜박거림 뿐 아니라 굽은 자세 등을 포함한 빠르고 심한 파킨슨병 증상들을 갖게 되었다(44). L-dopa/carbidopa 처치는 모든 환자에게 적용되었고 이러한 증상은 개선되었다. 그러나 몇 주도 되지 않아 약물 부작용으로 인한 운동이상증과 임상적 변동이 계속해서 나타나게 되었다. 따라서 특발성파킨스병의 환경적 원인에 관한 연구를 진지하게 검토하고 있다.

아직까지, 파킨슨병이 유전적인 것인지 환경적인 것인지에 관한 명확한 자료는 없는 실정이다. 일부 연구자들은 이 두 가지 원인이 복합적으로 작용하는 것으로 판단하고 있다. 결론적으로 파킨슨병의 병인에 관한 연구는 지속되어야 할 필요가 있다.

파킨슨병의 병인에 영향을 줄 것으로 보이는 두 가지 새로운 기전은 미토콘드리아의 기능장애와 자유기 독성(free-radical toxicity)이다. 여러 연구들에서 특발성파킨스병의 환자는 흑질에서 미토콘드리아 복합체 Ⅰ(nigral mitochondrial complex Ⅰ)의 비정상적인 소견을 보인다고 하였다(45-48). 이러한 미토콘드리아의 이상 현상은 특히 뇌에서 일어나며, 혈소판과 근육 등의 다른 조직의 전자전달계(electron transport chain; ETC)에서는 일관성 없게 나타난다. 따라서 이 영역에서 더욱 많은 연구가 요구된다.

나머지 한 기전은 특발성파킨스병의 환자들에서의 자유기 독성은 흑질 세포를 퇴화시킨다는 것이다(49-52). 이 이론은 자유기가 기저핵에서 만들어지고 흑색질 신경의 세포사와 점진적인 퇴화를 이끈다는 것이다. 이것 또한 더 많은 연구가 요구된다.

이상의 것들이 특발성파킨스병의 발달에 명확한 위험요인이라고 할 수는 없다.

기능적 영향 (FUNCTIONAL IMPACT)

파킨슨병 환자의 기능적 문제는 그들이 갖는 증상에 따라 다양하다. 파킨슨병 환자들의 기능과 관련된 일반적인 문제는 보행, 평형성 결핍을 포함하여, 침대에서 일어나기 어렵고, 승용차에서 나오기 힘들며, 의자에서 일어나기 곤란한 것들이다. 다른 문제들은 옷 입기가 불편한데, 특히 단추 끼우기가 곤란하다. 그리고 쓰기, 말하기, 음식 삼키기에 어려움이 있다. 일반적으로 파킨슨병 환자들은 동시에 여러 일을 수행하기가 어렵다. 파킨슨병이 진행되면서 이러한 문제들은 일반적으로 더욱 심해지고 일상생활의 수행능력(activities of daily living; ADLS)도 급격히 떨어지게 된다. 파킨슨병의 말기에서는 휠체어를 사용한다거나 침상생활을 하게 된다.

파킨슨병 환자들에게서 나타나는 전형적인 보행패턴은 보폭과 발 간격이 감소한다. 보행 시 발꿈치부터 닿고 발가락으로 밀고나가는 heel-toe 패턴이 소실되고 발을 질질 끄는 경향을 나타낸다. 자세는 구부러져 기저면에서 앞쪽으로 기울어지는데, 이는 정지할 수 없는 빠른 걸음을 걷게 한다. 빠른 걸음으로 앞으로 향하게 하는 이것을 가속보행(festination)이라 한다. 파킨슨병 환자들은 종종 정지하는 것에 어려움이 있어 결국에는 낙상을 경험하게 된다. 더불어 보행 시에 자연스러운 팔의 움직임은 크게 감소하거나 없어진다.

일반적으로 파킨슨병 환자는 평형성이 저조한 것으로 나타난다. 이들은 자세 반사가 소실되어 있기 때문에, 자세가 기저면 밖으로 신체가 놓이게 되면 원래의 자세로 회복할 수가 없어 넘어지게 된다. 낙상은 파킨슨병 환자들에게 특별히 주의해야 할 사항이며 운동처방 프로그램을 처방할 때에 반듯이 포함시켜야 한다.

보행 및 평형성의 결핍과 더불어 관절의 분절움직임, 특히 척추에서의 움직임은 경직이 있을 경우에 크게 감소한다. 파킨슨병 환자들은 침대에서 일어날 때 한쪽 측면에서 반대쪽 측면으로 몸을 휘말아 올리거나 또는 자동차에서 나올 때 몸통을 회전하는 것 같은 동작에 어려움을 갖게 된다. 일반적으로 몸의 경직과 운동 느림증으로 인하여 움직임이 매우 힘들 수 있다.

"freezing(냉동)"이라 불리는 또 다른 현상은 더 큰 영향을 줄 수 있다. 이는 일반적으로 대부분 보행 중에 일어난다. 이러한 사람은 보행을 시작할 수 없거나, 보행 중 갑자기 얼어버린 것처럼 될 수 있다. 이것은 사람의 발이 바닥에 딱 붙어 버린 것과 같이 된다. 뒤로 걷기나 바닥에 선을 그어 놓고 걷기 같은 다양한 기술들은 이러한 증상을 완화 시킬 수 있다.

파킨슨병이 갖는 기능적 문제들이 사람에 따라 아주 다양하다는 것을 아는 것은 매우 중요하다. 이는 개인에 따른 개별화된 접근방법을 사용해야 한다는 것이다.

임상 운동 생리학 (CLINICAL EXERCISE PHYSIOLOGY)

파킨슨병 환자들의 운동 효과에 관한 많은 연구들은 파킨슨병과 연관된 운동조절문제에 운동이 상당한 효과가 있다고 하였다. 일반적인 치료 프로토콜은 관절가동범위(ROM)와 유연성 운동, 균형과 보행훈련, 움직임 또는 협응성 운동 등을 포함한다(53-60). 일부 연구들은 파킨슨병 환자들의 유산소 운동능력의 평가나, 유산소 운동의 효과를 비롯하여 근력의 평가나 근력트레이닝의 효과 등을 연구하였다.

유산소 운동능력을 고려한 많은 연구들은 건강한 일반인과 IPD 환자의 최대, 최고 산소섭취량에는 차이가 없다고 하였다. Stanley 등은 IPD환자 남성과 여성 20명, 건강한 남성과 여성 23명을 대상으로 고정식 자전거를 사용하여 일회적 운동을 실시하도록 하였다(61). 이 연구에서 두 집단 간에 최대산소섭취량 수준은 차이가 없었다. 유의한 차이를 나타낸 것은 남성 피험자들의 최대운동시간이었다. 특별성파킨스병 환자는 건강한 집단 보다 빠르게 최고 산소섭취량($\dot{V}O_{2peak}$)에 도달하였다. 이 연구에서 집단 간 또 다른 차이는 최대하 운동반응이었다. 남성과 여성의 특별성파킨스병 환자는 운동의 각 단계에서 높은 최대하 산소섭취량 수준을 나타내었다. 이 연구는특별성 파킨스병 환자가 운동 중 낮은 효율성을 갖는다고 결론지었다.

Canning 등의 연구에서는 운동 능력이 호흡 기능과 보행에 비정상적으로 영향을 미치는가를 결정하기 위하여 자전거 에르고미터를 이용하여 파킨스병 환자들의 운동 능력을 측정하였다(62). 이 연구자들은 건강한 성인들과 결과를 비교하지는 않았으나, 예측 수준과 실제수준과의 차이를 비교하였다. 운동 중 최대 일량 혹은 $\dot{V}O_{2peak}$는 차이를 나타내지 않았다. 이 연구에서 또 다른 발견은 안정 시와 운동 중에 호흡계에 특정한 비정상적인 반응이 나타났다는 점이다. 운동 시 특정한 호흡 반응에 차이를 나타낸다는 또 다른 연구결과가 Koseoglu 등에 의해 보고된 바 있다(63). 또 다른 사항으로는 최대 수의적 환기와 운동 내성이 건강한 성인의 그룹에 비해 저조함을 알 수 있었다. 파킨스병을 가진 사람들에게 "상체를 이용하지 않는 운동"(세부적으로 설명되지는 않았다) 프로그램을 5주간 실시한 결과 호흡기능과 운동내성이 다소 호전되었으며 자각인지도는 감소하였다. Reuter 등의 연구에서는 파킨슨병을 가진 환자들과 같은 연령대의 건강한 성인을 대상으로 ramp프로토콜을 이용하여 자전거 에르고미터 검사를 실시하였다(64). 심박수의 변이성과 젖산 수준이 운동 동안 측정되었으며, 호흡기능이 손상되었다면 이러한 운동 능력도 낮은 수준으로 나타날 것으로 예측하였다.

수축기 혈압과 이완기 혈압, 심박수와 같은 다른 변인들도 측정되었다. 파킨슨병을 가진 사람들의 심박수의 변이성은 모든 검사에 대해 통계적으로 비정상적인 반응을 나타내었다.

운동 동안에 심박수의 증가는 그룹 간에 유의한 차이를 나타내지는 않았으며, 이완기 혈압에 대한 차이도 나타나지는 않았다. 수축기 혈압은 최대하 운동과 최대 운동 동안에 파킨슨병을 가진 사람들에게서 낮게 나타났으며, 젖산 수준은 파킨슨병을 가진 사람들이 운동 중 가장 높은 시점에서 보다 낮은 수준을 나타내는 듯 했으나, 통계적인 차이를 나타내지는 않았다. 연구자들은 파킨슨병을 환자들은 유산소성 능력의 평가가 가능하며, 적당한 유산소성 운동 방법을 통해 효과를 기대할 수 있을 것으로 결론짓고 있다. 유산소 능력은 평가된 바 있으나, 근력에 대한 연구는 매우 적은 실정이다. Kakinuma 등의 연구에서는 하지 근력은 정상적인 다리에 비해 불편함이 있는 쪽의 다리가 더 낮게 나타났으며, 움직임이 커질수록 속도에서는 더 큰 차이를 나타냄을 알 수 있었다(65). Nogaki 등의 또 다른 연구에서는 수행 속도가 증가될 수록 근육의 약화가 더욱 심하게 나타남을 알 수 있었다(66). 현재 항파킨슨 약물을 복용하고 있는가에 대한 여부에 따른 근력을 비교한 연구에서는 약물을 복용하고 있지않은 그룹의 근력이 유의하게 낮은 수준을 나타내었다고 한다(67, 68, 69).

약리학 (PHARMACOLOGY)

약물 치료는 특발성 파킨슨 질환(idiopathic Parkinson's disease)과 관련된 문제를 치료하기 위한 가장 주된 방법이다. 이 치료 방법은 특발성파킨슨병을 가진 사람들의 기저 신경절 내 신경전달물질의 농도에 대한 신경화학적 불균형을 조절하는데 목적이 있다. 치료 형태는 크게 두 가지 형태로 분류되어 지는데, Berg 등(70)은 1)아세틸콜린과 항콜린성물질의 과다작용을 감소시키기 위해서, 그리고 2)도파민의 병리학적 결핍을 완화시키며, 도파민작용성 시스템의 작용을 돕기 위해 복용하는 것으로 설명하고 있다. 최근 몇 년 동안에는 질병의 진행속도를 느리게 하는 예방적 치료방법으로 소개되어 왔었다(71). 치료를 위해 가장 자주 사용되는 약물로는 도파민작용제(dopaminergic), 항콜린성약물(anticholinergics), B타입 모노아민옥시다아제 길항제(monoamine oxidase type "B" ;MAO- B inhibitors), 카테콜로메틸트렌스퍼아제 길항제(catechol-O-methyltransferase;COMT inhibitors) 등이 있다. 다른 다양한 약물들은 질병의 증상이나 징후에 따라 다르게 처방되어 진다(예를 들어, 바클로펜(baclofen), 클로자핀(clozapine). 각각의 분류에 따라 가장 일반적으로 사용되는 약물은 다음과 같다.

도파민작용제(levodopa, levodopa/carbidopa, amantadine, pergolide, bromocriptine)
항콜린성약물(benztropine, trihexyphenidyl)
MAO-B 길항제(selegiline)
COMT 길항제(entacapone, tolcapone)

급성, 만성적인 부작용들은 모든 약물들을 사용할 때 일어날 수 있다. 말초적 부작용으로는 메스꺼움, 기립성 저혈압, 서맥, 빈맥, 부정맥, 입이 마름, 눈이 침침함, 두통 등의 증상이 포함된다. 중추계의 부작용으로는 운동 장애, 불면증, 실조, 데자뷰, 인지적/정신적 혼란, 부종 등이 나타나게 된다.

가장 무력하게 하는 부작용을 나타내는 약물은 L-dopa를 장기간 복용했을 경우이다. 이러한 부작용들은 운동이상, 근긴장이상과 임상적 방향변이 등이 포함된 운동 장애를 나타내게 된다. 이것은 L-dopa를 복용하기 시작한지 약 5-7년 사이에 가장 자주 나타나게 된다.

이러한 부작용을 나타내는 사람들을 대상으로 운동을 실시할 때에는 약물의 복용 상태에 대하여 고려해 보아야 한다. 비정상적인 동작은 운동을 방해하게 될 수도 있다. 운동 검사나 트레이닝 동안의 복용도 고려해 보아야 하는데, 이에 대해서는 ACSM's Exercise Management of Persons with Chronic Diseases and Disabilities(72)의 자료를 참조하도록 한다.

이학 검사 (PHYSICAL EXAMINATION)

파킨슨 질환을 가진 환자들을 검사할 때, 과거력을 조사하는 것이 중요하며, 뿐 만 아니라 신경학적 검사와 정형외과적 검사를 완벽하게 실시해야 한다. 이것은 또한 환자가 항파킨슨 약물에 어떻게 반응하는 가를 관찰하기 위해 매우 중요하며, 특히 장기간의 부작용을 가지고 있는가를 살펴보는데 있어서 매우 중요하다.

신경학적 검사에는 경직, 떨림, 느린 동작의 움직임, 자세적 반사가 검사되어야 한다. 경직의 정도를 측정하기 위해 검사자는 한손 혹은 양손의 손목을 잡을 수 있고 손을 위아래로 흔들 수 도 있다. 느슨하고 쉽게 움직이는 것이 관찰될 것이다. 전완을 구부리고 펴는 것을 반복적으로 실시하면 움직임을 쉽게 느낄 수 있고 경직정도를 쉽게 측정할 수 있다. 고관절, 슬관절과 족관절 등의 하지 관절도 같은 방법으로 실시할 수 있다. 목과 몸통은 움직이는 모든 방향을 따라 움직이는 부분으로서 관찰되어야 한다. 움직이는 정도와 범위에 따라 경직정도를 결정할 수 있을 것이다. 경직정도를 측정할 때, 동작은 편안하게 수동적으로 이루어져야 한다. 안정시 떨림의 정도를 측정하기 위해서 환자는 앉은 자세로 양손은 무릎위에 편안하게 놓도록 한다. 개인에게 특수한 문장이나 20혹은 70부터 숫자를 거꾸로 소리내어 세도록 요구한다. 이 요구의 스트레스로 인해 떨림이 나타날 수도 있으며, 증상이 더욱 분명해 질 수도 있다. 떨림의 증상은 물을 담은 컵을 테이블 위에 올려놓도록 하고, 그것을 들고 물을 마신 후 다시 테이블 위에 올려놓도록 유도함으로써 발견해 낼 수도 있다. 모든 과정의 동작 동안에 떨림을 관찰한다. 앉은 자세에서 양손을 무릎위에 올려놓는 자세를 통해 동작의 느림도 관찰될 수 있다. 환자에게 앉은 자세에서 팔을 회내, 회외의 동작을 30초 동안 가능하면 빠르게 움직이도록 요구한다. 만약 동작의 느림증상이 나타난다면, 그 심각성은 잠시 휴식을 취한 후 결정해야 한다. 동작은 매우 느리고, 관절의 가동범위도 적거나 혹은 동작의 협응력이 낮음을 관찰 할 수 있을 것이다.

자세적 반사는 환자 뒤에 검사자가 서 있는 자세를 통해 관찰될 수 있다. 환자는 눈을 뜨고 있고 검사자는 환자의 어깨를 잡은 상태에서 빠르게 앞으로 밀고, 강하게 당겨준다. 검사자는 밀어내는 동작의 테스트로부터 돌아오는 동작을 관찰하게 된다. 환자가 제자리에 머물러 있거나, 뒤로 비틀거렸으나 독립적으로 제자리로 돌아왔거나, 뒤로 비틀거렸다가 제자리로 오는데 검사자의 도움이 요구되거나, 환자가 그대로 뒤로 넘어져 일어나기 어려워하고 있는가 등을 검토한다. 이 검사 동안에 환자의 낙상을 예방하기 위하여 검사자는 환자의 뒤에 위치해야 한다. 이 검사에 부가적으로 일반적인 협응능력, 감각, 인지적 검사가 수행되어야 한다.

통합된 파킨슨 질환 등급 지수(unified Parkinson' s Disease rating scale;UPDRS)는 건강전문가들로부터 정리된 포괄적인 검사방법이다(25). UPDRS검사에는 인지, ADL, 운동행동, 치료의 합병증과 장애지수를 측정하게 된다.

파킨슨 질환을 가진 사람들은 유의한 자세적 변화를 나타낼 수 있어, 자세 검사가 수행되어야 한다. 이 검사는 앉은 자세와 선자세에서 모두에서 실시되어야 한다. 검사자는 목이 앞으로 기울어짐, 어깨의 처짐, 척추 후만증과 측만증, 전만자세의 감소정도와 고관절과 슬관절의 심각한 굴곡을 관찰해야 한다.

항파킨슨 약물에 대한 반응을 살펴보기 위하여, 특수한 설문이 이루어져야 한다. 환자가 운동이상과 근긴장이상을 가지고 있는지를 결정하기 위해 검사자는 환자가 특정한 비정상적 불수의적 동작이나 자세를 나타내는 가를 물어보아야 한다. 만약 그렇다면, 이러한 동작이 약물의 복용과 관련이 있는 것일까? 약물의 복용 후 파킨슨 질환의 증상을 더욱 악화시키는 것은 아닐까? 만약 그렇다면, "복용/중단" 현상에 의한 임상적 파동일 수도 있다. 이러한 모든 정보들은 환자들을 운동시키기 위한 최상의 시간을 결정하는데 중요한 자료로 활용될 수 있다.

내과적, 외과적 치료 (MEDICAL AND SURGICAL TREATMENTS)

이전에 설명했던 바와 같이, 약물 치료는 특발성파킨슨병을 위한 내과적 치료의 주된 방법이다. 이차적인 방법으로는 뇌의 감각을 감소시키는 수술(sophisticated surgeries?)이 있다. 수술과정에는 시상절개술(talamotomy), 담창구절제술(pallidotomy)및 심부뇌자극(deep brain stimulation)이 이루어진다(73, 74). 시상절개술과 담창구절제술, 신경절제 절차, 손상은 시상하부 혹은 담창구의 특수한 부분에서 이루어진다. 이 절차는 비정상적 기능 구조의 비가역성을 파괴함으로써 떨림, 다른 불수의적 움직임과 같은 비정성작인 동작 장애를 제거하게 된다. 시상절개술은 약물에 의한 떨림을 바로 잡기위해 실시되며, 담창구절제술은 가장 많이 사용되는 방법으로 근육의 경직과 서맥, 떨림, 근경련과 근이상증을 감소시키게 된다.

다른 수술적 방법으로는 심부뇌자극 방법이 있다. 이 방법은 프로그램화된 자극 발생기가 뇌에 삽입 된다. 이 수술 방법의 장점은 안전하며, 변경이 가능하고 취소가 가능하다. 단점으로는 비용이 비싸고 장치의 관리가 까다롭다는 점이다. 이 장치는 보통 시상하부 혹은 담창구에 삽입된다. 임상적 효과에 대해서는 장치가 어디에 삽입되었는가에 따라 매우 다양하게 나타나지만, 결과들에서는 시상절개술과 담창구절제술보다는 효과적인 것으로 설명되고 있다.

수술의 세 번째 형태로는 죽은 뇌하수체 이식술이 있다. 이 수술은 현재 조사 중에 있고, 죽은 조직의 사용으로 인한 반대의 의견도 분분하다. 이러한 문제를 밝혀내기 위해 연구자들은 유전적으로 조작된 세포, 피포된 세포와 유전 치료방법뿐만 아니라, 이종조직이식방법에 대하여 조사하고 있다.

진단적 테크닉 (DIAGNOSTIC TECHNIQUES)

파킨슨질환을 진단하기 위한 규정된 진단 기술은 현재 없다.

운동/체력/기능적 검사 (EXERCISE/FITNESS/FUNCTIONAL TESTING)

운동검사를 수행하기 전해, 균형감, 보행, 일반적 가동성, 관절의 가동범위와 유연성 그리고 수동적 근 검사를 실시할 것을 추천하고 있다. 이러한 검사의 결과는 안전하게 운동 검사를 수행할 수 있을 것인가에 대한 좋은 자료가 될 것이다.

앉은 자세와 선자세에서의 정적, 동적 균형검사가 실시되어야 한다. 임상적 균형 검사는 기능적 유연 검사(75), Berg의 균형 지수(76), 감각 기관 검사(77)와 함께 파킨슨병을 가진 환자에게 사용될 수 있다.

보행은 20~50피트의 복도를 걷는 동안 관찰한다. 검사자는 보장(step length), 보폭(stride width), 뒤꿈치 닿기(heel strike)를 관찰한다. 파킨슨 환자는 몸을 돌릴 때 어려움이 있기 때문에, 검사자는 환자의 방향 전환을 관찰해야 한다. 이동 중 스텝의 연속성과 협응력에 주목 한다. 환자가 움직임을 쉽게 멈추도록 하는 것을 찾거나 걷는 동안에 갑자기 멈추게 되는지를 관찰하는 것이 중요하다. 환자가 쉽게 멈추는지, 몇 발작을 더 가야 하는지, 비틀거리며 걷거나(stagger), 더듬더듬 걷는지(stutter), 혹은 넘어질 가능성이 있는지를 살펴야 하며, 또한 환자가 길에 놓인 물체를 넘어가는지를 관찰한다. 검사자는 또한 갑자기 몸이 굳어버리는 경우가 발생하는지를 주목해야 한다. 균형과 보행이 잘 이루어지지 않는다면, 파킨슨 환자의 운동 검사시에 트레드밀의 사용이 권장되지 않는다.

일반적인 움직임이 듀크 움직임 검사(Duke Mobility test)와 같은 도구를 사용해서 측정될 수 있다(78). 이 검사의 점수는 순서 척도를 사용하지만, 팔 뻗기, 굽히기, 의자 이동하기, 계단 오르기, 정적인 앉거나 서기뿐만 아니라 걷기, 돌기, 물체 넘어가기와 같은 상위에 언급한 몇가지 과제를 통합한다. 이러한 검사들은 실행하는데 총 10분정도가 소요된다. 움직임이 매우 어려워보일지라도, 환자는 여전히 고정식 자전거나 암 에르고미터 프로토콜을 사용해서 운동 검사를 수행할 수도 있다. 그 환자가 어떠한 행위를 할 수 없다고 가정하기 전에 움직임을 시도해보라.

재활 전문가들의 근력 평가를 위한 표준 검사 방법은 특정 근육이나 근육군에 대한 수기 근육 검사이다. 보다 객관적인 측정들은 케이블 장력계, 악력계, 등속성 근력장비와 같은 장치를 사용하는 것을 포함한다. 이러한 분야에 대해서는 잘 연구가 되어있지 않기 때문에 어떠한 근력 검사 프로토콜이 사용되어야 하는지에 대한 권장사항은 없다. 그러므로, ACSM(미국 스포츠의학회)에 의해서 제시된 권장사항을 따라 근력과 지구력 검사를 수행해야 한다(79).

유산소성 지구력을 위한 검사를 결정할 때, ACSM에서 제시된 운동 검사를 위한 절대적이고 상대적인 금기사항을 따라야 한다(79). 덧붙여, 환자가 심각한 운동이상증(dyskinesa)이나, 근육긴장이상증(dystonia)을 경험했다면 주의해야 한다. 근력 검사에 있어서는, 파킨슨 환자에게 다른 운동 검사 프로토콜을 시도한 연구는 거의 없다. 이학 검사와 기능검사의 결과는 검사자에게 어떠한 운동 검사가 사용이 안전한지에 대한 지침을 제공하도록 해야 한다.

운동 처방과 프로그램 (EXERCISE PRESCRIPTION AND PROGRAMMING)

특발성파킨슨병(idiopathic Parkinson disease)환자를 위한 운동을 처방할 때, 총체적이고, 개별화된 프로그램이 목표되어야 한다. 이 질환은 만성적이며 진행성이기 때문에, 운동 프로그램은 이 질환이 처음 진단됐을 때의 초기에 시작되어야 하며 규칙적인 장기간 계획을 근거로 유지되어야 한다. 프로그램은 갱신되어야 하며 질병의 진행상황과 환자의 변화 요구에 따라 수정되어야 한다. 다음에 제시된 각각의 분야들이 다루어져야 한다 : 유연성, 유산소성 컨디셔닝, 근력강화, 기능성 트레이닝, 운동 제어.

유연성을 언급하기 위해서, 느린 정적인 스트레칭이 모든 대근육군에 대해 수행되어야 한다. 덧붙여, 관절가동범위(ROM) 운동이 모든 관절에 대해 처방되어야 한다. 상위사분역(upper quadrant)과 몸통은 초기부터 강조되어야 하는데, 이 질환이 이러한 부위에 먼저 영향을 미치며 이 질환이 진행됨에 따라 동결견과 척추에서 분절 움직임의 손실이 흔하게 발생하기 때문이다.

특발성파킨슨병 환자를 위한 유연성과 관절가동범위(ROM) 운동을 위한 최적의 빈도수는 확립되어 있지 않지만, 주당 1회에서 매일 실시하는 것을 제안한다. Schenkman 등은 51명의 파킨슨질환자를 무선 할당한 임상 연구를 시도하였다(80). 23명의 환자들이 주당 3회 10주간 척추 유연성을 강조하는 운동 프로그램에 참여하였다. 이 프로그램은 몸통의 유연성과 기능적 팔뻗기(functional reach), 균형감각에서는 향상을 가져왔으나 누운 자세에서 선자세로 이동하는데 걸리는 시간에서는 향상이 없었다. 누운 자세에서 선자세로 이동하는 것이 몸통 유연성의 감소에 의해 제한 될 수도 있지만, 이 연구에서는 몸통 움직임의 증가가 기능을 향상시켰다고 결론 내리지는 않았다.

특발성파킨슨병 환자를 위해 유산소성 컨디셔닝이나 근력 트레이닝을 사용하여 수행된 연구는 몇 안되기 때문에, 운동 처방에 있어서 특수성이 부족하다. 운동 빈도, 강도, 시간, 진행 등은 ACSM에서 제시된 지침서를 따라야 한다. 운동의 형태는 환자가 가지고 있는 문제에 따라야 한다. 앞에서 언급한 바와 같이, 환자가 보행이나 균형감각에 문제가 있거나 낙상의 경험이 있다면 트레드밀을 사용할 때 주의해야 한다. 고정식 자전거, 누워서 타는 자전거, 또는 암 에르고미터 등이 안전할 수 있다. 걷기를 이용한다면, 걷기 트랙과 같은 바닥의 장애물이 최소화 된 환경에서 수행할 것을 권장한다. 보행자가 혼잡하지 않은 상황이라면 쇼핑몰 걷기도 가능할 수 있다. 특발성파킨슨병 환자로부터 보고된 일화에 의하면 수영이 좋은 운동 방법이 될 수 있다고 제시하고 있다. 일부 보고에서는 수중 환경이 환자들을 보다 쉽게 움직이도록 할 수 있다고 하였다. 근력운동 프로그램을 처방한다면, 운동 장비가 프리웨이트의 사용보다 더 안전할 수 있는데 동작이 더 통제될 수 있기 때문이다. 환자가 심각한 활동떨림(intention tremor)이 있거나 운동이상증이 있다면, 프리웨이트는 근력운동 장비만큼 안전하지 않을 수 있다.

기능 트레이닝은 종종 낙상 예방과 일상생활 활동에서의 특수 트레이닝뿐만 아니라 보행과 균형감각 트레이닝을 포함한다. 다시 말해, 이러한 중재전략의 효능을 지지하는 연구들은 거의 없다. 시각과 청각 신호를 사용한 트레이닝이 보행을 향상시키고 움직임이 굳어지는 것(freezing)을 감소시킨다고 증명하고 있다(81).

동작 제어 전략은 눕기, 앉기, 서기, 걷기 중의 다양한 동작범위를 통해, 특정 과제를 위한 느리고, 통제된 움직임을 강조한다. Dietz 등은 IPD 환자가 트레드밀에서 걸을 때 체중지지 보조 시스템을 사용하는 것이 일부 보행 변인을 향상시켰음을 보고하였다(82).

이러한 전략은 장기간의 트레이닝 접근으로서 사용되지는 않았다. Viliani와 동료들에 의한 연구에서는 파킨슨병 환자들에게 상하지의 능동 가동, 척추 가동 운동, 사지 협응 운동, 자세와 보행 운동을 포함한 트레이닝을 실시하였다(83). 특정 동작 과제가 측정되었는데 그것은 누운자세에서 앉기, 앉은자세에서 눕기, 누워서 구르기, 의자에서 일어나기등을 포함한다. 모든 변인들은 중재 이후에 유의한 향상을 나타내었다. 이들 연구자들은 특정 동작 과제 트레이닝이 문제를 가지고 있는 파킨슨병 환들의 움직임을 향상시킬 수 있다고 결론짓고 있다.

운동 프로그램의 잠재적인 필요로 인해, 참여자가 프로그램의 요구사항을 안전하게 완성하기 위해 지침을 이해하고 따를 수 있는 것이 필요하다. IPD 환자의 인지 변화는 경증에서부터 중증까지 해당할 수 있으며, 결론적으로, 참여자가 그 프로그램을 안전하게 따를 수 있는지의 여부를 교육자가 판단하는 것이 중요하다. 이것을 확인하기 위한 방법은 구두지침과 문서지침 모두를 제공하고, 반복적인 시범과 환자가 모든 과제를 수행할 때 자세히 관찰하는 것, 가정에서 필요한 지지와 지침을 제공하기 위해 그 프로그램 내에서 배우자, 친구, 간병인을 교육시키는 것을 포함한다.

특발성파킨슨병이 있는 고령자를 위해서, 동반이환이 쟁점이 될 수 있다. 관절염과 관련된 근골격계 비정상이 동시에 존재하는 것 뿐만 아니라 심폐 질환등은 고려되어야 하며 환자의 선별검사에 포함되어야 한다. 존재할 수 있는 일부 심장의 비정상적 상태는 조기심실수축, ST-분절 하강, 베타 차단제를 복용중인 심장 환자에서와 유사한 느린 심박수, 뿐만 아니라 고용량 복용 후 운동기능이상중의 빈맥등을 포함한다.

이전에 언급된 바와 같이, 환자들이 그들의 약물에 어떻게 반응하는지를 명확하게 이해하는 것이 중요하다. 약물복용의 타이밍은 환자가 운동 세션중에 가장 좋은 시간대가 되는 것이 중요하지만, 환자가 그들 약물작용의 최고 시간대에 용량과 관련된 운동기능이상을 가지고 있다면 주의해야 한다. 운동기능이상의 심각한 정도에 따라 이러한 시간대의 운동은 금지될 수도 있다. "on/off 현상"을 가지고 있는 환자들은 "off" 시간대에 운동하는 것은 어렵거나 불가능할 수 있다.

질환의 정도에 따라, 운동 중 감독이 요구될 수도 있다. 인지 결함이 있거나 관련 문제가 많은 환자를 위해서는 그룹운동이 안전성, 운동지속, 사회화를 확보하기 위해서 보다 효과적일 수 있다.

교육과 상담 (EDUCATION AND COUNSELING)

파킨슨병 환자는 움직이기가 점점 더 어려워지거나 떠는 현상이 부끄러움이 될 수 있기 때문에 그들의 활동 수준을 감소시킬 수도 있다. 따라서, 환자들이 활동적인 생활을 유지하는 것이 중요하다는 것을 환자와 가족에게 교육시키는 것이 필수적이다. 파킨슨 질환 지지 그룹은 대도시일수록 조직화되어 있다. 이들 그룹은 환자와 그 가족들에게 지속적인 사회화를 격려할 뿐만 아니라 질병에 대한 교육에 있어서 매우 중요할 수 있다. 운동 그룹은 종종 교육 프리젠테이션뿐만 아니라 이들 조직을 통해 유용할 수 있다.

운동에 대한 장애물은 파킨슨 질환자에게 많을 수 있다. 그러나 그 장애물의 첫 번째는 움직임의 어려움 때문에 활동을 시작하지 못한다는 것이다. 운동을 처방할 때, 처방된 프로그램의 복잡성과 개인의 능력에 따라 주의 깊은 고려가 이루어져야 한다. 프로그램이 복잡할수록, 환자의 순응도는 떨어질 수 있다.

참고문헌

1. Marttila RJ. Diagnosis and epidemiology of Parkinson's disease. Auton Nerv Sys 1983;95(suppl):9–17.
2. Koller WC, Hubble JP. Classification of parkinsonism. In: Koller WC, ed. Handbook of Parkinson's disease. 2nd ed. New York: Marcel Dekker, Inc., 1992:59–103.
3. Yahr MD, Pang SWH. Movement disorders. In: Abrams WB, Berkow R, Fletcher AJ, et al., eds. The Merck manual of geriatrics. Rahway, NJ: Merck Sharp & Dohme Research Laboratories, 1990:973–994.
4. Caird FI. Parkinson's disease and its natural history. In: Caird FI, ed. Rehabilitation in Parkinson's disease. New York: Chapman & Hall, 1991:1–7.
5. Maguire GH. Occupational therapy. In: Abrams WB, Berkow R, Fletcher AJ, et al., eds. The Merck manual of geriatrics. Rathway, NJ: Merck Sharp and Dohme Research Laboratories, 1990:274–278.
6. Rajput AH. Current concepts in the etiology of Parkinson's disease. In: Schneider JS, Gupta M, eds. Current concepts in Parkinson's disease research. Seattle: Hagrefe & Huber Publishers, 1993:11–19.
7. Marttila RJ. Epidemiology. In: Koller WC, ed. Handbook of Parkinson's disease. 2nd ed. New York: Marcel Dekker, Inc., 1992:35–57.
8. Marttila RJ, Rinne UK. Epidemiology of Parkinson's disease—an overview. J Neural Transm 1981;51:135–148.
9. Hennekens CH, Buring JE. Epidemiology in medicine. Boston: Little, Brown and Co., 1987:57.
10. Marttila RJ, Rinne UK. Epidemiology of Parkinson's disease in Finland. Acta Neurol Scand 1976;53:80–102.
11. Rajput AH, Offord, Beard CM, et al. Epidemiology of parkinsonism: incidence classification and mortality. Ann Neurol 1984;16:278–282.
12. Kessler II. Epidemiologic studies of Parkinson's disease II. A hospital-based survey. Am J Epidemiol 1972;95(4):308–318.
13. Kessler II. Epidemiologic studies of Parkinson's disease III. A community-based survey. Am J Epidemiol 1972;96(4):242–254.
14. Kessler II, Diamond EL. Epidemiologic studies of Parkinson's disease I. Smoking and Parkinson's disease: a survey and explanatory hypothesis. Am J Epidemiol 1972;94(1):16–25.
15. Hoehn M, Yahr MD. Parkinsonism: onset, progression, and mortality. Neurology 1967;17(5):427–442.
16. Diamond SG, Markham ChC. Present mortality in Parkinson's disease: the ratio observed to expected deaths with a

method to calculate expected deaths. J Neural Transm 1976; 36: 259-269.
17. Sweet RD, McDowell FH. Five years' treatments of Parkinson's disease with levodopa. Ann Intern Med 1975;83: 456-463.
18. Yahr MD. Evaluation of long-term therapy in Parkinson's disease. Mortality and therapeutic efficacy. In: Birkmayer W, Hornykiewicz O, eds. Advances in parkinsonism. Basle: Editiones Roche 1976:435-443.
19. Marttila RJ, Rinne UK, Siirtola T, et al. Mortality of patients with Parkinson's disease treated with levodopa. J Neurol 1977;216:147-153.
20. Schenkman M, Butler RB. A model for multisystem evaluation treatment of individuals with Parkinson's disease. Phys Ther 1989;69(11):932-943.
21. Stefaniwsky L, Bilowit DS. Parkinsonism: facilitation of motion by sensory stimulation. Arch Phys Med Rehab 1973; 54(2): 75-77.
22. Jankovic J. Parkinsonism—plus syndromes. Mov Disord 1989;4(suppl 1):S95-S119.
23. Gershanik OS, Nygaard TG. Parkinson's disease beginning before age 40. In: Streifler MB, Korcqyn AD, Melamed E, et al., eds. Advances in neurology: Parkinson's disease: anatomy, pathology, and therapy. New York, NY: Raven Press, Ltd., 1990;53:251-258.
24. Gerstenbrand F, Poewe WH. The classification of Parkinson's disease. In: Stern G, ed. Parkinson's disease. Baltimore, MD: John Hopkins University Press, 1990:315-331.
25. Fahn S, Elton RL, Members of the UPDRS Development Committee. Unified Parkinson's disease rating scale. In: Stanley F, Marsden CD, Goldstein M, et al, eds. Recent developments in Parkinson's disease volume II. Florham Park, NJ: MacMillan Healthcare Information, 1987:153-303.
26. Jankovic J, Marsden CD. Therapeutic strategies in Parkinson's disease. In: Jankovic J, Tolosa E, eds. Parkinson's disease and movement disorders. 2nd ed. Baltimore, MD: Williams & Wilkins, 1993:115-144.
27. Marttila RJ, Rinne RK. Disability and progression of Parkinson's disease. Acta Neurol Scand 1977;56:159-169.
28. Jankovic J, McDermott M, Carter J, et al. Variable expression of Parkinson's disease: a base-line analysis of the DATATOP cohort. Neurology 1990;40:1529-1534.
29. Tanner CM, Goetz CG, Klawans HL. Autonomic nervous system disorders. In: Koller WC, ed. Handbook of Parkinson's disease. New York, NY: Marcel Dekker, Inc., 1992:185-215.
30. Gupta M. Parkinson's disease pathology: multineurotransmitter systems defects. In: Schneider JS, Gupta M, eds. Current concepts in Parkinson's disease research. Seattle, WA: Hogufe & Haber Publishers, 1993:21-40.
31. Wichmann T, DeLong MR. Pathophysiology of parkinsonian motor abnormalities. In: Narabayashi H, Nagatau T, Yanagisawa N, et al, eds. Advances in neurology. New York, NY: Raven Press, Ltd., 1993;60:53-61.
32. Ludin SM, Steiger MJ, Ludin. Autonomic disturbances and cardiovascular reflexes in idiopathic Parkinson's disease. J Neurol 1987;235:10-15.
33. Piha SJ, Rinne UK, Rinne RK, et al. Autonomic dysfunction in recent onset and advanced Parkinson's disease. Clin Neurol Neurosurg 1988;90(3):221-226.
34. Wakabayashi K, Takahashi H, Takeda S, et al. Parkinson's disease: the presence of Lewy bodies in Auerbach's and Meissner's plexuses. Acta Neuropathol 1988;76:217-221.
35. Wakabayashi R, Takahashi H, Ohama E, et al. Parkinson's disease: an immunohistochemical study of Lewy body-containing neurons in the enteric nervous system. Acta Neuropathol 1990;79:581-583.
36. Wakabayashi K, Takahashi H, Takeda S, et al. Louie bodies in the enteric nervous system in Parkinson's disease. Arch Histol Cytol 1989;52(suppl 1):191-194.
37. Martignoni E, Micieli G, Cavallini A, et al. Autonomic disorders in idiopathic parkinsonism. J Neural Transm 1986; 22(suppl):149-61.
38. Duvoisin RC, Eldridge R, Williams A, et al. Twin study of Parkinson's disease. Neurology 1981;31:77-80.
39. Ward CD, Duvoisin RC, Ince SE, et al. Parkinson's disease in 65 pairs of twins and in a set of quadruplets. Neurology 1983;33:815-824.
40. Kondo K, Kurland LT, Schull WJ. Parkinson's disease, genetic analysis and evidence of a multifactorial etiology. Mayo Clin Proc 1973;48:465-475.
41. Marsden CD. Parkinson's disease in twins. J Neurol Neurosurg Psychiatry 1987;50:105-106.
42. Martilla RJ, Kaprio J, Kistenvuo MD, et al. Parkinson's disease in a nationwide twin cohort. Neurology 1988;38:1217-1219.
43. Duvoisin RC. Genetics of Parkinson's disease. Adv Neurol 1986;45:307-312.
44. Sonsalla PK, Nicklas WJ. MPTP and animal models of Parkinson's disease. In: Koller WC, ed. Handbook of Parkinson's disease. 2nd edition. New York, NY: Marcel Dekker, Inc., 1992:319-340.
45. Bindoff LA, Birch-Machin MA, Cartlidge NEF, et al. Mitochondrial function in Parkinson's disease. Lancet 1989: 2:49.
46. Blin O, Desnuelle C, Rascol O, et al. Mitochondrial respiratory failure in skeletal muscle from patients with Parkinson's disease and multiple system atrophy. J Neurol Sci 1994;125: 95-101.
47. Taylor DJ, Krige D, Barnes PRJ, et al. A^{31} P magnetic resonance spectroscopy study of mitochondrial function in skeletal muscle of patients with Parkinson's disease. J Neurol Sci 1994;125:77-81.
48. Schapira AHV, Cooper JM, Dexter DT, et al. Mitochondrial complex I deficiency in Parkinson's disease. Lancet 1989; 1:1269.
49. Ebadi M, Srinivasan SK, Baxi MD. Oxidative stress and antioxidant therapy in Parkinson's disease. Prog Neurobiol 1996;48: 1-19.
50. Hirsch EC. Does oxidative stress participate in nerve cell death in Parkinson's disease? Eur Neurol 1993;33(suppl 1):52-59.
51. Jenner P, Olanow CW. Oxidative stress and the pathogenesis of Parkinson's disease. Neurology 1996;47(suppl 3): S161-S170.
52. Olanow CW. An introduction to the free radical hypothesis in Parkinson's disease. Ann Neurol 1992;32(suppl): S2-S9.
53. Hurwitz LJ. Improving mobility in severely disabled parkinsonian patients. Lancet 1964:953-955.
54. Stern PH, McDowell F, Miller JM, et al. Levodopa and phys-

ical therapy in treatment of patients with Parkinson's disease. Arch Phys Med Rehab 1970;(5):273-277.
55. Gibberd FB, Page NGR, Spencer KM, et al. A controlled trial of physiotherapy for Parkinson's disease. In: Rose FC, Capildeo R, eds. Research progress in Parkinson's disease. Kent: Pitman Medical 1981:401-403.
56. Flewitt B, Capildeo R, Rose FC. Physiotherapy and assessment in Parkinson's disease using the polarised light goniometer. In: Research progress in Parkinson's disease. Rose FC, Capildeo R, eds. Kent: Pitman Medical 1981:404-413.
57. Palmer SS, Mortimer JA, Webster DD, et al. Exercise therapy for Parkinson's disease. Arch Phys Med Rehabil 1986;67: 741-745.
58. Banks MA, Caird FI. Physiotherapy benefits patients with Parkinson's disease. Clin Rehabil 1989;3:11-16.
59. Pedersen SW, Oberg B, Insulander A, et al. Group training in parkinsonism: quantitative measurements of treatment. Scand J Rehab Med 1990;22:207-211.
60. Comella CL, Stebbins GT, Brown-Toms N, et al. Physical therapy and Parkinson's disease: a controlled clinical trail. Neurology 1994;44:376-378.
61. Stanley RK, Protas EJ, Jankovic J. Exercise performance in those having Parkinson's disease and healthy normals. Med Sci Sports Exerc 1999;31(6):761-766.
62. Canning CG, Alison JA, Allen NE, et al. Parkinson's disease: an investigation of exercise capacity, respiratory function, and gait. Arch Phys Med Rehabil 1997;78:199-207.
63. Koseoglu F, Inan L, Ozel S, et al. The effects of a pulmonary rehabilitation program on pulmonary function tests and exercise tolerance in patients with Parkinson's disease. Funct Neurol 1997;12:319-325.
64. Reuter I, Engelhardt M, Stecker K, et al. Therapeutic value of exercise training in Parkinson's disease. Med Sci Sports Exerc 1999;31(11):1544-1549.
65. Kakinuma S, Hiroshi N, Pramanik B, et al. Muscle weakness in Parkinson's disease: isokenetic study of the lower limbs. Eur Neurol 1998;39:218-222.
66. Nogaki H, Kakinuma S, Morimatsu M. Movement velocity dependent muscle strength in Parkinson's disease. Acta Neurol Scand 1999;99:152-157.
67. Pedersen SW, Oberg B. Dynamic strength in Parkinson's disease. Eur Neurol 1993;33:97-102.
68. LeWitt PA, Bharucha A, Chitrit I, et al. Perceived exertion and muscle efficiency in Parkinson's disease: L-dopa effects. Clin Neuropharmacol 1994;17(5):454-459.
69. Corcos DM, Chen CM, Quinn NP, et al. Strength in Parkinson's disease: relationship to rate of force generation and clinical status. Ann Neurol 1996;39:79-88.
70. Berg MJ, Ebert B, Willis DK, et al. Parkinsonism—drug treatment: part I. Drug Intell Clin Pharm 1987;21(1):10-21.
71. Montgomery EB, Lipsy RJ. Treatment of Parkinson's disease. In: Geriatric pharmacology. Bressler R, Kane MD, eds. New York, NY: McGraw Hill, Inc., 1993:309-328.
72. Protas EJ, Stanley RK, Jankovic J. Parkinson's disease. In: ACSM's exercise management for persons with chronic diseases and disabilities. Champaign, IL: Human Kinetics, 1997:212-218.
73. Honey C, Gross RE, Lozano AM. New developments in the surgery for Parkinson's disease. Can J Neurol Sci 1999; 26(Suppl 2):S45-S52.
74. Arle JE, Alterman RL. Surgical options in Parkinson's disease. Med Clin North Am 1999;83(2):483-498.
75. Duncan PW, Weiner DK, Chandler J, et al. Functional reach: a new clinical measure of balance. J Gerontol 1990;45: M192-197.
76. Berg K, Wood-Dauphinee S, Williams JI, et al. Measuring balance in the elderly: preliminary development of an instrument. Physiother Can 1989;41(6):304-311.
77. Liston RAL, Brouwer BJ. Reliability and validity of measures obtained from stroke patient using the balance master. Arch Phys Med Rehabil 1996;77:425-430.
78. Studenski S, Duncan PW, Hogue C, et al. Progressive mobility skills: a mobility scale with hierarchical properties. In: American Geriatrics Society Annual Meeting, Boston MA, 1989;41.
79. American College of Sports Medicine. ACSM's guidelines for exercise testing and prescription. 6th ed. Baltimore, Lippincott Williams & Wilkins, 2000.
80. Schenkman M, Cutson TM, Kuchihhatla M, et al. Exercise to improve spinal flexibility and function for people with Parkinson's disease: a randomized, controlled trial. J Am Geriatr Soc 1998;46:1207-1216.
81. Thaut MH, McIntosh GC, Rice RR, et al. Rhythmic auditory stimulation in gait training for Parkinson's disease patients. Mov Disord 1996;11(2):193-200.
82. Dietz V, Colombo G. Influence of body load on the gait pattern in Parkinson's disease. Mov Disord 1998;13(2): 255-261.
83. Viliani T, Pasquetti P, Magnolfi S, et al. Effects of physical training on straightening-up processes in patients with Parkinson's disease. Disabil Rehab 1999;21(2):68-73.

제5장
척수 기능 장애 (SPINAL CORD DYSFUNCTION)

소개 (INTRODUCTION)

이 장에서, 척수 기능 장애(spinal cord dysfunction; SCD)는 척수의 병변과 관련된 척수 손상(spinal cord injury; SCI) 또는 척추 이분증(spina bifida; SB)을 나타낸다. 여기서는 척수성 소아마비, 소아마비 증후군은 포함하지 않는다(6장을 보라). 또한, 척주에서 마미총(Cauda equina)과 척수의 연속성으로 인한 척수 기능 장애는 척추(중추신경계의 부분)와 마미총(말초신경계의 부분)의 손상이 모두 포함된다. 척수관내 신경 요소의 손상으로 체간, 사지의 운동 감각 기능의 소실과 손상을 초래한다. 신경학적 수준과 병변의 심각성에 의해 척수 손상은 (a)사지마비(상지와 하지의 마비/약화) 또는 (b) 하지마비(하지의 마비/약화)를 야기한다.

척수손상은 척수의 질환이나 외상에 의해 생후에 나타난다. 척수 동맥과 관련되어 있거나 척수의 분리, 타박, 압박의 결과로 척수의 괴사와 기능 장애를 초래한다. 이는 척추이분증과는 대조적으로 임신의 첫 달 동안 척수의 뒤쪽 아치가 닫히지 않아 선천성 신경관의 결손을 나타낸다. 대부분의 기능적 손상을 가진 척추 이분증의 심한 상태는 "척수막탈출증(myelomeningocele)"이다(1). 척수 손상으로 요추와 천추의 개관을 통해 신경과 척추 수막이 탈출 되는 것이다(그림 5.1).

역학 (EPIDEMIOLOGY)

척수 손상 (Spinal Cord Injury)

대부분의 척수손상은 외상에 의한 것으로 미국에서는 연간 새로운 척수손상(SCI) 환자가 약 10,000명씩 생겨난다. 척수손상의 발생률은 대략 인구의 만명 당 30-40명이며, 이 만명 중에 20명(년 간 5000명)은 초기 손상으로 생존하지 못한다. 척수손상의 발생율이 가장 높은 연령대는 16-30세이다. 미국내 척수손상 환자는 약 250,000-400,000명으로 이 중 남성이 80%를 차지한다. 손상시 평균 나이는 33세이다(중앙값 26세, 최빈값 19세). 미국에서 외상으로 인한 척수손상의 원인에는 자동차 사고(44%), 폭행(24%), 낙상(22%)과 스포츠(8%)가 포함된다. 종양, 감염, 혈전과 같은 질병으로 척수손상이 발생된 수는 확인되지 않았다. 척수손상의 약 50%가 경추, 25%가 흉추, 20%가 요추, 5%가 천추와 관련되어있다. 척수손상의 45%가 손상 수준 이하의 감각운동과 자율 기능이 모두 소실된 완전(complete) 마비이다. 나머지 55%는 부분 소실을 가진 불완전(incomplete) 마비이다. 이 비율은 응급 의학 치료가 향상되면서 증가되었다. 모든 척수손상의 약 반은 사지마비이며, 이 비율은 발병 연령과 함께 증가되고 있다(2, 3).

척추 이분증 (Spina Bifida)

미국에서 척추이분증은 출생 1000명당 약 0.6명의 비율로 발생하며 이는 서서히 감소되고 있다. 적어도 척추이분증을 가

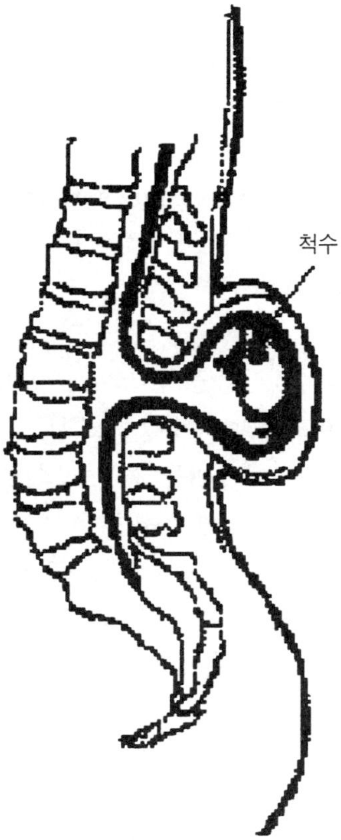

그림 5.1 신생아의 척추에서 탈출된 수막과 척추 신경에서 요부 수막 척수류.

진 2000명의 어린이가 미국에서 해마다 태어난다. 발생률은 히스패닉계 미국인(Hispanic-Americans)이 가장 높고 코커시언 미국인(Caucasian-Americans)은 낮고, 아프리칸 미국인(African-Americans)이 가장 낮다. 척추이분증의 경우 약 80%가 척수막탈출증과 관련되어 있다(1).

병태생리학 (PATHOPHYSIOLOGY)

척수손상 (Spinal Cord Injury)

척수손상은 척수관내의 신경 요소의 손상으로 체간과/또는 사지의 운동과/ 또는 감각 기능의 손실이나 손상으로 초래된다. 경추(C1-C8) 또는 가장 높은 흉추 분절(T1)의 손상이 팔, 몸통, 다리, 골반의 기관(방광, 내장, 생식 기관)에 손상이 동반된 사지마비를 초래한다. 흉추 T2-T12의 손상은 몸통, 다리, 골반 기관의 손상이 동반된 하지 마비를 초래한다. 요추나 마미총(L1-S4)의 천추 분절의 손상은 다리와 골반 기관의 손상을 야기한다. 손상의 신경학적 수준과 완전도는 손상의 정도에 따라 결정된다. 그림 5.2는 근육과 다른 기관에 대한 척수 분절의 신경 지배를 나타낸 것이다(4, 5). 표 5.1의 ASIA 손상 스케일은 주어진 수준에서 손상의 정도와 완전도

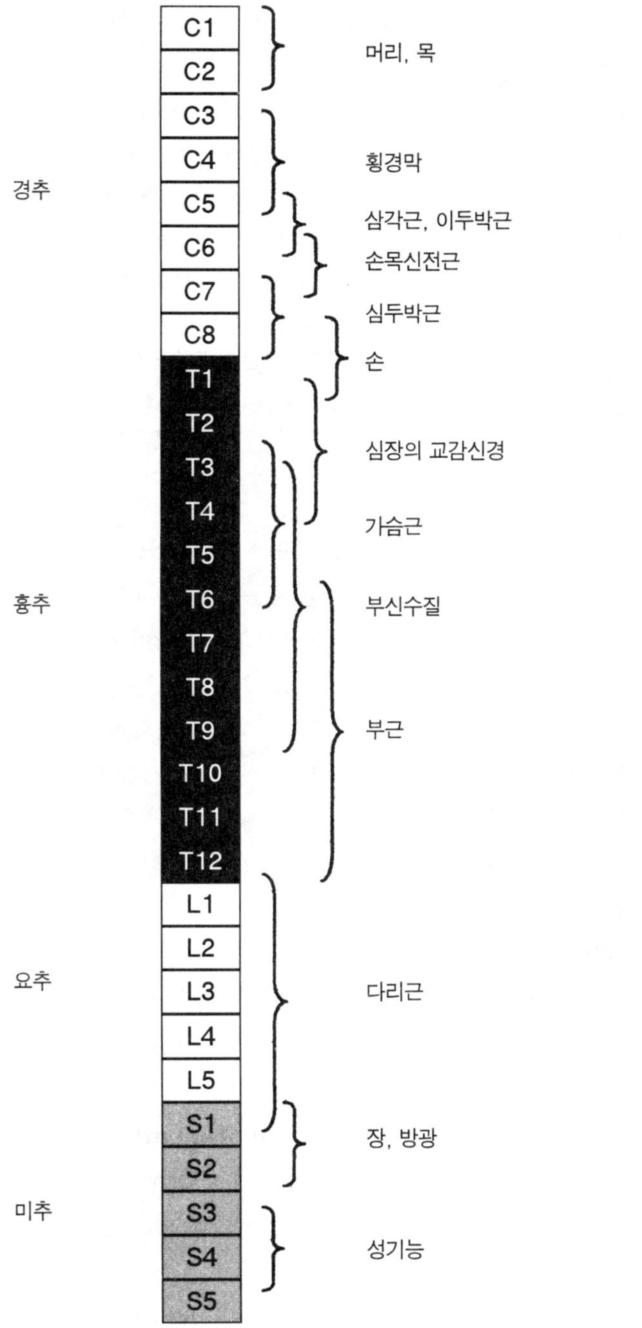

그림 5.2 척수 기능 장애에서 주된 근육과 기관에 대한 신경지배의 분절.

표 5.1. **척수손상의 심각성을 평가하기 위한 ASIA 손상 척도**

등급	정의
A	완전. 천추 분절 S 4-5에 감각과 운동 기능이 없다.
B	불완전. 운동 기능은 없지만 감각기능은 신경학적 수준 이하에 남아있으며, 천추 분절 S4-5를 통해 뻗쳐있다.
C	불완전. 운동 기능은 신경학적 수준 이하에 남아 있으며, 신경학적 수준 아래에 주근육은 3/5등급 이하이다.
D	불안전. 운동기능은 신경학적 수준 이하에 남아 있으며, 신경학적 수준 아래에 주근육은 3/5등급 이상이다.
E	정상. 감각과 운동 기능은 정상이다.

(completeness)에 대한 등급을 위해 사용된다(6, 7).

선천성 척수손상이나 후천적 척수손상으로부터 생리적 손상은 감각 소실, 근육 마비와 교감신경계 손상이 포함된다. 이것은 종종 척수손상을 가진 사람의 근본적인 훈련능력과 운동의 급성 생리적 반응에 대한 크기와 성질에 영향을 준다. 기본 해부학과 생리학적 손상과 잔존 기능은 그림 5.3에 나타난 형태로 의사들에게 요약된다(6, 7).

임상적 척수손상 증후군 (Clinical SCI Syndromes)

6가지 주된 척수 손상 증후군(7)은 일반적으로 낮은 수준의 하지마비나 불완전한 척수손상과 연관되어있다.

- **브라운-세까르 증후군**(Brown-Sequard Syndrome)은 상대적으로 같은 쪽의 고유수용성 감각과 운동 감각의 손실과 반대쪽의 침통각(찌르기)과 체온에 민감성의 손실을 야기한다.
- **중심 척수 증후군**(Central cord syndrome)은 경수의 병변으로부터 발생하며, 천추의 감각 기능은 남아있고, 하지보다 상지를 더 약하게 한다.
- **척수 후삭 증후군**(Posterior cord syndrome)은 체온과 침통각의 손실이 나타나지만, 운동기능과 고유수용성 감각은 더 크게 보존하게 된다.
- **척수 전삭 증후군**(Anterior cord syndrome)은 뿌리 깊은 운동 감각 손실을 야기하지만, 가볍게 손을 대거나 누르는 감각은 남는다.
- **척수 원추 증후군**(Conus medullaris syndrome)은 척추관 안에 천추 코드와 요추신경이 손상되며, 보통 무반사 방광, 배변, 하지에 발생한다.
- **마미총 증후군**(Cauda equina syndrome)은 신경관내에서 요천추 신경 뿌리가 손상되며, 방광, 창자, 하지의 무반사반응이 나타난다.

척수기능장애의 즉각적인 신경 결과 (Immediate Neurological Consequences of SCI)

1. 감각운동과 자율신경계의 기능: (a) 병변의 신경학적 수준 위의 정상기능, (b) 병변의 수준에서 손상된 기능(완성마비), (c) 병변의 수준(골격근과 평활근의 경련) 이하의 손상된 기능(경련성 마비)-피부분절(dermatome)와 근육분절(myotome) 도해에 따라(그림 5.2와 5.3을 보라).
2. 병변의 수준에 따라 다양하게 예상되는 기능적 독립성의 수준(8):
   - 사지마비: 손상된 하지와 상지, 심장과 부신의 교감신경계 신경분포, 혈관운동 마비, 저혈압의 감수와 자율신경계의 무반사, 악화된 감기
   - 하지마비: 손상된 하지
3. 경직/이완성 방광은 속을 텅비게 하고 잘 관리하기 위해 도뇨(카테터를 껴주는 것) 혹은 소변을 모으는 장치가 필요, 요실금의 위험
4. 변비, 배변실금의 위험
5. 뼈의 탈무기화/골감소증, 골절의 위험

이차적 상태와 척수손상 (Secondary Conditions and SCI)

이차적인 의학적 상태는 나이에 따라 척수손상이 있는 사람들의 건강과 기능을 위협한다. 이런 상태는 일반적으로 척수손상이 발생한 이후의 시간에 따라 증가한다. 대부분의 널리 알려진 이차적 상태는 만성 통증, 문제가 있는 경련, 우울증, 비만, 비뇨기계의 감염, 쓰라린 압박감이다(9-12). 일상적인 활동을 위해 상지에 오랜 세월 의존하는 것은(휠체어 또는 독발의 사용과 이동) 어깨, 팔꿈치, 손목의 과사용 상해,

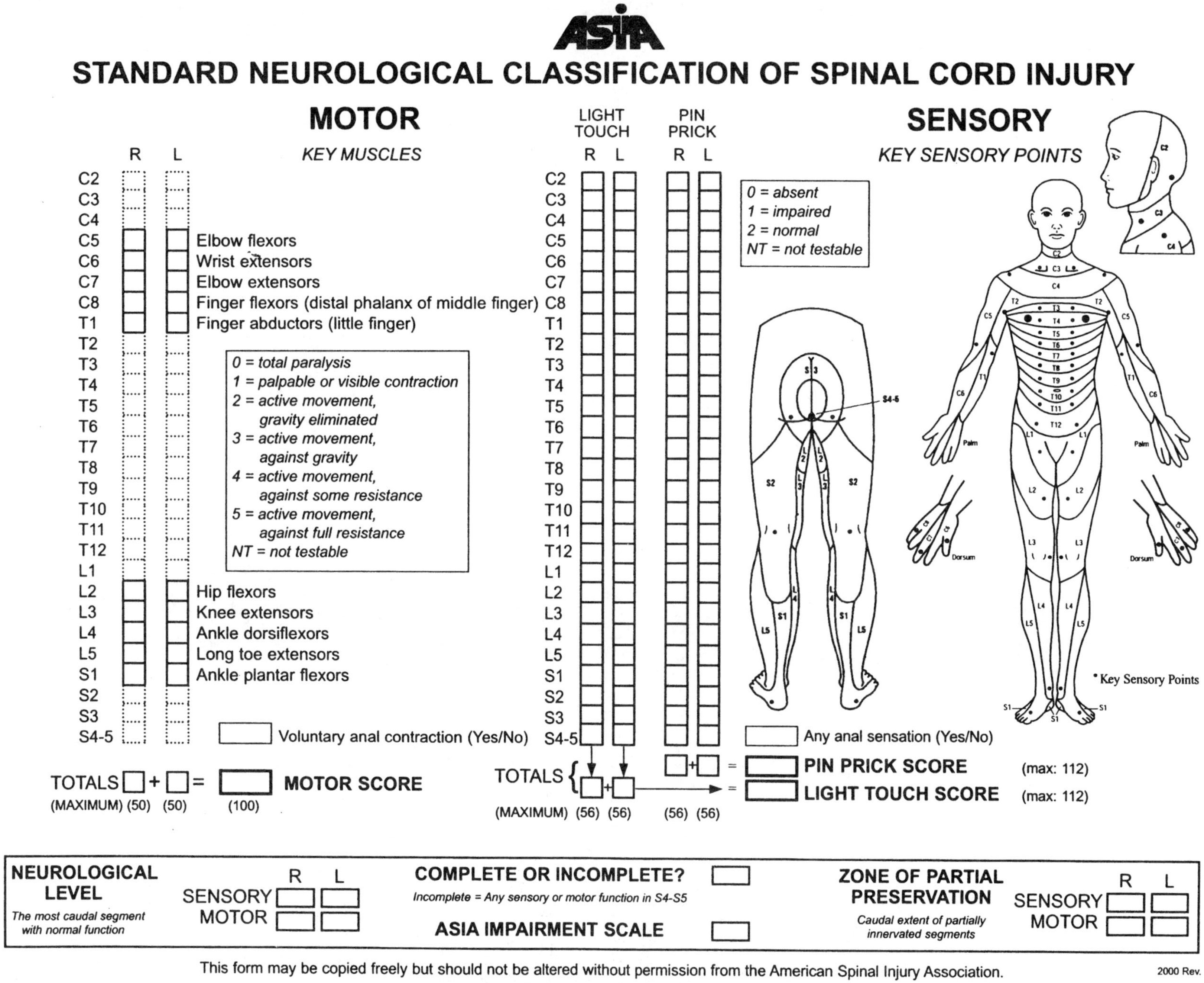

ASIA

STANDARD NEUROLOGICAL CLASSIFICATION OF SPINAL CORD INJURY

MOTOR

KEY MUSCLES

	R	L	
C2			
C3			
C4			
C5			Elbow flexors
C6			Wrist extensors
C7			Elbow extensors
C8			Finger flexors (distal phalanx of middle finger)
T1			Finger abductors (little finger)
T2			
T3			
T4			
T5			
T6			
T7			
T8			
T9			
T10			
T11			
T12			
L1			
L2			Hip flexors
L3			Knee extensors
L4			Ankle dorsiflexors
L5			Long toe extensors
S1			Ankle plantar flexors
S2			
S3			
S4-5			

0 = total paralysis
1 = palpable or visible contraction
2 = active movement, gravity eliminated
3 = active movement, against gravity
4 = active movement, against some resistance
5 = active movement, against full resistance
NT = not testable

☐ Voluntary anal contraction (Yes/No)

TOTALS ☐ + ☐ = ☐ **MOTOR SCORE**
(MAXIMUM) (50) (50) (100)

SENSORY

KEY SENSORY POINTS

	LIGHT TOUCH R	LIGHT TOUCH L	PIN PRICK R	PIN PRICK L
C2				
C3				
C4				
C5				
C6				
C7				
C8				
T1				
T2				
T3				
T4				
T5				
T6				
T7				
T8				
T9				
T10				
T11				
T12				
L1				
L2				
L3				
L4				
L5				
S1				
S2				
S3				
S4-5				

0 = absent
1 = impaired
2 = normal
NT = not testable

☐ Any anal sensation (Yes/No)

☐ + ☐ = ☐ **PIN PRICK SCORE** (max: 112)

TOTALS ☐ + ☐ = ☐ **LIGHT TOUCH SCORE** (max: 112)

(MAXIMUM) (56) (56) (56) (56)

NEUROLOGICAL LEVEL *The most caudal segment with normal function*		R	L	**COMPLETE OR INCOMPLETE?** ☐ *Incomplete = Any sensory or motor function in S4-S5*	**ZONE OF PARTIAL PRESERVATION** *Caudal extent of partially innervated segments*		R	L
	SENSORY	☐	☐	**ASIA IMPAIRMENT SCALE** ☐		SENSORY	☐	☐
	MOTOR	☐	☐			MOTOR	☐	☐

 2000 Rev.

그림 5.3 척수 손상에 대한 ASIA 표준 신경학적 분류(7).

건염, 퇴행성 관절과 통증을 일으킬 수 있다. 심각한 경련은 관절 구축을 유발할 수 있고 관절가동범위의 손실을 가져온다. 복부(호기) 근육의 마비는 감기를 악화시키고 호흡계 감염의 영향을 증가시킨다. 종종 방광 염증과 항생제의 사용은 신장 손상과 전신의 감염으로 이끌 수 있다. 비활동, 고지혈증, 인슐린 저항성과 고혈압은 심장과 뇌혈관질환의 위험에서 오랜 기간 생존하는 척수손상이 있는 사람들에게 발생될 수 있다(13, 14).

척수손상의 운동과 연관된 결과 (Exercise-related Cousequences of SCI)

척수손상은 두가지 주된 운동과 연관된 문제점을 유발할 수 있다: (a) 마비된 다리로 기능적 전기 자극 자전거 에르고미터의 사용없이 자발적인 대근육군 유산소 운동의 수행능력 감소, 그리고 (b) 높은 비율의 유산소 대사를 지원하기 위한 자율신경계와 심혈관계를 자극시킬 수 없는 무능력(15-16). 그러므로 부신수질에서 만들어진 카테콜라민은 골격근의 정맥 펌프와 체온조절을 손상시키게 되고, 정상이하의 수준에서 심박출량(CO)은 운동을 제한하게 된다. Hopman 등(17)은 하지마비가 있는 사람들에게 하지의 정맥 혈관의 특성을 검사하였다. 척수손상이 없는 피험자와 비교하여 낮은 정맥 확장성과 능력, 그리고 높은 정맥류의 저항을 지적하였다. 이것은 힘을 줄 수 없는 하지 근육과 교감신경계의 탈신경의 영향보다 근위축과 비활동으로 혈관이 적응되는 것으로 생각된다.

운동하는 동안 일반적인 이차적 합병증은 특히 사지마비가 있는 사람들에게 심박동수 촉진작용과 수축력 증진의 제한과, 과도한 정맥 저류, 정맥 위축, 기립성 저혈압과 운동성 저혈압, 운동 내성, 자율신경계의 반사이상이다. 이런 후반기의 상태는 심각한 고혈압(동맥혈압 ≥300/200 mmHg), 두통, 서맥, 홍조, 소름, 보기 드문 발한, 떨림, 코의 울혈로 인해 야기된 자율신경계 반사의 과도한 활동의 결과로 생긴 증후군이다.

사지마비는 보통 많은 생리 시스템의 컨디션 저하와 함께 좌식생활습관을 갖는다. 운동성 손상, 뼈의 탈무기화, 골격근과 심근의 위축을 악화시키고, 체지방율의 증가와 혈류량, 체내 수분 함유량, 제지방량의 감소와 같은 신체구성을 변화하게 한다(18).

척추 이분증 (Spina Bifida)

척추 이분증의 즉각적인 신경 결과 (Immediate Neurological Consequences of SB)

척추이분증이 있는 유아는 일반적으로 척수기형에 가깝기 때문에 감염의 위험을 최소화하고 나아가 신경 손상을 예방하기 위해서 생후 24시간 안에 수술을 해야 한다. 척추이분증의 약 80%는 요천추 신경 뿌리에 영향을 주고(1), 그 결과 요추에 손상을 주거나 L1~S4까지 말총의 천추 분절에 손상을 준다. 동일한 신경 수준으로 척수손상과 비슷한 척추이분증은 보통 다리 또는 골반 기관(방광, 창자, 성기관)에서의 감각운동기능과 자율신경계의 손상을 초래한다. 정확한 신경 수준과 상해의 완전성은 손상 등급으로 결정된다(그림 5.2와 5.3). 또한 척추손상처럼, 표 1의 ASIA 손상 척도는 주어진 수준에서 척추이분증의 손상 또는 완전성의 정도를 등급으로 사용할 수 있다(6, 7).

척추이분증의 빈번한 합병증은 "뇌수증(hydrocephalus)"이며, 척추이분증이 있는 사람들의 약 90% 발생한다. 척추이분증은 뇌척수액(CSF)의 배출과 적절하게 흡수하는 것이 손상되며, 뇌의 뇌실에서 뇌척수액의 과도한 축적이 일어난다. 비효율적으로 치료하거나 치료하지 않으면 물뇌증(수두증)이 뇌를 압박하고 뇌손상과 영구적인 인지 손상을 유발하며 장애를 갖는다. 척추이분증이 있는 대부분의 사람들은 가슴 또는 복부 안쪽의 피부 아래 뇌의 뇌실에서 뇌척수액을 배출시키는 이식된 플라스틱 통로를 가지고 있다. 통로가 폐쇄된다면 기능이 상실될 것이다. 전형적으로 척추이분증이 있는 사람들은 생애 동안 통로를 대체하는 것을 2번 정도 한다.

아놀드 키아리 기형(Arnold-Chiari malformation)의 존재는 소뇌와 뇌간을 압박하는 결과를 초래한다(1). 어린이 또는 청소년의 증상은 목통증, 체성감각 기능의 변화, 삼키고 말하고 호흡하는 문제 등이다. 치료는 오직 외과적 수술의 감압술이다. 소뇌의 기능장애는 운동거리조절 이상, 미세한 협동운동장애, 떨림(진전), 눈떨림(안진), 조화운동불능 보행으로 나타난다. 이런 사람들은 미세한 운동 기술에도 어려움을 경험하게 된다.

척수손상 기능은 척추이분증이 있는 사람에서 정확하게 관찰되어야 한다. 근육 긴장 또는 근력의 변화는 급격히 척추측만증으로 발전된다. 장이나 방광 기능의 변화는 "척수내수종

(hydromyelia)" 또는 "계류척수증후군(tethered cord)"을 의심할 수 있다(1). 척수내수종 (또는 척수구멍증)에서 척수액의 구멍(fluid cavity)은 척수의 중심관에서 발전되며, 나아가 근신경 기능에 손상을 준다. 항상 아프거나 상태가 악화되면 척수액의 외과적 문합술(surgical shunting)이 필요하다. 계류척수증후군이 발생하면 계류척수는 척수의 횡축 성장으로 척수가 스트레칭되거나 운동이나 움직임으로 스트레칭되며, 계류척수의 외과적 수술은 추후의 척수 손상을 예방하고 근신경 기능의 손실을 막기 위해 필요하다.

척추이분증과 이차적인 상태 (Secondary Conditions and SB)

척추손상이 있는 대부분의 사람들과 다르게, 척추이분증을 가진 생존자들은 평생동안 그런 상태를 견뎌야 한다. 척추이분증이 있는 어린이가 어른이 될 때까지 대개 다양한 정형외과적 수술과 근신경 수술을 받아야하고, 장기간 기능적 상태가 위태로울 수 있다. 만약 척추이분증이 있는 어린이가 오랜 세월 동안 보조 장비로 걸어야 한다면, 척추와 하지 관절의 스트레스/염좌는 척추측만증, 고관절 아탈구/탈구, 아킬레스건 구축, 근육의 불균형과 같은 변형을 교정하기 위해 여러 번의 정형 외과적 수술이 필요하다(1). 척추 측만증은 척추이분증이 있는 사람들의 80%에서 발생된다고 알려졌고, 척추 융합(fusion)으로 종종 치료된다. 비슷하게, 장시간동안 휠체어를 사용하는 사람들은 수근관증후군, 건염, 관절염과 같은 상지 과사용 증후군이 발생하며, 게다가 운동성도 손상된다. 골다공증은 휠체어를 사용하는 하지의 이완마비가 있는 어른과 어린이에게서 흔하다. 그러므로 국부적인 발적, 변형이나 열과 같은 증상을 가진 통증 없는 골절이 생기기 쉽다.

척추기능장애가 있는 사람들처럼 척추이분증이 있는 사람들은 피부 관리와 위생에 주의를 기울여야 한다. 좌골조면, 대전자, 천골위의 피부가 예민하다면, 몸을 뒤척이게 하거나 엎드리게 하고, 좌석에 푹신한 것을 대주거나 압박하는 것을 풀어주고, 청결하게 해주는 것으로 이 부위를 예방하는 것이 필수이다. 또한 특히, 세균이 항생제 저항성이 있다면 평생 동안 만성 요로계 감염으로 신장 손상과 신부전증을 유발할 수 있다.

청소년이 되서 척추이분증이 있는 어린이에게 비만은 특히 많다. 척추이분증이 있는 많은 어린이들은 보조기와 목발을 사용해서 체중 지지할 수 있는 보행으로 자주 걷게 해야 한다. 그러나 청소년기 동안의 체중 증가는 효과적으로 똑바로 걷는 보행을 방해하며, 움직이기 위해 수동적인 휠체어를 타고 다니는 사람들은 더 집중적으로 실시해야 한다. 이는 체중이 증가하고 활동을 하지 않고 나아가 기능적인 독립성과 건강의 악화와 컨디션의 악화등과 같은 잘못된 사이클이 된다. 휠체어의 사용은 상지 스트레스가 높게 나타나는 것은 흔하지 않으며, 상지의 반복적인 운동 장애로 감수성이 증가하게 된다. 특별한 주의사항은 청년기와 어른 시절을 통해 체중 관리를 하기 위한 비용을 지불해야한다.

척추이분증이 있는 사람들의 약 30%는 가벼운 정도에서 중등도의 인지 능력이 있고, 종종 학습 무능력은 특수한 교육이 필요하기도 한다(19). 많은 사람들은 낮은 자아 존중감, 미숙한 사회성, 독창력의 부족, 우울증 등이 있는 많은 사람들은 독립적인 삶에 어려움을 겪는다. 평생 동안의 관리, 지지, 의학적/치료적인 추후관리는 사회에서 독립적으로 살아가는데 있어 필수적이다.

척추이분증의 운동과 관련된 결과 (Exercise-related Consequences of SB)

과도한 하지 마비가 있다면, 척추이분증은 대근육군 유산소 운동을 자유롭게 수행하는 능력을 감소시키는 결과를 초래할 수 있다. 결과적으로, 기능적 전기 자극(FES)은 마비된 둔근, 슬괵근과 대퇴사두근이 무기력하게 반응하지 않게 할 것이다. 따라서, 기능적 전기 자극(FES)은 신경학적 병변이 L1 위쪽이 아니라면 일반적이지 않다. 유산소 운동 검사와 트레이닝을 하는 동안, 척추이분증이 있는 걸을 수 있는 사람들은 트레드밀에서 걷기/뛰기가 가능할 것이다. 반면에, 움직이기 위해 휠체어를 사용하는 초기 척추이분증이 있는 사람들은 최대 생리적인 반응을 측정하기 위해서 휠체어 트레드밀 운동, 휠체어 에르고미터, 팔 자전거 에르고미터, 팔과 하지 운동이 가능한 복합형 에르고미터와 같은 운동 형태가 필요할 것이다.

치료적 운동은 상지의 근력과 유연성의 균형을 유지하는 운동으로 권장된다. 이런 운동은 오랫동안 휠체어 또는 목발을 사용함에 따라 퇴행성 관절염과 신경 포착 증후군과 같은 상지 과사용 증후군을 예방하도록 도와준다(20).

척추이분증을 가진 사람들의 약 70%는 라텍스(천연 고무)

에 알려지 과민반응이 있다(1). 그러므로, 라텍스로 되어 있는 운동용, 연구용, 임상용 장비는 만져서는 안된다(탄력 밴드 또는 튜빙, 고무로 씌운 덤벨, 라텍스 장갑, 혈압 커프 등). 라텍스가 환자의 피부에 닿았거나, 점액막 또는 순환계에 들어갔다면, 눈에 눈물이 맺히고, 숨을 헐떡거리고, 두드러기가 나며, 뾰루지가 나고, 부어오르며, 몇몇 심각한 경우에 생명에 치명적인 과민증(anaphylaxis)를 일으킨다.

약한 체력과 낮은 신체 능력은 척수기능 장애가 있는 어른과 어린이 모두 나타난다. 장애가 있는 동일한 사람들과 비교하여 척수기능 장애를 가진 청소년들은 악력이 27% 낮고, 피부 두겹이 47% 더 두껍고(체지방도 더 높다), 최고산소섭취량(O_{2peak})이 65% 더 낮고, 장거리 이동 시간도 매우 느리다.

임상 운동 생리학 (CLINICAL EXERCISE PHYSIOLOGY)

운동에 대한 단기적 반응 (Acute Responses to Exercise)

척수 손상 (Spinal Cord Injury)

표 5.2에 척수손상이 있는 성인들을 두 분류로 나누어 안정시와 최고시의 암에르고미터의 생리적인 반응을 요약해서 제시하였다. Morrison 등(25)은 척추손상자를 대상으로 척추손상 재활단계부터 퇴원후 6개월 동안의 자료를 정리하였다. 표에서 그룹간의 병변 수준의 차이는 없었고 (a) 사지마비를 가진 피험자에서 빈맥이 무디어 졌고, (b) 사지마비를 가진 피험자와 높은 병변의 하지마비에서 매우 낮은 최고산소섭취량과

표 5.2A. **척수손상을 가진 94명(ASIA class A-B)의 성인에서 재활부터 퇴원후 6주후의 안정시와 최대 팔 자전거 운동동안 생리적 반응에 대한 평균±표준편차(25)**

	심박수 (BPM)	수축기 혈압 (mm Hg)	이완기 혈압 (mm Hg)	산소섭취량 (ml/kg/min)	환기량 (L/min)	운동자각도 (6-20)	파워박출량 (W)
안정시							
사지마비	83±16	98±16	66±13	-	-	-	-
높은 하지마비	92±19	104±12	72±12	-	-	-	-
낮은 하지마비	97±14	119±13	79±11	-	-	-	-
최대 팔 에르고미터							
사지마비	117±16	95±22	65±14	8.3±2.9	30±12	17±2	34±11
높은 하지마비	152±29	107±30	67±13	8.9±2.6	36±11	17±2	51±15
낮은 하지마비	161±11	140±19	81±15	13.5±3.7	46±13	17±2	63±16

평균 연령=30 0세(범위=16-58)
사지마비(경추6-경추8): 24명; 남자 20, 여자 4; 체중=71 3kg
높은-병변 하지마비(흉추1-흉추5): 15명; 남자 15; 체중=79 0kg
낮은-병변 하지마비(흉추6-흉추12): 55명; 남자 42, 여자 13; 체중=71 8kg

표 5.2B. **장기간 지속된 척수손상을 가진 72명의 남자와 여자의 최대산소섭취량에 대한 평균±표준편차(26)**

	사지마비 (경추5-경추8)	높은 하지마비 (흉추1-흉추6)	중간 하지마비 (흉추7-흉추11)	낮은 하지마비 (흉추12-요추3)	매우 낮은 하지마비 (요추4-천추2)	불완전 사지마비 (경추5-경추8)	불완전 하지마비 (흉추1-요추3)
여자							
인원	0	0	2	2	1	3	1
최고산소섭취량	-	-	23±1	23±2	40	20±5	12
남자							
인원	10	6	14	8	11	10	4
최고산소섭취량	14±5	17±6	26±8	28±7	24±7	23±11	23±7

기능 항진이 결핍되었고, (c) 최고 파워와 병변의 수준 사이에 반비례 관계를 보였고, (d) 대부분의 반응에서 지속적인 변이성을 보였다. 또한 표 5.2를 보면 장시간(4-16년) 척수손상이 있는 사람들을 대상으로 한 Hjeltnes와 Jansen (26)의 연구가 제시되어 있다. 평균 최대 산소섭취량은 Morrison 등(25)의 연구에서 실제적으로 더 높게 측정되었다. 더 높은 최고 산소섭취량은 또한 만성 통증, 경련, 요관 염증, 골다공증과 같은 이차적 질환의 낮은 유병율과 높은 기능적 가동성과 높은 관련이 있다.

Stewart 등(27)은 Morrison 등(25)의 연구로부터 척수손상이 있는 102명의 대상자들의 생리적 그리고 기능적인 면의 요인분석을 하였다. 그들은 주된 체력 요인으로 혈압 유지와 일반적인 건강 다음으로 여러 가지 최고의 생리적인 반응을 보인 "유산소 체력과 근력과 근지구력"을 제시하였다.

Raymond 등(28)은 T4-T12에 마비가 있는 7명의 대상자들을 팔 자전거 에르고미터를 시행한 대상자와 팔 자전거 에르고미터와 기능적 전기 자극을 가한 자전거 에르고미터(혼합 운동)를 실시한 대상자들의 심폐지구력을 비교하였다. 팔자전거와 다리자전거를 포함한 혼합운동 그룹이 자전거만 실시한 단독 그룹보다 파워 박출량이 더 높게 나왔다. 상체 자전거 에르고미터만 실시한 단독 그룹과 비교했을 때 최대하 상태에서 혼합 운동 그룹이 25% 더 높은 산소섭취량(1.58 대 1.26L/min)과 13% 더 낮은 심박수(132 대 149bpm), 42% 더 높은 심박수에 대한 산소섭취량(O_2 pulse; O_2/심박수, 12.2 대 8.6L/b)이 측정되었고, 환기량(VE)과 호흡교환율의 차이는 나타나지 않았다. 이 같은 결과는 최대하 또는 최대 운동시에 증명되었고 상체 자전거 에르고미터에 비해 팔과 다리 자전거 에르고미터를 병행한 혼합 운동 그룹에서 운동 중에 더 높은 대사적 스트레스가 나타났다. 상지와 하지 에르고미터를 병행한 최대하운동중에 관찰된 더 높은 심박출량은 심박수의 차이 없이 정맥저류(venous pooling)와 더 높은 심박출량을 나타내었다. 이러한 결과는 상지와 하지 모두 포함된 트레이닝이 상지 자전거 에르고미터 단독그룹보다 마비가 있는 사람들의 유산소적 체력을 향상시키는 데 더 높은 효율이 나타난다는 사실을 제안한다.

하지마비 (PARAPLEGIA). 하지마비가 있는 사람들에게, 일차적인 근신경계 영향은 하지 마비로 걷기, 달리기, 수의적인 하지 자전거와 같은 운동 방법이 제외되었다. 따라서 상지는 모든 일상생활 활동과 운동: 상지 자전거(arm cranking), 휠체어의 추진력(propulsion) 정형외과적인 장치와 부목을 이용한 이동(ambulation)에 사용되어져야 한다. 대부분 마비가 있는 사람들의 운동 검사를 위한 일반적인 임상 운동 방법은 상지 자전거 에르고미터와 휠체어 에르고미터이다. 상지 자전거 에르고미터는 더 일반적인 운동 스트레서(stressor)로 보이며 사용자의 특이적인 휠체어 기술에 의한 영향을 덜 받는다. 이것은 상체운동 검사에 대해 대부분 이용가능하고, 표준화된 장비이다. 휠체어 에르고미터는 특이적인 휠체어 추진체이며 만약 사람들 자신의 매일 또는 스포츠/레이싱(racing) 휠체어는 운동 검사시 사용되며 그것은 또한 휠체어 운동을 위한 높은 특이성을 나타낸다. 휠체어 에르고미터들은 실험 연구에 의해 조립되며 프라이휠 또는 롤러(29-31)에 연결된 표준화된 휠체어 또는 넓은 트레드밀위의 휠체어이다(32).

하지마비에 있어서, 상대적으로 적은 활동적인 상지의 근육량은 척수손상이 없는 개인의 최대 다리운동시 예상되는 것의 약 1/2 정도로 파워박출량(PO), 산소섭취량과 심박출량의 최고값을 제한한다. 추가적으로, 주어진 산소섭취량에 대한 감소된 심박출량인 "순환기 저운동증(circulatory hypokinesis)"은 몇몇 연구자들에 의해 보고되었다. 아마도 이러한 상태는 운동동안 정맥혈 회귀를 위한 다리 근육의 펌프 부족 때문이고, 초과된 정맥혈 울혈은 혈관 신경 마비 때문이고 초과된 피부 관류는 체온 조절(33)과 표준 이하의 혈류량(34)에 도움을 주기 위함이다. 이런 상태의 영향은 산소와 영양소 운반의 손상과 활동 중인 근육으로부터의 이산화탄소와 대사물의 제거에 손상을 입히고, 근피로를 촉진시킨다.

척수손상을 가진 활동적인 대부분의 사람들은 높은 상체의 체력 수준에 도달할 수 있다. Veeger 등(35)은 17명의 엘리트 성인 휠체어 선수들(농구와 육상)의 평균 최고 파워박출량과 심박수, 그리고 산소섭취량의 평균값은 최고 휠체어 트래드밀 운동 중에 93W, 184bpm, 2.8L/min(40mL/kg/min)으로 나타났다.

사지마비 (TETRAPLEGIA). 사지마비가 있는 사람들은 근신경계와 자율신경 기능의 병리적 영향이 하지마비가 있는 사람보다 더 크다. 활동적인 상체 근육량은 부분적으로 마비되어 있고, 교감신경계는 뇌의 조절로부터 거의 완전히 분리

되어 있다. 상체의 파워박출량, 산소섭취량, 그리고 심박출량은 하지마비가 있는 사람보다 전형적으로 약 1/2에서 1/3가량 감소되어 있다(36-38). 직립자세에서 최고 심박수, 심박출량, 1회 박출량 그리고 동맥압은 종종 정상이하의 산소섭취량을 보인다(39-41). 더욱이 격렬한 운동은 어지러움, 메스꺼움 등의 증상을 야기하는 기립성 저혈압과 운동성 저혈압 때문에 오래하지 못한다(42). 사지마비가 있는 사람들의 최고 심박수는 운동시 적은 근육량 사용, 교감신경성 아드레날린과 심장의 신경자극 전달, 그리고 심장의 미주신경 손상 때문에 일반적으로 125 bpm을 넘지 않는다(16).

사지마비가 있는 사람들의 자세는 상지 팔 에르고미터 때문에 최고 혈역학적인 반응과 대사적인 반응에 영향을 받는다. Figoni 등(43)의 연구에 의하면 사지마비가 있는 11명의 대상자의 선 자세와 누운 자세의 최대 생리적인 반응을 비교해 보았다. 선 자세는 동맥압이 낮음(75 vs 83 mmHg)에도 1회 박출량은 14%, 심박출량은 20%, O_2는 26%, 파워 박출량(PO)은 39% 높게 측정되었다. Pitetti 등(32)의 연구에 따르면 복부와 하지에 anti-G를 사용하여 사지마비가 있는 10명을 트레드밀 휠체어 운동중에 더 높은 최고산소섭취량을 나타냈고 팔 에르고미터에서 더 높은 최고산소섭취량과 분당 폐환기량 그리고 파워박출량(PO)이 관찰되었다. Hopman 등(44)은 사지마비가 있는 5명의 남자를 누운 자세에서 상지 팔 에르고미터 동안 12% 더 높은 최고 산소섭취량를 나타내었다. 이 같은 결과는 심한 자율신경계 손상을 가진 집단에서 초과된 하지의 정맥혈 울혈이 최대 상지운동 수행능력을 제한한다는 개념을 지지하는 것이다.

Ready 등(45)는 최고산소섭취량의 75%에서 장시간 팔에르고미터가 실시되는 동안 사지 마비가 있는 선수들의 급성 반응에 대한 연구에서, 10단계 운동 단계에서 피부/직장 온도 또는 심박수의 변화가 없음을 보고하였다. 그들은 체온 증가를 위한 적절한 근육량의 부족과 심박출량에 대한 피부의 혈관이완의 결핍을 위해 심혈관 유동의 놀라운 결핍이라 생각했고 이는 보다 안정적인 1회박출량을 유지해 준다.

Hooker 등(46)은 중강도의 자발적인 상지 팔 에르고미터, 기능적 전기 자극을 가한 자전거 에르고미터(FES-자전거) 그리고 혼합 운동(hybrid exercise)을 수행하는 사지마비가 있는 8명의 피험자의 급성 생리적인 반응을 비교하였다. 비록 각각의 모드에서 $\dot{V}O_2$의 0.66L/min를 이끌어 냈고 파워 박출량(PO)는 이러한 대사적 반응이 매우 다르게(팔 19W: 하지 2W) 나타났다. 이는 자발적인 상지 팔 에르고미터와 비교했을 때 기능적 전기 자극을 가한 자전거 에르고미터(FES-LCE)가 보다 두드러지게 더 효율적임을 나타내었다. 상지 팔 에르고미터나 기능적 전기 자극을 가한 자전거 에르고미터를 비교했을 때, 혼합 운동(hybrid exercise)은 $\dot{V}O_2$(54%), VE(33-53%), 심박수(19-33%), CO (33-47%) 더 높은 수준으로 나타났다. 혼합 운동(hybrid exercise) 중에 총 말초 혈관 저항은 더 낮게(21-34%) 나타났다. 팔에르고미터와 비교했을 때 기능적 전기 자극을 가한 자전거 에르고미터와 혼합 운동(hybrid exercise)은 1회박출량에서 41-56%로 더 높게 나타났다.

척추이분증 (SPINA BIFIDA). 척추이분증이 있는 성인과 어린이의 운동 시 생리적인 반응에 대한 연구자는 거의 없다. Kreb 등(47)은 척추이분증이 있는 9-12세의 어린이들에게 미용체조를 6분 동안 중강도로 실시하여 심혈관계 반응과 인지적인 반응을 관찰하였다. 그들은 말초의 시각, 학습, 기억능력의 향상을 기록했고, 게다가 심박수, 호흡율, 1회 호흡량이 정상적으로 증가하였다. Agre 등(48)은 다양한 기능적 수준의 척추이분증이 있는 10-15세 어린이와 청소년에게 유산소능력검사와 근력검사를 실시하였다. 표5.3을 보면 걷기중

표 5.3. **척추 이분증을 가진 어린이들의 트레드밀 걷기와 휠체어를 타는 동안 평상의 보행 속도와 생리적 반응에 대한 평균±표준편차(48)**

기능적 수준	산소섭취량(ml/kg/min)	심박수(BPM)	분당 환기량(L/min)	평상 보행 속도(km/hr)
요추2 이상(6명)	17.7±3.8	167±9	32.6±6.7	1.9(1명)
요추3-요추4(7명)	20.2±3.8	172±9	36.4±6.7	3.5±0.6(5명)
요추5-천추(17명)	29.6±2.2	186±5	49.1±3.8	3.9±0.3(16명)
운동 결손이 없는(3명)	41.6±5.3	202±12	63.6±9.4	4.8±0.7(3명)

에 또는 트레드밀 운동 중에 최고 , 심박수, 환기량으로가 제시되어 있다. 결국 이 자료들은 척추이분증이 있는 사람들이 척수손상이 있는 사람들과 비교할만한 기능적인 상태를 유사하게 보인 다는 것을 제시한다.

트레이닝 반응 (Training Responses)

척추 손상 (Spinal Cord Injury)

일상생활의 활동(ADLs)은 그들의 예비심박수의 단지 15-24%만이 필요함을 보여 준다. 노력의 이러한 수준은 척수 손상(SCD)이 있는 사람들의 신체적인 체력을 발달시키기 위해 불충분하다(49, 50). 예외는 수동 휠체어로 경사를 오르기위해 추진력을 증가시키거나 목발을 이용해 걷는 동안(crutch walking) 예비심박수의 50%를 이끌어 내는데, 이것은 중정도의 운동강도이다. 급성 입원 환자의 SCI 재활 후에(평균 하지마비의 경우 76일후, 사지 마비의 경우 96일 후), 평균 심혈관/유산소 체력($\dot{V}O_{2peak}$)은 고원에 도달하고 적어도 8주 동안 유지될 것으로 보인다(25).

상지 팔운동 트레이닝에 대한 적응은 초기에 말초(근육) 그리고 운동 모드에 따른 상지 근육의 지구력과 근력의 증가를 포함한다. 이 같은 결과는 웰빙(well-being)의 느낌을 향상시키고 최고 파워박출량(PO)과 산소섭취량($\dot{V}O_2$)을 10-60% 증가시킨다. 하지만, 최대 1회박출량 또는 심박출량의 증가와 같은, 운동 트레이닝에 따른 중추 심혈관 적응에 대해서는 여전히 증명되지 않고 있다. $\dot{V}O_{2peak}$의 증가에 대한 제안은 아마도 중추 심혈관계 제한때문이 아닌 근력의 증가와 훈련된 근육조직의 산소 섭취/이용의 증가에 따른 것으로 보인다. 사지마비가 있는 사람들은 암 에르고미터에 의한 유산소적 트레이닝을 통해 $\dot{V}O_{2peak}$와 파워박출량가 대략 20%정도 증가한다(51-55). 대표적인 트레이닝 대한 논의는 아래에 논의되었다.

상지 팔 에르고미터(ARM ERGOMETRY). 1973년 이래로 여러 연구자들은 척수손상이 있는 사람들의 상지 팔 에르고미터 또는 WERG의 트레이닝 영향의 다양성에 대해 연구해 왔다. Knutsson 등(56)는 6주 동안 주당 4-5일의 팔에르고미터를 이용한 초기 재활 단계동안의 척수손상 환자에 대해 트레이닝을 하였다. 두 번째 유사한 그룹에 대해서는 미용체조를 실시하였다. 두 그룹 모두 약 40% 최고 상지 팔 에르고미터 파워 박출량이 증가하였다.

Nilsson 등(53)은 사지마비가 있는 12명의 대상자를 팔 에르고미터와 저항 훈련을 모두 실시하였다, 대상자는 그들의 $\dot{V}O_{2peak}$가 0.2L/min(10%)로 유의하게 증가하였고 근지구력(벤치 프레스) 역시 80%의 증가를 보였다.

Davis 등(51)은 척수손상이 없는 5명의 통제집단과 척수손상이 있는 9명의 남자에 대한 트레이닝의 반응을 연구하였다. 팔에르고미터 운동 16주 후에 훈련된 개인의 심박수는 등척성 악력 (3분동안 MVC의 30%)중에 9 bpm감소하였고 심근 산소요구량(rate pressure product)이 감소하였다. O_{2peak}의 유의한 증가(8주후에 19%, 16주후에 31%)에도 불구하고 좌심실 크기와 면적, 좌심실 지수들은 트레이닝 시에 변화를 보이진 않았다. 1회박출량은 더 높은 최고 파워박출량에 따른 최대하, 최대 상지 팔 에르고미터동안 트레이닝후에 12-16% 증가하였다. 단기간의 팔 트레이닝은 심장 비대를 유도하기는 불충분했다. 그러나 심근 산소요구량(rate pressure product)의 감소에 따른 1회박출량의 증가로 심근의 효율 향상에 따른 좌심실의 수행지표의 변화는 없었다. 가능한 설명은 심장의 전부하 증가와 트레이닝된 팔의 근력의 향상으로 보인다.

Davis와 Shephard(57)는 사지마비가 있는 비활동적인 24명의 대상자를 팔 에르고미터트레이닝(50/70% 최고산소섭취량, 20/40분/session, 3session/주, 24주) 4가지 패턴의 심혈관계반응을 연구하였다. 트레이닝이 단기간 트레이닝(20분/session)시 저강도(최고50%) 그룹과 통제 그룹을 제외한 팔 에르고미터 검사동안 최고산소섭취량의 유의할만한 증가와 관련이 있다고 보고하였다. 이러한 결과는 최대하 운동중에 1회박출량의 증가와 관련이 있다. 비활동적인 휠체어 사용자의 수행력은 심장 전부하(preloading)의 감소와 더불어, 마비 부위의 혈액 울혈에 의해 제한된다.

하지마비를 가진 사람은 누운 자세에서 팔 운동의 혈역학적인 이점을 보인다(42). McLean과 Skinner(58)는 각각의 자세에서의 10주 동안 트레이닝에 대한 반응을 비교하여 연구하였다. 상지 팔 에르고미터를 사용한 하지마비가 있는 7명을 선 자세에서 다른 7명은 누운 자세에서 실시하였다. 두 자세의 그룹 모두 팔의 근지구력이 160% 증가하였고 최고산소섭취량은 0.08L/min 증가하였다. 4부위의 피부두겹의 합은 7mm 감소하였고 안정시 심박수는 5bpm증가하였고 최고 심박수도 유의할 만큼 증가하였다.

Lassau-Wray와 Ward(59)는 척수손상이 없는 5명의 통제 그룹과 경추와 흉추에 척수손상이 있는 25명의 상지팔 에르고미터의 심혈관계와 대사적인 반응을 비교하였다. 최고산소섭취량은 손상이 증가함에 따라 점차적으로 감소(척수손상이 없는 대상자에서 하지마비, 사지마비의 대상자 까지)하였다. 그룹간의 최대 수행 정도는 변화성이 크다고 기록되었다.

기능적 전기 자극- 자전거(FES-LCE). 많은 연구들이 기능적 전기 자극-자전거 트레이닝의 생리적 효과를 검증하였다. Hooker 등(60)은 기능적 전기자극-자전거를 한 18명의 척수손상 대상자를 12주 동안 트레이닝을 하였고 트레이닝 후에 최고 파워박출량(+45%), 최고산소섭취량(+23%), 환기량(+27%), 심박수(+11%), 그리고 심박출량(+13%)가 증가하였고 전체 말초 저항(-14%)은 감소하였다. Nash 등(61)은 하지마비를 가진 8명에게 전기자극-자전거를 이용해 6개월 동안 트레이닝해서 운동 중에 증가된 용적-부하와 함께 심초음파상 확인된 심근의 위축에 대해 반전됨을 보였다(62). Faghri 등(63)은 하지마비가 있는 6명의 대상자와 사지마비가 있는 7명의 대상자의 전기자극-자전거 트레이닝을 보고하였다. 12주간의 자전거트레이닝은 30분 트레이님의 출력(power output) (4.6Vs 17.3w)은 270% 증가하였다. 사지마비가 있는 대상자는 안정시 심박수, 수축기 혈압, 1회 박출량이 증가하는 반면 하지마비가 있는 대상자들은 그것들이 감소하였다. 수축기 혈압, 이완기 혈압, 평균 동맥압의 반응은 두 그룹 모두 최대하운동중에 감소하는 반응을 보였다. Janssen 등(64)은 전기자극- 자전거트레이닝의 임상적인 효능과 트레이닝 효과를 정리하였다. 많은 연구에서 건강과 기능적인 상태의 향상을 위한 효능과 효율을 결정하는데 생리적인 트레이닝의 효과에 대해 기록하였다.

팔과 다리 에르고미터의 병행(Combined Arm and Leg Ergometry). 전기자극-자전거를 결합한 자발적인 팔 에르고미터를 사용해서 척수손상 대상자에게 훈련하였다. Figoni 등(65)는 최고 반응의 증가에 따른 관찰과 혼합자전거를 사지마비가 있는 14명의 대상자에게 12주 동안 실시하였다 : 파워박출량은 18%(40: 47W), 산소섭취량은 18% (1.28: 1.51 L/min), 환기량은 36%(49: 66 L/min). 심혈관의 반응에 있어서는 변화가 보이진 않았다.

저항 훈련(Resistance Training). Cooney와 Walker (66)는 수압을 이용한 저항 운동을 척수손상이 있는 10명의 대상자(하지마비에서 사지마비)에게 실시하였다. (3session/주, 9주 @ 60-90 최고 심박수) 상지 팔 에르고미터중에 평균 최고 파워박출량과 $\dot{V}O_2$는 각각 28%와 37%였다. 또한 Jacob 등(67)은 T5-L1에 척수손상 사지마비가 있는 10명의 남자를 써키트(Circuit) 트레이닝을 실시하여 상지의 심폐지구력과 근력을 검사하였다. 대상자는 12주동안 트레이닝을 실시하였고 멀티스테이션 체육관과 고속 저 저항 상지 팔 에르고미터인 등관성 저항운동을 실시하였다. 상지 팔 에르고미터 검사 즉 상지 등관성 근력 검사와 상지 등속성 검사는 모든 트레이닝 전, 후에 실시하였다. 대상자는 최고산소섭취량과 최고 파워박출량이 30% 증가하였다. isoinertial 근력 은 12%에서 30%까지 증가하였다. 등속성 근력은 어깨의 내측 회전, 외측 회전, 신전, 내전, 외전, 수평외전에서 모두 증가되는 것으로 나타났다.

척추 이분증 (Spina Bifida)

상지 팔 에르고미터(Arm Ergometry). Ekblom와 Lundberg (68)은 10명의 청소년을 대상으로 휠체어 운동(30분/session, 2-3sessions/wk, 6주)실시하였다. (7 SB와 3 SCI, 평균나이: 17세, 7명 여성, 4명의 남성) 비록 최고 산소섭취량은 변화가 없지만 최고 파워박출량은 60W에서 5.5W(10%) 증가하였다.

저항 훈련(Resistance Training). 비록, 척추 이분증만 있는 성인에 관한 저항 운동 트레이닝의 연구에 대한 보고는 없지만 몇몇의 연구에서 어린이와 청소년을 대상으로 트레이닝을 실시한 연구가 있다. Andrade 등(24)은 통제집단의 어린이와 비교해서 척추이분증이 있는 8명의 그룹에서 유의할만한 심혈관 체력, 등척성 근력, 자아 개념이 향상되었음을 나타냈다. 또한 O' Connell과 Barnhart(69)는 흉부에 척추 이분증이 있는 3명의 어린이에게 저항 운동을 실시하였다. 트레이닝은 프리웨이트를 사용해서 7가지 상체 운동으로 구성되어 실시되었다. (9주 동안 30분/session, 3sets×6번 반복(1RM), 3 session/주) 모든 아이들에게 12분간 휠체어 거리가 29% 향상되었고 50m 대쉬 타임은 20% 향상, 6 RM근력은 70-300% 향상되었다. 따라서 척수 기능 장애가 없는 젊은 사람과 비슷하게, 저항 트레이닝은 근력과 일반적인 체력이 향상되는 결과를 보였다.

이학적 검사 (PHYSICAL EXAMINATION)

척수 기능 장애가 있는 환자들을 위한 프로그램을 디자인해서 감각과 운동 기능을 알아보기 위한 신경학적 검사를 하였다. 잘 정의된 절차는 척추손상의 신경학적이고 기능적인 분류에 대한 국제 기준에 제시되어있다(6). 운동과 감각의 평가, 치료 이상으로 ROM, 경련 상태, 피부의 청결상태에 따라 고려되어진다. 프로그램은 심한 체중지지 부위의 압력에 의한 상처와 경련, 무기력, 수축 상태를 고려해 맞춰져야 한다. 척수 기능 장애가 있는 몇몇 사람들은 만성적인 dysestheic, 척추, 상지 과사용 증후군을 호소한다. 이에 관한 기능적인 검사(70-71)로는 관절의 유연성/관절의 가동 법위, 매뉴얼 근육 검사, 구축의 위험과 불균형, 반응 검사, 근육긴장, 경직, 장비의 평가(휠체어, 쿠션, 보조적인/정형적 지지대(장치))를 포함한다. 접근과 완화를 위한 홈 평가와 약물 남용과 우울증 조절과 적응을 위한 심리적인 평가도 이루어 져야 한다. 그리고 척수 기능 장애가 있는 환자의 압력이 가해지는 부위의 피부 보전을 위한 체중지지 부위의 점검이 종종 필요하다.

내과적 그리고 수술적 치료 (MEDICAL AND SURGICAL TREATMENT)

다양한 약물, 간호, 건강 전문 서비스는 척수 기능 장애 재활 동안 활용되어 진다(73). 손상, 신경학적, 정형 외과적 수술 후 곧 척추 골절/탈구의 안정성이 필요하다. 내부 고정 장치와 용해(rodding, plating, screws, bone grafts)는 종종 척수손상 외상 후 필요하게 된다. 기구와 수술후 치유는 운동의 요구를 지탱하기에 적당해야 한다. halo와 다른 척추의 보조기와 같은 외부 척추 보조기는 일반적으로 수술 후 몇 주 동안 척추 치료의 안정성을 위해 일반적으로 사용된다. 다른 정형외과적인 상해는 종종 사지골절과 두부의 손상에 밀접히 관련되어 있다.

재활의학 전문의는 재활팀과 협력한다(73). 일반적으로 물리치료사, 작업치료사, 운동치료사들은 척수손상 후에 직립자세에서 견디기, 관절의 유연성/관절의 가동범위, 근력, 일상생활활동의 비의존성(침대와 매트에서의 움직성, 이동, 휠체어의 추진력, 보행, 입기, 먹기, 몸차림과 같은 보조적인 자기 케어 활동)을 회복하도록 그들의 움직임을 돕는다. 그들은 운전 교육/트레이닝, 가정 운동 프로그램, 체력프로그램 커뮤니티, 자기 보호 장비, 쿠션을 휠체어에 두는 기술적인 도움에 적응하도록 돕는다. 간호는 입원 환자의 돌봄, 교육, 추후관리, 특히 내장, 방광, 그리고 위생관련 업무를 조정한다. 치료적 레크레이션은 레져 카운슬링, 사회 활동, 스포츠를 통한 커뮤니티 재통합에 기여한다. 다른 재활 팀원들은 재정, 퇴원, 장소, 사회적 부양 문제에 관한 계획에 대한 일을 하는 사회 복지사와 영양 평가와 교육에 관한 영양사를 포함한다. 직업교육 재활 전문가는 재고용에 관한 트레이닝과 교육에 관한 일을 한다. 기립성저혈압이 있는 환자들은 운동시엔 압박스타킹을 사용하고 복부에 바인더를 사용한다.

비뇨기과 전문의는 소변 배설기기와 방광의 충만/비움을 조절하는 약물과 수술적 요법으로 방광의 기능장애를 치료한다. 게다가, 적절한 내장과 방광의 관리를 위한 철저한 병력을 소유하고 있어야 한다. 이러한 프로그램은 운동 요법의 첫 지도시 우선적으로 관리되어져야 한다. 환자의 자율신경 반사이상의 세부적인 병력은 조사되어져야 하고 운동시 상황을 악화되는 것을 방지하기 위한 확인이 포함되어져야 한다. 또한, 심장의 페이스메이커, 척수강내 펌프, 기능적 전기자극 장비를 포함한 어떠한 이식 장비라도 적절한 기능적 상태를 위해 점검되어야 하고 시스템/장치는 운동 중재를 방해하지 않기 위해 확인되어져야 한다.

약리학 (PHARMACOLOGY)

표 5.4는 척수 기능 장애가 있는 사람들의 일반적인 약물에 대해 요약해서 제시하였다(72). 이들은 3가지로 분류되었으며 이는 연축억제제(spasmolytics; antispascity, baclofen, valium)과 항혈전제(antithrombics; anticoagulation, warfarin), 항생제(antibiotics; bactrim)로 분류된다. 신경인성 방광 치료는 알파 브로커가 쓰이고 이는 저혈압을 야기한다. 특히 사지마비의 경우 그러하다(73). 정맥혈전증의 병력이 있는 사람들의 경우 와파린을 복용하고 이는 쉽게 타박상을 야기할 수 있다. 척수 기능 장애가 있는 고령자의 경우 심혈관계 질환의 위험이 높고 고혈압, 당뇨, 고지혈증, 부정맥, 울혈성심부전증의 약물복용을 확인해야 한다.

진단 절차 (DIAGNOSTIC PROCEDURES)

기본적인 방사선사진(X-레이, 본 스캔, 연부조직의 MRIs)이 포함된 참여자의 파일은 척추 내부 안정성에 대한 배열의 적절함을 나타낸다. 폐기능 검사는 사지마비가 있는 경우 필요하다. 환기능력의 변화는 신경학적 손상/기능저하의 정도에 따라 달라진다. 심전도와 심근의 관류 검사는 참여자의 심장 상태에 대한 기본적인 평가를 할 수 있다. 또한, 혈액과 대사적 상태의 임상 병리적 분석은 매우 유용하며 이는 혈구수, 전해질, 신장 지표, 갑상선과 간 기능, 지질, 혈당, 당내성을 포함한다. 요역학(Urodynamic) 평가는 충만과 비움(배뇨방광 요도촬영법(VCU))에 대한 방광의 반응을 평가하는 데 필요하다. 마지막으로 골다공증은 일반적으로 다른 상태에서의 움직임과 척수 기능 장애의 손상정도를 알아보는 데 일반적이며 초기 정밀검사의 한 부분으로서 뼈의 무기질 상태를 평가하는 데 고려되어진다.

운동/체력/기능적 검사 (EXERCISE/FITNESS/FUNCTIONAL TESTING)

지침 (Guidelines)

척수기능장애 환자가 재활을 하는 동안 가능한 가장 빨리 기능적인 독립심을 향상시키기 위해서 생리적인 검사보다 기능적인 검사를 먼저 실시한다. 예를 들면, 재활의 목표는 보통 지지하는 도구를 사용하거나, 사용하지 않고 체중 지지운동 또는 휠체어 보행, 이동, 자아 관리를 할 수 있는 독립적인 운동성을 확보하는 것이다. 이런 일들을 수행하는데 필요한 체력은 기능적인 활동을 하는데 중요한 것이다. 걷기와 휠체어 보행에 필요한 심혈관계 능력과 대사 능력은 모든 기능적인 활동에서 가장 큰 범주이다. 그래서 재활을 하는 동안 운동 내성과 운동능력이 중요하게 된다. 유산소 체력은 장시간의 운동성, 약간의 레크레이션 활동, 경쟁 스포츠, 장시간의 심혈관계 건강을 필수적으로 포함한다. 그러나, 안정적으로 서고, 보행하고, 이동하고, 움직이며 다른 자아 관리 활동을 하는데 있어서 근신경 조정력/기술, 평형성/안정성, 근력/지구력은 다양하게 필요하다.

표 5.5는 척수기능장애 환자를 위해 심혈관계 운동검사시 상대적인 금기사항과 절대적인 금기사항을 열거하였다. 특수한 장애가 있는 사람들이나 장애가 없는 사람들을 위해 동일하게 적용된다.

척수장애가 있는 사람들을 위한 심혈관계 운동 검사시 고려할 사항은 그러한 사람들에게 적절한 운동검사 기술을 적용할 수 있는 경험이 있는 건강 전문가와 의학적으로 상담하도록 하는 것이다. 척수 장애가 있는 사람들에게 운동 형태와 적절한 자세잡기/끈잡기(strapping)를 고려하여 권고하도록 한다. 장비를 이용하여 운동 장비에 적응하도록 하기 위해서 다음과 같은 특수한 장비를 이용한다(74).

1. 허리를 안정화한다(끈)
2. 자전거 핸들에서 손을 안전하게 한다(장갑을 끼고)
3. 피부를 보호한다(쿠션과 푹신한 것을 의자의 앉는 부분에 대고)
4. 방광의 과잉 팽창을 예방한다(검사 전에 즉시 방광이나 소변을 모으는 장치를 비워두는 것)
5. 혈관은 혈압을 낮게 유지하고 운동 내성을 향상시키도록 도와준다.(탄력있는 스타킹과 복부 바인더)
6. 땀과 체온조절이 손상되어 보상작용으로 클리닉이나 실험실을 차게 하거나 체온을 정상적으로 조절하도록 환경을 조절하도록 해라. 필요하다면 선풍기와 수분 압축기, 분무기, 등을 사용한다.
7. 각 단계에서 운동 내성, 심박수, 혈압, 운동자각도 모두를 관찰할 수 있는 점증적 검사 프로토콜로 디자인한다. 파워박출량 증가량은 운동 형태, 상해 수준, 상해 반응력, 훈련 상태에 따라 1~20W의 범위로 한다.
8. 최대 파워박출량은 사지마비가 있는 사람들은 0~50W, 하반신 양측마비인 사람들은 50~150W로 실시한다.
9. 휴식, 횡와위, 하지 거상, 음료 섭취로 운동 후 저혈압과 피로를 치료한다.

유산소 운동 검사 프로토콜 (Aerobic Exercise Test Protocols)

A. 필드 테스트 (Field Test)

1. Toronto 대학의 상체 자전거 프로토콜: 이 필드 검사는 상체 자전거 에르고미터로 최대하 심박수 반응으로부터

표 5.4. **척수 기능 장애가 있는 사람들에게 일반적인 약물(72)**

브랜드명	상품명	일일복용량	작용	치료적 목적	운동 부작용
연축억제제(Spasmolytics)					
Dibenzyline	phenoxybenzamine	20-40mg, BID/TID	장기간 작용하는 adrenergic alpha -recepter 차단제	방광의 평활근 이완, 자율적인 이상반사 억제	빈맥, 저혈압, 심계항진
Ditropan	Oxybutynin hydrochloride	5-15	직접적인 진경약, 방광의 평활근에서 항무스카린성의 효과	방광의 차고 비움을 촉진	빈맥, 저혈압
Lioresal	baclofen	20-80	centrally acting GABA agonist	경련성 감소	중추신경계 기능저하, 저혈압
Valium	diazepan	15-30	centrally acting, GABA의 후시냅스 효과 촉진	경련성 감소	일시적인 CV기능저하, 진정작용, 현기증, incoordination
Dantrium	dantolence sodium	50-400	척수의 신경근 연접에서 SR로부터 칼슘 유리를 감소	경련성 감소	진정작용, 현기증, 무력감
Catapres	clonidine hydrochloride	1-2mg	alpha-2 adrenergic 길항물질의 중추적 작용	경련성 감소	저혈압, 서맥
Zanaflex	trizanidine hydrochloride	8mg/8hr	alpha-2 adrenergic 길항물질	경련성 감소	중증도의 진정작용
항혈전제/ 응고제					
Coumadin	Warfarin	-	혈액 항응고	혈전예방/치료	출혈, bruisability
Heparin	Heparin sodium	100uvit/kg/ 4hr via IV	혈액항응고	혈전예방 치료	출혈, bruisability
항생제					
Bactrium	cotrioxazole (sulfamethoxazole-trimethoprim)	80mg알약 PO q 12 hr× 14일	PABA, 세균으로부터 dihydrofolic acid의 형성 억제	요도관 염증 예방/치료	전혀 없음

최고 산소섭취량($\dot{V}O_{2peak}$)을 예측하기 위해 최대하 프로토콜로 실시한다. 피험자는 나이로 예측된 최고 심박수(HR_{peak})의 약 40, 60, 80%로 각 단계마다 5분씩하여 총 3번 수행하고, 각 단계 사이에 2분간의 휴식 기간을 두고 실시했다. 심박수는 지속적으로 관찰하고, 각 단계의 마지막 10초 동안에 기록하였다. 사지마비와 양측마비를 포함한 하지 장애가 있는 49명의 피험자들의 최고산소섭취량의 실험실 평가에 기준은 예측 최고산소섭취량(L/min)으로 회귀공식을 이용한다.

남자: 최고산소섭취량 = 0.018 × (상체 자전거의 파워 watts) + 0.40(r = 0.88, SEE = 0.20 L/min)

여자: 최고산소섭취량 = 0.017 × (상체 자전거의 파워 watts) + 0.37(r = 0.85, SEE = 0.15 L/min).

직접검사 측정치와 예측치와의 개인차에 대한 변동계수(Coefficient of Variation)는 남자는 12.5%, 여자는 14.5%이다.

2. Franklin 등(76)은 최고산소섭취량($\dot{V}O_{2peak}$)을 평가하기 위해 휠체어 필드 검사를 개발하였다. 30명의 남자

표 5.5. **척추 이분증(Spina Bifida, SB)과 척수 손상(spinal cord Injury, SCI)이 있는 사람들의 운동검사를 위한 장애-특수-상대적 금기사항과 절대적 금기사항**

상대적 금기사항	척수손상		
	사지마비	하지마비	척추이분증
무증상 저혈압	X		
근육과 관절의 불편	X	X	X
절대적 금기사항			
자동 반사 이상	X		
체중 지지되는 피부 부위에 심각하거나 감염되어 피부가 쓸려 벗겨졌을 경우	X	X	X
징후가 있는 저혈압(어지러움, 메스꺼움, 창백함, 극도의 피로감, 시야혼란, 정신혼란)	X		
급성 비뇨기 감염이 유발되는 질병	X	X	X
조절되지 않은 경련이나 통증	X	X	X
불안정한 골절	X	X	X
조절되지 않은 더운 습도 환경	X		
에르고미터나 장비에 쿠션이나 기댈 수 있는 풀신한 것으로 안정시키는 안전한 좌석이 불가능한 경우	X	X	X
운동을 수행하는데 불충분한 관절가동범위	X	X	

T=사지 마비, P=하지 마비, X = 척수 손상이나 척추 이분증과 특수한 관련성

어른 휠체어 사용자(평균 34세)는 실험실에서 상체 자전거 최고산소섭취량검사와 0.1 mile의 실내 인조 트랙에서 표준화된 가벼운 무게의 휠체어(QuickieⅡ)를 사용한 거리를 이용하는 12분 최대 휠체어 추진 검사를 수행하였다. 평균 최고 파워박출량(최고 파워박출량은 89W, 산소섭취량($\dot{V}O_2$)은 22ml/kg/min, 휠체어 추진 거리는 1.11miles이었다. 다음의 회귀공식은 예측 최고 산소섭취량(ml/kg/min)로 개발되었다.

최고산소섭취량($\dot{V}O_{2peak}$) = (거리(miles)−0.37)÷0.0337, r=0.84

3. Pare 등은 척수기능장애인 양측마비가 있는 35명의 어른을 대상으로 최대하 휠체어 에르고미터 파워박출량을 이용해 예측 최고산소섭취량으로 회귀 공식을 개발하였다.

최고산소섭취량(L/min) = 0.02×eak 파워박출량(watts) +0.79, r=0.80, SEE=0.22 L/min

예측된 최고산소섭취량인 %최고심박수와 체질량을 공식에 대입할 때 예측값은 완만하게 증가하지만, 피험자 사이의 큰 변이성을 갖게 된다.

B. 실험실 검사 (Laboratory Test)

일반적으로 척수기능장애를 가진 사람들을 위한 점진적 운동부하검사는 상지 자전거 에르고미터 프로토콜로 5-6단계/검사, 2-4분/단계로 하며, 초기 단계는 0-20W(준비운동)으로 한다. 파워박출량의 증가는 척수기능장애의 기능적 수준, 근력, 컨디셔닝 수준에 따라 개별적으로 적용하는 것이 바람직하다. 사지마비가 있는 대부분의 사람들은 매우 적은 파워박출량이 필요하다(5-10W/stage). 양측마비가 있는 사람들은 10-20W/stage의 파워박출량 증가가 필요하다. 컨디션이 좋지 않다면, 파워박출량 증가는 더 낮아야 한다. 단계 사이에 2-3분의 휴식시간을 주어 초기 피로를 예방하고, 심박수, 심전도, 혈압, 운동자각도, 증상을 관찰하도록 한다. 특히 피험자가 저혈압이

나 심각한 피로의 증상을 경험한 적이 있다면 검사 후에 정리운동과 회복운동을 몇 분간 실시한다(74). Glaser 등(78-79), Kofsky 등(75), Franklin 등(76). Morrison 등(25)이 비슷한 프로토콜을 이용하였다.

체력검사 (Fitness Testing)

Winnick과 Short(23)은 10-17세의 척수기능장애가 있는 청년을 위한 신체체력 평가 프로토콜과 기준을 개발하였다. 추천되는 검사 아이템은 "목표 유산소 운동 검사"이다(80). 목표 유산소 운동 검사는 신체 구성 측정을 위한 상완삼두근 피부두겹이나 상완삼두근 + 견갑하근 피부두겹 측정, 리버스 컬, 앉은 자세에서 푸쉬 업, 주로 쓰는 핸드그립, 수정된 Apley 검사, 수정된 Thomas 검사, 근골격계 기능을 측정을 위한 특수한 관절 움직임을 검사하는 목표 스트레치 검사를 말한다. 척수기능장애가 있는 어른을 위한 표준 검사는 없지만, 위의 검사항목은 어른에게도 적용할 수 있다. Kofsky 등(75)과 Franklin 등(76)의 필드 검사는 팔 자전거 에르고미터와 휠체어 추진 수행으로 예측된 최고산소섭취량($\dot{V}O_{2peak}$)을 사용할 수 있다.

기능적 검사 (Functional Testing)

재활동안 독립적인 기능 측정(8, 81)은 기능적인 독립성을 평가하는데 종종 사용된다. 척수 장애가 있는 어른과 아이를 위한 견해는 다르다. 척수기능장애 재활에서 다양한 다른 기능 측정은 Cole 등(82)에 의해 논의되었다. 심박수 반응과 움직임과 이동과 같은 일상생활의 기능적인 활동 수행 시간은 기능적인 상태를 반영한다(25,47-48).

운동처방과 프로그램 (EXERCISE PRESCRIPTION AND PROGRAMMING)

일반적인 지침 (General Guidelines)

특별한 훈련 지침들을 지지하기 위한 유용한 조사는 거의 없다. 그러나 다음과 같은 것들은 임상적, 레크레이션, 그리고 조저자들의 조사경험 그리고 그들의 전문적인 동료들, 척수 기능 장애가 있는 사람들 등 외부에서 주로 제공되었다. 이러한 지침서들은 척수 기능 장애가 있는 사람들을 위한 스포츠 프로그래밍 그리고 장기간 체력 서비스들 그리고 재활 운동평가/피로를 위한 안전, 효과 그리고 기준화된 수단들의 발전을 위해 기여할 수 있기를 바란다.

1. *운동형태 :* 유산소성 심폐 트레이닝 형태들은 특별히 넓은 트레드밀 또는 롤러에서 상지 팔 에르고미터, WERG, 휠체어 추진력을 포함할 수 있다; 땅 위에서 자유로운 전진; 수영 그리고 다른 물에서의 운동들; 휠체어 농구; 기능적 전기자극-자전거, 상지 팔 에르고미터가 있거나 없거나 ; 그리고 보조적인 장비로 보행과 같은 고강도의 일상생활동작(ADLS).
2. *운동의 규칙성 :* 일반적으로, 척수 기능 장애가 있는 사람들에게 운동 강도를 평가하기 위해서 심박수를 사용하는 것은 문제가 있다. 왜냐하면 심박수, 산소섭취량, 그리고 증상 사이의 밀접한 관계가 없기 때문이다(83-84). 이러한 불일치는 활동근 질량의 다양한 양, 척수 기능 장애의 완전, 척수의 신경기능 수준, 심박수와 혈액 동역학의 자율조절에 의해 영향 받을 수 있다. 그러나 개인들 범위 내에서 심박수와 산소섭취량 사이의 관계는 좀 더 예측가능하고 운동 트레이닝 강도를 안내하는데 유용할 수 있다. Janssen 등(49)과 Dallmeijer 등(50)은 다양한 일상생활의 상대적인 운동 강도와 개인적으로 평가된 최고 심박수 값에 상대적인 운동수행을 성공적으로 평가하기 위해 예비심박수(HRR)의 %를 사용하여 왔다.

지속적인 심박수 모니터링 방법으로, % 예비심박수(HRR)은 아래와 같이 계산될 수 있다.

: %HRR=(최대 심박수 - 관찰된 심박수)/(최대 심박수 - 안정시 심박수)×100

만일 정확한 심박수 모니터링이 가능하지 않다면, Borg CR-11 RPE 척도(85)는 상대적인 운동 강도의 신뢰할 수 있는 예측 값을 얻기 위해 사용될 수 있다. 그러므로 "중등도- 강도 운동은 RPE=3으로써 인식되고," 강한 "운동은 RPE=5로써," 매우 강한 "운동은 RPE=7로써" 극도로 강한 "운동은 RPE=10으로써" 절대적으로 강한 "운동은 RPE=11로써" 인식될 수 있다. 운동 내성과 체력은 트레이닝을 통해 증가할 수 있기 때문에, 운동하는 사람은 같은 RPE 값이 기록된다 할지라도 더 높은 파워박출량에서 수행한다.

3. *환경:* 트레이닝 동안, 환경적으로 조절되고, 열 중추 또는 시원한 체육관, 실험실, 또는 사지마비 사람을 위한 전문병원을 사용하라. 열 조절 중추가 손상된 개인들은 준비상태가 아주 좋지 못한 상태라면 실외 운동을 할 수 도 있다. 필요하다면, 운동 전, 중, 후에 물을 마셔라. 특히 사지마비가 있는 사람에게는 운동을 온도와 습도를 조절하기 위한 공기조절 장치가 있는 실험실이나 전문병원과 같은 온도가 자연적인 환경에서만 실시한다.
4. *안전성 :*

- 항상 척수 기능 장애가 있는 사람들, 특히 사지마비가 있는 척수손상 사람들을 감독하라.
- 만일 그들이 그들의 휠체어에서 운동하지 않는다면, 두 사람은 운동장비로부터 덩치가 큰 개인들을 수동으로 이동시켜야 할 필요성이 있을 수 있다.
- 사지마비가 있는 사람들은 운동을 수행하기 위해, 장비와 선택된 무게를 조정하기 위해, 그리고 유연성 운동을 수행하기 위해 도움을 필요로 할 수 있다.
- 모든 장애에 대한 특별한 주의사항으로 피부, 뼈, 안정성, 악력, 신장, 내장, 질병, 저/고혈압, 통증, 정형 외과적 합병증, 복용 약물이 고려되어져야 한다. 사지마비가 있는 개 개인을 위해서 규칙적으로 증상과 혈압을 관찰하고 운동성 저혈압과 정형외과적인 문제를 고려해야 한다. 저혈압 증상이 있는 사지마비자는 다른 자세를 유지하며 더 기댈 수 (편안한)있는 자세를 준비해야 한다. 스타킹의 지지나 복부의 복대는 혈압 유지에 도움을 준다.
- 상지의 과사용 증후군을 치료하고 예방하기 위해서는, 주마다 운동 형태를 변화시켜라. 그리고 등 상부와 어깨 후면과 그리고 어깨와 가슴의 앞부분을 강화하라. (특히 어깨의 외측 회전근)
- 방광 또는 요도 수집 장치(urinary collection)를 미리 비우는 것은 운동 중 이상반사 증상을 예방할 수 있다. 사지마비가 있는 사람들은 운동 내성(저혈압 방지)을 향상(자기유발성 "조절" 자율신경 반사이상)시키기 위하여 운동 중 독려하지 말아야만 한다. 왜냐하면 뇌졸중과 신장 감염/손상의 위험성 때문이다.

5. *추후관리 :* 의사 그리고 적절한 간호와 건강에 연관된 사람에게 척수 기능 장애가 있는 사람의 의학적 합병증에 대한 특이적 질문에 대해 대답하도록 적절한 상담을 한다.
6. *트레이닝 원리 :* 다음과 같은 일반적인 트레이닝 원리는 트레이닝 결과를 얻기 위해 필수적이다.

- 특수성: 건강을 위해 일반적인 생활양식 신체활동을 증가시키고 움직임을 증가시키기 위해 기능적 일에 트레이닝 활동들을 집중시켜라. 체력의 모든 구성요소를 포함시켜라 : 고난도 기술 기능이나 레크레이션을 위한 유연성, 근력/근지구력, 유산소 체력과 협응력. 유산소 훈련을 하는 동안, 운동시 근육량을 크게 하면, 모든 생리학적 그리고 수행력 변인에서 더 큰 향상이 기대될 것이다. 팔 트레이닝은 심한 체력저하를 예방할 수 있지만, 아마도 팔 근육에만 말초의 트레이닝 효과를 야기할 것이다. 혼합된 팔, 다리 에르고미터나 운동은 근력과 중추의 심폐 트레이닝 효과 모두를 일으킬 수 있다.
- 과부하: 그 사람이 수행했던 운동보다 더 높은 강도, 기간 그리고/또는 빈도에서 운동수행시 사람은 익숙해진다. 운동하는 사람의 통증으로부터 피드백에 따라 이런 것을 잘 조정해라.
- 진전율 : 작은 절대적인 증가(최고 파워박출량 또는 최고 산소섭취량)를 기대하여라. 이차적인 상태의 건강 유지와 예방은 스포츠와 최상의 기능수행을 위한 높은 체력 수준으로의 점진을 위해 필수적이다.
- 규칙성 : ACSM 권고사항에 따라 적어도 주당 2~3 sessions 매주 운동하라(86).

막연하게 운동트레이닝 프로그램을 지속하기 위해 계획하라. 적어도 매일 30분씩 중등도 강도로 다양한 신체활동의 ACSM- CDC 권고사항을 수행하여라.

운동처방 (Exercise Prescription)

유용한 운동처방들은 알려진 능력과 필요성을 가진 개인에 대한 운동방법, 빈도, 강도와 기간에 대해 특별해야 한다.

척수 기능 장애의 다양한 기능적 관념과 다양한 체력 목표 때문에, 이러한 변수를 구체적으로 쓰기는 불가능하다. 그러나 척수 기능 장애가 있는 초보자, 중급자 운동자들을 위한 접근은 표 5.6에 제시되었다.

교육과 상담 (EDUCATION AND COUNSELING)

Coyle와 Kinney(87)는 여가 만족이 장애가 있는 성인들 사이의 삶의 만족의 가장 중요하고 의미 있는 예측자라고 지적하였다. Edward(88)는 척수손상을 입은 개인을 위해 운동 프로그램이 계획되어야 하고 피트니스센터에서 제공되어야 한다고 언급하였다. 게다가, 척수 기능 장애에 의해 영향을 받은 사람의 신체적 그리고 심리사회적 요구를 충족시키기 위한 능력은 독립적 생산성의 일에 대해 결정적이다(89). 그러나 Figoni (90)은 체력 시설과 서비스의 비접근성과 다양한 장애물을 확인하였다. 재활과 운동에 요구되는 이러한 결과는 평생동안 체력을 증가시키고 지침과 지시를 제공하기 위해, 그리고 이런 인구의 명확한 요구에 맞는 도움을 주기 위해 휘트니스 센터에 제공되어야 한다.

재활 서비스의 기간과 상환의 감소(91) 그리고 학교에서 장애자 체육 빈도의 부족, 그리고 척추 조직손상이 있는 사람이

표 5.6. **척수 기능 장애가 있는 사람들을 위한 초보자, 중급자의 운동처방의 구성요소**

구성요소	초보	중급
유연성		
형태	정적 또는 동적 스트레칭, standing frame	파트너와 스트레칭, PNF스트레칭
관절 움직임	견갑골 외전, 견관절 수평 외전과 신전, 주관절 신전, 고관절 신전, 슬관절 신전, 족관절 배측굴곡	
빈도	매일	매일 두 번씩
강도	중등도	중등도
기간	30초/스트레칭, 10분/session	30초/스트레칭, 30분/session
근력		
형태	능동 보조, 덤벨, 손목 웨이트, 체중 저항, elastic 밴드/ 튜빙	저항성 기계, 덤벨, 스미스 머신, 메디신 볼, 고속의 등속성, 플라이오메트릭
근 그룹	견갑골 하강근, 주관절 신전근, 광배근, 등 (가능하면 균형에 맞춰 모든 신경지배하의 근 그룹)	
빈도	2 x/wk	매일
강도	15RM	1-10 RM
기간	1set X 15reps/ex. X 5 ex.	2-3set X 1-10reps/ex. X 15 ex.
근 지구력		
형태	위의 근력과 동일, 수중	위의 근력과 동일, 서키트 트레이닝, 메디신볼
근 그룹	위의 근력과 동일	위의 근력과 동일
빈도	2 x/wk	매일
강도	중등도(RPE=4/11)	최대 (RPE=10/11)
기간	1setX 1min/ex.	2-3 set X 2-5min/ex.
유산소/심폐 체력		
형태	걷기, 휠돌리기(wheeling), 앉아서/서서하는 유산소운동, 팔/다리 싸이클, 수영, 노젓기	빨리 걷기/조깅/ 휠돌리기, 팔/다리 싸이클, 수영, 달리기, 노젓기, 스포츠, 인터벌 트레이닝, fartlek, 장거리
빈도	2w /wk	1-2일
강도	중등도 (RPE=3/11)	중등도-최대로 강함(RPE=3-10)
기간	5분/ session	60+분 /session
협응력/기술		
형태	특수한 기술	특수한 기술
빈도	매일	하루 두번
강도	낮음(피로를 피한다)	낮음(피로를 피한다)
기간	20분/session	60+ 분 /session

점점 더 많아짐은 사회에 기반을 둔 운동/체력 기회를 찾게 된다(92). 척수 기능 장애가 있는 많은 사람들은 간신히 독립적이기 때문에, 체력저하와 생활과 관련된 이차적 건강상태(secondary condition)는 독립을 더 어렵거나 불가능하게 만들 것이다. 모든 학생들이 받아야만 하는 체육교육과 신체 요육에 따라, 척수 기능 장애가 있는 사람들은 신체활동/활동의 이점에 대한 정보를 얻기 위해 운동 상담 그리고 운동에 대한 방해물의 제거와 확인 그리고 적용된 체력 서비스의 접근가능성/이용가능성에 관한 문제점 해결이 필요하다(93). 특히, 척수 기능 장애가 있는 사람들에게 신체활동/운동에 대한 많은 장애물은 전문가들에게 쉽게 드러나지 않을 수 있다.

신체활동/운동프로그램을 충실히 하는 것은 그들 자신에게 프로그램만큼이나 중요하다. 척수장애가 없는 사람들은 그들의 주된 장벽이 사회적 지지의 부족, 시설의 비이용성, 시간제약과 비용의 부족등이라고 보고하였다(34). 척수 기능 장애가 있는 사람들은 근 마비, 2차적인 의학적 상태 그리고 증상, 신체적 도움의 필요, 시설의 비 접근성 그리고 장비와 서비스의 부적절성과 같은 추가적인 장애물에 직면할 수 있다(90, 95). 표 5.7은 이러한 장애물과 몇몇의 잠재적인 해결책의 많은 것을 요약하고 있다. 한 최근의 발표는 척수 기능 장애가 있는 사람들에 대한 운동프로그램/장비의 적용 그리고 체력 시설의 접근 가능성/보편적인 디자인에 대한 많은 제안을 하였다(95).

척수 기능 장애가 있거나 없거나 동기화가 덜 된 사람들은 운동을 지속하기 위한 행동적 지지를 포함하는 구조화된 운동계획이 필요하다. 자주 사용되는 지지들은 자기-관찰, 빈번한 재평가 그리고 강화와 함께 점진하는 방법, 그리고 사회적 지지, 그리고 예방 실패를 위한 준비를 포함한다.

모든 운동 전문가들은 척수 기능 장애가 있는 사람들이 운동 그리고 신체적 활동을 유지하기 위해 심리적으로 지지하려는 노력이 요구된다. 그들은 또한 특별한 운동과 활동에 대한 그들의 필요성을 평가하고, 현실적인 목표를 세우고, 효과적인 트레이닝 수단을 사용을 도울 수 있다. 건강, 체력, 기능 증가는 전문가들이 임상적 또는 체력 환경에서 볼 수 없을 수 있는 척수 기능 장애가 있는 사람들의 삶에 뜻 깊은 영향을 줄 수 있다. 만일 척수 기능 장애가 있는 사람들이 그 또는 그녀의 장애를 다룰 수 없는 것처럼 보인다면, 운동 전문가들은 그들에게 평가를 위해 임상 심리학자에게 위탁해야 한다. 불안과 우울증은 척수 기능 장애 환자에게 일반적이다(96).

몇몇의 훌륭한 실용적인 지침서들은 척수 기능 장애가 있는 사람의 트레이닝과 체력/운동 교육에 관련된 것을 권고하였다(92-105). 추가적으로, 운동 전문가들은 경쟁적인 휠체어 스포츠 기회들은 척수 기능 장애가 있는 잠재적인 운동선수에게 유용할 수 있다는 것을 깨달아야 한다. 그들은 척수 신경기능의 신경학적 수준을 바탕으로 한 분류 시스템과 함께 휠체어 스포츠 USA에 의해 조직된 이벤트에서 가장 적합하다(106).

사례 연구

존은 5 년 전 17세에 총을 맞은 상처로 인해 C8 에 완전한 척수손상이 지속되어 왔다. 그의 몸통과 다리 근육들은 마비되었다. 그리고 엉덩이, 무릎 굴곡근 그리고 발목 족저 굴곡근에서 경직성 근 긴장 상태를 나타내었다. 상지의 근력은 정상이다. 그러나 그의 손가락 신전근 그리고 내재근, 손목 굴곡근, 대흉근, 광배근은 약하다. 존은 180cm키에 110kg (BMI=34kg/m^2), 그리고 삼두의 피부두께는 25mm이다. 그는 재활 이후로 5년에 거쳐 50파운드 살이 쪘다. 그는 수동 휠체어를 사용하고 사회에서 독립적인 생활을 하고 개량된 밴을 운전한다.

S: 존은 그의 경량의 수동 휠체어를 매일 몰고 갈 때 특히 오르막길을 오를 때 팔 근육 피로, 어때 통증, 현기증, 그리고 짧은 호흡에 불편함을 느꼈다. 그는 스스로 과체중이고 외모가 엉망이라 생각했다, 그의 자세는 어깨가 동글게 된 척추 후만 그리고 앞으로 나온 머리 돌출된 배를 보였다.

O: 존의 안정시 심박수와 혈압는 각각 65bpm 그리고 90/60 mmHg 이다. 상체 자전거의 점증운동 검사 동안, 그의 최대 파워 배출은 45W이었다. 그의 수축기 혈압은 70mmHg로 감소하고 이완기 혈압은 소리가 들리지 않게 됨에 따라 검사 중 점차적으로 더 어지럽게 되었다. 그의 심박수는 극심한 팔 근육 피로/ 탈진하기 바로 전 125ppm에서 최고치를 보였다(Borg CR-11 scale에서 RPE=8).

존은 표준 4-m 경사에서 그의 의자를 밀고 서는데 20초 걸렸다(12:1). 휠체어 검사의 6분 동안 그는, 평탄하고 실내의 매끄러운 표면에서 600m의 거리를 이동했다. 게다가 그의 일상생활에서, 그

표 5.7. **척수 기능 장애가 있는 사람에서 운동프로그램에 영향을 주는 내부/외부의 변경할 수 있는/변경할 수 없는 억제하는 요소와 촉진하는 요소**

촉진요소	
특별한 목표을 위한 헌신, 운동에 대한 의지	현재 질병이 없다
이점이 손실/위험보다 더 크다는 믿음(향상된 기능, 건강, 등)	집 또는 시설(헬스크럽)에서 운동장비의 많은 접근
시설(헬스클럽)로의 확실한 이동	자유로운 주차 이용성
좋은 날씨/운전 조건	접근 가능한 시설입구와 현관
내장/방광 조절이 좋은 날	접근가능한 계단
깨끗한 운동복	적절한 장비의 접근 가능성
신체활동/운동의 즐거움	장비에 대한 적절한 적응
시설에서 다른 사람과 함께 편안함	도움 이용성
참여(출석)는 다른 활동 보다 중요하다	스태프의 기대
스태프의 기대와 참여하는 동료들	사회활동(시설에서 친구를 만남)
깨끗하고, 안전하고, 공기가 정화된 시설	계획에 의해 감당할 수 있는 서비스 요금
1년 내내 실내 활용	문화적으로 예민한 환경
경쟁, 향상	아이 보호시설의 이용
방해 또는 장애물	**장애물을 제거하기 위한 전략**
내부적(장애, 성격, 믿음, 태도, 선호도, 흥미)	
변경 가능한	
운동의 지루함	음악을 듣고, 마음을 다른데 사로잡히고, 실외에서의 자전거/wheel
근육 또는 관절의 통증	초기의 통증은 수일 이내에 사라질 것이다, 점증적으로 계획하고, 활동 후 스트레치 하고, 진통제 사용
손상에 대한 두려움	스태프/건강관리 제공자에 도움을 청하고, 교육받음
빈번한 일시적 통증(감기, 알레르기, 상기도 감염, 쓰라림)	스태프/건강관리 제공자에 도움을 청하고, 교육받음
목표에 대한 동기부족	스태프/건강관리 제공자에 도움을 청하고, 교육받음
손실/ 위험이 이점 보다 클 것이라는 생각	스태프/건강관리 제공자에 도움을 청하고, 교육받음
고수 할 수 없음(낮은 자기효능감/ 의지)	스태프/건강관리 제공자에 도움을 청하고, 교육받음 시도, 자신감/ 성공/ 훈련, 사회적 의지, 보상, 이점, 기록을 깸, 향상을 증가시킨다.
실외보다 실내를 선호	실외 활동을 하라
스태프/참여자들의 문화적 불가분	스태프의 트레이닝
내장/ 방광의 참여 전 사고	건강보호제공자에게 도움을 청함
이전의 운동이나 스포츠를 한 적이 없음	취미를 시작하거나 움직일 수 있는 즐거운 활동을 함
다른 사람과의 불편함	건강 보호 제공자에게 도움을 청함
스태프나 참여자들을 싫어함	다양성(인종, 성별, SCI의 수준, 운동선수)에 관대하라, 그리고 운동의 위치를 변경해라
지속적인 저혈압 증상(현기증, 아픔, 위축증), 좋지 않은 기립 내성	누운 자세, 아쿠아틱, 호스에 의지, 기립성 트레이닝, 건강관리 제공자에게 도움을 청함
너무 피곤하고, 충분한 에너지가 없으며, 너무 많은 노력	규칙적인 활동은 당신의 에너지수준을 향상시킨다.
좋지 않은 균형	손잡이 사용 또는 안정화하기 위해 파트너 /스탭의 도움
좋지 않은 쥐는 힘	잡는 글러브, wraps, 또는 손목 커프 사용
기구를 사용할 수 없다.	적용된 운동 기구를 사용하라.
심한 관절염 또는 관절의 통증	건강관리 제공자에게 도움을 요청하라.
당혹감(좋지 않은 신체 이미지)	건강 관지 제공자, 심리학자에게 도움을 요청하라.
내용의 악습	건강관리 제공자에게 도움을 요청하라

표 5.7. **(계속)**

도움을 요청하기 싫다	단독 그리고 사회적 기술 트레이닝
혼자 있고 싶다.	사회적 기술 트레이닝, 사회적 도움을 이용하라.
가족이 내가 운동하는 것을 격려하지 않는다	가족에게 운동의 이점을 확신시켜라.
운동이 낮은 우선순위를 갖는다.	스태프/ 건강관리 제공자에게 도움을 요청하라. 그리고 우선화 하고 계획하라
어떤 누구도 운동하는 것을 볼 수 없다.	휘트니스 시설 또는 우리 프로그램에 참여하여라.
운동하는 친구나 가족이 없다.	운동 할 파트너를 찾고, 다른 참여자들을 만나라.
운동을 하는 방법을 모르고 무엇을 해야 할지 모른다.	건강관리 제공자에게 도움을 청하고, 교육을 받아라.
너무 나이가 많아 운동을 할 수 없다.	건강관리 제공자에게 도움을 청하고, 교육을 받아라.
건강관리 제공자는 운동에 대해 말하지 않았다.	건강관리 제공자에게 도움을 청하고, 교육을 받아라.
어릴 때 절대 신체활동, 스포츠를 한 적이 없다.	배우도 이익을 얻기에 절대 늦지 않았다.
변경가능하지 않은	
마비	자극되지 않은 근육을 운동시키고 마비된 근육을 위해 기능적 전기 자극(FES)을 하라.
비협응성, 경련	간단하고/ 늦은 운동을 이용하고, 기술을 연습하라
낮은 통증 역치	점증적을 계획을 세우고, 진통제를 사용하라.
가끔의 통증	인내하라
선천적인 손상, ADD, 정신적 아픔	건강관리 제공자에게 도움을 요청하라.

방해 또는 장애물	장애물을 제거하기 위한 전략
외부적 (환경 상황, 역할, 책임들)	
변경가능한	
약물이 나른하게 한다.	건강관리 제공자에게 도움을 요청하라.
깨끗하지 않은 의복	좀더 자주 세탁하라; 계획에 앞서
안전한 이웃	친구를 데려고, 이동하라
아이 보호 시설의 비이용성	앞서 계획하고, 대안책을 가지며, 아이를 데려간다.
가족의 요구	먼저 계획하고, 가족을 데려간다
현재 역할 모델이 없다	하나를 찾고, BBBS
시설로의 확실한 이동 수단이 없고, 운전할 수 없다.	먼저 계획하고, 운전을 배운다. 그리고 노력하라.
나쁜 날씨/ 운전 상태	집에서 운동하고 대안책을 가져라
시간의 부족, 가족과/일의 책임감으로부터 시간의 부담	시간 관리, 운동 기간을 짧게 하고, 티비를 적게 보며, 운동을 높은 우선순위로 두라. 운동은 기능과 직업의 수행도를 향상시킨다.
불편한 시설 시간	이용시간을 늘리고, 시설을 바꿔라.
운동은 어렵고 너무 많은 에너지가 소모된다	점증적으로 계획하라.
만성적인 통증	건강관리 제공자에게 도움을 요청하라. (교육)
악화되는 의학적 조건의 존재	건강관리 제공자에게 도움을 요청하라. (교육)
일과 학교의 시간 충돌	그게 맞게 계획하라
음악이 너무 크다	볼륨을 줄이고 시설을 바꿔라
시설이 너무 멀다	통근하기 위한 시간을 마련하고, 가까운 시설을 찾아라
운동은 너무 많은 손실을 가져온다.	이익은 손실보다 중요하다, 그리고 덜 비싼 시설을 찾아라. 집에서 운동하라
과중한 스케줄	그게 맞게 계획하라
변경 불가능한	
긴급, 가족의 죽음, 재앙(토네이도, 홍수, 화재)	없음
시설의 폐점, 조사 프로젝트의 끝	시설을 옮기고, 시설 대안을 가지며, 장기간 계획하라.

가 수행하는 전형적인 운동은 매일 스트레칭 만을 하는 것이다.

A: 존은 신체적으로 체력이 저하되었다. 그는 탈진이나 통증 없이 그의 일상생활을 하기 위해 체력을 향상 시킬 필요가 있다. 특히, 체지방을 감소시킬 필요가 있고, 삼두와 어깨 하강근(shoulder depressor)의 근력/근지구력을 향상시키고, 어깨 근력과 유연성이 균형이 맞아야 한다. 존은 지속적으로 그의 체중을 관리하기 위해 영향 교육과 생활 습관 변화가 필요하다. 그는 저혈압 증상을 재조정하기 위하여 약물 평가가 필요하다. 그는 상당한 상체 근량과 근력을 가졌다. 그러나 그의 심혈관계에 대한 자율 신경성 조절과, 자율 신경성 혈관조절이 깊이 손상되었다.

P: 존은 불필요한 지방 20kg을 줄이기 위해 적절한 식이요법을 수행하고자 영양사와 상담할 것이다. 존은 심장 질환을 없애기 위해 의사와 상담하고 그의 어깨 통증에 대해 임상운동사와 상담할 것이다. 그는 복부의 탄력붕대를 시도해 볼 것이다, 지지 스타킹(support stocking), 다리 거상 또는 운동 중 혈압을 유지하기 위해 누운 자세를 하려 노력할 것이다. 그는 모든 정상적인 일상생활을 그의 수동 휠체어와 함께 지속할 것이다. 견딜 수 있을 때, 존은 체중 관리를 위해 일반적인 신체활동을 증가시킬 것이다. 존은 접근 가능한 휘트니스센터에서 주당 3session 운동할 것이다. 자세의 안정성을 위해 보조자가 필요할 것이다.

존의 초보자 운동 처방은 다음과 같다.

1. 준비운동 (일반적인 상체 맨손체조 그리고 앉아서하는 에어로빅, 상지를 위한 동적인 유연성 운동)
2. 어깨 균형
   a. 어깨 외회전근 그리고 견갑골 견인근(scapular retractors)의 근력 강화를 위한 치료적 운동, 그리고 어깨근과 앞 가슴을 위한 스트레칭
3. 일반적인 팔 근력, 지구성, 유산소성 파워 트레이닝:
   a. 인력거 운동(dip과 유사하다, 그러나 휠체어와 접근 가능한 기계에서)
   두가지 운동 :
   1) 주관절을 구부리면서(삼두근을 위해)
   2) 주관절을 쭉 피고(shoulder depressors을 위해)
   b. 팔벌려 당기기(도르레 이용) lat pull-down (pulleys)
   c. 노젓기(도르레 이용) rowing(pulleys)
   d. 경사진 프레스(가벼운 웨이트 장비를 이용해서) incline press(against light machine weights)
   e. 벤치 프레스(웨이트 장비를 이용해서) bench press(weight machine)

day1. 평가: 각각의 운동을 위해 10RM을 측정하고 Wingate 무산소성 파워 테스트를 수행한다. (30초 동안 최대 노력의 고강도 암 크랭크동안 수행되는 최고의 work)

day2. 트레이닝: 2세트×10RM의 90%에서 10회 반복점진의 저항성 운동의 원리 그리고 과부하, 점증성, 특이성, 규칙성의 원리에 따라 점증한다.

4. 유산소성 운동 : 2~3개의 받아들일 수 있는 유용한 수단을 선택해라. 예를 들어 암 크랭크 에르고미터:
   a. 팔 근육 피로 또는 현기증까지 또는 최소 5분 동안 알아낸 RPE=4/11의 표준작업량을 찾아라(20~30W)
   b. 트레이닝 기준선을 세우기 우해 적어도 두 번의 평가를 수행하여라.

예를 들어 :
   1) 6분 동안 수행된 최대의 work
   c. 30~60min/workout의 시간에 거친 점진
   d. 그랭크의 다양한 사용 (앞쪽 vs 뒤쪽)
   e. 운동의 다양한 강도와 기간 예를 들어 높은 강도(간헐적)로 짧은 기간 vs 낮은 강도 긴 기간.
   f. 팔 에르고미터의 지루함을 없애기 위해 파트너를 구하거나 비디오를 봐라.
   g. 매 2주 반복적인 평가

참고문헌

1. Nelson MR, Rott EJ. Chapter 78. Spina bifida. In: Grabois M, Garrison SJ, Hart KA, et al, eds. Physical medicine and rehabilitation: the complete approach. Malden, MA: Blackwell Science, 2000:1414–1432.
2. Cardenas DD, Burns SP, Chan L. Chapter 73. Rehabilitation of spinal cord injury. In: Grabois M, Garrison SJ, Hart KA, et

al, eds. Physical medicine and rehabilitation: the complete approach. Malden, MA: Blackwell Science, 2000:1305-1324.
3. Yarkony GM, Chen D. Chapter 55. Rehabilitation of patients with spinal cord injuries. In: Braddom RJ, ed. Physical medicine and rehabilitation. Philadelphia: W.B. Saunders Co., 1996: 1149-1179.
4. Carpenter MB, Sutin J. Chapter 8. The autonomic nervous system. In: Human neuroanatomy. 8th ed. Baltimore: Wilkins & Wilkins, 1983:209-231.
5. Koizumi K, Brooks CM. Chapter 30. The autonomic system and its role in controlling body functions. In: Mountcastle VB, ed. Medical physiology. Volume 1. 14th ed. St. Louis: C.V. Mosby Co., 1980:893-922.
6. Ditunno JF, Young W, Donovan WH, et al. The international standards booklet for neurological and functional classification of spinal cord injury. Paraplegia 1994;32:70-80.
7. ASIA. International standards for neurological and functional classification of spinal cord injury. Chicago: American Spinal Injury Association, 1996. (accessed online, 5-27-01: http://www.asia-spinalinjury.org/publications/2001_Classif_worksheet.pdf)
8. Consortium for Spinal Cord Medicine. Outcomes following traumatic spinal cord injury: clinical practice guidelines for health-care professions. Washington, DC: Paralyzed Veterans of America, 1999.
9. Furhrer MJ. Rehabilitation and research training center in community-oriented services for persons with spinal cord injury: a progress report. Houston, TX: The Baylor College of Medicine and The Institute for Rehabilitation Research, 1991.
10. Whiteneck GG. Learning from recent empirical investigations. In: Whiteneck GG, Charlifue SW, Gerhart KS, et al., eds. Aging with spinal cord injury. New York: Demos Publications, 1993.
11. Anson CA, Shepherd C. Incidence of secondary complications in spinal cord injury. Int J Rehabil Res 1996;19:55-66.
12. Johnson RL, Gerhart KA, McCray J, et al. Secondary conditions following spinal cord injury in a population-based sample. Spinal Cord 1998;36:45-50.
13. Bauman WA, Spungen AM. Metabolic changes in persons after spinal cord injury. Phys Med Rehabil Clin N Am 2000; 11:109-140.
14. Washburn RA, Figoni SF. Physical activity and chronic cardiovascular disease prevention: a comprehensive literature review. Top Spinal Cord Injury Rehabil 1998;3:16-32.
15. Davis GM. Exercise capacity of individuals with paraplegia. Med Sci Sports Exerc 1993;25:423-432.
16. Figoni SF. Exercise responses and quadriplegia. Med Sci Sports Exerc 1993;25:433-441.
17. Hopman MTE, Nommensen E, van Asten WNJC, et al. Properties of the venous vascular system in the lower extremities on individuals with parapelgia. Paraplegia 1994;32:810-816.
18. Claus-Walker J, Halstead LS. Metabolic and endocrine changes since spinal cord injury. I. The nervous system before and after transection of the spinal cord. Arch Phys Med Rehabil 1981;62:595-601.
19. Kelly LE. Chapter 12. Spinal cord disabilities. In: Winnick JP, ed. Adapted physical education and sport. 2nd ed. Champaign, IL: Human Kinetics, 1997:193-212.
20. Hart AL, Malone TR, English T. Shoulder function and rehabilitation implications for the wheelchair athlete. Top Spinal Cord Injury Rehabil 1998;3:50-65.
21. Winnick JP, Short FX. The physical fitness of youngsters with spinal neuromuscular conditions. Adapted Phys Activity Quart 1984;1:37-51.
22. Shephard RJ. Fitness in special populations. Champaign, IL: Human Kinetics, 1990.
23. Winnick JP, Short FX. The Brockport physical fitness test manual. Champaign, IL: Human Kinetics, 1999.
24. Andrade CK, Kramer J, Garber M, et al. Changes in self-concept, cardiovascular endurance and muscular strength of children with spina bifida aged 8 to 13 years in response to a 10-week physical-activity programme: a pilot study. Child Care Health Dev 1991;17:183-196.
25. Morrison SA, Melton-Rogers SL, Hooker SP. Changes in physical capacity and physical strain in persons with acute spinal cord injury. Top Spinal Cord Injury Rehabil 1997;3:1-15.
26. Hjeltnes N, Jansen T. Physical endurance capacity, functional status and medical complications in spinal cord injured subjects with long-standing lesions. Paraplegia 1990; 428-432.
27. Stewart MW, Melton-Rogers SL, Morrison S, et al. The measurement properties of fitness measures and health status for persons with spinal cord injuries. Arch Phys Med Rehabil 2000;81:394-400.
28. Raymond J, Davis GM, Fahey A, et al. Oxygen uptake and heart rate responses during arm *vs* combined arm/electrically stimulated leg exercise in people with paraplegia. Spinal Cord 1997;35:680-685.
29. Glaser RM. Exercise and locomotion for the spinal cord injured. Exerc Sports Sci Rev 1985;13:263-303.
30. Dreisinger TE, Londeree BR. Wheelchair exercise: a review. Paraplegia 1982;20:20-34.
31. Fuhr L, Langbein E, Edwards LC, et al. Diagnostic wheelchair exercise testing. Top Spinal Cord Injury Rehabil 1997;3: 34-48.
32. Pitetti KH, Barrett PJ, Campbell KD, et al. The effect of lower body positive pressure on the exercise capacity of individuals with spinal cord injury. Med Sci Sports Exerc 1994; 26:463-468.
33. Sawka MN, Latzka WA, Pandolf KB. Temperature regulation during upper body exercise: able-bodied and spinal cord injured. Med Sci Sports Exerc 1989;21:S132-S140.
34. Houtman S, Oeseburg B, Hopman MTE. Blood volume and hemoglobin after spinal cord injury. Am J Phys Med Rehabil 2000;79:260-265.
35. Veeger HEJ, Hajd Yahmed M, van der Woude LHV, et al. Peak oxygen uptake and maximal power output of Olympic wheelchair-dependent athletes. Med Sci Sports Exerc 1991; 1201-1209.
36. Coutts KD, Rhodes EC, McKenzie DC. Maximal exercise responses of tetraplegics and paraplegics. J Appl Physiol 1971; 55:479-482.
37. Gass GC, Camp EM. Physiological characteristics of training Australian paraplegic and tetraplegic subjects. Med Sci Sports Exerc 1979;11:256-265.
38. Van Loan MD, McCluer S, Loftin JM, et al. Comparison of physiological responses to maximal arm exercise among able-bodied, paraplegics, and quadriplegics. Paraplegia 1987;25:397-405.

39. Figoni SF, Boileau RA, Massey BH, et al. Physiological responses of quadriplegic and able-bodied men during exercise at the same $\dot{V}O_2$. Adapted Phys Activity Quart 1988;5: 130-139.
40. Hjeltnes N. Capacity for physical work and training after spinal injuries and strokes. Scand J Rehabil Med 1982;29: 245-251.
41. Hjeltnes N. Control of medical rehabilitation of para- and tetraplegics by repeated evaluation of endurance capacity. Int J Sports Med 1984;5:171-174.
42. Figoni SF, Glaser RM. Arm and leg exercise stress testing in a person with quadriparesis. Clin Kinesiol 1993;47:25-36.
43. Figoni SF, Gupta SC, Glaser RM. Effects of posture on arm exercise performance of adults with tetrapelgia. Clin Exerc Physiol 1999;1:74-85.
44. Hopman MTE, Dueck C, Monroe M, et al. Limits of maximal performance in individuals with spinal cord injury. Int J Sports Med 1998;19:98-103.
45. Ready AE. Responses of quadriplegic athletes to maximal and submaximal exercise. Physiother Can 1984;36:124-128.
46. Hooker SP, Figoni SF, Rodgers MM, et al. Metabolic and hemodynamic responses to concurrent voluntary arm crank and electrical stimulation leg cycle exercise in quadriplegics. J Rehabil Res Dev 1992;29:1-11.
47. Krebs P, Eickelberg W, Krobath H, et al. Effects of physical exercise on peripheral vision and learning in children with spina bifida manifestation. Percep Motor Skills 1989;68: 167-174.
48. Agre JC, Findley TW, McNally MC, et al. Physical activity capacity in children with myelomeningocele. Arch Phys Med Rehabil 1987;68:372-377.
49. Janssen TWJ, van Oers CAJM, van der Woude LHV, et al. Physical strain in daily life of wheelchair users with spinal cord injuries. Med Sci Sports Exerc 1994;26:661-670.
50. Dallmeijer AJ, Hopman MTE, van As HHJ, et al. Physical capacity and physical strain in persons with tetraplegia: the role of sport activity. Spinal Cord 1996; 34:729-735.
51. Davis GM, Shephard RJ, Leenen FH. Cardiac effects of short term arm crank training in paraplegics: echocardiographic evidence. Eur J Appl Physiol Occup Physiol 1987;56:90-96.
52. Davis G, Plyley MJ, Shephard RJ. Gains of cardiorespiratory fitness with arm-crank training in spinally disabled men. Can J Sport Sci 1991;16:64-72.
53. Nilsson S, Staff PH, Pruett ED. Physical work capacity and the effect of training on subjects with long-standing paraplegia. Scand J Rehabil Med 1975;7:51-56.
54. Gass GC, Watson J, Camp EM, et al. The effects of physical training on high level spinal lesion patients. Scand J Rehabil Med 1980;12:61-65.
55. Miles DS, Sawka MN, Wilde SW, et al. Pulmonary function changes in wheelchair athletes subsequent to exercise training. Ergonomics 1982;25:239-246.
56. Knutsson E, Lewenhaupt-Olsson E, Thorsen M. Physical work capacity and physical conditioning in paraplegic patients. Paraplegia 1973;11:205-216.
57. Davis GM, Shephard RJ. Strength training for wheelchair users. Br J Sports Med 1990;24:25-30.
58. McLean KP, Skinner JS. Effect of body training position on outcomes of an aerobic training study on individuals with quadriplegia. Arch Phys Med Rehabil 1995;76:139-150.
59. Lassau-Wray ER, Ward GR. Varying physiological response to arm-crank exercise in specific spinal injuries. J Physiol Anthropol Appl Human Sci 2000;19:5-12.
60. Hooker SP, Figoni SF, Rodgers MM, et al. Physiologic effects of electrical stimulation leg cycle exercise training in spinal cord injured persons. Arch Phys Med Rehabil 1992;73: 470-476.
61. Nash MS, Bilsker S, Marcillo AE, et al. Reversal of adaptive left ventricular atrophy following electrically stimulated exercise training in human tetraplegia. Paraplegia 1992;29: 590-599.
62. Nash MS. Exercise reconditioning of the heart and peripheral circulation after spinal cord injury. Top Spinal Cord Injury Rehabil 1998;4:1-15.
63. Faghri PD, Glaser RM, Figoni SF. Functional electrical stimulation leg cycle ergometer exercise: training effect on cardiorespiratory responses of spinal cord injured subjects at rest and during submaximal exercise. Arch Phys Med Rehabil 1992;73:1085-1093.
64. Janssen TWJ, Glaser RM, Shuster DB. Clinical efficacy of electrical stimulation exercise training: effects on health, fitness, and function. Top Spinal Cord Injury Rehabil 1998;3: 33-49.
65. Figoni SF, Glaser RM, Collins SR. Training effects of hybrid exercise on peak physiologic responses in quadriplegics. Proceedings of the 12th International Congress of World Confederation for Physical Therapy. Alexandria, VA: American Physical Therapy Association, 1995, Paper # PO-SI-0028T on CD-ROM.
66. Cooney MM, Walker JB. Hydraulic resistance exercise benefits cardiovascular fitness of spinal cord injured. Med Sci Sports Exerc 1986;18:522-525.
67. Jacobs PL, Nash MS, Rusinkowski JW Jr. Circuit training provides cardiorespiratory and strength benefits in persons with paraplegia. Med Sci Sports Exerc, 2001;33:711-717.
68. Ekblom B, Lundberg A. Effect of physical training on adolescents with severe motor handicaps. Acta Paediatr Scand 1968;57:17-23.
69. O'Connell DG, Barnhart R. Improvement in wheelchair propulsion in pediatric wheelchair users through resistance training: a pilot study. Arch Phys Med Rehabil 1995;76: 368-372.
70. Yarkony GM, ed. Spinal cord injury: medical management and rehabilitation. Gaithersberg, MD: Aspen Publishers, 1994.
71. Nesathurai S. The rehabilitation of people with spinal cord injury. 2nd ed. Williston, VT: Blackwell Science, 2000.
72. PDR: Physicians' Desk Reference, 2001. Montvale, NJ: Medical Economics Staff, 2001.
73. Stass W, et al. Chapter 42. Rehabilitation of the spinal cord injured patient. In: Delisa JA, Gans BM, Bockenek WL, eds. Rehabilitation medicine: principles and practice. Baltimore: Lippincott William & Wilkins, 1993:891.
74. Figoni SF. Chapter 30. Spinal cord injury. In: Durstine JL, ed. ACSM's exercise management for persons with chronic diseases and disabilities. Champaign, IL: Human Kinetics, 1997:175-179.
75. Kofsky PR, Davis GM, Jackson RW, et al. Field testing—assessment of physical fitness of disabled adults. Eur J Appl Physiol 1983;51:109-120.
76. Franklin BA, Swantek KI, Grais SL, et al. Field test estimation

of maximal oxygen consumption in wheelchair users. Arch Phys Med Rehabil 1990;71:574–578.

77. Pare G, Noreau L, Simard C. Prediction of maximal aerobic power from a submaximal exercise test performed by paraplegics on a wheelchair ergometer. Paraplegia 1993;31:584–592.
78. Glaser RM, Sawka MN, Brune MF, et al. Physiological responses to maximal effort wheelchair and arm crank ergometry. J Appl Physiol 1980;48:1060–1064.
79. Glaser RM. Arm exercise training for wheelchair users. Med Sci Sports Exerc 1989;21(5 suppl):S149–S157.
80. Rimmer JH, Connor-Kuntz F, Winnick JP, et al. Feasibility of the target aerobic movement test in children and adolescents with spina bifida. Adapted Phys Activity Quart 1997; 14:147–155.
81. UDS: Uniform Data System for Medical Rehabilitation. Accessed 6-8-01 at http://www.fimsystem.com
82. Cole B, Finch, Gowland C, et al. Physical rehabilitation outcome measures. Baltimore: Williams & Wilkins, 1995.
83. Hooker SP, Greenwood JD, Hatae DT, et al. Relationship between heart rate and oxygen uptake during submaximal arm cranking in paraplegics and quardriplegics (sic). Ann Physiol Anthrop 1993;13:275–280.
84. Irizawa M, Yamasaki M, Muraki S, et al. Relationship between heart rate and oxygen uptake during submaximal arm cranking in paraplegics and quadriplegics. Ann Physiol Anthrop 1994 Sep;13(5):275–80.
85. Borg G. Borg's perceived exertion and pain scales. Champaign, IL: Human Kinetics, 1998.
86. ACSM. American College of Sports Medicine Position Stand. The recommended quantity and quality of exercise for developing and maintaining cardiorespiratory and muscular fitness, and flexibility in healthy adults. Med Sci Sports Exerc 1998;30:975–1991.
87. Coyle CP, Santiago MC. Aerobic exercise training and depressive symptomatology in adults with physical disabilities. Arch Phys Med 1995;76:647–652.
88. Edwards PA. Health promotion through fitness for adolescents and young adults following spinal cord injury. SCI Nursing 1996;13:69–73.
89. Nichols S, Brasile FM. The role of recreational therapy in physical medicine. Top Spinal Cord Injury Rehabil 1998;3: 89–98.
90. Figoni SF, McClain L, Bell AA, et al. Accessibility of physical fitness facilities in the Kansas City metropolitan area. Top Spinal Cord Injury Rehabil 1998;3:66–78.
91. Morrison SA, Stanwyck DJ. The effect of shorter lengths of stay on functional outcomes of spinal cord injury rehabilitation. Top Spinal Cord Injury Rehabil 1999;4:44–55.
92. Johnson KA, Klaas SJ. Recreation issue and trends in pediatric spinal cord injury. Top Spinal Cord Injury Rehabil 1997;3:79–84.
93. Steadward R. Musculoskeletal and neurological disabilities: implications for fitness appraisal, programming, and counseling. Can J Appl Physiol 1998;23:131–165.
94. Sallis JF, Hovell MF, Hofstetter CR. Predictors of adoption and maintenance of vigorous physical activity in men and women. Prev Med 1992;21:237–251.
95. Howard L, Figoni S, Young LC, et al. Removing barriers to health clubs and fitness facilities. A guide for accommodating all members including people with disabilities and older adults. Chapel Hill: North Carolina Office on Disability and Health, in press.
96. Elliott TR, Rank RG. Depression following spinal cord injury. Arch Phys Med Rehabil 1996;77:816–823.
97. Lowe C. Basic training (fitness, exercise, and sports). In: Lutkenhoff M, Oppenheimer SG, eds. Spinabilities: a young person's guide to spina bifida. Bethesda, MD: Woodbine House, 1997:123–131.
98. Lockette KF, Keyes AM. Conditioning with physical disabilities. Champaign, IL: Human Kinetics, 1994.
99. Miller P, ed. Fitness programming and physical disability. Champaign, IL: Human Kinetics, 1994.
100. Apple DF, ed. Physical fitness: a guide for individuals with spinal cord injury. Washington, DC: VA Rehabilitation Research and Development Service, 1996.
101. Youngbauer J, ed. Deconditioning and weight gain. Secondary conditions prevention & treatment. B Series, No. 3. Lawrence, KS: Research and Training Center on Independent Living, University of Kansas, 1996.
102. Chase TM. Chapter 10. Physical fitness strategies. In: Lanig IS, ed. A practical guide to health promotion after spinal cord injury. Gaithersberg, MD: Aspen Publishers, 1996.
103. Laskin JJ, James SA, Cantwell BM. A fitness and wellness program for people with spinal cord injury. Top Spinal Cord Injury Rehabil 1997;3:16–33.
104. Virgilio SJ. Chapter 6. Fitness education for children with disabilities. In: Virgilio SJ. Fitness education for children. Champaign, IL: Human Kinetics, 1997:47–58.
105. Rimmer JH. Fitness and rehabilitation programs for special populations. Madison, WI: Wm. C. Brown, 1994.
106. Wheelchair Sports USA, 5-27-01. (Website: http://www.wsusa.org)

제6장

소아마비후 증후군과 길랑바레 증후군 (POSTPOLIO AND GUILLAIN-BARRÉ SYNDROME)

역학과 병태생리학 (EPIDEMIOLOGY AND PATHOPHYSIOLOGY)

소아마비후 증후군 (Postpolio Syndrome)

회색질척수염(Polimyelitis)은 하부 운동 신경의 전각세포에서 일어나는 급성 바이러스 질환이다. 이 질환은 1950년대 미국에서 최대 유행병의 시기를 맞은 적도 있다. 회색질척수염은 이완성 부전마비(flaccid paresis), 마비, 근위축으로 인한 피로, 약화, 통증이 나타나게 된다.

질환의 초기 두 달 정도의 기간에는 기능적 회복이 가능하다. 기능적 회복의 상당 부분은 운동신경이 부분적으로 손상되었거나 완전한 손상이 50%를 초과하지 않았을 때 기대해 볼 수 있다(1). 기능적 회복 시기 단계는 보통 초기 진단이 15세 이상인 경우가 안정적이다. 안정적인 회복시기 동안 골격근 섬유는 소아마비 바이러스로 인해 약화된 하부 운동 신경으로부터 재분배되게 된다. 하지만, 몇 가지 사실은 남아있는 운동신경들은 새로운 신경을 만들어 낼 수 없으며, 탈신경(denervation)이 신경의 재분배(reinnervation)보다 빠르다는 사실이다(그림 6.1참조).

신경의 재분배가 탈신경을 따라잡지 못함으로 인해 피로, 약화, 통증, 근위축, 추위에 대한 불내성, 근경련(muscle spasms) 그리고 긴장성 경련(spasms)의 증상이 나타나며 일상 생활의 활동(ADL:activities of daily living)들을 완전하게 수행하기 어렵게 된다. 이러한 증상들은 본래의 증상들과 비슷해 이와 같이 뒤늦게 혹은 후증상(postsymptoms)들이 나타나는 것을 소아마비후 증후군이라고 한다(소아마비후 증후군; postpolio syndrome)(2).

소아마비후 증후군은 180만 소아마비 생존자들 중 대부분이 이러한 증상에 시달리고 있다(3, 4, 5). 생존자 중 약 40% 정도가 소아마비후 증후군과 관련된 피로를 경험하고 있고, 작업 수행을 방해하기도 하며, 이들 중 최소한 25%정도가 소아마비후 증후군과 관련된 증상으로 인해 일상생활 활동의 수행을 방해받는 것으로 보고되고 있다(4). 소아마비후 증후군은 진단 후 15-40년 사이의 기간에 해당하는 소아마비 생존자 중 절반이상의 사람들에게 영향을 미치고 있으며, 30-34년 기간 사이에 가장 두드러진 증상을 나타낸다.

소아마비후 증후군은 두 가지 형태로 분류가 되고 있는데, 소아마비후 진행성 근위축증(PPMA; postpolio progressive muscular atrophy)과 근골격 소아마비후 증후군(M소아마비후 증후군; musculoskeletal postpoliomyelitis symptoms)으로 분류된다. PPMA는 신경학적 증상과 비슷하며(예를 들어, 남아 있는 운동 단위의 감소), 소아마비후 증후군. 근골격 소아마비후 증후군이라고도 하며, 반면에 2차적으로는 '낡고 파열된' 관절의 부작용을 가져오게 되는데, 이것은 신경학적 변화의 부작용은 아니며, 이러한 다양한 증상들은 소아마비후 증후군이 왜 다양한 문제점들을 가져오게 되는가에 대하여 나타내고 있다. 소아마비후 증후군은 다리와 등부위 그리고 팔부위에 더욱 심각하게 나타난다(5).

근육의 약화와 감소는 점차적으로 증가하게 되며, 관절의 불안정성은 심각해지게 된다. 소아마비후 증후군은 진단 초기부터 사지의 마비가 나타났을 때 더욱 진행속도가 빠르며, 호흡 시 환기를 위한 보조 장치가 필요하고, 급성단계 동안에는 병원에 입원해야 하는데, 소아마비 바이러스는 주로 10세 이후에 나타나게 된다(6). 신체적 피로 약화 뿐 만 아니라 집중, 기억력, 주의력도 나빠지는 것으로 보고되고 있다(4). 두뇌피로 발생기(BFG:brain fatigue generator)를 이용한 검사 방법은 인지적, 운동 활동상의 문제를 검토하기 위해 사용되어 왔다. 두뇌피로 발생기 모델은 망상 형성(reticular formation), 시상하부, 시상핵이 바이러스성 손상을 입었을 때와 도파민성 신경의 피질성 활동이 감소되어 정보 전달 기능의 감소 뿐 만 아니라 운동 기능의 과정이 원활하지 않을 때 사용될 수 있다.

소아마비후 증후군을 가진 사람은 낮은 도파민 수준을 나타낸다는 것을 발견하였으며, 낮은 도파민 수준은 소아마비후 증후군에 있어서 인지적 활동과 운동 활동에 문제를 가져올 수 있다는 점을 제안하고 있다. 이것은 소아마비후 증후군 환자가 도파민 수용체 작용제를 복용하게 되면 피로와 주의력 기억능력이 향상되는 효과를 얻게 된다는 사실만 보아도 알 수 있다.

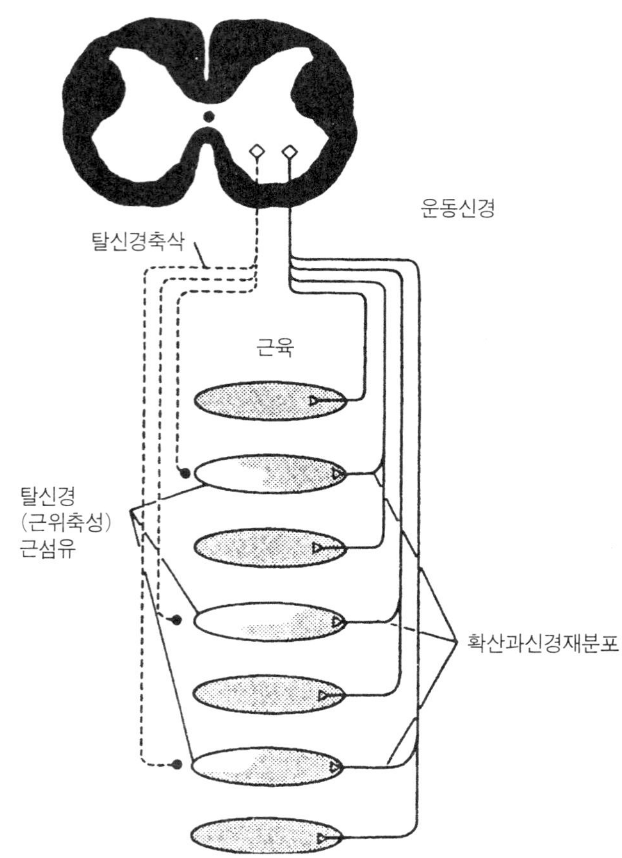

그림 6.1 근섬유의 탈신경(denervation)과 신경재분포(reinnervation).

길랑바레 증후군 (Guillain-Barré Syndrome)

길랑바레 증후군은 급성 감염 탈수 다발성신경장애(AIDP; acute inflammatory demyelinating polyneuropathy)가 원인인 것으로 알려져 있으며, 더욱 심각하고 치명적이다. 발병율은 연간 100,000명당 약 0.6-2.4명 정도인 것으로 추정된다(참고 문헌 7, 8번 참조). 길랑바레 증후군은 말초신경에 있는 미엘린 부분이 면역 공격에 대응하면서 발생한 다발성 신경장애의 탈수(수초제거)의 일종인 것으로 설명되어져 왔다. 일반적인 증상으로는 길랑바레 증후군이 시작되기 전에 위장(예를 들어, 캄필로박터 제주니(Campylobacter jejuni)) 혹은 호흡계 경로(예를 들어, 폐렴마이코플라즈마(Mycoplasma pneumonia))에 이상이 먼저 나타나게 된다.

이상증식(예를 들어, 림프종양), 예방접종(예를 들어, 광견병, 감기, 파상풍)과 약물(예를 들어, Penicillamine, Streptokinase, Zimelidine)에 의해서도 이상이 나타날 수 있다.

길랑바레 증후군은 단상성(monophasic)과정을 가진 자기한정성(self-limiting) 장애이다. 임상적으로 길랑바레 증후군은 하지에서 상지로 약화가 진행되는 "상승방식"으로 특징을 설명할 수 있으며, 1-3주 이상 진행된다. 길랑바레 증후군이 빠르게 진행되었을 경우에는 2-3일 이내에 호흡 보조 장비가 필요할 수도 있다. 운동 손상의 심각성은 가벼운 실조증이 일어나기도 하며, 모든 운동신경과 신경이 완전히 마비되어 버리기도 한다. 환자는 호전적인 결과를 기대할 수 있다(일반적으로 보조 장치 없이 보행이 가능한 정도를 말한다). 길랑바레 증후군은 하지 근육의 원위나 근위부위 모두에서 시작되기도 하며, 상지에서도 진행될 수 있으나 안면 양측의 마비로 부터 시작되는 경우는 거의 드물다고 할 수 있다. 운동의 회복은 원심적으로 일어난다(예를 들어, 회복은 상지에서 시작되어 하지로 진행되게 된다). 나이에 상관없이 길랑바레 증후군은 영향을 미칠 수 있으나, 대략 나타나는 비율은 어린 청소년들 그리고 노인에게서 많이 일어나 양극의 현상을 나타낸다.

심한 자율성 기능장애는 운동성 약화와 호흡기능의 부전을 동반하게 된다. 자율성 기능장애는 길랑바레 증후군을 가진 환자들에게 다음과 같은 이상이 먼저 일어날 수도 있다: 1) 심부정맥(빈맥, 서맥, 기외수축); 2) 불안정성 혈압(기립성, 고혈압, 저혈압); 3) 동공과 발한의 이상; 그리고 4) 위장장애. 통증은 양측의 좌골신경통이나 넓적다리부위, 옆구리 혹은 등과 같은 대 근육에서 통증이 흔히 나타나곤 한다.

급성 감염 탈수 다발성신경장애(AIDP)는 길랑바레 증후군(길랑바레 증후군)과 유사한 용어로 미국이나 유럽, 호주의 자료에서는 이를 함께 사용하기도 한다(예를 들어, 길랑바레 증후군과 관련된 AIDP). AIDP역시 말초신경부위에 대한 면역의 공격으로써 생겨나긴 하지만, 대식세포에 의한 탈수초(demyelination)로 특징 지을 수 있다. 대식세포는 미엘린의 외층을 공격하는 것으로 보여 지며, 가끔 축삭도 공격하지만 부차적으로 일어나는 축삭의 퇴화로 인해 심각한 염증과 탈수초화를 일으킬 수도 있다. 반면에 중국과 멕시코에서는 아이들과 청소년들에게 더욱 심각하게 영향을 미치며, 길랑바레 증후군과 관련된 AIDP는 탈수초가 일어나지 않고도 축삭의 퇴화를 나타내는 수가 최소한 2:1은 될 정도로 많은 것으로 보고되고 있다.

임상 운동 생리학 (CLINICAL EXERCISE PHYSIOLOGY)

소아마비후 증후군 (Postpolio Syndrome)

연구에서는 소아마비후의 영향(9)이나 소아마비후 증후군의 후유증(10)을 가지고 있는 사람들을 대상으로 고정식 자전거 운동 프로토콜을 이용한 결과, 유산소 능력($\dot{V}O_{2peak}$)은 하지의 근력과 유의한 관련이 있음을 보고한 바 있다. 이러한 사실이 강력히 제안하는 것은 고정식 자전거를 이용하여 운동능력이 낮게 평가되었다면 그것은 약화된 근기능 때문이며, 따라서 낮은 $\dot{V}O_{2peak}$ 수준은 하지의 근력을 나타내는 부차적인 자료가 되기도 한다는 것이다.

또한 이러한 약화는 하지 근력과 최대 걷기 속도와 관련이 있는 것으로 보고되고 있다(9). 결과적으로, 미국스포츠 의학회(ACSM)(11)에서 주장하는 것은 소아마비후 증후군을 가진 사람의 유산소 능력을 평가 할 때에는 고정식 자전거나 트레드밀을 이용하기 보다는 상지와 하지를 모두 이용하는 에르고미터(예를 들어, Schwinn Air-Dyne ergometer)를 사용할 것을 권장하고 있다. 소아마비후 증후군을 가진 사람들이 운동능력을 평가하는데 있어서 상지하지를 사용함으로써 나타나는 영향들을 예방하기 위해서는 상체 자전거를 이용할 것을 추천하고 있다(11).

소아마비후 증후군 환자의 유산소 능력은 소아마비후 증후군이 없는 상지소아마비환자나 사지의 움직임이 가능한 환자에 비해 낮게 평가되는 것을 알 수 있다(12). $\dot{V}O_{2peak}$는 고정식자전거, 걷기와 상체 자전거 운동 프로그램 후 유의하게 증가하는 것을 관찰할 수 있었다(6). 이러한 효과는 약 8-22주의 유산소 운동 훈련 프로그램을 통해 나타났으며, 참여자들은 별다른 부작용을 나타내지는 않았다.

우려되는 점으로는 소아마비후 증후군 환자가 하지근력의 저항성트레이닝을 통해 과도하게 운동 신경이 작용함으로써 오히려 근력이 소실될 수도 있다는 점이다. 그러나, 연구들에서는 소아마비후 증후군 환자들을 대상으로 6-12주 동안 하지근의 저항 트레이닝을 실시한 결과 하지의 근력이 유의하게 증가했을 뿐만 아니라 증상도 호전된 것으로 보고하고 있다(13, 14, 15). 근육이나 관절의 통증도 완화되었으며, "보통에서 힘든 수준" 까지의 운동 강도에서 더 악화되는 현상은 찾아볼 수 없었다. 이러한 연구결과들(13, 14, 15)을 고려해 볼 때, 불완전한 소아마비후 증후군을 가진 사람의 하지 저항 트레이닝 프로그램 시작은 추천되며, 조심스럽게 접근해야 한다. 소아마비후 증후군을 가진 사람은 운동을 낮은 강도에서 시작하고 중정도 강도에서 점차적으로 증가시켜야 한다(예를 들어, 4-6주 이상). 소아마비후 증후군을 가진 사람들에게 고강도의 하지 저항 트레이닝은 추천되어서는 안된다(11).

길랑바레 증후군 (Guillain-Barré Syndrome)

길랑바레 증후군은 미국에서 매년 최소한 1,000명의 사람들이 그리고 다른 나라에서는 그 이상의 사람들이 장기간 장애를 겪고 있다. 어린 나이에도 길랑바레 증후군은 일어날 수 있으며, 미국에서는 25,000명에서 50,000의 사람들이 길랑바레 증후군의 후유증을 겪고 있고, 수명연장의 기대를 갖고 있다. 환자들 중 약 40%정도는 병원에 입원하여 재활프로그램에 참여해야 한다. 재활 프로그램은 자율신경계이상증(예를 들어, 기립성 저혈압, 불완전한 혈압, 부정맥, 내장과 방광의 기능이상), 구심성 통증 증후군(통증이 중심부가 아닌 말초에서부터 시작됨) 그리고 심각한 정맥 혈전증과 관절의 구축 등의 하지의 비가동과 관련된 다양한 약물의 합병증, 골미네랄 감소증, 빈혈 그리고 욕창으로 인한 저칼슘혈증 등에 효과를 주기 위해서 진행된다.

재활 치료 단계는 다른 근신경 질병 및 질환과 비슷하다(길랑바레 증후군을 위한 임상적 치료와 입원 재활 치료는 참고문헌 15에 요약되어 있다). 길랑바레 증후군 환자는 사지부전마비가 나타나거나 팔, 다리, 얼굴 근육 혹은 인두의 부분적인 약화가 일어나기도 한다. 치료 동안에 운동 단위의 자극으로 인해 심한 피로가 나타나지 않는가를 주의 깊게 살펴보아야 한다. 실제로, 길랑바레 증후군 환자의 근육의 과도한 움직임은 임상적으로 특이한 약화를 일으키기도 한다.

길랑바레 증후군의 운동 약화란 근육의 길이가 짧아지는 것과 관련이 있으며, 결과적으로 관절의 구축이 일어나고 일상적인 운동의 범위를 제한 할 수 있다. 약화된 정도에 따라 운동은 수동적, 보조적 활동 혹은 활동적으로 진행될 수 있다. 초기의 운동은 등척성, 등장성, 등속성, 수동적-저항, 점증적인 저항 운동이 포함된 저강도의 강화 프로그램이 상태의 심각성에 따라 조심스럽게 적용되어야 한다. 운동을 실시하는 동안 사지의 적당한 자세와 가능한 기능을 최적화 시키기 위하여 교정을 실시해야 한다.

길랑바레 증후군 환자들에게서 나타나는 고유감각의 감소(예를 들어, 진동 감각과 관절의 위치)는 운동 실조증(예를 들어, 근육의 움직임에 대한 협응력 감소)을 일으킬 수 있다. 신체의 전반적인 움직임이 포함된 반복적인 운동(예를 들어, 테이블과 선반위에 있는 물체를 주어 올리는 동작)이 이러한 협응력을 향상시키는 데 도움을 줄 수 있다.

길랑바레 증후군의 입원 재활프로그램은 심부정맥의 프로그램과는 다르다. 그러나, 19-50% 정도가 자세에 의한 저혈압 증상을 나타낸다. 저혈압 현상을 예방하기 위해서는 압박 스타킹, 복대 그리고 적당한 수분공급이 함께 이루어져야 한다. 장기간 거동을 하지 못한 환자들은 기립성 저혈압을 치료하기 위하여 경사가 있는 테이블 위해서 서서히 점증적으로 움직임을 증가시켜야 할 것이다.

길랑바레 증후군환자는 입원 재활프로그램동안에 회복 단계가 이루어져야 한다. 환자의 협응력의 변화는 신경 전달 속도와 근력 검사를 통해 계속적으로 관찰되어야 한다.

약리학 (PHARMACOLOGY)

소아마비후 증후군 (Postpolio Syndrome)

비스테로이드성 항염증제(NSAIDs)와 근육이완제와 같은 약물은 증상을 완화시키기 위해 처방되며, 급성 혹은 만성적인 운동 수행에 크게 제한되지 않는다. 통증과 피로를 경감시키기 위해 처방된 약물에는 삼환계 항우울제(tricyclic antidepressants)와 세로토닌 차단제(serotonin blockers)가 있다. 이러한 약물은 통증을 경감시킬 뿐 만 아니라 우울증을 감소시키기도 한다. 현재 세로토닌 차단제는 운동수행에 미치는 영향이 적지만, 삼환식 항우울제는 안정시와 운동 중의 심박수를 증가시키고 혈압을 떨어뜨리는 작용을 하는 것으로 밝혀지고 있다. 삼환식 항우울제는 심전도의 이상을 일으킬 수 있어 운동 테스트 결과에서 위양성(false-positive)이나 위음성(false-negative) 결과를 나타낼 수도 있고 심장에 관한 과거력이 있는 사람의 경우에는 T-파형의 변화나 부정맥을 나타낼 수도 있다.

프레드니손(prednisone), 아만타딘(amantadine), 피리도스티그민(pyridostigmine), 브로모크립틴 메실레이트(bromocriptine mesylate)의 약물 역시 피로와 약화를 감소시키고 신체 수행력을 증가시키는 것으로 알려져 있다. 프레드니손과 코르티코스테로이드(corticosteroid)는 소아마비후 증후군 환자들의 근력을 증가시키지는 않았으며, 아만타딘 역시 근피로를 감소시키지는 않았다(17). 피리도스티그민과 항콜린에스터라아제(anticholinesterase)약물 역시 피로를 감소 시키지 않는 것으로 보고 된 바 있다(18). 브로모크립틴 메실레이트(bromocriptine mesylate)는 후시냅스의 도파민 수용체 길항제의 작용을 하는데 피로를 감소시키는 효과를 나타내지는 않았으나, 주의력, 인지수준과 기억수준은 호전되는 것으로 나타났다(5).

이러한 네 가지 약물(프레드니손, 아만타닌, 피리도스티그민, 브로모크립틴)은 운동 수행에 부정적인 영향을 미치지는 않았다. 그러나, 프레드니손의 만성적인 사용은 근조직의 약화와 근세포내 지방을 제거하고, 부종을 일으킬 수도 있다.

길랑바레 증후군 (Guillain–Barré Syndrome)

임상적으로 주로 사용하는 약물로는 삼환식 항우울제(tricyclic antidepressants)나 구심로차단 신경 부위에 부분적으로 사용하는 국소적 캡사이신(topical capsaicin)이 있다. 이러한 약물들은 재활이나 운동 활동에 영향을 미치지는 않는다. 다음으로 많이 사용하는 것은 항경련제(카르바메즈핀(carbamazepine))가 있으며, 지속적인 통증이 있는 사람들의 경우에는 마취제 종류를 주 약물이 효과적으로 작용할 수 있을 때 까지 통증을 완화하기 위해 재활 초기에 사용하게 된다. 길랑바레 증후군 환자가 마취제 종류를 작용하게 되면 재활에 있어서 부가적인 위험을 가져올 수 있다.

이학적 검사 (PHYSICAL EXAMINATION)

소아마비후 증후군 (Postpolio Syndrome)

소아마비후 증후군을 가진 사람들의 초기 이학적 검사에는 의학적 과거력 그리고 중추와 말초 모두의 불편함과 증상, 특히 전반적인 피로와 특별한 근육의 약화 혹은 통증이 최근에 일어났는지 혹은 이전에 비해 증가되었는지에 관해 자세히 설명되어야 한다. 이것은 소아마비의 초기 문제를 이해하고, 초기의 소아마비로 인한 신체 부위의 피로나 근약화 그리고 통증이 발생, 증가되었는가를 판단하는데 있어서 매우 중요한 문제이다. 증상은 직업적 활동을 포함해 신체활동의 형태, 강도, 시간, 빈도에 따라 분석되어야 한다. 일상생활 속의 신체의 위치와 자세 역시 분석되어야 하는데, 특히 척추와 골반, 무릎과 발목부위에 대한 분석과 비정상적인 관절의 움직임은 없는가를 결정하기 위해 분석되어야 한다. 초기 소아마비가 시작된 후 재활 프로그램 기간의 결정을 위해 보조 장치를 사용하였는지 혹은 보행의 균형을 위한 장치가 사용 되었가를 점검하는 것은 근육의 피로와 약화의 정도를 더욱 정확하게 결정하기 위한 중요한 정보가 된다. 또한, 기능적으로 안정성을 유지하는 시간의 길이, 안정성이 유지되는 동안에 성취 될 수 있는 신체적 기능 수준의 정도와 다른 심리사회적 악화 요인은 없는가를 분석하는 것도 매우 중요하다.

증가된 피로와 약화로 인한 구조적 변형이 없는가를 결정하기 위해 자세한 구조적/자세적 신경근 검사가 이루어져야 한다. 검사는 증상이 있는 부위에 근위축이 있는 가를 확인하기 위하여 근육의 크기가 측정되어야 하며, 빛 반응 검사, 민감한/둔한 접촉, 진동과 온도검사가 이루어져야 한다. 증상이 있는 부위의 감각 검사는 말초 신경의 기능부전 가능성을 결정하는데 도움이 될 수 있다. 반사 검사 역시 하지의 운동 신경이 동원되는 정도를 구별하기 위해 포함되어야 하며, 반응이 감소되었다는 것은 이완상태가 증가되었다는 것을 나타내게 된다. 그러나, 과활동 반사는 초기 회색질척수염과 관련된 근경련이 일어난 것으로 생각해 볼 수 있다. 운동 검사의 영역으로는 정적과 동적인 동작이 이루어지는 보행, 균형 검사가 포함되어야 한다. 증상이 있는 사지와 증상이 없는 사지의 빠르고 변화된 움직임이 협응력을 평가하기 위해 실시되어야 하며, 그 시점에서 평가자는 떨림, 불안정한 움직임과 시각의 움직임을 관찰해야 한다. 증상이 있는 모든 사지와 관절의 동적인 가동범위와 수동적인 가동범위를 모두 측정할 수 있는 각도기가 필요하다. 근력은 운동 약화의 정도를 파악하기 위해 도수 근검사(MMT) 를 주관적으로 실시할 수 있다(19). 도수 근검사는 수축이 전혀 이루어지지 경우를 0으로 시작해 정상적인 근력수준을 5로 하여 다섯 단계로 구분된다. 도수 근검사는 수축기능이 없는 상태에 대한 차이를 살펴보기 위한 것은 아니며, 이러한 근력의 감소는 많은 수의 운동 신경이 감소했기 때문이며, 운동 프로그램에 참여 하지 않았기 때문인 것 같다. 도수 근검사는 여러 번 반복해야 하며, 일회의 최대 수축을 검사해야 하기 때문에 한 번 검사 시 오래 수행되어야 하는데, 이러한 검사가 전형적으로 근력의 감소를 나타내는 것은 아니지만, 힘을 연속적으로 주지 못하고 반복적인 수축을 나타낼 경우에는 추가적인 약화가 일어났음을 추측할 수 있다. 결과적으로 도수 근검사는 최소한 3회에서 10회 이상 반복되어야 하며, 증상이 있는 근부위에 전반에 걸쳐 최대에 가까운 수축이 이루어져야 한다. 검사된 근육에 남아있는 피로는 초기 검사 후 30분 이내에 점검되어야 하며, 검사 후 48시간 이상 관찰되어야 한다. 주관적 질문법은 증상이 있는 근부위의 소아마비후 증후군을 측정하기 위한 임상적 자료로 활용되게 된다. 증상이 있는 부위의 신체적 검사는 바로 전에 수행된 검사로 인한 영향을 피하기 위해 피로수준을 최소화한 후 수행되어야 한다.

길랑바레 증후군 (Guillain–Barré syndrome)

입원 재활 단계 동안 길랑바레 증후군 환자는 질환이 더 심해질 수도 있기 때문에, 입원 재활 동안 주도면밀한 감독이 이루어져야 한다. 재발과 합병증을 확인하기위해 운동(근력), 감각 그리고 자율신경계의 검사가 포함된 이학검사가 매일 세부적으로 이루어져야 한다.

의학적 내과적 그리고 수술적 치료 (MEDICAL AND SURGICAL TREATMENTS)

소아마비후 증후군 (Postpolio Syndrome)

약리학에서 설명되고 있는 약물은 소아마비후 증후군과 관련된 피로나 약화를 유의하게 감소시키지는 못하였다. 따라서, 소아마비후 증후군의 관리는 증상을 치료하는 것에 중점을 두어야 한다. 연조직, 관절의 통증과 피로는 세로토닌 억제물질과 삼환식 항우울제와 같은 국부적 약물과 전신의 약물이 사용되어 왔다. 통증과 피로를 최소화시키기 위한 약물의 효과에 대한 여부는 매우 다양하다.

교정 장치는 하지관절의 초과적인 압력과 동작의 비정상을 성공적으로 감소시켜왔다. 족저굴근의 약화(발이 아래로 향함), 슬외번(X자형 무릎)과 슬후굴(뒤로 과신전된 무릎)과 같은 특정한 신경근과 정형외과적 장애들은 비수축과 수축 조직에 과도한 스트레스를 주는 움직임으로 이루어지게 된다. 예를 들어, 발목-발의 보형술(AFOs)은 발이 아래로 향하는 것을 감소시키고 균형을 유지하며, 비효율적인 걷기를 교정하게 된다. 보행은 뒤꿈치를 약간 들어 올리거나 신발에 내용물을 삽입함으로써 족저굴곡의 정도가 감소하는 효과를 가져올 수 있다. 무릎 보형술(KAFOs;무릎과 발목-발의 보형술)과 보조기의 착용은 슬외번과 슬후굴 상태로 걷는 동안 경골의 압력을 바로 잡아 줄 수 있다. 무릎에 비정상적인 압력이 만성적으로 가해지게 되면, 이차적으로는 만성적으로 하수족(발이 아래로 향함)을 일으켜 연조직의 과신전과 연골의 전단(서로 반대방향으로 움직임으로 인해 생기는 좌상)을 일으킬 수도 있다. 이러한 비정상적인 변화들은 관절의 통증을 증가시키고 움직임을 감소시키게 된다. 무릎과 발목-발의 보형술(KAFO)은 피로와 과로가 빨리 나타나 다른 쪽의 다리로 이동하게 된다. 가벼운 나일론 소재의 무릎 보정기는 이러한 문제를 보완할 수 있다. 보정기는 소아마비후 증후군을 가진 사람들에게 급성 소아마비 단계 동안 보정기에 대한 불쾌함 때문에 반드시 필요하다고 이론적으로 판단되었을 때 적용해야 한다.

길랑바레 증후군 (Guillain–Barré syndrome)

혈장분리반출법(plasmapheresis) 치료(채혈한 혈액에서 혈장을 분리하고 세포성분은 구연산을 가한 식염수나 적당한 용액에 섞어 재주입하는 방법)는 환자가 독립적으로 걸을 수 있는 시간과 호흡 보조기를 착용할 수 있는 시간을 빼앗게 된다. 다른 대안적인 방법으로는 면역글로불린(immunoglobulin)을 주입하는 것인데, 혈장분리반출법의 결과와 비슷한 효과를 가져오게 된다. 이 방법에 대한 의견이 상충적이긴 하지만, 스테로이드는 치료를 위해 사용될 수도 있다.

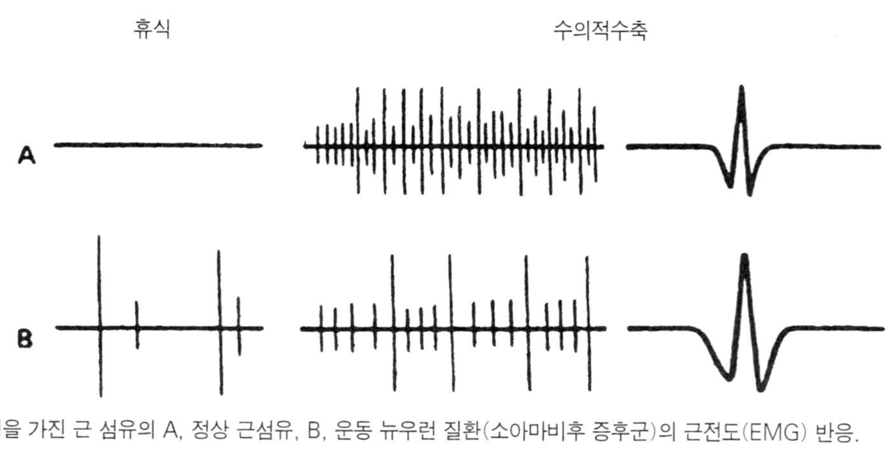

그림 6.2 만성적인 탈신경을 가진 근 섬유의 A, 정상 근섬유, B, 운동 뉴우런 질환(소아마비후 증후군)의 근전도(EMG) 반응.

진단적 테크닉 (DIAGNOSTIC TECHNIQUES)

소아마비후 증후군 (Postpolio Syndrome)

소아마비후 증후군은 다발성 경화의 적출(exclusion of multiple sclerosis), 근위축성 외측경화증(amyotrophic lateral sclerosis), 중증 근무력증(myasthenia gravis), 만성 감염, 갑상선기능항진증, 교원질 장애(collagen disorders), 신경장애와 우울증 등을 통해 진단된다. 활액낭염과 건염, 근육통과 골관절염 그리고 회색질척수염과 같은 증상은 차별화 된 진단이 이루어져야 하는데, 왜냐하면 이러한 상태 대부분이 같은 연령에서 소아마비후의 증상으로 나타날 수 있기 때문이다. 따라서 이것이 노화에 의한 영향인가에 대한 것은 소아마비후 증후군이 진단되었을 때 완전한 치료 방법이 결정되게 된다. 심각한 근육의 위축은 노화로 인한 일반적인 증상으로 보기는 어려우며, 대부분 소아마비후 증후군일 가능성이 높다(1).

소아마비후 증후군을 확인할 수 있는 정확한 실험방법은 없지만, 다른 의학적 상태들을 통해 확인될 수는 있다. 바이러스 검사는 소아마비 바이러스가 지속적으로 남아 있는지를 확인할 수 있으며, 소아마비후 증후군을 가진 사람 중 50% 이상이 양성으로 나타났지만, 이러한 바이러스의 장기간 보유가 소아마비후 증후군을 진행시키는 것과 관련이 있는가에 대해서는 아직까지 불확실하다(20). 이후의 자료들에서 제시하고 있는 것은 만약 바이러스가 남아서 활동한다고 해도 대뇌피질에는 영향을 미치지 않을 수도 있는데, 이것은 피로가 중추에서 시작되는 것이 아니라는 점을 제안하는 것이다(21). 근전도(EMG)와 신경전달속도(NVC)가 신경장애와 중증 근무력증 그리고 소아마비후 증후군의 진행 정도를 확인하기 위해 사용되어 왔다. EMG는 섬유속성 연축(fasciculations), 섬유성 연축(fibrillations) 그리고 증가된 운동단위의 진폭, 시간과 같은 이후의 변화들을 관찰하기 위해 사용될 수 있다(그림 6.2)(1). 이러한 운동 단위의 변화가 운동 단위의 전반적인 상해를 나타내는 것으로 볼 수는 없다. 운동단위가 작용하는 정도를 확인하는 것은 표면에 부착시키는 EMG도 침습적인 방법의 EMG의 결과와 비슷하게 나타난다(23). 반면에 EMG는 새로운 운동단위의 병변을 보기도 하는데, 이러한 자료는 근력 소실을 판단하기에는 좋지 못한 자료이다(24). 통증에 관한 주관적인 불편함, 특히 둔부의 불편함은 새로운 근피로와 기능장애와 가장 관련이 깊다(25). 둔부와 골반은 주로 체중이 실리는 부위이므로 이 부위의 통증이 기능장애를 평가하기에는 다른 부위에 비해 과대평가 될 수도 있다. EMG와 같은 진단적 기술은 소아마비후 증후군의 진단에 도움이 될 수 있으나, 환자를 위한 자료로 진단 결과에 부분적으로 적용되어야 한다.

길랑바레 증후군 (Guillain–Barré Syndrome)

기능적 운동 회복은 FIM Rasch 운동 전환 점수(16)를 이용해 운동 검사를 실시해야 한다. FIM Rasch 운동 전환 점수와 입원 상태의 고유감각 기능과는 관련이 없으며, 따라서 고유감각 기능은 매일 평가되어야 한다. 입원 재활 기간 동안 길랑바레 증후군의 측정은 일반적으로 5개의 척도에 따라 수행된다. 0-건강하다, 1-약간의 증상과 징후가 있다, 2-보조기 없이 5m정도의 보행이 가능하다, 4- 의자나 침대에 의존적이다. 5-아침이나 저녁에는 장비에 의존한 환기가 필요하다(16).

운동/체력/기능적 검사 (EXERCISE/ FITNESS/FUNCTIONAL TESTING)

ACSM 운동 검사와 처방 지침(ACSM' s Guidelines for Exercise Testing and Prescription)에 설명된 운동 검사의 기본적 원리에서 이 장과 다음 장의 "운동 처방과 프로그램 계획"을 위한 기본 내용을 제시하고 있다. 특별히 다른 상황이 아니라면 이 원리는 적용될 수 있다. 또한 ACSM 만성질환자와 장애를 가진 사람들을 위한 운동 관리(ACSM' s Exercise Management for Persons with Chronic Diseases and Disabilities)(11)에는 소아마비와 소아마비후 증후군을 위한 운동 검사와 운동 관리를 위한 기본원리가 제시되어 있는데, 이 역시 이 장과 다음 장을 위한 내용으로 구성되어 있다. 소아마비후 증후군과 길랑바레 증후군의 특수한 상황에 대해서는 이 두 장의 내용에서 주로 다루게 될 것이다.

소아마비후 증후군 (Postpolio Syndrome)

소아마비후 증후군을 가진 사람의 유산소 능력 평가는 상지와 하지가 모두 동원되는 에르고미터를 사용해야 한다(예를 들어, Schwinn Air-Dyne ergometer)(11). 초기에는 10-25

W에서 시작해 매 2분마다 10-25W씩을 증가시키는 비연속적인 프로토콜을 적용해야 한다. 각각의 단계 사이에는 약 2-4분 정도의 휴식시간을 제공할 것을 추천한다. 하지를 사용해서는 안되는 소아마비후 증후군 사람들의 경우에는 상지 자전거를 이용해야 하며, 초기 부하는 5-10W로 시작해 매 2분마다 5-10W씩 점차적으로 증가시키며, 각 단계 사이에 2-4분의 휴식을 제공해야 한다.

길랑바레 증후군을 위한 지침이 소아마비후 증후군인 사람의 근력과, 지구력 그리고 관절의 가동범위를 평가하기 위해 적용될 수 있다. 근력 측정은 근육의 기능장애를 측정하기 위해 사용되지만, 근력의 평가는 기능적 수행능력(예를 들어, 일상생활의 활동(ADL))을 충분히 반영하지는 못하는 것 같다(19, 27-29). 결과적으로 걷기, 의자에서 일어나기, 누운 자세에서 선 자세로 일어나기 등의 일상 생활의 활동에는 다음과 같은 기능 수행능력의 평가를 포함시킬 것을 권장하고 있다; (1) 걷기 능력- 방향을 세 방향정도로 변화시키고, 두 가지의 경사도의 변화에서 300피트를 걷는데 소요된 시간; (2) 계단 오르기 능력 - 10개의 계단을 2회 오르내리는데 소요된 시간, 계단의 높이는 일반적으로 7-8인치의 주택 계단; 그리고 (3) 기립 능력 - 일반적인 의자(예를 들어, 약 52cm정도의 높이)에서 앉았다 일어서기를 10회 반복하는데 소요된 시간.

이러한 기능 검사는 도수 근검사 점수에서 한쪽다리의 무릎 신전과 둔부의 외전이 3/5점 미만인 소아마비후 증후군환자에게는 어려울 수도 있으며, 양쪽 다리 모두 3/5점 미만인 환자에게는 거의 실행하기 어려 울 수 있다. 소아마비후 증후군을 가진 사람이 보형술 혹은 보조 장치를 사용하였을 때 이러한 장치들은 기능 평가를 하는 동안에 착용하고 실행되어야 한다.

길랑바레 증후군 (Guillain-Barré Syndrome)

길랑바레 증후군 환자를 위한 재활은 크게 두 단계로 구분된다는 것을 알아두어야 한다. 입원 재활프로그램을 위한 검사 절차는 임상적 운동 생리학과 진단학적 기술 이 장에 설명되어 있다.

이 장과 다음 장에는 "운동처방과 프로그램 계획"이 있으며, "퇴원" 단계의 재활과 회복프로그램에 관하여 제시하고 있다. 퇴원 단계는 환자가 재활 센터를 벗어나 더 이상 의학적 보호를 직접적으로 받지 않는 것을 말한다.

Pitetti 등와 동료들의 연구(30)에서는 길랑바레 증후군환자의 심혈관계와 근력 검사를 위한 방법들이 제시된 유일한 연구 자료이다. Pietti 등(30)은 58세 남성의 길랑바레 증후군 환자를 대상으로 병원 프로그램을 마친 뒤 3년 6개월 후의 근력과 심혈관계의 체력을 평가하였다. 병원 프로그램을 마친 후, 환자는 심각한 근위축을 나타냈고 목발이 없이는 보행이 불가능하였다. 그는 심각한 약화와 두 발의 족하수(foot drop)을 나타내었고 손의 감각이 약간 소실되는 증상을 나타냈다. 3년 6개월 후의 기능 평가에서 환자는 목발이 없이는 보행이 불가능하였고 손과 발의 경미한 약화가 일어난 상태였다.

이 환자의 최대 운동 기능은 세 가지 다른 형태의 운동을 이용하여 평가되었다. Schwinn 에어다인(Air-Dyne) 에르고미터와 전자제어식 자전거 에르고미터 그리고 상지 자전거. Schwinn 에어다인 에르고미터와 전자제어식 자전거 에르고미터의 검사 프로토콜은 비슷하였으며, 각각 초기 부하를 25W씩 2분 동안 진행되었고 매 2분마다 25W씩 증가되어 더 이상 자의적으로 수행할 수 없을 때 까지 검사가 진행되었다. 상지 자전거는 2분 동안 10W로 상지를 이용하여 운동을 실시한 후 매 2분마다 10W씩 더 이상 자의적으로 수행할 수 없을 때 까지 증가시켰다. 최대 생리학적 지표는 최고산소섭취량($\dot{V}O_{2peak}$ ml/min^{-1}과 ml/kg^{-1}/min^{-1}), 심박수(HR, bpm), 환기량(V_E l/min^{-1}), 호흡교환율(RER, VCO_2, $\dot{V}O_2$)이 측정되었다. 최대일량(watts) 과 검사수행시간 역시 자전거 에르고미터 운동 시 측정되었다. Schwinn 에어다인을 이용한 최대 생리학적 지표도 자전거 에르고미터의 것과 동일하게 적용되었다. Schwinn 에어다인 검사에서 최대 수행수준(175W)을 나타냈고 다음으로는 자전거 에르고미터(100W)의 순으로 나타났다. 상지자전거는 측정된 모든 지표에서 가장 낮은 수준을 나타냈다. 모든 검사(운동전 2분, 운동 후 2분, 각각의 단계에서 마지막 1분)에 나타난 혈압의 반응은 모두 정상이었다. 무릎 신전과 굴곡은 Cybex 340 동력계를 이용하여 평가되었다. 연구자들의 견해(30)는 길랑바레 증후군 환자들에서 사지의 움직임이 가능하다면 유연성, 근력 그리고 지구력 혹은 심혈관 체력 그 어느 것도 실행이 가능하며, 단 트레드밀 프로토콜을 제외하고는 대부분의 검사가 가능하다고 제안하고 있다.

상지의 측정 기술은 관절의 가동범위에 대한 측정 뿐만 아니라 상지의 근력과 지구력 검사 프로토콜이 개인들의 신체 조절 능력을 평가하기 위해 사용되었으며, 대부분의 길랑바레 증후군 환자들에게 적용되어야 한다. 하지의 검사 프로토콜은 하지의 약화 정도에 따라 달라진다. 길랑바레 증후군 환자들의 신체 조절 능력을 살펴보기 위해 무릎의 굴곡과 신전 그리고 둔부 측정(굴곡, 신전, 외전, 내전)이 이루어졌다. 길랑바레 증후군 환자들의 상지의 측정은 균형을 유지하기 위하여 앉은 자세(무릎 혹은 둔부의 굴곡과 신전 측정)나 누운 자세(레그 프레스)에서 실행되어야 한다.

스쿼트와 같이 선 자세에서의 측정은 보조기구가 있는 상태에서 주의 깊게 실행되어야 한다.

운동 처방과 프로그램 계획 (EXERCISE PRESCRIPTION AND PROGRAMING)

소아마비후 증후군 (Postpolio Syndrome)

더욱 안전하고 효과적인 운동 프로그램을 위해 소아마비후 증후군을 다섯 단계로 구분하게 되었다(31). 만약 환자의 구분이 명확하지 않다면 운동 프로그램은 불안정한 운동 단위를 손상 시킬 수도 있다.

등급 Ⅰ(임상적으로 소아마비 증상이 없음)은 기능이 매우 우수하며 미약한 증상을 나타내는 정도를 말한다. 이 등급에 해당하는 사람들은 최근 근약화의 병력이 없다. 근력이나, 감각 그리고 반사의 이학 검사는 정상적인 좋은 상태를 나타내고 근위축의 증상도 없다. 근전도와 신경전달속도 결과 역시 정상이다. 등급 Ⅰ에 해당하는 사람들은 예비심박수(HRR) 50-70% 강도, 12-14(6-20등급)정도의 자각(RPE)인지도 혹은 6-9MET 정도의 유산소성 운동을 주 3-5회, 일일 30분 이상으로 실행할 수 있다. 운동 형태는 상지와 하지근이 모두 동원되는 운동(Schwinn 에어다인, 수영)이 추천된다.

등급 Ⅱ(준임상적인 소아마비)는 새로운 약화 증상은 없지만 약화가 일어난 과거가 있으며, 완전히 회복된 상태로 분류된다. 근전도와 신경전달속도 검사에서 급성 퇴화가 아닌 만성 퇴화나 다상성 운동단위의 활동의 가능성이 발견되는 경우가 이에 해당된다. 이 등급의 사람들을 위한 운동에는 등급 Ⅰ과 비슷한 최대심박수와 자각인지도의 운동 강도가 포함되지만, MET 수준은 5-8정도의 수준이 되어야 한다. 그러나, 운동시간은 5분 간격으로 1분간의 휴식이 주어져야 한다. 운동은 하루의 휴식과 교대로 이루어져야 하고 운동 형태는 등급 Ⅰ에 추천된 운동과 비슷한 형태가 추천된다.

등급 Ⅲ(임상적으로 소아마비라고 진단된)은 약화와 회복의 과거력을 가지고 있으면서 새로운 약화 증상은 없는 상태를 말한다. 이학 검사에는 약한 정도에서 좋은 정도의 근력 수준을 나타내며 정상적인 감각, 반사는 정상이거나 약간 감소된 상태 그리고 근위축의 가능성이 있는 사람들이 이에 해당한다. 근전도와 신경전달속도 검사에서는 만성적인 퇴화가 나타나게 된다. 운동 강도는 최대심박수의 40-60%, 11-13 정도의 자각인지도와 4-5 MET정도의 운동이 실행될 수 있다. 총 운동시간은 20분 이상 실시해야 하며, 3분 이상 지속되지 않도록 하고 1분 정도의 휴시이 교대로 이루어져야 한다. 빈도와 형태는 등급 Ⅱ와 비슷하다.

등급 Ⅳ(임상적으로 불안정한 소아마비)는 약화와 다양한 회복에 대한 과거력이 있으며, 최근에도 새로운 약화가 경험된 상태가 이에 해당한다. 이학검사와 근전도/신경전달속도 결과는 등급Ⅲ의 결과와 비슷하다. 운동은 2-3분의 운동 후 1-2분의 휴식을 취해야 하며 총 운동 시간이 15분 정도, 주 3회의 운동이 적당하다. 강도는 예비심박수의 40-50%, 자각인지도는 11-12 그리고 등급 Ⅲ에서의 MET 수준으로 실행해야 한다. 피로를 느끼지 않을 정도의 저항 운동이 주어질 수 있다.

등급 Ⅴ(심각한 위축성 소아마비)는 낮은 기능과 심각한 증상, 새로운 약화와 급성 단계에 대한 회복이 약한 상태가 이에 포함된다. 이학검사에서는 근력 수준이 매우 낮고, 정상적인 감각, 그리고 심각한 사지의 근위축을 나타낸다. 근전도와 신경전달속도 검사에서는 운동 단위의 활동전압이 거의 없거나 매우 적고 급성 퇴화로 인해 활동이 감소하게 된다. 운동은 일반적으로 금기시된다. 일상생활의 활동이 운동 프로그램 계획의 범위에 속해야 한다. 보형술과 교정기구가 사용되고 움직임을 위해서는 종종 휠체어가 필요하다.

소아마비후 증후군 환자가 팔꿈치와 무릎 신전근의 단축성 수축의 근력 운동을 주 3회 비연속적으로, 20, 15, 10회의 반복횟수로 3세트의 운동을 실시한 결과 근력이 유의하게 증가됨을 알 수 있었다(14). 저항 강도는 3RM의 75% 강도로 세트 사이에 90초의 회복과 운동 사이에는 3분의 휴식을 취하도록 하였다. 또 다른 연구(13)에서는 3세트, 12회의 반복횟수와 주 2회의 비연속적 등장성 운동을 통해서도 근력이 증가됨을 보여주고 있다. 초기 무게나 저항은 자각인지도 13-14 정도의 수준으로 수행되었다.

길랑바레 증후군 (Guillain-Barré Syndrome)

성인에게 있어 질환의 과정은 더욱 길어질 수 있으며, 특히 어린아이에 비해 노인에게서 더욱 그러하다. 증상이 시작된 지 2년 이상인 경우 연령, 호흡 보조기 필요 여부와 증상의 진행율에 따라 신경학적 회복율은 계속적으로 향상될 수 있다. 질환 과정은 또한 만성적-재발성 길랑바레 증후군에 따라 달라질 수 있다. 길랑바레 증후군 환자의 건강을 유지하기 위해 운동이 효과적인가에 관한 문제는 길랑바레 증후군에 대한 운동의 효과에 관한 연구 자료가 부족하기 때문에 아직까지는 불확실하게 남아 있다. 미국 의학 협회지(Journal of the American Medical Association)(32)의 의학 뉴스에 미네소타 의과대학의 겸임교수로 재직 중인 Bensman의사의 자료가 쓰여 있다. 자료에 의하면 치료를 받고 있는 8명의 길랑바레 증후군 환자들은 "심한 신체 활동"을 통해 입원 재활 프로그램에서 오히려 역효과가 나타났다고 설명하고 있다. 여기서 "심한 신체 활동"이란 것에 관한 설명은 불분명하다. 8명의 환자 중 3명이 수동적인 가동범위의 움직임이 포함된 가벼운 운동이 수행되었고, 근력은 매우 빠른 속도로 향상되었으며, 더 이상의 기능적 감소는 나타나지 않았다. 8명 중 다른 3명의 환자는 이미 "매우 심한 운동" 후 근의 약화와 마비로 인한 기능적 감소가 다시 나타난 상태였다. 이 세 명의 길랑바레 증후군 환자들은 침상 휴식과 활동의 제한으로 다시 호전되었지만, 피로와 관련된 증상은 계속적으로 재발되었다. 나머지 2명의 환자는 증상이 시작된 지 1년 후 길랑바레 증후군이 재발하여 병원에 재입원해 있다.

Steinberg(33)는 심한 운동 특히 피곤한 활동은 불규칙적으로 비정상적인 감각을 일으킨다고 설명하고 있다. Stenberg(33)는 길랑바레 증후군환자들은 근통증과 피로가 느껴지는 정도의 운동을 실시해도 무방하다고 제안하고 있다. 신체활동 후에 피로가 감소하는 것은 '조심스럽게 통제되어 진다'. Pitetti 등(30)은 길랑바레 증후군환자들을 대상으로 초기에 심혈관계와 근력 검사를 거친 후 Schwinn 에어다인 에르고미터를 이용하여 16주 동안 40회의 운동을 수행하였다. 길랑바레 증후군환자들은 Schwinn 에어다인 에르고미터를 이용하여 운동 전 검사를 통해 최대심박수가 결정되었으며, 최대심박수의 70%수준으로 약 20-30분간의 운동을 실시하였다. 환자들은 길랑바레 증후군과 관련된 합병증 없이 심폐 기능, 최대 수행수준과 총일량이 증가되었으며, 등속성 하지의 근력도 증가하였다.

Karper(34)는 만성적으로 길랑바레 증후군을 가진 여성(18세)을 대상으로 저강도의 유산소 운동의 효과를 검토하였다. 운동 방법으로는 10주의 걷기 운동 후 15주의 자전거 운동이 수행되었다. 걷기는 주당 3일 20-37분 정도 실시되었고, 자전거 운동은 15-32분 정도가 실시되었다. 길랑바레 증후군환자에게는 예비심박수 45%이상의 운동은 수행되지 않았다. 자전거 운동 동안에 환자는 매 5분마다 운동을 중단하였고 2분간의 휴식을 취하게 하였다. 걷기 운동에서는 운동 사이에 휴식을 취하지는 않았다. 두 가지의 운동 참여 후 환자는 부작용 없이 걷기의 거리와 속도 그리고 자전거 주행시간이 향상되었다.

위의 연구 보고에 의하면 입원환자와 퇴원환자의 재활프로그램에는 매우 조심스러운 방법들이 수행되어야 한다고 설명하고 있다. 질병이 안정되면, 입원 재활프로그램은 피로가 없을 정도의 단시간의 활동(동적 가동범위와 수동적 가동범위)으로 시작되어야 한다. 환자의 향상(이전에 설명한 근력과 신경 전달 속도의 증가)을 위해 가벼운 근력 강화 운동부터 시작되어야 한다. 환자의 계속적인 향상을 위해서는 물리치료와 작업치료에 일상의 활동(ADL) 뿐만 아니라 더 활동적인 운동을 재활 프로그램 전반에 포함시켜야 한다. 발병 초기 3-6개월 동안에 의료진들은 환자들에게 피로 증상이 없는가를 주의 깊게 살펴보아야 하며, 이것은 환자가 자신의 제한점에 대해서 알고 있는가를 위해 중요하며, 큰 피로를 느끼지 않고 운동을 수행할 수 있을 것인가를 판단할 수 있게 된다.

길랑바레 증후군환자를 위한 유연성, 근력, 지구력 운동 방법에 관한 보고는 없다. 그러나, Pitetti 등(30)의 연구에서는 하지의 근력이 증가하는 것으로 설명하고 있으며, Karper (34)의 연구에서도 유산소 운동 후 환자의 악력 수준이 향상된 것을 살펴볼 수 있다. 이러한 자료들이 제안하는 것은 길랑바레 증후군 환자를 위한 운동 프로그램에는 유산소 운동 뿐 만 아니라 저항 트레이닝도 포함되어야 한다는 것이다.

또한 Pitetti 등(30)의 연구에서도 길랑바레 증후군환자들의 심폐기능의 향상과 수행 그리고 근력의 향상이 나타난 것을 살펴볼 수 있다. 또한 환자들은 일상생활의 활동 능력도 향상되었다. 집안일과 정원 일들이 운동 프로그램 참여 후에 증가되었다. 예를 들어, 길랑바레 증후군환자는 잡초와 뿌리를 제거하고도 중간에 휴식을 취하지 않고 다시 경운기를 운행하는 정원 일을 할 수 있게 되었다. 또한 그는 난간의 도움 없이도 계단을 올라갈 수 있게 되었으며, 일상의 피로도 감소하였다. 운동을 실시한 후 그는 트레이닝 전에 일상의 한 부분이였던 낮잠도 거의 취하지 않았다. 분명한 것은 많은 수의 환자들이 입원 재활프로그램을 마친 후 집으로 복귀해 퇴원 재활 서비스나 지역사회의 헬스크럽(미국스포츠의학회의 건강체력지도사의 자격을 가진 운동지도자를 통해)에서 제공하는 개별화된 운동 프로그램을 통해 효과를 얻을 수 있었다는 사실이다.

교육과 상담 (EDUCATION AND COUNSELING)

소아마비후 증후군 (Postpolio Syndrome)

새로운 약화나 혹은 약화 상태가 증가한 소아마비후 증후군을 가진 사람들은 계속적인 약화를 감소시키기 위한 몇 가지 방법이 실행될 수 있다. 첫째로, 일상생활 활동과 신체활동에 관한 교육이 주어진 업무를 마치는 것을 포함해 일상의 피로를 최소화 하는 데 있어서 무엇보다도 중요하다. 두 번째는 보형술로 스트레스를 감소시키고 통증과 피로를 완화시킬 수 있다. 보형술을 시행하게 한다거나 휠체어 혹은 스쿠터와 같은 보조장비를 받아들일 수 있도록 유도하는 상담이 필요하다. 특히 보조 장비는 오랜 시간을 서있거나 걸을 때 필요하며, 피로로 부터 회복하기 위해 필요하다.

소아마비후 증후군 환자들은 시간이 지날수록 많은 부작용들이 나타날 수 있다. 움직임과 독립적인 생활에 대하여 가장 많은 변화가 나타나 스트레스가 매우 커지게 된다. 결과적으로 소아마비후 증후군을 가진 사람들은 불안과 우울증이 나타날 수 있다. 소아마비후 증후군으로 인한 이러한 변화들을 극복하기 위해서는 가족의 충분한 지지와 함께 상담이 이루어져야 한다.

길랑바레 증후군 (Guillain−Barré Syndrome)

질병 초기에는 가벼운 우울증과 같은 심리적 변화가 나타나는 것이 일반적이다. 길랑바레 증후군환자가 겪는 심리적인 심각성과 사회적 문제들에 관한 연구가 필요하다(예를 들어, 만성-재발성 길랑바레 증후군 환기장치 의존기간).

또한 길랑바레 증후군으로 인한 신체적 장애 정도와 기간에 대하여 설명된 자료가 부족하다. 노화로 인한 운동단위 활동수의 감소와 운동기능의 감소는 회색질척수염과 길랑바레 증후군의 임상적인 문제와 비슷하다고 할 수 있다.

이러한 문제에 관하여 Burrows(35)가 증상으로 부터 완전히 회복되었다는 의학적 진단을 받은 4명의 군인(3명의 남성과 1명의 여성: 각각의 연령은 19, 21, 58, 27세)을 대상으로 길랑바레 증후군의 잠재적 영향에 대하여 연구하였다. 길랑바레 증후군이 시작되기 이전에 네 명의 사람들은 군인체력테스트를 높은 점수로 통과하였다. 군인체력테스트에는 15개의 팔굽혀펴기와 2분 동안에 40개의 윗몸일으키기 그리고 2마일 달리기를 21분 안에 통과하는 항목들이 포함되어 있었다. 네 명의 군인 모두 길랑바레 증후군이 시작된 지 1-3년 후에는 체력테스트를 통과할 수 없었다. 이러한 기능 장애가 오랜 시간 동안 남아 있다는 사실에 관하여 연구한 다른 연구로 Melillo와 그의 동료들(36)은 이러한 후유증을 13가지의 장기간 기능장애로 분류하고 있다. Bernsen 등(37)은 길랑바레 증후군이 시작된 지 3-6년 후 122명의 환자 중 63%가 근력의 감소와 좋지 못한 협응력으로 인하여 그들의 생활형태, 일 혹은 여가 활동에 한 가지 혹은 그이상의 변화를 가져왔다고 보고하고 있다. Soryal과 그의 동료들은(38) 길랑바레 증후군 환자들에게서 남아 있는 골격계의 문제와 합병증은 질병 시작 이후 물리치료를 실시하고 신경학적인 상태가 호전되었음에도 불구하고 신체적 무능의 주된 요인이 되고 있다고 설명하고 있다.

이러한 지속성 기능장애는 어린아이들과 청소년들에게서도 비슷하게 나타나는데, 그렇기 때문에 길랑바레 증후군으로 부터 회복기에 있는 어린이와 청소년을 위한 특별한 고려가 필요하다. Berman과 Tom(39)은 퇴원 후 1년 6개월 정도에 사지의 심각하고 영구적인 운동 소실이 나타난 사례에 대하여 제시하고 있다. 연구자(39)들은 오히려 어린이와 청소년들이 성인에 비해 질병 발생 이후의 영구적인 운동 마비와 지속적인 관절의 변형 발생률이 높고 심각한 것으로 설명하고 있다. 이러한 사실을 살펴볼 때 어린이와 청소년들을 위해서는 좀 더 자주, 오랜 기간의 근력 재검사와 운동 평가가 포함된 집중적인 입원, 퇴원 재활 프로그램이 실행되어야 할 것이다.

참고문헌

1. Thornsteinsson G. Management of postpolio syndrome. Mayo Clin Pros 1997;72:627–628.
2. Dalakas MC, Hallett M. The Post-Polio Syndrome: In: Plum F, ed. Advances in contemporary neurology. Philadelphia: F.A. Davis, 1988;15–95.
3. Widar M, Ahlstrom G. Pain in persons with post-polio. Scand J Caring Sci 1999;13:33–40.
4. Bruno RL, Crenge SJ, Frick NM. Parallels between post-polio fatigue and chronic fatigue syndrome: a common pathophysiology? Am J Med 1998;105:665–738.
5. Aurlien D, Strandjord RE, Hegland O. Postpolio syndrome—a critical comment to the diagnosis. Acta Neurol Scand 1999;100:76–80.
6. Birk TJ. Poliomyelitis and the post-polio syndrome: exercise capacities and adaptation-current research, future directions, and widespread applicability. Med Sci Sports Exerc 1993;25: 466–472.
7. Franco DA, Bashir RM. Current concepts in Guillian-Barré syndrome. Nebr Med J 1996;406-411.
8. Fulgham JR, Wijdicks EFM. Guillain-Barré syndrome. Crit Care Clin 1997;13(1):1–15.
9. Willen C, Cider A, Summerhagen KS. Physical performance in individuals with late effects of polio. Scand J Rehabil Med 1999;31:244–249.
10. Stanghelle JK, Festvag L, Aksnes A. Pulmonary function and symptom-limited exercise stress testing in subjects with late sequelae of postpoliomyelitis. Scand J Rehab Med 1993;25: 125- 129.
11. Birk TJ. Polio and post-polio syndrome. In: ACSM's exercise management for persons with chronic diseases and disabilities. Champaign, IL: Human Kinetics, 1997.
12. Stanghellod JK, Festvag LV. Postpolio syndrome: a 5 year follow-up. Spinal Cord 1997;35:503–508.
13. Agre JC, Rodriquez AA, Franke TM. Strength, endurance, and work capacity after muscle strengthening exercise in postpolio subjects. Arch Phys Med Rehabil 1997;78:681–687.
14. Spector SA, Gordon PL, Feuerstein IM, et al. Strength gains without muscle injury after strength training in patients with postpolio muscular atrophy. Muscle Nerve 1996;19: 1282–1290.
15. Einarsson G, Grindy G. Strengthening exercise program in postpolio subjects. In: Halstead LS, Wiechers DO, eds. Research and clinical aspects of late effects of poliomyelitis. White Plains, NY: March of Dimes Birth Defects Foundation, 1987.
16. Meythaler JM. Rehabilitation of Guillain-Barre syndrome. Arch Phys Med Rehabil 1997;78(8):872–879.
17. Dalakas MC, Bartfeld H, Kurland LT. The pospolio syndrome: advances in the pathogenesis and treatment. Ann N Y Acad Sci 1995;753:1–411.
18. Trojan DA, Collet JP, Shapiro S, et al. A multicenter, randomized, double-blinded trial of pyridostigmine in postpolio syndrome. Neurology 1999;53:1225–1233.
19. Nollet F, Beelen A, Prins MH. Disability and functional assessment in former polio patients with and without postpolio syndrome. Arch Phys Med Rehabil 1999;80:136–143.
20. Julien J, Leparc-Goffart I, Lina B, et al. Postpolio syndrome: poliovirus persistence is involved in the pathogenesis. J Neurol 1999;246: 472–476.
21. Samii A, Lopez-Devine J, Wasserman EM, et al. Normal postexercise facilitation and depression of motor evoked potentials in postpolio patients. Muscle Nerve 1998;21: 948–950.
22. Cywinska-Wasilewaska G, Ober JJ, Koczocik-Przedpelska J. Power spectrum of the surface EMG in post-polio syndrome. Electromyogr Clin Neurophysiol 1998;38:463–466.
23. Roeleveld K, Sandberg A, Stalberg EV, et al. Motor unit size estimation of enlarged motor units with surface electromygraphy. Muscle Nerve 1998;21:878–886.
24. Rodriquez AA, Agre JC, Franke TM. Electromyographic and neuromuscular variables in unstable postpolio subjects, stable postpolio subjects, and control subjects. Arch Phys Med Rehabil 1997;78:986–991.
25. Nordgren B, Falck B, Stalberg E, et al. Postpolio muscular dysfunction: relationships between muscle energy metabolism, subjective symptoms, magnetic resonance imaging, electromyography, and muscle strength. Muscle Nerve 1997;20:1341–1351.
26. American College of Sports Medicine. ACSM's guidelines for exercise testing and prescription, 6th ed. Philadelphia: Lea & Febiger, 2000.
27. Parker TL, Sauriol A, Brouwer B. Fatigue secondary to chronic illness: postpolio syndrome, chronic fatigue syndrome, and multiple sclerosis. Arch Phys Med Rehabil 1994;75:1122–1126.
28. Einersson G, Grimby G. Disability and handicap in late poliomyolitis. Scand J Rehabil Med 1990;22:113–121.
29. Brimby G, Jonsson G. Disability in poliomyelitis sequelae. Phys Ther 1994;74:415–424.
30. Pitetti KH, Barrett PJ, Abbas D. Endurance exercise training in Guillain-Barrè syndrome. Arch Phys Med Rehabil 1993; 74:761–765.
31. Halstead L, Gawne AC. NRH proposal for limb classification and exercise prescription. Disabil Rehabil 1996;18:311–316.
32. Staff. Strenuous exercise may impair muscle function in Guillain-Barrè patients. JAMA 1970;214, 468–469.
33. Steinberg JS. Guillian-Barrè syndrome (acute idiopathic polyneuritis): an overview for the lay person. Wynnwood, PA: The Guillian-Barrè Syndrome Support Group International, 1987.
34. Karper WB. Effects of low-intensity aerobic exercise on one subject with Chronic Relapsing Guillian-Barrè syndrome. Rehabil Nurs 1991;16(2):96–98.
35. Burrows DS. Residual subclinical impairment in patients who totally recovered from Guillain-Barrè syndrome: impact on military performance. Mil Med 1990;155:438–440.
36. Melillo EM, Sethi JM, Mohsenin V. Guillain-Barré syndrome: rehabilitation outcome and recent developments. Yale J Biol Med 1998;71(5):383–389.
37. Bernsen RA, de Jager AE, Schmitz PI, et al. Residual physical outcome and daily living 3 to 6 years after Guillain-Barré syndrome. Neurology 1999;53(2):409–410.
38. Soryal I, Sinclair E, Hornby J, et al. Impaired joint mobility in Guillain-Barré syndrome: a primary or a secondary phenomenon? J Neurol Neurosurg Psychiatry 1992;22(11): 1014–1017.
39. Berman AT, Tom L. The Guillain-Barrè syndrome in children. Clin Ortho Related Resp 1976;116:61–65.

제 7 장
근육위축증과 여러 근병증들 (MUSCULAR DYSTROPHY AND OTHER MYOPATHIES)

역학과 병태생리학 (EPIDEMIOLOGY AND PATHOPHYSIOLOGY)

근병증은 선천성 또는 후천성으로 간주되는 질병의 폭넓은 범위를 포함한다. 선천성 질병으로는 근육위축증, 선천성 근병증, 채널병증(channelopathies), 그리고 대사적 근병증을 포함한다(표 7.1). 후천성 근병증으로는 내분비근병증, 염증성근병증, 독성근병증, 그리고 일차적 전염성근병증들이 있다(표 7.2). 근질병의 발병률과 유병률은 넓게 분포되어 있으며 근긴장성 위축증과 두쉐인(Duchenne) 근위축증의 경우 3500명의 신생아 중 한 명꼴(남자아이의 두쉐인위축증의 경우)로 나타나며 MELAS 3271(미토콘드리아성 근병증)과 같은 질병의 경우 전세계에서 약 15명이 보고되었다(1, 2).

예상할 수 있듯이, 대부분의 선천성 근병증은 신생아가 태어날 때 유전적 대사이상으로 인해 일어나는데 상염색체성 우성(autosomal dominant, AD), 상염색체성 열성(autosomal recessive, AR), X-염색체 연결성 열성(X-linked recessive, XR), 모성유전성 (MI) (미토콘드리아성 질병), 그리고 산발적인 자연적 변이(sporadic spontaneous mutation)로 분류될 수 있다. 일반적으로 근육위축증은 흔히 세포골격의 비정상에 의해 기인하며 (예, 두쉐인(Duchenne) 근위축증에서의 디스트로핀(dystrophin)), 반면 대사성 근병증은 에너지 전도와 관련된 효소(예, 카르니틸 팔미톨 운반효소의 결핍)에서의 돌연변이에 기인한다. 물론 상염색체성 열성 지대형 근위축증(limb girdle dystrophy)의 한 형태로 보이는 칼페인-3(calpain-3) 결핍(단백질분해효소)과 같이 이러한 일반적인 원칙에 예외가 되는 경우도 있다. 질병의 유전자형과 유전되는 근병증의 유전산물(gene product)은 표 7.3.에 제시되어 있다. 북미에서 발견되는 후천성 근병증들은 보통 염증성 또는 내분비성인 경우가 많다. 급성 바이러스성 근병증은 자주 발견되며 병의 심각한 정도에 있어서도 그 범위가 넓다. 균성과 세균성 근병증은 선진공업국에서는 드물게 발견된다(표 7.2).

기능적 결과 (FUNCTIONAL CONSEQUENCES)

점진적인 근육의 약화현상은 구조성 근병증에 있어서 가장 공통되는 증상이며, 피로성은 대사성 근병증에 있어서 가장 공통되는 특성이다. 대부분의 선천성 근병증/위축증은 근육의 약화현상이 몸 중심에 가까운 근육에서부터 시작하여 점차적으로 말단 부위의 근육으로 펴져간다.

주목할 만한 예외로는 안면견갑상완 위축증(fascioscapulohumeral dystrophy)으로, 안면근육의 약화가 현저하며 초기의 징후이기도 하다. 또 다른 예외로서는 원위 근병증과 근긴장성 근병증을 포함한 근병증들을 들수 있다. 일반적으로 지방대사성 질환과 미토콘드리아성 세포질환들은 지구성 형태의 활동의 장애가 있으며, 반면 글리코겐저장과 연관된 질병들은 고강도 근육수축시에서의 장애 증상이 나타난다.

표 7.1. **일반적인 선천성 근병증의 개관 (Overview of the Common Congenital Myopathies)**

근육위축증 (MUSCULAR DYSTROPHIES)
- 선천성 근육위축증 (Congenital Muscular Dystrophy)
- 베커 근위측증 (Becker' s and Duchenne) 디스트로핀병증 (Dystrophinopathies)
- 안면견갑상완 (Fascioscapulohumera)
- 지대형 (Limb Girdle)
- 원위 근위축 (Distal Dystrophies)
- 유전성 봉입체 근염(Hereditary Inclusion Body Myositis)
- 근육긴장 (Myotonic)
- 에머리-드레이푸스 (Emery-Dreifuss)
- 안구인두 (Oculopharyngeal)

채널병증 (CHANNELOPATHIES)
- (Thomsen' s and Becker' s) 선천성근긴장증 Myotonia Congenita
- 악성고열증 Malignant Hyperthermia
- 고칼륨혈성 주기적 마비 Hyperkalemic Periodic Paralysis
- 저칼륨혈성 주기적 마비 Hypokalemic Periodic Paralysis
- 선천성 포타슘 민감 근긴장증증 Potassium Sensitive Myotonia Congenita

선천성 근병증 (CONGENITAL MYOPATHIES)
- 간소체 Nemaline Rod
- 중심핵 Central Core
- 중심핵성 근병증 Centronuclear
- 미니코어/멀티코어 Minicore/Multicore

대사성 근병증 (METABOLIC MYOPATHIES)
- 당원축적병 Glycogen Storage Disease (GSD)
- 지방산 산화 결손 Fatty Acid Oxidation Defects (FAOD)
- 지방산 전달 결손 Fatty Acid Transport Defects
- 사립체성 근병증 Mitochondrial Myopathies
- 마이오 아데닐레이트 디아미네이스 결핍증 Myoadenylate Deaminase Deficiency

지속적인 근육 약화 현상의 공통적인 결과는 관절의 구축(contracture)과 이차적인 뼈의 비정상이며, 골관절염, 골다공증, 그리고 척추만곡 등을 포함한다. 구축 현상은 가장 흔히 팔꿈치, 발목, 무릎, 그리고 골반부에서 볼 수 있다. 근병증의 많은 경우 전도 장애와 심근병증을 동반하여 심근에 역시 영향을 미치게 된다(표 7.4) .

이학 검사 (PHYSICAL EXAMINATION)

위에서 언급한 바와 같이, 근병증을 가진 대부분의 환자는

표 7.2. **후천성 근병증 (Acquired Myopathies)**

내분비 (ENDOCRINE)
- 갑상선기능저하증 (Hypothyroidism)
- 갑상선기능항진증 (Hyperthyroidism)
- 비타민D 결핍 (Vitamin D deficiency)
- 쿠싱증후군성 과코티솔증 (Cushing' s syndrome-hypercortisolemia)
- 저코티솔증(애디슨병) (Hypocortisolemia (Addison's disease))
- 말단거대증(성장호르몬 과잉) (Acromegaly (growth hormone excess))

염증성 근병증 (INFLAMMATORY MYOPATHIES)
- 다발근육염 (Polymyositis)
- 피부근육염 (Dermatomyositis)
- 봉입체 근염 (Inclusion body myositis)
- 질병 관련 근육염 (Myositis with connective disease)
- 일과성 바이러스 근육염 (Transient viral myositis)
- 세균성 근육염 (Bacterial/fungal myositis)

약물 (DRUGS)
- AZT
- 아드리아마이신 (Adriamycin)
- 클로리킨 (Chloriquine)
- 코르티코스테로이드 (Corticosteroids)

일차적으로 보여지는 어떠한 자각적 증후 또는 증상이 없이 상당한 근위부의 근육 약화 현상이 나타나게 된다. 정신적 상태는 보통 영향을 받지 않는데, 두쉐인 근위축증을 갖고 있는 일부 아이들의 경우, 긴장성 근위축증(졸음증은 매우 흔하며 인지적 장애는 좀 더 심한 경우에 나타난다), 그리고 중추신경계를 포함한 선천성 근병증은 예외라고 할 수 있다.

뇌신경 검사는 보통 정상이다. 그러나 안면의 약화는 안면견갑상완성 근위축증에서와 중추핵성 근병증, 근긴장성 근위축증 등의 몇몇 경우에서 현저하다. 근육의 크기는 근병증의 말기에서 더욱 감소하며 보통 몸 중심에 가까운 근육이 영향을 받지만 이미 앞에서 언급한 예외들이 있다.

근육의 약화 현상 역시 이미 언급한 예외를 제외하곤 동일한 양상을 보인다. 근신장 반사는 초기 단계에서는 정상이나, 근육의 약화가 심해질수록 후에는 점차로 감퇴한다. 감각적 검사는 정상이며, 심각한 감각적 이상들이 있는 경우 근병증 보다는 후천성 신경장애(압박증/강박증, 단일클론 감마병증 (monoclonal gammopathy), 당뇨병, 자기면역증, B12결핍

증, 갑상선이상증, 독성노출, 마약) 조사를 받게 된다. 관절구축증(arthrogryposis) 이나 기형족 (talipes equinovarus)같은 출생시의 정형외과적 기형성은 자궁의 약함으로 인한 선천성 근병증에서 보일 수 있다.

근육이 약해져가면서 제 2차성 정형외과적 증상인 무릎, 발목, 골반부의 구축이 동반된다. 피부근염과 에머리-드라이훠스(Emery-Dreifuss) 근위축증은 팔꿈치 관절 구축에 걸리기 쉬우며 피부근염은 피하의 석회화를 야기할 수도 있다.

내과적 그리고 의학적, 수술적 치료 (MEDICAL AND SURGICAL TREATMENT)

대부분의 근병증에 대한 물리적인 치료는 팔꿈치에서 제시한 바와 같이 운동, 스트레칭, 관절의 가동 범위를 넓혀주는 것으로 이루어져 있다. 스트레칭과 관절 범위 운동은 구축을 예방하는 이점이 있다. 구축이 일어날 때 계속적인 캐스팅, 강한 스트레칭, 그리고 물리요법이 우선적으로 활용된다. 이것이 되지 않을 경우, 건을 신장시키는 등의 수술적인 과정이 필요로 하게 된다.

근병증의 환자는 수술로 인한 고정화(immobilization)에 대단히 민감하며, 이로 인해 점차적인 운동신경 기능의 쇠퇴가 야기될 수 있다.

부신피질호르몬(corticosteroid)은 디스트로핀 병증(dystrophinopathy) 환자의 처치에 주로 널리 사용되고 있다(3). 이들의 부정적인 부작용에도 불구하고 여러 연구에서는 근력과 기능적으로 전반적인 향상을 보여주고 있다. 하지만 모든 어린이는 개별적 기초 하에 처치를 받아야하며, 주관적이고 객관적 평가가 요구되어지고 디스트로핀 병증에서 부신피질호르몬의 사용에 익숙한 3차 진료기관에서 이루어지도록 한다.

약리학 (PHARMACOLOGY)

두쉐인과 베커 근위축증(Duchenne and Becker's muscular dystrophy)에 걸린 대부분의 아이들은 부신피질호르몬(프레드니손(prednisone) 또는 디플라자코트(deflazacort))로 치료받는다. 부신피질호르몬은 골다공증의 위험요소 증가와 관련되어 있다. 그러므로 이러한 아이들이 칼슘, 비타민D, 그리고 많은 경우 이인산염(bisphosphate)을 섭취하는 것이 중요하다.

부신피질호르몬은 몸중심의 근육의 약화와 위축(스테로이드성 근병증)을 일으켜 치료적인 운동에 부정적인 영향을 주게 되는데 이로 인한 체중의 증가는 고혈당증, 고혈압, 백내장, 그리고 전해질비정상 (저칼륨증/고나트륨증)을 일으키기도 한다. 안면견갑상완성근위축증 환자는 베타-2 작용제(agonist)을 처방받는것이 일반적 이기는하나 이로 인해 빈맥과 심부정맥이 발생할 수 있다. 많은 환자들은 또한 크레아틴수산화물(creatine monohydrate)을 복용하는데 이것은 아마도 운동능력에 대해 부정적이기보다는 긍정적인 효과가 있을 것이다.

진단적 테크닉 (DIAGNOSTIC TECHNIQUES)

근병증이 의심되는 환자에 대한 접근은 세밀하고 정밀한 병력, 신체검사 그리고 가족력의 조사를 요구한다. 급성과 아급성(subacute)의 상태가 나이가 든 후 오는 것은 흔하게 나타난다. 그러나 대사성 근병증의 경우는 급성적일 뿐만 아니라 나이가 든 후에도 나타난다. 감각증상과 관련된 약화증상들(좀 더 신경병리적 질병으로 향하는), 근육 경련의 유무, 색소증(pigmenturia), 그리고 지구성 또는 고강도 운동에 수반되는 증상의 시작 등은 평가에 있어서 모두 유용하다. 흔하지 않지만 병력과 신체검사로 시험적인 진단이 내려질 수 있다. 그 예로, 원심성 근육 약화의 전형적인 병력, 정면으로 머리가 벗겨지는 증상, 백내장, 과졸음증, 그리고 악력의 근긴장증(grip myotonia)이 보일 때는 림프구를 배양하여 DNA를 추출한 뒤 서던블라팅(southern blot) 또는 폴리메라아제 연쇄반응(polymerase chain reaction)에 의한 CTG-염기서열의 반복의 조사로 곧 이어질 수 있다. 이러한 경우, 확장된 CTG-염기서열의 반복은 근긴장성 근위축증으로 진단을 내리게 되는 심증이 될 수 있으며 확실한 진단을 위한 더 이상의 검사가 필요하지 않게 된다. 보편적인 상황은 아니지만 크레아틴 키나아제, 전해질의 혈청 화학적 검사, 그리고 초기적 검사로 갑상선 기능 검사 등 그 이상의 검사가 필요로 할 때도 있다. 발진, 관절의 이상, 또는 자가면역증의 증상들이 관

표 7.3. **근육위축증/선천성 근병증/채널병증(Muscular Dystrophies/Congenital Myopathies/Channelopathies)**

	유전자형 INHERITANCE PATTERN	유전 산물 GENE PRODUCT	기호 SYMBOL
두쉐인 근위축증(Duchenne Muscular Dystrophy)	XR	디스트로핀(dystrophin)	DYS-DMD
베커 근위축증(Becker' s Muscular Dystrophy)	XR	디스트로핀(dystrophin)	DYS-BMD
지대형 근위축증(열성) (Limb Girdle Muscular Dystrophy (Recessive))	AR	디스페르린(dysferlin)	LG-MD2B
	AR	알파 사코글리칸(alpha-sarcoglycan)	LG-MD2D
	AR	베타 사코글리칸(beta-sarcoglycan)	LG-MD2E
	AR	감마 사코글리칸(gamma-sarcoglycan)	LG-MD2C
	AR	칼파인-3(calpain-3)	LG-MD2A
지대형 근위축증(우성) (Limb Girdle Muscular Dystrophy (Dominant))	AD	카베올린-3(caveolin-3)	LG-MD2C
	AD	라미닌 A/C(laminin A/C)	LG-MD1B
Distal Muscular Dystrophy 원위 근위축증 - Miyoshi - Miscellaneous (Nonaka, Udd, and Bethlem)	AR	디스페르린(dysferlin)	MM
유전성 봉입체 근염(Hereditary Inclusion Body Myopathy)	AR	?	IBM2
안구인두 근위축증(Oculopharyngeal Muscular Dystrophy)	AD	poly(A) binding protein 다결합 단백질	OPMD
선천성 근병증/근위축증(Congenital Myopathy/Dystrophy)			
- 근세관성 근병증(Myotubular Myopathy)	XR	마이오튜불라린(myotubularin)	MTMX
- 중심핵(Central Core)	AD	라이아노딘 수용기(ryanodine receptor)	CCD
- 간소체 근병증(Nemaline Myopathy)	AD	알파 트로포마이오신(α-tropomyosin)	NEM1
	AR	네불린(nebulin)	NEM2
에머리-드레이푸스(Emery-Dreifuss)	XR	에메린(emerin)	EMD
	AD	라미닌 A/C(laminin A/C)	LMNA
안면견갑상완근(Fascioscapulohumeral)	AD	?	FSHD
근육긴장 근위축증-1(Myotonic Muscular Dystrophy -1)	AD	마이오토닌(myotonin)	DM
근육긴장 근위축증-2(Myotonic Muscular Dystrophy -2)	AD	?	DM2
근위 근육긴장 근병증(Proximal Myotonic Myopathy)	AD	?	PROMM
선천성 근위축증(Congenital Muscular Dystrophy)	AR	알파-2 라미닌(alpha-2 laminin)	LAMA2
	AR	인테그린 알파 7(integrin α 7)	ITG7
선천성 근위축증(Congenital Muscular Dystrophy)	AR	푸쿠틴(fukutin)	FCMD
+중추신경계 이상(CNS abnormality)			
- 후쿠야마(Fukuyama)			
Channelopathies : 채널병증			
악성 고열증(Malignant Hyperthermia)	AD	라이아노딘 수용기(ryanodine receptor)	MHS1
선천성 근긴장증(Myotonia Congenita)	AD	염소이온통로(chloride channel)	CLC-1
	AR	염소이온통로(chloride channel)	CLC-1
고칼륨혈성 주기적 마비(Hyperkalemic Periodic Paralysis)	AD	소듐통로(sodium channel) 알파 소단위(α subunit)	SCN4A
저칼륨혈성 주기적 마비(Hypokalemic Periodic Paralysis)	AD	디하이드로페리딘 수용기 (dihydropyridine receptor)	CACNL1A3

찰될 때는 즉각적인 ANA, ESR, C-반응성단백질, 그리고 추출가능한 핵성 항원검사가 초기의 검사로 수반된다. 의심되는 대사성 근병증의 경우, 전완의 허혈검사(ischemic testing)는 젖산의 증가가 없는 정상적인 암모니아의 증가(전형적인 GSD 형), 또는 암모니아의 증가가 수반된 정상적인 젖산의 증가(근아데닐레이트 디아미네즈 결핍, myoadnylate deaminase deficiency)를 나타날 때 유용하다. 의심되는 지방산 산화의 부족, 지방산 운반의 비정상, 그리고 미토콘드리아성 세포증의 평가는 이러한 질병을 평가할 축적된 기술이 있는 3차, 4차 진료기관이 필요하다.

전기적 진단의 연구는 잠재적인 근질환의 정밀검사에 있어서 흔히 유용하다. 침 근전도에 대한 고전적인 연구들은 다양한 양상의 운동신경 활동전위의 단기적/저-전위폭과 초기 유입에 대한 것들이었는데, 잠재적 근병증으로 보고되고 있다. 선택적으로, 자각적 측면을 포함한 신경전도의 비정상에 대한 검사, 신경전도 검사에 있어서의 마이엘린수초가 없는 특성(demyelinating feature)의 존재, 그리고 신경장애성 운동신경 활동전위에 대한 침 근전도계를 이용한 검사들은 신경장애성 질환에 대해 실행되고 있다.

근생검법은 대부분의 근병증의 정밀검사에 있어서 필수적이다. 주로 5-mm 베르그스트롬(Bergstrom) 침을 주문품으로 사용하는데, 60-ml 주사기는 파이펫 팁(pipette tip)을 끝에 삽입한 플라스틱 호스를 통하여 진공 흡입력을 공급한다. 보통 조직화학(약 40mg), 전자현미경(약 10mg)검사를 위하여 그리고 효소와 유전적 검사를 위한 다른 근육조각(약 60-100mg)을 위해 충분한 근육을 확보해야 한다. 광현미경으로 형태학적 검사를 할 수 있으며 기질(예, 글리코겐)의 축적, 근섬유형, 그리고 면역학적조직화학 들은 단백질을 측정하는데 사용된다(표 7.5). 전자현미경은 미토콘드리아의 형태, Z-disc의 흐름과 삽입과 같은 미세구조의 분석에 유용하다.

두개골의 MRI는 미토콘드리아성 세포증과 또한 저긴장성(hypotonic), 특히 한 영역 이상의 발달 지체가 있을 경우 유용함을 발견했다. ^{31}-phosphorous MR 분광기 역시 유용하며, 이는 운동과 연결하여 유리지방산의 산화 부족과 동반된 인산화크레아틴 재합성율의 지연은 미토콘드리아성 세포증과 관련이 있다(5). 근적외선 분광기도 대사성 세포증의 형태적 특성을 보여주기 때문에 진단에 중요하게 이용될 수 있다(6).

유산소성 운동 검사는 운동처방을 위하여 개인의 체력상태를 파악하는데 있어서 유용하며 또한 의심되는 대사성 질환의 평가에 매우 유용하다. 미토콘드리아성 세포증의 환자에 있어서 최고산소섭취량은 낮다. 그 예로, 최근의 연구에서 대부분이 MELAS 환자였는데 평균 최고산소섭취량은 10 ml/kg/min 에 불과했다(7). 호흡교환률 역시 급격히 증가하였고 미토콘드리아성 세포증 환자에게서 매우 높았다(7).

운동/체력/기능적 검사 (EXERCISE/FITNESS/FUNCTIONAL TESTING)

대부분의 의사와 물리치료사들은 근력을 어느 정도 정량적으로 분류하려고 도수근육척도(Manual Muscle Scale; MMS)를 사용한다(표 7.6). 이러한 척도는 개인적인 근육 기능의 커다란 상황을 보여줄 수 있으며 한 등급에서 다른 등급으로의 변화는 힘에서의 상당한 객관적 변화를 필요로 한다. 이 방법은 임상적으로는 유용하지만 이러한 검사는 임상적인 시도에서 실험적 치료법의 물질(예, 디프라자코트(deflazacort) 또는 크레아틴 단일수산화물(creatine monohydrate))을 평가하는데 있어서는 일반적으로 도움이 되지 않는다.

표 7.4. **심장이상 관련 근병증(Myopathies Associated with Cardiac Abnormalities)**

근병증(MYOPATHY)	심장 결손(CARDIAC DEFECT)
디스트로핀병증(Dystrophinopathies (Becker's and Duchenne))	심근병증(Cardiomyopathy)
근육긴장 근위축증, 1,2형태와 PROMM (Myotonic Dystrophy, type 1, 2, and PROMM)	심전도 차단(Cardiac conduction block)
에머리-드레이푸스 근위축증(Emery-Dreifuss Muscular Dystrophy)	심전도차단(Cardiac conduction block)
간소체 근병증(Nemaline Rod Myopathy)	심근병증(Cardiomyopathy)
중심핵 근병증(Centronuclear Myopathy)	심근병증(Cardiomyopathy)

표 7.5. **일반적인 현미경검사 기술 (Common Microscopy Techniques)**

조직화학 분석(HISTOCHEMICAL ANALYSIS)	효용(UTILITY)
ATPase	섬유형 결정(Fiber Typing)
헤마톡실린과 에오신(Hematoxylin and Eosin)	중심핵, 염증성세포(Central nuclei, inflammatory cells)
수정된 고모리 삼색분석(Modified Gomori Trichrome)	미토콘드리아, 간소체(Mitochondria, nemaline rods)
과요오드산쉬프(Periodic Acid Schiff)	당원(Glycogen)
Oil red-O	지질함량(Lipid content)
마이오아데닐레이트 디아미네이스(Myoadenylate Deaminase)	AMPD1 결핍(AMPD1 deficiency)
사이토크롬 산화효소(Cytochrome Oxidase)	COX 결핍, 불균일 적색 근섬유 (COX deficiency, ragged red fibers)
NADH 테트라졸륨 환원효소(NADH Tetrazolium Reductase)	NADH 결핍, 불균일 적색 근섬유 (NADH deficiency, ragged red fibers)
숙신산염 탈수소효소(Succinate Dehydrogenase)	CMPLX II 결핍, 불균일 적색 근섬유 (CMPLX II deficiency, ragged red fibers)
탄력 반 기슨(Elastic Van Giesson)	결합조직(Connective tissue)

좀 더 객관적인 힘의 측정은 등속성, 등척성 장력계를 포함한 장비의 사용을 포함한다(예, Cybex, Biodex, 등). 경험에 의하면, 이러한 장비들은 염증성 근병증에서의 부신피질호르몬이 감소하게 될 때, 그리고 운동 처방을 받은 환자를 추적검사하여 그들이 과다하게 트레이닝 했다거나 근력을 잃지 않고 있는 것을 확인하는 등의 치료적 결정을 내릴 때 매우 유용하다(나중 부분을 참조).

전완의 허혈성 검사는 의심되는 근아데닐레이트 디아미나제 결핍 또는 GSD 의 평가에 있어서 유용하다. 이 검사는 기본적 젖산과 암모니아의 측정이 필요하다(둘 다 곧바로 얼음위에 올려 실험실로 옮겨져야 한다). 이 다음 단계는 혈압기의 커프에 공기를 주입하여 20mmHg로 하여 동맥 혈압 이상으로 한 다음 박자에 따른 등척성 운동을 운동 대 휴식의 9:1 반복으로 개인적 운동을 한다. 60초 동안의 근 수축후, 압력계의 커프는 느슨해지고 휴식기의 샘플료을 운동후 1 ,3, 5분 간격으로 얻게 된다. 대부분의 책에서는 10분 이나 20분의 휴식을 권장한다. 그러나 이 점이 테스트의 민감성과 특이성에 그다지 도움이 되지 않는 것을 발견했다(Tarnopolsky 등, 게재되지 않은 논문 2000). 휴식기 샘플이 채취된 후 곧바로 얼음에 놓았다가 분석이 속히 이루어져야 하는데 이는 적혈구의 대사로부터 발생한 젖산과 암모니아의 부적절한 상승을 피하기 위해서다. 만약 개인이 근구축의 통증을 호소할 때 즉각 테스트를 종료하는 것이 매우 중요하며 만약 환자가 고강도의 운동으로 인해 분명한 미오글로블린 뇨(myoglobinuria)의 병력이 있을 경우도 이러한 테스트를 계속 진행하여서는 안된다. 이러한 상황에서는 민감성이나 특이성이 확립되어있지는 않지만 반허혈성 프로토콜이 개발되었다.

자전거 에르고미터로 최대하의 유산소 운동을 하는 것이 주어진 치료방법(intervention)(예, 카르니틴 팔미톨 운반효소 결핍을 위한 빈번한 글루코스 식사, 타입2)의 효능을 결정하는데 있어서 유용하다.

표 7.6. **최대반복능력 범위 (MRC SCALE)**

0	=	수축 없음
1	=	프릭커 수축(flicker contraction)
2	=	중력 없이 전범위 움직임
3	=	중력하 전범위 움직임
4-	=	최소저항에 대한 움직임
4	=	약간의 저항에 대한 움직임
4+	=	중등도 저항에 대한 움직임
5	=	최대 근파워

운동처방과 프로그램 (EXERCISE PRESCRIPTION AND PROGRAMMING)

소개 (Introduction)

근골격계를 포함한 점진적인 질병이 있는 환자들을 위한 치료의 목표는 이들로 하여금 직업과 부업 등을 포함한 일상생활 삶 가운데에서의 최대한의 정상적인 활동을 할 수 있는 능력과 독립성을 유지하게 하는 것이다(8, 9). 이러한 목표를 수행하는 방법으로는: (a) 병의 진전으로 인해 제한받는 상태에서 최대한의 근육량과 근력을 유지하는 것, 그리고 (b) 이차적인 합병증을 예방 또는 늦추는 것인데 근육을 사용하지 않게 됨으로 인한 근육의 약화와 근위축 뿐만 아니라 보행능력과 기능적 독립성의 빠른 손실을 야기하는 구축(contracture)의 발달을 포함한다. 운동요법으로 인해 근력과 기능을 어느 정도나 향상시킬 수 있는가 하는 것에 대해 다음의 부분에서 다루어질 것이다.

점진적인 근병증의 가장 큰 특징은 근위축과 이와 연관된 근약화라 할 수 있다. 게다가 잠재적 질병과 연관된 근력 손실뿐만 아니라 근골격계 질환으로 인해 대부분의 사람들이 취하게 되는 좌업식 생활방식은 어느 정도 장애와 불구에 있어서 중요한 원인이 되고 있다(9). 이에 대한 원인들로는 다음과 같은 다양한 요인을 포함한다. 첫째, 부모, 교육자, 의사, 그리고 임상치료사들에게 있는 걱정으로 운동이 점진적인 근병증을 가진 아이들에게 위험할 것이라는 생각이다. 둘째, 많은 사회 공동체에서 유용하고 실제 이용 가능한 프로그램의 부족으로 인해 점진적인 근병증을 가진 아이들과 성인들이 활동에 참여할 수 있는 기회가 제한되는 점이다. 셋째, 유년시절에 스포츠나 게임에서 적절한 운동 기술 발달의 부족이 인생에서 훗날 각종 활동에 참여하게 되는 것을 제한하게 된다는 점이다. 그리고 넷째, 이러한 사람들에게 있어서 스포츠나 신체활동과 관련된 최소한의 긍정적인 강화만이 있다는 것이다. 그 결과 신체활동의 부족은 점진적 근골격근 질병과 특히 근병증에 있어서 보이는 장애에 매우 중요한 영향을 미치게 된다. 그러므로 어떠한 운동치료가 비활동성과 연관된 어느 정도의 부적응적 변화들을 전환 또는 지연시킬 수 있는지에 대한 평가에 관심을 가져왔다.

근병증에 있어서 운동처방의 일반적 견해 (General Issues in Exercise Prescription in Myopathic Disorders)

근위축증/선천성 근병증 (Muscular Dystrophy/Congenital Myopathy)

이러한 환자들은 먼저 심전도 장애(예, 근긴장성 위축증)와 심근증(예, 뒤세인 근위축증)을 의심하여 일차적 진단을 해 보아야 한다. 심장에 병력이 있는 것으로 알려진 모든 환자에게 운동부하검사와 초음파 심장검사법을 권장한다(표 7.5). 운동 전 스트레칭과 준비운동을 하는 것은 매우 중요하다. 웨이트 트레이닝의 경우, 처음 몇 주 동안은 많은 반복횟수를 하고 최대반복횟수(1-RM)에 맞는 비율을 권장하고, 저비율의 활동에 적응할수록 1-RM의 비율을 점차적으로 늘여간다. 개개인 환자들도 "자신의 몸에 귀를 기울여" 감지되는 비정상적인 근육 또는 관절의 통증을 보고하는 것이 매우 중요하다. 한 근육이 중량훈련을 할 때 매 48시간 이내로 지속되지 권장한다. 지구성운동에 있어서는 대부분의 구조성 근병증과 잘 치료된 염증성 근병증 그리고 회복되는 내분비성 근병증의 경우 건강한 사람들이 시작하는 지구성 운동 프로그램에 이용하는 표준 운동처방을 따를 수 있다. 지구성 트레이닝과 근력 트레이닝에서 특히 조심해야할 것은, 최근에 염증성 근병증으로 진단되어 부신피질호르몬 그리고/또는 다른 치료를 받고 있지만 잘 조절이 안 되는 경우와 또는 최근 건강상태의 악화로 허약

표 7.7. **근병증을 가진 환자를 위한 일반적인 저항성 운동처방 지침 (General Resistance Exercise Prescription Guidelines for Patients with Myopathies)**

허약도	MRC 등급	운동처방
None to mild	4, 4+, 5	적절한 감독하에 중등도에서 고강도 저항운동 수행 (8~12 RM set)
Moderate	3, 4-	적절한 감독하에 중등도 운동 수행 (15~20 RM set)
Severe	1, 2	반경 유지와 구축 방지를 위한 수동적, 능동적 range-of-motion 운동

해졌거나 크레아틴 키나아제가 증가된 경우이다. 보통 이런 경우 트레이닝을 감소시키거나 시작을 연기하고, 크레아틴 키나아제가 정상 수치로 내려가고 개인이 각자의 근력이 주관적으로 나아졌다고 느낄 때까지는 부드러운 정적 스트레칭을 실행하게 한다(표 7.7). 부신피질호르몬을 복용하는 모든 환자들은 비타민D와 칼슘을 섭취하며, 경우에 따라서는 이인산염(bisphosphates)을 섭취한다.

채널병증 (Channelopathies)

악성 고열증(malignant hyperthermia, MH)의 주된 시작점은 석시닐콜린(succinyl choline)과 마취제 그리고/또는 휘발성의 할로겐성 마취제에 노출될 때이다. 악성 고열증을 지닌 사람은 또한 매우 덥거나 다습한 조건에서 장시간 혹은 극심한 운동으로 인하여 잠재적으로 치명적인 고대사성 위기에 처할 수도 있다(10). 악성 고열증 환자는 더운 환경에서 운동할 때 ACSM 지침서를 따라야하며 고온/다습의 환경에서 지속적인 또는 매우 고강도의 반복적인 운동을 피할 것을 권장한다. 단트롤렌 소디움(dantrolene sodium)의 투약은 마취제와 연관된 MH 사망의 치사율을 극적으로 감소시켰으며(10), 운동으로 인해 촉진되는 MH 위험을 분명히 제시하여야 한다. 악성 고열증을 가진 모든 환자들은 Medic-Alert® 팔찌를 착용해야하며, 만약 고온/다습의 환경에서 운동을 할 경우, 프로필락틱(prophylatic) 경구용 단트롤렌 소디움이 도움이 된다. 선천성 근긴장증을 가진 환자들은 극단적인 근비대증을 보이게 된다. 대부분의 이러한 환자들은 웨이트 리프팅(weightlifting)을 피해야 하는데 극단적인 근비대증을 촉진시켜 광범위한 근육의 결함을 가져올 수 있기 때문이다. 선천성 이상근육 긴장증(para-myotonia)이 있는 환자들에게 중요한 점은 추위에 노출되었을 때, 운동으로 인해 증상이 악화될 수 있다는 점이다. 이러한 이유로 환자들은 저열증(hypothermia) 또는 심각한 추위에 노출될 우려가 있을 경우 겨울 스포츠 활동을 하지 말아야 한다. 추위로 인한 근긴장증이 치명적일 수 있는 상황에서 물에 들어가 수영 스포츠를 하는 것은 어떤 경우에도 없어야한다. 이상근육긴장증(paramyotonia)과 고칼륨성 주기적 마비(hyperkalemic periodic paralysis)의 경우 운동 후 수분 내지 수시간 내에 심각한 근약화 현상이 두드러진다(예, 레이스 후 집으로 운전하여 올 때). 이러한 이유로 마비현상을 피하기 위해 적절한 정리 운동을 수행하거나 저강도 운동을 지속하는 것이 권장된다.

대사성 근병증 (Metabolic Myopathies)

지방산 산화에 장애가 있는 사람들에게 있어서 단식을 피하고 동반하는 질병이 있는 시기에 운동을 하지 않는 것은 매우 중요하다. 대부분의 환자들은 운동 시작 한 시간 전부터 약 1 gm/kg/hr 의 탄수화물을 섭취하며 지구성 운동을 할 경우는 15분 간격으로 적어도 0.25 g/kg의 탄수화물을 섭취하여야 한다. 지방산 산화에 장애를 가진 환자가 운동 중 근경련이 일어나거나 호흡이 가빠질 때 또는 빈맥이 생길 경우, 즉시 운동을 중단하고 탄수화물 함량이 많은 음료수를 마셔야하며, 증상이 지속될 경우 응급실을 찾아야 한다(11). 우리의 경험으로 비추어 볼 때, 이러한 운동과 식이요법의 전략을 통해 대다수의 CPT2 환자들이 지구성 타입의 운동을 할 수 있으며 때로는 어느 정도 놀라운 운동강도/지속시간에서 운동을 할 때도 있을 정도이다. 당원축적병(GSD)을 가진 환자들에게는 지방산과 단백질을 동원하여 "장애 통과하기(bypass the defect)"를 위해 충분히 긴 준비운동 시간을 갖는 것이 절대적으로 필요하다. 대부분의 환자들은 그들의 몸이 유산소적으로 지방을 이용할 때 "그들의 세컨드 윈드를 얻는 (getting their second wind)" 매우 특이한 기분을 이야기하곤 한다. 일련의 연구에 의하면, McArdle 병(McArdle' s disease, GSD, type 5)을 가진 환자들이 운동을 할 때 약간씩 섭취하는 탄수화물로 인해 포도당이 대사적 장애를 피해감으로 이득을 누릴 수 있다고 한다(12). 당원축적병(GSD) type7(타루이병, Tarui' s disease)을 가진 환자들이 운동 1시간 전이나 운동중 섭취하는 탄수화물이 지방산의 동원과 이용을 억제하고 운동 수행 능력을 상당히 억제한다는 보고도 있다(13). 운동전 그리고 운동중 탄수화물의 섭취를 피해야 하는 경우는 해당작용에 영향을 주는(예를 들면, phospho-glycerate mutase phospho-glycerate kinase) 다른 당원축적증(glycogenoses)을 가진 사람들에게는 신중히 해야할 문제이다.

운동 트레이닝 중의 특별한 주의점 (Specific Concerns during Exercise Training)

과도한 사용으로 인한 근약화 (Overuse Weakness)

소아마비의 영향에서 회복되는 환자의 첫 번째 주요 사항인 과사용이나 근육이 약화되는 현상은 소아마비로부터 회복하는 환자들에게서 처음으로 발견되는데, 환자들, 환자들의 부모, 임상의 그리고 치료사들에게 있어서 중요한 관심사이다. 근위축성 측삭 경화증(amyotrophic lateral sclerosis), 말초신경장애, 그리고 두쉐인 근위축증(DMD) 환자들이 근력성 운동 후 근약화 증상을 보였다는 일화적인 사례 발표들이 있었다(14-16). 부가적으로 과도한 사용으로 인한 근약화는 안면견갑상완성 근위축증(fascioscapulohumeral dystrophy, FSHD)이 있는 몇몇의 가족 구성원에게 나타났는데 몸의 상부 말단에서의 비대칭적인 약화가 특징적이었다(17). 영향을 받은 가족 구성원들은 자주 사용하는 팔의 심각한 근약화 증상을 보였는데 한 명의 예외는 있었다. 장비 조작을 하는 사람으로 보통 사용하지 않는 왼팔을 장비 조작 시 사용하게 되는데 왼팔에서 심각한 근약화 증상을 보였다. 이러한 설명들은 확실히 우화적이며 통제되지 않은 상황에서 이루어진 일들이다. 게다가 FSHD 환자들에게서 전형적으로 보이는 비대칭성의 근약화의 양상을 고려하지 못했다고 할 수 있다. 통제가 제대로 이루어진 하나의 연구를 보면 DMD 환자가 중강도의 무릎 신장 운동을 6개월간 실시하였을 때 운동을 하지 않은 다리와 비교하여 과도한 사용으로 인한 근약화의 증상이 없었다(18). 현 시점에서는 근병증의 환자들에게 있어서 과도한 사용으로 인한 근약화 증상이 있다고 할 수 있는 분명한 자료가 없다. 그러므로 운동 프로그램은 환자의 개인적인 필요에 맞게 적절히 적용되어야 하며 현장에서의 적당한 감독과 감시가 있는 것이 바람직하다.

급진적인 근병증에서의 저항 운동 (Resistance Exercise in Rapidly Progressive Myopathies)

DMD의 경우 신속하고 점진적인 근력과 기능성의 감소가 있다. 남자 아이들의 경우 8세부터 12세 때에 전형적으로 휠체어에 의존하게 된다(9). 이러한 급진적인 병의 진전으로 인해 어린이들은 자신들의 나이에 맞는 신체활동과 놀이에 친구들과 참여할 수 있는 기회가 줄어들게 된다. 그러므로 앞에서 언급한 근육의 약화와 근위축 뿐만 아니라 상당한 고립의 위험과 사회적 관계의 부족에 처하게 된다(8). 그래서 근력 강화 운동을 통하여 근력 약화의 속도를 감소시키고 기능성을 발전시키며 좀 더 자연스런 발달을 가져오는 잠재적인 이점에 대한 상당한 관심이 이어져 왔다.

일반적으로, DMD에 처한 어린이들의 저항성 운동이 근력을 유지하거나 약간의 진보를 보이는 효과가 있음이 알려져 있다. 하지만 어린이 환자 집단에서의 근력 강화 운동의 임상적 유용성에 대해서는 전문가 사이에 공통된 의견이 결여되어 있는 실정이다. 일부 선행연구를 보면 다음과 같은 이유로 인한 제한점들이 있다. (1) 정량화 되지 않은 민감성이 결여된 측정 방법을 자주 사용함. (2) 흔히 운동 프로그램이 제대로 정의되어 있지 않음. (3) 많은 사례 연구에서 대조군의 결여 또는 대조실험군으로 다른 편의 다리를 사용하는 것. (4) 처치 집단에서 나이, 병의 진전, 기능적 차이 그리고 구축의 존재 여부 등에서의 이질성(heterogeneity). (5) 처치 집단 그리고 만약 있다면 대조 집단에서의 표본의 크기가 작은 문제. 부가적으로 어떠한 치료적 차원의 시도가 DMD환자를 대상으로 하게 된다면 이 병이 순식간에 진전할 수 있다는 특성을 반드시 고려해야 한다.

Abramson과 Rogoff(19) 그리고 Hoberman(20)에 의해서 수행된 DMD 어린이들에게 있어서 저항성 운동의 효과를 고찰한 선구적인 두 개의 연구가 있다. 근력은 두 연구에서 모두 수기적 근육검사로 측정되었다. Abramson과 Rogoff는 활동적, 활동-보조적, 저항성 운동으로 이루어진 운동을 한 주에 3회, 7개월 동안 수행하였을 때 참여자의 반은 별 변화가 없었으나 나머지 반은 MRC 척도에서 반에서 하나의 등급 정도로 근소한 발전이 있었다고 보고하였다. 정량적인 측정은 부족하지만, 27명의 피험자 중 8 명의 운동성이 향상된 것을 언급하였다.

Hoberman은 10명의 대상자들이 저항성 운동, 보행 트레이닝, 스트레칭으로 구성된 운동 프로그램을 4개월간 매일 수행하는 연구를 하였다. MRC 척도의 등급이 하나 올라가는 것으로 근력의 발달을 정의한 것에 의하면 별다른 변화는 없었다. 그러나 저자들은 환자들의 기록을 관찰하면서 운동 프로그램 참여 전 년도와 비교하여 근력의 감소가 줄어들었다는 점을 언급했다.

이 연구에서 긍정적인 결과가 없었다는 점 그리고 앞에서 언급된 연구에서 반 정도의 대상자들에게 있어서 유의한 변화가 없었던 것은 아마도 실험에 참여한 피험자의 상당한 비율에서 질병이 극심하게 진전되고 있었기 때문이라고 볼 수 있다. 이 두 연구에서 약 3분의 2의 환자들은 이미 휠체어를 사용하고 있었다. DMD 환자들이 휠체어에 의존할 때가 되면 이미 근육량의 반 정도는 잃었다고 볼 수도 있다(9). 또한 대부분의 환자에게서 구축의 증상을 발견할 수 있었고 이것은 근육이 저항성 운동에 대해 적절하게 반응하는 능력을 감소시킨다.

Wratney(21)는 2세에서 16세 사이의 연령으로 구성된 대부분이 DMD 환자인 75명의 근위축증 환자를 대상으로 집에서 실시하는 감독이 없는 운동 프로그램의 영향을 연구하였다. 프로그램은 상체 하체의 중력에 대한 운동으로 약 3년 동안 진행되었다. 근력의 향상은 없었지만 이 프로그램으로 인해 비사용성 근위축을 예방하고 관절의 가동 범위를 유지할 수 있다는 것을 제시하였다.

Vignos와 Watkin(22)는 기존의 연구를 발전시키기 위한 시도를 하였는데 활동 가능한 근위축증 환자(14 DMD, 6 LGMD, 4 FSHD)를 대상으로 1년 동안 집에서 고강도의 저항성 운동 프로그램의 효과를 연구하였다. 운동 프로그램에 참여한 DMD 환자들은 운동을 하지 않은 DMD 환자들로서 비슷한 연령, 근력, 기능성을 가진 대조군들과 비교되었다. 도수 근육검사로 측정하였을 때 모든 세 그룹에서 근력이 향상되었음이 보고되었다. 이 모든 세 가지의 근위축증에서 근력의 향상은 처음 4개월 동안 이루어졌으나 그 후 8개월 동안 근력의 향상은 유지되었다. 일반적으로 질병이 심하지 않은 환자의 그룹에서 근력 향상이 두드러졌으며 원래 튼튼한 근육을 가진 환자들이 더욱 많은 향상을 보였다. 이 연구를 시작하기 1년 전 운동 집단과 비운동 집단에 속한 DMD환자들 모두에게서 근력은 약화되고 있었다. 운동을 하지 않은 통제군은 2년째에도 지속적인 근육의 쇠퇴 양상을 보였다. 운동 집단에서는 근력의 감소는 없었으며 오히려 약간의 증가 양상이있었고 이는 장기간 운동의 효과를 보여주는 결과이다.

마지막으로, Delateur와 Giaconi(18)는 Cybex를 사용한 등속성 방법으로 4명의 DMD환자들의 한쪽 다리 대퇴사두근을 한 주에 4-5회로 6개월 동안 훈련하였다. 운동하지 않은 다리를 통제군으로 간주하였다. 5명의 모든 피험자는 연구가 시작될 때를 기점으로 모두 활동을 할 수 있었으며 무릎 신근의 근력 수준이 적어도 3/5등급 정도는 되었다.

그러나 한 명의 피험자는 연구 중 급진적으로 병이 악화됨에 따라 스스로 이동할 수 없는 상태가 되었다. 동일한 장비를 가지고 근력을 측정하였고, 매달 6개월 간의 훈련 기간 동안 그리고 훈련 후 초기 6 개월 후, 그리고 18개월, 24 개월 후 측정하였다. 이 프로그램에 대한 최대 근력의 증가는 미비하였고 통계적으로 유의한 근력의 증가는 5개월 후와 9개월 후에 있을 뿐이었다. 그러나 여기서 주의할 점은 운동한 다리에서의 최대 근력은 대조군의 다리와 비교해서 2년째를 제외하고는 매달 측정에서 같거나 강한 것으로 나타났다. 또한 한 명의 피험자가 실험의 진행중 급진적인 병의 악화를 보였는데 피험자수가 적은 이러한 연구에서는 이로 인한 편향된 결과가 나타날 수도 있다. 이 연구의 부가적인 중요한 결론은 과도한 사용으로 인한 근약화가 대조군 다리와 비교해서 훈련된 다리에서 있다는 증거가 별로 없다는 것이다.

요약하면, 적어도 DMD 환자에 있어서 통제된 저항성 훈련 프로그램에 대한 반응을 볼 때 과도한 근육의 사용으로 인한 근약화 증상을 뒷받침할 만한 증거는 거의 없다고 결론지을 수 있다. 대부분의 연구에서 근력을 유지하거나 또는 근력이 약간은 나아지는 경우들이 있었다. 일반적으로 근력의 향상이 많았던 경우는 질병의 진전이 없는 환자들에게 그리고 질병으로 영향을 입지 않는 근육군에서 현저하였다. 이 점으로 보아 최대한의 효과를 얻기 위해서는 운동의 시작이 빠를수록 치료의 효과는 크다고 할 수 있다. DMD 환자들에게 있어서 저항성 운동의 잠재적 효과에 대한 좀 더 심도 깊은 연구가 절실히 필요하다. 앞으로의 연구에서는 적절한 표본 크기, 대조군, 주의 깊게 계획되고 감독되는 프로그램, 그리고 정확한 근력과 기능성의 측정이 필요할 것이다. 게다가 또한 앞에서 언급했듯이 대부분의 DMD를 가진 남자 아이들은 프레드니손 또는 디플라자코트를 복용하는데 부신피질호르몬을 복용하는 사람들에게 있어서의 중독성의 효과와 저항성 트레이닝과의 관계에 대한 연구는 아직 마비한 실정이다.

느린 속도로 진행되는 근병증에 있어서의 저항 운동 (Resistance Exercise in Slowly Progressive Myopathy)

대부분의 느리게 진행되는 근병증들, 즉 근긴장성 위축증(myotonic dystrophy; DM), LGMD, FSHD 그리고 대부분의 선천성 근병증에 있어서 저항성 운동 프로그램의 목표는 단순히 질병의 진전을 늦추는데 있기보다는 근력과 기능성을 향상시키는데 있었다. 이러한 측면에서 대부분의 연구들은 적당한 표본 크기를 얻기 위해 서로 다른 질병을 가진 환자들을 모으는 경우가 많았다.

McCartney와 동료들은(23) 한 팔의 팔꿈치 굴근과 무릎, 골반의 신근을 좌우 대칭으로 하여 느린 속도로 진행되는 근신경질병이 있는 5명의 환자들(세 명은 척수근위축증, 한 명은 LGMD, 한 명은 FSHD)에게 일주일에 세 번 총 9주 동안 역동적인 훈련의 영향에 대한 연구를 하였다. 근력은 훈련 전과 훈련 후로 하여 객관적으로 측정하였고 운동 신경의 활성도는 연축 보간적 기술(twitch interpolation technique)로 측정하였다(24). 훈련된 팔꿈치 굴근에서의 힘은 19%~34% 증가하였고 대조되는(훈련되지 않은) 팔에서는 14%감소에서 25% 증가를 보였다. 다리 근력은 평균 11% 향상되었다. 훈련 전 근육을 전체적으로 활성 시킬 수 없었던 세 명의 피험자들은 훈련 후 연축 조직이식(twitch interpolation) 기술로 측정하였을 때 훈련 후 모두 근육을 활성시킬 수 있게 되었는데 이는 근력의 증가에 있어서의 신경계의 요소의 중요성을 의미하는 것이다.

Milner-Brown과 Miller(25)도 역시 비슷하게 느린 속도로 진행되는 근신경 질환을 가진 환자들(여섯 명의 FSHD, 네 명의 DM, 한 명의 LGMD, 세 명의 척수근위축증, 한 명의 복합 신경장애)을 대상으로 훈련의 효과를 연구하였다. 팔꿈치 굴근과 무릎 신근을 표준 점진성-저항 운동 프로그램을 사용하여 훈련시켰고, 근력과 피로도를 정량적 방법으로 측정하였다. 비교적 덜 약한 근육에서 근력과 지구성의 유의한 증가가 있었다. 그러나 심하게 약한 근육(〈10% 정상)에서는 전반적으로 근력의 향상은 없었다.

중강도의 저항성 운동으로 집에서 하는 운동 프로그램을 가지고 느린 속도로 진행되는 근신경 질환을 가진 환자들을 대상으로 한 연구가 Aitkens와 동료들에 의해 보고되었다(26). 피험자들은 무릎 신근과 팔꿈치 굴근을 한 방향으로하여 총 12주에 걸쳐 주당 3회 훈련하였다. 건강한 대조군이 비교 대상이 되어 연구에 참여하였다. 훈련 부하는 중강도로서 최대의 10-40% 정도(악력은 예외로 100%)로 계획되었다. 환자와 대조군 모두에서 비슷한 양상의 약간의 근력 증가를 보였고 운동을 한 다리와 운동을 하지 않은 다리 모두에서 비슷한 근력 증가가 있었다.

동일한 그룹의 연구자들은 고강도로 집에서 하는 저항성 훈련 프로그램의 효과에 대해서 연구하였다(27). 무릎 신근과 팔꿈치 굴근의 훈련 부하는 10-RM 부하(약 최대의 80%)로 하였다. 저자들은 프로그램의 성격이 근골격근 환자들에게 위험할 것이라는 근심을 표명하였는데 이는 등속성 운동의 지수가 팔꿈치 굴근에서 통계적 유의성이 없었기 때문이었다. 그러나 등속성 운동을 하여 통계적으로 유의성을 보이지 않은 대다수의 사람들 뿐만 아니라 건강한 대조군에서도 트레이닝의 방법과 테스트의 조건(등척성 vs. 등속성) 사이에 유사성이 없는 것과 관련됨을 주목하여야 한다. 그러므로, 이 연구에서 저자들이 고강도 훈련에 대해 염려를 표출한 것이 근거는 객관적이지 않을 수 있다.

보다 최근에 Tollback 등은(28) 근진장성 위축증 환자의 소집단에서 고강도 저항성 운동 프로그램의 효과를 연구하였다. 피험자들은 무릎의 한쪽만을 이용한 무릎 신장 운동을(3세트, 10회 반복, 1-RM의 80%) 주 3회 총 12주 동안 실시하였다. 훈련된 다리에서 최대부하로 1회를 할 수 있는 능력이 25% 유의하게 증가하였다. 등속성 구심성 또는 원심성 수치에서의 향상은 없었다. 근생검법을 해 본 결과 조직병리적인 차이는 없었고 Type I 섬유의 횡단면적이 증가하는 경향이 있었다. 저자들은 이 연구를 통해 프로그램 실시에 대한 대상자들의 순응을 위해서 감독이 중요한 요소임을 강조하였다.

마지막으로 Lindeman과 동료들(29)은 최근 근진장성 위축증 환자들과 유전적인 운동 감각 신경장애 환자에게서 24주간의 근력 트레이닝의 효과를 보고하였다. 피험자들은 훈련군과 대조군으로 무작위 할당되었다. 훈련 집단은 무릎 신장 운동을 일주일에 3회 실시하였고 부하를 60%에서 80%로 서서히 증가시켰다. 최대 등척성, 등속성 근력, 기능적 수행력, 매일 생활활동 질문지, 그리고 혈장 마이오글로빈이 훈련 전 후로 측정되었다. 근진장성 위축증을 가진 피험자들에게 있어서 훈련의 역효과는 없었고 모든 피험자들에게 있어서 훈련의 부하 측면에서 향상을 보였다. 특정 근력 또는 기능적 수행력의 감소는 없었고 전반적으로 유의한 진보를 보였으며 마이오글로빈의 수치는 유의한 변화가 없었다.

요약하면(표 7.7 참조), 모든 연구에서 저강도로부터 고강도에 이르는 저항성 운동의 일관된 긍정적인 영향이 보고되지 않았음에도 불구하고 일반적으로 다양한 근병증을 가진 환자에게 있어서 근력을 향상시키는 효과가 입증되었다고 할 수 있다. 두쉐인 근위축증(DMD) 환자들에게 있어서 근력 향상의 효과는 가벼운 정도에서 중정도의 (질병으로 인한)약한 근육에서 효과가 가장 컸으며 심하게 약해진 근육군에서는 효과가 미약했다. 이러한 사람들에 대한 근력 훈련 프로그램은 경험이 많고 훈련된 전문가에 의해 계획되고 프로그램은 또한 참여자의 제한성과 필요를 고려하여 특정하게 맞추어져야 한다. 프로그램은 최소한 초기 상태에서는 잘 감독되어야 하며 객관적인 추적이 따라야한다. 최소한의 그리고 적절한 트레이닝의 강도와 양의 설정을 위해 차후에 좀 더 수준 높은 연구가 이루어져야 한다. 이러한 연구들은 이상적으로 무작위의 대조군, 안전하게 감시된 트레이닝 프로그램, 알려지지 않은 평가원, 그리고 다양하지 않은 동일성의 훈련군들이 포함되어야 한다. 이러한 연구는 여러 센터를 운영하는 체계의 접근이 필요하다. 기능적, 환자 중심의 결과는 장애자와 핸디캡을 가진 사람들의 치료적 처치의 잠재적 영향을 연구하는 데에 결정적 역할을 하게 된다.

염증성 근병증에 있어서의 저항 운동 (Resistance Exercise in Inflammatory Myopathy)

염증성 근병증에 있어서의 운동 요법은 전통적으로 구축과 관절의 제한성을 예방하기 위한 시도로 관절 범위 운동과 스트레칭에 제한되어 왔다. 운동은 염증 상태의 근육에 있어서 잠재적으로 해를 미칠 수 있다는 생각 때문에 이러한 질병에 있어서 휴식과 에너지 보존을 강조하는 전통적인 가르침이 있었다. 이러한 생각은 염증성 근병증의 초기 상태의 치료에 대해서는 아마도 아직 타당하다고 받아들여질 수 있겠지만 이러한 질병의 전반적인 관리에 있어서 좀 더 활동적인 접근이 안전하고 잠재적인 효과가 있다는 증거들이 있다(30).

다발성 근염의 재활에 있어서의 저항성 운동의 잠재적인 이점이 처음으로 단일 사례 보고로 발표되었다(31). 이 경우 42세의 남성이 이두근과 대퇴 사두근을 적어도 4개월간의 등척성 저항 운동(6초간의 최대 등척성 수축으로 6회)을 통하여 훈련하였는데 연구의 전반적인 기간 동안 최대 등척성 근력의 유의하고도 점진적인 증가를 보였고, 운동 후 CK활성도의 근소한 감소도 있었다. 그러므로, 잠재적인 근력의 증가를 보였고 근육 상해의 표시는 나타나지 않았다.

Escalante 등(32)은 다발성 근염 또는 피부성 근염을 가진 5 명의 환자를 대상으로 연속적인 2 주간의 재활과 저항성 운동을 한 작은 사례 연구를 보고하였다. 5 명중 4명이 저항성 운동으로 인한 유의한 근력의 증가를 보였고 운동 후 7.7%의 CK 증가를 보였지만 임상적으로는 유의한 결과는 아니었다.

Wiesinger 등(33)은 염증성 근병증 환자들을 대상으로 점진성 자전거 에르고미터와 스텝을 사용한 유산소성 운동의 무작위 대조군을 가진 실험적 시도를 보고하였다. 여기서 언급한 저항성 트레이닝을 시켰을 때 최대 등척성 근력에서 유의한 증가를 보였고 뿐만 아니라 일상생활의 활동성 질문지와 최대산소섭취량에서도 훈련집단이 대조군 집단에 비해 발전을 보였다. 또한 이러한 프로그램의 해로운 영향은 없었다.

마지막으로 Spector와 동료들은(34) 전체 근육염이 있는 5명의 환자를 대상으로 저항성 운동 훈련의 잠재적 효험성과 안전성을 연구하였다. 4명의 남자와 1명의 여자는 일주일에 3일 총 12주 기간 동안 무릎 굴근과 신근 그리고 팔꿈치 굴근을 사용한 구심성 운동이 주가 된 프로그램으로 훈련되었다. 12주의 프로그램이 끝난 후 MRC 점수 또는 바텔 지수(Barthel Index)의 유의한 증가는 없었다. 그러나 3명의 환자에게서 프로그램의 결과 기능성이 향상되었음이 보고되었다. 평균 3-RM 수치는 우측 무릎 신근을 제외하고는 모든 근육에서 유의한 향상을 보였다. 근력의 증가는 처음에 튼튼한 근육군에서 가장 큰 증가가 있었다. 혈장 CK, B세포, T세포, 자연살해세포(염증의 표식자)의 변화는 없었다. 이러한 결과는 저항성 운동이 안전하며 IBM에 있어서 기능적으로 효과가 있는 것으로 해석되었다. PM 또는 DM 에 비해, IBM에 대한 면역억제의 효과 또는 다른 의학적 치료의 효능이 증명되지 않은 상황에서 이것은 매우 의미 있는 연구 결과라 할 수 있다.

요약하면, 염증성 근염증의 환자에게 있어서 저항성 훈련과 일반적인 훈련은 안전하다면 잠재적인 이점이 있다는 타당한 증거들이 있다. 근위축증에 대해서는 적절한 추적 연구가 필요하다. 환자들은 그들이 3개월 또는 그 이상 어느 정도 안정성을 유지하고 있을 때 활동성 운동 프로그램에 참여할 수 있으며 특히 프로그램의 초기에는 적절한 감독이 필요하다.

근병증에서의 호흡근의 훈련 (Respiratory Muscle Training in Myopathies)

다리와 몸통 근육의 약화가 진행되는 근병증의 기능적 제한을 일으키는 반면, 호흡근의 쇠퇴는 이러한 환자들의 높은 치사율의 주원인이 된다(35). 불충분한 호흡과 이와 연관된 과탄산증, 폐용량의 감소, 극심한 기침 그리고 폐렴은 두쉐인 근위축증(DMD) 환자들의 유병율과 치사율의 주된 원인이다(35). 그러므로 적절한 호흡적 치료와 보조와, 이에 아울러 잠재적인 호흡근(inspiratory muscle training, IMT)의 훈련으로 이러한 환자들의 호흡근의 근력과 지구력을 향상시키려는 관심이 있어왔다. 다른 근육군에서와 마찬가지로 IMT로 인한 근육의 과다사용성 약화증의 가능성과 또한 폐기능지수의 향상이 사망률의 감소와 관련될 것이라는 관심이 있어왔다.

IMT의 효과를 평가하는 연구들의 결과는 다양하다. DiMarco 등은(36) 11명의 근위축증(DMD, LGMD, FSHD) 환자들을 대상으로 호흡근에서의 저항성 훈련의 효과를 연구하였다. 6주간의 흡입성 근육의 훈련후 5분간 최대 환기를 유지할 수 있는 최대 흡입 저항성이 향상되었다. 훈련으로 인한 향상의 정도는 앞에서 다리 근육을 대상으로 한 훈련에서와 같이 환자들의 훈련전 기본 폐활량과 깊은 관계를 보였다. Smith 등은 이와는 대조적으로 8명의 DMD 환자들을 대상으로 한 연구에서 5주간의 대조 표준집단과 실험집단을 바꾸는 일중맹검사(crossover single-blinded)훈련 연구의 결과 흡입근의 지구성 향상이 없음을 보고하였다.

Wanke 등은(37) 6개월간의 IMT 프로그램의 효과를 15명의 두쉐인근위축증(DMD) 환자들을 대상으로 하여 조사하였는데 운동 프로그램을 완수한 10명의 환자들에게 있어서 최대 횡격막성 압력과 최대 식도성 압력으로 측정된 근력의 향상을 발견한 결과, 폐활량, 1초 동안의 호기성 폐용적, 또는 최대 수의성 환기의 변화는 없었다. 반복되는 관찰로 가장 심한 상태를 보였던 환자들에게 있어서는 전혀 호전된은 변화가 없었다.

최근들어, Gozal과 Thiriet(38)은 21명의 어린이 두쉐인근위축증(DMD) 환자들과 척수 근육위축증 type III 환자들을 대상으로 6개월간의 호흡근 훈련 프로그램이 호흡근의 근력과 호흡 부하 인지능력(respiratory load perception, RLP)에 미치는 영향을 연구하였다. 그들은 20명의 대조군 피험자들과 비교되었는데 피험자들은 무작위로 흡입근부하와 호기근부하 또는 부하가 없는 것과 대조적으로 점진적인 호흡근의 훈련을 받게 되었다. 대조군에서는 최대 정적 압력 또는 부하 인지능력에서 변화가 없었다. 근신경질환 환자들에게 있어서 호흡근의 훈련은 최대 흡입근과 호기근 압력의 향상과 관련이 있었고 부가적으로 흡입근 부하와 호기근 부하에 대해 훈련된 집단에서 RLP의 향상이 보고되었다. 정적 압력은 3개월 이내에 기본 수치로 되돌아온 반면 RLP는 3개월 이후에도 지속적으로 향상된 수치를 보였다.

일반적으로 다리 근육에서와 같이 호흡근의 훈련이 어느 정도 최대 호흡근의 기능을 향상시키고 인지적 호흡 노력(perceived respiratory effort)을 감소시킨다고 할 수 있다. 훈련전 수치가 높은 경우 훈련후 더 많은 향상의 양상을 보였는데 다리 근육에서와 동일한 양상이었고 이는 초기 치료의 중요성을 뒷받침하는 결과라 할 수 있다. 현시점에서 호흡근의 훈련이 흉부 염증의 유발과 이와 연관된 사망률을 감소시킬 수 있다는 확실한 증거는 없다.

교육과 상담 (Education and Counseling)

주의 깊은 관찰과 적절한 처지로 인해 근병증을 가진 많은 환자들은 정상적이거나 이러한 질병을 최소화 시켜 살아갈 수 있다. 이러한 이유로 영양과 운동의 측면에서의 건강한 생활방식은 중요하며, 일반적인 지침들도 건강한 사람들과 비교하여 그다지 다를 바가 없다. 지팡이, 스쿠터, 휠체어 등의 부가적인 장비의 도움을 필요로 하는 사람인 경우 활동의 참여에 제한이 있는 것이 사실이다. 하지만 다행히도 대부분의 대학들과 체육관 시설에는 휠체어를 활용할 수 있게 되어있어서 참여에 대한 많은 장벽들이 없어진 상태이다. 하지만 불행히도 많은 환자들은 그들이 공립 체육관에 갈 때 여전히 난처해하거나 소외되는 느낌을 가지고 있다. 처하게 되는 주된 문제는 특히 두쉐인 근위축증을 가진 어린아이들이며 이들 대부분은 운동 프로그램에 관심이 부족하게 될 것이다. 근신경성 장애가 있는 이들에게 즐겁고 연령에 맞는 활동을 하는 것은 중요하며 시간과 환경의 적절한 공급은 특히 도움이 된다.

참고문헌

1. Dubowitz V. Muscle Disorders in Childhood. 2, 1-133. 95.
2 Tarnopolsky MA, Maguire J, Myint T, et al. Clinical, physiological, and histological features in a kindred with the T3271C melas mutation. Muscle Nerve 1998;21:25-33.
3. Mendell JR, Moxley RT, Griggs RC, et al. Randomized, double-blind six-month trial of prednisone in Duchenne's muscular dystrophy. N Engl J Med 1989;320:1592-7.
4. Tarnopolsky M, Martin J. Creatine monohydrate increases strength in patients with neuromuscular disease. Neurology 1999;52:854-7.
5. Argov Z, Arnold DL. MR Spectroscopy and Imaging in Metabolic Myopathies. Neurol Clin 2000;18:35-52.
6. van Beekvelt MC, van Engelen BG, Wevers RA, et al. Quantitative near-infrared spectroscopy discriminates between mitochondrial myopathies and normal muscle. Ann Neurol 1999;46:667-70.
7. Tarnopolsky MA, Roy BD, MacDonald JR. A randomized, controlled trial of creatine monohydrate in patients with mitochondrial cytopathies. Muscle Nerve 1997;20:1502-9.
8. Kilmer DD. The role of exercise in neuromuscular disease. Phys Med Rehabil Clin N Am 1998;9:115-25, vi.
9. Vignos PJ Jr. Physical models of rehabilitation in neuromuscular disease. Muscle Nerve 1983;6:323-38.
10. Buchthal F, Rosenfalck P. Action potential parameters in different human muscles. Acta Physiol Scand 1955;30:125-131.
11. Tein I. Metabolic myopathies. Semin Pediatr Neurol 1996;3: 59-98.
12. Lewis SF, Haller RG, Cook JD, et al. Muscle fatigue in McArdle's disease studied by 31P-NMR: effect of glucose infusion. J Appl Physiol 1985;59:1991-4.
13. Haller RG, Lewis SF. Glucose-induced exertional fatigue in muscle phosphofructokinase deficiency. N Engl J Med 1991; 324:364-9.
14. Bonsett CA. Pseudohypertrophic muscular dystrophy: Distribution of degenerative features as revealed by anatomical study. Neurology 1963;13:728-738.
15. Hickok RJ. Physical therapy as related to peripheral nerve lesions. Phys Ther Rev 1961;41:113-117.
16. Lenman JA. A clinical and experimental study of the effects of exercise on motor weakness in neurological disease. J Neurol Neurosurg Psychiatry 1959;22:182-194.
17. Johnson EW, Braddom R. Over-work weakness in facioscapulohumeral muscular dystrophy. Arch Phys Med Rehabil 1971;52:333-6.
18. DeLateur BJ, Giaconi RM. Effect on maximal strength of submaximal exercise in Duchenne muscular dystrophy. Am J Phys Med 1979;58:26-36.
19. Abramson AS, Rogoff J. An approach to rehabilitation of children with muscular dystrophy. Proceedings of the First and Second Medical Conferences of the MDAA, Inc. New York, MDAA. 1953, 123-124.
20. Hoberman M. Physical medicine and rehabilitation: its value and limitations in progressive muscular dystrophy. Am J Phys Med 1955;34:109-115.
21. Wratney M J. Physical therapy for muscular dystrophy children. Phys Ther Rev 1958;38:26-32.
22. Vignos PJ, Watkins MP. The effect of exercise in muscular dystophy. JAMA 1966;197:89-96.
23. McCartney N, Moroz D, Garner SH, et al. The effects of strength training in patients with selected neuromuscular disorders. Med Sci Sports Exerc 1988;20:362-8.
24. Belanger AY, McComas AJ. Extent of motor unit activation during effort. J Appl Physiol 1981;51:1131-5.
25. Milner-Brown HS, Miller RG. Muscle strengthening through high-resistance weight training in patients with neuromuscular disorders. Arch Phys Med Rehabil 1988;69:14-9.
26. Aitkens SG, McCrory MA, Kilmer DD, et al. Moderate resistance exercise program: its effect in slowly progressive neuromuscular disease. Arch Phys Med Rehabil 1993;74:711-5.
27. Kilmer DD, McCrory MA, Wright NC, et al. The effect of a high resistance exercise program in slowly progressive neuromuscular disease. Arch Phys Med Rehabil 1994;75:560-3.
28. Tollback A, Eriksson S, Wredenberg A, et al. Effects of high resistance training in patients with myotonic dystrophy. Scand J Rehabil Med 1999;31:9-16.
29. Lindeman E, Leffers P, Spaans F, et al. Strength training in patients with myotonic dystrophy and hereditary motor and sensory neuropathy: a randomized clinical trial. Arch Phys Med Rehabil 1995;76:612-20.
30. Hicks JE. Role of rehabilitation in the management of myopathies. Curr Opin Rheumatol 1998;10:548-55.
31. Hicks JE, Miller F, Plotz P, et al. Isometric exercise increases strength and does not produce sustained creatinine phosphokinase increases in a patient with polymyositis. J Rheumatol 1993;20:1399-401.
32. Escalante A, Miller L, Beardmore TD. Resistive exercise in the rehabilitation of polymyositis/dermatomyositis. J Rheumatol 1993;20:1340-4.
33. Wiesinger GF, Quittan M, Aringer M, et al. Improvement of physical fitness and muscle strength in polymyositis/dermatomyositis patients by a training programme. Br J Rheumatol 1998;37:196-200.
34. Spector SA, Lemmer JT, Koffman BM, et al. Safety and efficacy of strength training in patients with sporadic inclusion body myositis. Muscle Nerve 1997;20:1242-8.
35. McCool FD, Tzelepis GE. Inspiratory muscle training in the patient with neuromuscular disease. Phys Ther 1995;75: 1006-14.
36. DiMarco AF, Kelling J, Sajovic M, et al. Respiratory muscle training in muscular dystrophy. Clin Res 1982;30:427A.
37. Wanke T, Toifl K, Merkle M, et al. Inspiratory muscle training in patients with Duchenne muscular dystrophy. Chest 1994;105:475-82.
38. Gozal D, Thiriet P. Respiratory muscle training in neuromuscular disease: long-term effects on strength and load perception. Med Sci Sports Exerc 1999;31:1522-7.

제8장
말초 신경병증과 신경병성 통증 (PERIPHERAL NEUROPATHY AND NEUROPATHIC PAIN)

병태생리학 (PATHOPHYSIOLOGY)

통증은 일상적으로 경험할 수 있는 것이며, 통증의 정도는 현재 또는 잠재적인 조직의 손상을 알리는 신체 보호 기전으로의 역할을 수행한다.(아픈 자극과 마찬가지로)조직 손상에 대한 반응은 손상된 조직에 더 이상의 자극을 피하고 치료를 촉진시키는 적응과정을 포함한다.

말초신경병증(peripheral neuropathy)은 중추신경계를 제외한 말초운동신경, 말초감각신경, 자율신경계의 구조와 기능의 혼란으로 정의를 내릴 수 있다(1). 통증과 기타 감각들이 다른 느낌으로 인지되는 감각의 변화는 신경전도의 경로가 바뀜으로 발생될 수 있으며, 운동 또는 감각신경섬유를 포함한 말초신경에서 우선적으로 침범될 수 있지만, 대부분의 신경병증은 감각운동결핍의 다양한 패턴으로 나타난다(2). 통증은 항상 말초신경병증과 관련된 것은 아니다. 통증처럼 느끼는 신경병증은 일반적으로 축삭손상으로 인한 것이다. 축삭손상으로 인한 신경병증은 탈수초신경병증과는 대조되는 경향이 있는데 예외적으로 통증없이 운동 또는 감각의 손실을 일으키기도 한다(3).

통증을 야기하는 데에는 두 가지 기초기전이 있다. 즉, 체성조직손상(통증수용기의 손상) 또는 신경손상이 바로 그것이다(4). 통증 수용의 일반적인 과정에서 통증수용기의 자극은 축삭을 통해 활동전위를 일으켜 최종적으로 통증을 수용하는 대뇌피질의 변연계 영역에 전달된다. 침해성 통증(nociceptive pain)은 환자가 깊은 통증, 만지면 아픈 통증, 둔한 통증, 산발적인 통증 등으로 표현된다(4). 침해성 통증기전에 의해 야기된 통증은 임상현장에서 대부분 다양하게 나타난다(5).

근골격계 손상 또는 상해와 관련되어 있는 침해성 통증과는 대조적으로 말초 또는 중추신경계의 손상은 다양한 통증의 형태를 나타낸다. 이러한 통증의 형태를 신경병성 통증(neuropathic pain)이라고 한다. 신경병성 통증은 만성적이고 지속적인 특징을 보이며, 환자들은 욱신거리는 통증(shooting), 찌르는 듯한 통증(stabbing), 쑤시는 것 같은 통증(lancinating), 타는 듯한 통증(burning), 찌는 듯한 통증(searing) 등으로 표현하고, 야간에 더욱 심한 통증을 호소한다(6). 신경병성 통증 환자들은 원인을 찾을 수 없는 지속적인 또는 발작적 동통을 호소한다(7). 이 증상은 피부자극, 신경의 압박, 온도의 변화, 또는 감정적 요인에 의해 나타나는 것과 그렇지 않은 것으로 분류할 수 있다(2).

신경병성 통증의 중요한 진단적 특징은 감각이 소실된 부위에서 통증이 나타나는 것이다(8). 이상통증(allodynia)은 또한 통증을 주는 자극이 아님에도 불구하고 통증을 야기 시키는 신경병성 통증의 과민한 상태(hyperpathic state)로 보여 진다. 예를 들면, 사지가 침범된 환자의 경우 담요를 덮고 있을 수가 없다. 또 다른 소견으로는 가중(summation)이 있다. 이는 바늘로 살살 찌르는 것처럼 약한 자극이 반복적으로 주어질 때 천천히 점진적으로 통증이 악화되는 것과 같은 현상이다(8).

신경병성 통증의 분류는 신경계 손상의 주요원인, 통증증후군을 유발시킨 질병이나 사고, 또는 통증의 부위에 따라 구분할 수 있다. 당뇨, HIV감염 또는 AIDS, 다발성 경화증(multiple sclerosis), 항암 화학치료요법(cancer chemotherapy), 악성종양(malignancy), 척추수술(spinal surgery), 알코올중독, 대상포진(herpes zoster), 절단 등을 포함한 신체의 의학적 상태는 신경병성 통증과 관련이 있다(6). 암환자는 종양의 침범으로부터 신경병증을 유발하고 화학요법과 방사능치료를 통해 신경병성 통증의 위험이 높아진다.

당뇨병은 말초신경병증과 신경근병증(radiculopathy), HIV는 여러 신경병증과 척수병증(myelopathy), 다발성 경화증은 신경통과 신경병증, 실패한 척추수술은 신경근병증, 절단은 신경종(neuroma)과 환지통(phantom limb pain)과 관련되어 있다(6).

외상은 부분 또는 완전 신경절단, 신경총 병증, 그리고 아픈 상처와 같이 포착성 신경병증(entrapment neuropathy; 죄임 신경병증)을 유발시킬 수 있다. 수근관증후군과 같은 포착성 신경병증은 초기에 감각이상과 통증의 특징을 보인다(2).

분류 (CLASSIFICATION)

질병의 정도는 말초 신경병증에 영향을 주거나 원인이 될 수 있으며, 통증을 수반할 수가 있다(9). 그러한 질병에 대한 정보는 신경병증의 진단과 정도를 파악하거나 치료과정과 예후, 그리고 치료계획을 세우는데 필요한 것이다. 하지만 말초 다발신경병증의 25-50%는 아직도 그 원인을 찾지 못하고 있다(10). 따라서 환자의 증상과 기능장애를 분석하는 것은 중요한 부분을 차지한다.

해부학적 부위에 따라 말초 신경계의 질환은 네 가지 주요 형태로 구분되며, 이는 질환의 임상적 진단과 치료에 유용한 역할을 한다(11). 구체적인 내용은 아래와 같다.

1. 대칭성 다발신경병증(symmetrical polyneuropathy)은 원위 사지에서 주로 침범하는데 일반적으로 족부에서 변질된 감각(altered sensation)을 보인다. 이것은 말초다발신경증의 가장 일상적인 만성적 형태로 당뇨, 대사적 이상 또는 약물 복용 등이 원인이 된다.
2. 단일신경병증(mononeuropathy)은 단일신경에 침범하며, 급성 또는 만성적 말초신경병증이 원인이다. 이것은 국부적 신경의 압박에 의해서 나타나지만 신경에 민감한 변화를 주는 당뇨 같은 만성질환에 의해서도 영향을 받는다.
3. 신경총병증(plexopathy)은 상해로 인해서 유발되지만 항암치료를 위한 방사선치료 후에 잠재성 내성(endogenous) 과정에서도 발생할 수 있다. 이것은 여러 말초신경계에 영향을 미쳐서 감각이 무디어지거나 다르게 느껴지는 비피부종(nondermatomal) 패턴으로 나타날 수 있다.
4. 신경근병증(radiculopathy)은 근의 쇠약, 통증, 특수한 피부(specific dermatomal pattern)에서 말초감각의 결핍 등을 포함한 신경근의 기능이상으로 인해 발행한 근위부분의 상해 또는 손상을 의미한다(12). 척수의 퇴행성 변화나 디스크 탈출증으로 인한 신경의 침범으로 발생할 수 있다.
5. 안면신경통(facial neuralgias)은 말초신경병증으로 분류되지는 않지만 말초신경계의 통증을 언급할 때는 다루어 져야 한다.

임상 운동 생리학 (CLINICAL EXERCISE PHYSIOLOGY)

통각과 통증에 대한 기본적인 정보를 운동과학 전문서적이나 스포츠의학분야의 논문들조차 체계적으로 전달하지 못하고 있다(13). 만성통증질환을 가진 환자들은 복잡한 의학적, 정신적 병력을 가지고 있다. 이러한 문제를 잘 치료하기 위해서는 주의 깊고, 다각적인 측면의 평가가 요구된다. 이러한 평가의 목적은 명확한 통증요인과 약물적, 행동적 치료에 영향을 미치는 심리적요인, 통증으로 유발되는 행동의 제한, 그리고 통증을 지속시키는 사회환경적 상황을 규명하는 것이다(14).

운동은 만성통증환자의 치료에 폭넓게 사용된다. 만성통증환자에게 4주간의 운동은 유산소운동능력을 크게 향상시켰다(15). 또한 최대산소섭취량과 METs, 하지순발력(lower body power output)도 개선되었다. 이러한 결과는 체력, 학습, 증상에 대한 민감도 저하[1]를 개선시킨다. 말초신경병증이 있는 만성통증환자들은 삶의 질에 영향을 주는 낮은 건강수준을 보였으며, 6주간 재가 운동(home exercise)을 실시한 환자들은 근력의 증가와 함께 최대산소섭취량, 하지순발력 등이 약간 개선되는 것으로 나타났다(16).

손목의 정중신경에 말초신경병증이 있는 환자(carpal tunnel syndrome; 수근관 증후군)에게 신경과 건활주운동(nerve and tendon-gliding exercise)을 시킨 결과, 많은 환자에게서 수근관증후군의 이환률이 감소하였다(17). 다양한 운동을 시킨 다른 연구에서는 수근관증후군과 다른 동통성 누적 외상증(painful cumulative trauma disorders)의 발병을 감소시키거나 예방했음을 보고하였다(18, 19).

적절한 지구력운동과 저항운동이 포함된 신체활동은 제2형 당뇨병을 개선시키기 위한 주요 치료적 방법이다. 불행하게도 지나친 운동은 불필요한 치료수단이 될 수 있다. 당내성과 인슐린 민감도에 대한 운동효과는 운동 후 72시간 이내에 일반적으로 떨어진다. 결론적으로 규칙적인 운동은 혈당수준을 안정적으로 유지시키며 인슐린 민감도를 개선시키게 된다(20). 운동의 형태와 운동 강도의 변화는 당뇨합병증이 있는 환자에게는 반드시 필요하다. 자율신경병증(autonomic neuropathy)은 운동에 의한 심박수 반응에 영향을 준다. 따라서 자각인지도는 심박수를 통한 운동 강도를 설정방법을 대신하여 사용되어져야 한다. 하지의 감각이 상실된 당뇨병성 신경병증환자의 운동은 체중지지 운동이 아닌 형태(non-weight bearing)로 변형하는 것이 바람직하다(20).

최근의 연구에서 말초신경병증을 동반한 당뇨환자의 평형성이 개선됨을 보고하였다(21). 이 연구는 하지근력과 균형능력을 개선시키기 위해 3주 프로그램으로 구성하였으며 외발서기 시간, 일렬서기 시간(tandem stance time), 기능적 보폭(functional reach)에서 유의한 개선을 나타내었다. 앞으로 이러한 훈련이 낙상빈도에 미치는 영향에 관한 추가적인 연구가 요구된다.

통증은 마취제(opioids)와 운동 동안에 말초혈에 농축된 베타-엔돌핀의 증가에 의해 조절될 수 있다(13). 결과적으로 운동은 통증을 감소시키는 역할을 하지만, 이러한 특수한 기전을 이해하는데 도움을 주는 근거를 찾는 연구가 필요하다. 또 후속 연구에서는 무통각증(analgesia)을 일으킬 수 있는 적절한 운동형태, 시간, 강도 등에 관한 연구도 지속되어야 한다(13).

[1]민감도 저하 혹은 탈감각화(desensitization): 생체가 특이항원에 대하여 면역학적으로 반응이 없는 상태 또는 반응하지 않게 되는 과정.

약리학 (PHARMACOLOGY)

신경병적 통증의 치료를 위해 약리학적 치료가 가장 적합한 것은 아니지만 일반적으로 여러 가지 방법이 사용되고 있다. 약리적 관리(pharmacological management)는 부작용을 최소화하면서 긍정적인 효과를 얻기 위하여 환자의 반응을 잘 살피면서 적절한 양을 투여해야 한다. 약리적 치료는 질병에 따른 환자군, 특히 대상포진후 신경통과 당뇨병성 다발신경병증(diabetic polyneuropathy)환자를 대상으로 위약군과 통제군으로 무선표집하여 나타난 효력을 기초로 하고 있다(22). 이러한 연구들은 삼환계항우울제(tricyclic antidepressants), 표준 항경련제(standard anticonvulsants)와 신 항경련제(newer anticonvulsants) 그리고 아편유사제(opioids)의 효력을 검증하였다. 효력은 선택적 세로토닌 재흡수억제제(selective serotonin reuptake inhinitors; SSRIs), 항부정맥제(antiarrhythmics; mexiletine), 그리고 갭사이신(capsaicin: 고추의 매운맛을 일으키는 주요활성 성분)보다 적었다. 아스피린[2], 아세트아미노펜[3] 그리고 비스테로이드성 항염증제제(nonsteroidal anti-inflammatory drugs; NSAIDs)와 같은 비아편성 진통제(non-opioid analgesics)는 신경병성 통증환자에게 종종 사용되지만, 이러한 것은 약한 침해성통증과 중정도의 침해성통증에 좀더 효과적이다.

약한 통증에서 중정도의 통증을 가진 많은 환자들은 아스피린과 아세트아미노펜, NSAIDs의 사용으로 도움을 받는다. 아세트아미노펜은 장시간 복용하더라도 위장의 유독성(gastrointestinal toxicity)이 낮아 초기에 많이 사용되지만, 항염증제의 효과가 거의 없어서 염증 치료과정의 주요 치료제로서는 부적절하다.

비록 NSAIDs의 효능이 불명확하다 하더라도 여러 종류의 NSAIDs가 현재 처방되고 있고, 많은 환자들에게서 다른 어떠한 것 보다 좋은 반응을 보이고 있다. NSAIDs는 위장에 해를 끼치기 때문에 소화성 궤양질환[4], 출혈이상(bleeding abnormalities) 환자들에게는 사용하지 말아야 한다(23).

[2]aspirin: 비스테로이드성 항염제의 대표적인 약물로 항염증, 진통, 해열의 3가지 기능을 보임.

[3]acetaminophen: 상품명으로 타이레놀(tyrenol). 이 약은 비스테로이드성 항염증제 일종으로 아스피린에 비해서 항염증작용이 적지만 부작용이 아주 적어 어린이에게 많이 사용된다.

또한 NSAIDs는 70세 이상의 노인들과 장기간 감독되지 않는 치료에는 사용을 삼가야 한다(24). 신경병성 통증환자는 낮은 강도의 운동을 하게 되겠지만, NSAIDs의 사용은 고강도의 신체활동에서 운동성 저나트륨혈증(hyponatremia)을 일으키는 위험요인임이 최근의 연구에서 밝혀졌음을 주지하여야 한다(25).

대부분의 신경병성 통증환자들은 항우울제의 사용으로 통증이 경감되는 것을 경험한다. 통증의 경감은 우울증 치료의 부수적인 효과로 얻어진다. 이러한 약물들의 진통제 효과는 연접전 신경말단에서 통증과 우울감을 느끼게 하는 세로토닌과 노에피네프린과 같은 신경전달물질의 재흡수를 차단하기 때문에 얻어지는 것이다(26). 삼환계 항우울제(tricyclic antidepressants)는 대상포진후 신경통(postherpetic neuralgia), 당뇨성 신경병증, 관절염, 요통, 근막 통증(myofascial pain), 암통증(cancer pain), 편두통(migraine), 긴장형 두통(tension type headaches), 중추성 통증(central pain), 정신성 통증(psychogenic pain) 등에서 그 효능이 검증되었으며, 현재 이러한 질환에서 가장 일반적으로 사용되고 있다(26). 일상적인 부작용으로는 진정작용과 입이 마르는 현상을 들 수 있다.

데시프라민(desipramine: 삼환계 항우울제) 처방을 받은 어린이들의 돌연사에 관한 최근 보고서에 따르면 이 세 가지 약품은 운동과 관련이 있는데, 운동 중 데시프라민의 효과를 측정하였다(27). 데시프라민은 운동 중 심혈관계반응에서만 부정적인 효과가 있었으며, 연령별로 차이는 없었다(27). 연구자들은 데시프라민이 일부 사람들에게 운동으로 인한 부정맥의 위험을 증가시킨다고 주장한다. 효과가 검증된 약물이 불충분했던 시기에 항우울제 대용으로 항경련제(anticonvulsant)의 투여는 유용하였다(28). 항경련제는 삼차신경통(trigeminal neuralgia)같은 난자통(lancinating quality) 또는 현저한 발작이 있는 신경병성 통증의 초기 치료에 사용된다(26). 주요 피부(major cutaneous component)의 신경병성 통증은 높아진 프로스타글란딘[5] 수준을 보이는데, 이를 감소시키기 위한 프로스타그란딘 감소제(substance P depletor), 캡사이신(capsaicin) 등을 이용한 국부치료는 매우 효과적이다. (28). 통증치료에서 국부적 캡사이신 사용을 위한 이론적 근거는 동물실험을 통하여 이루어졌다(30).

[4]peptic ulcer disease: 산성 위액의 작용에 의해서 식도, 위 또는 샘창자 점막이 파괴되어 결손부가 생기는 것.

만성통증은 우울증을 동반하는 것으로 알려졌다. 고급치료약제로 삼환계 항우울제를 사용하는 것은 바로 이 때문이다. 플루옥세틴(fluoxetine; Porozac), 파록세틴(paroxetine; Paxil), 설트라린(sertraline; Zoloft) 같은 선택적 세로토닌 재흡수억제제(SSRIs)는 우울증 치료를 위한 삼환계 항우울제 대용으로 사용된다(26). 비록 이러한 약제들이 약간의 부작용에 대한 내성이 있다하더라도 통증치료에 대한 유의한 효과는 없었다. 때때로 만성통증과 우울증을 가진 환자들은 약간에는 삼환계 약제를, 주간에는 SSRIs를 복용한다. 주의해야 할 것은 일부 SSRIs는 삼환계 항우울제의 혈청수준을 유의하게 증가시킬 수 있다는 것이다(26).

병력 및 이학검사 (HISTORY AND PHYSICAL EXAMINATION)

환자의 병력에 대한 정보는 앞으로의 진단에 매우 중요한 지침을 제공한다. 다음의 내용은 어떠한 처리를 할 것인지에 대한 정보를 얻는데 요구되는 것들이다.

1. 환자의 증상에 대한 경과: 언제 증상이 시작되었습니까(급성, 아급성, 만성, 또는 재발)? 통증이 시작된 특별한 계기가 있습니까? 처음 발병한 연령은 언제 입니까? 얼마나 빠르게 증상이 진행되었습니까?
2. 증상의 분포 또는 형태는 어떠 하십니까? : 대칭 또는 비대칭, 근위 또는 원위, 단일신경, 다발신경 또는 방사
3. 감염된 신경은 무슨 종류입니까?: 운동신경(쇠약), 감각신경(통증 또는 마비), 또는 자율신경계(혈압, 심박수 그리고 리듬의 변화)
4. 둔한 통증, 날카로운 통증, 타는 듯한 통증, 저림 같은 감각의 변화 또는 통증의 질과 양, 그리고 이것이 일상생활과 활동에 미치는 영향.
5. 통증의 시작과 방사된 부위는 어디인가?
6. 환자는 어떻게 했을 때 통증이 오는지 또는 어떠한 것들

[5]prostaglandin: 세포막의 인지질이 인지질 분해효소-A2에 의하여 유리된 arachidonic acid의 대사산물 중 cyclooxygenase에 의하여 형성된 물질. 여러 가지 종류가 있으며 복잡한 약리 작용을 한다. 대개, 혈관을 확장시키며, 민무늬근을 수축 또는 이완시키는데, 특히 자궁과 기관지근에 예민하게 작용한다.

이 통증을 완화시키는데 도움을 주는지 알고 있는가(자세, 업무, 휴식, 움직임)?

7. 통증이 완화되고 나빠지는 시점은 하루 중 언제인가?
8. 가족력: 가능한 유전적 패턴 또는 다른 가족구성원과의 관련성
9. 사회력: 불법적인 약물의 복용, 음주, 직업경력(반복적인 단순작업, 유해물질에 대한 노출, 무거운 물건 들기/육체노동), 여행경력(travel history, 노출과 그로인한 질병), 식이변화 또는 패턴(유해물질 또는 질병에 대한 노출), 그리고 비타민 섭취(결핍 또는 독성).
10. 과거병력: 기관에 침범된 상태 또는 질병(감염, 당뇨, 갑상선 또는 내분비질환, 종양, 신장질환, 결합조직질환, 대사질환 또는 대사결함, 질병치료경력 또는 약물복용경력)
11. 현재 복용 약물
12. 알러지 반응정도

신경병성 통증 또는 기능이상은 근육병(myopathy), 관절염, 근골격 통증(musculoskeletal pain), 근막통증, 내장장애, 감염, 종양, 심리적 문제 그리고 중추신경계로부터의 통증이나 근허약 등과 유사한 증상을 나타낸다.

말초 신경병증은 하지운동신경(lower motor neuron)에 침범하고, 신경학적 검사들을 통해 진단할 수 있다. 신경학적 소견들은 감염된 신경에서 허약(weakness), 위축(atrophy), 감각의 소실, 과민증, 감각이상증(paresthesia), 그리고 감소된 심부건반사 등이 있다(11). 급성 신경병증에서 이러한 것들은 신경 긴장징후(nerve tension sign, 요부 신경근병증에서 다리를 편 상태로 들어 올리는 것 같은 자세)와 근육의 과긴장 또는 통증이 있는 자세를 가져올 수 있다. 이러한 것은 허약, 통증 또는 원위감각의 소실 등으로 보행자세의 변화를 가져올 수 있다. 더욱 심한 만성 신경병증은 사지의 위치감각 손상과 근육의 위축을 초래할 수 있다. 말초 신경병이 의심되는 경우 신경학적 신체검사의 각 부위를 평가하여야 한다.

특히 단일신경병증이나 신경근병증이 의심되는 경우는 신체검사를 통해 침범된 쪽과 침범되지 않은 쪽의 감각, 반사, 근력, 굵기, 자세의 객관적인 차이나 비대칭성을 살펴보아야 한다.

말초다발신경병증에서 이러한 신체검사의 결과는 원위 사지에서 대칭적으로 침범된 결과를 볼 수 있다. 신체검사의 결과는 종종 감소된 심부건반사, 감소되거나 증가된 감각 그리고 원위사지의 쇠약을 나타낸다(9). 하지는 대개 초기에 가장 많이 침범되지만 결국에는 모든 사지에 침범된다.

작은 섬유들의 침범여부는 바늘 통각 검사와 냉 촉진(ice touching)을 통해 검사하고, 큰 섬유들은 진동을 통한 소리굽쇠(tuning fork)검사, 손가락 끝에서 두점식별법(two point discrimination), 또는 위치감각검사(환자의 눈을 감기고 발끝이나 손끝을 약간 올리거나 내린 다음 어떤 느낌인지를 묻는 것)를 통해 검사할 수 있다(31). 근력의 측정은 관절가동범위에서 검사자의 저항에 반한 움직임을 수행하도록 함으로써 수기방법으로 측정하며, 하지는 보행시 · 뒤꿈치부터 닿고 앞꿈치로 밀면서 걷기(heel-toe walking), 앉았다 일어서기(squatting), 계단 오르기(step-ups) 또는 발가락 들어올리기 등을 통해 검사할 수 있다. 반사검사는 환자의 관절을 편하게 이완시킨 상태에서 반사망치로 두들김으로 할 수 있다. 무반사 사지(areflexic limbs)에서 반사를 촉진하기 위해 환자의 상체 앞에서 두 손을 맞잡고 양쪽으로 당기도록 하고 반사를 측정하도록 한다.

신경의 긴장(nerve tension) 또는 압박증상은 신경을 견인한다거나 국소부위 압박 또는 신경윗부분을 두들겨 봄으로써 확인할 수 있다. 예를 들어, 1) 요부신경근병증이 의심될 경우 다리를 펴서 들어 올리는 검사를 통해 좌골신경과 요신경(허리신경)을 신전하게 만든다. 2) 경추부에서 스펄링 검사(Spurling's test: 최대 추간공 압박)는 추간공에서 신경잠식(nerve encroachment)을 확인하기 위한 것이다. 또는 3) 손목에서 정중신경 윗부분을 압박하거나 톡톡 두들기는 것은 수근관증후군(carpal tunnel syndrome: 손목에서 정중신경병증)의 증상을 재현하기 위한 것이다.

내과적 그리고 외과적 치료 (MEDICAL AND SURGICAL TREATMENT)

신경병증의 치료의 목적은 질환의 원인을 제거한다거나 치료하는데 있다(9, 11). 말초신경병증의 원인은 무수히 많으며, 만성이든 급성이든 치료를 위한 접근방법도 다양하다. 치료의 일차적인 목표는 통증의 완화, 기능적 손실의 최소화,

감각저하 또는 진행되고 있는 손상의 위험으로부터 보호하는 것에 있다.

급성 통증성 신경병증(급성 신경근병증 또는 급성 말초신경외상)은 원인과 정도에 따라 다양하지만 진통제, 활동의 적절한 통제, 물리치료와 통증조절방법, 적절한 보조기구의 사용, 마취를 통한 신경차단 또는 외과적 보정 등을 통해 잘 치료된다(32, 33). 보존적 치료 방법은 침습적인 방법을 사용하기 전에 우선적으로 고려해야 한다. 예로 1) 삼차신경의 난자통(lancinating sharp pain)은 baclofen 또는 항경련제의 사용으로 치유되거나(9, 34, 35)(졸음, 어지럼증, 또는 위장의 문제 등 부작용을 최소화하기 위하여 초기에는 저용량으로 복용해야 함), 또는 외과적 수술이나 국부 마취제의 사용으로 잘 치료된다. 2) 급성 요부신경근병증은 2-3일의 휴식으로도 치료된다; 구강 또는 근육내 마약과 비마약 약품(타이레놀, NSAIDs, 항경련제 또는 근육이완제, 트라마돌(tramadol; 마약성 진통제), 또는 다른약의 효과를 증대시키는 항우울제); 요천추부를 포함한 보호장구; 능동적 · 수동적 물리치료(통증, 기능장애, 비사용, 경련, 내분비 또는 자극을 최소화하기 위한 방법들); 경피적 전기자극; 경구복용 스테로이드; 스테로이드, 아편, 마취제 또는 이러한 약제의 혼합한 경막외 주사; 또는 신경의 외과적 감압(심한 경우) 등이 여기에 포함된다.

이러한 기술들과 약물들의 사용은 신경병증 또는 신경병성 통증의 만성적 원인을 해결해 주지 않지만 기능장애의 관리에는 도움을 준다. 만일 신경병증이 만성상태에서 기인한 것이라면 의학적 관리의 초기 목표는 가능한 최상의 컨디션을 만들어 주는데 있다(11). 예를 들어 1) 당뇨환자가 혈당수준의 조절을 잘한 결과 말초 다발신경병증이 개선됨, 또는 2) 호르몬대체요법을 통한 갑상선 기능저하증의 적절한 치료. 만약 만성 신경병증의 원인을 찾지 못한다거나 의료적 처치로 개선될 수 없다면 증상 또는 기능이상의 관리에 초점을 맞추어야 한다. 대부분의 만성 신경병증에 대한 약물요법은 증상조절에 도움을 주는 수단에 불과하다(9, 34, 35). 이러한 것은 대개 교감신경계의 활동을 억제시키는 약물들이 포함된다. 즉, 경구 항경련제; 삼환계 항우울제 또는 선택적 세로토닌 재흡수억제제(SSRIs); baclofen; 국소 약물처치(36) (대개 여러 약물과 혼합하거나 단독으로 경구 투여되는 마취제, 비스테로이드성 약물, 캡사이신, 또는 다른 신경조절 약물), 효과를 위한 처치도 중요하지만, 부작용에 대해 숙지하고 약물을 혼합하거나 단독으로 사용해야 한다; 코티코스테로이드; 경구 또는 정맥내 마취제; 그리고 더 적은 마약의 사용(통증조절방법이 실패하였을 때 일반적으로 단독으로 사용된다).

마취제의 사용은 교감신경 또는 체성신경의 전도를 차단하기 위하여 일회적 또는 영구적으로 사용된다. 이 기술은 경막외 공간 또는 척수강 내에서 국부 마취제, 코티코스테로이드, 교감신경억제제, 마약 또는 이러한 약들의 혼합, 그리고 때때로 신경용해제(neurolytic)를 감염된 신경에 주입하는 것이다(37, 38). 이러한 것들은 일회 주입하거나 환자의 통증이 경감되지 않을 경우 카테터를 삽입하여 계속적으로 주입해 주어야 한다. 예를 들자면: (1) 신경근 병증의 치료를 위해 요부 경막외 스테로이드 주사, (2) 악화된 요통(low back syndrome)을 위한 계속적인 모르핀의 척수강내 주입. 고주파신경절제, 저온파괴술(cryolysis), 또는 신경외과적 차단술은 신경병증을 치료하기 위한 마지막 최후의 방법으로 사용된다(39).

구심성 신경경로를 조절하기 위한 신경자극법은 통증성 신경병증을 치료하기 위한 또 다른 방법이다. 그 예로 통증부위의 마사지 같은 반대 자극법(counter-irritation; rubbing), 경피전기 자극법, 척수자극법(전극삽입이 필요), 침술 등이 있다. 많은 환자들은 이러한 방법을 사용한 후에 바로 통증이 사라지지만, 종종 일부에서는 지속적으로 경감되기도 한다(12).

물리치료와 재활은 기능이상이 있는 신경병증환자에게 때로는 중요하다. 재활기술은 급성 그리고 만성신경병증 환자 모두에게 사용된다. 물리치료와 재활은 환자의 기능이상을 보완하거나 조절하는데 도움을 준다; 근력, 협응력, 자신감의 개선; 필요할 경우 적절한 보조 장비의 착용; 통증의 감소; 신체의 기능적 수행능력을 최대화. 다양한 능동적 수동적 치료방법들과 기술들은 질병의 정도와 상태, 기능이상 또는 통증의 정도, 동반이환율(comorbidities), 재활의 목표 등에 기초하여 적용되어야 한다. 일반적으로 치료 초기에는 수동적 치료를 사용하고 치료가 진행됨에 따라 능동적 치료로 전환되어야 한다. 수동적 치료로는 냉 · 온요법, 전기치료 및 자극, 견인, 마사지, 관절가동범위 운동(mobilization), 수기 치료, 압박 등이 사용된다. 능동적 치료에는 특수한 보조기구(orthoses)를 통한 운동, 치료적 운동, 보행훈련, 일상 활동을 위한 연습과 적용, 직업훈련, 인체공학을 고려한 장비의 사용 등이 포함된다(32). 다양한 치료적 접근방법들이 환자의 상태를 완화시키는 최선의 방법인지에 대한 전체적인 평가가 필요하며, 이를 위해 의사, 물리치료사, 카이로프랙터, 작업치료사, 보조기구 제작자, 임상 운동생리학자, 운동치료사, 치료레크리에이션 전문가, 사회복지사, 심리학자 등이 참여해야 한다.

진단 기법 (DIAGNOSTIC TECHNIQUES)

CT 또는 MRI 같은 진단 영상기법들은 골의 침식정도, 연부조직의 양, 종양, 감염, 혈관성 병변, 또는 낭종(cysts)같은 죄임신경병증에 영향을 주는 비정상적인 병인들을 밝혀내는데 도움을 준다(40, 41, 42). MRI는 뼈의 많은 돌기들을 시각화하면서 외상이 의심되는 연부조직의 형태를 영상화하는 장비이다(42). 이러한 검사들은 조직의 해부학적 정보를 제공하고 기존에 임상적으로 의심이 되던 외상이나 진행에 대한 정보를 제공한다. 만약 이러한 방법들이 사용되지 않는다면 정확한 진단에 대한 정보를 얻지 못하고, 때때로 오진할 수 있게 된다.

전기진단법들은 특수한 신경이나 근육의 상태를 파악하는 생리적 검사방법이다. 전기진단법들은 침범된 신경의 형태를 기록하고 신경병증의 진단을 객관적으로 확인할 수 있는 적절한 방법이다(43-46). 이러한 것들은 신경병증이 국부적 혹은 방사된 것인지, 감각신경 혹은 운동신경인지, 축삭 혹은 탈수초형인지를 분류하는데 도움을 준다. 이러한 정보들은 좀 더 정확한 진단과 치료에 활용된다. 전기진단법을 통한 신경전도의 연구는 제한적이다. 이러한 검사들은 직경이 큰 신경의 전도는 평가가 가능하나 작은 신경섬유에서는 그렇지 못하다. 따라서 통증이 방사된 말초신경병증 환자는 정상으로 오진할 수 있다. 근전도검사 또는 신경지배검사(reinnervation)에 의해 진단에는 어려움이 있다(47).

실험실 연구는 말초 신경병의 원인을 정확히 진단하고 적절한 치료를 하는데 도움을 준다(48). 신경병증의 치료는 결손부위를 교정하고, 약물치료를 줄이고 계통질환을 치료하는데 목적이 있다. 혈액검사, 소변검사, 척수검사, 항체면역법, 신경생검법(nerve biopsy) 등은 원인을 분석하는데 필요한 정보를 제공한다(48). 혈액검사, 소변검사 그리고 뇌척수액(CSF)검사는 당뇨병, 간질환, 갑상선질환, 자가면역 과정, 교원-혈관질환(collagen-vascular disease), 비타민 결핍, 또는 독성(toxicities), 유해물질 노출(toxin exposure) 또는 섭취, 처방약물의 유무 또는 마약류의 사용, 감염, 종양(neoplasm), 또는 유전적인 원인을 밝히는데 도움을 준다.

국부마취제의 사용은 신경병증의 진단과 예후, 예방조치, 치료의 방법으로 사용된다(37). 신경차단제의 주입은 진단을 위해 체성 또는 교감신경의 전도를 막는 것이다. 또한 통증을 해소시키기 위해 영구적으로 이러한 신경전도를 차단하는데 사용한다(37, 38). 진단을 위한 차단은 통증이 있는 구심성경로를 직접 차단하는 것이다. 이러한 것들은 또한 영구적인 신경차단 혹은 절제의 영향을 파악하는데 사용된다. 신경차단은 삼차신경통 또는 늑간신경통[6], 요부신경총 또는 성상신경절(stellate ganglion)의 교감신경 차단과 같이 침범된 신경의 근위를 직접 차단한다. 신경근병증(radiculopathy)의 경우 국부차단은 경막외공간에서 척수강내로 차단하거나 또는 경막내에서 차단한다. 반복된 차단은 초기치료로부터 통증이 경감된 환자를 위해 치료적으로 사용된다(37, 38).

통증 평가 (PAIN MEASUREMENT)

통증의 측정은 치료의 효과를 관찰하는데 중요하다. 통증자세의 측정은 사람에 따라 인지적 감정적 요인에 따라 다양하고 경험에 따라 주관적이기 때문에 어려운 점이 있다. 통증을 계량화하고 평가하는 가장 많이 사용되고 있는 방법 중 하나가 시각화척도(visual analog scale; VAS)이다(49). 환자는 10cm의 선에 자신의 통증정도를 표시하게 되는데, 선 맨 왼쪽의 "통증이 전혀 없다(no pain)"에서 선 맨 오른쪽 "못 참을 정도로 아프다(worst pain)"의 사이에서 해당하는 통증정도에

[6]intercostal neuralgia: 늑간 신경에 생기는 통증. 발작성 통증으로 그 통증 이외에는 기질적인 변화가 없는 것이 특징이다. 통증은 뒤에서 앞으로, 보통은 한쪽에서 일어나고, 우측보다 좌측에서 많이 일어난다. 12쌍의 늑골 중 제5~제9 사이에 흔히 생긴다. 격심한 통증이 발작적으로 일어나며, 심호흡, 기침 또는 큰 소리로 말을 하면 더욱 심해진다. 늑골 사이를 누르면 압통을 느낀다. 통증은 진통제인 살리실산 투여로 완화시킬 수 있으나 그것으로 듣지 않는 격심한 통증에는 국소, 또는 척수강 내에 알코올을 주사하기도 한다.

표시하는 것이다. VAS에서 환자의 표시한 지점을 선의 왼쪽에서 센티미터(cm)로 측정하여 통증의 정도를 수치화하여 사용한다. VAS는 신뢰도와 타당도가 높다고 보고되고 있다(49-53).

또 하나의 측정도구는 맥질 통증설문평가법(McGill pain Questionnaire)이다(54). 이 설문지는 통증의 다차원적인 성질을 평가하기 위해 만들어졌으며, 신뢰도와 타당도 등이 검증되었다. 간단한 형식의 맥질 통증설문평가법은 시간이 제한되거나, 단순히 통증강도보다 더 많은 정보를 얻으려 할 때 유용하게 사용된다. 이 설문지는 폭넓게 사용되고 있으며, 여러 나라 언어로 번역되어 사용되고 있다.

계속된 결과의 평가는 만성통증환자의 관리의 핵심이며, 통증의 수량화는 환자관리에 중요한 부분이다. 통증의 평가는 측정시점 별로 보아서는 안 되며, 치료초기를 기준으로 주기적으로 비교하면서 평가하여야 한다. 이렇게 함으로써 불필요한 관리를 없애고 전체적인 큰 목표의 틀에서 벗어나지 않게 유지할 수 있다(55).

운동/ 체력/ 기능적 검사 (EXERCISE / FITNESS / FUNCTIONAL TESTING)

운동프로그램을 시작하기 전에 말초신경병증 또는 신경병성 통증 증후군을 가진 모든 환자들은 일상적인 건강상태, 장기간의 합병증 유무와 정도, 운동에 대한 주의사항과 금기사항을 파악하기 위하여 의학검사와 운동부하검사(GXT)를 받아야한다. 만성통증환자는 일반적으로 의학적 · 심리학적 질환을 복합적으로 갖고 있다. 이러한 문제의 포괄적인 치료를 위해서 각 전문기관의 평가와 주의가 필요하다. 이 평가의 목표는 약리학적, 행동수행적으로 설명될 수 있는 심리적 요인, 통증의 원인 그리고 통증이 지속되는 사회환경적 원인 등과 같은 통증의 요소를 찾아내는데 있다(56).

신경병성 통증환자의 운동내성검사는 의학검사를 시행 후 실시해야 한다. 증가된 활동과 운동은 환자들의 통증을 악화시키고 증가시키기 때문에 운동검사와 평가에 있어 주의를 기울여야 한다. 통증을 악화시키는 활동과 동작의 기록은 중요하다.

근허약(muscle weakness), 구축(contracture) 그리고 근단축(muscle shortening)과 같은 증상은 말초신경병증환자에게서 나타날 수 있다. 체간과 사지의 능동적 · 수동적 관절가동범위는 각도계(goniometer)와 경사측정기(inclinometer)로 측정해야 한다. 체간과 사지의 근력측정은 수기를 이용하거나 등속성 검사 장비를 이용하여 측정할 수 있다. 통증은 관절가동범위 및 근력검사를 어렵게 하는데, 능동적 · 수동적 움직임에 의한 통증의 기록은 통증의 특성과 부위를 정확히 기재해야 한다.

운동처방과 프로그램 (EXERCISE PRESCRIPTION AND PROGRAMMING)

치료적 운동은 대부분의 통증환자들에게 중요한 치료프로그램의 일부분으로 여겨진다. 운동은 유연성의 증가, 근력과 근지구력의 향상, 관절의 안정성 확보에 유용하게 사용된다.

통증환자들은 통증의 악화나 조직의 손상으로 인해 신체활동수준이 자주 감소한다. 중요한 것은 이로 인해 유연성과 근력의 감소, 근육의 소모(wasting) 그리고 전체적으로 상태가 악화되는 것이다(26). 적절한 처치를 위해 통증부위를 위한 특수한 운동과 함께 일반적인 유산소운동이 포함되어야 한다. 환자에게 운동의 필요성과 장점을 설명하고 유연성과 근력을 향상시켜야 한다.

앞에서 설명한 바와 같이 말초신경병환자들은 일반적으로 근육의 쇠약, 관절의 구축과 근육의 단축을 수반한다. 이는 능동적 · 수동적 관절가동범위 운동을 해야 함을 의미한다. 점진적인 가벼운 저항운동을 수행하되 감염된 부위의 스트레스는 과민통증 반응을 나타낸다는 것과 운동이 통증의 정도를 악화시킨다는 것을 잊지 말아야 한다.

만성통증환자의 운동지침은 급성손상 환자와는 다르다. 종종 의사들은 통증으로 내원한 환자들에게 움직임을 자제할 것을 요구한다. 이는 급성손상을 당한 환자에게는 적합하나 만성통증환자에게는 부적절한 처방이다. 일반적으로 말초통증을 유발시키는 운동은 삼가며, 중추의 통증은 운동을 지속하여야 한다(57).

처방된 운동은 환자의 흥미와 동기를 바탕으로 해야 하고, 통증을 악화시키는 것은 최소화해야 한다. 적절한 운동으로는 걷기, 빠르게 걷기, 달리기, 에어로빅 댄스, 자전거타기,

수영, 노젓기, 크로스컨트리 스키 등이다. 운동의 시작은 통증, 쇠약의 정도 또는 피로도 등을 고려해야 하고 점진적으로 이루어져야 한다. 하루 일과 중 운동시간을 정해 놓고, 15~30분을 적어도 주 3회는 해야 한다. 다음의 걷기 프로그램은 만성통증환자에게 적절히 권장할만하다(26).

1. 2000ft(약 610m; 예를 들어 200ft 씩 10번 반복)를 쉬지 않고 걸을 수 있는 수준. 만약 필요하다면 200-400ft의 거리를 매일 더 걸을 수 있다.
2. 2400ft까지 거리를 증가시키거나 2000ft를 걷는 시간을 30초 정도 빠르게 걷는다.
3. 이 목표에 도달했을 때 거리를 400ft 더 증가시키거나 걷는 시간을 30초 더 줄인다.
4. 위의 걷는 속도에 도달 할 때까지 할당 시간을 계속 줄인다.
5. 기존에 걸었던 거리와 시간을 연속적으로 매일 증가시킨다.
6. 운동수행그래프를 작성하고 목표를 달성하기 위해 동기를 강화시킨다.

만성신경병증과 신경병성 통증증후군환자는 증가된 운동량에 긍정적인 반응을 보이지 않는다. 만성적 신경병을 가지고 있는 환자들은 운동량을 증가시키는 것을 좋아하지 않으므로 이러한 환자군에는 운동량을 명확히 하기 보다는 신체적 활동을 처방하는 것이 더 나을 수 있다(58). 향상된 보행능력은 이러한 환자들에게는 의미 있는 목표가 되며, 정원 가꾸기와 같은 여가적 활동은 많은 이득을 준다. 더불어 이러한 환자들은 관절의 가동범위를 유지하고 유산소운동능력을 향상시키며, 상태가 악화되는 것을 예방하고, 근력을 강화시키는 운동프로그램이 필요할 것이다.

참고문헌

1. Dyck PJ. Causes, classification and treatment of peripheral neuropathy. N Eng J Med 1982;307:283–286.
2. Scadding JW. Peripheral neuropathies. In Wall PD, Melzack R, eds. Textbook of pain. Edinburgh: Churchill Livingstone; 1999:1815.
3. Vaillancourt PD, Langevin HM. Painful peripheral neuropathies. Med Clin N Am 1999;83:627.
4. Perle SM, Schneider MJ, Seaman DR. Chiropractic management of peripheral neuropathy: pathophysiology, assessment, and treatment. Top Clin Chiropr 1999;6:6–19.
5. Seaman DR, Cleveland C. Spinal pain syndromes: nociceptive, neuropathic, and psychologic mechanisms. J Manip Physiol Ther 1998;22:458–472.
6. Belgrade MJ. Following the clues to neuropathic pain. Postgraduate Med 1999;106:127–140.
7. Bennett GF. Neuropathic pain. In: Wall PD, Melzack R, eds. Textbook of pain. Edinburgh: Churchill Livingstone; 1994:201–224.
8. Fields HL, Baron R, Rowbotham MC. Peripheral neuropathic pain: an approach to management. In: Wall PD, Melzack R, eds. Textbook of pain. Edinburgh: Churchill Livingstone; 1999:1523–1533.
9. Loar, C. Peripheral nervous system pain. In: Raj P. Pain medicine: a comprehension review. St. Louis: Mosby Year Book: 1996:453–459.
10. Oh SJ, ed. Clinical Electromyography: Nerve Conduction Studies, Baltimore: Williams & Wilkins, 1993.
11. Fisher MA. Peripheral neuropathy. In: Neurology for the non-neurologist. 3rd edition. Philadelphia: J.B. Lippincott Company, 1994:154–170.
12. Hogan QH. Back pain and radiculopathy. In: Abram S, Haddox J, eds. The pain clinic manual. 2nd edition. Philadelphia: Lippincott Williams & Wilkins, 2000:157–166.
13. O'Connor PJ, Cook DB. Exercise and pain: the neurobiology, measurement, and laboratory study of pain in relation to exercise in humans. Exercise and sports science reviews 1999;27:119–166.
14. Cardenas DD, Egan KJ. Management of chronic pain. In: Kottke FJ, Lehmann JF, eds. Krusen's handbook of physical medicine and rehabilitation. Philadelphia: WB Saunders; 1990:1162–1191.
15. Davis VP, Fillingim RB, Doleys DM, et al. Assessment of aerobic power in chronic pain patients before and after a multidisciplinary treatment program. Arch Phys Med Rehabil 1992;73:726–729.
16. Ruhland JL, Shields RK. The effects of a home exercise program on impairment and health-related quality of life in persons with chronic peripheral neuropathies. Phys Ther 1997;77:1026–1039.
17. Rozmaryn LM, Dovelle S, Rothman ER, et al. Nerve and tendon gliding exercises and the conservative management of carpal tunnel syndrome. J Hand Ther 1998;11:171–179.
18. Seradge H, Bear C, Bithell D. Preventing carpal tunnel syndrome and cumulative trauma disorder: effect of carpal tunnel decompression exercises: an Oklahoma experience. J Okla State Med Assoc 2000;93:150–153.
19. Lincoln AE, Bernick JS, Ogaitis S, et al. Interventions for the primary prevention of work-related carpal tunnel syndrome. Am J Prev Med 2000;18:37–50.
20. Albright A, Franz M, Hornsby G, et al. American College of Sports Medicine Position Stand. Exercise and type 2 diabetes. Med Sci Sports Exerc 2000;32:1324–1360.
21. Richardson JK, Sandman D, Vela S. A focused exercise regimen improves clinical measures of balance in patients with peripheral neuropathy. Arch Phys Med Rehabil 2001;82:205–209.

22. Attal N. Pharmacologic treatment of neuropathic pain. Acta Neurol Belg 2001;101:53-64.
23. Julien RM. A Primer of drug action. A concise, nontechnical guide to the actions, uses, and side effects of psychoactive Drugs. 8th ed. New York: W. H. Freeman and Company, 1998:181-222.
24. Pariente A, Danan G. Gastrointestinal disorders. In: Benichou C, eds. Adverse drug reactions: A practical guide to diagnosis and management. New York: John Wiley & Sons, 1994:77-86.
25. Davis DP, Videen JS, Marino A, et al. Exercise-associated hyponatremia in marathon runners: a two-year experience. J Emerg Med 2001;21:47-57.
26. Hamilton ME, Gershwin ME. Treatment of pain. In: Gershwin ME, Hamilton ME, eds. The pain management handbook. Totowa, NJ: Humana Press: 283-235.
27. Waslick BD, Walsh BT, Greenhill LL, et al. Cardiovascular effects of desipramine in children and adults during exercise testing. J Am Acad Child Adolesc Psychiatry 1999;38:179-186.
28. Lipman AG. Analgesic drugs for neuropathic and sympathetically maintained pain. Clin Geriatr Med 1996;12:501-515.
29. Harke H, Gretenkort P, Ladleif HU, et al. The response of neuropathic pain and pain in complex regional pain syndrome I to carbamazepine and sustained-release morphine in patients pretreated with spinal cord stimulation: a double-blinded randomized study. Anesth Analg 2001;92: 488-95.
30. Minami T, Bakoshi S, Nakano H, et al. The Effects of capsaicin cream on prostaglandin-induced allodynia. Anesth Analg 2001;93:419-23.
31. Ho J, DeLuca KG. Neurologic assessment of the pain patient. In: Benzon H, Raja S, Borsook D, et al, eds. Essentials of pain medicine and regional anesthesia. New York: Churchill Livingstone, 1999:14-15.
32. Tan JC. Practical manual of physical medicine and rehabilitation. St. Louis: Mosby Yearbook, 1998:133-155, 607-644.
33. Williams V, Pappagallo M. Entrapment neuropathies. In: Benzon H, Raja S, Borsook D, et al, eds. Essentials of pain medicine and regional anesthesia. Philadelphia: Churchill Livingstone, 1999:298.
34. Rathmell J, Katz J. Diabetic and other peripheral neuropathies. In: Benzon H, Raja S, Borsook D, et al, eds. Essentials of pain medicine and regional anesthesia. Philadelphia: Churchill Livingstone, 1999:288-294.
35. Backonia M. Anticonvulsants for neuropathic pain syndromes. Clin J Pain 2000;16:S67-S72.
36. Tan JC. Practical manual of physical medicine and rehabilitation. St. Louis: Mosby Yearbook, 1998:133-155, 607-644.
37. Abram SE. Neural blockade for neuropathic pain. Clin J Pain 2000;16:S56-S61.
38. Raj P. Neural blockade in clinical anesthesia and management of pain. St. Louis: Mosby Year Book, 1996:899-934.
39. Levy R. Neuroablative procedures for treatment of intractable pain. In: Benzon H, Raja S, Borsook D, et al, eds. Essentials of pain medicine and regional anesthesia. Philadelphia: Churchill Livingstone, 1999:104-110
40. Kemp SS, Rogg JM. In: Latchaw, ed. MR and imaging of the head, neck, and spine. St. Louis: MosbyYear Book; 1991: 1109-1157.
41. Deutsch AL, Mink JH. Magnetic resonance imaging of musculoskeletal disorders. Radio Clin N Am, 1989;27:983-1002.
42. Daffner RH, Rothfus WB. In Latchaw, ed. MR and imagining of the head, neck, and spine. St. Louis: Mosby Year Book, 1999:1225-1255.
43. Intracosa JH, Christopherson LA. Radiology of the spine. In: Benzon H, Raja S, Borsook D, et al, eds. Essentials of pain medicine and regional anesthesia. New York: Churchill Livingstone, 1999:20-26.
44. Nishida T, Miniek M. Role of neurophysiologic testing for pain. In: Benzon H, Raja S, Borsook D, et al, eds. Essentials of pain medicine and regional anesthesia. New York: Churchill Livingstone, 1999:27-33.
45. Kimura J. Electrodiagnosis in diseases of nerve and muscle principles and practice. 2nd ed. Philadelphia: F.A. Davis Company, 1989.
46. Wilborn AJ. The electrodiagnostic exam of patients with radiculopathies. Muscle Nerve. Amercian Academy of Electrodiagnostic Medicine. Minimonogram. 1998;32:1612-1631.
47. Dumitru D. Electrodiagnostic medicine. Philadelphia: Hanley and Belfus, 1995.
48. Griffin JW, Hiesch ST, McArthur JC, et al. Laboratory testing in peripheral neuropathy. Neurol Clin 1996;14:119-133.
49. Huskisson EC. Measurement of pain. Lancet 1974;2:1127-1131.
50. Huskisson EC. Measurement of pain. J Rheumatol 1982;9: 768-769.
51. Dixon JS. Reproducibility along a 10 cm vertical visual analogue scale. Ann Rheumatol Dis 1981;40:87-89.
52. Scott J, Huskisson EC. Vertical or horizontal visual analogue scales. Ann Rheumatol Dis 1979;38:560.
53. Maxwell C. Sensitivity and accuracy of the visual analogue scale. Br J Clin Pharmacol 1978;6:15.
54. Melzack R, Katz J. Pain measurement in persons in pain. In: Wall PD, Melzack R, eds. Textbook of pain. Edinburgh: Churchill Livingstone; 1999:409-426.
55. Skogsbergh DR, Chapman SA. Dealing with the chronic patient. In: Mootz RD, Vernon HT, editors. Best practices in clinical chiropractic. Gaithersburg, MD: Aspen; 1999:120-129.
56. Cardenas DD, Egan KJ. Management of chronic pain. In: Kottke FJ, Lehmann JF, eds. Krusen's handbook of physical medicine and rehabilitation. Philadelphia: W.B. Saunders; 1990:1162-1191.
57. Yeh C, Gonyea M, Lemke J, et al. Physical therapy. In: Aronoff GM, ed. Evaluation and treatment of chronic pain. Baltimore: Williams & Wilkins. 1985:251-261.
58. Kilmer DD, Aitkens S. Neuromuscular disease. In: Frontera WR, Dawson DM, Slovic DM, eds. Exercise in rehabilitative medicine. Champaign, IL: Human Kinetics; 1999:253-266.

제9장
뇌 손상 (BRAIN INJURY)

역학과 병태생리학 (EPIDEMIOLOGY AND PATHOPHYSIOLOGY)

"외상성 뇌손상"은 가격을 당하거나 넘어지거나 과도한 충격으로 인하여 뇌손상을 입게 된 상태를 의미한다(1). 미국인의 사망과 장애의 주요 원인은 두부 손상이라고도 불리는 외상성 뇌손상으로, 1989년에서 1998년간 질병 통제 및 예방센터(Centers for Disease Control and Prevention) 자료에 따르면 15,000명이 외상성 뇌손상을 유발한다고 보고하였다(2, 3). 이들 손상은 매년 50,000-75,000명이 두부손상으로 사망하고 230,000-500,000명이 입원이 필요하며, 80,000-90,000명이 후유증이나 장애를 경험하는 것으로 추정되고 있다(1, 2, 4, 5) 외상성 뇌손상은 나이에 상관없이 장애와 사망의 원인이 되고 있다. 미국 내에 외상성 뇌손상으로 인한 사망과 장애 유병율은 대략 53,000명으로 추정된다(2). 응급센터 조사에 의하면 대략적으로 525,000명이 연간 "경도"의 두부 손상을 경험하였으며, 병원에 입원하지 않고 퇴원하는 사람들이 늘어나고 있는 것으로 보고하고 있다(2, 3, 6, 7). 하지만 이러한 사람들의 약 15%는 경도의 두부 손상으로 인해 행동적, 감정적, 인지적, 신체적(예를 들면 피로, 만성두통)인 장애를 경험하고 있다.

전형적으로 외상성 뇌손상이 발생되는 연령은 15-24세와 75세 이후에 최고치에 이른다. 75세 이상의 나이에 발생하는 손상은 낙상으로 인해 가장 많이 생겨나고 높은 사망률을 나타내고 있다(2). 15-24세에서의 손상은 주로 교통사고로 발생한다(4).

외상성 뇌손상이 있는 사람의 뇌는 충격 부위에 손상을 가져오고 이를 "타격(coup)" 외상이라고 한다. 처음 충격 후에 뇌는 원래 타격 부위의 반대쪽 두개골에 추가적인 충격을 잠재적으로 가져오면서 골질 두개골내로 리바운드 된다. 이 손상은 "반대타격(contrecoup)" 외상이라고 한다(4). 일차적인 손상은 양쪽 부위 중 한 부위에 멍과/또는 동정맥 파열과 신경조직 파열을 가져올 수 있다. 뇌는 부종과/또는 두개골 원개의 폐쇄 부위에 혈종 축적으로 인한 압력으로 이차적인 손상을 보일 수도 있다. 이러한 현상이 지속되면 뇌에 압력이 상승하여 경막 반사와/또는 대후두공을 통해 척수로 헤르니아(뇌탈장)의 원인이 될 수 있다. 가속과 감속의 회전하는 충격으로 뇌는 많은 이러한 외상적인 발생을 경험하고 신경단위(뉴런)는 미엘린 수초에 대한 손상을 가져올 수 있다. 이러한 현상은 "확산성 축삭손상"이라고 한다. 확산성 축삭손상은 현미경상에서만 진단이 가능하므로 손상은 타격이나 반대타격 부위가 아닌 초기 외상성 뇌손상에서는 나타나지 않을 수도 있다. 하지만 일단 축삭이 손상되기 시작하면 뇌는 컴퓨터단층촬영(CT)이나 자기공명영상(MRI) 상에 위축되거나 축소되는 소견을 나타낸다. 저산소증/무산소증으로 인한 뇌손상은 충격이 확산성이고 비슷한 시각화 특성을 나타내어 확산성 축삭손상과 유사하다. 저산소증이나 무산소증 뇌손상은 익사상태와 유사하거나 흉부 압박과 호흡정지와 같은 상황에 뇌로 산소가 공급되지 않거나 부족할 경우에 발생하기 쉽다.

진단테크닉 (DIAGNOSTIC TECHNIQUES)

외상성 뇌손상은 발생, 범위정도, 손상의 지속성에 따라서 세 범주(경증, 중등증, 중증)로 분류된다. Glasgow Coma Scale(GCS)은 환자의 의식 수준을 살펴보기 위해 가장 일반적으로 사용되는 도구이며 환자의 손상 범주에 따라 경증, 중등증, 중증으로 진단된다(8).

GCS 점수는(표 9.1) 3점(가장 낮은)에서 15점(가장 높은) 사이의 점수로 나타나며, 개안반응, 언어반응, 운동반응의 합산 점수로 나타낸다. GCS은 손상 직후 가능한 한 빨리 측정하고 상태의 변화에 따라서 이후에도 주기적으로 관찰해야 한다. GCS 점수가 13-15이면 일반적으로 경도의 손상에 해당되며 8이나 그 이하의 점수를 나타내면 대부분의 경우에 혼수상태(coma)로 정의하게 된다.

"경증" 두부손상 진단에는 서로 상반적인 이론이 주장되고 있다("진탕"은 경증 두부손상이라는 용어로 사용할 수 있다).

표 9.1. Glasgow Coma Scale

행동	점수
개안 반응	
자발적	4
음성에 반응	3
통증에 반응	2
무반응	1
최선의 운동반응	
명령에 순응	6
통증부위를 가리킴	5
통증에 회피 반응	4
비정상 굴곡 반응	3
비정상 신전 반응	2
무반응	1
언어반응	
정확한 반응	5
혼미한 대화	4
부적당한 단어	3
괴성	2
무반응	1

다음의 경우가 경증 두부손상을 나타내는 지표이다(1):

- 손상 후 30분이나 이내의 의식 손실을 보임.
- 외상 후 기억상실(24시간 내)이나 역행성 건망증을 나타냄.
- 손상 후 정신상태가 변화됨.
- 외상 30분 후 GCS 점수는 13-15를 나타냄.
- 초점성 신경학적 결손은 3달 안에 자연치유될 수 있음.

중등증(moderate)의 외상성 뇌손상은 손상 후 초기 24시간 이내에 GCS가 9-12 정도를 나타내고, 외상 후 기억상실이 1시간에서 24시간까지 지속된다. 중증(severe)의 외상성 뇌손상은 손상 후 초기 24시간 동안 대부분 8이하의 점수로 나타나 혼수상태로 분류된다.

기타의 진단테크닉 (OTHER DIAGNOSTIC TECHNIQUES)

의사들은 전형적으로 뇌손상 유발 정도를 확인하고 부위를 밝혀내기 위하여 뇌 컴퓨터단층촬영(CT)이나 자기공명영상법(MRI) 검사를 실시한다. CT 검사와 비교하여 MRI 검사는 해상도가 높고 방사선 노출이 적으며 미세한 손상 부위도 발견해낼 수 있다(4). 뇌 주위나 내부의 혈관 파열부터 혈종 축적은 손상 직후에 바로 관찰되지만 혈관 손상 정도와 손상된 혈관에 따라 다르다. 동맥의 손상이 심각하게 손상되었다면 혈관압력의 증가로 정맥 손상보다 빠른 시간 내에 뇌출혈을 일으킬 수 있다. 부종은 좀 더 시간이 지난 후에 발생하기 때문에 검사 즉시 발견되지 않을 수도 있다. 피질 위축은 뇌 검사상 진단을 위해서 더 많은 시간이 소요된다.

외상성 뇌손상의 기능상 결과 (FUNCTIONAL CONSEQUENCES OF TBI)

외상성 뇌손상 후유증은 손상정도와 부위에 따라 광범위하고 다양하다. 중증의 확산성 축삭손상과/또는 저산소증/무산소증으로 인한 확산성 손상은 신체 내에 많은 장애를 유발시킨다. 더욱 작고 깊은 손상의 충격(예를 들면 총격이나 관통)

은 손상 받는 위치에 따라 달라진다. 뇌량의 작은 외상은 신체의 대부분 부위의 기능에 영향을 미치지만 다른 뇌 부위에 같은 크기의 외상은 매우 경미한 손상을 가져온다.

외상성 뇌손상에 따른 장애를 예측하기가 어렵지만 인지적, 행동적, 그리고/또는 감정적 변화나 결핍 등을 포함한 경미한 두부 손상으로 증상을 특징지을 수 있다. 이러한 변화는 일시적이거나 몇 달 또는 몇 년간 지속되며 기억감퇴, 흥분, 좌절, 불안, 우울, 사무처리 능력과 간결한 사고와 추상적인 사고에 대한 장애를 보인다. 인지 기능의 Rancho Los Amigos Scale 은 외상성 뇌손상 후 회복 과정에 대하여 중에 8가지 행동을 설명하였다(4, 5). 이 도구는 몇 가지 전형적인 행동적, 인지적 회복을 이해하는데 도움이 되지만 외상성 뇌손상을 가진 사람들이 8가지 회복기간을 전부 경험하는 것은 아니다. 더욱이 어떤 사람들은 전 중간단계에서 더 이상의 호전을 나타내지 않을 때도 있다. 결국 외상성 뇌손상 사람들은 피로, 스트레스, 신체상 요구 등 다양한 요인들에 따라 단계 간 변동을 보이는 경향을 나타낸다.

보통 인지적, 행동적 후유증은 운동프로그램 참가에 영향을 미칠 수 있다. 행동상의 문제는 판단 결핍, 기억/습득력, 자극에 대한 내성과/또는 감각조절/통제에 대한 필요, 운동계획 등과 같은 예에 해당된다. 뇌의 복합성은 구조와 기능 간에 하나에서 하나로 일치되는 것이 아니다. 하지만 뇌 특정부위의 외상은 종종 좀 더 특이한 행동 증상을 보인다. 전두엽과 관련된 손상은 개시결함, 무감각, 쉽게 좌절, 억제불능, 인지와 실행능력의 손상을 초래할 수 있다. 측두엽에 외상은 새로운 학습이 어렵고 기억력에 결함을 보이며 폭력적인 행동을 보일 수 있다.

측두엽과 후두엽의 경계가 되는 부위와 망상체 작용 시스템은 뇌의 인지기능과 감각자극에 반응을 하는 부위로 중요한 신호에 초점을 맞추고 환경에 대한 부적절한 감각 작용을 보이는지 선별하는 것은 어려움이 따를 수 있다.

외상성 뇌손상으로 인한 감각운동기능의 손상은 다른 뇌손상(뇌종양, 뇌졸중, 뇌성마비)을 가진 사람들의 경우와 유사하다. 하지만 신체 수행력의 유형은 상해의 위치에 따라 외상성 뇌손상 사람들마다 다양하게 나타난다. 다음은 전형적인 손상으로 아래와 같은 증상을 유발할 수 있다:

- 선택 소실, 격리된 운동 유형을 보임
- 기능적 운동을 수행하기 위한 다양한 협력 유형의 소실을 보임
- 근 약화를 나타냄
- 긴장항진이나 수동적 근장력에 대한 근저항의 증가를 보임
- 활동항진성 심부건 반사를 보임
- 감각/지각이 변화됨(특정 감각 포함)

외상성 뇌손상의 일반적인 변화는 연수 기능의 변화이다. 처음 뇌 손상시 두개골 신경의 일차적인 전단 손상을 일으킬 수 있다(9). 이차적인 두개골 신경 손상은 천막에서/또는 대후두공까지 뇌 탈장으로 두개골 내 압력이 증가될 수 있다. 일반적으로 시각, 안구운동, 설인, 미주신경이 영향을 받는다. 시각신경과/또는 후두피질의 손상은 다양한 시각 손상 손상을 일으킬 수 있다. 안구신경의 손상은 Horner' s 증후군을 일으킬 수 있는데 이 증후군은 발한장애와 함께 눈꺼풀의 상안검하수, 동공 팽창과 안면에 영향을 미치는 부교감신경 기능의 장애를 가져온다. 이러한 손상은 안구운동과 초점/수렴능력에 장애를 보이는 시각 손상을 나타낸다. 설인과 미주신경에 손상은 삼키는 것과 말하는 것에 장애를 보인다. 분비물들을 효과적으로 해결하기 위하여 기관 절개술이 필요하기도 하며 흡인기 없이 안전하고 효과적으로 삼킬 수 없는 경우에는 경구 영양공급이 불가피할 수도 있다. 이러한 사람들은 의사전달에 방해가 되는 독특한 비음을 가지고 있을 수도 있다. 마지막으로 후각신경 말단은 두부 손상시 자주 상해를 입는 부위이다.

비록 손상된 지점이 말초신경이라고 하더라도, 조직 손상이 일반적으로 일어나게 되며 후각과/또는 쓴맛, 단맛, 짠맛, 신맛보다는 다른 독특한 미각에 장애를 가져오게 된다.

의학상의 후유증 (MEDICAL SEQUELAE)

간질 발작(간질) (Seizures (Epilepsy))

외상 후 간질의 위험은 외상성 뇌손상 후 2년 이내에 가장 많이 유발된다. 간질발작은 사실상 가벼운 발작에서 심한 발작까지 그 범위가 다양하다. 외상성 뇌손상을 경험한 300명

이상을 약 10년 동안 추적한 결과 대략 15%가 만성 간질 발작 증세를 보인 것으로 조사되었다(10). 심한 발작을 경험하는 사람들은 낙상과 상해의 위험까지 나타내기도 한다.

신경내분비장애는 종종 만성 간질 발작 장애 증상과 관련이 깊은 것으로 보인다(10). 이러한 장애는 섭식과 식욕 조절에 변화를 보이면서 발생되며 외상성 뇌손상을 가진 사람들, 특히 여성에게서 급격한 체중 증가 경향을 보이기도 한다. 이 장애는 시상하부-뇌하수체 축의 손상과 관련이 있다. 뇌하수체 선에 직접적인 손상과 함께 기저 두개골 열상도 가능한 원인이 된다. 이러한 장애는 급성 외상성 뇌손상을 조절하고자 많은 양의 스테로이드제로 의학적 치료를 적용할 경우 장기간 후유증으로 생겨날 수 있다. 그러므로 외상성 뇌손상 후 후유증과 함께 유발되는 이러한 문제는 신경내분비 장애에 대비하여 정기적으로 평가해야 한다.

이소성 골화증 (Heterotopic Ossification)

이소성 골화증이나 연부조직에 칼슘 침착은 외상성 뇌손상을 심하게 입은 환자 중 11-76% 사이에서 발견된다(11, 12). 이 장애의 원인은 분명하지는 않지만, 이환율은 다중외상을 경험했던 환자들에게서 나타나며, 주로 개방정복과 내부고정술이 요구되어 진다(10). 급성단계에서 이러한 장애는 보통 구축 형성에 이르는 염증 증후(발열, 통증, 부종, 발적)를 나타내기도 하지만 증상이나 증후를 보이지 않고 발생하기도 한다. 이소성 골화증의 발생은 적당한 자세를 취하고 수동적 가동범위와 기능적 동작을 수행할 수 있는 능력에 장애를 가져올 수 있다. 이소성 골화증은 초기 단계의 골검사나 후기 X-ray 검사로 소견을 보이기도 한다(9).

심폐계 손상 (Cardiopulmonary Impairments)

외상성 뇌손상을 경험하는 사람들은 외상 후 바로 고혈압 증세를 보이기도 하지만 일반적으로는 고혈압이 장기화되지는 않는다. 다른 심장질환도 외상성 뇌손상에 전형적인 이차 손상이 아니다. 외상성 뇌손상 후 급성단계에 있는 다수의 환자들은 분비 조절과 환기를 위한 기관 절제술이 필요하다. 이 방법은 환자가 기도를 스스로 조절할 수 있을 경우에 제거한다. 하지만 심한 두부 손상을 가진 사람들은 외상 후 수년간 총 폐용량, 폐활량, 강제 호기량에 25-40% 감소를 보이고 있다(9, 13). 이러한 감소는 회복 급성기 중에 발생하는 현상으로 제한된 운동성에 따른 흉곽 탄력이 저하되면서 나타나는 것으로 보인다. 또한 호흡근 조직의 약화나 비협응 작용 때문에도 발생한다.

의학적 그리고 수술적 치료 (MEDICAL AND SURGICAL TREATMENTS)

행동장애 (Behavioral Deficits)

외상성 뇌손상 후 급성기에 사용하는 향정신제는 행동장애로 유발될 수 있는 이상 증상을 중재하기 위함이다. 이 약물은 일반적으로 재활과정에 참가하려는 사람들의 흥분 약화를 위하여 사용되며 정신적인 흥분이 치료되면 중단하게 된다(4, 9).

긴장항진, 반사항진, 간헐성 경련 (Hypertonia, Hyperreflexia, Clonus)

약물 중재는 수동적 가동범위와 일상 활동력에 방해를 가져오는 긴장항진을 감소시키기 위하여 필요하다. 경구용 약물(baclofen, diazepam, tizanidine)은 일반적인 긴장항진을 치료하기 위하여 사용된다. 그러나 어떤 사람들은 심각한 불내성에 이를 수 있는 각성과 인지력 감소 등 경구용 약물의 부작용을 초래할 수도 있다. 경구용 약물에 대한 대안으로 척수 경막내 펌프를 주입하고 소량의 발로펜(balrofen)을 척수로에서 직접 조절하도록 한다. 대부분의 사람들은 경구용 약물대신 경막내 펌프를 주입하여 피질 기능 손상의 경감과 동시에 근긴장 조절이 향상됨을 경험한다.

긴장항진이 사지 중 한쪽 부위나 몇 개의 근육군으로 국소화된다면 여러 가지 차단이 필요할 것이다. 페놀 차단은 긴장항진 근육의 신경으로 둘러싼 미엘린 수초를 변성시키도록 한다. 또한 페놀 주입은 신경근 접합을 통과하는 신경계 전도를 중단시키는 운동 중앙부(point)에 이용된다. 페놀 주입에 새로운 대안으로 특별히 준비된 보툴리눔 독소(botulinum toxian(Botox))를 근복(muscle belly)에 주입하는 것이다. 페놀이 일반적으로 6개월의 효과를 보이는 반면 보톡스 주입은 평균 2-6개월로 일시적인 효과를 보인다.

간질 발작(간질) (Seizures (Epilepsy))

외상 후 간질은 페니토인(phenytoin)이나 페노바비탈(phenobarbita)l과 같은 약물을 병용하거나 예방적으로 추가되기도 한다. 하지만 환자들은 이러한 약물의 부작용으로 인지력이 둔감해지는 경험을 보일 수도 있다. 간질 발작 조절과 기능에 대한 각성사이의 균형을 적절하게 이루기가 힘들고 자주 매우 민감해지기도 한다. 그러므로 카바마제핀(carbamazepine)은 거의 나타나지 않는 인지 부작용의 대안으로 이용되기도 한다. 이러한 약물은 간질이 치유된 지 1년이나 그 이상에서 중단할 수 있다.

이소성 골화증 (Heterotopic Ossification)

의사는 다양한 결과에서 diphosphonate 약물을 이용하여 이소성 골화증 발생을 억제시키려고 한다. 수동적 가동범위를 유지하는 것은 관절 유합을 예방하기 위하여 장려한다. 이소성 골질은 수술로 제거되지만 재발하기도 한다(9).

사회적 결과 (SOCIAL CONSEQUENCES)

Hibbard 등(10)은 외상성 뇌손상 후 평균 10년 간 338명을 대상으로 조사한 결과 장애가 없는 사람들과 비교하여 독신, 이혼, 별거율이 높게 나타났다. 이러한 연구는 Gordon 등이 외상성 뇌손상 후 결혼률이 다소 낮은 결과를 나타낸 것으로 증명되었다(14). 외상성 뇌손상을 입은 아이들이 건강상 문제가 없는 아이들과 함께 스포츠에 참가할 수 없는 것도 주요 후유증 증상 중의 하나이다.

운동의 중요성 (IMPORTANCE OF EXERCISE)

재활은 치료의 기본 목표인 "가정과 사회생활로의 복귀"을 동일시하는 것이다. 그러므로 프로그램 계획은 하나의 공동체로서 사회성을 갖추기 위한 환자의 능력을 최대화시키려는 일환이 되어야 한다(16). 운동프로그램에 참가하는 것이 이러한 목표를 달성하기 위한 방법 중의 하나이다. 외상성 뇌손상을 입은 아동과 청년들이 성공적인 복귀를 위해서는 스포츠와 레저활동이 특히 중요하다(15). 후향적 연구 결과 외상성 뇌손상을 입은 환자 240명을 대상으로 운동을 실시한 결과 운동을 실시하지 않은 환자보다 우울증이 감소됨을 보고하였다(14). 추가적으로 지역통합 설문조사(Community Integration Questionnaire)와 크레이그 장애측정기법(Craig Handicap Assessment Capacity Technique)으로 조사된 연구에 의하면 운동은 비운동 집단보다 더 많은 이점과 활동성을 가져온다.

외상성 뇌손상을 경험한 환자들이 운동을 한 경우 운동 초기단계에서는 비운동군에 비하여 더 심한 증상을 나타내기도 하지만 운동을 지속하면서 운동을 하지 않은 환자들에 비하여 증상 중에 특히 인지적 증상이 적게 나타남을 보고하였다.

연구자는 지속적인 운동이 주의집중을 가져온다고 가정하였다. 운동훈련에 참가하는 동안 주의집중을 반복하면서 인지력이 향상된 것으로 보인다. 또한 운동을 통해 뇌 유래 신경성장 인자 BDNF(Brain-Derived Neurotrophic Factor) 생성이나 인지력을 향상시킬 수 있는 다른 성장인자들을 증진시킬 수 있는지 의문점을 제기하였다.

Grealy와 동료들은 두부손상이 있는 사람들을 대상으로 전향적인 운동 연구를 수행하였다(17). 실험 참가자들은 칼라 그래픽 스크린으로 된 가상 환경에서 비몰입형 가상현실 좌식 에르고미터에서 훈련하였다. 각각의 운동기간 동안 대상자들은 가상코스를 조정하거나 다른 가상 경주자에 대항하여 경주를 완주하였다. 연구자들은 상호작용이 높은 운동프로그램이 뇌의 구조를 잠재적으로 증대시킬 수 있음을 가정하였다. 훈련 4주 후 실험 참가자들은 비운동군과 비교하여 형체와 도형과 관련된 능력의 향상 뿐 만 아니라 시각과 청각의 습득력이 개선되었음을 보고하였다.

이 연구는 외상성 뇌손상을 가진 환자들의 재활프로그램에서 체력 훈련을 포함시켜야 함을 입증한 것이다. 추가적으로 외상성 뇌손상에서 생존한 대다수의 환자들은 젊게 오랫동안 생존하였다. 이러한 환자들이 규칙적인 신체활동을 하지 않는다면 신체와 인지 장애를 보이는 사람들과 동일한 질환의 위험이 증가하게 될 것이다.

어떤 사람들은 외상성 뇌손상 후에 감각운동 장애로 인하여 운동 효율성이 감소됨을 보였다. 체력수준이 낮고 보행으로 높은 에너지소비를 보일 경우 심한 피로를 가져오게 된다. 외상성 뇌손상을 입은 환자들은 정상인들보다 피로율이 2.62배나 높은 것으로 보고되고 있다(18). 몇몇 연구자들은 외상성 뇌손상을 입은 다수의 환자들은 표준 8시간 중에 약 3.05 시간만 일을 할 수 있음을 제시하였다. 운동프로그램을 통하여 지구성 운동을 지속할 수 있는 능력이 증가하면 피로감이 감소한다(18). 뿐 만 아니라 유산소성 능력은 업무 생산능력과 높은 상관(r=0.81)을 보인다. 결과적으로 운동훈련은 외상성 뇌손상을 경험한 많은 사람들 중에 특히 여성들에게 체중조절을 위한 방법이 될 수도 있다.

중등증의 두부손상을 가진 사람들만이 운동프로그램 수행능력이 있다는 추측을 하는 경우도 있다. Gorden 등은 공동체를 토대로 후향적 연구를 실시하여 외상성 뇌손상 후 240명의 환자들을 대상으로 운동을 수행하였을 때 운동초기에 비운동군의 초기 장애보다 더 심각한 장애가 나타나는 것을 발견하였다(14). Sullivan 등은 외상성 뇌손상을 치료한 49명의 환자 가운데 88%가 독립적으로 보행이 가능함을 보고하였다. 이러한 자료는 외상성 뇌손상 후 환자들의 대부분이 단순한 조절 활동을 하기 위한 운동능력이 있음을 제시한 것이다(19).

운동/체력/기능검사 (EXERCISE/FITNESS/FUNCTIONAL TESTING)

프로그램 시작 전 건강위험요인을 위한 검사 (Screening for Health Risk Factors before Initiating a Program)

외상성 뇌손상을 입은 사람들은 운동프로그램을 시작하기에 앞서 프로그램 구성을 고려하여 건강 위험요인들을 검사해야 한다. PAR-Q와 같은 표준화된 사전 검사 도구를 이용하여 충동성, 외향적 공격 성향, 판단부족, 방향성 문제와 같은 행동적 요인들을 검사해야 한다(21). 판단이 부족한 사람들은 운동 중에 좀 더 밀착해서 감독해야 하고 외향적 공격성향을 보이는 사람들은 특정 운동만을 지속적으로 실시하지 않도록 한다. 쉽게 흥분/좌절하거나 심하게 산만한 사람들은 하루 중 평온한 시간대나 산만함이 다소 적은 근무지의 시설이 있는 장소에서 운동을 실시하는 것이 좋다. 자발적으로 실행하는 능력이 부족한 사람들은 집단 운동프로그램을 실시하는 것이 더 효율적일 것이다. Vitale 등(21)과 함께 연구를 수행하는 31명의 재활 전문가들은 운동프로그램으로 최상의 결과를 획득하기 위하여 생리적, 행동적 요인들이 고려되어야 함을 강조하였다.

운동검사법 (Exercise Testing Techniques)

외상성 뇌손상 이후에는 손상정도가 다양하고 외상시 연령에 따라 발생되는 증상이 이중적이기 때문에 환자의 신체와 인지 손상의 수준 및 연령에 따라서 운동검사법을 선택해야 한다. 외상성 뇌손상 이후에는 인지적, 행동적, 신체적인 장애로 최대 유산소성 능력을 측정하기가 매우 힘들다. 따라서 최고산소섭취량을 주로 측정하도록 한다. 어떤 연구자들은 최대하심박수와 산소섭취량을 통하여 최대 유산소성 능력을 추정하기도 하고 연령으로 예측한 최대심박수를 이용하여 곡선도표를 작성하고 이를 추정해내기도 한다(18).

신체장애가 적은 다수의 사람들은 Balke 프로토콜 등으로 트레드밀을 이용하여 점증적 운동부하검사를 이행할 수가 있다(18). 감각운동장애를 보이는 사람들은 근약화나 운동소실 또는 균형 장애로인해 트레드밀 검사가 불안정할 수도 있다. 트레드밀 검사는 장비를 이용하여 어느 정도의 체중을 지탱할 수 있도록 하여 수행할 수 있다. 또한 장비는 균형소실을 경험했거나 보행에 문제가 있는 환자들에게 낙상을 예방하고 안전하게 측정할 수 있도록 보조적인 역할을 한다.

운동감각장애가 있는 경우 자전거에르고미터나 상지/하지 에르고미터를 이용하여 점증 운동부하검사를 수행할 수도 있다. 에르고미터는 뇌손상이 있는 환자들이 효율적으로 이용할 수 있도록 적용할 수 있다. 예를 들면 끈이나 벙어리장갑은 상지 에르고미터나 상지/하지 에르고미터의 손잡이를 이용하기가 어려운 경우 손을 안전하게 하기 위하여 이용되기도 한다. 유사하게 자전거에르고미터 페달에 발을 올려놓을 수 없는 환자들은 끈이나 발커버 등으로 발을 안전하게 할 필요가 있다. 손잡이나 페달에 끈을 이용하였을 때 균형을 잃은 경우 정지하기 위해 팔이나 다리를 내려놓을 수가 없으므로 가까이에서 감독해야 한다. 마지막으로 자전거에르고미터에 오르고 내리기 위한 발판을 준비해둔다. 환자는 손상되지 않은 다리를 발판에 먼저 올려놓고 손상된 다리를 내려 놓아야 한다.

Hunter 등은 세 가지 운동유형으로 트레드밀, 자전거에르고미터, 자동 계단오르기 기구(mechanical stairs)를 이용하여 외상성 뇌손상을 입은 12명의 환자들에게 점증적 운동부하검사를 수행하였다(22). 최대 운동능력은 트레드밀이나 계단오르기 기구에서 가장 정확하게 평가되었다. 자전거에르고미터가 가장 유의하게 낮은 최고산소섭취량을 기록하였는데 이는 수행하는 활동근이 가장 적게 사용되었기 때문이다. 하지에 심한 긴장항진이나 운동실조증을 보이는 환자들은 자동 스텝퍼로 운동검사를 할 경우 약간의 보조(다음 스텝으로 가는 발의 방향이나 안내)가 요구됨을 주목하였다. 또한 과체중이었던 환자 두 명은 계단오르기 기구에서 매우 낮은 보행속도를 보이면서도 매우 높은 심박수에 도달함을 발견하였다.

트레드밀과 산소섭취량 측정 장비가 대부분의 재활센터에서는 이용되지 않기 때문에 외상성 뇌손상을 입은 환자들을 대상으로 최대 유산소성 능력을 추정해내는 필드검사들이 개발되어 있다. Vitale 등(23)은 외상성 뇌손상이 있는 사람들에게 유산소성 능력을 추정해낼 수 있는 신뢰할만한 필드검사를 고안하였다. 매분 강도를 증가시켜 20m의 달리기/걷기로 왕복하여 탈진시까지 실시하는 점진적인 검사 방법이다. 이 검사는 대다수의 외상성 뇌손상 환자들이 스스로 심박수를 체크하기가 어렵고 12분 달리기/걷기를 속도에 맞추어 완수할 능력이 부족하므로 12분 걷기 검사와 같은 스스로 페이스를 조절해야 하는 전형적인 검사보다 더 효과적이다. 뿐만 아니라 왕복달리기는 동기가 유발될 때 좋은 필드검사가 된다. 이와 유사한 프로토콜은 정신지체를 보이는 성인과 만성 폐쇄성폐질환을 보이는 사람들에게 이용되고 있다. 이 검사는 낙상에 대한 균형 감각이나 협응력이 떨어지는 사람들이 왕복하여 돌때마다 운동 효율성이 요구되는 단점이 있다.

중추신경계에 이상을 보이는 환자들은 일반적으로 정상이하의 운동능력을 나타낸다(18). 유산소성 능력은 대상자의 신장과 연령으로 예측한 값의 67-74% 수준에 머물고 있다(18, 22). 이 결과는 신체장애가 없는 동일한 집단과 비교하여 외상성 뇌손상을 가지는 사람들이 자전거에르고미터 검사 초기에 최대하심박수가 유의하게 상승되어 있음을 의미한다(13).

Rossi와 Sullivan은 중증의 외상성 뇌손상을 보이는 아이들을 검사하기 위하여 정형외과적 또는 신경학적 장애가 없는 아이들을 위한 표준화된 운동체력검사(좌전굴, 악력, 턱걸이, 팔굽혀매달리기, 윗몸일으키기, 50야드 전력질주, 20미터 왕복달리기, 제자리 높이뛰기 등)를 실시하였다. 필드검사는 장애가 없는 아이들을 관찰하거나 비교하여 급내 상관계수가 이러한 아이들에게 신뢰할만한 검사라는 것을 증명하였다(15). 외상성 뇌손상을 입었던 평균 4세의 아이들은 운동체력이 상대적으로 백분위 29로 평가되었다.

근력과 근지구력은 근약화, 과긴장, 또는 운동수행능력의 소실을 보이는 외상성 뇌손상 환자들은 일반적이지 않기 때문에 적합하지 않게 평가된다. 근지구력은 1분 윗몸일으키기 검사를 통해 측정되며 검사를 통해 얻은 몇몇 연구들은 근지구력이 유의하게 저하되어 있음을 증명하였다. Jankowski와 Sullivan은 외상성 뇌손상을 가지는 14명의 환자들을 대상으로 연구한 결과 1분 윗몸일으키기 검사에서 백분위 8로 점수화되었다.

근력은 다양한 컴퓨터 장비(Cybex, Biodex, etc)를 통해 측정될 수 있다. 악력계(hand-held dynamometer)는 수동 근력 수준을 유지하기 위한 검사로 저항 값을 통해 측정하는 검사이다. 근력검사 시 주의할 점은 뇌손상을 입은 환자들에게 문제가 유발될 수도 있으므로 독립적으로 관절 움직임을 수행할 수 있는 사람들에게만 신뢰할 수 있는 검사이다. 어떤 사람들은 독립적으로 움직일 수 있는 능력이 부족하고 전형적인 패턴만을 보이는 경우도 있다. 예를 들면 고관절을 신전시킬 수 있다면 무릎을 신전시킬 수 있으나 앉은 자세에서 무릎을 신전시키더라도 고관절은 굴곡된 자세를 유지하는 경우가 있다(전형적인 협응작용에서 벗어난 자세).

유연성은 체력요소 가운데 특히 중요하며 이러한 환자들을 대상으로 검사되어야 한다. 관절염은 장애가 없는 사람들에 비하여 외상성 뇌손상을 입은 환자들에서 일반적으로 나타난다(10). 뇌손상을 입은 사람들은 외상성 뇌손상시 동반될 수 있는 다중 관절 외상, 급성 회복기시 운동성의 감소, 이소성 골화증 위험율의 증가 등 여러 가지 이유로 관절의 가동범위가 제한되어 있다. 뇌손상은 근육 약화와 긴장항진에 이르고 관절범위를 제한시킬 수 있다. 관절 움직임의 제한정도는 악력계(hand-held dynamometer)를 통해 측정할 수 있다.

운동처방과 프로그램 (EXERCISE PRESCRIPTION AND PROGRAMMING)

유산소성 운동 유형 (Aerobic Modes)

여러 가지 요인들에 따라서 운동 유형을 선택하는 것이 달라진다. 첫째로 장애 정도이다. 이상적으로 선택된 유형은 외상성 뇌손상을 입은 사람들이 최대한 가능한 수준에서 스스로 대근군 운동을 수행할 수 있어야 한다. 한쪽 이상의 마비를 가지고 있을 경우 특히 중요하다. 이전에 언급한 것처럼 외상성 뇌손상을 갖고 있는 환자들은 손상 받은 뇌 부위와 손상 정도에 따라 다양한 양상이 나타난다. 손상 환자들은 거의 알아채지 못할 수도 있으며 또한 긴장항진이나 중증의 근구축이 유발되기도 한다.

운동 유형을 선택할 때 다른 고려사항으로는 장비의 특수성을 가진 상태에서 꾸준하게 장기간 치료적인 목적으로 사용될 수 있어야 한다. 운동 유형을 선택하고자 할 때 기본 시설에 비례하여 위치, 크기, 중력에 의존하여 운동하는 사람들의 자세, 운동을 수행하기 위해 필요한 근작용 등을 고려하여 평가해야 한다. 예를 들면 주어진 운동시간에 자전거 에르고미터나 계단오르기 기구를 동일하게 혼자서 완수할 수 있다. 하지만 직립자세에서 체중을 한쪽 다리에서 다른 쪽 다리로 무게중심을 이동하면서 지속하는 계단오르기 기구는 보행 중에 체중이동이 힘든 사람들에게 장기간의 목표로 보행능력을 향상시키기 위해 좀 더 특별하게 사용되는 장비이다.

마지막으로, 선택된 유형은 환자가 동의하고 즐거운 마음으로 신체활동을 할 수 있어야 한다. 외상성 뇌손상을 가진 대다수의 사람들이 운동 장비를 갖춘 시설에서 이용하는 것은 논쟁의 여지가 있다. 시설 이용을 희망하는 사람들은 혼자 운전하기가 어렵기 때문에 다른 사람들이나 대중교통을 자주 이용해야 한다. 손상에 대한 재정지원을 받지 못하는 대다수의 서민층은 헬스클럽의 회원이 되기 위해 지불할 만한 비용 또한 고려해야 할 사항이다.

걷기/조깅은 장비 없이 혼자서 보행이 가능한 사람들을 위한 운동 방법이다. 다만 운동 유형으로 운동처방을 받기 이전에 신중하게 사전검사를 해야 한다. 약간의 족하수는 이러한 사람들에게 드물게 나타나지만 잘 걸려 넘어지는 트리핑(tripping)이 있는 경우에는 잠재적으로 문제를 일으킬 수 있다.

운동감각의 결함으로 인한 발목 불안정성은 걷기/조깅에서 보행속도를 증가시킬 때 발목 염좌의 위험을 증가시킬 수 있다. 트레드밀은 경사도를 높이면서 걸을 수도 있으므로 혼자 보행이 가능하지만 달리기나 조깅을 할 수 있는 운동능력이 부족한 경우에 부하를 증가시킬 수 있는 좋은 방법이 된다.

걷기 운동을 제외하고 균형이나 근력 손상을 위한 운동 유형은 자전거 에르고미터, 상지 에르고미터, 또는 상/하지 에르고미터를 복합적으로 이용하면 된다. 이 유형은 단순하고 반복적으로 실시할 수 있어 운동 계획과 순서를 익히는데 문제가 있는 사람들을 위해 적합하다. 뿐만 아니라 쉽게 흥분하는 사람들에게 불안이나 좌절을 완화시키기 위하여 신체를 이용할 수 있는 활동이 된다. 전형적인 자전거 에르고미터를 스스로 균형을 유지하며 앉기 힘든 사람들은 앉아서 허리를 기대고 탈 수 있는 자전거 에르고미터나 계단오르기 기구를 이용하여 안전하게 운동할 것을 권장한다. 운동 중에 안정성을 증가시키기 위하여 안전벨트와 같은 장비들을 추가할 수도 있다.

사회적 융합을 장려하기 위한 활동의 일환으로 실시하는 운동프로그램은 참여하는 사람들의 순응도를 높일 수 있다. 음악을 사용하여 실시하는 유산소성 운동은 개인의 순응도를 더 향상시킬 수 있다. 에어로빅댄스, 수중에어로빅, 스텝에어로빅과 같은 다양한 유산소성 운동프로그램은 참여자의 선호도와 능력에 따라 적절하게 사용될 수 있다. 유산소성 운동프로그램에서 특정 근육, 균형, 스트레칭을 위한 운동 등으로 조합하여 수정한 안무는 특정 신체장애를 보이는 참여자들에게 유용할 것이다. 좀 더 심각한 장애를 보이는 사람들은 휠체어나 표준 직각의자를 이용하여 의자에어로빅 프로그램에 참여할 수도 있을 것이다. 앉은 자세에서 스스로 일어날 수 있다면 운동프로그램의 한 부분으로 의자 옆으로 서기나 필요한 경우 의자를 잡고 일어나는 등의 동작을 추가하는 것도 한 방법이 될 것이다.

저항성 운동 (Resistance Exercise)

과거에는 저항성 운동이 긴장항진을 보이는 사람들에게 근긴장을 증가시킨다고 여겨졌기 때문에 외상성 뇌손상을 입은 사람들을 위한 재활프로그램에서 저항성 운동프로그램은 자주 배제되었다. 하지만 이러한 노파심은 아직 증명되지 않고 있으며 저항성 운동은 체력 평가시 특정 근력의 약화정도를 관찰하기 위하여 반드시 처방되어야 한다.

외상성 뇌손상 후 많은 사람들은 균형을 유지하기 위하여 바로 근력을 동원하고 미리 자세를 취하는 것이 힘들다. 그러므로 저항성 훈련을 위해 전형적인 자세를 응용 할 필요가 있다. 예를 들면 상지근력을 증진시키기 위하여 서있는 자세로 덤벨운동을 수행하지만 서서 균형잡기가 어려운 경우에는 평행봉이나 다른 고정기구를 잡고 한 쪽씩 실시하도록 해야 한다. 경우에 따라서는 앉은 자세에서 운동을 수행할 수도 있다.

운동장비에 적응 (Adaptations to exercise equipment)

운동장비는 신체장애가 있는 사람들이 안전하고 독립적으로 실시할 수 있는 것으로 채택해야 한다. 고정식 운동장비 위에 자세를 유지하기 안전벨트, 벙어리장갑, 줄 등을 이용하는 것은 이전 부분에서 논의하였다. 저항성 훈련시 악력이 약한 사람들이 덤벨에 Velcro™ 줄을 사용하면 덤벨을 떨어뜨릴 염려가 거의 없기 때문에 운동하고 있는 본인 뿐 만 아니라 다른 사람들에게도 안전한 방법이된다.

운동훈련 강도와 시간 (Intensity and Duration of Exercise Training)

운동강도는 개인의 체력수준을 기초로 해야 한다. 건강손상이 심한 경우에는 최고산소섭취량의 50-60% 강도에서 시작해야 한다. Hunter 등은 외상성 뇌손상 입은 12명의 환자들을 대상으로 저강도(최고산소섭취량의 50-65%에 해당되는 최대심박수의 60-80%)로 운동을 수행하였다(22). 또한 Jankowski와 Sullivan은 외상성 뇌손상 환자 14명을 대상으로 최고산소섭취량의 70%에 해당되는 심박수를 이용하여 약간 높은 강도의 운동을 실시하였다(18).

과거 연구자들은 운동강도의 지표로 심박수를 많이 이용했으나 최근 연구에서 운동 중에 외상성 뇌손상을 가진 사람들의 요골맥박을 정확하게 측정하기가 까다롭다는 것을 제안하였다. Vitale 등은 안정시 요골맥박을 측정하기 위하여 20명의 대상자들에게 외상성 뇌손상 후 22개월 동안 측정방법을 가르쳤다(24). 모든 대상자들은 요골동맥의 맥박을 측정할 만한 인지력을 가지고 있음이 확인되었다. 하지만 전기측정계로 동시에 측정한 실제 심박수와 비교하였을 때 걷기 5분 동안 자가 측정한 심박수는 상당히 부정확하였다. 참가자들은 15회까지 심박수를 낮게 측정하는 경향을 보였으며 정해진 운동강도보다 더 높은 강도로 운동을 하였다. 이러한 결과 연구자들은 운동강도를 설정하고자 한다면 운동훈련 동반자나 전기 심박수 측정계를 통해 관찰하도록 권고하였다. 다른 대안으로써 운동자각도(RPE)는 운동강도를 정하는데 유용할 수 있으나, RPE 척도를 정확하게 이용할 수 없는 외상성 뇌손상을 입은 사람들은 주의 및 관찰해야 한다.

운동시간은 최소 20분으로 설정해야 한다. 일단 유산소성 운동을 20분 동안 편안하게 완전히 수행할 수 있다면 300 kcal를 소비할 수 있도록 시간을 점차적으로 증가시켜 나간다. 300kcal에 도달하기 위하여 저강도 장시간이나 고강도 단시간으로 완수할 수 있도록 한다.

운동훈련 기간의 감독과 관찰 (Supervision and Monitoring of Exercise Training Sessions)

운동 중에 감독해야 하는 시간은 개인마다 다르며, 어떤 사람들은 감독이 거의 필요하지 않고 안전하게 운동할 수 있는 경우도 있다. 다른 경우에는 반응시간이 느리며 집중력이 떨어지고 시각상, 지각상의 문제가 있거나 감각에 변화가 있고 균형을 위해 근육을 동원하는 시간이 많이 소요되는 경우가 있다. 특히 인지력에 의심이 가는 경우에는 상해나 사고를 유발시킬 수 있다. 따라서 외상성 뇌손상을 입은 사람들의 초기 운동기간 중에는 주의깊게 감독해야 한다. 일단 참여자의 인지력과 체력이 면밀하게 평가되면 어느 정도 여유를 가져도 된다.

사고나 상해를 최소화시키거나 체력시설 내 운동 장비 배치도 고려해야 한다. 예를 들면 외상성 뇌손상을 입은 사람들은 상지/하지 에르고미터를 복합적으로 빈번히 이용하는 경우 상지/하지 에르고미터를 접근이 용이하도록 배치해야 한다. 보행로는 넓은 보행(wide-base gait)자들이 쉽게 지나갈 수 있고 어수선하지 않게 정리되어야 한다. 마지막으로 예측할 수 없는 행동이나 설명할 수 없는 감정 변화를 가진 사람들과 함께 할 때는 상식적으로 대해야 한다. 무거운 장비를 들고 저항성 훈련을 하는 사람들을 피해서 운동할 수 있도록 한다. 수영장과 같은 독립된 곳에서 지도자나 직원 없이 운동을 하는 경우도 삼가야 한다.

운동훈련 연구 결과 (Results of Exericse Training Studies)

Hunter 등은 외상성 뇌손상 후 최소한 1년 정도 지난 환자들을 대상으로 12주간 훈련을 실시하였다. 운동은 주당 5회, 1일 운동시간은 50분간 실시하였다(22). 50분 중에 25분은 유산소성 운동(걷기, 자전거 에르고미터, 트레드밀, 자동 계단오르기 기구)으로 구성하고 나머지 25분은 근력과 유연성 운동으로 구성하였다. 훈련 결과 참가자들의 유산소성 능력(2.1-2.4L/min)은 14%가 증가하였다. Jankowski와 Sulivan은 외상성 뇌손상 환자 14명을 대상으로 16주간 서킷트레이닝을 실시하여 비슷한 효과를 보였다(18). 유산소성 운동은 고정식 자전거, 줄넘기, 조깅, 계단오르기를 실시하고 근신경 재활운동은 슛 던지기, 고리던지기, 세 개 핀 볼링, 드리블하기, 웨이트트레이닝, 미용체조 등을 실시하였다. 연구의 마지막 6주에는 유산소성 운동과 근신경운동을 45분간 실시하였다. 최고산소섭취량은 15%(31-36ml/kg/min)나 향상되었으며 1분 동안 실시한 윗몸일으키기는 92%(15-30)나 증가하였다.

사례 연구

제인은 26세 여성으로서 10년 전 빙판길에 방향을 잃고 미끄러져 사고를 당하면서 뇌에 손상을 입었다. 손상을 입었을 당시 제인은 졸업 후 대학 입학을 준비하는 고등학교 최고학년이었다. 부모님과 쌍둥이 여동생과 함께 생활하고 배구와 소프트볼 게임도 하곤 했었다. 뇌손상 후 2주 동안 혼수상태에 있었으며 대략 10주간 입원하였다. 지난 10년간 보행과 상지기능을 위한 신체와 작업치료를 받았다. 현재 제인은 부모님의 이웃에 작은 주택에서 독립해서 살고 있다. 여동생도 아파트에서 혼자 살고 있다. 제인은 지방 전문대학에서 그래픽디자인과 사진학을 공부하여 준학사학위를 취득하였다. 그녀는 안전상 종일 근무를 할 수 없기 때문에 현재 파트타임 직장 3군데를 다니고 있다. 부모님이 하시는 주류점에서 주중 2일, 사진 수정작업으로 주중 1일, 재정적인 보상을 희망하는 장애인을 상담하는 상담자로 주중에 여러 시간을 보내고 있다. 해마다 실시하는 건강검진에서 최근 고혈압 1기(155/86) 판정을 받았다. 현재 경구 피임약만 복용하고 있다. 과거에 우측 팔에 경련성 마비를 완화시키기 위하여 baclofen을 복용하였으나 진정효과의 부작용으로 약물복용을 중단한 상태이다.

주관적 (SUBJECTIVE) 평가

제인은 어떤 신체활동도 실시하지 않고 TV 시청만 즐겨한다. 스스로 과체중이라 여긴다. 다양한 장르의 음악을 좋아하지도 않는다. 손상을 입은 그녀는 완벽주의적인 성향이 있기 때문에 특정기술이 더 필요한 사진 수정 작업에 주 8시간 이상이 걸린다. 동료들과 함께 사회활동이나 만남을 즐기지 못하는 것에도 불만을 가지고 있다. 또한 손상으로부터 회복되었을 때부터 시작된 두통을 자주 호소한다. 그녀의 첫째 목표는 휴가에 사진촬영을 할 수 있도록 다양한 장소에서 안전하게 보행하는 것과 카메라를 잘 조작하기 위해 필요한 기능적 운동과 협응 작용을 향상시키는 것이다. 두 번째 목표는 체중 감량이다.

객관적 (OBJECTIVE) 평가

제인은 신장이 5피트 6인치(167.6cm), 체중이 178파운드(80.7kg)이며 체질량지수(BMI)는 28.8kg/m^{2}이다. 심전도 소견은 정상이고 총 폐용량, 폐활량과 호기예비용적은 기대치보다 30%가 낮다. 최고산소섭취량은 21.7ml/kg/min이며 1분에 윗몸일으키기 5개를 실시하였다.

유연성 (Flexibility)

제인의 우측 어깨와 팔꿈치는 수동적으로 신전이 가능하며 전체 관절 가동범위의 85% 수준을 나타냈다.

운동기능 (Motor Function)

제인은 주먹을 꽉 쥔 상태로 우측 팔을 잡는다. 손을 이완시키고 손가락에 힘을 주는 동작은 어렵다. 좌측팔의 기능적 수행 보조로 우측 팔을 대강 사용할 수 있다. 과거에는 오른손잡이였다. 우측 팔의 근력은 독립적인 움직임 불가능하기 때문에 평가하지 않았다.

기능적 움직임 (Functional Mobility)

제인은 넓은 보행(wide-base gait)으로 느리게 보행한다. 약화로 인해 우측 다리에 체중을 지탱하거나 우측 다리가 앞으로 도약하기가 힘들다. 150-200피트정도의 거리를 보행하면 피로가 발생한다.

사회적/직업적 통합 (Social/Vocational Integration)

제인의 어머니는 사회적으로 제인이 인성 변화에 매우 노골적이라고 표현하였다.

측정 (ASSESSMENT)

제인은 현재 휴가기간에 필요한 기능적 운동 수준보다 낮은 기능을 가지고 있다. 유산소성 능력과 근지구력은 매우 감소되어 있어 각 범주에서 백분위 1에 해당된다. 유산소성 능력이 낮은 것은 비활동과 과체중, 그리고 폐기능이 저하된 것으로 보인다. 제인은 유산소성 능력과 근지구력을 향상시키고 칼로리 소비를 증대시켜 동료들과 사회활동을 할 수 있는 기회를 갖도록 운동프로그램을 구성하는 것이 효과적일 것이다. 신체활동 수준을 높이고 체중을 감량하면 고혈압 또한 개선될 것이다.

추가적으로 제인은 우측 다리에 약간의 체중을 지지하여 신전된 자세로 무릎을 펴고 우측 다리를 좌측 다리 쪽으로 돌려(힙은 굴곡된 상태) 우측 팔의 신전을 유도할 수 있는 몇 가지 동작을 수행해야 한다. 혼자 보행할 수 있는 능력과 우측 팔의 가동범위가 향상되면 사진촬영 직업을 갖는 것에도 무리가 없을 것이다.

계획 (PLAN)

유산소성 신체활동 선택 (Aerobic Activity Options)

제인의 운동계획은 표 9.2에 제시되어 있다. 일주일에 몇 번은 의자에어로빅 수업에 참가하여 집단운동을 할 수 있을 것이다. 이것은 제인의 사회성(사진 수정 작업 부족)을 기르고 신체활동의 순응도도 높아질 것이다. 또한 다양한 장르의 음악을 즐기기 때문에 에어로빅스 프로그램을 선호하는 경향을 보일 수 도 있다. 앉아서 운동하는 안무는 우측 팔의 가동범위를 증진시킬 수 있는 운동이 되어야 한다. 또한 하지 운동을 위해 서서 운동하는 동안 의자를 잡고 할 수 있는 안무를 구성하는 것이 도움될 것이다. 한쪽 다리로 지탱하는 동안 골반의 안정과 체중이동을 권고하는 운동이 바람직할 수 있다. 다른 날에는 집에서 TV를 시청하면서 고정식 운동 장비를 이용하는 것도 좋은 방법이다. 운동 유형은 상지/하지 에르고미터를 복합적으로 이용하거나 계단오르기 기구 등이 적합하다. 에르고미터는 다소 심각한 운동장애가 있어도 비교적 안전하게 수행할 수 있는 장비이다. 페달을 돌리는 것은 우측 다리의 근력을 강화시켜 보행을 개선시킬 수 있다. 상지/하지 에르고미터 복합사용은 아래와 같은 이점을 가져다 준다.

- 우측 다리에 심각한 약화가 있는 경우 제인은 일차적으로 좌측 다리로 운동을 하게 된다. 편측 운동은 심혈관 훈련 효과를 위해 필요한 산소요구량을 증가시키기가 어렵다.
- 상지 에르고미터 운동은 우측 팔의 근력과 가동범위를 증진시킬 수 있다.
- 상지운동을 통한 상호작용은 몸통 회전을 증가시켜 정돈된 보행형태로 발달 시키고 보행 중에 에너지소비를 감소시킬 수 있다.

표 9.2. **운동프로그램의 사례연구**

신체활동 형태	선택	강도/빈도/기간	설명
유산소성	의자에어로빅 운동	• 최대심박수의 70% • 3일/주 • 20-60분/1회	• 사회적 융합을 장려한다. • 우측다리의 힙굴곡과 우측 팔을 신전시키는 안무를 포함시킨다.
유산소성	• 상지/하지 에르고미터 복합운동 • 계단오르기 운동	• 최대심박수의 70% • 2일/주 • 20-60분/1회	• TV를 시청하면서 실시가능하다. • 보행을 개선시키기 위한 목적으로 특별한 계단오르기 기구를 이용한다.
근지구력	• 윗몸일으키기 • 발뒤꿈치 들기	• 3일/주	• 벽에 기대어 서서 발뒤꿈치를 들어오는 운동으로 시작한다.
근력	멀티힙(Multihip) 장비사용	• 3일/주	• 건측과 환측 모두 실시한다. • 건측 다리의 운동은 환측의 균형과 안정성을 위하여 필요하다.
유연성	• 엎드려 상체들어올리기 • 요부 굴곡운동	• 5일/주	

계단오르기 기구는 체중을 지지하고 직립자세에서 운동할 수 있는 장비이다. 이 자세는 기대어 운동할 수 있는 장비에 비하여 보행으로 좀 더 강하게 운동할 수 있다. 계단오르기 기구는 체중 이동과 고관절 굴곡을 필요로 하는 운동으로 두 동작이 제인에게 요구되는 보행 수준을 높일 것이다.

시간 (Duration)

초기 운동시간은 20분 정도에 목표를 두고 실시한다. 최종적으로는 운동시간에 300kcal를 소비할 수 있도록 운동시간을 늘려야 한다.

강도 (Intensity)

현재 제인은 신체활동을 하지 않으므로 최대심박수의 60%(최고심박수의 50%)와 동일한 강도에서 시작해야 한다. 하지의 운동강도는 초기 20분 동안 완벽하게 수행할 수 있어야 한다. 일단 약 30분 동안 동일한 강도로 수행할 수 있으면 강도는 점차적으로 증가시켜 나간다.

근지구력 (Muscle Endurance)

일일 운동프로그램의 일부분으로 윗몸일으키기를 실시해야 한다. 1회 이상의 윗몸일으키기를 완전하게 수행할 수 없더라도 가능한 많이 할 수 있도록 격려해야 한다. 복근이 강화되고 근지구력이 향상되면 견갑골이 바닥에서 떨어진 상태로 스스로 상체를 들어 올릴 수 있을 것이다. 보행시작이 중요하기 때문에 직립자세에서 비복근과 가자미근이 모인 공통건의 수행력을 증가시켜 나갈 수 있도록 노력해야 한다. 이 근육군을 발달시키기 위한 상위 단계의 운동은 벽에 등을 기대고 발을 평평하게 편 상태로 직립자세에서 근피로가 발생될 때까지 발뒤꿈치 들어올리기를 반복하는 것이다. 동작의 균형에 중점을 두어야 한다. 이 근육의 근력과 근지구력이 증진되면서 제인은 단순히 서있는 자세에서 운동을 수행할 수 있는 능력이 향상될 것이다. 균형 유지를 위하여 의자 등받이를 잡거나 다른 고정기구의 도움이 필요할 수도 있다.

근력 (Strength Exercises)

우측 팔의 문제로 제인은 팔굽혀펴기가 불가능하다. 하지만 벽에 대고 팔굽혀펴기를 실시하여 상지근력을 증진시킬 수 있다. 혼자서 운동을 수행할 수 없다면 선자세의 팔굽혀펴기자세에서 등척성 운동을 이용하여 점진적으로 발전시켜 나갈 수 있다. 근력이 향상됨에 따라 편심성 수축이 가능할 수 있으나 동심성 수축을 완수할 팔(환측)에 근력이 부족할 수 있다. 다시 말해서 편심성 수축기간 중에 동작의 균형을 맞춰야 한다. 우측 팔에서 운동의 동심성 수축을 완수할 때까지 최소한의 보조로 건측인 좌측 팔을 이용할 수 있다. 건측 팔의 과도한 힘은 환측 팔을 용이하게 수행하도록 할 수 있다. 이 운동이 환측 팔에 전형적인 동작에 대한 악화된 반응을 보일 수 있으므로 과도하게 힘을 발휘해서는 안 된다.

한번은 의자에어로빅 수업에 참가하기 위하여 체력센터를 이용하기도 하지만 몇 일은 반드시 멀티힙(multihip) 장비를 이용하여 직립자세에서 힙 굴곡, 신전, 내전, 외전 등의 저항성 운동을 하며 보내야 할 필요도 있다. 양측 운동을 수행함으로서 효과를 가져올 수 있다. 건측에 해당되는 좌측 다리로 운동할 때 우측 다리는 체중 지지를 할 수 있어야 한다. 지지대 등을 잡고 실시하는 동작은 서있는 동안 균형을 유지하고 체중을 지탱해 줄 수 있기 때문에 다소 안전한 운동이다. 제인은 지지대를 이용하는 정도와 지지대에 기대는 체중을 점차적으로 줄여나가야 한다.

유연성 (Flexibility)

제인은 일반화된 스트레칭 프로그램을 실시해야 한다. TV 시청을 하면서 실시하면 좀 더 순조롭게 이행해갈 수 있을 것이다. 제인을 위한 스트레칭 프로그램은 고관절 굴곡근을 신장시키고 척수 신전을 가져오는 엎드려 상체 들어올리기를 포함시켜야 한다. 또한 요부굴곡 운동도 함께 수행해야 한다.

참고문헌

1. National Institutes of Health. NIH consensus statement—rehabilitation of persons with traumatic brain injury. U.S. Department of Health and Human Services, 1998.
2. Centers for Disease Control and Prevention (1999 December). Traumatic brain injury in the United States: a report to Congress. Prepared by the Division of Acute Care, Rehabilitation Research, and Disability Prevention; National Center for Injury Prevention and Control; Centers for Disease Control and Prevention; U.S. Department of Health and Human Services. Retrieved July 9, 2000, from the World Wide Web: http://www.cdc.gov/ncipc/pub-res/tbicongress.htm.
3. Thurman D, Alverson C, Dunn KA, et al. Traumatic brain injury in the United States: A public health perspective. J Head

Trauma Rehabil 1999;14:602–615.

4. Fulk GD, Geller A. Traumatic brain injury. In: O'Sullivan SB, Schmitz TJ, eds. Physical rehabilitation assessment and treatment. 4th ed. Philadelphia: F.A. Davis Company, 2001.
5. Winkler PA. Head injury. In: Umphred DA, ed. Neurological rehabilitation. 3rd ed. Baltimore: Mosby, 1995.
6. Guerrero JL, Thurman DJ, Sniezek JE. Emergency department visits associated with traumatic brain injury: United States, 1995–1996. Brain Inj 2000;14:181–186.
7. Thurman D, Guerrero J. Trends in hospitalization associated with traumatic brain injury. JAMA 1999;282:954–957.
8. Jennett B, Teasdale G. Management of head injuries. Philadelphia: F.A. Davis, 1981.
9. Rosenthal M. Rehabilitation of the patient with head injury. In: Delisa JA, Gans BM, Bockenek WL, eds. Rehablitation medicine: principles and practice. 3rd ed. Baltimore: Williams & Wilkins, 1998.
10. Hibbard MR, Uysal S, Sliwinski M, et al. Undiagnosed health issues in individuals with traumatic brain injury living in the community. J Head Trauma Rehabil 1998;13:47–57.
11. Anderson D. Management of decreased ROM from overactive musculature or heterotopic ossification. In: Montgomery J, ed. Physical therapy for traumatic brain injury. New York: Churchill Livingstone, 1995.
12. Hurvitz EA, Mandac BR, Davidoff G, et al. Risk factors for heterotopic ossification in children and adolescents with severe traumatic brain injury. Arch Phys Med Rehabil 1992; 73:459–462.
13. Becker E, Bar-Or O, Mendelson L, et al. Pulmonary functions and responses to exercise of patients following cranio-cerebral injuries. Scand J Rehabil Med 1978;10:47–50.
14. Gordon WA, Sliwinski M, Echo J, et al. The benefits of exercise in individuals with traumatic brain injury: a retrospective study. J Head Trauma Rehabil 1998;134:58–67.
15. Rossi C, Sullivan SJ. Motor fitness in children and adolescents with traumatic brain injury. Arch Phys Med Rehabil 1996;77:1062–1065.
16. Burleigh SA, Farber RS, Gillard M. Community integration and life satisfaction after traumatic brain injury: long-term findings. Am J Occup Ther 1998;52:45–52.
17. Grealy MA, Johnson DA, Rushton SK. Improving cognitive function after brain injury: the use of exercise and virtual reality. Arch Phys Med Rehabil 1999;80:661–667.
18. Jankowski LW, Sullivan SJ. Aerobic and neuromuscular training: effect on the capacity, efficiency, and fatigability of patients with traumatic brain injury. Arch Phys Med Rehabil 1990;71:500–504.
19. Sullivan SJ, Richer E, Laurent F. The role of and possibilities for physical conditioning programmes in the rehabilitation of traumatically brain-injured persons. Brain Inj 1990;4: 407–414.
20. Franklin BA, ed. ACSM's guidelines for exercise testing and prescription. 6th ed. Baltimore: Lippincott Williams & Wilkins, 2000:22–32.
21. Vitale AE, Sullivan SJ, Jankowski LW, et al. Screening of health risk factors prior to exercise or a fitness evaluation of adults with traumatic brain injury: a consensus by rehabilitation professionals. Brain Inj 1995;10:367–375.
22. Hunter M, Tomberlin J, Kirkikis C, et al. Progressive exercise testing in closed head-injured subjects: comparison of exercise apparatus in assessment of a physical conditioning program. Phys Ther 1990;70:363–371.
23. Vitale AE, Jankowski LW, Sullivan SJ. Reliability of a walk-run test to estimate aerobic capacity in a brain-injured population. Brain Inj 1997;11:67–76.
24. Vitale AE, Sullivan SJ, Jankowski LW. Underestimation of subjects' monitored radial pulse rates following traumatic brain injury. Percept Mot Skills 1995;80:57–58.

II부
근골격 상태
(MUSCULOSKELETAL CONDITIONS)

제10장

골관절염, 류마티스 관절염, 근섬유증 (OSTEOARTHRITIS, RHEUMATOID ARTHRITIS, AND FIBROMYALGIA)

관절염으로 간주되는 질환은 백 가지 이상의 류마티스성 성격을 가지고 있다. 골관절염(OA), 류마티스 관절염(RA), 근섬유증(FMS)은 가장 일반적인 형태이며, 이 세 개의 관절염은 구분이 명확하다. 그러나 이 모두를 위한 치료는 없음에도 불구하고 의학적으로나 약물학적으로 성공적인 관리는 가능하다. 특히 골관절염과 류마티스 관절염 환자들은 수술적 치료가 성공적으로 이루어져 왔었다. 또한 운동과 영양 상담, 행동수정요법과 같은 교육프로그램이 일부의 환자들에게는 치료적인 효과를 얻기도 하였다. 이러한 관절염의 형태는 궁극적으로는 장애를 초래하게 된다. 그러한 위험성 때문에 많은 환자들은 운동과 같은 치료적 프로그램에 관심이 있으며, 질병을 잘 관리하고 장애의 정도를 감소시키길 원하고 있다. 재활운동은 관절염의 손상과 장애를 감소시키는 데 중요하게 강조되고 있다.

역학 및 병태생리학 (EPIDEMIOLOGY AND PATHOPHYSIOLOGY)

골관절염 (Osteoarthritis;OA)

골관절염은 퇴행성 관절질환으로 알려져 있으며, 관절염의 가장 일반적인 형태이다. 미국 내에서는 가장 일반적인 만성 질환 중 하나로 1) 약 4천만 명 정도로 추정된다 2) 그리고 성인에게서 두 번째로 장기적으로 나타나는 질병이다(1, 3). 골관절염은 노화의 일반적인 특징은 아니다. 골관절염은 관절내 연골의 부분적인 퇴화이며 관절 표면이나 주변부에서 골의 생성이 퇴화되는 것으로 특징지을 수 있다. 일반적으로 고관절(힙), 무릎, 발, 척추 그리고 손에서 찾아볼 수 있다. 골관절염의 위험요소는 연령, 성별, 인종, 직업(예, 반복적인 염증, 과사용), 비만, 관절내 염증의 병력, 뼈 또는 관절의 장애, 콜라겐의 유전적 변형, 그리고 염증성 관절염의 병력 등을 들 수 있다(1).

골관절염의 유병률은 관절에 따라 그리고 질병이 어떻게 진단되었는지에 따라 달라진다. 또한 사람에 따라 달라진다. 많은 사람들이 x-ray로 통해 진단을 하고 있으며, 증상을 나타내지 않는 경우도 있다. 그러므로 골관절염의 유병률은 x-ray로 진단될 때가 증상학적으로 결정되어질 때보다 훨씬 더 높다. 대부분의 사람들은 40세의 연령까지 체중을 지지하는 관절(고관절, 무릎, 발)에서 퇴행적인 변화를 볼 수 있다. 그러나 일반적으로 증상은 없다(4). 이러한 x-ray 변화와 증상적 골관절염의 발병률은 연령의 높아짐에 따라 증가하게 된다. 골관절염은 질병의 심각성과 발병된 관절 부위의 숫자로 보면 50세 이후에는 남성보다 여성에게서 더 흔하게 발병한다(5, 6). 이러한 불균형은 연령의 증가와 함께 더 커지게 된다. 그러나 45세 미만의 경우에는 남성과 여성의 골관절염 발생 확률은 거의 비슷하다. 골관절염의 유병률은 잘 규정되어 있지는 않다. 그러나 고관절(힙), 무릎, 손에서의 골관절염은 연령이 증가하면서 유병률이 더 높으며, 남성에 비해 여성이 더 높은 것으로 알려져 있다(7). 노인 남성은 고관절 골관절염에 훨씬 더 많이 나타나며, 반면에 노인 여성은 손과 손가락, 그리고 무릎 부위의 골관절염이 더 많이 나타난다. 무릎 골관절염은 비만인, 비흡연가, 신체적으로 활동적인 사람, 그리고 백인 여성에 비해 흑인 여성에게서 유병률이 더 높다(10). 골관절염의 염증성 형태는 남성보다 여성이 더 많이 나타난다.

골관절염은 두 가지의 형태 즉, 1차성 골관절염과 2차성 골관절염으로 구분된다(4). 1차성 골관절염은 특발성 골관절염이라고도 하며 가장 일반적인 형태로 증상에 대한 그 원인을 알 수 없을 때를 말한다. 2차성 골관절염은 외상이나 심각한 관절 장애와 같은 구체적인 원인이 있다. 각각의 형태는 하부구조로 분류될 수 있으며 더 상세한 내용은 골관절염의 교재인 Arthritis and Allied Conditions의 105장을 참고하면 도움이 될 것이다(4). 그 구분을 위한 구체적인 지침은 미국 류마티스 골관절염 학회에서〔손(11), 무릎(12), 고관절(13)〕제시하고 있다. 주된 지침은 통증의 유무이다. 관절 연골에는 신경이 없기 때문에 통증은 활막에 염증이 있다거나, 뼈 내부(수질)의 비대 또는 골의 결절하단부내 미세한 골절이 있다거나, 뼈돌기로 인하여 골막 신경이 늘어났거나, 인대의 염좌, 염증이 있는 관절낭 주변의 근육의 경직 때문에 발생할 수도 있다(14).

골관절염의 일반적인 증상과 특성은 국부적인 통증과 관절 주변부의 경직, 뼈돌기의 형성(뼈의 비대), 연골의 파괴, 관절의 틀어짐, 보행 장애, 근육 약화, 활동 제한, 아침 기상 후 30분 동안의 강직, 단 몇 분 동안 활동하지 않으면 굳어버리는 증상, 활동을 하면 아프고 휴식하면 통증이 없어지는 것을 들 수 있다. 염증은 전형적인 골관절염의 징후가 아니며, 골관절염의 특이적 증상은 무릎관절에서는 불안정과 관절부위가 휘어지는 것이며, 고관절에서는 사타구니 부위의 통증과 하지부위의 방사통이 있으며, 손에서는 손의 조작 기술이 감소하고 목과 허리부위에서의 골관절염은 방사통과 근력 약화, 무감각을 들 수 있다(1). 통증이 체중지지 관절에 발생할 때, 신체 활동과 관절의 움직임은 감소한다. 체중을 지지하는 관절의 구축은 관절 움직임의 감소를 초래할 것이다. 기능적이고 신체적인 활동을 하기 위해서는 에너지 소비가 증가되어야 하지만, 골관절염으로 인한 활동제한은 심장질환, 고혈압, 당뇨병, 우울증, 비만, 암과 같은 다른 질병에 걸리는 위험이 높아지게 될 것이다.

류마티스 관절염 (Rheumatoid Arthritis; RA)

류마티스 관절염은 가동관절의 활막에 영향을 미치는 만성적이고 조직적인(systemic) 염증성 질환이다. 활액막의 활액막염이나 염증은 유전성이다. 류마티스 관절염의 유병율은 전체 인구의 약 1-2%이며, 남성에 비해 여성이 약 2-2.5배가 더 많다(1, 15). 이는 모든 인종에서 비슷한 유병율을 가진다. 류마티스 관절염은 연령과 함께 증가하지만 주로 30~60세에서 진단된다(1). 또한 수명을 단축시킬 수도 있다(16). 류마티스 관절염의 원인은 밝혀지지 않았지만, 염증의 심각성과 유형이 유전적, 환경적 요인과 관련이 있는 것으로 알려져 있다(1).

류마티스 관절염은 환자의 기능적인 상태에 따라 분류되어진다. 기능적인 상태는 크게 4가지로 구분되는데(17), 분류Ⅰ은 모든 일상생활을 혼자서 독립적으로 수행할 수 있는 사람을 말하며, 예를 들어 자기보호 활동(예, 식사하기, 목욕하기, 몸단장하기, 옷입기, 화장실가기)과 레크레이션/여가 활동, 직업/학교/집안 일을 포함한다. 분류Ⅱ는 자기보호 활동과 직업적 활동을 혼자서 독립적으로 수행할 수 있지만, 레크레이션/여가 활동을 수행하기 어려운 사람을 말한다. 분류Ⅲ은 자기보호 활동은 혼자서 독립적으로 수행할 수 있지만, 직업/학교/집안일과 레크레이션/여가 활동을 수행하기 어려운 사람을 말한다. 분류Ⅳ는 이러한 세 가지 형태의 활동을 수행하기 어려운 사람을 말한다. 류마티스 관절염 환자를 위해 운동처방을 할 경우에는 기능적 상태를 반드시 고려해야 한다.

류마티스 관절염은 양측 관절을 관찰해야 하며, 시간이 지날수록 구조적인 손상과 변형이 심해지게 된다(1, 18). 염증성 활액막염은 가역적(기상 후 강직, 활액막 염증)인 것과 비가역적(구조적인 관절 변형) 징후와 증상을 나타낼 수 있다. 활액막 염증 환자들은 주로 기상 후 강직시간이 2시간 이상 장시간 지속되는 경우가 많다. 이는 골관절염의 통증시간이 30분 정도 지속되는 것에 비해서 더 장시간임을 알 수 있다. 염증이 경감되면 기상 후 강직은 감소된다. 활동성 활액막염이 있는 동안에는 관절부위에 열이 발생하고 부어오른다. 활동적이며 조절되지 않은 활액막염의 빈도와 관절의 변형 속도와는 선형관계에 있다. 관절은 질병의 초기 1~2년 사이에 파손되기 시작된다.

류마티스 관절염은 일반적인 징후와 증상은 통증과 부종, 강직이며, 그 결과로 오는 근육약화와 피로이다. 염증이 있는 관절 주변의 근육과 건은 경직되고 짧아지는 경향이 있으며, 반대로 인대는 콜라겐 효소의 파괴로 인하여 약해지게 된다. 가장 일반적으로 발생되는 관절부위는 손, 손목, 팔꿈치, 어깨, 경추부, 고관절, 슬관절, 족관절과 발이다. 류마티스 관절염 환자의 약 20%는 다른 조직에도 염증을 가지고 있다. 즉, 피부계(예, 류마토이드 ;rhumatoid nodules), 안구계(예, 각결막 건조증; keratoconjunctivitis sicca), 호흡계(예, 흉막염; pleuritis), 심장계(예, 심낭 삼출; pericardial effusion), 위장계(예, 위염 gastritis, 위궤양; peptic ulcer), 신장계(예, 간질성 신장질환; interstitial renal disease), 신경계(예, 경추부 불안정; cervical spine instability, 말초신경 경색; peripheral nerve entrapment)와 혈소판(예, 혈청 제2철(ferritin)과 철(iron)의 결합이 낮은 저색소증-소적혈구빈혈증 hypochromic -microcytic anemia)으로 인한 관절염의 증상이 나타나기도 한다(1).

근섬유증 (Fibromyalgia:FMS)

근섬유증은 류마티스 증후군이며, 만성적이고 방사통이 있고 관절이 아닌 근골격 부위에 통증이 있다(1). 그러나 염증성 과정에 대해서는 아직까지 밝혀지지 않고 있다(19, 20). 근섬유증은 만성적인 방사통을 일으키는 주된 원인이다. 사회경제적 능력이 중상층인 20-60대의 백인 여성(약 75%)에게서 주로 진단된다(1, 21). 유병율은 여성이 0.7-13%, 남성이 0.2-3.9%이며(21, 22), 연령이 높아짐에 따라 증가하게 된다. 근섬유증은 관절염 환자의 약 15%, 일반적인 질병환자의 약 5%를 차지한다(1). 근섬유증의 발생빈도는 알려지지 않았으며, 과거에는 섬유염(fibrositis), 심인성 류마티즘(psychogenic rheumatism), 비관절성 류마티즘(nonarticular rheumatism), 1차성 근섬유증(primary fibromyalgia)과 2차성 근섬유증(secondary fibromyalgia)로 알려져 왔었다. 그러나 1990년대에 미국류마티스학회(ACR)가 근섬유증 환자를 분류기준을 발표하면서 기존의 분류들은 무시되었다.

근섬유증의 병인학은 밝혀지지 않았다. 학자들은 근섬유증의 가능한 인자들을 발표했지만 결론은 나지 않았다. 근섬유증의 통증은 (a)유전적인 인자 즉 근육의 미세손상이나 신경호르몬 부전에 대한 유전적인 가능성 때문이며, (b)근육조직의 비정상과 미세손상과 같은 말초부의 기전, (c)수면 중 뇌전도의 비정상과 신경내분비적 비정상(예, 시상하부-뇌하수체-부신, 낮은 혈청 세로토닌 수치, 기질 P가 높은 뇌척수액, 낮은 소마토메딘 C), 면역 인자(예, 바이러스 감염, 라임병), 외과적 손상, 정신적 스트레스, 중추신경계 구조 내 비정상(예, 시상과 핵꼬리)이 원인이 될 수 있다(21).

근섬유증의 일반적인 증상과 특성은 비관절성(연부조직) 통증, 다발성 압통점, 피로와 기상 후 강직, 수면장애 등 다양하다(1). 피로는 가끔 수면 부족으로 발생한다. 이러한 환자들은 홍분성 내장질환(환자의 50%)과 긴장성 두통, 감각장애(무감각 또는 쑤시는 증상)를 호소한다(1). 또한 근섬유증 환자들은 골관절염, 류마티스 관절염, 라임병 또는 수면장애를 가지게 될 것이다. 근섬유증 증상은 활동부족, 감정적 스트레스, 수면장애, 높은 습도, 중강도의 신체활동으로 유발될 수 있다(1). 이러한 이유 때문에 근섬유증 환자들이 우울증의 유병율이 높은 것은 당연한 결과이다.

일반적으로, 모든 관절염의 형태와 관련된 위험요소는 치료가 가능한 것과 불가능한 것으로 생각해 볼 수 있다. 치료가 불가능한 위험요소는 여성(환자의 60%), 유전인자, 연령이다. 관절염은 노화 과정의 일반적인 부분으로 간주되지 않음에도 불구하고 연령이 증가할수록 그 위험도 증가한다. 치료가 가능한 위험요소는 비만, 관절 손상, 감염, 신체적인 직업병(특히 무릎을 반복적으로 구부리는 직업)이 있다(24).

임상 운동 생리학 (CLINICAL EXERCISE PHYSIOLOGY)

골관절염, 류마티스 관절염, 근섬유증 환자를 대상으로 한 많은 연구들에서는 환자들이 비환자들에 비해 신체적인 기능(유연성, 운동수행능력) 뿐 만 아니라 근신경과 심폐기능이 더 낮다고 보고하고 있다. 이것은 환자들이 운동수행을 하거나 일상활동을 수행하는데 통증이 영향을 미치기 때문이다. 이러한 환자들은 움직임을 줄임으로써 통증이 발생하지 않도록 해야 한다. 이것이 근신경이 퇴화되고 그럼으로써 심폐 능력이 약해지며 궁극적으로는 일상 활동을 수행하는데 어려움이 발생하게 되는 것이다. 이러한 기능의 감소는 적절한 치료를 받지 않는 한 지속될 것이다.

심각한 것은 관절의 가동범위 또는 유연성의 감소(25, 26)와 근전도 활동과 근력, 근지구력, 근수축 속도를 포함한 근신경기능의 감소(25, 27-35), 산소섭취량, 심박수, 혈압, 운동능력을 포함한 심폐기능의 감소(26, 28, 31, 33, 36-38), 걷기와 계단오르기를 포함한 운동수행능력의 감소(25, 26, 35, 38-45), 체력의 감소(46)이다. 또한 통증을 포함한 관절염 증상들은 논문으로 보고되고 있다(25, 26, 35, 36, 38-45). 일반적으로 통증과 염증은 모든 생리학적이고 기능적인 검사에서 신체활동과 수행능력을 제한한다. 이것은 주로 운동단위 또는 근육 억제가 그 원인이다(47, 48). 골관절염과 류마티스 관절염 또는 근섬유증 환자들에게 부적절한 운동은 관절염 증상들을 더 악화시킬 수 있다. 특히 통증은 관절과 근육의 미세손상과 관련이 있다.

여러 운동프로그램들이 이러한 환자들을 대상으로 연구되어졌다. 대부분은 유산소 운동과 저항성 운동 또는 일반적인 컨디셔닝 운동이 주를 이룬다. 이러한 운동들은 유연성을 향상시키고(49-51), 근신경기능을 향상시키며(27, 32, 38-45, 50-66), 심폐기능(32, 38, 50, 52, 57, 58, 64, 65, 67-76)과 운동수행능력(27, 38-45, 53-55, 58, 62, 64, 66, 69-72, 75, 77-85)을 증가시킨다. 그리고 통증을 감소시키며(38-45, 51-55, 63, 64, 66-70, 72, 73, 76, 77, 79-83, 85, 86), 질병의 증상을 좋게 하고(27, 49, 57, 63, 64, 67-69, 73, 81, 83, 84), 운동의 자기 만족감(78, 82, 87)과 심리적 기능(우울증, 흥분감)을 개선(49, 71, 76, 85)시킨다.

관절염 환자들의 생리적이고 기능적인 한계를 증진시키기 위한 운동처방을 하기 위해서는 정확한 생리적 기능과 운동수행능력의 측정이 중요하다. 관절염 환자를 운동처방 할 때 환자 개개인을 위한 가장 적합한 프로그램을 처방하기 위해서는 초기 운동능력(심폐지구력, 근신경 기능, 유연성 등)과 기능적인 운동수행능력 및 상태를 주의 깊게 측정해야 한다. 이렇듯 개별화된 운동프로그램은 초기 단계에 운동을 포기하지 않도록 해야 할 것이다. 관절염 환자들이 생리학적으로 적응하고 초기에 악화되는 것을 예방하며, 운동 탈락률을 감소하기 위해서는 운동량을 천천히 점증해야 할 것이다.

약리학 (PHARMACOLOGY)

골관절염과 류마티스 관절염, 근섬유증 환자를 위한 약물치료는 통증 감소와 해소를 위함이다. 골관절염 치료를 위한 일차적 약물은 아세타미니펜(acetaminophen)과 같은 진통제이다. 캡사이신 크림(capsaicin cream)과 같은 흔히 사용되는 진통제는 통증을 경감시킬 것이다. 골관절염의 이차적 약물이면서 류마티스 관절염의 일차적 약물은 비스테로이드성 항염증제제(NSAIDs)이다. 비스테로이드성 약물들은 프로인플라메트리 프로스타글란딘(proinflammatory prostaglandin)의 합성을 억제한다(1). 이러한 약물에는 아스피린과 셀레콕십(celecoxib), 로페콕십(rofecoxib), 이부프로펜(ibuprofen), 네프록센(naproxen), 인도메타신(indomethacin)이 있다. 그러나 통증이 해소되는 반면에 위장과 신장, 간, 중추신경계에 독성의 위험이 증가한 것으로 알려져 있다(88).

프레드니손(prednisone)과 같은 낮은 용량의 경구용 코르티코스테로이드(corticosteroid)는 활동성 류마티스 관절염 치료에 주로 사용된다. 심각한 국부 염증이나 관절 부종이 있을 경우에는 관절내 코르티코스테로이드(corticosteroid) 주사가 골관절염과 류마티스 관절염의 통증 해소에 효과가 있을 것이다. 그러나 코르티코스테로이드(corticosteroid)의 부작용은 골다공증과 근육병, 백내장, 고혈압과 당뇨병을 유발시킬 수 있다(88).

약물 치료를 실시한 후에는 또 다른 종류의 약물인 질병개선용 항류마티스 약물(DMARDs)이 사용된다. 골관절염 치료제의 신약인 DMARD는 하이얄루로네이트(hyaluronate)를 관절내 주사하는 것이다. DMARD는 가끔 류마티스 관절염 환자에게도 사용이 되며, 장애를 예방하기 위해서 질병 초기 단계에 적극적으로 사용되기도 한다. 류마티스 관절염에 대한 DMARD의 효과는 신체기능을 개선시키고, 염증성 활액막염을 감소시키며, 구조적인 손상을 줄이려는 환자의 1년 동안의 능력에 의해 결정된다. DMARD는 오랄 골드(oral gold), 에타널셉(tanercept), 리플로노마이드(leflunomide), 설파살아진(sulfasalazine), 하이드록시-콜로로퀸(hydroxy-choloroquine), 페니실아민(penicillamine), 메토트릭세이트(methotrexate)가 있다. 다른 관절염 약물과 마찬가지로 DMARD는 독성 효과가 있다. 예를 들어, 장기적으로 메토트릭세이트(methotrexate)를 사용한다면 간기능 합병증을 유발할 수 있으며, 설파살아진(sulfasalazine)은 위장과 중추신경계에 독성을 유발할 수 있을 것이다.

최근에는 인플릭시맵(infliximab)와 같은 생물학적 제제가 류마티스 관절염의 면역억제제로 사용된다. 관절염 특히 골관절염에 치료에 글루코사민 설페이트(glucosamine sulfate), 콘드로이틴 설페이트(chondroitin sulfate) 또는 이 약물들의 혼합 복용이 새로운 효험 약물로 인기가 있다. 이러한 영양 보조제(일종의 nutriceutical)는 통증을 해소하는데 효과가 있는지의 여부를 최근에 연구 중에 있다.

근섬유증에 사용되는 약물들은 피로를 줄이고 근섬유증 증상을 경감시키기 위해서 수면을 깨우는데 사용이 된다. 이러한 약물에는 아미트립틸린(amitriptyline), 사이클로벤자프린(cyclobenzaprine), 알프라졸암(alprazolam), 삼환식 항우울제(tricyclic antidepressant), 하이포노틱 약물(hypnotic agent), S-아데노실메티노닌(S-adenosylmethionine), selective serotonin reuptake inhibitor, NSAID가 있다. 어떤 경우에는 압통점 부위에 국부적 마취제나 코르코스테로이드(corticosteroid) 를 주사한다(1). 만약 어떤 약물에 특징적이라도 그 효과는 모든 환자들에게서 동일하지 않을 것이다. 근섬유증 치료에 대한 메타 분석 결과는 비약물 치료 특히 인지/행동 치료가 병행된 운동이 최상의 효과로 보고된다(89). 그러나 통증과 수면장애를 개선하기 위해서는 약물 치료가 보완될 수 있을 것이다.

관절염 치료에 사용되는 약물은 부작용과 독성이 있으며, 생리학적 시스템을 충돌시킬 수 있다. 다른 종류의 약물에 비해 이러한 약물이 운동검사와 훈련에 나쁜 영향을 미치는 것으로 보이지는 않는다. 각각의 약물과 약물간의 상호작용에 대한 구체적인 작용에 대해서는 Physicians' Desk Reference를 참조하라(90). 골관절염과 류마티스 관절염, 근섬유증 치료를 위해서는 약물학적 치료와 함께 비약물학적 치료를 병행할 것을 권장한다.

이학 검사 (PHYSICAL EXAMINATION)

골관절염은 일반적으로 병력검사와 이학 검사로 진단된다(1). 골관절염 환자의 경우 이학 검사(예, 관절 촉진)로 알 수 있는 몇몇 특성들은 증상이 있는 관절에 부분적 통증, 움직임 시 통증(관절낭 흥분), 관절의 가장자리와 관절낭 압통(뼈의 확장), 관절의 가동범위 감소(뼈돌기 형성, 구축), 관절 불안정, 관절이 잠기는 증상(관절내 골추체/연골 파편), 염발음(어긋나는 관절 표면), 관절의 배열오류(내번 또는 외번), 국부적인 염증 징후(온기, 연부조직 부종)가 있다. 골관절염의 진단은 방사선 검사로 알 수 있다. 골관절염 환자는 x-ray 검사를 통해 관절 가장자리 부위에 뼈돌기가 있음을 알 수 있다. 또한 관절의 공간이 비대칭적으로 좁아져 있고, 연골하 뼈의 경색 및 연골하 수포 형성을 진단할 수 있다. 만약 관절의 가장자리에서 뼈의 무기질 부족과 침식이 x-ray 상에 보인다면 골관절염 보다는 류마티스 관절염으로 진단될 것이다(1).

류마티스 관절염은 질병의 과정에 있어서 초기에 진단하기가 어렵다. 그 이유는 일반적으로 알려진 명확한 특성이 없기 때문이다. 류마티스 관절염으로 진단되기 전까지는 몇 주에서 몇 개월이 걸린다. 그 시작이 서서히 진행이 되며, 대칭적인 관절로 시작되지는 않는다. 미국류마티스학회는 류마티스 환자를 분류하는데 있어 7가지를 제시하였다. 류마티스 관절염이 되기 위해서는 최소한 4가지 항목이 있어야 하며, 1~4개의 항목이 최소한 6주 동안 가지고 있어야 한다. 항목은 다음과 같다. (1) 관절 주변이나 관절 내에 최소한 1시간 이상 지속되는 기상 후 강직 (2) 최소한 3개 관절 부위(특히 손, 손목, 팔꿈치, 무릎, 발목, 발)의 연부조직의 부종 또는 삼출 (3) 최소한 1개 부위의 부어오른 손 또는 손목 관절 (4) 동일 관절이 양측 모두 발생 (5)류마티스 결절(피하 결절은 뼈의 돌출된 부위나 신근 표면에 존재) (6) 혈청 류마티스 인자의 비정상 (7) 류마티스 관절염으로 보이는 뼈의 침식이나 탈석회화와 같은 구조적 변화가 방사선 검사에서 진단(특히 손과 손목 부위)된 경우이다(91). 표피 관절(손가락, 팔꿈치, 무릎)은 촉진과 관절의 부전형성으로 알 수 있으며, 깊은 관절(어깨, 힙)의 형성부전은 관절의 가동범위 제한으로 알 수 있다. 일반적으로, 환자들은 제한된 가동범위와 가동성 속에서도 적절하게 기능을 수행하기 때문에 관절의 형성부전은 상지에서 먼저 발생한다.

근섬유증을 진단하기 위해서는 2개의 확실한 진단이 있어야 한다. 첫째, 최소한 3개월 이상 광범위한 통증의 병력을 가지고 있어야 한다. 이것은 신체의 양측 사이드과 허리 위와 아래에서의 통증을 의미한다. 또한 수직 골격 예를 들면 경추부, 가슴 전면, 흉추부, 허리와 같은 부위에서 통증이 있어야 한다. 둘째로, 약 4kg의 촉진이나 통각계를 사용하였을 때 11-18부위(9부위 양측)의 압통이 있어야 한다. 압통점은 다음과 같다. (1) 후두부; 하후두부 근육의 종지부 (2) 아래 경추부; C5-C7의 횡단면의 전면부위 (3) 승모근; 위쪽 경계의 중앙지점 (4) 극

상근: 견갑골의 내측 가장자리 (5) 제 2 늑골: 제 2 늑연골 부위 (6) 외측 상과: 상과에서 2cm 원위부 (7) 대둔근: 둔부의 위쪽 바깥 $\frac{1}{4}$ 지점 (8) 대결절: 대퇴부 대결절 돌출부의 뒤쪽 (9) 무릎: 관절선 근위부의 내측 지방패드 부위이다(23).

의학적 및 수술적 치료 (MEDICAL AND SURGICAL TREATMENTS)

골관절염, 류마티스 관절염, 근섬유증 환자를 치료하는데 있어 주된 목적은 4개가 있다. 즉, 관절염 증상을 완화시키고, 신체기능을 증진시키며, 신체적 불구를 최소화하고, 약물의 독성을 없에는데 있다(1). 약물의 처방과 함께 의학적 치료는 비약물적 치료를 하는 건강관리 전문가에게 보내어질 수 있다. 비약물적 치료에는 관절 보호 및 에너지보존기술(보조기 사용), 체중감량과 유지, 열치료 및 냉치료기 사용, 슬개골 테이핑 기술, 통증 해소를 위한 TENS의 사용, 운동, 명상, 침술, 바이오피드백, 마사지가 포함된다(1, 14). 또한 염증이 있는 관절부위에 단기간 사용되는 부목은 염증과 관절 손상을 감소시키고 관절의 배열을 개선시킬 것이다. 압통 부위에 열과 함께 사용되는 전기적 자극(초음파 또는 whirlpool)은 근섬유증 환자에게 좋은 치료가 될 것이다. 근섬유증과 류마티스 관절염 환자는 우울증을 치료하는 것이 중요하다. 일반적으로 삼환계 항우울제(tricyclic antidepressant)와 교육으로 치료된다. 이러한 결과는 더 젊은 환자와 질병이 심각하지 않은 환자가 더 좋은 결과를 얻게 된다(1).

인지/행동 치료는 골관절염, 류마티스 관절염, 일부 단계 근섬유증 환자들의 통증과 장애를 감소시킨다(92-96). 이러한 치료는 이완요법, 상황대처능력, 건강 행동의 강화, 통증조절기술이 포함된다. 근섬유증 환자에게 더 좋은 이완요법은 EMG에 의한 바이오피드백 운동(97)과 최면요법(98)이다.

골관절염과 류마티스 관절염 수술은 다른 방법으로 통증을 해소할 수 없거나 치명적인 기능 손상이 오기 전 까지는 고려되지 않는다. 몇몇 수술적 선택이 다른 관절에는 유용할 수 있다. 무릎의 경우 관절경하 표면절제술이나 반월판 절개술 후 세척은 관절의 기능을 개선시키고 연골과 뼈, 반월판의 파편을 제거함으로써 통증을 감소시킬 수 있다(1). 무릎(경골 상부)과 힙(대퇴골)의 뼈 절개는 관절을 재배열시키고 관절에 미치는 스트레스를 분산시킬 것이다(1). 질병이 심각하게 진행된 경우에는 관절 고정술이나 관절 융합술을 실시함으로써 통증을 경감시키고 관절의 안정과 배열을 개선시킬 수 있을 것이다. 이러한 시술을 척주, 손목, 발목, 손목, 발의 경우에 자주 사용되어진다(1). 관절융합은 관절 움직임이 완전히 없어진 후에는 고려되지 않으며, 융합되지 않은 관절에 오히려 부담이 증가할 것이다. 관절 통증을 줄이거나 제거하는 성공적인 수술적 치료는 관절 치환술이다. 이 절차는 무릎과 고관절에 주로 사용이 된다. 관절 치환술은 관절연골을 복제할 수 없으며, 시간이 지나면서 교정이 요구될 것이다(1). 근섬유증은 수술적 치료가 요구되지 않는다.

진단 기술 (DIAGNOSTIC TECHNIQUES)

이학 검사에서 언급했듯이 골관절염 진단은 병력검사와 이학 검사로 실시되며, 방사선 검사로 이루어진다. 일반적인 혈액검사가 수행되지만 그 결과는 정상이다. 또한 류마티스 인자(RF)와 적혈구침강율(ESR)은 다른 관절 질환을 배제하기 위해 수행된다(1).

염증성 활액막염이 있음에도 불구하고 류마티스 관절염을 진단하기 위한 특별한 검사는 없다. 활액 삼출물내 백혈구 검출과 x-ray 검사를 통한 관절 침식으로 진단될 수 있다. 앞서 언급했듯이 병력과 이학 검사는 진단에 도움을 주는 중요한 절차이다. 혈액검사는 진단을 보조하는 검사이며, 혈액검사에는 류마티스 인자(rheumatoid factor;RF), 적혈구 침강 속도 (erythrocyte sedimentation rate; ESR), C-반응 단백(C-reactive protein)검사가 있다. ESR과 C-reactive protein 검사는 활액막 염증을 알 수 있는 좋은 방법이다. 류마티스 인자(RF)는 류마티스 관절염을 진단하는 검사는 아니다(99). 류마티스 관절염 환자 약 85%는 류마티스 인자를 가지고 있지만, 일부 류마티스 관절염 환자는 류마티스 인자가 양성으로 나타나지 않는다(1). 류마티스 인자가 양성으로 나타나는 환자들은 질병이 심각하거나 외형적으로 류마티스 관절염 표식을 갖는 사람들이다. x-ray와 MRI, CT와 같은 이미지 기술은 관절 파괴(관절연골, 인대, 건, 뼈)의 정도를 진단하는데 사용된다(99). 일부 임상적 진단들은 압통과 부종 관절의 수, 가동범위의 측정, 걷는 시간, 기상 후 강직 시간, 피로 지수, 악력 검사를 포함한다.

근섬유증을 진단하기 위한 기본 항목은 없다. 병력검사, 혈액검사, 방사선적인 비정상을 찾아낼 수 없다. 또한 근육의 에너지 대사 즉 pMRS(PCr/Pi) 검사에서 밝혀낼 수도 없다. 그러나 일부 환자들은 수면 연구와 방사통의 스크린 검사, 방사선 검사, 근전도 검사가 도움이 될 것이다. 근섬유증을 진단할 때 근막통증과 만성피로증후군과 같은 다른 상태를 배제시키는 것이 중요하다. 그 이유는 증상이 비슷하고, 동시에 발생하며, 증상이 중복되기 때문이다.

운동/체력/기능 검사 (EXERCISE/FITNESS/FUNCTIONAL TESTING)

환자를 검사하기 위해서는 최대한 통증이 없는 상태에서 운동검사나 기능검사를 수행하는 것이 중요하다. 그러므로 운동 전문가는 검사를 하는 동안 환자의 위치 뿐 만 아니라, 인체의 다른 기관(심폐지구력, 근신경)이나 근육이 적절하게 회복이 될 수 있도록 하기 위해서 검사의 순서를 고려해야 한다. 골관절염과 류마티스 관절염 환자들의 경우 관절의 구축으로 유연성이나 가동범위가 제한되는 것은 당연하다. 통증이나 증상이 악화된 환자는 검사 프로토콜과 검사장비의 조절을 통하여 피로를 회복하도록 해야 한다. 만약 검사의 위험이 운동프로그램의 효과보다 더 높다고 판단된다면 운동 전문가는 검사를 하지 않아야 한다.

검사 순서를 신중하게 계획하는 것이 중요하다. 검사에는 통증 진단과 신체장애 진단, 신체기능 검사, 유연성, 근력, 심폐기능 검사가 있다. 앞서 언급했듯이, 환자의 증상과 운동 목표를 고려해야 적절한 수치를 평가할 수 있을 것이다.

통증과 신체장애 진단은 신체 그림에 통증부위를 표시하는 형식으로 시각적 통증 평가 척도와 같은 설문지가 활용된다. 관절염 환자에게 유용한 구체적인 설문 검사는 2개가 있다. 모든 관절염 환자에게 사용이 가능한 Arthritis Impact Measurement Scales 2(101)와 골관절염 환자에게 사용이 가능한 Western Ontario and McMaster Universities(WOMAC) Osteoarthritis Index가 있다(102).

신체기능이나 운동수행능력은 다양한 방법으로 측정할 수 있다. 여기에는 6분 걷기를 하면서 거리와 자각인지도(RPE) 및 심박수를 측정하는 방법과 유연성(sit & reach) 검사, 1분 동안 의자에서 일어난 횟수, 계단오르기, 빠르게 걷기가 있다. 유연성 검사는 앉아윗몸앞으로 굽히기 검사와 함께 관절의 가동범위를 고니오미터기를 이용하여 측정할 수 있다. 어깨 유연성은 앞으로 뻗기(forward reach)가 적절할 것이다.

근기능 검사(근력, 근지구력, 수축 속도, 순발력)는 등척성, 등장성, 등속성 방법으로 측정될 수 있다. 이러한 검사를 할 때는 최대 근수축을 낼 수 있는 상태에서의 통증을 고려하는 것이 중요하다. 통증은 신경 억제 때문에 발생하는 것이며, 근기능이 훨씬 더 낮게 측정될 수 있기 때문이다. 어떤 경우에는 근전도 검사가 사용되어질 것이다.

작업 능력이나 유산소 능력 또한 다양한 방법으로 측정된다. 질병의 심각성 정도에 따라 검사를 통하여 최대한으로 유산소 능력을 측정하는 것이 더 실제적일 것이다(103). 대부분의 골관절염과 류마티스 관절염, 근섬유증 환자들은 증상에 따른 운동부하검사를 수행해야 할 것이며, 중요한 증상은 통증과 말초 근육 피로이다. 검사를 위해 어떠한 도구를 이용할 것인가를 고려하는 것이 무엇보다도 중요하다. 트레드밀 위에서 걷는 것과 같은 체중지지 운동은 체중 부하를 받는 관절에 통증을 유발시킬 것이다. 만약 환자가 통증을 느껴 검사를 중단하기 전까지 높은 수준의 운동을 수행할 수 있다면 고정식 자전거와 같은 비 체중 지지 운동이 심폐지구력을 더 정확하게 측정할 수 있을 것이다. 심혈관 질환과 같은 중복이환(comorbid) 가능성이 있는 경우에는 심혈관계 검사(안정시. 운동중, 회복시)를 수행하는 동안 지속적으로 관찰(심전도, 심박수, 혈압)되어져야 한다. 근섬유증 환자는 통각계를 이용하여 압통점 부위를 자극하여 통증의 역치를 측정해야 한다.

운동처방과 프로그램 (EXERCISE PRESCRIPTION AND PROGRAMMING)

골관절염과 류마티스 관절염, 근섬유증은 매우 다른 형태의 관절염이다. 그러므로 관절염의 형태와 특징적인 증상, 제한점, 질병의 예후, 그리고 운동처방 시 환자의 중복이환 상태를 이해하는 것이 중요하다. 관절을 움직일 경우 통증과 염증, 피로 제한점 때문에 이러한 환자들은 중추의 문제 보다는 말초적 문제가 더 많이 발생한다. 그러한 이유는 운동을 제한하는 원인이 말초 근조직에 문제가 있다는 것을 의미한다. 많은 관절염 환자들은 호흡곤란이나 협심증 또는 다른 급성 심폐계의 문제가 아닌 근피로나 통증 때문에 운동검사를 중단할 것이다. 그러므로 운동프로그램의 형태는 초기에는 각 관절염의 주된 문제에 중점을 두어야 하며, 점차적으로 일반화된 운동으로 진전해야 한다. 예를 들면, 체중지지를 할 경우 문제가 나타나고 대퇴사두근의 위축이 있는 관절염 환자는 유산소 운동보다는 비체중지지 저항성 운동이 더 적당하다.

일반적으로 관절염 환자는 두 가지 다른 형태의 운동에 참여할 수 있다. 잘 짜여진 운동프로그램은 동일한 효과를 얻을 수 있다. 관절염 환자를 위한 운동프로그램을 작성할 때 기능적 능력을 향상시키는 운동과 체력 수준을 향상시키는 운동을 구분하는 것이 중요하다. 운동 전문가는 관절염 환자의 기능적 능력을 향상시키는 운동프로그램을 우선적으로 제공한 후에 체력을 향상시키는 운동프로그램을 제공해야 한다. 많은 관절염 환자의 목표는 피로나 통증 없이 일상적인 생활을 하는 것이다. 실제로 많은 관절염 환자의 경우에, 체력 수준을 향상시키는 것 보다 이러한 성과를 얻고자 하는데 더 중점을 두고 있다.

골관절염과 류마티스 관절염, 근섬유증 환자들은 걷기와 고정식 자전거, 수중운동과 같은 유산소운동을 통해 효과를 얻을 수 있다(50, 57, 58, 60, 65, 67, 68, 70-78, 80-83, 104). 그러나 시간이 지나면서 그 효과는 상대적으로 수명을 단축시킬 수도 있고(50, 69, 105), 몇 개월 동안은 운동 이전의 상태 이상으로 유지될 수도 있다(49, 58, 72, 79, 87). 유산소운동을 통해 유산소 능력(예, 최대산소섭취량의 증가)과 통증이 호전되는 반면, 근력과 근지구력, 유연성은 향상은 되지 않는다. 수중운동은 관절염 환자들에게 권장된다. 그러나 유산소능력과 근력, 근지구력을 향상시킨다는 과학적인 증거는 없으며, 관절의 유연성과 신체 기능에 미치는 따뜻한 물의 효과를 입증하는 증거만 약간 있을 뿐이다(49, 78).

골관절염과 류마티스 관절염 환자를 대상으로 한 연구에서 저항성 운동은 근력과 근지구력, 근육의 수축 속도가 매우 향상되는 것으로 보고되고 있다(27, 32, 38-41, 43-45, 50, 52-59, 61-64, 66, 71, 72, 80). 이러한 형태의 운동은 통증을 없애주고(38-41, 42-45, 53-55, 63, 64, 66, 68, 71, 72, 80, 82, 83, 85, 86), 근육의 효율과 운동능력 그리고 심혈관계 능력을 향상시키는 것으로 보고되고 있다(32, 38, 50, 57, 64, 68, 71-74, 80). 그러므로 환자들이 심혈관/유산소 운동의 효과를 얻을 수 있는 수준에서 유산소 운동을 수행하도록 해야 한다. 대부분의 경우 저항성 운동에 참여한 관절염 환자들은 운동프로그램을 수행한 후에 몇 개월 혹은 그 이상 동안 운동 전의 수치보다 더 좋은 상태를 유지할 수 있다고 한다(27, 40, 58, 72).

표 10.1. **골관절염, 류마티스 관절염, 근섬유증 환자를 위한 일반적이고 점진적인 운동처방**

관절염의 형태	운동처방		빈도	강도	시간
골관절염 (OA)	유연성	• 관절가동범위	매일	활동적/부드럽게	10-15분
	저항성	• 근력	2-3일/주	최대의 10-80%	5-10회
		• 근지구력	2-3일/주	최대의 10-80%	90-120초
		• 스피드	2-3일/주	최대의 10-80%	5-10회
	유산소운동	• 지구력	3-4일/주	최고심박수의 60-80%	30-60분(점증)
	기능적 운동		매일	중강도	1-5회
류마티스 관절염 (RA)	유연성	• 관절가동범위	매일	활동적/부드럽게	10-15분
	저항성	• 근력	2-3일/주	최대의 10-80%	5-10회
		• 근지구력	2-3일/주	최대의 10-80%	90-120초
		• 스피드	2-3일/주	최대의 10-80%	5-10회
	유산소운동	• 지구력	3-4일/주	최고심박수의 60-80%	30-60분(점증)
	기능적운동		매일	중강도	1-5회
근섬유증 (FMS)	유연성	• 관절가동범위	매일	활동적/부드럽게	10-15분
	저항성	• 근력	2-3일/주	최대의 10-80%	5-10회
		• 근지구력	2-3일/주	최대의 10-80%	90-120초
		• 스피드	2-3일/주	최대의 10-80%	5-10회
	유산소운동	• 지구력	3-4일/주	최고심박수의 60-80%	30-60분(점증)
	가능적운동		매일	저-중강도	1-5회

주: OA=골관절염; RA=류마티스 관절염; FMS=근섬유증

관절염 환자를 위한 최상의 운동처방은 유연성 운동으로부터 근기능 운동(근력, 근지구력, 수축 속도에 중점을 두는), 유산소운동(비체중지지와 변형된 체중지지 운동 포함)으로 서서히 운동 프로그램 진행시켜나가는 것이다. 이러한 운동처방과 함께 기능적인 운동(예를 들어, 계단오르기, 의자에서 일어나기, 걷기)과 이완운동(예를 들어, 태극권, 요가)을 해야 할 것이다. 이러한 형태의 운동프로그램 진전은 관절염 환자의 일상생활 능력은 물론 체력을 향상시키는데 좋은 운동처방이 될 것이다. 계획적인 재활 프로그램을 통해 증상이 악화되는지를 잘 관찰하고 운동에 대한 생리학적인 적응속도를 결정하며, 운동 순응도와 프로그램 적응을 격려하기 위해 초기에는 더욱 통증 부위를 보호해야 할 것이다.

표 10.1에서는 골관절염과 류마티스 관절염, 근섬유증 환자를 위한 점진적 운동처방 개요를 제시하고 있다. 이 처방은 기본적으로 골관절염과 류마티스 관절염 환자들에게는 동일하다. 그러나 류마티스 환자는 급격한 운동으로 인해 타오르는 듯한 증상과 질병의 악화 및 염증이 발생되지 않도록 하기 위해 프로그램에 휴식/회복 시간을 적절하게 제공하는 것이 중요하다. 근섬유증 환자의 경우에도 마찬가지로 적절한 휴식이 매우 중요하다.

유연성 운동 (Flexibility Exercise)

골관절염, 류마티스 관절염, 근섬유증 환자에게는 유연성과 스트레칭 운동프로그램이 중요하다. 관절의 경직을 예방하고 주변 근육을 이완하기 위해서 모든 관절을 가동범위 내에서 부드럽고 활력적으로 움직이는 것이 중요하다. 매일 3~5회를 실시해야 하며, 손상을 예방하기 위해서는 관절의 전 가동범위 내에서 운동이 시행되어야 한다.

저항성 운동 (Resistance Activities)

저항성 운동프로그램은 골관절염(27, 38-40, 43-45, 53-55, 80, 82)과 류마티스 관절염(32, 50, 56-58, 61, 64, 66) 환자들에게 매우 인기가 있다. 그러나 근섬유증 환자를 대상으로 한 저항성 운동의 효과에 관한 연구는 매우 적다(52, 68). 관절염 환자를 대상으로 운동처방을 할 때 각 환자의 초기 제한점을 평가하는 것이 중요하다. 저항성 운동을 처방하기 이전에 근육의 긴장지수나 등속성 장비 또는 1RM을 사용하여 환자의 최대 근력을 평가해야 한다. 증상학적 관점에서 보면, 저항성 운동의 진행은 다른 관절염 환자들 보다 근섬유증 환자들에게는 다르게 적용될 것이다. 관절염 환자에게 처방되어지는 저항성 운동은 등척성, 등장성, 등속성이 있으며, 근력과 근지구력, 근육 수축 속도의 차이에 따라서 다른 방법으로 처방될 것이다.

근력 (Strength)

관절에 직접적인 손상이 있는 골관절염과 류마티스 관절염 환자들은 관절을 지지하는 근육을 최대 등척성 수축 운동으로 시작하는 것이 중요하다. 등척성 수축은 관절의 움직임 없이 근육을 최대한으로 수축시킬 것이다. 무엇보다도 통증이 없다는 것이며, 근력을 향상시키기 위해서는 3~5회를 실시하되 하루에 1회는 실시해야 한다. 각 수축은 5~10초(점증) 동안 유지해야 한다. 환자들은 다양한 도구를 이용하여 등척성 수축 운동을 수행할 수 있다(예를 들어, 저항성 밴드, 웨이트 장비, 자전거 튜브, 수술 튜브, 보조자). 또한 근력은 저항을 높이고 반복수를 줄이는 등장성 근수축으로 진전함으로써 향상되어질 것이다. 저항성 운동의 점증은 매우 낮게(최대의 약 10%) 시작하고, 주당 최대 능력의 10% 정도를 늘리는 것이 권장된다. 이러한 보존적 치료를 하는 동안 운동전문가는 환자의 점증 상태를 관찰하고, 증상이 악화되지 않고 운동에 적응하고 있는지를 확인해야 한다. 환자들은 주당 3회 등장성 운동을 수행해야 한다. 하루에 5~10회 이상을 반복할 필요는 없다. 만약 등속성 장비를 가지고 있는 치료실이라면 등척성 수축과 등속성 수축을 실시할 수 있다. 운동을 하는 장소에 관계없이 모든 환자들은 너무 빠른 속도로 진행시켜서는 안되며, 상해가 일어나지 않도록 하기 위해 운동을 수행하는 적절한 방법을 교육받아야 할 것이다.

근지구력 (Endurance)

근지구력을 향상시키기 위해서는 몇 가지 방법이 있다. 전통적으로 근지구력은 낮은 부하, 많은 반복수를 사용하는 것이다. 이러한 방법은 지근섬유(Type I)섬유의 지구력을 향상시키는 반면에 모든 근섬유를 향상시키지는 않는다. 복합적으로 근섬유 형태의 개선을 위해서 계속 근수축을 유지해야 한다. 이를 위한 한 가지 방법은 처방된 부하를 들어 올리고

(최대의 10%에서 시작하고 매주 10% 점증) 일정시간 동안 유지하는 것이다. 관절염의 종류에 따라 다르지만 환자는 저항 시간을 점증적으로 증가시키거나 미리 결정된 시간 동안 유지한다. 예를 들어, 골관절염과 류마티스 관절염 환자들은 90초 동안 수축을 유지하는 반면, 근섬유증 환자는 처음에는 30초 동안 수축을 유지하고 90초로 점증하며, 그 이후에 저항을 점증시킨다.

근 수축 속도 (Contraction Speed)

관절염 환자를 운동시킬 때 흔히 간과될 수 있는 운동생리학은 근육을 빠르게 수축할 수 있는 능력이다. 특정한 기능적인 활동(예, 신호등이 바뀌기 전에 횡단보도 건너기)을 향상시키고 낙상을 예방하기 위해서, 근육의 수축 속도를 향상시키는 것이 중요하다. 관절염이 있는 많은 사람들의 경우 관절의 변형과 통증, 피로 그리고 건측 보상 작용으로 인하여 시간이 지날수록 보행이 변화되기 시작한다. 수축 속도는 관절의 전가동범위 내에서 통제된 방법으로 부하를 최대한 빠른 속도로 들어 올림으로써 향상될 수 있다. 만약 운동을 감독없이 등장성 운동을 한다면, 관절을 보호하고 근육 손상과 통증을 예방하기 위해 통제된 방법 하에서 부하를 들어 올리는 방법을 교육하는 것이 대단히 중요하다. 이러한 운동은 등속성 장비를 이용하여 안전하게 수행될 수도 있을 것이다. 근섬유증 환자들은 골관절염이나 류마티스 관절염 환자들 보다 운동프로그램 초기에 근 수축 속도를 수행할 수 있을 것이다. 그 이유는 근섬유증 환자들의 경우에는 관절 부종과 관련이 없기 때문이다. 골관절염과 류마티스 관절염 환자들의 경우에는 관절 주변의 근육을 적응하기 시작하고 보호할 수 있게 된 이후인 프로그램 후반기에 근근 수축 속도를 실시해야 한다. 초기에는 고강도 운동을 주당 3일 실시하고 초기에는 낮은 부하를 사용할 것을 권장한다. 6~12주 이내에 환자의 근기능이 현저히 향상되고 통증과 피로수준이 감소할 정도까지 훈련된다.

심혈관계 운동 (Cardiovascular Activities)

근육조직이 충분하게 훈련이 되고 근육을 효율적으로 사용할 수 있다면 유산소 운동과 기능적인 운동이 운동프로그램에 포함되어야 한다. 만약 최대 또는 최고 유산소능력을 측정하는 것은 최적의 유산소 프로그램을 처방하기 위한 도구가 될 것이다. 관절염 환자에게 유산소 운동프로그램을 처방할 때 중요한 사항은 그들이 안전하게 할 수 있도록 유산소 운동의 형태를 고려하는 것이다. 예를 들어, 많은 골관절염과 류마티스 관절염 환자들은 과체중이고 공공장소에서 수영복을 입는 것이 불편하기 때문에 수영을 하지 않으려 할 것이다. 또한 비체중지지운동이나 체중지지 유산소운동 중 더 적절한 운동이 무엇인지 고려하는 것이 중요하다. 일반적으로 어떤 운동이든지 환자들은 규칙적으로 운동을 수행하려고 할 것이다. 운동프로그램은 목표심박수 하한치 수준으로 유산소 운동에 적응하도록 신중하게 시작하고, 그 이후에 심혈관(유산소) 운동 범위를 증가시키는 것이 권장된다.

기능적 활동 (Functional Activities)

기능적 활동은 여가활동과 레크레이션, 가정생활 및 직업적 활동에 참여하는 기본적인 신체활동으로 규정할 수 있다. 예를 들어 걷기, 계단오르기, 의자에서 일어나기, 허리 굽히기와 같은 활동이다. 전체 운동프로그램의 일부분으로 기능적 활동을 포함해야 한다. 전통적인 운동의 형태에 대한 생리학적 적응이 있음에도 불구하고, 만약 환자가 기능적인 활동을 위해 생리적 반응을 사용할 수 없다면 더 좋은 기능이 발생하지 않을 것이다.

교육과 상담 (EDUCATION AND COUNSELING)

관절염의 형태에 따라 의학적 · 약물학적 · 수술적 치료 이상으로 자가 처치(self-management)가 중요하다. 자가 만족도가 높은 환자들은 신체 활동 동안에 통증과 장애가 거의 없는 것으로 나타났다(78, 82, 106). 지지 집단과 함께 스트레스 감소 기술을 적용하고 신체 활동을 하는 통합 전략은 체력과 유연성을 향상시키며, 관절염 환자가 공동체 또는 외래 프로그램을 받도록 독려 될 수 있다(107). 신체 활동과 체중 감소를 위한 운동 프로그램은 일반적으로 권장된 사항을 준수해도 좋다. 관절염 재단에서는 관절염 환자를 위한 몇 가지 공동체 프로그램을 제공한다. 공동체 프로그램은 지상 기반 프로그램〔land-based PACE (People with Arthritis Can Exercise) program〕

과 수중 기반 프로그램〔warm-waterbased Art- hritis Foundation YMCA Aquatics program〕이다. 두 프로그램은 유연성과 지구력이 낮은 수준에서도 실시할 수 있다는 점이다. 관절염 재단에 의해 지원을 받고 있는 다른 교육 프로그램은 관절염 자아 도움 과정(ASHC: Arthritis Self-Help Course)이다. 이 과정은 질병에 대한 정보를 제공하고, 약물과 부작용, 의사와의 관계, 통증 조절, 에너지 보존 기술, 영향과 체중관리, 이완요법, 운동과 신체활동 관련된 정보를 제공한다(24). 이 프로그램을 통하여 관절염 환자의 20% 정도가 통증이 감소하였으며, 치료비가 감소된 것으로 보고되었다(108, 109). 간혹 환자들은 물리치료 또는 작업치료사에게 보내지기도 한다.

사례 연구

환자 병력 (Case History)

이 환자는 76세이며 철공소에서 일을 하다가 은퇴하였으며, 4명의 자녀가 있고, 단독주택에 살고 있다. 그는 8학년 교육을 마쳤다. 그는 가끔씩 무릎에 통증이 있고 뻣뻣함을 호소하였으며, 오른쪽 무릎보다 왼쪽 무릎의 통증이 더 심하였다. 작년에 계단을 오르고 내려오는데 어려움을 호소하였다. 그리고 15년 동안 진단되지는 않지만 왼쪽 어깨와 허리에 통증이 있었다. 최근에는 어떠한 약물도 복용하지 않는다. 그는 체중이 77kg이며, 신장이 167cm이다.

의학적 병력 (Medical History)

환자의 안정시 혈압은 168/78mmHg로 고혈압을 가지고 있지만 항고혈압제는 복용하지 않고 있다. 금연을 위한 일종의 신경제 약물을 복용하고 있음, 다른 의학적 문제는 없다고 한다. 그는 전립선 암으로 진단을 받았으며, 1년에 1회 검진을 받고 있다. 다른 질병은 없으며, 경미한 기억력 결핍증을 가지고 있고 아스피린에 대한 알러지 반응이 있다.

의학적 검사 (Medical Exam)

환자는 비정상적인 보행을 하지만 명령에 잘 반응을 하며, 좋은 협응력을 가지고 있다. 흉요추 부위에 측만증이 약간 있지만, 척추의 움직임은 양호한 편이다. 척추의 전체적인 가동범위는 양호하지만, 왼쪽 어깨는 외전과 신전시 통증이 있다. 매뉴얼 근력 검사시 근력의 평가는 5점 만점에 5점을 받았다. 그는 반사작용이 정상이며, 깊은 건 반사가 동일하게 작동한다. 왼쪽 무릎은 염발음이 있고 뼈가 돌출되어 있다.

방사선 검사 (Radiographic Review)

무릎 양측 전후 x-ray 검사 결과 양측 무릎의 내측부에 골관절염 소견이 있으며, 좌측이 더 심한 것으로 보인다. 또한 양측 무릎의 외측부에 퇴행성 변화가 있다. 뼈의 급성 비정상은 없는 것으로 보인다.

안정시 운동 반응 (RESTING AND BASELINE EXERCISE RESPONSES)

무릎의 골관절염 치료를 위한 점증 부하 운동 프로그램(QPER)을 하기 이전에 안정시 운동 데이터를 다음과 같이 측정하였다.

기능적 평가 (Functional Assessment)

걸을 때 좌측 무릎에 한걸음 한걸음마다 계속적으로 통증이 있다. 의자에서 일어날 때 양측 무릎에 약간의 통증이 있으며, 허리에 심한 통증이 있다. 계단을 오르내릴 때 손잡이에 크게 의존해야 하며, 한 계단씩 올라가야 한다. 계단을 내려갈 때 양측 무릎에 특히 통증이 있다.

근기능 평가 (Muscle Function Assessment)

좌우측 대퇴사두근과 슬괵근의 등척성 평균 근력은 대퇴사두근의 경우 좌측 15.8kg, 우측 18.5kg이며, 슬괵근의 경우 좌측 5.8kg, 우측 3kg이다. 대퇴사두근 측정 시 좌측 무릎에 통증을 호소하였다. 대퇴사두근과 슬괵근의 90초 이상 유지할 수 있는 등척성 근지구력 측정 결과 대퇴사두근은 좌측 622kg/초 우측은 643kg/초이고, 슬괵근은 좌측 190kg/초 우측은 120kg/초였다.

대사적/심혈관계 기능 평가
(Metabolic/Cardiovascular Function Assessment)

고정식 자전거를 이용한 운동부하검사 결과는 다음과 같다.

안정시 산소소비량=4.7ml/min/kg; 혈압=168/78mmHg;

심박수=96회/분
25W 산소소비량=13ml/min/kg; 혈압=189/73mmHg;
심박수=108회/분
50W 산소소비량=16ml/min/kg; 혈압=215/80mmHg;
심박수=120회/분
검사는 말초근육 피로와 무릎 통증으로 중지되었다.

훈련 후 운동 반응 (POSTTRAINING EXERCISE RESPONSES)

점증 부하 운동 프로그램(QPER)을 2개월 동안 실시한 결과는 다음과 같다.

기능적 평가
(Functional Assessment)

환자는 보조자와 통증 없이 활동을 시작하였다. 환자는 50보 이상을 걸었으며 11% 더 속도가 빨라졌다. 그리고 걸을 때 통증은 없었다. 환자는 무릎 통증 없이 정상적으로 계단을 오르고 내릴 수 있었다. 의자에서 일어날 때 무릎 통증은 없었으며, 약간의 허리 통증이 있었다. 밤에는 다리를 절룩거리는 것이 없어졌으며, 다리를 쉽게 구부려서 책상다리로 앉을 수 있다. 장거리를 걸을 때 통증이 거의 없으며, 균형감은 더욱 좋아졌다.

근기능 평가
(Muscle Function Assessment)

근력의 경우 대퇴사두근이 평균 33%, 햄스트링근이 평균 117% 향상되었으며, 근지구력의 경우 대퇴사두근이 72%, 햄스트링근이 104% 향상되었다.

대사적/심혈관계 기능 평가
(Metabolic/Cardiovascular Function Assessment)

고정식 자전거를 이용한 운동부하검사 결과는 다음과 같다.

안정시 산소소비량=4.8ml/min/kg; 혈압=145/73 mmHg;
심박수=90회/분
25W 산소소비량=11.3ml/min/kg; 혈압=168/74 mmHg;
심박수=107회/분
50W 산소소비량=13.6ml/min/kg; 혈압=186/70 mmHg;
심박수=114회/분
75W 산소소비량=17.2ml/min/kg; 혈압=210/64 mmHg;
심박수=126회/분

검사는 100W 부하에서 환자가 지속할 수 없었기 때문에 중지되었다.

그는 최대하 산소소비량이 14% 감소하였으며, 최고 산소소비량에서는 8% 증가하였다. 그의 최대 운동부하는 25W 단위로 점증되었다.

해석 (INTERPRETATION)

운동프로그램을 하기 이전에 안정시 반응은 골관절염을 가진 노인에게는 기본적인 사항이다. 관절 통증으로 인하여 활동을 할 수 없고 쉽게 근피로를 경험하는 것이다. 이는 하지 근력과 근지구력이 낮게 측정될 뿐 만 아니라 운동 중 산소소비량과 운동 부하도 낮게 측정될 것이다. 관절 통증과 신체적 활동을 하지 않는 것은 걷기와 계단오르기, 의자에서 일어나기 등과 같은 근기능 활동 능력을 감소시킬 것이다. 안정시 혈압과 심박수가 증가함에도 불구하고 운동량이 함께 증가한다. 점증성 저항 운동프로그램은 유산소 훈련 프로그램으로 얻을 수 있는 항목을 포함하여 모든 측정항목을 개선시킨다(기능적 수행능력, 근력, 대사/심혈관계). 특히 최대 일량과 최고 산소소비량의 증가는 하지 근의 효율 측면에서 전체적인 향상을 유발시킨다. 환자들에게 무엇보다 중요한 것은 안정시와 신체 활동시 무릎 통증을 현저히 감소시키는 것이었다.

임상 적용 (CLINICAL IMPLICATIONS)

무릎 골관절염의 주된 증상은 통증이다. 환자가 운동검사를 하거나 훈련을 할 때 무릎 통증이 수행 능력에 어떻게 영향을 미치는지를 고려하는 것이 중요하다. 예를 들어, 이러한 환자들은 무릎 통증으로 검사를 중단하기 이전에 더 높은 일량에 도달 할 수 있도록 고정식 자전거를 이용하여 운동부하검사를 수행해야 한다. 또한 보행이 비정상이기 때문에 고정식 자전거는 트레드밀 위에서 걷는 것 보다 더 안전하다. 환자는 생리학적 기능이 감소되었음에도 불구하고 초기에 유산소 훈련 보다는 저항성 훈련프로그램을 처방한다. 그 이유는 근력과 지구력의 감소와 관절 통증의 증가 그리고 운동부하검사에 대한 반응 때문이다. 운동부하검사 중지 이유가 심폐계의 문제가 아니라 말초부의 근피로인 점으로 미루어 볼 때, 근력 상태가 검사를 지속할 수 있는 능력을 제한하는 요인으로 작용하기 때문이다. 골관절염 환자는 등척성 근수축을 통하여 관절을 고정시킨 상태에서 통증 없이 최대의 근력을 발휘할 수 있다. 등척성에서 등장성 낮은 부하 그리고 등장성 높은 부하, 지구력, 근육 수축 속도의 순서는 근육이 잘 적응하도록 할 것이며, 통증 증가와 관절의 부종에 대한 위험을 더욱 감소시킬 것이다.

참고문헌

1. Klippel JH, ed. Primer on the rheumatic diseases. 11th ed. Atlanta, GA: Arthritis Foundation, 1997.
2. Iversen MD, Liang MH, Bae SC. Selected arthritides. In: Frontera WR, Dawson DM, Slovik DM, eds. Exercise in rehabilitation medicine. 1st ed. Champaign, IL: Human Kinetics, 1999:227–252.
3. Peyron JG, Altman RD. The epidemiology of osteoarthritis. In: Moskowitz RW, Howell DS, Goldberg VM, et al., eds. Osteoarthritis: diagnosis and medical/surgical management. 2nd ed. Philadelphia, PA: WB Saunders Inc., 1992:15–37.
4. Moskowitz RW. Clinical and laboratory findings in osteoarthritis. In: Koopman WJ, ed. Arthritis and allied conditions: a textbook of rheumatology. 13th ed. Baltimore, MD: Williams & Wilkins, 1997:1985–2011.
5. Kellgren JH, Lawrence JS, Bier F. Genetic factors in generalized osteo-arthrosis. Ann Rheum Dis 1963;22:237–255.
6. Felson DT, Naimark A, Anderson JJ, et al. The prevalence of knee osteoarthritis in the elderly: the Framingham Osteoarthritis Study. Arthritis Rheum 1987;30:914–918.
7. Felson DT. Epidemiology of the rheumatic diseases. In: Koopman WJ, ed. Arthritis and allied conditions: a textbook of rheumatology. 13th ed. Baltimore, MD: Williams & Wilkins, 1997:3–34.
8. Peyron JG. Epidemiologic and etiologic approach to osteoarthritis. Semin Arthritis Rheum 1979;8:288–306.
9. Anderson J, Felson DT. Factors associated with knee osteoarthritis (OA) in the HANES I survey: evidence of an association with overweight, race and physical demands of work. Am J Epidemiol 1988;128:179–189.
10. Felson DT, Zhang Y, Hannan MT, et al. Risk factors for incident radiographic knee osteoarthritis in the elderly: the Framingham study. Arthritis Rheum 1997;40:728–733.
11. Altman R, Alarcón G, Applerouth D, et al. The American College of Rheumatology criteria for classification and reporting of osteoarthritis of the hand. Arthritis Rheum 1990; 33:1601–1610.
12. Altman R, Asch E, Bloch D, et al. Development of criteria for classification and reporting of osteoarthritis. Classification of osteoarthritis of the knee. Arthritis Rheum 1986;29:1039–1049.
13. Altman R, Alarcón G, Applerouth D, et al. Criteria for classification and reporting of osteoarthritis of the hip. Arthritis Rheum 1991;34:505–515.
14. Brandt KD. Nonsurgical management of osteoarthritis, with an emphasis on nonpharmacologic measures. Arch Fam Med 1995;4:1057–1064.
15. Albani S, Carson DA. Etiology and pathogenesis of rheumatoid arthritis. In: Koopman WJ, ed. Arthritis and allied conditions: a textbook of rheumatology. 13th ed. Baltimore, MD: Williams & Wilkins, 1997:979–992.
16. Wolfe F, Mitchell DM, Sibley JT, et al. The mortality of rheumatoid arthritis. Arthritis Rheum 1994;37:481–494.
17. Hochberg MC, Chang RW, Dwosh I, et al. The American College of Rheumatology 1991 revised criteria for the classification of global functional status in rheumatoid arthritis. Arthritis Rheum 1992;35:498–502.
18. Hale LP, Haynes BF. Pathology of rheumatoid arthritis and associated disorders. In: Koopman WJ, ed. Arthritis and allied conditions: a textbook of rheumatology. 13th ed. Baltimore, MD: Williams & Wilkins, 1997:993–1016.
19. Goldenberg DL. Treatment of fibromyalgia syndrome. Rheum Dis Clin N Am 1989;15:61–71.
20. Buckelew SP. Fibromyalgia: a rehabilitation approach. Am J Phys Med Rehabil 1989;68:37–42.
21. Bradley LA, Alarcón GS. Fibromyalgia. In: Koopman WJ, ed. Arthritis and allied conditions: a textbook of rheumatology. 13th ed. Baltimore, MD: Williams & Wilkins, 1997:1619–1640.
22. Wolfe F, Ross K, Anderson J, et al. The prevalence and characteristics of fibromyalgia in the general population. Arthritis Rheum 1995;38:19–28.
23. Wolfe F, Smythe HA, Yunus MB, et al. The American College of Rheumatology 1990 Criteria for the Classification of Fibromyalgia: Report of the Multicenter Criteria Committee. Arthritis Rheum 1990;33:160–172.
24. Arthritis Foundation, Association of State and Territorial Health Officials, and Centers for Disease Control and Prevention. National Arthritis Action Plan: a public health strategy. Arthritis Foundation National Office, 1999.
25. Mannerkorpi K, Burckhardt CS, Bjelle A. Physical performance characteristics of women with fibromyalgia. Arthritis Care Res 1994;7:123–129.
26. Minor MA, Hewett JE, Webel RR, et al. Exercise tolerance and disease related measures in patients with rheumatoid arthritis and osteoarthritis. J Rheumatol 1988;15:905–911.
27. Hurley MV, Scott DL. Improvements in quadriceps sensorimotor function and disability of patients with knee osteoarthritis following a clinically practicable exercise regime. Br J Rheumatol 1998;37:1181–1187.
28. Ettinger WH Jr, Afable RF. Physical disability from knee osteoarthritis: the role of exercise as an intervention. Med Sci Sports Exerc 1994;26:1435–1440.
29. Slemenda C, Brandt KD, Heilman DK, et al. Quadriceps weak-

ness and osteoarthritis of the knee. Ann Intern Med 1997;127: 97–104.

30. Tan J, Balci N, Sepici V, et al. Isokinetic and isometric strength in osteoarthrosis of the knee. Am J Phys Med Rehabil 1995;74:364–369.
31. Beals CA, Lampman RM, Banwell B, et al. Measurement of exercise tolerance in patients with rheumatoid arthritis and osteoarthritis. J Rheumatol 1985;12:458–461.
32. Danneskiold-Samsøe B, Lyngberg K, Risum T, et al. The effect of water exercise given to patients with rheumatoid arthritis. Scand J Rehab Med 1987;19:31–35.
33. Ekdahl C, Broman G. Muscle strength, endurance, and aerobic capacity in rheumatoid arthritis: a comparative study with healthy subjects. Ann Rheum Dis 1992;51:35–40.
34. Hsieh LF, Didenko B, Schumacher HR Jr, et al. Isokinetic and isometric testing of knee musculature in patients with rheumatoid arthritis with mild knee involvement. Arch Phys Med Rehabil 1987;68:294–297.
35. Fisher NM, Pendergast DR. Reduced muscle function in patients with osteoarthritis. Scand J Rehab Med 1997;29: 213–221.
36. Mengshoel AM, Vollestad NK, Forre O. Pain and fatigue induced by exercise in fibromyalgia patients and sedentary healthy subjects. Clin Exp Rheumatol 1995;13:477–482.
37. Philbin EF, Groff GD, Ries MD, et al. Cardiovascular fitness and health in patients with end-stage osteoarthritis. Arthritis Rheum 1995;38:799–805.
38. Fisher NM, Pendergast DR. Effects of a muscle exercise program on exercise capacity in subjects with osteoarthritis. Arch Phys Med Rehabil 1994;75:792–797.
39. Fisher NM, Gresham GE, Pendergast DR. Quantitative progressive exercise rehabilitation for osteoarthritis of the knee. Phys Med Rehabil Clinics NA 1994;5:785–802.
40. Fisher NM, Pendergast DR, Gresham GE, et al. Muscle rehabilitation: its effects on muscular and functional performance of patients with knee osteoarthritis. Arch Phys Med Rehabil 1991;72:367–374.
41. Fisher DR, Pendergast DR. Application of quantitative and progressive exercise rehabilitation to patients with osteoarthritis of the knee. J Back Musculoskeletal Rehabil 1995; 5:33–53.
42. Fisher NM, Gresham GE, Abrams M, et al. Quantitative effects of physical therapy on muscular and functional performance in subjects with osteoarthritis of the knees. Arch Phys Med Rehabil 1993;74:840–847.
43. Fisher NM, Gresham G, Pendergast DR. Effects of a quantitative progressive rehabilitation program applied unilaterally to the osteoarthritic knee. Arch Phys Med Rehabil 1993; 74:1319–1326.
44. Fisher NM, Kame VD, Rouse L, et al. Quantitative evaluation of a home exercise program on muscle and functional capacity of patients with osteoarthritis. Am J Phys Med Rehabil 1994;73:413–420.
45. Fisher NM, White SC, Yack HJ, et al. Muscle function and gait in patients with knee osteoarthritis before and after muscle rehabilitation. Disabil Rehabil 1997;19:47–55.
46. Bennett RM, Clark SR, Goldberg L, et al. Aerobic fitness in patients with fibrositis: a controlled study of respiratory gas exchange and ^{133}xenon clearance from exercising muscle. Arthritis Rheum 1989;32:454–460.
47. McNair PJ, Marshall RN, Maguire K. Swelling of the knee joint: effects of exercise on quadriceps muscle strength. Arch Phys Med Rehabil 1996;77:896–899.
48. Hurley MV. The role of muscle weakness in the pathogenesis of osteoarthritis. Rheum Dis Clinics NA 1999;25:283–298.
49. Hall J, Skevington SM, Maddison PJ, et al. A randomized and controlled trial of hydrotherapy in rheumatoid arthritis. Arthritis Care Res 1996;9:206–215.
50. van den Ende CH, Hazes JM, le Cessie S, et al. Comparison of high and low intensity training in well controlled rheumatoid arthritis. Results of a randomized clinical trial. Ann Rheum Dis 1996;55:798–805.
51. Dellhag B, Wollersjo I, Bjelle A. Effect of active hand exercise and wax bath treatment in rheumatoid arthritis patients. Arthritis Care Res 1992;5:87–92.
52. Mengshoel AM, Komnaes HB, Forre O. The effects of 20 weeks of physical fitness training in female patients with fibromyalgia. Clin Exp Rheumatol 1992;10:345–349.
53. O'Reilly SC, Muir KR, Doherty M. Effectiveness of home exercise on pain and disability from osteoarthritis of the knee: a randomized controlled trial. Ann Rheum Dis 1999;58: 15–19.
54. Røgind H, Bibow-Nielsen B, Jensen B, et al. The effects of a physical training program on patients with osteoarthritis of the knees. Arch Phys Med Rehabil 1998;79:1421–1427.
55. Maurer BT, Stern AG, Kinossian B, et al. Osteoarthritis of the knee: isokinetic quadriceps exercise versus an educational intervention. Arch Phys Med Rehabil 1999;80:1293–1299.
56. Machover S, Sapecky AJ. Effect of isometric exercise on the quadriceps muscle in patients with rheumatoid arthritis. Arch Phys Med Rehabil 1966;47:737–741.
57. Lyngberg KB, Danneskiold-Samsøe B, Halskov O. The effect of physical training on patients with rheumatoid arthritis: changes in disease activity, muscle strength and aerobic capacity. A clinically controlled minimized cross-over study. Clin Exp Rheumatol 1988;6:253–260.
58. Ekdahl C, Andersson SI, Moritz U, et al. Dynamic versus static training in patients with rheumatoid arthritis. Scand J Rheumatol 1990;19:17–26.
59. Brighton SW, Lubbe JE, van der Merwe CA. The effect of a long-term exercise programme on the rheumatoid hand. Br J Rheumatol 1993;32:392–395.
60. Hansen TM, Hansen G, Langgaard AM, et al. Long-term physical training in rheumatoid arthritis. A randomized trial with different training programs and blinded observers. Scand J Rheumatol 1993;22:107–112.
61. Lyngberg KB, Ramsing BU, Nawrocki A, et al. Safe and effective isokinetic knee extension training in rheumatoid arthritis. Arthritis Rheum 1994;37:623–628.
62. Hakkinen A, Hakkinen K, Hannonen P. Effects of strength training on neuromuscular function and disease activity in patients with recent-onset inflammatory arthritis. Scand J Rheumatol 1994;23:237–242.
63. Rall LC, Meydani SN, Kehayias JJ, et al. The effect of progressive resistance training in rheumatoid arthritis. Increased strength without changes in energy balance or body composition. Arthritis Rheum 1996;39:415–426.
64. Komatireddy GR, Leitch RW, Cella K, et al. Efficacy of low load resistive muscle training in patients with rheumatoid arthritis functional class II and III. J Rheumatol 1997;24: 1531–1539.

65. Lyngberg KK, Harreby M, Bentzen H, et al. Elderly rheumatoid arthritis patients on steroid treatment tolerate physical training without an increase in disease activity. Arch Phys Med Rehabil 1994;75:1189–1195.
66. McMeeken J, Stillman B, Story I, et al. The effects of knee extensor and flexor muscle training on the timed-up-and-go test in individuals with rheumatoid arthritis. Physiother Res Int 1999;4:55–67.
67. McCain GA, Bell DA, Mai FM, et al. A controlled study of the effects of a supervised cardiovascular fitness training program on the manifestations of primary fibromyalgia. Arthritis Rheum 1988;31:1135–1141.
68. Martin L, Nutting A, MacIntosh BR, et al. An exercise program in the treatment of fibromyalgia. J Rheumatol 1996; 23:1050–1053.
69. Wigers SH, Stiles TC, Vogel PA. Effects of aerobic exercise versus stress management treatment in fibromyalgia. A 4.5 year prospective study. Scand J Rheumatol 1996;25:77–86.
70. Mangione KK, McCully K, Gloviak A, et al. The effects of high-intensity and low-intensity cycle ergometry in older adults with knee osteoarthritis. J Gerontol:Med Sci 1999; 54A:M184–190.
71. Minor MA, Hewett JE, Webel RR, et al. Efficacy of physical conditioning exercise in patients with rheumatoid arthritis and osteoarthritis. Arthritis Rheum 1989;32:1396–1405.
72. Ekblom B, Lovgren O, Alderin M, et al. Effect of short-term physical training on patients with rheumatoid arthritis I. Scand J Rheumatol 1975;4:80–86.
73. Harkcom TM, Lampman RM, Banwell BF, et al. Therapeutic value of graded aerobic exercise training in rheumatoid arthritis. Arthritis Rheum 1985;28:32–39.
74. Baslund BK, Lyngberg K, Andersen V, et al. Effect of 8 weeks of bicycle training on the immune system of patients with rheumatoid arthritis. J Appl Physiol 1993;75:1691–1695.
75. Minor MA, Hewett JE. Physical fitness and work capacity in women with rheumatoid arthritis. Arthritis Care Res 1995; 8:146–154.
76. Noreau L, Martineau H, Roy L, et al. Effects of a modified dance-based exercise on cardiorespiratory fitness, psychological state and health status of persons with rheumatoid arthritis. Am J Phys Med Rehabil 1995;74:19–27.
77. Burckhardt CS, Mannerkorpi K, Hedenberg L, et al. A randomized, controlled clinical trial of education and physical training for women with fibromyalgia. J Rheumatol 1994; 21:714–720.
78. Gowans SE, deHueck A, Voss S, et al. A randomized, controlled trial of exercise and education for individuals with fibromyalgia. Arthritis Care Res 1999;12:120–128.
79. Deyle GD, Henderson NE, Matekel RL, et al. Effectiveness of manual physical therapy and exercise in osteoarthritis of the knee. A randomized, controlled trial. Ann Intern Med 2000;132:173–181.
80. Ettinger WH Jr, Burns R, Messier SP, et al. A randomized trial comparing aerobic exercise and resistance exercise with a health education program in older adults with knee osteoarthritis. The Fitness Arthritis and Seniors Trial (FAST). JAMA 1997;277:25–31.
81. Kovar PA, Allegrante JP, MacKenzie CR, et al. Supervised fitness walking in patients with osteoarthritis of the knee. A randomized, controlled trial. Ann Intern Med 1992;116:529–534.
82. Rejeski WJ, Ettinger WH, Martin K, et al. Treating disability in knee osteoarthritis with exercise therapy: a central role for self-efficacy and pain. Arthritis Care Res 1998;11:94–101.
83. Perlman SG, Connell KJ, Clark A, et al. Dance-based aerobic exercise for rheumatoid arthritis. Arthritis Care Res 1990;3: 29–35.
84. Stenstrom CH, Arge B, Sundbom A. Dynamic training versus relaxation training as home exercise for patients with inflammatory rheumatic diseases. A randomized controlled study. Scan J Rheumatol 1996;25:28–33.
85. Stenstrom CH, Arge B, Sundbom A. Home exercise and compliance in inflammatory rheumatic diseases—prospective clinical trial. J Rheumatol 1997;24:470–476.
86. van Baar ME, Dekker J, Oostendorp RA, et al. The effectiveness of exercise therapy in patients with osteoarthritis of the hip or knee: a randomized clinical trial. J Rheumatol 1998;25:2432–2439.
87. Buckelew SP, Conway R, Parker J, et al. Biofeedback/relaxation training and exercise interventions for fibromyalgia: a prospective trial. Arthritis Care Res 1998;11:196–209.
88. Semble EL. Rheumatoid arthritis: new approaches for its evaluation and management. Arch Phys Med Rehabil 1995;76:190–201.
89. Rossy LA, Buckelew SP, Dorr N, et al. A meta-analysis of fibromyalgia treatment interventions. Ann Behav Med 1999;21:180–191.
90. *Physicians' Desk Reference (PDR)*. 55th ed. Montvale, NJ: Medical Economics Company, 2001.
91. Arnett FC, Edworthy SM, Bloch DA, et al. The American Rheumatism Association 1987 revised criteria for the classification of rheumatoid arthritis. Arthritis Rheum 1988;31:315–324.
92. Bradley LA, Young LD, Anderson KO, et al. Effects of psychological therapy on pain behavior of rheumatoid arthritis patients. Treatment outcome and six-month followup. Arthritis Rheum 1990;30:1105–1114.
93. Keefe FJ, Caldwell DS, Williams DA, et al. Pain coping skills training in the management of osteoarthritis knee pain: a comparative study. Behav Ther 1990;21:49–62.
94. Nielson WR, Walker C, McCain GA. Cognitive behavioral treatment of fibromyalgia syndrome: preliminary findings. J Rheumatol 1992;19:98–103.
95. Goldenberg DL, Kaplan KH, Nadeau MG, et al. A controlled study of a stress-reduction, cognitive-behavioral treatment program in fibromyalgia. J Musculoskeletal Pain 1994;2:53–66.
96. White KP, Nielson WR. Cognitive-behavioral treatment of fibromyalgia syndrome: a follow-up assessment. J Rheumatol 1995;22:717–721.
97. Ferraccioli G, Ghirelli L, Scita F, et al. EMG-biofeedback training in fibromyalgia syndrome. J Rheumatol 1987;14: 820–825.
98. Haanen HC, Hoenderdos HT, van Romunde LK, et al. Controlled trial of hypnotherapy in the treatment of refractory fibromyalgia. J Rheumatol 1991;18:72–75.
99. Fuchs HA, Sergent JS. Rheumatoid arthritis: the clinical picture. In: Koopman WJ, ed. Arthritis and allied conditions: a textbook of rheumatology. 13th ed. Baltimore, MD: Williams & Wilkins, 1997:1041–1070.
100. Simms RW, Roy SH, Hrovat M, et al. Lack of association between fibromyalgia syndrome and abnormalities in muscle energy metabolism. Arthritis Rheum 1994;37:794–800.

101. Meenan RF, Mason JH, Anderson JJ, et al. AIMS2. The content and properties of a revised and expanded Arthritis Impact Measurement Scales health status questionnaire. Arthritis Rheum 1992;35:1–10.
102. Bellamy N, Campbell J, Stevens J, et al. Validation study of a computerized version of the Western Ontario and McMaster Universities v3.0 Osteoarthritis Index. J Rheumatol 1997;24:2413–2415.
103. King S, Wessel J, Bhambhani Y, et al. Validity and reliability of the 6 minute walk in persons with fibromyalgia. J Rheumatol 1999;26:2233–2237.
104. Chamberlain MA, Care G, Harfield B. Physiotherapy in osteoarthritis of the knees. A controlled trial of hospital versus home exercises. Int Rehab Med 1982;4:101–106.
105. Sullivan T, Allegrante JP, Peterson MGE, et al. One-year followup of patients with osteoarthritis of the knee who participated in a program of supervised fitness walking and supportive patient education. Arthritis Care Res 1998;11:228–233.
106. Buckelew SP, Murray SE, Hewett JE, et al. Self-efficacy, pain, and physical activity among fibromyalgia patients. Arthritis Care Res 1995;8:43–50.
107. Bennett RM, Burckhardt CS, Clark SR, et al. Group treatment of fibromyalgia: a 6 month outpatient program. J Rheumatol 1996;23:521–528.
108. Lorig K, Mazonson PD, Holman HR. Evidence suggesting that health education for self-management in patients with chronic arthritis has sustained health benefits while reducing health care costs. Arthritis Rheum 1993;36:439–446.
109. Kruger JMS, Helmick CG, Callahan LF, et al. Cost-effectiveness of the Arthritis Self-Help Course. Arch Intern Med 1998;158:1245–1249.

제 11 장

비특이성 요통을 가지고 있는 사람들을 위한 운동과 행동 (EXERCISE AND ACTIVITY FOR INDIVIDUALS WITH NONSPECIFIC BACK PAIN)

요통(Low Back Pain LBP)은 이해할 수 없는 수수께끼와 같다. 요통은 일반적이고, 복합적인 문제이며, 논쟁의 여지가 있는 문제이다. 또한 세상 사람들이 건강과 관련하여 가장 많이 경험하는 문제 중 하나이기도 하다. 요통은 사람에게나, 경제적 조건에서나, 양 쪽 모두에 있어 터무니없을 정도로 손실이 크다. 그리고 요통의 연구에 대한 발표와 결론은 가변적인 것이 특징이다. 요통은 그 통증이 주요 외상(main trauma)으로 인한 후유증이나 미미한 외상(microtrauma)의 복합 증상 발현으로 인해 갑작스럽게 나타나거나, 또는 잠행적으로 나타날 수 있다. 통증의 요인으로는 근육상 요인, 관절상 요인, 조직 손상 요인, 신경상 요인이 있고, 통증 부위는 한 부위 또는 여러 부위에서 나타나고, 통증 기간은 짧으면 몇 주나 몇 달, 길면 평생 동안 지속된다.

일부 사람들은 그들의 일상적인 행동에 거의 영향을 미치지 않는 일시적인 불편함으로 급성 통증(acute episodes)을 경험하고, 또 통증의 정도가 비슷한 그 외의 일부 사람들은 근심과 무능, 의료 제도에 의존하는 길로 빠져든다(1). 요통으로 고통받는 대부분의 사람들은 지속적으로 되풀이되는 통증과 일시적인 행동 제한에 익숙해지고, 그에 대처하게 된다(2). 분명히 말하면, 요통은 치료보다는 관리가 필요한 복합적이고 다차원적(생물 사회 심리적)인 문제로 알려져 있다. 현재 임상 지침서의 권고에 따르면, 요통에 대처하기 위한 관리는 운동과 행동, 그리고 교육에 근거를 두어야 한다고 한다(3, 4). 본 항의 목적은 확장된 개념적 구조와 가장 유효한 증거를 사용하여 요통의 문제와 요통에 대처하기 위한 관리에 대해 개관하는 것이다.

역학과 병태생리학 (EPIDEMIOLOGY AND PATHOPHYSIOLOGY)

요통과 관련한 논의에 있어서는 손상(impairment)과 장애(disability)가 중요한 용어라고 할 수 있다. 세계 건강 기구(WHO)는 손상과 장애를 다음과 같이 정의하였다(5). 손상은 심리학 상, 생리학 상, 해부학 상의 구조나 기능이 일부분 손실되거나 그 기능에 이상이 있는 것이다(예. 움직임이나 힘의 작용 범위가 줄어드는 것). 장애는 본래 방식대로 행동하는 능력, 또는 일반적으로 고려되는 범위 내에서 행동을 수행하는 능력의 일부분에 제한이 있거나, 능력이 (장애로 인해) 결핍되는 것이다. Nagi(6)는 손상과 장애를 연결하는 개념에 대한 필요성을 인정하고, 기능적 제한(functional limitation)이라는 용어를 제안했다. 기능적 제한은 일상생활 동작(activities of daily living ADLs)을 수행하는 능력이 위태롭다는 것을 의미한다. 나기는 장애와 기능적 제한을 거쳐 병리에서 부자유까지의 연결을 설명하는 모델을 제안했다.

병리 → 손상 → 기능적 제한 → 장애

이 모델의 단점은 병리에서 부자유까지 한쪽 방향으로만 작용하고, 전체적으로 부정확한 1차원적인(직선의) 진행을 가지고 있다는 점이다. 오히려, 각각의 구성 요소는 복합적이고, 무수히 많은 요인들에 의해 영향을 받는다. 다른 구성 요소의 정도를 측정하는 시기와 방법, 요인들이 성립하는데 영향을 주는 것(예. 심리 사회적인 요인)에 의해, 구성 요소들(병리, 손상, 기능적 제한, 장애) 사이의 관계는 자명해진다. 그럼에도 불구하고, 장애 모델은 요통을 평가하고, 이해하며, 관리하는데 도움이 되는 개념적 틀의 확장을 제공한다.

요통이 평생 지속될 확률은 58%에서 70%사이이다(7-10). 그리고, 요통이 1년간 지속될 확률은 각 나라 별로 15%에서 37%사이이다(7, 8, 11). 이 통계는 흥미롭다고 할 수 있으나, 문제의 본질이나 문제의 결과에 대해 더 많은 정보를 제공하지는 않는다. 이 자료는 종종 하루가 되지 않아 사라지는 부드러운 요통과 평생토록 부자유하게 될 극심한 요통을 구분하지 않는다. Croft (12)는 비록 요통의 통증이 빠르게 해소된다고 할 지라도, 1년 안에 재발할 확률이 거의 50%에 달한다는 것을 지적했다. Andersson (7)은 거의 요통에 시달리는 인구의 2%가 일시적으로 또는 만성적으로 장애를 초래한다고 보고했다.

Von Korff 등은 22세에서 46세 사이의 성인 중 41%가 조사일 이전의 6개월 동안에 요통을 경험한 적이 있다는 것을 보고했다. 그들 대다수는 때때로 몇 일 동안 지속되는 통증을 느낀다고 했고, 그 통증의 정도는 약하고, 극심하지 않았으며, 행동하는데 있어 제한도 없었다고 말했다. 그러나 Von Korff의 연구(13)에 참여한 사람들 중 25%의 사람들은 더 자주 통증을 느꼈고, 행동에 제약이 있었다고 말했다. Wahlgrn 등 (2)은 요통의 첫 번째 통증이 나타난 76명의 사람들로 구성된 그룹에서, 그 그룹의 78%의 사람들이 여전히 6개월 이내에 요통을 경험하고, 26%의 사람들은 요통 때문에 부자유하다는 것을 보여주었다. 또한 1년 이내에는, 72%의 사람들이 여전히 통증을 경험하고, 14%의 사람들은 요통 때문에 부자유 하다는 것을 보여주었다. 이러한 결과는 비록 높은 비율의 사람들이 요통을 가지고 있다 할지라도, 그들 대다수(75%)는 그들의 문제에 대하여 자기 관리를 하고, 소수는 요통으로 인하여 크게 부자유스러워 진다는 것을 알려준다.

요통 때문에 의료 제도를 이용하는 사람들에게 치료 비용은 터무니없이 비싸다. Frymoyer와 Durret (14)은 미국에서 요통 치료의 비용이 매년 $380억에서 $500억 사이에 이른다고 추정하였다. 이 비용은 대략 50백만 명의 척추 고정 지압사와 5백만 이상의 물리적 치료사를 매년 방문하여 치료받는 비용을 포함한 것이다(14). 게다가, 요추 수술(back operation)과 후두 수술(neck operation)을 포함하여 매년 약 300,000건의 수술이 이루어지고 있다(15). 요추 수술과 후두 수술은 미국에서 세 번째로 많이 이루어지는 수술 형태이다.

통증 (Pain)

통증은 오해가 가장 많이 발생하고, 가장 잘못 다루어지고 있는 건강 문제 중 하나인 다차원적(생물 심리 사회적) 경험이다(1, 15, 17, 18). 통증에 대한 경험을 포함하는 복합 생리학적 메커니즘(예. 형질도입(transduction), 중앙처리(central processing), 조정(modulation), 신경 적응성(neural plasticity)), 심리적 요인(인성 특성(personality characteristics), 감정적 상태(emotional states), 인지 과정(cognitive process)), 사회적 상황(예. 가족과 직장의 상호작용)은 본 항의 범위를 넘어선다. 본 항은 요통에 관한 일부 중요한 요소와 일반적인 오해, 그리고 조직 손상과 통증, 물리적 기능 장애, 향상되는 행동과 운동의 기능에 대하여 집중적으로 다룰 것이다.

신경 섬유의 포괄적인 망은 척추(골조직과 비골조직 osseous and non-osseous tissues), 주위 후관절(surrounding facet joints), 연조직(soft tissues)을 보충한다. 이 포괄적인 망은 통증의 원인을 왜 이해할 수 없는지에 대한 한 가지 해답이 될 수 있다. 신경이 분포된 구조는 조직 손상이 일어나고 있다는 신호를 발생시킬 수 있다. 그리고 요추에 있는 대부분의 구조는 신경이 잘 분포되어 있고, 상대적으로 크기가 작으며, 서로 가까이 근접해있다.

조직 손상 신호를 전달하는 감각계는 외면(피부)의 감각 수용 기관을 포함하고, 배각(dorsal horn)에서 순회하여, 뇌로 이끄는 척추의 통로로 올라간다. 그리고 뇌에서 신호를 해석한다. 그러나 뇌에서는 조직 손상 신호를 고통스럽다 라고 해석하기도 하고, 해석하지 않기도 한다. 왜냐하면 과거의 경험, 현재 상태, 사회적 정황 같은 무수한 요인들이 해석에 영향을 주기 때문이다. 그래서 조직 손상과 통증 사이에는 구별이 존재한다.

확실히, 뇌의 외피에 도달한 조직 손상 신호는 피부(외면)에서 발생하는 신호와는 명백히 다르다. 신호가 피부(외면)에서 뇌로 이동할 때, 신호를 강화하거나 억제하는 것은 대립하는 신경 조절 과정(opposing neuromodulatory processes)에서 대응하는 힘에 의존한다. 다른 한편으로, 신호의 해석은 신호를 받아들이는 개개인의 상태, 주의력, 통제 감각, 현재의 행동, 과거의 경험, 사회적 환경적 정황에 의해 영향을 받는다. 실제로, 개인이 통증에 구속된다는 의미는 그들의 감정적 반응과, 반응에 따른 다음의 행동에 영향을 준다. 그리고 그 다음의 행동은 감각 신호를 지속시킬 수 있고, 부자유의 원인이 될 수 있다. 흥미가 있는 독자는 이 주제에 대해 Vlayen와 Linton의 훌륭한 저술(excellent review)을 참조해라.

개개인이 그들의 통증에 대해 가지고 있는 생각은 그들이 무엇을 할 것인지에 영향을 줄 것이다. 일부 사람들은 통증이 거의 불편함을 주지 못한다고 생각하여, 통증을 무시하려고 시도할 것이고, 반대로 또 일부 사람들은 통증과 통증의 의미에 대해 걱정하고, 곧장 전문적인 도움을 구할 것이다. 만약 그들의 통증이 행동에 의해 악화된다면, 그들은 행동을 하지 않고, 심지어는 간단한 행동을 하는 것조차 고통스러울 것이라고 생각할 것이다. 비록 이러한 조치가 급성 통증의 우로 짧은 기간 동안에는 적절한 조치라고 하더라도, 척추 장애보다 통증 병리가 문제인 만성적인 통증에는 적절한 조치라고 할 수 없다.

결론적으로, 요통은 다차원적인 경험으로 감각적, 감정적, 인식적, 행동적인 요소들을 가지고 있다. 각 요소의 상대적 중대성은 개인의 문제를 어떻게 다루어야 하는지를 결정하는데 도움을 준다(예. 감각적 입력(sensory input)을 완화하기, 통증의 의미와 상처와의 관계에 대한 오해에 초점을 맞추기, 통증과 행동에 대한 불안에 초점을 맞추기). "고통이 길잡이가 된다"는 간단한 격언은 구성 요소의 복잡성과 상반된다.

임상 운동 생리학 (CLINICAL EXERCISE PHYSIOLOGY)

아래의 "운동 처방과 프로그래램"의 논의를 참조해라.

약리학 (PHARMACOLOGY)

비특이성 요통으로 고통 받는 사람들이 증상을 통제하기 위해 가장 흔하게 사용하는 치료 방법인 약물 치료는 비스테로이드성 소염 약물 치료(NSAIDs)와 비마취 진통제를 사용하는 약물 치료이다. 이러한 약물은 의사 처방 없이도 구할 수 있고, 의사의 처방에 의해서도 구할 수 있다. 일반적인 비스테로이드성 소염 약물 치료는 아스피린(aspirin), 이부프로펜(ibuprofen), 인도메타신(indomethacin), 페닐부타존(phenylbutazone), 나프록센(naproxen) 등등을 포함한다. Cox-2 억제제(예. 셀레브렉스(Celebrex), 비옥스(Vioxx))는 진통제와 소염의 속성을 가지고 있는데, 이 속성은 위장에 관하여 몇 가지 부작용을 가진다. 이 약물 중에 운동 능력과 육체적 능력에 큰 효과를 갖는 것은 없다. 그러므로, 개인이 더 편안하게, 더 효과적으로 운동을 할 수 있도록 하는 예외를 가진다.

이학 검사 (PHYSICAL EXAMINATION)

이학 검사는 신체 병력에서 얻은 정보를 보충한다. 신체 검사의 기본 요소는 자세의 관찰, 척추의 움직임이 가능한 범위 측정, 근력 시험, 정지 상태나 특정한 움직임을 취하는 동안 통증의 존재와 그 통증 부위이다. 신경 상의 기능장애는 신체 검사에서 다리를 곧게 들고, 근절(myotome)의 힘과 피부 분절(dermatome)의 민감성을 테스트하는 것을 통해 평가한다. 이에 덧붙여, 신체 검사는 종종 천장 관절을 포함한다.

비록 이러한 검사 형식이 수 년 동안 표준적으로 실행되어 왔고, 일부의 정형 외과 텍스트(orthopedic text)에서 잘 설명되어 왔지만, 검사의 많은 구성 요소가 확실한 정당성(민감성(sensitivity), 특이성(specificity))을 가지고 있지 않기 때문에 진단하는데 있어서는 종종 도움이 되지 않는다. 그리고 대부분의 구성 요소는 개인의 신체 기능 정도에 관해 최소한의 정보를 제공한다. 예를 들어, 척추 자세와 구동 관절, 피동 관절의 움직임은 신체 검사에서 중요한 구성 요소이다. 그러나, 극단적인 경우를 제외하고, 장애와 개인의 가변성 사이에는 관계가 적기 때문에, 임상적 가치가 제한된다. 게다가, Mellin (20)은 요추의 움직임 간에 중대한 상호 관계가 거의 없다는 것을 발견했다. 수정된 오스웨스트리(Oswestry) 요통 설문지에서 r=0.19 이상의 수치가 나온 사람은 아무도 없었다. 또한, 일반적으로 요추 굴곡(lumbar flexion)과 육체적 능력 테스트 사이의 상호 관계가 적다라는 것이 보고되었다. 주목할 만한 것은 요추 굴곡의 범위와 요추 굴곡 속도(r= 0.16) 간의 상호 관계이다. 신체 기능에서 후자(요추 굴곡 속도)는 전자(요추 굴곡의 범위)보다 더 유용한 지표라고 할 수 있다(21).

비록 이학 검사는 진단과 신체 기능에 대해 제한된 정보만을 제공하지만, 개인이 간단한 움직임을 할 수 있다는, 능력에 관하여 갖는 의혹이나 근심을 제거하는데 도움을 줄 수 있다. 또한, 치료가 가능할 수 있게 하는 유연성과 힘이 어느 정도 부족한지 확인할 수 있다.

통증 (Pain)

통증은 일반적으로 존재하는 증상이다. 그리고 표준적인 방법을 사용하여 평가되어야 한다. 통증은 주관적인 현상이므로, 통증에 대한 평가에 있어서는 자기 보고가 주요한 형태가 되어야 한다. 평가의 내용에는 통증의 세기, 통증의 영향, 통증의 분포를 포함해야 한다.

통증의 세기와 통증의 영향은 숫자 통증 등급(numeric rating scales NRS)이나, 시각화 척도(visual analogue scales VAS)를 사용하여 쉽게 측정할 수 있다. 조사 연구는 이러한 측정의 신뢰성, 유효성, 반응성에 대한 근거를 제공한다. 숫자 통증 등급을 사용하여 통증 세기를 측정하기 위해서, 개개인은 자신의 통증 세기를 가장 잘 나타내주는 숫자를 0과 10의 사이에서 선택해야 한다(예. 0=통증이 없음, 10=생각할 수 있는 매우 극심한 통증). 시각 통증 등급은 10cm 길이로 되어 있고, 최종점에 디스크립터를 가지고 있다(예. 0=통증이 없음, 10=생각할 수 있는 매우 극심한 통증). 개개인은 그 선 위에 표시를 한다. 그리고, 0점에서 개인이 표시한 곳까지의 거리를 측정함으로써 통증의 세기 정도를 계산한다.

두 번째로 중요한 통증의 요소는 통증의 영향이다. 통증의 영향은 통증의 불쾌함에서 언급한다. 통증의 영향은 1-10 숫자 통증 등급이나, 다른 최종점을 가진 10-cm 시각 통증 등급을 사용하여 동시에 측정될 수 있다. 통증의 영향을 측정하기 위한 최종점은 다음과 같다. 10cm=불쾌함이 전혀 없음 그리고, 10cm=생각할 수 있는 가장 큰 불쾌함. 통증의 세기와 영향은 서로 관련이 있지만, 특정한 약물 치료, 특정한 신체적 치료와 같은 특정한 치료는 통증의 세기보다 통증의 영향을 감소시키는데 도움을 줄 수 있다(23).

통증의 부위는 바디맵(body map)를 사용하여 가장 쉽게 평가할 수 있다. 바디맵은 인간 형상의 윤곽선을 나타낸 것이다. 개개인은 통증이 있는 부위를 드러낼 필요가 없다.

기능적 평가 (Functional Assessment)

요통은 사람의 기능적 능력에 주요한 영향을 미칠 수 있다. 그러나, 요통의 표준 임상적 평가는 예전부터 장애를 측정하는 것을 제한했다. 비록 기능의 회복은 치료의 가장 일반적인 목표 중 하나이지만, Jette와 동료들 (24)은 기능을 항상 직접적으로 평가하지 않고, 장애의 정도로부터 추측이 가능하다고 발표했다. 지난 20년 동안, 장애가 기능적 제한이나 부자유와 강한 관계 또는 안정적인 관계가 없다는 것이 점차적으로 명확해졌다(17). 이것은 부분적으로 구성 요소의 복잡성 때문이고, 장애를 측정하기 어렵다는 이유 때문이다. 기능적 측정은 인간 전체의 정도를 평가한다. 반면에 장애 측정(예. 움직임, 근력의 범위)은 인간의 "일부분"의 정도를 평가한다.

장애 측정에 근거를 둔 전통적인 평가는 현재, 종종 기능적으로 기초 측정으로 보충된다. 그리고 기초 측정은 일부 장애의 영향을 평가한다. 그런 측면에서 기초 측정은 자들에게 큰 의미를 가진다. 평가 방법에는 환자의 자기 보고(self-report) 설문지로 측정하는 방법과 임상의 가 측정하는 방법이 있다(25).

자가 보고(self-report) 설문지의 이점은 환자들이 이동성, 집안일 처리, 기타 업무 관련 행동을 포함하여 다른 행동 범위의 견본이 된다는 것이다. 환자들은 요통을 관리하고 회복하는데 있어서 상대적으로 빠르고, 간단하며, 실용적이게 될 것이다. 그 견본은 널리 사용될 것이고, 기준은 사용 가능해질 것이다. 기능에 대한 의료 전문가의 추측과 비교될 때, 그 견본들은 명확하게 우수한 표면적 타당성을 가진다.

요통에 대한 기능적 평가로 가장 일반적으로 사용되는 자기 보고 설문지는 오스웨스트리 부자유 설문지 (26), 롤런드 & 모리스(Roland & Morris) 설문지 (27), SF-36 (28)이다. SF-36은 일반적인 건강 상태에 대한 다차원적인 측정 방법이다. 반면에, 오스웨스트리 설문지와 롤런드 & 모리스 설문지는 양 쪽 모두 특이성 요통(LBP specific)에 대한 것이다.

Simmonds와 동료들 (21)은 포괄적이지는 않지만, 요통이 있는 사람들의 기능적 평가를 보충하는 간단한 종합 능력 테스트를 개발했다. 요통이 있는 사람들은 일반적으로 척추의

표 11.1. **잠재적으로 심각한 상태에 있는 위험신호**

- 마미(말총) 증후군(cauda equina syndrome)의 특징(특히, 요정체(urinary retention), 양측 신경(bilateral neurological) 증상과 징후, 새들 마취(saddle anesthesia))는 매우 긴급한 진료를 요한다.
- 중대한 외상(트라우마)
- 체중 감소
- 암 진단 병력
- 열
- 정맥 내 약물 사용
- 스테로이드 사용
- 50세 이상의 환자
- 극심하고 사라지지 않는 야간의 통증
- 환자가 누웠을 때, 더 심해지는 통증

하중을 견디기 어렵고, 통증이 없는 사람들과 비교하여 움직임의 속력과 가속도가 더 느리다고 알려져 있다(21, 23, 29). 그러므로, 종합 테스트는 일반적으로 참가자가 얼마나 멀리 앞으로 도달할 수 있는가(예. 척추 하중에 대한 간접적인 측정), 얼마나 빨리 임무를 수행할 수 있는가(예. 움직임의 속력과 가속도에 대한 간접적인 측정)를 측정함으로써 이행한다. 척추 하중에 대한 간접적인 측정은 사람이 4.6kg의 무게를 들고 전방으로 얼마나 멀리 도달할 수 있는지로 측정한다. 그리고, 시간이 정해진 임무는 반복적으로 몸통 구부리기, 앉았다 일어나기, 50회 풋 스피드 워크(foot speed walk), 5분 동안의 걷기를 포함한다.

Simmonds와 동료들 (21)에 의한 연구에서, 모든 측정들은 훌륭한 평가자간 신뢰성(inter-rater reliability)을 포함하고 있었다(예. 등급 간의 상관 계수는 모두 같거나 0.95 이상이다). 또한, 표면적 타당성, 수렴성(convergent), 판별성(discriminant), 예측 타당성(predictive validity)이 확립되어 있었다(21). 여기서 주목할 만한 것은 Simmonds와 동료들에 의해 연구된 기타 보고서이다(30). 그 보고서는 부자유할 것이라 예측되는 장애 요인보다는 신체 능력이 뛰어나지만 요통을 가진 66명 환자들의 육체적 능력을 측정한 것이다(예. 각각 $R^2=0.47$과 비교하여 $R^2=0.61$).

의학적 치료 (MEDICAL TREATMENT)

요통에 대해 전문적인 치료를 받기 원하는 사람들을 위한 건강 관리의 비용과 한계에 상관 없이, 요통이 있는 대다수의 사람들을 위한 많은 특수한 치료 기술과 처방에 대한 의견 일치는 사라지고, 또한 그러한 치료 기술과 처방을 지지하는 증거는 적어졌다. 실제로 치료 처방은 개인의 필요보다는 역사적인 전통, 전문가의 지식, 기술, 성향, 사용 가능한 수단, 비용 지불인의 규칙에 근거를 두고 있다(15-19).

최근의 임상 지침서는 미국, 영국, 뉴질랜드에서 발행되고 있다(3, 4, 31). 지침서는 체계적인 검토, 합의 진술서(consensus statement)에 근거하고, 일차 치료(primary care)에서 요통의 평가와 관리에 초점을 맞춘다. 대부분의 지침서는 심각한 신체적 병리를 확인하기 위해 "위험 신호"에 대해 선별 평가(screening assessment)를 사용하기를 촉진한다. 또한, 일부 지침서(예. 뉴질랜드[31])는 환자들이 만성적인 부자유의 위험에 있는지 확인하기 위해 "경고 신호"에 대해 심리 사회적인 선별 평가를 사용하기를 촉진한다(그림 11.1과 표 11.2). 모든 지침서는 요통의 관리를 위해 환자에게 교육을 하고 운동을 권장하기를 촉진한다. 그러나, 영국 지침서는 자기 관리를 강조하고, 촉진하는 반면에, 미국 지침서는 전통적인 건강 관리와 자기 관리 사이에 적절한 균형을 가지는 것을 반영한다. 영국과 미국 사이의 이러한 차이점은 아마도 문화적인 불일치를 반영하는 것일 것이다. 그러나, 지침서가 만들어질 때, 유효한 증거들을 반영했을 것이다(17). 영국 지침서는 미국 지침서가 발행된 지 4년 후에 발행되었다.

진단 기술 (DIAGNOSTIC TECHNIQUES)

요통에서 사용하는 진단(diagnostic)이라는 용어는 일반적으로 기술적이고, 해부병리학적이며, 심리사회적이다. 반면에, 요통의 분류(classification)는 일반적으로 문제의 지속, 증상과 징후, 치료, 결과에 근거하고 있다(32). 다양한 진단명을 요통에 적용한다(예. Facetogenic, 근막(myofascial), 추간판(discogenic), 근육 좌상(muscle strain), 염좌(sprain)). 진단명들은 가정된 상처나 특정한 구조의 병리에 근거하고 있다. 그러나 대부분의 진단명은 임상 평가와 이미지화한 측정에 관한

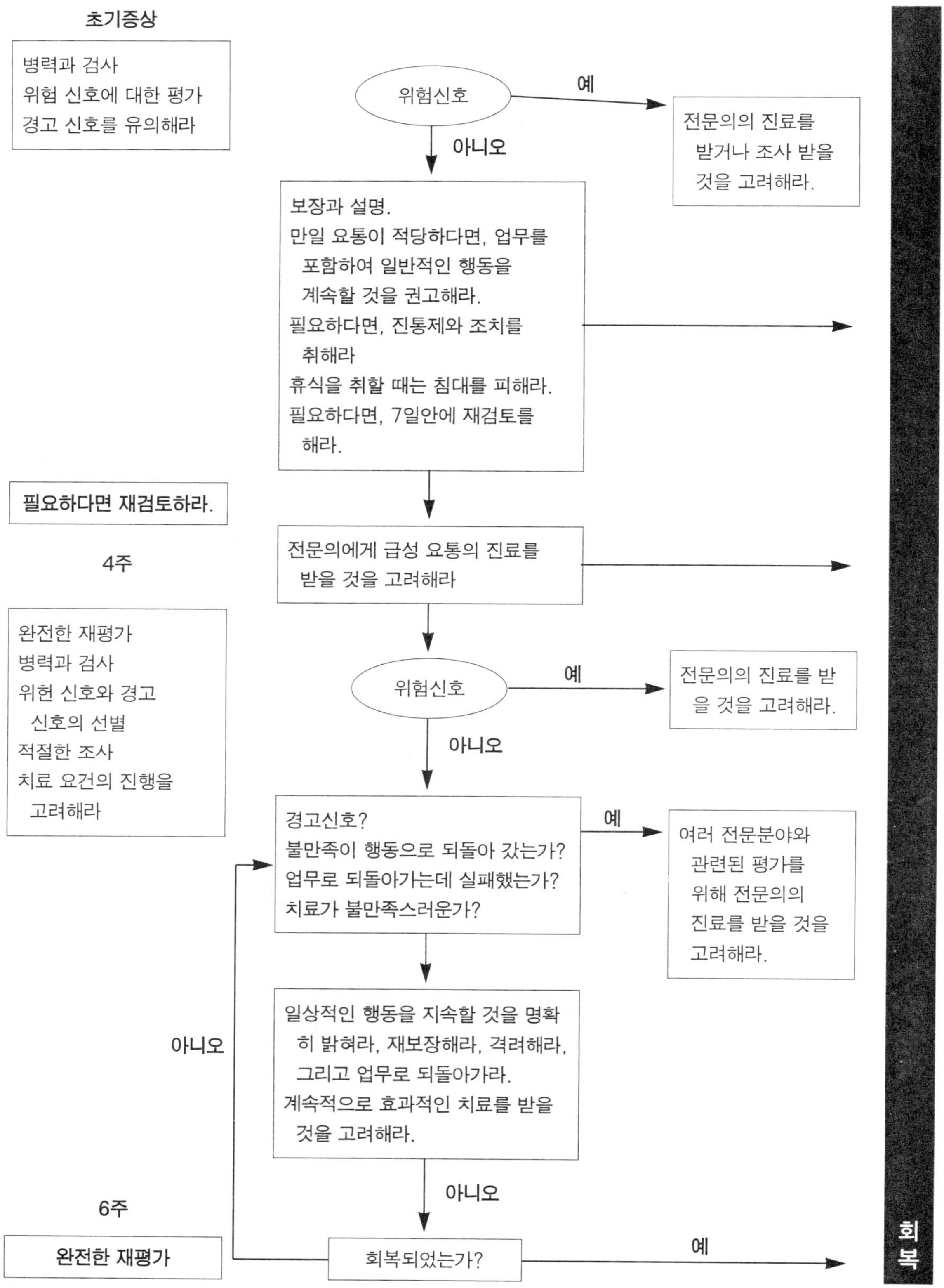

그림 11.1 급성 요통에 대한 관리. 뉴질랜드의 사고 보상 회사(Accident Rehabilitation Corporation)와 보상 보험 회사(Compensation Insurance Corporation), 뉴질랜드 웰링톤에 있는 국가 건강 위원회(National Health Committee)의 허가로 인용.

민감성과 특이성의 문제 때문에 확인할 수 없다. Grazier 등 (33)은 매년 1100만의 외래환자가 요통으로 의사를 방문하고, 900만의 환자들이 근좌상과 염좌로 "진단되는" 연조직 문제로 의사를 방문한다고 평가했다(33). 그러나 Nachemson (23)은 확인이 가능한 특정한 진단은 심각한 경우의 5% 미만에서만 가능하다고 평가했다. 실제로 Waddell (17)은 날카로운 통찰력으로, 일부 의사와 치료사가 장애의 본질과 부위를 진단할 수 있다고 주장하지만, 그런 진단은 환자의 요추보다 의사에 대해 더 많은 것이 드러나게 된다고 지적했다.

그러한 진단 문제와 상관 없이, 상처는 많은 진단 명이 내포하는 것처럼 특이한 조직과는 다르다. 조직에 상처가 난 것은 상처 입은 조직과 그 근처의 조직, 양 조직의 민감성이 증가하는 결과를 도출한다. 그러한 민감성이 증가하기 때문에, 특이한 조직 "진단"을 혼동한다. 만약 중대하거나, 결정적인 척추의 "위험 신호" (예. 골절, 척추의 협착, 신경근 압축, 내장 병리)가 배제된다면, "비특이성" 요통과 같은 일반적인 조건이 아마도 가장 유효하고 정확한 "진단 조건"이 될 것이다. 그 조건은 환자에게 척추 붕괴라는 성가신 이미지를 상기시키지 않고, 개업의에게 진단 지식에 대한 그릇된 판단을 제공하지도 않는다.

미국의 임상 실용 지침서는 의학적 역사와 임상적 발견에 근거하여 요통을 세 가지로 분류한 것으로 사용하기를 권고한다(3). 세 가지 분류는 다음과 같다. 1) 잠재적으로 심각한 척추 상태 (예. 척추 종양, 감염, 붕괴, 마미 증후군) 2) 좌골 신경통: 신 경근 이상을 암시하는 요추와 관련된 하지 증상 3) 비특이성 요추 증상, 비특이성 요추 증상은 요추에서 주로 발생하는 증상으로, 신경근 이상이나 심각한 기본 상태를 암시하지 않는다. 그래서 비특이성 요통은 근육의 기점에 관한 통증에 제한이 없다는 것만을 포함한다.

요통을 가진 사람들을 요통의 분포와 지속 기간에 따라 분류하는 것이 가장 간단하고 가장 확실한 분류 방법이다. 통증 분포 분류는 요통을 가진 사람들이 다음 중 어떤 통증을 가지는지에 따라 결정한다. 1) 오직 요통만 2) 요통과 함께 대퇴부 안쪽으로 퍼지는 통증 3) 요통과 함께 무릎 아래의 다리 안쪽으로 퍼지는 통증(35). 통증 분포는 통증, 부자유, 신체적 능력의 정도에 영향을 미친다는 것을 보여준다(36, 37). 요통의 지속 기간 분류는 보통 다음과 같이 결정한다. 1) 급성 - 6주 미만 2) 아급성 - 6주에서 12주 사이 3) 만성 - 증상이 12주 이상 계속됨(34). 증상의 지속은 요통의 반복적이고, 일시적인 본질 때문에 분류를 하는데 있어 의문의 여지가 있을 수 있다. 그러나, 이 문제는 "반복성" 범주를 분류에 넣음으로써 개선될 수 있다. 이와 같이, 뉴질랜드 요통 지침서는 요통을 급성, 만성, 반복성으로 분류한다. 반복성 요통이란, 3개월 미만의 기간 동안 지속하지만, 행동과 기능을 제한할 수 있는 허리에 관련된 증상 없이 그 시간의 경과 후에 다시 재발하는 급성 요통으로 정의한다.

운동/체력/기능 검사 (EXERCISE/FITNESS/FUNCTIONAL TESTING

요통을 가진 사람들은 요통이 없는 사람들과 같이, 단계적으로 운동/체력 검사를 수행할 수 있다. 이 검사는 ACSM 지침서에서 간략하게 기술하고 있다(38). 개개인은 실제로 통증이 증가하거나, 예상으로 통증의 증가를 알 수 있는 것으로 자신의 운동 수행 능력을 제한할 수 있기 때문에, 테스트를 받는 사람들은 테스트로부터의 자료를 정확하게 해석할 수 있도록 제한 요인을 확인하고, 기록해야 한다. 건강하고, 장애를 갖지 않은 사람들을 위한 최대 산소 소비($\dot{V}O_{2max}$)를 추측하는 예측 방정식이 만성 요통을 가진 사람들에게도 유효하다는 점을 보여준 점은 주목할 만하다(39).

운동 처방과 프로그램 (EXERCISE PRESCRIPTION AND PROGRAMMING)

신체적 비활동은 심장 혈관계와 근골격계에 해로운 영향을 줄 수 있다. 또한, 심리사회적인 건강에도 해로운 영향을 줄 수 있다(40). 유전적 요소와 관련 없는 요통은 일시적이나 영구적인 활동 감소라는 결과를 가져온다. 그러므로, 일상적인 활동을 유지하는 것이 관리의 기본 목표이다. 특정한 운동이나 활동 관리가 일상적인 활동의 재개를 촉진할 것이라는 것은 명확성이 부족하다. 만약 그러하다면, 효과의 특정한 매카니즘은 생물학적이거나, 심리사회적이나, 사회학적이거나, 또는 위에 열거한 것 모두에 해당할 수 있다.

신체적 비활동은 피트니스, 운동, 트레이닝, 컨디셔닝(condi-

표 11.2. **만성적인 무능, 피로, 직업, 손실의 잠재적 위험성을 위한 경고 신호**

- 요통에 대한 태도와 믿음
  - 공포와 움직임 회피로 인해 통증이 해롭거나 신체가 부자유해질 거라는 믿음.
  - 일상적인 행동이나 직장으로 되돌아 가기 위해서는 모든 통증이 사라져야 한다는 믿음
  - 행동이나 업무로 인해 통증이 증가할 것이라는 예상과 신체 능력을 예측하는 능력 부족
  - 최악으로 오역한 신체 증상으로 큰 재해가 왔다고 생각함
  - 통증을 조절할 수 없다는 믿음
  - 사회 복귀를 향한 수동적인 태도
- 행위
  - 늘어난 휴식 시간 사용
  - 매일의 일상적인 행동 중에서 감소한 행동 정도
  - 생산적인 행동에서 떨어진 생활 방식에서의 행동과 진보적인 대체를 회피
  - 매우 강한 통증을 호소
  - 도움이나 장치를 이용하는 것과 관련한 과다한 이용
  - 요통의 발생으로 수면의 질 감소
  - 흡연
- 보상/소송 문제
  - 직장으로 되돌아 가기 위한 재정적인 동기 부족
  - 소득 지원, 치료 비용에 접근 지연, 자격에 대한 논쟁
  - 기타 통증 문제를 위한 클레임의 이력
  - 효과가 없는 클레임 관리(claims management)에 대한 이전의 경험
- 진단과 치료
  - 의료 전문가가 부자유를 구속하나, 기능을 향상시키는 조정은 제공하지 않음
  - 요통에 대하여 모순되는 진단이나 설명은 환자를 혼란에 빠뜨림
  - 재해와 공포를 가져오는 진단 언어
  - 치료에 대한 의존성과 수동적 치료의 지속성을 발생시키는 의료 전문가에 의한 요통의 극화(dramatization)
  - 지난 해에 의료 전문가에게 진단을 받을 횟수
  - 빠른 고정이 이루어질 것이라는 기대
  - 요통에 대한 이전치료에 있어서 만족감의 결핍
  - 직장에서 퇴사하라는 권고
- 감정
  - 행동이나 업무로 인해 통증이 증가할 것이라는 공포감
  - 우울함, 기쁨의 결핍
  - 평소보다 더 많이 짜증을 냄
  - 신체 감각의 인지 능력 증가와 그에 대한 불안
  - 스트레스를 받으며, 조절 감각을 유지할 수 없음
  - 사회적 불안감이 존재하거나 사회적 행동에 무관심함
  - 자신이 쓸모 없고 필요 없다고 생각함
- 가족
  - 과잉 보호하는 배우자로 상해의 공포를 강조함(일반적으로 배우자는 선의를 가지고 있음)
  - 배우자가 매우 근심하는 행위
  - 배우자가 사회적으로 응징하는 행위
  - 가족 구성원들이 환자가 직장으로 되돌아갈 수 있도록 지원을 확대함
  - 문제에 대한 대화를 할 수 있도록 지지하는 사람의 부족
- 업무
  - 수작업의 이력
  - 업무 이력, 이직 빈도, 불만, 직장 동료와 원활하지 못한 관계, 업무 방향성의 결핍
  - 업무가 해로울 것이라는 생각
  - 지원이 없거나 형편이 나쁜 근무 환경
  - 낮은 교육적 배경, 낮은 사회 경제적 지위
  - 환자의 직업이 무거운 물건을 들어올리고 다루는 것이거나 장시간 앉아 있거나 서있는 것, 운전하는 것, 진동이 있는 것, 융통성이 없는 업무 예정표를 가지는 것과 같이 중대한 생물 역학적 요구를 포함함
  - 교대 업무나 시간이 불일치하는 업무
  - 직장에서 선별된 임무와 단계적인 귀가에 대하여 최소한의 유효성과 불만족한 수행
  - 직장에서 요통의 관리를 한 부정적인 경험
  - 고용주의 관심 부족

1997년 뉴질랜드의 사고 보상 회사(Accident Rehabilitation Corporation)와 보상 보험 회사(Compensation Insurance Corporation), 뉴질랜드 웰링톤에 있는 국가 건강 위원회(National Health Committee)의 허가로 인용

tioning)과 같은 개념을 포함하는 통칭이다(41). 본질적으로, 신체의 움직임이 휴식한 정도 이상으로 에너지 소비를 증가시킨다면, 신체적 활동이라고 할 수 있다(42). 운동은 신체적 활동이라는 개념과 서로 교체되어 종종 사용된다. 그러나, 운동과 운동 트레이닝은 신체 적합성의 특정 요소를 향상시키고 유지하기 위해 계획된 목적이 있는 행동이다(예. 유연성, 힘, 지구력 - 심장 혈관, 근골격).

요통의 치료는 다양한 다른 처방과 특정한 형식, 그리고 요통의 치료와 예방, 요통의 결과를 목표로 하는 임상 실습에서 사용되는 운동의 세기를 포함한다. 대부분의 처방은 생의학적 손상 모델(biomedical impairment model)에 근거를 두고 있고, 그래서 특정한 몸통(trunk)의 힘, 지구력, 유연성, 유산소 운동 능력을 향상시키는데 초점을 두고 있다(예. 43-45). 이러한 평가와 관리에 접근하는데 내포된 이론적 근거는 몸통 근육이 약하고, 척추가 뻣뻣하다는 것이다. 그러나 몸통의 힘과 이동성은 요통(43, 46-48)이나 부자유(30, 47)를 예측하지 않는다. 더구나 이러한 측정은 개인 간 다양성의 범위가 크기 때문에, 종종 요통을 가진 사람들과 요통을 가지지 않은 사람들 사이에 정확히 구분되지 않는다(21, 49, 50).

기타 치료 처방은 일반적인 운동과 유산소 컨디셔닝에 초점을 맞춘다. Jette 등(24)은 요통이 있는 739명에 대한 치료 계획 중 지구력 운동이 52% 내로 포함되었다고 보고 했다. 다시 한편으로 내포된 이론적 설명(51)은 요통이 있는 사람들이 건강을 침해 받거나, 요통으로 인해 건강을 해친다고 종종 진술되었다. 그러나 이러한 의견을 지지하는 증거는 약해지고 부정되었다(31, 41, 58). 1994년, 보건 정책 연구소(Agency for Health Care Policy and Research AHCPR)는 척추에 압력이 적은 유산소 운동, 지구력 운동, 컨디셔닝 운동을 할 것을 권고했다(3). 그러나 Jette 등의 보고의 권고를 약하게 하는 증거를 알렸다.

보건 정책 연구소의 지침서가 그들의 발표에 따라 정치적, 과학적 논쟁과 관련되어 있다 할지라도, 지침서는 증거에 관련한 임상적 자기 만족을 동요시키거나, 그런 이유로 요통에 대한 일반적인 임상 실습에 대한 지원을 부족하게 한다. 한 가지 결론은 급성, 아급성, 만성적인 비특이성 요통에서 특정한 운동 처방의 적용 매커니즘, 효력, 유효성에 대한 연구가 체계적이었다는 것이다.

요통에 관해 저술된 진지한 검토와 평론은 위압적인 일(기력을 꺾는 일)이다. 저술된 검토와 평론은 많은 수가 발행되었고, 과학적인 내용의 질 측면에서 높은 가변성을 가진다. 더구나 조건의 본질적인 내력과 연구 사이에 많은 방법론적인 차이점은 그들의 성과와 비교하는 것을 어렵게 한다. 예를 들어, 참가자들이 이질적이거나, 잘 묘사되지 않고, 운동 조정은 종종 방식이나 세기, 지속 시간에 의해 부정확하게 설명된다. 성과는 특정한 장애 측정(예. 통증 감소)에서, 직장에서의 귀가와 같은 사회적 측정까지 다양하게 측정된다. 비록, 사회적 측정이 매우 중요한 결과라고는 하지만, 사람들은 자신의 요통 문제에 대한 개인의 믿음과 교육, 직업 기술에 의해 더 강하게 영향을 받고, 또한 요통의 심각성보다는 실직율에 의해서도 강하게 영향을 받는다. 결국, 연구는 즉각적인 간호 개입(pos-tintervention)과 2년에 달하는 간호 개입 사이에 다양할 수 있는 추적 진료(follow-up)의 기간에 따라 다르다. 추적 진료의 기간은 요통의 반복적인 특성 때문에, 요통에 있어서 중요한 고려 사항이 된다. 또한, 사람들은 증상이 악화된 순간에 의료 서비스를 받는다. 그러나 어떠한 치료 개입에도, 더 일찍 치료를 받는 것이 좋고, 적어도 증상이 줄어드는 시점에서 치료를 받는 것이 옳다. 그러므로 앞으로의 연구에서, 운동 조정의 유효성을 확립하기 위하여 추적 진료의 기간을 길게 할 필요가 있다.

요통에 대한 저술은 많이있고, 가변적인 특징을 가지기 때문에, 연구와 그 연구에서 발견한 것을 임상에 응용하는 것 사이에 있는 시간적 격차는 충분히 이해할 수 있다. 이러한 이해는 정부 기관, 과학자 사회(scientific societies), 연구 그룹이 증거를 평가하고, 치료 지침서를 발행하는 특별 조사단(task forces)을 형성한다. 의료 서비스의 주요 의사결정권자와 이용자에게서 발견한 것을 보급하여, 의료 전문가와 관리자는 그들의 실습을 가장 유효한 증거에 반영하여 도움이 되기를 기대한다. 본 항의 마지막 섹션은 증거를 검토하여, 비특이성 요통을 위한 운동에 관하여 지침서를 논의하는 것이다. 급성 요통과 만성 요통은 다음과 같은 측면에서 논의될 것이다. (1) 상태가 어떻게 만성이 되었는가, (2) 급성이 적절하게 관리되었는가. 더구나, 만성 요통을 가지고 있는 모든 환자들은 급성 요통의 반복적인 통증을 가질 것이다. 이러한 통증이 있을 때 환자들은 전문적인 치료를 받는다. 그러므로 개업의(practitioners)는 비특이성 요통의 모든 측면에서 운동의 역할을 이해해야 한다.

중대한 급성 요추 손상에서는 행동을 줄이고, 통증을 치료하는 것이 합리적이다. 또한, 일상적인 행동을 재개할 것인지에 대해 통증의 세기와 통증의 지속 기간으로 지침을 세우는 것이 합리적이다(1-2일). 그러나 비활동의 기간은 시간이 아니라 통증에 의해 제한되어야 한다. 일상적인 행동을 재개한 초기에는 기분이 고양되고, 기대를 하게 된다. 휴식을 취하라는 충고는 행동 재개에 대한 충고와 함께 이루어져야 한다.

만성 요통이나 반복성 요통의 경우에는 이러한 접근은 적절하지 않고, 오히려 해가 될 수 있다. 통증은 조직 손상이 진행되고 있다는 것을 나타내지 않고, 계속 지속되는 것 같다. 그러므로 행동의 양을 알려주는 지침으로 사용될 수 없다. 그러나 개업의는 환자의 심리학적, 신체적 상태를 고려하여 통증의 양과 그 통증의 영향에 민감해야 한다. 신뢰할 수 있고, 유효한 평가 방법을 사용하여, 요통으로 인한 통증과 부자유를 측정하는 것은 요통 관리의 본질적인 구성 요소라고 할 수 있다. 당신은 당신 자신이 무엇을 측정하지 않았는지 관리할 수 없다. 이것은 개업의가 통증과 통증 행동(동통 행동)을 주목해야 한다는 것을 내포하지는 않는다. 다만, 개업의가 통증이 있다는 것(통증의 존재)을 알아야 하고, 통증, 조직 손상, 행동에 대한 오해나 공포에 대해 환자와 대화를 나누고, 환자에게 적당한 행위를 재개할 동기를 부여해야 한다는 것을 의미한다.

급성 요통을 위한 운동
(Exercise for Acute Low Back Pain)

급성 비특이성 요통은 심각한 병리나 신경근 에 염증 없이, 통증이 6주 미만 동안 지속되는 증상으로 정의한다. 임상의에게 가장 유용한 분류(범주화)를 제공하는 것은 신체 검사보다 오히려 병력(history)이라고 할 수 있다(3, 53). 연구팀의 일부는 급성 요통을 있는 개인이 가지는 휴식, 운동, 교육, 기타 개입의 효과를 연구한다(54-56). 반면에 연구팀의 다른 일부는 그 증거에 대하여 체계적이고 중대한 조사를 수행한다(57-60).

보건 정책 연구소 지침서는 1994년에 발행되었다. 그 지침서는 급성 요통으로 인한 휴식이 해롭다고 하는 세 가지 권고와, 급성 요통으로 인한 운동에 관한 여섯 가지 권고를 포함한다. 권고와 권고를 지지하는 증거는 다음과 같다.

1. 요추에 압력이 적은 유산소 운동은 환자들이 허약해지는 것을 예방하는데 도움을 줄 수 있고, 또한 환자들이 현재 그들의 상태에서 기능(function)이 가능한 한 최고의 단계로 되돌아 가는데 도움이 될 수 있다. 증거의 강도(strength of evidence): (적어도, 한가지 적합한 과학적 연구에서는) 제한적이다.
2. 요추에 최소한도로 적은 압력을 주는 유산소 (지구력) 운동 프로그램 (걷기, 자전거 타기, 수영)은 급성 요통 문제를 가진 대부분의 환자를 위해 첫 2주 동안 계속할 수 있다. 증거의 강도: 연구 논거 없음
3. 일반적으로 지속 시간을 증가시키는 몸통 근육을 위한 컨디셔닝 운동(특히 요추부 신근(back extensors))은 급성 요통을 가지고 있는 환자들에게 도움이 된다. 증거의 강도: (적어도, 한 가지 적합한 과학적 연구에서는) 제한적이다.
4. 기계에서 수행하는 특이성 요추 운동(back-specific exercises)은 전통적인 운동 이상의 이익은 주지 않는다. 증거의 강도: 연구 논거 없음
5. 스트레칭 운동(요추 근육을 위해)은 권고되지 않는다. 증거의 강도: 연구 논거 없음
6. 지침(guide)의 진행 대로, 할당(quotas)을 사용하는 운동은 통증을 사용하는 운동보다 더 나은 성과를 산출한다. 증거의 강도: (적어도 한 가지 적합한 과학적 연구에서는) 제한적이다.

그래서 휴식이 요통에 해롭다는 의견의 합치와 증거가 있다. 이러한 증거에 근거하여, 운동이 요통에 유익하다고 믿는 것이 합리적인 것처럼 보인다. 그러나, 운동에 관련된 지침서의 권고는 주로 증거보다는 의견의 합치에 근거를 두고 있다. 종종 체계적인 검토(57-59)와 국제 파리 특별 조사단(International Paris Task Force) (61)은 유효한 증거에 근거하여 급성 요통에 특정한 운동 처방을 사용하는 것에 찬성하지 않는다. Faas 등(59)은 그들의 체계적인 검토에 포함시키기 위해 기준을 충족하는 급성 요통에 대한 네 가지 무작위

대조 연구(randomized controlled trials)를 수행했다. 또한 Faas 등은 연구를 통해 굴곡 운동(flexion exercises)이나 신전 운동(extension exercises)이 유효성이 없다는 것을 보고하였다. 예를 들어, Detorri 등(45)은 급성 요통을 가진 149명의 사람들을 몸통 굴곡 운동 그룹과 몸통 신전 운동 그룹, 아무런 운동을 하지 않는 그룹으로 나누어 결과 (장애, 통증, 부자유) 를 비교하였다. 그들은 8주 동안 운동을 한 그룹들 사이에는 그 결과에 아무런 차이점이 없었다고 보고했다. 더구나, 6개월 동안과 1년 동안 어떤 그룹 사이에도 재발률에 차이점이 없었다. 이러한 연구 결과는 신체 활동이 요통으로 인해 자유스럽지 않다는 증거를 제시하기는 하나, 요통을 예방하는데 있어 운동의 가치에 대해 문제를 제시한다(62).

후에(2000) Cochrane 보고서에서, Van Tulder (63)은 요통을 위한 운동 요법을 피동적 치료와 기타 능동적인 치료와 비교했을 때, 유효성에 있어서 차이점이 없다는 것을 보여주는 강한 증거를 보고했다. 유효성은 통증의 세기를 감소시키는지, 기능 상태를 증가시키는지, 전체적으로 향상이 있는지, 업무로 되돌아 갈 수 있는지를 기초로 하여 판단한다.

비록 특정한 일부 운동은 유용성을 명확히 보여주지는 않지만, 일상적 행동을 계속적으로 지속할 것을 권고한다 (54). 영국 지침서는 "일반적으로 대다수가 만족할 수 있는 연구에서 일치하는 발견…", "…본래의 활동을 계속하는 것은 요통의 급성 발현에서 빠른 회복의 기회를 제공할 수 있다… "라고 확인하였다.

비특이성 요통을 가진 대다수의 사람들은 관리 방법에 상관 없이, 몇 일 안에 또는 몇 주안에 회복되기를 기대한다. 진통제와 소염 약물 치료는 요통의 증상을 통제하고, 사람들이 적당히 활동할 수 있도록 하는데 적합하다. 급성 요통의 치료에 있어 중요한 요소는 안심과 신속한 자기 관리를 제공하고, 환자들에게 부자유의 위험성에 대해 확인시키는 것이다. 뉴질랜드 지침서는 초기 증상이 발생한 때에 심리 사회적으로 경고 신호(yellow flags)의 예비 선별이 적합하다고 제시한다. 기타 지침서에서는, 선별은 4주 후에도 여전히 극심한 통증과 부자유한 요통을 가진 사람들에게 사용해야 한다고 제시한다. 결국, 과도한 부자유는 환자의 태도와 믿음뿐만 아니라 치료를 제공하는 자의 태도와 믿음에서도 그 결과가 초래될 수 있다."통증에 관하여 제한된 의학적 모델에 가지는 신뢰, 자기 관리의 방법에 대한 실망, 자기 관리에 있는 환자에 대한 지시 실패 그리고, 부자유에 대해 제재를 가하고 기능을 향상시키는 개입을 제공하지 않는 것 그리고, 과도한 연구와 '부러진 부분 가설' 에 대한 믿음을 지속적으로 갖는 것"은 불구가 되는 만성 요통의 원인이 될 것이다(31). "부러진 부분 가설"은 척추의 일부가 실제로 부러졌다고 생각하는 것이고, 최종적으로 의학적, 외과적 "고정"을 필요로 한다.

만성 요통을 위한 운동
(Exercise for Chronic Low Back Pain)

비특이성 만성 요통은 증상이 12주 이상 지속된다. 그러나 지속적인 증상 기간을 제외하면 만성 요통 환자들은 각기 다른 특징을 나타낸다. 지속적인 만성 요통 증상을 나타내는 대다수의 환자들은 건강 관리를 하지 않으며 사실 끊임없이 일을 하고 일반적으로 허리에 대해 고민하지 않는다. 전문적인 관리를 받는 사람들은 총 증상 기간이나 증상의 심각성, 부자유 정도, 통증, 증상으로 인한 전체적인 신체 상태 면에서 매우 다양하다. 신체적, 심리적, 사회적 요소를 고려하여 관리에 대한 접근을 전체적 합리적으로 개별화해야 하는 것은 분명하다.

현재, 만성 요통의 평가 및 관리에 대해 설명한 정부 지원 임상적 지침서는 존재하지 않는다. 그러나 영국의 임상 표준 고문단(Clinical Standards Advisory Group)(4)은 요통이 만성이 될수록 심리적 요소가 더욱 중요해지며 생물 심리학적 모델에 기초한 활동적인 운동 및 다방면 회복을 위해 신체 관리에만 주력하는 것은 피해야 한다고 제안했다. 요통에 관한 국제 파리 특별 조사단(International Paris Task Force on Back Pain) (61)은 2000 보고서에서 비특이성 만성 요통을 위한 신체적, 치료학적, 오락적 운동을 권고한다.

많은 수의 무작위 대조 연구 및 조직적 고찰을 통해 비특이성 만성 요통을 앓고 있는 사람들의 운동 및 활동을 설명하였다. 이러한 연구 및 고찰은 운동 및 활동이 고통 인식을 감소시키고 복지감을 향상시킬 수 있기 때문에 환자들에게 유익하다고 제안한다. 운동이나 활동의 종류, 강도, 빈도, 기간이 중요한지의 여부는 덜 확실하다. 파리 특별 조사단은 운동 프로그램에 근력 운동, 스트레칭, 피트니스를 혼합해야 한다고 권장한다. 그러나 가장 효과적인 운동이나 활동법은 환자들이 실제로 수행하는 것이 될 것이다.

요통 환자들은 보통 사람들과 유사한 신체 활동에 대한 부자유 및 자극제(64)(시간 부족, 험한 날씨, 가족 약속 등)와 싸운다. 그러나 요추 문제가 활동에 대한 장벽이나 자극제가 될 수 있다는 것은 흥미로운 일이다. 한 수준 높은 연구에서 Keen 등(64)은 단계적인 운동 프로그램에 대한 무작위 대조 연구에 참여한 27명의 환자들을 면담하였다. Keen 등 몇몇 환자들이 더 많은 신체적 활동이 요통을 완화시키는 데 도움을 주며 더 편안함을 느끼도록 해 준다고 믿고 있다고 발표했다. 이들은 요통이 다시 시작될 것이라는 두려움에 운동을 멈추는 것을 걱정하였다. 다른 환자들은 정기적으로 운동을 하지 않았지만 요통이 느껴지면 다시 운동을 시작하였다. 또 다른 환자들은 요통을 악화시킬 것이 두려워 신체적 활동을 피했다. 모든 참가자들이 몇몇 신체적 활동(들어올리는 일, 정원 손질 등)을 꺼려하긴 했지만, 모든 환자들이 이러한 활동을 두려워하거나 걱정하는 것은 아니었다. 환자들은(1) 건강 전문가들의 확신 및 충고, (2) 행한 활동 방식의 수정(덜 격하게 등), (3) 단계적인 운동 프로그램 등을 통해 시간이 지나면서 자신감을 회복하게 된다고 알려진 신체적 활동에 대해 두려워하거나 걱정하지 않는 것 같다(64). 행동의 변화는 활동 가능성에 관한 신념을 변화시키는 것 같다.

신체적이건 태도적이건 간에 이익이 발생한다면 운동/활동에 필수적으로 참여해야 한다. Friedrich 등(65)은 이중 맹검 무작위 연구를 실행하였으며 운동 순응도(충실) 및 부자유에 대한 동기 부여 프로그램의 효과를 평가하였다. 요통이 있는 93명의 환자들을 표준 운동 프로그램(49명) 그룹이나 혼합 운동 및 동기부여 그룹(44명)에 무작위로 할당하였다. 운동 프로그램은 점진적 개별 최대 증가 훈련 단계를 포함하였다. 각 환자들은 10 단계에 등록하였으며 각 단계는 약 25분간 지속되었다. 특정 운동은 "몸통 및 하체 근육의 길이, 힘, 지구력, 공동 작용뿐만 아니라 척추 이동성을 향상시켜 표준 기능을 회복"시키기 위한 것이었다. 몸통 및 하체의 유연성 운동은 몸통 강화 운동보다 우선시 되었다. 동기부여 프로그램은 5단계로 구성되었으며 상담, 요통 및 운동에 대한 정보 제공, 강화, 환자와 치료사 간의 치료 논의 및 결정, 운동 일기 작성 등을 포함하였다.

혼합 운동 및 동기부여 그룹은 출석률이 증가하였으며 단기간(4~12개월)에 부자유 및 고통 단계가 감소하였다. 그러나 장기적으로는 운동 충실도에 차이가 없었다. 운동에 대한 장기적 충실도는 일반인들에게 잘 알려진 문제이며 요통 환자들에게도 별반 차이가 없다. 운동의 혜택은 요통 환자들에게 즉각적이지 않거나 심지어 나타나지 않을 수도 있으며 요통 재발은 불가피하기 때문에, 운동을 꾸준히 하는 것이 어렵다는 것은 놀랄 만한 일이 아니다. 이러한 환자들에게 더욱 활동적인 생활 방식을 권장하고 촉진하는 것이 실행하지 않는 특정 운동 방식을 설명하는 것보다 더욱 이로울 수 있다. 사실 특정 운동법이 다른 것보다 더욱 이롭다는 어떠한 증거도 없다. 통제된 활동이 통제되지 않은 활동보다 더 효과적이라는 몇 가지 증거는 있다(55-56). 그러나 효과적인 통제를 통한 메커니즘은 수립되지 않았으며 생각만큼 분명하지 않을 수도 있다. 앞서 설명한 운동 및 활동을 실행한다고 확신한다 하더라도 비특이성 효과(걱정의 감소 등)를 배제할 수는 없다.

많은 연구들은 운동 그룹이 통제 그룹보다 더 낫다는 것을 보여주었다. 그러나 어느 특정 운동 방법이 우수하다는 분명한 증거는 나타나지 않았다. 파리 특별 조사단은 과학적으로 엄밀하게 수행한 10개의 무작위 대조 운동 연구(만성 요통에 대한 운동 연구)를 검토하였다. 10개 중 7개의 연구에서 환자 그룹이 기능적 향상에서 통제 그룹보다 더 좋은 반응을 보였다. 그러나 그 방법은 다양한 유형과 강도, 기간에 따라 구분되었다. 더욱이 어떤 치료 프로그램들은 교육 및 행동 수정과 같은 추가 요소들을 포함하였다. 예를 들어 Frost 등은(55) 통제된 일반 피트니스 프로그램을 실험하였다. 만성 요통을 앓고 있는 81명의 환자들을 피트니스 프로그램 그룹이나 통제 그룹에 무작위로 할당하였다. 두 그룹 모두 운동을 배우고 요통에 관한 교육 프로그램에 참가하였다. 운동 그룹 역시 4주 이상 연장된 통제 피트니스 프로그램 중 8단계에 참가하였다. 인식력 있는 행동 원칙 및 질병 모델이 아닌 인간 행동의 표준 모델을 따랐다. 훈련을 그만 두었으나 이전의 활동 수준으로 돌아갈 필요가 있는 스포츠 선수들과 자신들을 비교하도록 참가자들을 격려하였다. 또한 익숙하지 않은 운동은 근육통을 야기할 수 있으며 이러한 통증과 부상(상처 및 손상)은 동일한 것이 아님을 상기시켰다. 마지막으로 환자들이 자신의 수행 기록을 향상시키고(다른 환자와의 경쟁이 아님) 활동 일기를 완수할 수 있도록 장려하였다. 체력 프로그램은 표

11.3에 포함되어 있다. 통제 그룹에서 통증 및 부자유가 2.4% 감소한 것과 비교하여 운동 그룹은 평균 7.7% 감소하였다.

이러한 차이는 통계적으로 매우 중요한 것이며 2년간 계속되었다. 그러나 연구가는 치료 효과가 매우 다양했음을 지적하면서 그룹간의 신뢰 구간 차이가 매우 컸음에 주목한다. 더욱이 비율을 변화시키면 초기에 통증 및 부자유 수준이 낮았던 환자들에게 유리한 결과를 낳을 수 있다. 그러므로 이 연구를 통해 최적의 반응을 한 환자들이 사실은 기본적으로·상대적으로 낮은 수준의 통증 및 부자유를 가진 사람들이었는지를 결정하는 것은 불가능하다.

이러한 연구들은 상대적으로 적극적이거나 소극적인 간섭을 비교할 때 적극적인 간섭이 더욱 효과적이라고 제안한다. 그러나 최근 연구에서 Mannion 등(66)은 만성 요통에 대한 세가지 적극적인 치료를 비교하였다. 148명의 환자들을 1) 적극적인 물리요법 프로그램, 2) 훈련 장치를 사용한 근육 재조정 프로그램, 3) 저충격 에어로빅 프로그램에 무작위로 할당하였다. 참가자들은 석 달 동안 일주일에 두번 이 프로그램에 참가하였다. 모든 프로그램은 6개월간 지속되었던 통증 및 부자유를 감소시켰다. 그룹 간 차이는 없었는데 이는 치료의 전문성이 부족했음을 보여준다.

표 11.3. **피트니스 프로그램 운동 코스**

1. 고정 자전거 타기. 저항력(속도 아님)을 점차 증가시킨다.
2. 누운 상태에서 자유 아령 운동. 무게를 증가시키고 기록한다.
3. 서있는 상태에서 반대 무릎 올리기(오른쪽 무릎을 왼손 방향으로, 그 반대로.) 들고 있는 다리는 반대 팔꿈치를 향해 더 높이 들어올린다.
4. 반복된 앉았다 일어서기.
5. 벽에 기대 팔굽혀펴기. 매트 위에서 반만 팔굽혀펴기에서 전체 팔굽혀펴기로 진행한다.
6. 브리징(bridging)
7. 스텝 업(step-up).
8. 누운 상태에서 메디신 볼(medicine ball) 들어올리기.
9. 바운서(bouncer)위에서 조깅.
10. 무릎을 꿇은 상태에서 허리 둥글게 말았다가 쏙 들어가게 하기.
11. 바닥 위 두 지점 사이를 앞 뒤로 걷기. 속도를 점차 늘린다.
12. 서있는 상태에서 팔 들어올리지. 속도를 점차 늘린다.
13. 누운 상태에서 다리는 일자로 들어올리기.
14. 누운 상태에서 복부 비틀기.
15. 줄넘기.

이러한 연구들은 특정 유형의 운동이나 운동 요법이 생각보다 훨씬 덜 중요하다는 것을 보여준다. 이러한 개념이 구조적 초점을 맞춘 좁은 생물 의학적 (장애) 모델을 고수하는 기존 사고방식의 임상학자들에게는 치명적인 것일 수 있다 하더라도, 만성 요통의 생물심리 사회학적 특성을 인식한 사람들에게는 그리 놀랄 일도 아니다. 특정 생물적 혹은 구조적 장애에 초점을 맞춘 운동은 부자유를 변화시키는 데에는 효과가 있을지도 모르지만 실제 부자유는 환자의 요통 문제와 상대적으로 거의 관련이 없을 것이다. 현재는 확실치 않다 하더라도 운동은 심리 사회적 걱정을 감소시켜주고(40) 분위기를 향상시켜주며 요통에 대한 걱정을 감소시켜주고 장애자로서의 자기 개념을 변화시키기 때문에 만성 요통 환자들에게 이로울 수 있다고 주장하는 것은 설득력이 있다. 그러므로 만성 요통 환자들을 위한 운동이나 활동의 주요 혜택은 주변적이거나 구조적인 것이라기보다는 중심적인 것이다.

요약 (Summary)

Waddell이 최근 발간한 요통 혁명(The Back Pain Revolution)이라는 책은 요통의 개념화 및 평가, 관리에 큰 변화를 가져왔다(17). 건강에 대한 광범위한 심리사회학적 모델과 활동의 긍정적 역할, 임상 증거에 대한 신뢰도, 임상 지침 적용 등을 인식하는 것은 요통의 평가 및 관리를 더욱 이성적인 근거를 갖춘 것으로 변형시킬 가능성이 있다(67). 요통의 주요 관리는 지속적인 활동성에 대한 교육 및 조언을 포함해야 한다. 이러한 접근은 생물학적, 심리학적, 사회학적 요소를 고려하여 전체적이고 합리적으로 개별화해야 한다.

비특이성 요통 환자를 위한 특정 운동이나 활동 요법을 증거에 기초하여 권장하는 것은 확실히 불가능하다. 그러나 운동 및 활동 지침서를 권장하는 것은 가능하다. 파리 특별 조사단(61)은 운동 프로그램에 근력 운동과 스트레칭, 피트니스를 혼합해야 한다고 권장한다. 그러므로 운동 및 활동 원칙은 요통이 없는 사람들과 본질적으로 전혀 다르지 않다. 요통에 대한 수수께끼는 사실 전혀 수수께끼가 없다는 것일 것이다.

교육 및 상담 (EDUCATION AND COUNSELING)

무수한 개인적, 신체적, 심리사회적 요소들이 요통의 존재 및 효과와 관련이 있다. 이것은 문제의 다양한 특징에 대한 증거이다. 요통과 관련한 개인적 요소는 나이 및 성별, 인체 측정학적 특징(키, 체격 등), 척추 이상, 요추 이상 병력 등을 포함한다. 병력은 이후의 요통을 예측할 수 있는 가장 신뢰도 높은 요소이다(68). 앞서 말한 어떠한 요소들도 변경 가능하지 않은 반면, 비만, 신체적 피트니스, 흡연 등과 같은 기타 개인적 위험 요소들은 수정 가능하다(68). 2715명의 성인들을 1년간 추적 조사한 Croft 등(69)은 부실한 건강이 새로운 요통에 대한 가장 큰 암시자가 된다고 발표하였다. 그러나 그는 또한 자가 진단한 낮은 수준의 신체 활동이 이후의 요통에 일관되게 연결되어 있지 않음에 주목하였다.

많은 사회적 혹은 직업 관련 요소들 또한 요통과 관련이 있다. 이것은 과도한 신체적 업무, 들어올리기나 힘을 쓰는 이동, 불편한 자세, 몸 전체 진동과 같은 신체적 요소를 포함한다. 직업과 관련한 요소들은 성인의 요통 문제 중 28~50%를 차지한다(68).

심리적 요소가 초기 요통 발생을 야기한다고 주장하는 어떠한 증거도 없다 하더라도 이러한 요소들은 요통의 충격 및 치료에 대한 반응을 예측한다. 그러므로 실행자들은 이러한 치료 혼동 요소들을 이해하고 설명할 필요가 있다. 심리적 사회적 영역을 무시하고 생물학적 영역에 지나치게 관심을 갖는다면 환자와 실행자 모두에게 치료 실패 및 좌절을 야기시킨다. 부자유 혹은 부실한 결과를 예측할 수 있는 요소들은 낙담한 분위기, 부정적이거나 수동적인 대처 전략, 통증 및 재 부상에 대한 두려움 등을 포함한다(18). 부정적인 결과를 예측할 수 있는 사회적 요소는 현재 직업에 관한 불만족, 낮은 교육 수준, 다른 주요한 사람들의 염려스런 행동 등을 포함한다(18).

사례 연구

A씨(남)는 10년간의 반복성 요통 병력이 있는 40세의 대학 교수이다. 그의 첫 요통은 친구가 가구를 나르는 것을 도와주고 있을 때 발생했다. 그는 그 날 이후 2주간 일을 할 수 없었다. 그 때 이후로 그는 자주 "만성" 요통에 시달렸다. 그는 또한 지난 10년 동안 약 여섯 번의 급성 요통을 경험하였으며 그 때마다 적어도 일주일 동안 활동에 큰 지장을 받았다. 이러한 병력은 보통 상대적으로 업무가 바쁜 시기와 일치하는 것 같다. 몇 년 전 한 의사는 요추 때문에 "쉬라고" 그에게 충고하였다. 그는 그 말을 따랐지만 허리가 더 악화될 것을 걱정하였고 신체 활동의 양이 줄어든 것을 느낄 수 있었다. A씨는 평가 및 운동 프로그램을 위해 위탁하였다.

임상 실험 (CLINICAL EXAMINATION)

면담에서 A씨는 최근 몸무게 감소나 심각한 야간 통증, 창자 및 방광 문제, 혹은 기타 잠재적 심각한 상황을 알리는 "위험 신호"를 부인하였다. 그의 신체검사에는 어떠한 다른 의료적 합병증도 나타나지 않았다. 그는 자신의 요통을 0-10의 숫자통증등급 중에서 평균 "2", 최악일 경우 "5"로 설명한다. 그의 통증은 엉덩이 아래로 절대 내려가지 않는다. 그는 롤란드와 모리스의 부자유 등급 24 중 4를 기록했는데 이는 부자유스러움이 상대적으로 낮은 수준임을 말해준다. 사이몬즈 수행 종합 테스트 (Simmonds Performance Battery) 중 시간 및 거리 실험에 대한 그의 수행 능력은 신체적 기능이 온순하고 적당하다는 것을 보여준다. 그는 허리를 다치게 하고 싶지 않았기 때문에 운동 프로그램에 참여하는 것에 대해 약간의 걱정을 나타낸다.

휴면 정보 (RESTING DATA)

ECG는 심장 박동 72 bpm, 혈압 134/80 mm Hg의 정상 박동을 보여준다.

운동 반응 (EXERCISE RESPONSE)

A씨는 수정된 브루스 프로토콜(Bruce Protocol) (2분 단계)을 실행하였으며, 이 실험은 피로 때문에 6분 후 종료되었다.

해석 (INTERPRETATION)

면담, 임상 실험, 운동 테스트의 결과를 통해 A씨가 심각한 척추 혹은 내장 이상이 있는 것이 아님을 알았다. 결과는 가벼운 신체적 기능 장애를 야기시킨 간단하고 사소한 비특이성 요통임을 암시한다. A씨가 몇 년 전 의사가 한 충고(요추 때문에 "쉬어야" 한다)를 따르고 있다는 설명에 주목할 필요가 있다. 그러므로 활동이 잠재적으로 요추에 해로울 수 있다는 믿음이 내포된 것이다. 이러한 믿음은 A씨가 활동 수준을 줄이도록 만들었다. 그가 점차적으로 활동을 견딜 수 없게 되었다는 사실은 중요하다.

임상적 함축 (CLINICAL IMPLICATIONS)

이 이야기를 통해 몇 가지 임상적 함축을 도출한다. 첫 번째로 가장 중요한 것은 A씨가 자신의 증상을 야기하는 어떠한 심각한 병리적 "위험 신호"도 가지고 있지 않음을 인식하는 것이다. 임상적 정보 중 두 번째로 중요한 부분은 A씨가 자신의 요추 문제, 특히 활동과 관련한 문제를 걱정하고 있다 하더라도, 그는 어떠한 심리사회적 문제나 만성 불능에 대한 위험 요소인 "경고 신호"를 나타내지 않았다는 것이다. 그는 교육을 잘 받았으며 직장을 가지고 있고, 긴 요통 병력에도 불구하고 단지 가벼운 신체적 기능장애 및 활동 과민증을 가지고 있다.

A씨를 위한 운동 및 활동에는 어떠한 금기 사항도 없음은 분명하다. 사실 A씨가 운동이나 조절 프로그램에 참여한다면 활동력이 증가할 가능성이 있다. 첫 번째 단계는 A씨가 활동이 요통에 끼치는 부정적 효과에 관해 가지고 있는 부정확한 믿음을 설명하는 것이어야 한다. 운동 참여와 관련하여 운동에 관한 일반적 조언이 아마 적절할 것이다. 즉, 그에게 워밍업 운동 및 유연성, 근력 강화 운동, 에어로빅 형태의 활동에 관해 조언해 주어야 한다. A씨는 자신에게 맞는 페이스를 지키는 것에 대해 듣고 그가 가장 좋아하는(그래야 그가 이러한 활동에 참여할 확률이 높아질 것이다.) 에어로빅 형태의 활동(걷기, 자전거타기, 수영 등)에 참여하도록 조언 받아야 한다.

마지막으로 A씨에게 추후 급성 요통에 대처하는 방법을 조언해 주어야 한다. 이러한 조언의 주요 요소는 다음과 같다. (1) 요통이 악화될 수 있다. 이것은 일시적일 가능성이 크며 "해결할 수" 있는 문제이다. (2) 얼음이나 장외 거래 진통제를 사용하여 증상의 일시적 완화를 도울 수 있다. (3) 활동을 일시적으로 변경할 수 있으나 빨리 재개하는 것이 중요하다. (4) 완전히 "새로운 증상"이 발생하면(질이나 분포 면에서 "평상시"와 매우 다른 위험 신호나 통증 등) 의학적 견해를 들어보아야 한다.

참고문헌

1. Pither CE, Nicholas MK. The identification of iatrogenic factors in the development of chronic pain syndromes: abnormal treatment behaviour? In: Bond MR, Charlton JE, Woolf CJ, eds. Proceedings of the VIth World Congress on Pain. Netherlands: Elsevier Science, 1991:429–434.
2. Wahlgren DR, Atkinson JH, Epping-Jordan JE, et al. One-year follow-up of first onset low back pain. Pain 1997;73:213–221.
3. Bigos S, Bowyer O, Braen G, et al. Acute Low Back Problems in Adults. Clinical Practice Guideline No. 14. AHCPR Publication No. 95-0642. Rockville, MD: Agency for Health Care Policy and Research, Public Health Service, U.S. Department of Health and Human Services, 1994.
4. CSAG (Clinical Standards Advisory Group). Back Pain: Report of a CSAG Committee on Back Pain, HMSO, London, 1994.
5. World Health Organization (1980) International classification of impairments, disabilities and handicaps. WHO, Geneva.
6. Nagi SZ. Disability concepts revisited: implications for prevention. In: AM Pope, AR Tarlov (Eds.) Disability in America: Toward a National Agenda for Prevention. Washington, D.C.: Division of Health Promotion and Disease Prevention, Institute of Medicine, National Academy Press. 1991:309–327.
7. Andersson GBJ. The epidemiology of spinal disorders In: JW Frymoyer Ed. The Adult Spine: Principles and Practice 2nd ed, Lippencott-Raven Philadelphia, 1997:93–142.
8. Walsh K, Cruddas M, Coggon D. Low back pain in eight areas of Britain. Journal of Epidemiology and Community Health 1992;46:227–230.
9. Papergeorgiou AC, Croft PR, Ferry S, et al. Estimating the prevalence of low back pain in the general population. Evidence from the South Manchester back pain survey. Spine 1995;20:1889–1894.
10. Skovron ML, Szpalski M, Nordin M, et al. Sociocultural factors and back pain. A population based study in Belgian adults. Spine 1994;19:129–137.
11. Mason V. The prevalence of back pain in Great Britain. Office of Population Censuses and Surveys, Social Survey Division. HMSO, London, 1994:1–24.
12. Croft P, editor Low Back Pain. Oxford: Radcliffe Medical Press, 1997.
13. Von Korff M, Dworkin SF, Le Resche LA, et al. An epidemiologic comparison of pain complaints. Pain 1988;32:173–183.
14. Frymoyer JW, Durret CL. The economics of spinal disorders.

In: JW Frymoyer Ed. The Adult Spine: Principles and Practice 2nd ed, Lippencott-Raven Philadelphia, 1997:143–150.
15. Waddell G Low back pain: a twentieth century health care enigma. Spine 1996;21:2820–2825.
16. Cherkin DC, Deyo RA, Loeser JD, et al. An international comparison of back surgery rates. Spine 1994;19:1201–1206.
17. Waddell G. The Back Pain Revolution. Edinburgh, Churchill Livingstone, 1998.
18. Wennburg JE. Practice variations and the challenge to leadership. Spine 1996;21:910–916.
19. Vlayen JWS, Linton SJ. Fear-avoidance and its consequences in chronic musculoskeletal pain:a state of the art. Pain 2000; 85: 317–332.
20. Mellin G. Correlations of spinal mobility with degree of chronic low back pain after correction for age and anthropometric factors. Spine 1987;12:464–468.
21. Simmonds MJ, Olson SL, Jones S, et al. Psychometric characteristics and clinical usefulness of physical performance tests in patients with low back pain. Spine 1998;23:2412–2421.
22. Jensen MP, Karoly P. Self-report scales and procedures for assessing pain in adults. In: Turk DC, Melzack R (eds) Handbook of pain assessment, Guilford Press New York. 1992: 135–151.
23. Simmonds MJ, Claveau Y. Measures of pain and physical function in patients with low back pain. Physiother Theory Prac 1997;13:53–65.
24. Jette AM, Smith K, Haley SM, et al. Physical therapy episodes of care for patients with low back pain. Phys Ther 1994; 74:101–115.
25. Lee CE, Simmonds MJ, Novy DM, et al. A comparison of self-report and clinician measured physical function among patients with low back pain. Archives of Physical Medicine and Rehabilitation, 2000. In press
26. Fairbank JCT, Couper J, Davies JB, et al. The Oswestry low back pain disability questionnaire. Physiotherapy 1980; 66:271–273.
27. Roland M, Morris R. A study of the natural history of back pain. Part I: Development of a reliable and sensitive measure of disability in low-back pain. Spine 1983;8:141–144.
28. Ware J, Sherbourne C. The MOS 36-item Short Form Health Survey (SF-36). Med Care1992;30:473.Van Tulder MW. Evidence-based physical therapy for low back pain: A promising future. Dutch Journal of Physical Therapy 1999; 109: 29–32.
29. Marras WS, Wongsamm PE. Flexibility and velocity of normal and impaired lumbar spine. Arch Phys Med Rehabil 1986;67:213–217.
30. Simmonds MJ, Olson S, Jones SC, et al. Disability prediction in patients with back pain using performance based models. Joint Meeting North American Spine Society and American Pain Society, Charleston South Carolina, April 26–29, 1998.
31. New Zealand acute low back pain guide, and Guide in assessing psychosocial yellow flags in acute low back pain. January 1997. Accident Rehabilitation and Compensation Insurance Corporation of New Zealand and the National Health Committee, Wellington, NZ.
32. Cedraschi C, Nordin M, Nachemson AL, et al. Health care providers should use a common language in relation to low back pain patients. Baillieres Clin Rheumatol 1998;12:1–15.
33. Grazier KL, Holbrokk TL, Kelsey JL, et al., eds. The frequency of occurrence, impact, and cost of musculoskeletal conditions in the United States. Chicago: American Academy of Orthopedic Surgeons, 1984.
34. Nachemson AL. Exercise, fitness and back pain. In: Scientific Proceedings of the International Conference on Exercise, Fitness and Health. Champaign, Ill: Human Kinetics Publishers Inc, 1988.
35. Spitzer W, LeBlanc F, Dupuis M, et al. Scientific approach to the assessment and management of activity-related spinal disorders. Spine 1987;7S:S1–S55.
36. Selim AJ, Ren SR, Fincke G, et al. The importance of radiating leg pain in assessing health outcomes among patients with low back pain: results from the Veterans Health Study. Spine 1998;23: 470–474.
37. Simmonds MJ, Lee CE, Jones S. Pain distribution and physical function in patients with low back pain. 13th International Congress of World Confederation for Physical Therapy, May 23–28, Yokohama Japan, 1999.
38. ACSM Guidelines 6th edition 2000 Lippincott Williams and Wilkins Philadelphia pp 33–114.
39. Wittink H, Hoskins MT, Wagner A, et al. Deconditioning in patients with chronic low back pain: fact or fiction? Spine 2000;25:2221–2228.
40. Simmonds MJ, Kumar, S. and Lechelt, E. Psychosocial factors in low back pain: Causes or consequences? Disabil Rehabil 1996;18:161–168.
41. Protas EJ. Physical activity and low back pain. In: Pain 1999 An updated review M.Max (ed) IASP Press Seattle, 1999:145–152.
42. U.S. Department of Health and Human Services. Physical Activity and Health: A report of the surgeon general. Atlanta, GA: U.S. Department of Health and Human Services, Centers for Disease Control and Prevention, National Center for Chronic Disease Prevention, and Health Promotion, 1996.
43. Helewa A, Goldsmith CH, Lee P, et al. Does strengthening the abdominal muscles prevent low back pain—a randomized controlled trial. J. Rheumatol 1999;26:1808–1815.
44. Jette AM, Smith K, Haley SM, et al. Physical therapy episodes of care for patients with low back pain. Phys Ther 1994; 74:101–115.
45. Dettori JR, Bullock SH, Sutlive TG, et al. The effects of spinal flexion and extension exercise and their associated postures in patients with acute low back pain. Spine 1995;20:2303–2312.
46. Battie MC, Bigos SJ, Fisher LD, et al. The role of spinal flexibility in back pain complaints within industry. Spine 1990; 15:768–773.
47. Waddell G. A new clinical model for the treatment of low back pain. Spine 1987;12:632–644.
48. Nelson RM, NIOSH Low back atlas of standardized tests and measures, National Technical Information Service, Springfield, VA, 1988.
49. Pope MH. A critical evaluation of functional muscle testing. In Weinstein JN (Ed): Clinical Efficacy and Outcome in the Diagnosis and Treatment of Low Back Pain. Raven Press, New York 1992:101–113.
50. Newton M, Thow M, Somerville D, et al. Trunk strength testing with Iso-machines. Part 2: Experimental evaluation of the Cybex II Back testing system in normal subjects and patients

with chronic low back pain. Spine 1993;18(7):812–824.
51. Mayer TG, Gatchel RJ. Functional restoration for spinal disorders: The Sports Medicine Approach. Philadelphia: Lea and Febiger, 1988.
52. Protas EJ. Aerobic exercise in the rehabilitation of individuals with chronic low back pain: a review. Critical reviews in Physical and Rehabilitation Medicine 1996;8:283–295.
53. Jackson DA, Llewelyn-Philips H, Klaber-Moffett J. Categorization of back pain patients using an evidence based approach. Musculoskeletal Management. 1996;2:39–46.
54. Malmivaara A, Hakkinen U, Aro T, et al. The treatment of acute low back pain—bed rest, exercises, or ordinary activity? New Eng J Med 1995;332:351–355.
55. Frost H, Lamb SE, Klaber-Moffett JA, et al. A fitness programme for patients with chronic low back pain: 2-year follow-up of a randomized controlled trial. Pain 1998;75: 273–279.
56. Tortensen TA, Ljungggren AE, Meen HD, et al. Efficiency and costs of medical exercise therapy, conventional physiotherapy, and self-exercise in patients with chronic low back pain. Spine 1998;23:2616–2624.
57. Maher C, Latimer J, Refshauge K. Prescription of activity for low back pain: what works? Australian Journal of Physiotherapy 1999;45:121–132.
58. Faas A, Battie MC, Malmivaara A. Exercises: which ones are worth trying for which patients and when? Spine 1996;21: 2874–2879.
59. Nordin M, Campello M. Physical therapy. Exercises and the modalities: when, what and why? Neurologic Clinics 1999; 17:76–89.
60. Abenhaim L, Rossignol M, Valat JP, et al. The role of activity in the therapeutic management of back pain. Report of the International Paris Task Force on Back Pain Spine 2000:25(4 Suppl):1S–33S.
61. Videman T, Sarna S, Battie MC, et al. The long-term effects of physical loading and exercise lifestyles on back-related symptoms, disability, and spinal pathology among men. Spine 1995;20:699–709.
62. van Tulder MW, Malmivaara A, Esmail R, et al. Exercise therapy for low back pain (Cochrane Review). The Cochrane Library, Issue 2,2000. Oxford:Update Software.
63. Keen S, Dowell AC, Hurst K, et al. Individuals with low back pain: how do they view physical activity? Family Practice 1999;16:39–45.
64. Friedrich M, Gittler G, Halberstadt Y, et al. Combined exercise and motivation program: effect on the compliance and level of disability of patients with chronic low back pain: a randomized controlled trial. Arch Phys Med Rehabil 1998; 79(5):475–87.
65. Turk DC. The role of demographic and psychosocial factors in transition from acute to chronic pain. In Jensen TS, Turner JA, Wiesenfield-Hallin Z. (Eds.). Proceedings of the 8th World Congress on Pain, Progress in Pain Research and Management, IASP Press, Seattle, 1997;185–213.
66. Mannion AF, Muntener M, Taimela S, et al. A randomized clinical trial of three active therapies for chronic low back pain. Spine 1999;24:2435–2448.
67. Simmonds MJ, Harding V, Watson PJ, et al. Physical therapy assessment: expanding the model. In: Proceedings of the 9th World Congress on Pain. Progress in Pain Research and Management. Vol 16. Eds Devor M, Rowbotham MC, Wiesenfield-Hallin, IASP Press, Seattle, 2000:1013–1030.
68. Shelerud, R. Epidemiology of Occupational Low Back Pain. In: Occupational Medicine: State of the Art Reviews. Philadelphia, PA: Hanley and Belfus 1998:1–22.
69. Croft PR, Papageorgiou AC, Thomas E, et al. Short-term physical risk indicators for new episodes of low back pain. Spine 1999;24:1556–1561.

제12장
골다공증 (OSTEOPOROSIS)

역학과 병태생리학 (EPIDEMIOLOGY AND PATHOPHYSIOLOGY)

골다공증은 골격계에 영향을 미치는 가장 일반적인 질환이다. 최근 미국의 7백만에서 천만명에 이르는 여성들이 골다공증으로 예측되고 있다(1). 그러나 이 추정치는 골다공증을 진단하는데 측정된 골격계 위치에 따라 그 결과가 조금씩 다르다. 또한 골다공증은 여성들의 주된 질환으로 생각되지만, 미국 남성들에게도 2백만으로 예측되고 있고, 또 3백만 이상이 그 위험성이 있을 것이라고 한다(2). 매년 미국에서는 약 1300만명이 골다공증성 골절이 일어나고 있으며 그 중 절반은 요추골절이며, 4분의 1은 고관절 골절이다. 고관절골절과 요추골절은 장애(disability)로 이어지며, 개인의 독립성과 삶의 질을 감소시키고, 나아가 사망의 위험율을 증가시키게 된다(3).

50세여성은 54%의 골절 위험율을 가진다. 요추골절의 위험률은 32~35%, 고관절 골절 위험률은 16~18%, 손목관절은 15~17%이다. 고관절 골절의 주된 요인으로는 외상성 낙상에 의해 일어나며, 낙상은 75세 이상 고령에 있어서는 사망사고 원인중의 하나이다. 고관절 골절 요인에 따라 연간 약 50,000명의 사망사고가 있다. 비록, 남성이 여성에 비해 낮은 고관절 골절율을 보이지만 이 골절과 관련된 유병률은 노인 남성이 여성과 비교하여 더 높게 나타난다(4). 최근 골다공증으로 인한 건강관리 시스템의 비용으로 남성 골절과 관련된 비용 약 20%를 포함하여 년간 약 10-15억 달러로 추정된다(5, 6). 이 비용은 2020년에는 30억 달러로 증가할 전망이다.

정의와 분류 (Definition and Classification)

골다공증, 가끔 "brittle-bone disease(뼈가 쉽게 부서지는 질환)"로 불리며, 낮은 골량과 쉽게 부서지고 감염되어 골절이 증가되는 조직구조에 따른 골질환의 특징이 있다(7). 골다공증은 두 가지로 분류되며, 원발성(1차적) 골다공증과 2차적 골다공증으로 나누어진다(8). 원발성 골다공증은 뼈가 변화 하는 정상적인 주기가 붕괴되어 나타난다. 폐경여성(일반적으로 Type-1 골다공증으로 알려진) 은 1차적 골다공증으로 분류된다. 1차 골다공증의 또 다른 형태는 노인성 골다공증(Type-2 골다공증으로 알려진)과 특이적 골다공증이 있다(8). 2차적 골다공증은 뼈 질량 감소로 쿠싱병(Cushing's disease), 갑상성기능항진증, 그리고 코티코스테로이드의 지속적인 치료와 같은 경우에 발생한다(8).

골 생리 (Bone Physiology)

골 조직은 3가지의 주요기능을 가진다. 첫째, 골(bones)은 연부조직을 위한 구조적(structural), 기계적(mechanical)보조적 작용을 하고 골격계의 부착지점으로서의 역할을 하며, 보행을 위한 지렛대로 작용한다. 둘째, 골격(skeleton)은 칼슘 항상성을 유지할 뿐만 아니라 인산염, 마그네슘, 칼륨, 그리고 중

탄산염의 유지를 위한 보관소로 작용한다. 마지막으로 골격은 조혈작용을 하는 주된 공간이다(9).

일반적으로 골조직은 피질골(cortical bone)과 해면골(trabecular bone)의 두 형태로 나누어진다. 피질골은 치밀뼈(compact bone)로 알려져 있으며, 장골의 몸통(shaft)에서 발견되며 골격의 약 80%를 구성한다. 해면골 혹은 망상골(cancellous bone)은 골격의 약 20%를 구성한다. 해면골은 마치 뼈잔기둥(trabeculae)의 벌집모양으로 골반과 척추와 같은 평편골에서 발견되고, 대퇴골의 골두(head)와 목(neck)과 같이 장골의 골단에 있다. 해면골은 피질골보다 대사적으로 더 활동적이며, 생화학적, 호르몬적, 그리고 영양적 상태 변화에 더욱 민감하다. 그 이유로 해면골은 감소에 더욱 민감하기 때문이며, 해면골 부분은 전형적으로 연령과 관련 되어 소실된다. 골다공증성 골절은 주로 해면골이 많은 부분에서 일어나며, 그 위치는 주로 척추, 고관절 근위부(대퇴골 목부위와 대퇴골 상부돌기), 요골 말단부, 척골이 해당된다(10).

성인의 골격은 지속적인 재흡수와 침전과정을(골재형성과정) 거치게 되는 역동적인 기관이다. 재형성 과정은 뼈의 구조와 탄성력을 유지하고, 미네랄 항상성을 유지하며, 피로 손상을 예방한다. 또한 재형성은 대부분의 성인 골량이 축적되는 시점인 성장기에 중요하다(11). 뼈의 재형성은 뼈 형성과 구분되어야 한다. 가끔 형성과 재형성은 동시에 일어나기도 하며, 그들 사이에는 차이가 있으나 항상 명백하지는 않다. 그러나 일반적으로 뼈의 형성은 길이 변화와 같이 뼈의 모양이 다양하게 형성된다. 뼈 형성은 일반적으로 골격 형성이 멈추는 18-20세쯤에 그치게 된다. 재형성은 전반적인 삶의 기간에 일어난다(11).

뼈의 재흡수는 파골세포(osteoclasts)에 의해 이루어지며, 큰 다핵세포는 골수의 줄기세포로부터 비롯된다. 재흡수는 파골세포에서 방출된 단백질 가수분해효소와 유기산에 의해 골밀도가 감소되도록 한다. 그 결과 뼈의 표면은 약 60㎛ 정도의 강(cavity)이 형성된다. 파골세포에 의해 형성된 강(cavity)에서 새로운 뼈 모체의 침전은 골아세포(osteoblast)에 의해 이루어진다. 뼈의 표면은 콜라겐 섬유와 수산화인회석(hydroxyapatite)으로 알려진 칼슘염으로 구성되어 있다.

골다공증은 뼈의 흡수가 침전 비율을 초과 될 때를 의미한다. 젊은 성인기에는 이 두 과정이 균형을 이루며 골소실율이 최소이거나, 골질량이 유지된다. 갱년기(폐경주변기)에서 여성은 연간 약1%의 골질량을 소실한다. 폐경기에는 난소기능이 중지되어 에스트로겐이 결핍됨으로 폐경후 5년이상 급속히 골소실이 일어난다(12, 13).

비록 정확히 알려지진 않았지만 남성과 여성 모두에서 약간은 (년간 약 0.5-1.0%) 연령과 관련되어 골소실이 나타난다(13, 14). 골아세포는 파골세포 보다 노화에 의해 더 많은 영향을 받는것 같으며 따라서 뼈의 형성은 뼈 흡수보다는 더 많은 소실이 일어난다. 결론적으로 골소실은 나이와 관련이 있다(15).

위험요소와 병태생리학 (Risk Factors and Pathophysiology)

골다공증은 몇 가지 위험요소와 관련되며 그중의 몇몇은 수정이 불가능한 것과 수정 가능한 것이 있다. 수정 불가능한 요소들로는 골다공증의 가족력, 성별, 나이, 그리고 인종이다. 대체로 수정 가능한 위험요소들로서 약간의 유동성이 있으며, 식이요소들, 신체 활동, 체중, 흡연, 생식호르몬(gonadal hormone) 상태, 일정한 약물복용이 있다(16).

암과 심혈관 질환, 골다공증을 포함한 많은 질환들은 유전적으로 서로 관련성을 가지는 경향이 있다. 최대골밀도 혹은 골소실 비율은 유전적인 요인에 의존할 뿐만 아니라 일부는 환경적인 요인과도 관련된다. 여성은 남성에 비해 골다공증에 노출될 위험이 더욱 크다. 대부분은 폐경 후 에스트로겐 감소에 의한 것이지만, 일부는 여성이 남성에 비해 신체활동이 적은 것, 골 크기가 더 작은 것, 그리고 대부분의 여성이 부적절한 칼슘섭취를 하는 것이 그 요인이 된다. 백인과 아시아인에서는 더 많은 골다공증 위험요인이 나타나지만 그것은 논쟁의 여지가 있다(17).

식이요소들로서 골다공증의 위험에 영향을 줄 수 있는 것은 부적절한 칼슘, 비타민D 섭취 그리고 카페인과 알콜의 과다섭취이다. 적절한 칼슘섭취는 골밀도를 최상으로 만들기 위해서는 필수적이며, 그 뿐만 아니라 폐경으로 인한 골 소실을 감소하는데 효과가 있다. 비타민-D는 내장에서 칼슘을 흡수하고, 뼈의 칼슘을 유지하기 위해 요구된다(18). 카페인은 노인여성에서 단기간에 비뇨기 칼슘 소실을 증가시키는 요인이 되고 고관절 골절의 위험율을 증가시킨다(19). 유사하게 알콜은 소변을 통한 칼슘소실을 증가시키며, 과도한 알콜섭취는 소화관으로부터 칼슘의 섭취와 흡수를 감소시킬수 있다. 또한 알콜은 골아세포에도 치명적이다(20).

체중은 골밀도와 직접적으로 관련되며(21) 성인의 골밀도 결정에 가장 큰 역할을 한다(20). 흡연은 골밀도(BMD) 저하와 관련되고 골절률을 증가시키며(22), 에스트로겐 대사를 방해하는 것으로 여겨진다(23). 생식호르몬, 특히 에스트로겐은 뼈 질량을 유지하는데 필수적이다. 에스트로겐은 골아세포에서 에스트로겐 수용체로 결합 되어 직접적으로 골 변화(bone turnover)에 영향을 미친다. 또한 에스트로겐은 장기로부터 칼슘 흡수율을 높인다(18). 몇몇 약물 중 특히 글루코코티코이드에서는 소변배출을 증가시키고, 내장의 칼슘 흡수를 감소시키며, 성 호르몬 수준을 감소시키고, 골아세포의 기능을 제한하고 골 재흡수를 증가시키므로 골격계에 부작용을 초래한다(18).

이러한 몇몇 위험요소들은 서로 밀접한 관련을 가진다. 예를 들면, 최대 골량은 유전적 요인에 의해 크게 결정된다 그러나 잠재적인 유전성향은 부적절한 칼슘 섭취와 운동으로 인해 그르치는 경우가 종종 있다(20). 또한 골다공증의 위험성은 고령, 특히 여성의 경우 폐경 후에 증가되며, 보다 큰 위험은 자연적 혹은 수술로 인한 조기 폐경의 경우에도 나타난다. 폐경 후 골 소실은 에스트로겐 결핍과 크게 관련되지만 호르몬 대체요법은 폐경 후 골 소실을 유의하게 감소시킬 수 있다.

임상 운동 생리학 (CLINICAL EXERCISE PHYSIOLOGY)

일회적 운동검사(Acute Exercise Testing)의 주된 목적은 먼저 관상동맥질환의 진단에 있으며, 또한 운동의 적절한 단계를 결정하는데 일반적으로 이루어진다. 골다공증의 인구에서는 운동에 따른 급성 생리적 반응에 대한 구체적인 연구가 이루어져 있지는 않지만, 그 운동검사를 견디어 낼수 있는 환자와 골다공증을 가지고 있는 환자들 사이에 심혈관계 반응이 다르다는 것은 주지의 사실이다.

골다공증은 정확한 진단을 위해서 개개인의 적절한 심박수, 혈압이 필요하기 때문에 때론 심장질환의 지표가 될수 있다. 추가적으로 흉추 후만은 때때로 호흡을 약하게 하며 검사를 제한시킨다. 그럼에도 불구하고 미국스포츠의학회(ACSM)는 특별한 지침을 내지 않고 단지 골다공증은 운동검사시 절대적 금기사항으로 제시하고 있다(24). 만일 운동부하검사에서 골다공증이 있는 사람이 검사를 수행 했을 때 사이클 에르고미터 프로토콜을 이용하는 것이 최선의 방법일 것이며, 그렇게 하면 외상과 뼈의 자극도 줄이게 될 것이다. 그러나 사이클 에르고미터를 이용할 때도 주의를 해야 한다. 환자에 전 시간동안 자세를 수직으로 유지해야 하며, 어느 정도의 척추굴곡은 골다공증 환자에게 금기사항이다. 트레드밀 검사도 이용될 수 있지만 워킹 프로토콜이 권장되며 발을 헛딛거나, 낙상이 일어나지 않도록 주의를 기울여야 한다.

골다공증인과 폐경 여성에서 운동에 따른 장기적인 반응이 연구되어 오고 있다(25-30). 이들을 위해 만들어진 운동은 골밀도를 높이거나 최소한 유지하는 것이며, 체력과 평형성을 향상시켜 낙상예방을 하는 것이 주된 목적이다. 여기서 연구의 주요점은 긍정적인 결과를 보여준다. 폐경여성에 관한 많은 연구들은 운동이 운동을 하지 않은 비교군에 비해 골밀도가 높게 유지되거나 골 소실을 예방할 수 있다고 한다(27-29, 31, 32). 그러나 이러한 연구들은 에스트로겐 복용을 수반하지 않은채 운동만 지속할 경우에는 골 소실이 일어난다고 지적하고 있다. 몇몇 연구들에서 비록 에스트로겐과 운동을 복합 하는 것이 더 많은 향상을 가져오지만(27, 33) 운동만 수행하는 것도 폐경기 여성의 골밀도를 증가시킬수 있는 것으로 보고되고 있기도 하다.

비록 연구들이 주로 성인 인구에 대해서 진행 되었지만, 최근 문헌연구는 성장과 수반되어 뼈가 형성될 때, 성장기 동안 뼈 미네랄의 최상의 수준을 결정하는데 있어서 운동의 중요성에 연구 초점을 둔다(34). 어린이를 대상 으로한 회귀적 연구에서는 일반적으로 골밀도와 체중부하 운동사이의 긍정적인 관계를 보인 반면, 비 체중부하운동의 경우는 그러한 결과를 나타내지 못하였다(35-37).

더 나아가, 성장기의 운동중재의 시기가 성인기의 골밀도 상태에 미치는 영향성에 대해 증명해 가고 있다. 테니스와 스쿼시 여자선수들에서 초경 전에 전문운동을 실시한 선수들이 초경 후에 15세에 실시한 선수보다 팔 골무기질농도(BMC)가 2-3배 높게 나타났다(38). 이 지점은 선수들을 대상으로 두 개의 구분된 연구를 통해 앞으로 설명되어야 한다. Courteix 등(39)과 Taaffe 등(40)은 각각 체조선수들과 비교군에서 골밀도(BMD)를 검사하였다. 첫 번째 연구에서 체조선수들은 평균나이 10.4세로 사춘기 이었으며, 적어도 3년 동안 훈련을 해 왔다. 두 번째 연구의 체조선수들은 19.3세이며, 12년 동안 훈련을 받아왔다. 두 연구에서 9년의 체조 훈련기간이 다름에도 불구하고 체조선수와 비교군 간의 BMD 차이비율은 두 연구에서 동일한 것으로 나타났다. 이 연구는 결과적으로 운동을 통해 BMD 증가를 위한 최상의 운동 시작 시기는 사춘기 전 이라고 제안하고 있다.

최근 어린이와 청소년을 대상으로 시행된 연구들에서는 운동을 통해 골밀도를 증가시키기 위한 그 잠재성에 역점을 둔다(41-44). 훈련참여자는 골밀도 증가를 위한 잠재성을 가지고 있다. 많은 횡단적, 종단적 연구 모두에서 스포츠에 참여와 관련된 트레이닝이 뼈의 건강을 위해 긍정적인 효과임을 발견하였다(45-49). 그러나, 어느 한 가지 형태의 운동 혹은 선수 활동이 골형성 효과에 관해서 다른것 보다 더 효과적이라는 충분한 증거를 제시하지는 못하고 있다. 고충격을 포함한 스포츠나 운동이 (체조 또는 배구)충격 부하가 없는 종목(수영, 자전거타기)보다 뼈에 더 이롭다는 것으로 제시되고 있다(40, 45, 50).

약리학 (PHARMACOLOGY)

일반적으로 골다공증 진단을 받은 여성과 폐경여성의 대부분은 칼슘제제와 비타민D를 복용한다. 다른 일반적으로 가능한 약물로는 FDA에서 승인된 단순 에스트로겐 이나 프로게스테론과 혼합된 것, 이인산(Bisphosphates), 칼시토닌(calcitonin) 그리고 선택적인 에스트로겐 수용조절체(SERMs)와 같은 골다공증 치료 혹은 예방 약물이 있다. 또 다른 덜 일반적인 약물로는 이소플라본 (Isoflavones: natural and synthetic), 소디움 플로라이드(sodium fluoride), 그리고 부갑상선 호르몬(표 12.1 목록 참조이)이 포함된다. 이소플라본은 식물에 추출한 화합물로서 에스트로겐과 유사한 화학적 구조를 가지고 있어 생리적인 영향은 에스트로겐과 유사하다. 단기적 혹은 장기적 운동 반응에 대해서 이러한 약물이나 영양소의 어떠한 효과도 폭넓게 연구가 진행되어 오고 있지는 않다. 에스트로RPS을 제외안 나머지 약물들이 운동반응에 영향을 미친다는 명백한 이유는 제시되지 않고 있다. 에스트로겐(이소플라본 계통)은 급성 혈관확장 작용을 하며 따라서 트레드밀 검사시 운동반응을 변화시킬 수도 있다(51). 비록 이러한 효과는 더 많은 양의 에스트로겐 용량을 사용한 연구에서 보여지고 있지만, 에스트로겐 대체요법에서 정상적인 용량을 사용한 연구에서는 증명되지 못하였다(52).

이학검사 (PHYSICAL EXAMINATION)

골다공증 환자의 이학적평가는 환자의 모든 약물, 보조제 사용 등에 관한 정보가 포함된 상세한 의학적 소견이 포함되어야 한다. 통증 소견 또한 유용한 정보가 되며 나아가 신장, 자세의 관찰도 주의 깊은 평가가 이루어져야 한다.

통증평가 (Pain Assessment)

골다공증은 골절이 나타날 때 까지 통증이 없는 경우가 빈번하지만(16), 통증 소견은 골다공증 환자의 이학적 평가의 중요한 부분이다. 골다공증 환자에서 가장 흔하게 발생하는 골절은 고관절, 손목, 그리고 척추 골절이다. 고관절과 손목의 골절은 X-ray로 쉽게 판별할 수 있으며, 보통 낙상에 의해 나타난다. 그러나, 척추 골절은 종종 X-ray상에서 구별할 수 없기도 하며 가끔 식품가방 이나 여행 가방을 드는 것처럼 일상적인 생활 중에 발생한다. 예리하거나 지속적인 허리통증은 척추골절을 나타내는 유일한 신체 소견이 될수 있다(16). 골절을 확인하기 위해서 골 스캔 (bone scan)이 수행될 수도 있지만, 경험한 통증의 특성과 통증을 일으키는 상황이 종종 척추골절의 진단을 위해 충분한 것으로 고려되기도 한다. 어떠한 과거의 골절경험은 반드시 기록되어야 하며 나아가 골절의 기전과 상황도 기재되어야 한다.

신장 평가 (Assessment of Stature)

신장이 1인치에서 4~5인치정도 감소하는 것은 신체 상태를 파악하는데 중요한 지표가 된다. 왜냐하면 신장이 감소하는 것은 골다공증이 있는 환자의 골절에 따른 척추 각각의 압박으로 인해 신장이 감소한 곳을 의미하기 때문이다. 척추의 압박 골절은 척추의 체간이 가라 앉으며 척추의 길이 감소 결과를 초래한다. 개별적으로 같은 척추의 복합 골절 이나 복합 척추의 골절은 약간의 신장 감소할 수 있다. 이러한 압박골절은 심한 통증이나 개인에 따라 무시할 정도의 약한 통증을 수반할 수도 있다. 어떤 경우에도 신장의 감소는 항상 의미 있는 소견이며, 반드시 면밀히 검토되어야 한다. 성장평가보드를 이용하여 정확한 신장 측정을 하고 변화 관찰하는 것이 유용하다.

표 12.1. **골다공증의 치료와 예방 가능한 약물치료제**

약물 분류	약물 이름	상표명
에스트로겐[1]	Estrone Sulfate	Ogen
	Conjugated Estrogen	Premarin
	Transdermal Estrogen	Estraderm
	Estropipate	Ortho-Est
	Esterified Estrogen	Estratab
	Conjugated Estrogen+	Premphase
	Medroxyprogestrone Acetate[2]	PremPro
		Activella
칼시토닌[3]	Synthetic Salmon Calcitonin	MiaCalcin
		Calcimar
Bisphosphonates(이인산)	Alendronate[4]	Fosamax
	Risedronate[4]	Actonel
	Etidronate[5]	Didronel
	Ibandronate[6]	
	Zolendronate	
	Tiludronate[6]	
	Pamidronate	Aredia
SERMs	Raloxifene[7]	Evista
	Tamoxifene	Nolvadex
	Droloxifene[6]	
	Levormeloxifene	
기타	Isoflavones (natural flavonoids)	
	Tibolone or Ipriflavone (synthetic flavonoids)	
	Calcitriol[8]	
	Sodium Fluoride[9]	
	Parathyroid Hormone[7]	

1. 모든 에스트로겐은 골다공증을 위해 FDA로부터 승인을 받았지만 단지 Premarin은 치료를 위해 승인됨
2. Premphase, PremPro 그리고 Activella는 에스트로겐과 프로게스테론을 함께 섭취; Premphase 와 PremPro 는 골다공증의 치료를 위해 FDA 공인; Activella는 예방을 위해 승인됨
3. 두 칼시토닌은 예방을 위해 승인되었지만, MiaCalcin은 골다공증의 치료를 위해 승인됨
4. Alendronate 와 risedronate는 골다공증의 치료와 예방 모두를 위해 승인됨
5. Etidronate는 FDA로 승인 되었지만 골다공증 징후만은 아님
6. 골다공증 예방과 치료를 위해 임상시도됨
7. 골다공증 예방과 치료를 위해 FDA로 부터 승인됨
8. Calcitriol은 FDA 승인과 함께 비타민 대사를 하지만 골다공증을 위한 것은 아님
9. 골다공증 증후를 위해 승인 중

자세평가 (Postural Assessment)

척주 압박골절은 가끔 특이하게 척추 체간의 앞부분에 나타난다. 척추 체간의 앞부분이 주저 앉을 때는 쐐기형(wedge-shape)전방 척추 길이가 감소한다(쐐기골절에서 붙여진 이름). 쐐기골절(wedge fractures)은 흉추 후만곡 (thoracic kyphosis)이 커지면서 척주의 만곡이 커지므로 때론 "dowager's hump(앞으로 구부정한: 꼬부랑 할머니)"로 나타내기도 한다. 흉추 후만이 진행함에 따라 머리는 전방으로 향하고 늑골은 골반뼈에 접근하게 된다. 그 결과로 신장이 더욱 감소되는 것이다. 부가적으로 후만증이 진행함에 따라 폐가 확장될 공간은 줄어들게 된다. 만일 후만증이 심각한 상태라면, 호흡에 영향을 미칠 것이다. 머리의 전향 정도, 흉추 후만 그리고 요추 전만이 자세평가에서 확인되어야 한다. 덧붙여, 흉추 후만과 요추전만의 객관적 측정에 사용될 수 있는 간단한 도구가 있다. 측정테이프를 이용한 유연곡선(flexicurve)은 흉추 후만과 척추 전만 평가를 간단하면서도 저렴하게 제공해 준다(53). 유연곡선은 플라스틱 "자"로 한쪽이 편평하고 지지가 되는 밴드 모양이다. 이것은 개인의 척주에 맞게 측정할 수 있고 들거나 눕혀서 배치 할 수도 있다. 개별적인 측정은 추적을 통해 얻어질 수 있다. 그러나, 유연곡선의 정확성과 정밀도는 다소 한계가 있다.

내과적 그리고 수술적 치료 (MEDICAL AND SURGICAL TREATMENTS)

최근 골다공증을 위해 FDA에서 승인된 약물들은 골흡수억제제로 구성되어 있다. 그들은 골형성을 같게 유지하는 동안 골 흡수억제에 의해 골 감소를 중지하거나 골량을 증가시킨다. 주요 가능한 약물로는 표 12.1에 제시되어 있다. 그러나 골다공증의 치료나 예방을 위한 FDA에 의해 권장된 모든 약물적 치료제는 폐경후 여성에게만 사용되어야 한다는 사실을 지적해야 한다. 에스트로겐 치료(ERT)는 폐경여성에 대한 골다공증 치료 및 예방수단으로 수년간 이용되어져 왔다. 에스트로겐 치료는 골 질량을 증가시키고, 소실을 예방 할 수 있도록 하지만 골절 위험율에 대한 효과는 잘 정립되어 있지 않은 상태이다(54-58). 에스트로겐 사용은 임산부나, 유방암의 병력 혹은 유방암이 의심되는 환자 및 혈전색전증이 있는 환자의 경우 사용이 금지되어 있다. 부작용으로는 비생리기자궁출혈(breakthrough bleeding), 가슴압박통(breast tenderness), 혈전정맥염(thrombophlebitis) 그리고 경련(cramps)이 있다. 70% 정도의 많은 여성은 년간 에스트로겐 치료를 중지할 것이다(59). 에스트로겐의 사용량은 사용되는 형태에 따라 다르지만 0.3~2.5mg의 범위를 사용하고 있으며 골다공증 환자를 위해서는 대체로 0.625mg이 일반적으로 처방된다. 칼시토닌(calcitonin)은 체내에서 칼슘조절을 위해 호르몬으로 사용된다. 연어 칼시토닌(salmon calcitonin)은 주입도 가능하며 코 분무형태로서 폐경여성의 골절 위험율을 감소시키고 낮은 골밀도를 높여주는 효과가 있다(60-63). 부작용은 거의 없지만 두통이나 화끈거림(홍조)이 있을 수 있다. 가장 일반적인 복용은 코 분무형의 경우 200IU, 주입형태의 경우 100IU 정도 된다.

이인산(Bisphosphonates)은 골다공증 예방과 치료에서 사용되는 새로운 형태의 약물중 하나이다. 아마도 가능한 골흡수억제제 중 가장 효과적일 것이다. 몇몇 다른 이인산(Bisphosphonates)은 폐경여성의 골소실를 감소하고 골절위험을 낮추는데 효과를 보여주고 있다(64-69). 또한 최근의 연구들은 이인산(Bisphosphonates)과 에스트로겐을 함께 복용하는데 주안점을 두며 이는 한 가지의 치료 보다 더 효과적일 것이다(70). 위장관 문제는 부적절한 약물복용(71)으로 나타나며 주로 식도협착, 연하곤란(삼킴의 어려움), 식도궤양, 식도염 혹은 신장의 기능이상 이나 신부전으로 인한 이인산(Bisphosphonates)의 복용으로 고려된다(71). 이인산(Bisphosphonates)은 일반적으로 5mg 혹은 10mg 주어진다.

선택성 에스트로겐 수용 조절제(SERMs)는 골다공증에서 사용되는 또 다른 골흡수억제제이다. 랄록시펜(Raloxifene)은 골다공증의 예방을 위해 FDA에서 승인되었지만 SERMs는 낮은 골밀도에서 다른 SERMs로 간주되는 그들의 효과성 연구가 매우 적다. 선택성 에스트로겐 수용조절체(SERMs)의 장점은 뼈와 지질에 호의성이 있으며 에스트로겐과 흡사하지만 가슴이나 자궁내막조직에 자극적이지는 않다(72). 골밀도의 증가면에서는 랄록시펜(raloxifene)이나 또 다른 SERMs을 섭취할 때 보여지는 효과는 에스트로겐 보다는 더 적으며 (73, 74) 에스트로겐 보충요법(ERT), 선택성 에스트로겐 수용조절체(SERMs)는 HDL 콜레스테롤에서 효과성이 보이지 않는다(73, 74). 그러나 유방암의 병력이 있는 여성의 경우에는 선택성 에스트로겐 수용조절체(SERMs)은 에스트로겐 보충요법(ERT)의 좋은 보완대체물이다. 랄록시펜(Raloxifene)은 일반적으로 60mg 정이 처방되고, 부작용으로는 안면홍조를 보이거나 하지경련이 나타날 수 있다.

폐경 여성에서 칼슘과 비타민D 복용의 효과로서 골밀도의 증가는 명백하지 않다. 몇몇 연구들에서는 골밀도(BMD)가 높아짐을 보인(75, 76) 반면 다른 연구들에서는 보이지 않는다고 한다(77, 78). 폐경후 몇 년은 칼슘과 비타민D의 효과를 보일 것이다(79). 중요하게 고려할 점은 칼슘과 비타민 D와 같은 것이 골다공증을 위한 다른 치료법(이인산, 에스트로겐, 운동)과 같이 효과성을 발견하여 칼슘과 비타민D 보조제를 치료 그룹에 제공하는 것이다. 따라서 치료의 효과성은 칼슘과 비타민D 섭취를 포함하지 않으면 감소할 것이다.

수술은 가끔 골다공증에 의해 발생하는 골절 교정에 필요하다. 그러나 수술적 치료는 질환 그 자체에는 의미가 없으며 단지 치료나 예방에 목적이 있다.

한 가지 예외 가능성은 아크릴시멘트형 주대를 사용하는 것이다. 폴리메틸메타크릴레이트 (polymethylmethacrylate : PMMA)형 뼈 시멘트는 요추골절로 분사되는 형태로 점진적으로 침해한다(80). 환자의 통증 경감율이 75%보다 높게 보고 된다(81). 추가적으로 시험관 연구에 의하면 본 시멘트의 증가와 함께 척추에서 근력이 증가된다고 보여진다(82). 비록 이러한 진행은 희망적으로 보여 지지만, 장기간의 가능성이나 효과에 대한 잘된 무선표집된 연구는 아직 없다.

낙상은 골절의 주된 요인 중의 하나다. 따라서 낙상예방은 골다공증환자의 건강관리에서 중요하다. 만일 낙상 발생시 골절의 가능성을 줄이기 위해서는 힙 보호대를 사용한다(83).

진단적 테크닉 (DIAGNOSTIC TECHNIQUES)

골다공증의 진단에는 골밀도(BMD) 측정이 관련된다. BMD 측정을 위한 몇몇 방법은 과거에 사용되어온 진단방사(Radiogammetry)법, 단광자감마선(single-photon absorptiometry (SPA), 그리고 양광자감마선(dual-photon absorptiometry)이 포함된다. 그러나 이러한 기술들은 임상적으로 사용하기에는 정확성과 정밀도가 부족하다. 이중에너지방사선 흡수계측(DXA)는 골밀도 평가를 위한 표본으로 생각된다. 정량적 전산화 단층촬영술(QCT) 그리고 초음파는 또한 뼈의 측정에 사용된다.

이중에너지방사선 흡수계측(DXA)은 골밀도를 측정하는 가장 일반적인 기술이며 골다공증을 진단하는데 주로 사용된다. DXA는 두 가지 다른 에너지 단계에서 광선자를 방사 하여 저용량 X-ray를 사용한다. 골밀도(BMD)는 신체의 에너지 감소량에 기초하여 측정된다. DXA측정은 g/cm^{2}으로 나타내며 진정한 밀도는 아니지만 주변 밀도 보다는 높다. DXA는 뼈와 연조직사이의 차이점을 알수 있고, 국부적 그리고 전체 신체구성을 측정하는데 사용할 수 있다. DXA의 장점은 다른 방법들과 비교 했을 때 시간을 초월한 골밀도에서 약간의 변화도를 측정할수 있고 0.5-2.0%의 낮은 오차율, 짧은 검사시간(5-10분), 그리고 방사노출이 낮은 것이다. 정량적 전산화 단층촬영술(QCT)은 DXA보다 두 가지의 장점이 있다. 그것은 진짜 골밀도의 직접적인 측정을 위해 3차원적 해부적 위치를 제공해 주고 또한 QCT는 소주골(trabecula)과 피질골(cortical)골 사이이 차이성을 가능하게 하여 척추의 섬유주 구역의 해부 측정에 이용된다. 이는 QCT가 어떤 연구접근에 눈에 띄게 만든다.

그러나 QCT는 일반적인 골다공증 검사를 위한 DXA보다 덜 실용적이다 이는 비싸고, 높은 방사선 노출과 덜 정확하기 때문에 QCT는 골다공증 진단에 가끔 사용된다.

최근 뼈 건강 평가를 위해 도입된 기술로 정량적초음파(QUS)가 있다. 초음파는 골밀도에 측정되지 않지만, 측정 이라기 보다는 속도와 소리(SOS)로 불리는 변수와 뼈의 적절한 구조와 관련된 초음파감쇠도 (BUA)의 두 변수를 보기 위함이다. 몇몇 제작업체는 BUA와 SOS를 사용하여 다른 지표로 이용하며 골밀도 측정에도 이용한다. 그러나 정량적 초음파(QUS)를 이용 하는 것은 뼈 건강의 부분에서 상대적으로 새로운 방법이지만 모든 제작업체가 같은 기술을 사용하지는 않는다. 한 장치에서 측정 소리의 속도는 다른 기계로부터 초음파 측정의 또 다른 형태일 것이다.

그럼에도 불구하고 연구들은 QUS측정은(84) 비교군 뿐만 아니라 미래에 골절이 예측되는 환자를 구별 할수 있다고 한다(85, 86). 초음파측정기의 장점은 작고, 이동적 이며 방사선 전리가 이용되지 않는다는 것이다.

골밀도는 단지 g/cm^2(DXA)이나 g/cm^3(QCT) 뿐만 아니라 표준치(Standard deviations) 혹은 Z-scores 로도 쓰여 진다. 골밀도가 각 평균치의 1.5-3배 정도 증가하면 골절을 예방하는 가능성이 있다(87, 88). World Health Organization Consensus Development Conference 는 이러한 관련성에 기초하여 골다공증을 위한 정확한 진단을 개발한다(89). 정상적인 골밀도는 평균치의 1.0보다 적고 젊은 성인은 그 보다 낮다. 평균의 1.0과 2.5 사이 골밀도는 (젊은 성인은 낮은 것은) 골밀도가 낮거나 혹은 골연화증이다.

골다공증은 골밀도가 평균 2.5보다 낮은 수차로 정의되며, 만일 젊은 성인이 평균 보다 낮다는 의미는 하나 혹은 그이상의 골절을 수반하여 "심각한" 상태로 정의된다. 비록 그러한 조건이 폐경여성의 대퇴 원위부(proximal femur)에 골다공증의 진단을 위해 원래 개발되었지만, 이 기준은 일반적으로 모든 연령의 남녀에게 요추(lumbar spine)와 요골(radius)과 척골(ulna)에 적용될 수 있다.

운동/ 체력/ 기능검사 (EXERCISE/ FITNESS/FUNCTIONAL TESTING)

골다공증이 있거나 골다공증 위험이 높은 사람들에게 뼈 건강을 촉진하기 위해 권장되는 운동은 일반적으로 유산소, 체중지지운동(예 걷기)프로그램과 저항운동 프로그램을 포함한다. 비체중지지운동(예, 수영이나 수중운동)은 체중지지운동에 비해 골격에 큰 영향을 주지 못하지만, 체중지지운동과 고강도 운동 내성이 없는 사람에게는 권장되어야 한다. 또한 만일 골다공증이 있는 개인이 골절 위험율이 높다면 그 개별성을 가져야 한다. 그이유로 낙상은 대부분 힙과 손목관절에서 나타나며 노인여성의 주된 상해요인이다. 낙상 중재 프로그램은 반드시 골다공증 진단을 받은 노인들을 연구해야 한다. 이어지는 운동검사는 안전하고 효과적인 프로그램을 개별적으로 제공할 것이다.

유산소능력 검사 (Aerobic Fitness Testing)

점진적 운동부하검사 (GXT)는 미국스포츠의학회(ACSM)의 지침서에 따라 심장질환자를 위한 위험성을 고려하여 개별적으로 권장된다(24). 운동부하검사의 결과는 운동프로그램의 걷기나 조깅의 적절한 강도를 결정할 수 있다. 운동부하검사는 필수적으로 간주하지는 않으며, 때론 금기를 나타내기도 한다. 연령별 예측 최대심박수는 목표심박수를 기초로 하는 운동강도를 결정하는데 사용된다(24).

근력 검사 (Muscle Strength Testing)

근력검사는 저항 운동프로그램의 훈련강도를 결정하는데 사용 된다. 1-RM (Repetition Maximum)은 일반적으로 건강한 사람의 근력 평가에 사용되지만, 골다공증 환자에게 1RM의 사용은 골절 가능성을 높이는 것이다. 골다공증성 환자는 10-RM 방법으로 근력평가를 권장한다.

그 이유로 하지근력의 약화는 낙상 발생율을 증가시키기 때문이며(90, 91), 최대 등척성 근력평가는 낙상위험의 전반적인 평가의 일부분으로서 부위별 근력결손을 측정할 수 있다.

수동 근력 측정기는 가끔 이용된다. 그 이유는 이용이 쉽고, 등척성 근력측정과 전신근력 지표에 유용하기 때문이다. 그것은 또한 운동 프로그램에 따른 근력 변화 반응을 모니터 하는데도 이용될 수 있다. 그러나 운동프로그램 중 고혈압 환자에서는 조언할 수 없다. 근력 데이터의 지표 사용은 개인적인 근력장애를 돕는데 권장된다.

평형성 검사 (Balance Testing)

균형능력의 부족은 낙상을 예측할 수 있으며(90), 따라서 낙상위험을 평가함에 있어서 중요하게 구성되어야 한다. 외발서기 능력은 균형기능 평가로서 단순 임상검사에 자주 이용된다. 비록 힘판(force platform) 시스템은 부족한 균형능력을 보다 정확하게 정보를 제공하지만, 단순 외발서기 시간은 노인들 중 비낙상자로 부터 낙상자를 구별해 내고 있다(92, 93).

보행 속도와 일자걷기(tandem gite) 능력은 힙 골절율을 독립적으로 예측할 수 있다고 보고 되어 오고 있다(94). 이러한 요소들은 균형능력과 근력 모두 관련되며 균형 능력이나 근력검사 중 어느 하나도 노인들 위해 적절하지 않으며 평가에 비의존적이다. 다른 낙상관련 요소를 위한 검사인 시각과 인지력과 같은 능력도 고려되어야 한다.

유연성 검사 (Flexibility Testing)

좌전굴(sit and reach)과 어깨거상검사(shoulder elevation test)와 같은 일반적인 유연성검사는 골다공증 환자에게 시행되지 않는다. 주로 근육의 유연성은 잠재적으로 자세에 영향을 미치는 것으로 평가된다. 한 관절 이상의 근 길이가 감소되면 잠재적으로 크게 자세에 문제가 된다(예, 슬굴곡근과 힙 굴곡근). 슬굴곡근(hamstrings) 혹은 힙 굴곡근(hip flexors)의 불충분한 길이는 후방 골반각도 혹은 전방 골반각도에 영향을 미칠 것이다.

체중이 개별적 자세에 영향을 미치는 것은 척추가 하지에 연결되어 있기 때문이다. 유연성 감소가 빈번한 다른 근육들은 흉부근(pectoral muscles)과 비복근(gastrocnemius muscle)을 포함하여 자세의 문제를 일으킬 수 있다.

유연성은 근육이 각 관절을 가로질러 완전히 연장 시켰을 때 관절의 움직임 범위(ROM)으로 평가한다. 예를 들면, 비복근의 유연성은 무릎이 완전히 신전 되었을 때 발목의 배측 굴곡(dorsiflexion)을 측정하여 평가한다.

운동에 대한 금기사항 (Contraindications for Exercise)

점핑, 런닝 혹은 조깅과 같이 높은 강도로 뼈에 자극을 주는 운동은 골다공증이 있는 사람에게는 금기사항이다(95). 이러한 운동들은 척추와 하지에 높은 압박을 주며, 약한 부분의 뼈는 골절 될 수 있는 요인이 된다. 그러나 두 발을 동시에 점프하는 고강도운동이 골다공증이 없는 여성에서는 골밀도를 증가시키는 효과가 보여지며, 골다공증이 아닌 사람에게 골다공증을 예방하는데 도움이 될 수 있다(96). 골다공증이 있는 사람들은 팔목의 앞쪽 밴딩 혹은 팔목의 과도한 트위스팅 이 요구되는 운동은 수행해서는 안된다. 팔목의 밴딩 이나 트위스팅 동작은 척추부근에 높은 압박을 주게 되므로, 골절이 되기 쉽다. 이런 까닭으로 발가락-터치, 윗몸일으키기 혹은 기계 노젓기 동작 뿐만 아니라 골프, 테니스 혹은 볼링과 같은 활동은 골다공증 환자는 피해야 한다(16). 저항운동은 골다공증 환자에게 금기사항은 아니지만, 골다공증이 심각할 때는 주의해야 한다.

운동처방과 프로그램 (EXERCISE PRESCRIPTION AND PROGRAMMING)

연구들에서 보여 지는 몇몇 형태의 운동은 잠재적으로 골밀도(BMD)를 높여준다. 관절보호를 위한 최상의 운동프로그램은 아직까지 밝혀지지 않았다. 최근 경험적 지식에 기초하여 권장 되어지는 골격운동법은 적은 반복으로 고강도에서 부하를 지지하는 활동이며, 골구조에 있어서 새로운 근긴장(익숙하지 않은 방향으로의 관절부하)하고, 자연적으로 장기간, 지속적으로 수행하는 것이다(50, 97). 저항훈련(무게 들기)은 개별성에 기초하고, 약간의 기술이 요구되며 그 중요성(magnitude)과 근 긴장모두 높게 적용 가능한 것으로 일반적으로 권장된다. 또한 근력과 근육크기 증가가 비록 노인임에도 다음의 저항운동에서 설명되고 있다(98).

골다공증 환자들 중에서 특별히 심혈관계 적응 검사와 관련한 연구는 알려지지 않았지만, 노인들은 지속적인 지구성운동으로 10-30%의 체력수준이 증가할 수 있다(99). 골다공증이 있는 노인여성들은 에스트로겐 치료를 하지 않을 것이며(59) 따라서 에스트로겐 보충요법(ERT)과 관련된 심혈관 영향를 받지 않을 것이다(100). 지구력운동을 시행 하면서 부터는 고혈압과 콜레스테롤과 같은 심혈과 위험요인을 감소할 수 있으며, 이것은 골다공증 여성을 위해서 권장된다.

따라서 심혈관운동(사이클, 워킹)과 저항운동을 복합 하는 것이 골다공증 환자를 위해 가장 권장되는 운동이다. 이러한 프로그램은 체력 뿐만 아니라 골밀도도 향상시킬 것이며 가장 크게는 골다공증의 주된 골절 요인인 낙상 위험율을 감소시킬 것이다(99, 101, 102). 비록 젊은 무월경 여성에게 골다공증이 나타나지만, 노인 여성에서 우선적으로 발생한다. 최근 미국스포츠의학회(ACSM) 에서 50세가 넘은 누구든 다양한 운동프로그램을 시작하길 원한다면 의료적 관찰을 통한 운동부하검사를 실시해야 한다고 한다(24) 그러나 단순한 워킹이나 저항운동 프로그램을 원하는 골다공증 노인여성은 비현실적이고 불필요한 것으로 권장될 것이다. 이러한 경우에는 주치의에 의한 주의 깊은 관리로 앞으로 개별적인 평가가 필요하다(103).

다음은 특히 골다공증 환자와 운동프로그램이 향상 될 때를 고려한 권장사항이다.

런닝, 점핑 혹은 고강도 유산소운동과 같은 강도성 운동은 약간 혹은 비 외상성 골절 위험성을 가진 골다공증 환자는 피해야 한다. 또 다른 금기 활동으로는 윗몸일으키기 혹은 발가락 터치와 같은 척추굴곡은 제한해야 한다(104). 척추에 굴곡을 과감히 증가하는 힘은 골절과 같은 위험을 증가시킨다

(105). 다른 활동으로는 트램폴린(trampoline), 스텝 에어로빅, 스케이팅 (아이스, 인라인) 혹은 미끄러운 바닥에서의 운동과 같은 낙상의 기회가 많은 운동은 피해야 한다(95). 다른 견지에서 볼 때, 약간의 운동은 관절계 환자에게 효과가 있다. 그러한 운동은 낙상을 감소시키는 발란스, 민첩성을 도와주는 운동 형태을 포함한다. 예를 들면, 대퇴사두근 운동은 도움이 될 것이다. 그러나 프리웨이트와 같은 스쿼트는 피해야 한다 그 이유는 스쿼트를 하는 동안의 척추굴곡은 과도한 부하를 주며 척추 뿐만 아니라 스쿼트를 들어올리는 동안 척추굴곡이 잠재적으로 증가될 것이다.

힙과 허리근력 뿐만 아니라 발란스를 증가시키는 특별한 운동으로는 5-15초 동안 한발로서 있는 것이다. 처음에는 낙상의 위험 없이 운동을 수행할 수 있는 근력과 균형능력이 향상될 때 까지 환자를 지지하고 용기를 주어야 한다. 골다공증 환자들 또한 척추신전운동(척추굴곡이 아닌)을 할수 있도록 지지해야 한다(104). 척추신전 운동은 의자를 이용하여 수행될 수있으며, 이는 허리근력 운동을 도울 수 있고, 꾸부정한 허리(dowager' s hump)의 변화를 감소 있으며 나아가 척추골절의 위험율을 감소할 수 있다(106). 그러나 모든 운동은 골다공증 환자가 천천히 제한된 동작으로 수행되어야 하며 갑작스럽고, 서두르는 동작은 피해야 한다(95, 107).

공식적으로, 골다공증 인구에서 운동에 따른 생리학적 반응은 특별히 밝혀진 바가 없지만, 대체로 골다공증이 없는 같은 연령대와 비교하면 다르다. 유사하게 골다공증이 있거나 그렇지 않은 개인들의 운동프로그램의 목적은 같다. 단지 운동프로그램을 처음 시작하는 사람들을 위한 목적으로 심폐(혈관) 능력, 근력, 골밀도(BMD)를 향상시키도록 포함되어야 한다.

심장질환은 큰 개인 차이로 남녀 모두의 하나의 사망요소로 여겨질 것이다. 따라서 모든 사람들의 목적은 그들의 신체 활동을 향상시켜 심장질환과 그로 간주되는 질환의 위험율을 감소시켜야 하며, 신체 활동은 여성들의 호르몬 치료보다 더 권장될 것이다(108).

1996년 정형외과 의사들은 건강과 신체활동을 위해 중-정도의 신체활동을 약 30분씩 권장한다고 보고하였다(109). 이것은 모두를 위한 큰 목표이며 골다공증 환자도 포함된다. 그러나 만일 골다공증 환자가 운동프로그램을 처음 시작한다면, 운동기간은 운동적응을 위해 허락되는 시간으로 처음에는 짧게 할 필요가 있다. 개인별 체력 수준이 증가됨으로써 운동의 기간은 증가될 수 있다. 골격계 환자나 혹은 남녀 불문으로 단지 운동프로그램을 시작하는 경우에는 안전하고 지속적인 운동방법으로 워킹프로그램이 제공된다.

웨이트 트레이닝은 근력과 골밀도향상을 가장 효과적으로 나타낸다. 최근에는 적어도 주당 2회 8-10가지 운동을 1세트에 15회 반복운동을 권장한다 (110).

제언하면, 이것은 골다공증 환자를 위해 가장 최상의 목표지만 초기에는 위험하게 언급되는 운동을 피하고 격렬하지 않은 프로그램이 권장된다. 또한 몇몇 저항운동은 특히 상지, 하지를 위한 운동은 척추굴곡의 원인이 되는 경향이 있다. 따라서 모든 저항운동을 하는 동안에는 자세를 바르게 하는 것이 중요하다.

유연성 향상 프로그램은 유연성이 감소하여 자세 문제가 될 때 부터 골다공증 환자에게 효과적 일수 있다. 슬굴곡근 (Hamstring)과 같은 한 관절 이상의 복합 근육들은 특히 중요하다. 그러나, 일반적으로 유연성을 향상시키기 위해 추천되는 운동들에서, 특히 슬굴곡근의 경우 척추굴곡과 관련한 동작은 피해야 한다. 이들은 유연성 향상을 위한 최상의 훈련 프로그램과 약간 일치 하지만 많은 자료로부터 정확히 제안되어야 한다(95, 111). 따라서, 운동은 골밀도를 증가시켜 골다공증 예방을 돕고, 골다공증이 이미 있는 사람들을 위한 치료적 방법으로 모두 효과적일 것이다. 그러나 운동프로그램의 형태 적용에서 반드시 주의 관찰해야 하고 특이적 운동이 수행되어야 한다. 심각한 골다공증 환자는 운동프로그램을 시작할 때는 반드시 그들 자신이 위험성 없이 적절히 수행 할 수 있을 때 까지 관찰해야 한다.

교육과 상담 (EDUCATION AND COUNSELING)

활동/운동 (Activity / Exercise)

적절한 운동프로그램에서 다음의 지도는 중요하며, 권장 운동프로그램에 따라 용기를 주어야 한다. 다음은 두 가지 관점에서 강조된다.

- 골밀도의 무게는 오로지 지속적으로 운동을 행함으로 만들어진다(28).

- 뼈 질량에서 중요한 변화를 결정 하는 데는 약 9개월에서 1년이 요구된다(11).

가정에서 안전과 위험 (Safety Hazards in the Home)

낙상은 골절의 빈번한 요인이다. 따라서 낙상을 예방 하는 것이 골다공증성 환자에게 중요하다. 낙상의 요인은 다양 하지만, 환경적 위험요인, 근약화, 균형능력 부족, 그리고 약물의 부작용을 포함한 개개의 위험요인이 있다(112, 113). 이러한 많은 위험요소를 가능한 제거하면 낙상의 위험을 크게 감소시킬 수 있다. 가정에서 장애물(hazard)의 안전성의 논의와 그러한 장애물을 제거하는 제안은 낙상예방 프로그램에 절대적으로 필요한 부분이다. WHO에 의한 1단계 항상과 같은 낙상 위험성 평가형태는 가정에서 개별적인 위험성에 도움을 줄 수 있다. 평가자는 위험성을 어떻게 제거해야 하는지 혹은 가정에서 안전하게 어떻게 변화시켜야 하는지를 제시할 것이다. 그러한 제안들은 아주 간단하며 어두운 곳에서 일어났을때 낙상을 방지하기 위해 전화기와 전등을 침대 가까이로 옮기기, 미끄러운 바닥을 제거하거나, 욕조를 위해 안전하게 구별 되도록 설치하기가 있다(114, 115). 어지러움증과 같은 약물의 부작용이 있는 환자의 교육은 낙상예방의 중요한 단계이며, 적절하게 구성된 운동프로그램을 이용한 약한 근력과 균형능력을 향상시켜야 한다.

활동수정 (Activity Modification)

비록 들어 올리는 동작 동안의 적절한 신체기전은 개별적으로 적용되어야 하지만, 골다공증 환자에서는 절대적으로 중요하다. 허리굴곡과 함께 물체 들기를 시도하는 것은 골다공증 환자에게 척추골절의 일반적인 기전이다. 어떻게 바닥에서 물체를 들어 올리는지, 허리를 펴고 무릎을 굽히는지에 대한 지도는 반드시 이루어져야 한다. 쓸고(sweeping), (청소기)청소(vacuuming) 혹은 걸레질(mopping)과 같은 일상의 활동들은 골다공증 환자에게 문제를 일으킬 수 있다. 그 이유는 그러한 활동들에는 허리의 굴곡과 틀어짐이 많이 사용되기 때문이다. 그러한 활동들은 허리 틀어짐과 굽힘(bending)을 피해 수정할 수 있다. 즉 허리와 힙의 부하를 효과적으로 제공할 수 있다. 골다공증 환자들은 한발 앞에 다른 발을 놓고 쓸고 닦고 청소를 하도록 하고, 고정 동작(rocking motion)에서 한발에서 다른 발로 체중을 이동한다(16). 이러한 고정 동작(rocking motion) 동안 무릎은 굽히고 허리를 바로 편상태를 유지한다. 한발에서 다른 발로 위치를 이동 하는 무릎 굽힘 동작과 허리의 틀어짐의 고정 동작은 쓸고, 닦고 청소할 때 앞쪽으로 이동해야 한다. 멈춤동작(rocking motion)은 한발에서 다른 일수행을 위해 쓸고, 청소, 걸레질을 할때 허리의 굽힙과 틀어질때 이루어진다.

식이수정과 칼슘보충 (Dietary Modifications and Calcium Supplements)

국립보건원에서는 호르몬치료(ERT)를 하지 않는 64세 이상 폐경여성 모두에게 일일 1500mg의 칼슘섭취를 권장한다. 칼슘 섭취를 위한 좋은 음식은 어떻게 음식 라벨을 읽는지를 시작으로 지도 되어야 한다. 음식 라벨은 일일 권장요구량의 퍼센트들이 음식의 각 아이템에 제공된다. 불행하게도 그러한 퍼센티지는 연령과 성별을 고려하지 않고 모든 사람들을 위한 일일 요구량을 1000mg으로 부정확한 가설을 전재하고 있다.

각 퍼센티지에서 정확한 칼슘량을 밀리그램으로 전환 하는 것은 어렵지 않다. 사람들은 단순히 어떻게 전환시키는지 교육이 필요하다. 다른 형태의 칼슘 섭취에 관한 논의는 가치 있는 것으로서 사람들은 가끔 부정확하게 섭취하고 그 효과를 감소하게 한다. 칼슘은 매우 다른 형태로 되어 있지만 가장 일반적인 두가지 형태로는 칼슘 시트레이트(citrate)와 칼슘 카보네이트(carbonate)이다. (예, Os-Cal, 칼트레이트(Caltrate), Viactiv). 연구에서 칼슘 시트레이트는 상대적으로 빠르게 흡수되지만(116) 칼슘 카보네이트 보다 각 정(tablet)당 포함된 칼슘이 적다. 칼슘 시트레이트는 1200mg/일 에서 1500mg/일로 섭취 권장된다. 만일 한사람이 칼슘 카보네이트를 선택하면 그는 일일 적은 양(tablet)을 섭취할 수 있기 때문에, 매 식사 후 섭취가 요구된다. 매 식사 후 칼슘 섭취가 흡수를 향상시키지만 아직까지 칼슘 시크리트 보다는 많이 흡수 되지는 않는다. 비타민D는 칼슘섭취를 도와줄 것이며 모든 골다공증 환자는 적어도 400IU의 비타민D를 권장한다.

환자들은 카페인이 칼슘의 소변배출을 증가시킨다는 것을 의식해야 한다. 그렇다고 골다공증 환자는 모두 카페인을 포기해야 한다는 의미는 아니다. 가장 좋은 방법은 하루에 2-3회 이상은 카페인섭취를 제한하는 것이다. 이러한 권장은 400~600mg카페인 섭취에서는 의미 있는 칼슘소실이 보이지 않았으며 개인에 따라 적어도 일일 600mg섭취는 가능하다는 연구보고에 기인한 것이다(117, 118).

사례 연구

제인은 53세이며, 백인 여성으로, 폐경 되었다. 1998년 4월 대퇴부 목 부위(Z=-2.53)에 골다공증, 척추(L2-4) (Z=-1.48)에 골감소증을 진단 받았다. 그녀의 가족력으로는 골다공증이나 빈혈증은 없으며, 어릴 때 부터 성인까지 꾸준한 신체활동을 해왔으며, 알콜, 카페인 섭취는 절대 하지 않았다. 그녀의 신장은 175cm, 체중은 50kg 이다. 그녀는 흡연을 절대 하지 않지만, 1967년부터 1997년 까지 32년 정도 간접흡연에 노출되어 있었다. 그녀는 20년간 1000mg의 칼슘 보조제를 섭취 하였다. 43세때 처음 호르몬 치료를 받았다. 진단을 받은 즉시 그녀는 매일 1500mg,의 칼슘 보조제를 섭취하였다.

그녀는 또한 주당 3-4일, 30분 운동에서 주당 7회 50분 운동과 2일에 1회씩 허리와 복부를 위한 등척성 운동을 시작하였다. 또한 10가지 프리웨이트 와 기구운동으로 8-15회 반복, 2세트로 주2-3회로 구성된 저항운동 프로그램을 시작하였다. 6개월 후 진단에서 그녀는 일일 알렌드로네이트(alendronate)를 10mg을 처방받았다. 18개월의 저항운동에서 제인은 평균 근력이 250%향상되는 경험을 하였다. 1999년 10월에는 골밀도(BMD)가 대퇴부(Femoral neck)에서 9.28(z=-1.99) 와 척추(lumbar spine)에서 10.49(Z=-0.88)로 증가되었다. 제인의 결과에 기초하여 볼 때, 강한 저항과 체중 지지운동을 복합한 운동이 골다공증 치료중 골밀도(BMD)를 향상시키는데 칼슘섭취와 골흡수억제제(antiresorptive) 치료만 실시 하는 것 보다 더 효과적이었다.

참고문헌

1. Looker AC, Johnston CCJ, Wahner HW, et al. Prevalence of low femoral bone density in older U.S. women from NHANES III. J Bone Miner Res 1995;10:796-802.
2. Orwoll ES. Osteoporosis in men. Endocrinol Metab Clin North Am 1998;27:349-367.
3. Chrischilles EA, Butler CD, Davis CS, et al. A model of lifetime osteoporosis impact. Arch Intern Med 1991;151:2026-2032.
4. Poor G, Atkinson EJ, O'Fallon WM, et al. Determinants of reduced survival following hip fractures in men. Clin Orthop 1995;319:260-265.
5. Ray NF, Chan JK, Thamer M, et al. Medical expenditures for the treatment of osteoporotic fractures in the United States in 1995: report from the National Osteoporosis Foundation. J Bone Miner Res 1997;12:24-35.
6. Chrischilles EA, Shireman T, Wallace R. Costs and health effects of osteoporotic fractures. Bone 1994;15:377-385.
7. Peck WA. Consensus development conference: diagnosis, prophylaxis, and treatment of osteoporosis. Am J Med 1993; 94:646-650.
8. Riggs BL, Melton LJ. Evidence for two distinct syndromes of involutional osteoporosis. Am J Med 1983;75:899-901.
9. Rodan GA. Introduction to bone biology. Bone 1992;13: S3-S6.
10. Buckwalter JA, Glimcher MJ, Cooper RR, et al. Bone biology. Part I: Structure, blood supply, cells, matrix, and mineralization. J Bone Joint Surg 1995;77-A:1256-1275.
11. Buckwalter JA, Glimcher MJ, Cooper RR, et al. Bone biology. Part II: Formation, form, modeling, remodeling, and regulation of cell function. J Bone Joint Surg 1995;77-A:1276-1289.
12. Ensrud KE, Palermo L, Black DM, et al. Hip and calcaneal bone loss increase with advancing age: longitudinal results from the study of osteoporotic fractures. J Bone Miner Res 1995;10:1778-1787.
13. Jones G, Nguyen T, Sambrook P, et al. Progressive loss of bone in the femoral neck in elderly people: longitudinal findings from the Dubbo osteoporosis epidemiology study. BMJ 1994;309:691-695.
14. Glynn NW, Meilahn EN, Charron M, et al. Determinants of bone mineral density in older men. J Bone Miner Res, 1995; 10:1769-1777.
15. Eriksen EF, Langdahl BL. The pathogenesis of osteoporosis. Horm Res 1997;48:78-82.
16. National Osteoporosis Foundation. Boning up on osteoporosis: A guide to prevention and treatment. 1997. Washington, DC, National Osteoporosis Foundation.
17. Pollitzer WS, Anderson JJB. Ethnic and genetic differences in bone mass: A review with a hereditary vs environmental perspective. Am J Clin Nutr 1989;50:1244-1259.
18. Krall EA, Dawson-Hughes B: Osteoporosis. In: Modern Nutrition in Health and Disease. Shils M, Olson J, Shike M, Ross AC, eds. Baltimore: Williams and Wilkins, 1999.
19. Kiel DP, Felson DT, Hannan MT, et al. Caffeine and the risk of hip fracture: the Framingham Study. Am J Epidemiol 1990;132:675-684.
20. Heaney RP. Pathophysiology of osteoporosis. Am J Med Sci 1996;312:251-256.
21. Cummings SR, Nevitt MC, Browner WS, et al. Risk factors for hip fracture in white women. N Engl J Med 1995;332: 767-773.
22. Slemenda CW, Christian JC, Reed T, et al. Long-term bone loss in men: effects of genetic and environmental factors. Ann Intern Med 1992;117:286-291.
23. Michnovicz JJ, Hershcopf RJ, Naganuma H, et al. Increased 2-hydroxylation of estradiol as a possible mechanism for the anti-estrogenic effect of cigarette smoking. N Engl J Med 1986;315:1305-1309.
24. American College of Sports Medicine: ACSM's Guidelines

for Exercise Testing and Prescription. Philadelphia, PA: Lippincot, Williams & Wilkins, 2000:1-373.
25. Bassey EJ, Ramsdale SJ. Weight-bearing exercise and ground reaction forces: a 12-month randomized controlled trial of effects on bone mineral density in healthy postmenopausal women. Bone 1995;16:469-476.
26. Hatori M, Hasegawa A, Adachi H, et al. The effects of walking at the anaerobic threshold on vertebral bone loss in postmenopausal women. Cal Tiss Inter 1993;52:411-414.
27. Kohrt WM, Snead DB, Slatopolsky E, et al. Additive effects of weight-bearing exercise and estrogen on bone mineral density in older women. J Bone Miner Res 1995;10: 1303-1311.
28. Dalsky GP, Stocke KS, Ehsani AA, et al. Weight-bearing exercise training and lumbar bone mineral content in postmenopausal women. Ann Intern Med 1988;108:824-828.
29. Prince RL, Smith M, Dick IM, et al. Prevention of postmenopausal osteoporosis: A comparative study of exercise, calcium supplementation, and hormone-replacement therapy. N Engl J Med 1991;325:1189-1195.
30. Nelson ME, Fiatarone MA, Morganti CM, et al. Effects of high-intensity strength training on multiple risk factors for osteoporotic fractures. A randomized controlled trial. JAMA 1994;272:1909-1914.
31. Notelovitz M, Martin D, Tesar R, et al. Estrogen therapy and variable-resistance weight training increase bone mineral in surgically menopausal women. J Bone Miner Res, 1991;6: 583-590.
32. Pruitt LA, Jackson RD, Bartels RL. Weight-training effects on bone mineral density in early postmenopausal women. J Bone Miner Res 1992;7:179-185.
33. Kohrt WM, Ehsani AA, Birge SJJ. HRT preserves increases in bone mineral density and reductions in body fat after a supervised exercise program. J Appl Physiol 1998;84:1506-1512.
34. Bailey DA, Faulkner RA, McKay HA. Growth, physical activity, and bone mineral acquisition. Exerc Sport Sci Rev 1996; 24:233-266.
35. Cassell C, Benedict M, Specker B. Bone mineral density in elite 7- to 9-yr-old female gymnasts and swimmers. Med Sci Sports Exerc 1996;28:1243-1246.
36. Grimston SK, Morrison K, Harder JA, et al. Bone mineral density during puberty in western Canadian children. Bone Miner 1992;19:85-96.
37. Slemenda CW, Miller JZ, Hui SL, et al. Role of physical activity in the development of skeletal mass in children. J Bone Miner Res 1991;6:1227-1233.
38. Kannus P, Haapasalo H, Sankelo M, et al. Effect of starting age of physical activity on bone mass in the dominant arm of tennis and squash players. Ann Intern Med 1995;123:27-31.
39. Courteix D, Lespessailles E, Peres SL, et al. Effect of physical training on bone mineral density in prepubertal girls: A comparative study between impact-loading and non-impact-loading sports. Osteoporos Inter 1998;8:152-158.
40. Taaffe DR, Snow-Harter C, Connolly DA, et al. Differential effects of swimming versus weight-bearing activity on bone mineral status of eumenorrheic athletes. J Bone Miner Res 1995;10:586-593.
41. McKay HA, Petit MA, Schutz RW, et al. Augmented trochanteric bone mineral density after modified physical education classes: a randomized school-based exercise intervention study in prepubescent and early pubescent children. J Pediatr 2000;136:156-162.
42. Witzke KA, Snow CM. Effects of plyometric jump training on bone mass in adolescent girls. Med Sci Sports Exerc 2000;32:1051-1057.
43. Bradney M, Pearce G, Naughton G, et al. Moderate exercise during growth in prepubertal boys: changes in bone mass, size, volumetric density, and bone strength: a controlled prospective study. J Bone Miner Res 1998;13:1814-1821.
44. Morris FL, Naughton GA, Gibbs JL, et al. Prospective ten-month exercise intervention in premenarcheal girls: Positive effects on bone and lean mass. J Bone Miner Res 1997;12: 1453-1462.
45. Fehling PC, Alekel L, Clasey J, et al. A comparison of bone mineral densities among female athletes in impact loading and active loading sports. Bone 1995;17:205-210.
46. Kirchner EM, Lewis RD, O'Connor PJ. Effect of past gymnastics participation on adult bone mass. J Appl Physiol 1996;80:226-232.
47. Lee EJ, Long KA, Risser WL, et al. Variations in bone status of contralateral and regional sites in young athletic women. Med Sci Sports Exerc 1995;27:1354-1361.
48. Nichols DL, Sanborn CF, Bonnick SL, et al. The effects of gymnastics training on bone mineral density. Med Sci Sports Exerc 1994;26:1220-1225.
49. Taaffe DR, Robinson TL, Snow CM, et al. High-impact exercise promotes bone gain in well-trained female athletes. J Bone Miner Res 1997;12:255-260.
50. Snow CM. Exercise and bone mass in young premenopausal women. Bone 1996;18:51S-55S.
51. Rosano GM, Sarrel PM, Poole-Wilson PA, et al. Beneficial effect of oestrogen on exercise-induced myocardial ischaemia in women with coronary artery disease. Lancet 1993;342: 133-136.
52. Holdright DR, Sullivan AK, Wright CA, et al. Acute effect of oestrogen replacement therapy on treadmill performance in postmenopausal women with coronary artery disease. Eur Heart J 1995;16:1566-1570.
53. Cutler WB, Friedmann E, Genovese-Stone E. Prevalence of kyphosis in a healthy sample of pre- and postmenopausal women. Am J Phys Med Rehabil 1993;72:219-225.
54. Ettinger BF, Genant HK, Cann CE. Long-term estrogen replacement therapy prevents bone loss and fractures. Ann Intern Med 1985;102:319-324.
55. Hillard TC, Whitcroft SJ, Marsh MS, et al. Long-term effects of transdermal and oral hormone replacement therapy on postmenopausal bone loss. Osteoporos Int 1994;4:341-348.
56. Kohrt WM, Birge SJJ. Differential effects of estrogen treatment on bone mineral density of the spine, hip, wrist and total body in late postmenopausal women. Osteoporos Int 1995;5:150-155.
57. Lees B, Pugh M, Siddle N, et al. Changes in bone density in women starting hormone replacement therapy compared with those in women already established on hormone replacement therapy. Osteoporos Int 1995;5:344-348.
58. Prestwood KM, Pilbeam CC, Burleson JA, et al. The short term effects of conjugated estrogen on bone turnover in older women. J Clin Endocrinol Metab 1994;79:366-371.
59. Keating NL, Cleary PD, Rossi AS, et al. Use of hormone replacement therapy by postmenopausal women in the United States. Ann Intern Med 1999;130:545-553.

60. Grigoriou O, Papoulias I, Vitoratos N, et al. Effects of nasal administration of calcitonin in oophorectomized women: 2-year controlled double-blind study. Maturitas 1997;28: 147–151.
61. Kapetanos G, Symeonides PP, Dimitriou C, et al. A double blind study of intranasal calcitonin for established post-menopausal osteoporosis. Acta Orthop Scand Suppl 1997; 275:108–111.
62. Overgaard K, Hansen MA, Jensen SB, et al. Effect of salcatonin given intranasally on bone mass and fracture rates in established osteoporosis: a dose-response study. BMJ 1992; 305:556–561.
63. Reginster JY, Deroisy R, Lecart MP, et al. A double-blind, placebo-controlled, dose-finding trial of intermittent nasal salmon calcitonin for prevention of postmenopausal lumbar spine bone loss. Am J Med 1995;98: 452–458.
64. Ensrud KE, Black DM, Palermo L, et al. Treatment with alendronate prevents fractures in women at highest risk: results from the Fracture Intervention Trial. Arch Intern Med 1997;157:2617–2624.
65. McClung M, Clemmesen B, Daifotis A, et al. Alendronate prevents postmenopausal bone loss in women without osteoporosis. A double-blind, randomized, controlled trial. Ann Intern Med 1998;128:253–261.
66. Mortensen L, Charles P, Bekker PJ, et al. Risedronate increases bone mass in an early postmenopausal population: two years of treatment plus one year of follow-up. J Clin Endocrinol Metab 1998;83:396–402.
67. Reid IR, Wattie DJ, Evans MC, et al. Continuous therapy with pamidronate, a potent bisphosphonate, in postmenopausal osteoporosis. J Clin Endocrinol Metab 1994;79:1595–1599.
68. Thiebaud D, Burckhardt P, Kriegbaum H, et al. Three monthly intravenous injections of ibandronate in the treatment of postmenopausal osteoporosis. Am J Med 1997;103: 298–307.
69. Wimalawansa SJ. A four-year randomized controlled trial of hormone replacement and bisphosphonate, alone or in combination, in women with postmenopausal osteoporosis. Am J Med 1998;104:219–226.
70. Bone HG, Greenspan SL, McKeever C, et al. Alendronate and estrogen effects in postmenopausal women with low bone mineral density. J Clin Endocrinol Metab 2000;85:727–733.
71. Francis RM. Bisphosphonates in the treatment of osteoporosis in 1997: A review. Curr Therap Res 1997;58:656–678.
72. Khovidhunkit W, Shoback DM. Clinical effects of raloxifene hydrochloride in women. Ann Intern Med 1999;130:431–439.
73. Delmas PD, Bjarnason NH, Mitlak BH, et al. Effects of raloxifene on bone mineral density, serum cholesterol concentrations, and uterine endometrium in postmenopausal women. N Engl J Med 1997;337:1641–1647.
74. Lufkin EG, Whitaker MD, Nickelsen T, et al. Treatment of established postmenopausal osteoporosis with raloxifene: a randomized trial. J Bone Miner Res 1998;13:1747–1754.
75. Baeksgaard L, Andersen KP, Hyldstrup L. Calcium and vitamin D supplementation increases spinal BMD in healthy, postmenopausal women. Osteoporos Int 1998;8:255–260.
76. Dawson-Hughes B, Harris SS, Krall EA, et al. Effect of calcium and vitamin D supplementation on bone density in men and women 65 years of age or older. N Engl J Med 1997;337:670–676.
77. Dawson-Hughes B, Dallai GE, Krall EA, et al. A controlled trial of the effect of calcium supplementation on bone density in postmenopausal women. N Engl J Med 1990;323: 878–883.
78. Riis B, Thomsen K, Christiansen C. Does calcium supplementation prevent postmenopausal bone loss: A double blind, controlled clinical trial. N Engl J Med 1987;316:173–177.
79. Heaney RP. Effect of calcium on skeletal development, bone loss, and risk of fractures. Am J Med 1991;91:23S–27S.
80. Cotten A, Boutry N, Cortet B, et al. Percutaneous vertebroplasty: state of the art. Radiographics 1998;18:311–320.
81. Cyteval C, Sarrabere MP, Roux JO, et al. Acute osteoporotic vertebral collapse: open study on percutaneous injection of acrylic surgical cement in 20 patients. AJR Am J Roentgenol 1999;173:1685–1690.
82. Tohmeh AG, Mathis JM, Fenton DC, et al. Biomechanical efficacy of unipedicular versus bipedicular vertebroplasty for the management of osteoporotic compression fractures. Spine 1999;24:1772–1776.
83. Lauritzen JB, Petersen MM, Lund B. Effect of external hip protectors on hip fractures. Lancet 1993;341:11–13.
84. Schott AM, Weill-Engerer S, Hans D, et al. Ultrasound discriminates patients with hip fracture equally well as dual energy X-ray absorptiometry and independently of bone mineral density. J Bone Miner Res 1995;10:243–249.
85. Bauer DC, Gluer CC, Cauley JA, et al. Broadband ultrasound attenuation predicts fractures strongly and independently of densitometry in older women. A prospective study. Study of Osteoporotic Fractures Research Group. Arch Intern Med 1997;157:629–634.
86. Hans D, Dargent-Molina P, Schott AM, et al. Ultrasonographic heel measurements to predict hip fracture in elderly women: the EPIDOS prospective study. Lancet 1996;348:511–514.
87. Ross PD, Genant HK, Davis JW, et al. Predicting vertebral fracture incidence from prevalent fractures and bone density among non-black, osteoporotic women. Osteoporos Int 1993;3:120–126.
88. Faulkner KG, Cummings SR, Black D, et al. Simple measurement of femoral geometry predicts hip fracture: the study of osteoporotic fractures. J Bone Miner Res 1993;8: 1211–1217.
89. Kanis JA, Melton LJ, Christiansen C, et al. The diagnosis of osteoporosis. J Bone Miner Res 1994;9:1137–1141.
90. Guralnik JM, Ferrucci L, Simonsick EM, et al. Lower-extremity function in persons over the age of 70 years as a predictor of subsequent disability. N Engl J Med 1995;332:556–561.
91. Whipple RH, Wolfson LI, Amerman PM. The relationship of knee and ankle weakness to falls in nursing home residents: an isokinetic study. J Am Geriatr Soc 1987;35:13–20.
92. Gehlsen GM, Whaley MH. Falls in the elderly: Part II, Balance, strength, and flexibility. Arch Phys Med Rehabil 1990; 71:739–741.
93. Heitmann DK, Gossman MR, Shaddeau SA, et al. Balance performance and step width in noninstitutionalized, elderly, female fallers and nonfallers. Phys Ther 1989;69: 923–931
94. Dargent-Molina P, Favier F, Grandjean H, et al. Fall-related factors and risk of hip fracture: the EPIDOS prospective study. Lancet 1996;348:145–149.
95. Bonnick, S. L. The Osteoporosis Handbook 1997;1: 1–180. Dallas, Texas, Taylor Publishing.

96. Bassey EJ, Ramsdale SJ. Increase in femoral bone density in young women following high-impact exercise. Osteoporos Int 1994;4:72–75.
97. Kannus P, Sievanen H, Vuori I. Physical loading, exercise, and bone. Bone 1996;18:1S–3S.
98. Harridge SD, Kryger A, Stensgaard A. Knee extensor strength, activation, and size in very elderly people following strength training. Muscle Nerve 1999;22:831–839.
99. American College of Sports Medicine. American College of Sports Medicine Position Stand. Exercise and physical activity for older adults. Med Sci Sports Exerc 1998;30: 992–1008.
100. Aygen EM, Karakucuk EI, Basbug M. Comparison of the effects of conjugated estrogen treatment on blood lipid and lipoprotein levels when initiated in the first or fifth postmenopausal year. Gynecol Endocrinol 1999;13:118–122.
101. Campbell AJ, Robertson MC, Gardner MM, et al. Randomised controlled trial of a general practice programme of home based exercise to prevent falls in elderly women. BMJ 1997;315:1065–1069.
102. Gregg EW, Cauley JA, Seeley DG, et al. Physical activity and osteoporotic fracture risk in older women. Study of Osteoporotic Fractures Research Group. Ann Intern Med 1998;129:81–88.
103. Evans WJ. Exercise training guidelines for the elderly. Med Sci Sports Exerc 1999;31:12–17.
104. Sinaki M, Mikkelsen BA. Postmenopausal spinal osteoporosis: flexion versus extension exercises. Arch Phys Med Rehabil 1984;65:593–596.
105. Bouxsein ML, Myers ER, Hayes WC: Biomechanics of age-related fractures. In: Osteoporosis. Marcus R, Feldman D, Kelsey JL, eds. San Diego, CA: Academic Press, Inc, 1996; 373–393.
106. Sinaki M, Wollan PC, Scott RW, et al. Can strong back extensors prevent vertebral fractures in women with osteoporosis? Mayo Clin Proc 1996;71:951–956.
107. Sinaki M. Postmenopausal spinal osteoporosis: physical therapy and rehabilitation principles. Mayo Clin Proc 1982;57:699–703.
108. Wong S, Wong J. Is physical activity as effective in reducing risk of cardiovascular disease as estrogen replacement therapy in postmenopausal women? Int J Nur Studies 1999; 36:405–414.
109. U.S. Department of Health and Human Services, Physical Activity and Health. A report of the Surgeon General. 1996:22–29. Atlanta, GA.
110. Feigenbaum MS, Pollock ML. Prescription of resistance training for health and disease. Med Sci Sports Exerc 1999;31:38–45.
111. Fredette DM: Exercise recommendation for flexibility and range of motion. In: ACSM's Resource Manual for Guidelines for Exercise Testing and Prescription. American College of Sports Medicine, ed. Baltimore, MD: Lippincott, Williams and Wilkins, 1998:456–471.
112. Robbins AS, Rubenstein LZ, Josephson KR, et al. Predictors of falls among elderly people. Results of two population-based studies. Arch Intern Med 1989;149:1628–1633.
113. Wickham C, Cooper C, Margetts BM, Barker DJ. Muscle strength, activity, housing and the risk of falls in elderly people. Age Ageing 1989;18:47–51.
114. Province MA, Hadley EC, Hornbrook MC, et al. The effects of exercise on falls in elderly patients. A preplanned meta-analysis of the FICSIT Trials. Frailty and Injuries: Cooperative Studies of Intervention Techniques. JAMA 1995;273: 1341–1347
115. Hornbrook MC, Stevens VJ, Wingfield DJ. Seniors' Program for Injury Control and Education. J Am Geriatr Soc 1993;41:309–314.
116. Heller HJ, Stewart A, Haynes S, et al. Pharmacokinetics of calcium absorption from two commercial calcium supplements. J Clin Pharmacol 1999;39:1151–1154.
117. Heaney RP, Recker RR. Effects of nitrogen, phosphorus, and caffeine on calcium balance in women. J Lab Clin Med 1982;99:46–55.
118. Massey LK, Bergman EA, Wise KJ, et al. Interactions between dietary caffeine and calcium on calcium and bone metabolism in older women. J Am Coll Nutr 1994;13: 592–596.

제13장
척추 질환 (VERTEBRAL DISORDERS)

인간의 척추는 형태와 기능면에 있어 우아하고, 흥미로운 구조이다. 척추는 인체의 자세, 동작 및 보호적인 측면에서 매우 중요하기 때문에, 이곳에 통증과 기능의 소실이 일어나면 일상적인 활동을 수행하기 위한 능력이 떨어지게 된다. 척추는 매우 복잡한 구조를 가지고 있는 만큼, 그 문제의 잠재성은 매우 크다. 척추질환은 척추의 어떤 부위(경추, 흉추, 요추, 천추 및 미추)에서도 일어날 수는 있으나, 가장 흔한 부위는 요추이다. 요추질환은 사회에서 가장 높은 의학적, 재정적, 법적 및 심리사회적 손실을 초래한다. 이러한 연유로 인하여 요추질환은 국제적으로 의료분야는 물론, 과학계와 경제계 및 일반 대중들의 관심을 이끌어오고 있다. 따라서, 본 장은 요추질환에 대해 초점을 맞추었으며, 특별히 '비특이적, 기계적 원인에 의해 발생한 요통'에 대해 다루려고 한다.

역학과 병태생리학 (EPIDEMIOLOGY AND PATHOPHYSIOLOGY)

요통은 삶의 과정에 어떠한 단계에서 거의 모든 사람들에게 일어날 수 있는 질환이다. 전반적인 요통의 유병율은 60-80%로 보고되고 있다(1, 2). 더욱이, 요통이 발병한 후 그 재발율은 첫해 내에 60%가량으로 추정되고 있다(3). 요통은 산업화된 나라에서 가장 빈번하고 비용이 뒤따르는 건강상의 문제들 중 하나이다. 1990년도에 요통에 의한 직접적인 의료비용은 2백 4십억 달러를 초과하였다. 장애 비용이 포함되면, 요추질환에 대한 총 연간 비용은 3백 5십억에서 5백 6십억 달러로 증가한다(4, 5). 이와 같은 원인들로 인해 요통은 사람들이 건강-관리 치료방안을 모색하고자 하는 대표적인 질환으로 손꼽히게 된 것이다.

통증이란 "급성적 혹은 잠재적인 조직의 손상과 관련되었거나, 이러한 손상에 의해 묘사되는 불쾌한 감정적, 정서적 경험으로 정의되고 있다"(6). 외상 수용성 신경종말(통증 신경섬유)은 기계적 자극이나, 온도 및 화학적 자극에 의해 활성화된다. 기계적 자극에 의한 통증은 조직의 기형에 의해 원인이 되고, 신체활동에 따라 다양한 특징을 보인다. 즉, 특정한 동작이나 자세는 기계적 통증을 증가시키는 반면, 다른 동작이나 자세는 기계적 통증을 감소시킨다.

일반적으로, 통증은 체성신경성(근골격계 부위〔관절, 근육, 인대, 뼈〕에 존재하는 신경종말의 자극으로 활성화), 내장신경성(기관에 의해 활성화), 신경원발성(말초신경, 척추신경 혹은 신경근의 축삭이나 세포체로부터 활성화) 혹은 심인성에 의한 것이다. 척추 신경 혹은 신경근의 자극으로 인한 통증은 특별히 방사통(radicular pain)이라고 한다. 더욱이 통증은 통증의 근원이 된 곳으로부터 먼 부위에서 인식되거나, 그와 관련될 수 있다. 다시 말해, 내장 조직에서 원인이 된 통증이 다른 어느 곳에 관련하여 나타나는 통증을 내장신경성 관련통이라 부르며, 체성 조직에서 원인이 된 통증이 다른 어느 곳에 관련하여 나타나는 통증을 체성신경성 관련통이라고 한다. 내장신경성 관련통의 예는 심근경색으로 인한 통증이 때때로 팔에서 통증을 느끼게 되는 것이라고 할 수 있으며, 체성신경성 관련통의 예는 요통으로 인한 통증이 엉덩이와 다리에서 산발적인 통증으로 나타나는 것이라고 할 수 있다.

척추통의 원인은 종종 이해하기 어려운 경우도 있다. Bogduk (7)이 지적한 바에 의하면, 통증수용체를 내포하고 있는 인체의 구조는 통증을 인식할 만한 자극을 생산해 낼 수 있다고 하였다. 척추에서 이러한 구조들은 한정되어 있지 않고, 추간판, 관절돌기 관절, 뼈, 근육, 인대, 경막, 후지(dorsal ramus), 전지(ventral ramus) 및 혼합된 척추신경들에도 내포되어 있다. 그러나 통증의 해부학적 근원지들 중에서도 가장 일반적인 부위는 추간판과 관절돌기 관절이라고 보고되고 있다(8, 9).

척추통과 연관될 수 있는 다양한 해부학적 위치가 척추 질환을 위한 여러 라벨 표식이나 진단으로 설명되어 오고 있다. 척추 질환으로 진단되는 빈번한 것들은 다음과 같다. 즉, 요통, 골절, 인대염좌, 척추분리증, 척추관 협착증, 좌상, 관절돌기 관절의 고착, 천장골의 기능부전/퇴행, 전방전위증, 측만증, 불안정성 및 디스크 탈출증(혹은 수핵 탈출증)이 그것이다. 후자의 추간판 손상은 수핵이 탈출되었는지 혹은 밖으로 돌출되었는지에 따라 좀더 세분화된다. 한 분류체계에 의하면, 이러한 디스크 병변은 디스크 팽윤(수핵의 이동이 없고, 신경압박이 없이 부풀어 오른 상태), 탈출(수핵의 이동은 있으나 돌출이 없고, 신경과 경막에 징후가 분명히 나타난 상태), 돌출(신경학적 결손과 함께 수핵이 밖으로 튀어나온 상태) 및 분리(잘게 부수어진 수핵이 척추관으로 밀려나온 상태; 파편의 크기와 위치에 따라 임상적 결과가 결정)로 명명되고 있다. 다른 분류체계는 디스크 손상을 단순히 디스크(섬유륜)의 외층에서 발생된 것과 섬유륜 내층에서 일어난 것으로 양분화하고 있다. 일반적으로 섬유륜 내층에서 일어난 손상은 신경손상이 적은 반면, 외층에서 일어난 손상은 보다 큰 신경손상을 보이는 것으로 입증되고 있다(10).

한편, 척추통은 단편적인 원인에 의한 것이 아니며, 단일 조직에서 일어나는 것도 아니다. Sahrmann (11)이 지적한 바에 의하면, 통증의 근원이 무엇인가가 중요한 것이 아니라, 조직이 통증을 얻게 되는 원인이 무엇인가가 문제라고 하였다. 종종 갑작스런 원인은 지속적이거나 반복된 부하에 의해 미세손상이 누적되어 일어는 것이며, 전형적으로 요추 질환은 각 체절 관절의 기능부전을 유도하는 원인들이 조합되어 일어나는 비특이적이고 가설적인 결과이다.

Kirkaldy-Willis (12)는 손상과 누적된 외상이 시작되고, 추간판 디스크와 관절돌기 관절, 지지 인대, 관절강 및 척추종말판에 변화를 초래하여 결국에는 통증과 기능부전을 일으키는 3단계 퇴행적 퇴행성 다단 과정(degenerative cascading process)을 제시하였다. 이 과정의 제 1단계(기능부전 단계)는 관절의 활액낭염, 아탈구, 조기 연골의 퇴행, 국소적 허혈, 지속되는 국부 근육의 과긴장성과 인대의 염좌가 특징이다. 제 2단계(불안정성 단계)는 진전된 연골의 퇴행과 관절강의 전위가 뚜렷이 나타나, 결국 회전반경이 증가하고, 섬유륜의 파열과 관절의 스트레스가 가중되는 단계이다. 한편, 관절의 공간이 협소해지고, 섬유화와 골증식체(뼈의 병적 증식물)의 형성 및 관절연골의 감소를 포함한 전형적인 골관절의 변화가 제 3단계(비정상적 안정화 단계)의 특징이다. 이러한 변화들은 중앙 및 척추 협착증을 일으킬 수 있다. 위와 같은 퇴행적 다단 모델은 척추 장애와 연령간의 유병율을 설명하는데 도움을 준다. 디스크 원발성 통증은 40-50대(기능부전과 불안정성 단계)에 흔히 나타나며, 협착증은 60-70대(비정상적 안정화 단계)에 흔하게 나타난다.

그러므로, 병태해부적 진단은 간혹 불가능한 경우도 있다. 사실, 증상은 구조나 형태적 질환 보다도 가동 장애에 의해 빈번히 발생한다. 요통은 진단하기가 어렵기 때문에 다양한 분류체계가 전개되어 오고 있다. 이에 대해 Waddell (13)은 "단순 요통", "신경근 통증" 및 "심한 척추병변"으로 구성된 3등급 시스템을 제안한 바 있다. 단순하면서도 비특이적 요통은 다양한 질환을 포함하고 있으며, 가장 흔한 형태의 요통이다. 신경근 통증은 디스크 탈출이나 척추 협착증과 같은 질환으로 야기될 수 있으며, 약 5% 이하로 나타난다. 심한 척추병변은 종양이나 감염과 같은 질환과 강직성 척추염과 같은 염증성 질환을 포함하며, 요통으로 진단된 사람들 중 1%미만을 차지하고 있다.

Quebec Task Force는 (a)국소적 척추통, (b)단일 근위 사지에 방사되는 통증, (c)단일 원위 사지에 방사되는 통증, (d)양성 신경적 징후를 보이는 단일 사지에 방사되는 통증, (e)예측된 신경근 압박, (f)확증된 신경근 압박, (g)확증된 척추 협착증, (h)수술 후 6개월 미만, (i)수술 후 6개월 이상, (j)만성 통증 증후군 및 (k)기타(14)로 구성된 11개 활동-관련 진단범주를 개발하였다. 그러나 이 시스템은 정확한 해부적 구조를 입증한 것을 바탕으로 하지 않았음을 주지해야 한다. 따라서 본 단원에서는 시스템들 중 일부를 선정하여 그 특성을 아래에 나열하였다.

요통은 수많은 잠재적 병인으로 인한 다중요인적 질환이므로, 위험 요인을 결정하기가 쉽지 않다. 이러한 이유로 인해 요통에 대한 다양한 위험 요인들이 이전부터 검토되어 오고 있다. 이 요인들은 어느 것도 원인적으로 고려된 것이 아니며, 각 요인을 뒷받침하고 있는 증거력 또한 가변적인 것이다. 위험 요인들은 일반적으로 개인 행위, 건강 행위 및 직업적 위험 요인들로 범주화하여 볼 수 있다. 표 13.1은 Manchikanti에 의해 고찰된 것이며, 흔히 요통과 관련된 확증된 위험 요인들을 나열해 놓았다(15).

임상적 상태 (CLINICAL PICTURE)

전형적으로, 척추 질환 환자들은 한 가지 혹은 그 이상의 신체적 불편함, 즉 요통, 하지통, 신경학적 증상 및 척추 기형 등의 특징을 보인다. 통증은 일반적인 주요 불편 사항이다.

Waddell (13)에 의하면, "단순 요통" 환자들은 대개 20-55세 사이의 건강한 성인들이며, 요천추부, 둔부 및 대퇴에서 통증을 호소한다고 하였다. 통증은 강도에 따라 다양하게 나타나고, 일반적이거나 특정한 척추 운동, 활동, 자세 및 시간에 따라 생성되기도 하고, 악화되기도 하며, 경감되기도 한다고 하였다. 더욱이 조조강직이나 통증이 동반되고, 그날의 시간이 지날수록 통증은 더욱 악화될 수 있으며, 척추가 한쪽으로 당겨지고 전만적 요추만곡이 상실될 수 있는 측만적 척추 변형 또한 일어날 수 있다고 하였다.

표 13.1. **요통과 관련된 잠재적 위험 요인(15)**

개인적 위험요인	**추정된 위험의 증거력**
유전형질/유전	강함
성별	중간
연령	강함
신장	약함
자세 "기형"	약함
심리사회적 요인	중간
과거의 요통력	중간
건강행위의 위험요인	**추정된 위험의 증거력**
체력	약함
흡연	강함
비만	중간
작업적 위험요인	**추정된 위험의 증거력**
신체적 노동	중간
물건 들어올리기와 허리 꼬기	중간
정적 직무자세	중간
허리 요동	중간
직업에 대한 불만족	중간

한편, "신경근 통증" 환자들은 요통보다 훨씬 좋지 않은 단일 하지에서의 통증, 무릎이하로 방사되는 통증, 양측 다리의 동일한 신경 분포검사에서 무감각이나 변형된 감각, 양성적 하지 거상 검사에서의 신경근 징후 및 단일 신경근에서의 운동신경이나 감각신경 혹은 반사 신경의 변화를 호소한다. Frank "신경근 압박" 징후들은 한정된 부위에서 나타나는 반사 신경의 변화, 근약화, 근위축 및 감각신경의 소실이다. "잠재적으로 심각한 병리적 상태"의 위험 신호를 표 13.2에 제시하였다.

통증은 구심성 감각신경의 전이보다도 그 이상의 것과 관련된다. 한 가지 혹은 그 이상의 신체적 불편함과 더불어, 요통을 가지고 있는 사람들은 심리적 불안감, 공포심, 노여움, 좌절감, 편향적 신체적 감각, 조급함, 감소된 집중력, 피로감 및 신체적 장애와 통증으로 인한 이차적 우울증을 나타낼 수 있다. 이러한 정서 반응들은 드물지 않은 경우이며, 통증에 대한 정상적인 반응이다. 그러나, 이와 같은 정서 상태가 장기적이거나 심화될 경우에는 매우 해로우며, 증상이 지속될 수도 있다. 통증, 공포심과 각성 상태는 부분적으로 상호 관련성이 있는 것으로 보인다. 요통과 같은 스트레스에 대한 반응은 종종 치료에 대한 반응에 영향을 주기도 한다. 그러므로 이러한 정서 상태들은 적절한 치료지침을 고려하여 치료되어야 할 필요가 있다. 한편, 이차성 결과와 비적절한 치료, 직업에 대한 불만족, 미해결 법정 소송건 및 노동직 급여 등에 의해 부추겨진 통증은 증상적 과장 행위와 장애에서도 입증되기도 한다.

또 다른 주요 고려사항은 질환의 단계이다. 증상은 동일한 요통을 가지고 있다고 하더라도 시간이 경과함에 따라 다양하게 나타난다. 환자들에 있어 "급성"은 종종 "격함"을 의미하기도 한다. 그러나 건강관리 전문가들의 경우는 통증을 개월 수, 주차, 일수 및 시간(증상 기간)에 따라 정의를 내리고 있다. 가장 흔하게 표현하는 급성기는 통증이 6주 미만으로 지속되는 경우로 설명되고 있다. 급성단계는 장애를 동반한 염증성 과정이 특징적으로 나타난다고 추정되고 있다. 급성 통증은 안정 시에 나타나고, 대부분의 활동으로 악화되며, 산발적인 부위에서 느끼는 것이 특징이다.

표 13.2. **잠재적인 심각한 병리적 위험 신호와 의학적 상담 혹은 권장사항을 위한 요구사항**

골반부(항문, 생식기 혹은 회음부)의 감각둔화*
흔들림, 보행 장애, 졸도, 또는 낙상*
소변 장애, 요실금, 또는 변실금*
상지 또는 하지의 점진적인 쇠약 또는 협응성 저하**
허약한 건강 상태***
- 설명할 수 없는 체중 감소
- 식욕 저하
- 이례적인 피로감 혹은 일반적인 불안감
- 흉통 혹은 가슴앓이
- 호발성 혹은 심한 복통
- 메스꺼움과 구토
- 고열
- 심한 두통이나 어지럼증
- 호흡곤란
- 이례적인 종기, 성장 혹은 설명할 수 없는 부종
- 시력, 청력, 음식물의 삼킴 혹은 언어능력의 변화

20세 전이나 55세 이후에 시작
심각한 외상(예, 낙상, 자동차 사고)
항구적이며, 비기계적인 통증
참기 어려운 야간 통증
흉추통
암의 과거력, 스테로이드, 골다공증, 최근의 감염, 류마티스성 질환, HIV
지속적인 척추의 기형
심한 경련
심한 요부 굴곡의 제한
심리적 환각(경고 수준)
염증성 질환
- 40세 이전에 점증적으로 시작
- 뚜렷한 조조 강직
- 모든 방향에서 척추 동작의 지속적인 제한
- 말초 관절의 손상
- 홍채염, 피부 발진, 대장염, 요로 질환
- 가족력

*긴급한 선처: 복합적인 징후는 마미신경의 손상을 암시한다.
**긴급한 선처: 심각한 척추의 병리적 현상을 암시한다.
***결과(예, 심장)에 따라 긴급 선처를 요구할 수도 있다.

아급성 단계는 발병 후 6-12주 사이의 기간으로 여겨진다. 아급성 단계에서 나타나는 통증은 국소적이고, 특정한 동작과 연관되어 있으며, 안정 시에는 나타나지 않는다. 그러나 일부 저자들은 급성 단계와 아급성 단계를 구분하지 않고, 통증이 3개월 미만일 경우를 급성 단계로 고려하고 있다.

만성 단계는 3개월 이상 지속되는 통증이 있거나 예측된 회복시간을 초과한 경우로 정의된다. 일부 사람들의 경우는 요통이 흔하게 재발되기 때문에 이러한 상태가 만성적인 것으로 비추어지기는 하나, 이를 재발 단계로 분류하는 것이 더욱 바람직해 보인다(16). "진성" 만성 통증은 신경계 내에서 다르게 조절되며, 본래의 신체적 장애와는 연관되어 있지 않다. 만성 통증은 다루기가 어렵고, 불치병이 될 수도 있다. 또한 만성 통증은 급성 단계나, 아급성 단계 혹은 재발 단계에서 이용되는 동일한 치료 중재술을 사용해서는 안 된다. 만성 통증을 가지고 있는 환자들은 심리적으로 우울해 지거나, 증상적 과장 행위 및 만성 통증 관련 장애가 있는 것으로 나타난다.

질환별 단계를 고려하는 것은 치료법을 개발할 때 중요하다. 그러나 지적한 바와 같이, 간헐적인 증상의 악화와 재발된 사례들은 각 단계에서 차이점으로 작용할 수 있다.

한 가지 구분 가능한 차이점은 통증과 장애 사이에서도 존재한다. 장애란 신체 활동을 수행하기 위한 무능력 혹은 제한된 능력을 말한다. 장애는 기능적 제한 상태가 일상적인 역할 수행력을 극복할 수 없을 때 시간이 경과하면서 서서히 드러나는 행위의 과정으로 언급되고 있다(17). 의료적 처치를 찾아다니는 사람들은 그나마 활동력이나 자세, 혹은 두 가지 모두에서 일부만이 제한된 것으로 나타난다. 이와 관련된 조사연구에서, Cassidy 등(18)은 요통이 있는 사람들을 다음과 같이 네 집단으로 분류하였다. 즉, (a) 낮은 통증강도와 낮은 장애정도, (b) 높은 통증강도와 낮은 장애정도, (c) 높은 통증강도와 중등도 장애정도 및 (d) 높은 통증강도와 심한 장애정도. 사실, 환자들과 건강관리 전문가들은 통증이 완화될 때 장애가 사라지는 것으로 추측하고 있다. 그러나 통증은 항상 장애를 일으키는 것이 아니며, 보고된 통증의 강도가 반드시 인지된 장애의 정도를 반영하는 것도 아니다. 통증은 구조적으로 정상 조직에서도 일어날 수 있기 때문에, 통증강도는 어떤 조직에서 손상이 일어나고 있는 신호를 나타내는 것이 아니다. 단순히 말해, 신체에 손상을 입힌다는 것이 반드시 신체를 해롭게 만든다는 것을 의미하는 것은 아니다. 누군가의 슬괵근을 스트레칭하게 되면 불편한 감을 느끼게 되지만, 전형적으로 인체에 해를 끼치는 것은 아니다. 환자들과 임상가들은 일반적인 활동 상태를 유지시킴과 동시에 장애를 예방하기 위하여 이와 같은 차이점을 이용할 필요가 있다.

진단 테크닉 (DIAGNOSTIC TECHNIQUES)

정확한 진단은 효과적인 치료방안을 위한 초석이 된다. 그러나 전술한 바와 같이, 요통을 파악하기 위한 진단적 과정은 통증의 원인이 되는 조직을 항상 찾아내는 것이 아니다. Waddell (13)의 3등급 시스템은 요통에 대한 임상적 묘사와 최신 진단 검사에 대한 지침으로 이용할 수 있는 상영기법을 제공하고 있다. 요통을 진단하는데 있어 주요 사항은 통증이 등에서 오는지, 좀 더 심각한 장애가 없는지, 치료 계획을 만드는데 필요한 정보가 요구되는지를 결정하도록 하는 것들이다. 진단적 절차는 항상 임상적 검사와 평가를 포함하며, 보다 구체적인 정보가 필요한 경우에는 동작 시스템과 방사선 검사, 전기적 진단(근전도) 및 혈액/병리분석이 포함될 수도 있다. 이러한 진단적 기법은 아래 내용에 간략하게 논의되어 있다.

임상 검사와 평가 (Clinical Examination and Evaluation)

요통의 사례에 대한 최초의 진단적 절차는 임상 검사와 평가이다. 임상적 검사는 두 영역, 즉 주관적 검사(혹은 과거 병력)와 객관적 검사(혹은 이학 검사)로 구성된다. 이 검사의 결과를 바탕으로 하여, 임상가는 검사의 결과를 평가하게 되며, 보다 세밀한 검사를 위한 진단을 하거나 정밀한 검사의 필요성에 대한 여부를 결정해야 한다. 임상 검사의 전형적인 구성요소들은 표 13.3에 제시되어 있다. Magee (19)는 이 주제에 대한 포괄적인 정보를 제공하고 있다.

과거 병력 (History)

과거 병력 혹은 주관적 검사는 다섯 가지의 주요 영역에서 환자가 보고한 정보를 수집하는 것으로 구성되어 있다. 다섯 가지 주요 영역은 현재 요부질환의 상태, 기존의 발병 원인,

표 13.3. **요통 환자의 임상적 검사를 위한 전형적인 구성요소**

임상적 검사 과거력
(주관적 검사)

현재 상태
- 시작된 기전과 날짜
- 증상 부위
- 통증의 특성과 강도
- 증상의 발현 행위
- 장애의 유형

과거의 사고
- 전에 치료를 받았거나, 그 결과

의학력과 수술력
- 약물의 사용 여부

개인 정보
- 인구 역학
- 직업 형태
- 사회 경험
- 생활 환경

환자의 목표

이학 검사* *(객관적 검사)*
Part 1: 시스템 관찰

시스템의 고찰과 관찰
- 일반적인 모습
- 의사소통 능력, 영향 및 행위
- 전체 균형정도, 구조 및 피부의 보존상태
- 보행, 평형성 빛 변시 동작
- 심박수, 호흡수 및 혈압
- 신장과 체중
- 기타

Part 2: 척추의 손상여부 확인과 그 손상의 일반적인 특성에 대한 검사와 측정

자세/배열

동작 검사: 능동적, 수동적 및 저항성 척추 동작
- 동작의 양(범위)
- 동작의 질과 패턴
- 증상에 대한 동작의 효과

양측 하지의 신경학적 검사
- 피부에서의 경피적 감각 검사
- 근절(예, 한 신경근에 의해 지배된 근육군)검사
- 심부 건 반사
- 상부 운동 신경 검사(예, 병리학적 반사)
- 신경동작 검사(예, 다리 펴서 들어올리기, 경막 가동성 검사)

하지의 혈관 검사(예, 맥박)

말초와 천장골 관절 검사

특수 검사(증상을 기초로 한 검사)

촉진 검사
- 체온
- 동통
- 조직의 상태: 긴장도, 결, 두께 등

추간판 관절 동작 검사(동작과 감각)

기능적 측정 검사(과제의 수행능력)

*이학적 검사의 양과 정도는 관리사의 자격, 배경 및 경험에 따라 다르고, 주관적 검사의 결과와 검사의 목적에 따라서도 다양하게 나타난다.

의학적 병력, 개인 정보 및 환자의 치료 목표이다.

현재 요부질환 상태에 관한 정보는 요통이 나타난 기전, 개시 날짜(혹은 발병 기간), 증상의 분포, 통증에 대한 특성과 정도, 증상의 변화 및 기능적 제한 유형으로 세분화된다. 이러한 정보에 대한 근원을 아래 내용에 나열하였다.

요통의 발병은 상해로 인한 것이거나, 식별할 수 없는 작은 사고 등이 누적되어 일어나는 것이다. 누적된 발병은 일상 습관의 변화, 직무의 변화, 노동 환경, 의자 등과 같은 인과적 활동에 의해 유발된 것일 수 있다. 날짜나 시간적 요인은 척추 질환의 단계를 설명할 수 있게 하며, 증상의 분포면적(혹은 해부학적 분포)은 검사의 정도와 유형을 결정짓게 해준다. 특별히 통증이 요부에만 중심적(국부적)인지, 말초적으로 분산되어 있는지 혹은 두 가지 모두가 포함된 경우인지를 구분하는 것이 중요하다.

증상의 특성이나 성질은 그 문제에 대한 일반적인 해답을 결정하는데 도움을 준다. 각기 다른 통증의 원인은 다른 통증의 유형 때문인 것으로 생각된다. 예를 들면, 앞서 지적한 바와 같이 체성신경성 관련통은 전형적으로 심부에 위치하며, 산발적이고, 쑤시며, 찾기가 힘들고, 강도에 따라 다양하게 나타난다. 통증의 강도나 심화정도는 구두로 혹은 도식적인 통증척도를 이용하여 측정할 수 있다. 수량화 통증척도를 이용하는 경우, 환자는 0에서 10까지 통증에 대한 정도를 질문 받게 된다. 여기서 0은 전혀 통증이 없음을 나타내는 반면, 10은 통증이 최악이거나 응급실에 입원해야 하는 정도를 의미한다. 또 시작화척도(Visual analog scale; VAS)가 이용될 수도 있다. VAS는 100-㎜ 간격으로 떨어진 선으로 이루어져 있으며, 각 선의 양쪽 끝은 통증의 최대 정도 즉, "전혀 통증이 없음"에서 "최악의 통증정도"를 의미하도록 구성되어 있다. 환자는 자신의 통증정도를 선상에 표시하도록 지시받게 되고, 통증의 성질이 기술되어 있는 형용어구에 표시를 하도록 요청을 받게 된다.

증상의 변화는 보다 심각한 병리적 상태를 배제하는데 도움을 주며, 이학검사의 정도를 산출하고, 결과적으로 치료적 전략을 수립하는데 중요하다. 특별히, 환자는 통증이 좋아지거나 나빠지는 것을 기술하도록 요청받는다. 임상가는 기계적 원인에 의한 통증을 평가할 때 통증의 성질, 위치와 강도에 영향을 주는 환자의 자세, 동작 및 활동에 대해 특별한 관심을 가져야 한다.

현재 요부상태에 대해 필요한 기타 정보는 요통으로 인해 우연하게 발생한 기능적 능력의 제한 요소나 장애 정도에 관한 것이다. 환자는 단순히 자신들의 활동을 제한하는 요소가 무엇인지를 질문 받거나, 기능적 상태 설문지를 이용하게 되기도 한다. 측정 요소는 허리 구부리기, 허리 펴기, 곧바로 서기, 걷기, 앉기, 잠자기, 옷 입기, 성생활, 여행 및 집안일이나 육아, 노동, 여가생활과 사회활동에 대한 설문이 포함되어 있다. 요부 장애에 광범위하게 측정되는 것들 중 두 가지는 Oswestry (20)와 Roland-Morris (21) 설문지이다.

환자는 또 요통에 대한 과거의 사례를 생각하여 그 성질, 기간 및 빈도에 대해서도 질문을 받게 된다. 의학적 과거 병력 설문은 일반적으로 심각한 병변으로 의심되는 위험수준을 확인하도록 해주며 임상가에게 요통 관련 문제에 대한 혼동을 일으키거나 치료(예, 당뇨병)에 고려되어야할 요인들을 면밀히 검토하도록 고안되어 있다. 개인적 설문(안)은 연령, 직업, 여가활동과 사회 경력에 대한 것들이다. 최종적으로 환자는 치료 목표와 기대되는 치료 결과에 대해 설문을 받게 된다.

검사자는 일반적으로 과거 병력을 바탕으로 한 예비 진단을 하게 되며 아울러 장애에 대한 민감성 즉, 증상을 자극시키는 것이 쉬운지 아니면 어려운지를 판단하게 된다. 민감한 상태는 요통을 재현하기 쉬우며, 간단한 이학 검사만으로도 구분이 가능하다. 그러나 덜 민감한 상태는 자극을 주기가 어려울 수 있으며, 보다 광범위하고 적극적인 이학 검사를 요구하게 된다.

이학 검사 (Physical Examination)

임상적 검사의 두 번째는 이학적 혹은 객관적 검사이다. 이학 검사는 "비교할 만한 징후"를 재현함으로써 예비 진단을 확증하거나 반증하는 경우에 이용된다. 비교할 만한 징후란 통증을 나타나게 하거나 혹은 건강관리 전문가의 처치를 찾게 만드는 징후와 증상의 총체를 말한다(22). 이학 검사의 내용과 정도는 개원의의 원칙과 배경 및 경험에 따라 다르고, 주관적 검사의 결과 및 검사의 목적에 따라 달라진다. 전문의는 환자가 척추 이외에 다른 곳으로부터 비특이적 요통이나 신경근 민감성 및 통증을 가지고 있는지 아니면 잠재적으로 심각한 병리적 소견을 나타내는 위험 신호를 가지고 있는지를 결정할 필요가 있다. 이것은 활동 과정을 결정하는데 충분한 정보가 된다. 그러나 비특이적 요통의 진단(혹은 염좌/좌상, 퇴행성 디스크나 관절질환 등과 동일한 것으로 여겨지는 많은 진단명 중의 하나)만으로 물리치료사가 치료를 시작하기에는 불충하다. 물리치료사는 능동적, 수동적 운동치료의 질과 양, 그 운동치료의 효과 및 통증과 기능에 대한 자세에 대한 구체적인 정보가 필요하다. 이러한 동작의 측정은 직접적인 치료에 대한 기타 정보와 함께 이용된다.

이학 검사의 잠재적인 구성 성분은 표 13.3에 요약되어 있다. 검사는 두 영역으로 구성된다. 첫 번째 검사부분은 과거 병력에서 제시된 특정 위험 수준을 확정하거나 반증하는데 주로 이용되는 시스템의 고찰 영역이다. 두 번째 검사부분은 신경자극에 대한 징후의 출현을 확정하고, 그 통증이 실제로 요추에서 시작된 것인지를 결정하며, 차별화된 진단과 치료의 목표를 설정하기 위하여 보다 명백한 정보를 얻는 영역이다. 이학 검사의 일반적인 내용은 선정된 검사, 측정 및 환자의 반응을 통해 비교 가능한 징후를 재현하여, 손상정도와 기능 및 장애의 성질과 정도를 결정하는 것이다.

평가 (Evaluation)

과거 병력과 이학 검사의 평가(해석)를 바탕으로, 임상가는 대개 두 가지 행동 강령 중 한 가지를 결정할 수 있다.

- 질환을 진단하고, 예후를 설정하며, 치료 계획을 고안하고 수행하는 강령.
- 일단 질환을 모호하게 진단하고, 차후에 그 진단을 확정하거나 반증하기 위한 진전된 검사의 필요성을 정하는 강령. 모호한 진단을 바탕으로 한 시범적 치료는 이 시기에 시작되어서는 안 된다.

만일 진전된 진단적 절차에서 무언가 나타난다면, 이 검사는 보다 면밀한 동작 시스템 검사, 진단적 영상 검사, 전기 진단적 검사 혹은 혈액/병리 검사를 통해 진단의 결과를 명백히 할 필요가 있다. 검사는 개원의의 원칙과 배경에 따라 다르며, 환자의 요청에 따라서도 달라진다.

동작 시스템 검사 (Movement System Testing)

동작은 여러 가지 체계로 구성된 생리학적 시스템이다. 동작 시스템의 손상은 통증, 기능적 제한, 장애 및 병변을 초래하는 것으로 가설화된다(11). 동작 시스템 검사는 검사가 충분한 의학적 진단을 산출하지 못할 때 혹은 동작 시스템의 손상에 관한 추가적인 정보가 임상적 진단을 내리고, 치료 계획을 수립하려 할 때 수행된다. 손상은 해부학적, 생리학적 혹은 심리학적 구조의 변화와 기능의 변화로 정의되고 있다(17). 이러한 논의의 목적과 부합하는 동작의 기능부전은 다음과 같이 축소된 동작, 과도한 동작, 비정상적 동작 혹은 기형이 포함된다. 동작의 기능부전은 신경근골격 수준(예, 신장성, 가동성, 근력, 근지구력), 신경근 조절 수준(예, 근동원 능력과 피드백), 생체역학적 수준(예, 정적 및 동적 포스), 보조 수준(예, 심혈관과 심폐)(11) 혹은 위의 수준들이 조합된 경우에서 동작 시스템의 요소들이 손상되었을 때 발생할 수 있다. 동작 시스템의 평가는 이 구성 요소들이 어느 것인지 혹은 어느 것이 조합되어 통증과 기능부전을 야기 시키거나 영속화시키는지를 결정하도록 해준다. 예를 들면 아래와 같다.

일반적인 임상적 검사는 표 13.3에 나열한 바와 같이 수동적인 생리적 추간판 가동력의 예비 검사를 포함하고 있다. 예비 검사에서 무엇인가 나타나면, 관절 가동력〔Meadows의 생체역학 교재에서 활용된 용어(23)〕에 대한 면밀하고 특수화된 검사가 필요할 수 있다. 제한된 생리적 추간판 동작이 발견되면, 특수한 수동 관절운동형(관절 표면에서의 동작) 추간판 동작 검사를 이용하여 잠재적으로 촉진과 가동화에 민감한 관절의 기능부전을 찾아내도록 한다. 과도한 동작이 생리적 추간판 동작검사에서 나타나면, 모든 척추관절의 통합적 동작을 위한 검사를 위해 척추 구획의 안정성이 조사되어야 한다. 과가동성(임상적 불안정성)은 잠재적으로 구획의 안정화에 도움이 된다. 이 부분은 본장의 후반부에 논의되어 있다.

근골격계와 신경근 수준에서 주로 일어나는 동작 시스템의 손상(예, 근력, 근신장성, 근길이-수축 성질, 근지구력, 가동성, 정상적 척추배열, 안정성, 협응성 혹은 근동원 패턴의 문제)은 동작과 관련된 장애를 일으키기도 한다. 면밀한 동작 시스템 검사는 환자의 기능적 제한이나 장애정도와 관련되어 있다고 가정된 손상을 검사나 평가할 수 있다. 이 검사는 전통적으로 수행되어온 근력이나 토크(회전력)를 검사하는 것으로 구성되어 있는데, 이는 동력기와 측각계 등을 이용한 가동력의 검사와 유사한 것이다(Exercise, Fitness, & Functional Testing을 참조). 또한, Sahrmann (11)이 개발한 국부적, 통합적, 표준화 동작 손상 증후군의 측정 프로토콜이 이용될 수도 있다. 후자는 동작의 특성에 영향을 주는 시스템 간의 상호 관련성을 구분하도록 도와주며, 이롭지 못한 동작에 대한 "방향적 민감성(DSM)"을 찾아내는 데에도 도움이 된다. 특수한 동작 시스템의 장애는 개별화된 운동프로그램과 재훈련 프로그램으로 교정이 가능하다.

진단적 영상검사 (Diagnostic Imaging)

진단적 영상검사는 특정한 환경에서 나타나며, 권장된 시간적 구조에서 잘 드러난다. 해부학적 비정상 상태와 노화에 의한 변화가 영상 이미지로 나타나기 때문에, 환자의 임상 결과는 방사선적 결과와 상관관계가 있을 수 있다. 진단을 보조하는데 이용되는 전형적인 영상 이미지는 다음과 같은 것들 중 하나 혹은 그 이상의 것들이 포함된다. 즉, 평면필름 방사선촬영, 척수조영, 컴퓨터 단층촬영, 골밀도 촬영(bone scans), 추간판조영, 형광투시 및 자기공명영상이 있다. 아래의 내용에 각 절차법들이 간략히 설명되어 있으며, 대부분 Magee (19)의 자료를 근간으로 하였다.

평면필름 방사선촬영(x-선 검사)은 근골격계 질환을 위한 진단적 이미지의 기본적인 수단이다. 평면필름 방사선촬영의 주요 목적은 뼈의 골절, 감염, 심각한 장애 및 구조적 이상을 찾아내는 것이다. 그러나 이 방사선촬영법은 대부분의 연부조직의 구조를 식별해내기 어렵다.

컴퓨터 단층촬영(CT)은 특정한 수준과 축에 투사를 통해 횡단적 영상을 제공한다. CT는 뼈를 시각화하는데 이용되며, 척추주변의 근육과 같은 연부조직의 구조를 분석할 수 있다. CT 촬영은 디스크 돌출, 척추관 협착증, 관절 질환, 종양, 수술 후 경막외 손상 및 골절을 식별해준다.

골밀도 촬영(방사선핵영상)은 방사선 투사체(동위원소)를 정맥 내에 투여하여 골의 높은 변화율이 있는 특정 부위를 찾아내는 방법이다. 높은 변화가 있는 부위가 검색되면 방사선적으로 그 부위는 "붉은 점"으로 나타난다. 골밀도 촬영은 골소실, 활동성 골질환, 골절, 골감염, 골관절염 및 골종양을 검출하게 된다. 이 촬영법은 골의 이상을 찾아내는데 민감도가 높으나, 특수한 이상의 정도를 파악하지는 못한다.

추간판 조영은 침습적이고 상대적으로 흔하지 않은 기법으로 방사선 지침에 따라 추간판 디스크의 수핵에 방사선비투과 염색체를 투여한다. 추간판 조영은 자기공명영상과 척수 조영술에서 정상으로 판명되었을 때 척추 내부의 디스크 변위를 결정하는데 이용한다. 또한 이 검사기법은 투사체가 환자의 증상을 재현하도록 할 때에도 이용된다.

척수 조영은 침습적인 영상기법으로 척추 내에서의 연부조직을 시각화하는데 이용한다. 방사선비투과 염색체가 경막외 공간으로 투여되면, 척수의 각기 다른 수준으로 유입된다. 이후에 평면 필름이나 컴퓨터 단층촬영이 적용된다. 이 검사는 디스크 탈출증, 척추관 협착증, 골증식체, 골종양 및 신경근 압박과 같은 질환을 찾아내는데 이용된다. 자기공명영상(MRI)이 대개 척수 조영술을 대신하여 사용되고 있지만, 척수조영술은 MRI와 CT가 애매모호한 결과를 보일 때 수술적 예비 검사기로 이용되기도 한다.

형광 투시는 X-선 영상을 이용하여 관절의 움직임을 보여줄 수 있는 흔하지 않은 기법이다. 형광 투시법은 주사기의 바늘을 직접 이용해야 한다는 부담감이 있다.

자기공명영상(MRI)은 비침습적인 다중평면 이미지 기법으로 뼈와 연부조직을 영상화하기 위해 자기장에 노출시키는 방법이다. MRI는 X-선 검사와 달리 방사선에 노출되지 않는다는 장점을 가지고 있다. 연부조직에 대한 묘사력이 MRI가 CT보다 뛰어나다. MRI는 디스크 질환을 영상화하기 위한 바람직한 방법이다. MRI는 종양, 디스크 병변, 감염 및 연부조직의 손상을 찾아내는데 이용될 수 있다. MRI는 또한 난포막의 신경근 이미지를 확대하기 위한 대조물로도 이용된다. 서있는 자세 즉, 체중부하 자세에서의 영상을 포함한 MR 영상의 뛰어난 개발과 영화조영적 MRI의 이용은 요추질환, 특히 거동장애를 확증하기 위해 세련된 진단적 기법들이 생산되고 있다.

전기 진단적 검사 (Electrodiagnostic Testing)

전기 진단적 검사(예, 근전도[EMG]와 신경전도속도[NCV])는 하지로 가는 운동신경의 기능부전을 찾아내는데 간혹 사용되는 방법이다. 특별히 질환의 과정은 전각세포, 신경근, 신경총 또는 말초신경(신경근연전부 혹은 근육)의 수준에서 발견되기도 한다.

실험실 검사 (Laboratory Testing)

적혈구 침강율(ESR), 혈구치 또는 소변분석과 같은 실험실 예비 검사는 질환이나 감염 등의 임상적 위험 수준이 있을 때 필요한 검사이다. 그러나 요통의 경우 실험실 검사는 흔하게 사용되지 않는다.

의학적 진단과 임상적 진단 (MEDICAL AND CLINICAL DIAGNOSIS)

가장 신뢰할 만하고, 타당한 검사와 측정에 대한 평가로 이루어진 진단은 주로 일시적이거나 변하기가 쉽다. 진단이란 과정과 결과로 이루어져 있다. 의학적 진단은 환자의 증상과 징후 및 검사 결과에서 나온 병변이나 질환의 확인 단계를 말한다. 이후에 의사는 질환과 병변을 진단하고 치료한다. 그러나 자주 의미 없는 질환과 병변이 확인될 수 있으며, 또 이미 입증된 질환과 병변이 치료적 전략을 수립하는데 불충분하게 작용할 수도 있다. 이와 같은 상황에서의 진단은 단순히 "요통"이라고 판정되는 경우이다. 이러한 경우를 임상적 진단이라고 한다. 임상적 진단은 손상, 기능적 제한 또는 장애로 인한 질환이나 증후군 혹은 범주와 연관이 있는 종합적인 징후와 증상이 압축된 분류 또는 표식을 뜻한다(17). 진단적 분류 영역을 바탕으로 한 환자들의 상세한 분류는 적절한 치료와 결과를 결정하는데 있어 매우 중요하다.

요추 질환의 임상적 진단과 분류 (Clinical Diagnosis or Classification of Low Back Disorders)

요통에 대한 특징별 분류법들은 개발될 필요성이 있다는 것이 주지의 사실이므로, 수많은 시스템들이 전개되어 오고 있다. 이장의 앞에서 언급한 Quebec의 분류 시스템은 진단적 분류 시스템들 중 하나이다. Sahrmann (11)은 동작의 특성에 대한 손상들을 임상적으로 진단하기 위하여 동작에 대한 손상 관련 분류시스템을 제안하였다. 이밖에도 정확한 치료적 중재(예, 견인, 신전운동 및 도수(手)치료)를 목적으로 한 치료 중심의 임상적 진단법들을 개발하려는 노력이 진행되고 있다. Delitto 등(24)은 요통증후군을 가진 사람들에 대해 특별히 보존적 관리법을 위한 치료 중심의 분류 시스템을 출간한 바 있다. 이 분류 시스템은 대다수의 요통환자가 특별한 진단을 받지 못하지만, 그 환자들은 동질적 특성을 가진 환자군이 아니라는 개념을 기초로 하고 있다. 일반적으로 비특이적 요통을 가진 것으로 분류된 환자들을 임상적으로 차별화한다는 것은 효과적인 치료 중재와 성공적이면서도 비용이 적절한 결과를 결정하기 위한 선행조건이 된다. 그렇지 않은 요통에 대한 보존적 치료방안에 대한 결정은 대개 "부주의한" 결과를 낳는다. 요부 질환을 위한 분류 시스템의 개발과 타당성에 대한 많은 연구와 노력이 필요하다. Riddle (25)은 이러한 많은 분류 시스템에 대하여 고찰 연구를 보고한 바 있다.

예후와 관리 계획 (Prognosis and Plan of Care)

일단 진단 과정이 설정되면, 긍정적인 결과에 대한 이상적인 향상 수준이 예측되고, 이 결과에 도달하는데 필요한 시간이 대략적으로 추정된다. 진단, 질환의 단계와 심각성 및 예후와 환자의 목표를 바탕으로 한 치료 계획은 질환을 관리하기 위한 목표, 결과, 특정한 중재방법 및 경과 시간 등이 설정된다. 일반적인 기대 목표와 예측된 결과는 다음 중 하나 혹은 그 이상이 될 수 있다. 즉, 병리/병태생리학에 영향을 주는 것, 기능 관련 손상(통증 포함)을 줄이는 것, 기능을 회복하는 것, 장애를 예방하는 것, 건강을 증진시키는 것, 위험을 줄이고 재발을 방지하는 것과 환자를 안전하게 하는 것, 그 밖에 측정할 수 있고, 시간을 낼만하거나, 비용적인 측면에서 효과적인 방법으로 인정되는 모든 것들이 여기에 포함된다. 치료 중재법들은 일반적으로 의학적, 약리학적, 물리적, 교육과 상담, 대체요법 및 수술 치료로 분류될 수 있다. 물론, 여러 가지 중재 전략들이 동시에 이용될 수도 있으며, 특별한 중재법들 또한 과거의 중재방안의 성공적 결과 혹은 실패한 결과를 뒤따를 수도 있다.

의학적 치료, 약리학적 치료, 물리치료, 교육과 상담 치료, 대체요법 및 수술적 치료 (MEDICAL, PHARMACOLOGIC, PHYSICAL, EDUCATIONAL AND COUNSELING, ALTERNATIVE, AND SURGICAL INTERVENTIONS)

척추에 대한 통증 관리는 과거의 원인이나 분류, 심각성, 질환의 단계, 이환율에 노출, 치료사의 경험과 판단, 환자 개인의 요소(예, 연령, 교육수준, 동기유발, 활동수준, 목표)에 따라 달라진다. 신경근 장애와 심각한 척추 병변에 대한 관리 부분은 본장에서 토론되지는 않을 것이다. 본장에서는 비특이적이고, 활동과 관련되었거나, 기계적인 원인에 의한 요통만을 다루고 있다.

여러 가지 중재 전략에 대한 증거력은 다양하지만, 특별히, 그 증거가 설득력이 강한 것도 아니다. 다시 말해, 어떠한 치료 중재가 비특이적 급성과 만성 요통을 치료하는데 있어 확실한 효과를 보여주지 못하고 있다는 사실을 간과해서는 안 된다. 일부 사람들의 경우는 시간적 요소가 도움이 되기도 한다. 지적한 바와 같이, 효과성을 결정하는데 있어 일부 문제점들은 비특이적 요통을 가진 대다수의 이질적 집단을 세분화할 만한 적절한 방법론이 부족하다는 것이다. 다양한 중재 전략의 효과성에 접근하기 위해서는, 많은 동질적 집단을 그룹화할 필요가 있다. 성인에 있어 급성요통을 위한 임상적 실용 지침서 (26)를 발간한 건강관리 정책 및 연구기관(Agency for Health Care Policy & Research, AHCPR)은 급성 요통을 가진 성인을 위한 다양한 관리 전략의 효과성에 대하여 현재 입장을 공표한 바 있다. Kane (27)의 설명에 따르면, 모든 수준에서 성공적인 치료 중재와 환자의 결과에 대한 궁극적인 열쇠는 적절한 시간에 질환과 일치하는 사람들을 위하여 올바른 처치를 해야 하는 것이며, 그들을 보다 더 잘 회복시키는 것이라고 하였다. 그러나 아직까지 올바른 처치, 적절한 환자, 올바른 시간 혹은 아마도 올바른 방법에 대하여 특별하게 아는 것이 없는 것일지도 모른다라고 지적한 바 있다.

의학적 치료 (Medical Intervention)

의학적 치료는 전형적으로 정보의 제공과 충고, 확신과 심리적 지원을 배려하고; 전문의에게 선처하는 일; 그리고 약물학적 치료를 관리하는 일로 구성되어 있다. 정보와 충고, 확신 및 심리적 지원 분야는 교육과 상담 치료 부분에서 다루기로 한다. 적절한 선처를 위한 필요성은 요통이 있는 환자들을 치료하는데 있어 각 치료사들에게 매우 중요한 일이다. 약물학적 치료는 아래 부분에서 다루고 있다.

약물학적 치료 (Pharmacologic Intervention)

요통을 위한 약물학적 치료는 매우 흔한 일이다. 약물은 비처방전 혹은 처방전에 따를 수도 있고, 입으로 투여하거나, 피부에 바르는 것 또는 주사에 의한 것 등을 포함한다. 요통을 치료하는데 사용되는 약물의 유형은 항염증제제(비스테로이드성 항염증제 혹은 NSAIDs와 스테로이성 항염증제), 근육이완제, 진통제(아편성과 비아편성), 항우울제 및 마취제가 있다.

흔하게 사용되는 비처방전 약물은 아세타미노펜 혹은 파라세타몰(Tylenol), 아스피린과 이부프로펜(Motrin)이다. 아세타미노펜은 요통을 치료하는 마취제로 사용된다. 아스피린과 이뷰프로펜은 비스테로이드성 항염증제제와 진통제이다.

비스테로이드성 항염증제(NSAIDs)는 요통 치료(28)를 위해 광범위하게 사용되며, 부종과 염증을 가라앉히고 치료를 촉진시킨다. 처방전 약물인 비스테로이드성 항염증제제들은 세레브렉스(Celebrex), 나프로신(Naprosin)과 바이옥스(Vioxx)이다. NSAIDs는 위벽 손상과 같은 잠재적인 부작용이 많기 때문에 선별적으로 사용되어야 한다. NSAIDs는 간혹 근육이완제(29)(예, Flexeril, Robaxin)나 아세타미노펜과 함께 사용되기도 한다. 기면상태(졸음)가 근육이완제의 흔한 부작용이다. 구강용 스테로이드(예, Prednisone, Medrol)는 NSAIDs와 유사한 효능을 보이며, 아주 심한 염증에 대해 단시간 사용되기도 한다. 이와 유사하게 아편성 진통제(예, Darvocet, codeine이 함유된 Tylenol, Vicodin)는 이따금 아주 심한 통증에 처방되기도 하지만, 비특이적 요통에는 자주 사용되지 않는다. 아편성 진통제는 중독성이 강하므로 대개 권장되지 않는다.

아울러, 주사치료는 증상을 통제하는데 이용되기도 한다. 전형적인 주사는 근막의 동통점, 관절내(면) 혹은 경막 및 신경차단 부위에 놓는다. 근막동통점에 대한 주사 투여는 통증과 경련을 완화시키기 위한 목적으로 근육 내부에 마취제를 투여하는 것이다. 관절내 투여와 경막 투여 및 신경차단은 전형적으로 스테로이드와 마취제를 포함한 혼합제를 x-레이(형광조영) 유도 하에 특정한 부위에 국부적으로 투여하는 방법이다. 이 투여법은 진단과 치료를 목적으로 사용된다. 만일 증상이 완화된다면, 주사 투여는 치료제인 셈이 되고, 증상에 호전이 없다면, 아마도 투여한 위치가 통증의 근원지가 아닌 것이다. 관절내 투여는 통증과 염증을 경감시키기 위하여 불쾌감을 주는 요추 관절에 직접 주사하는 방법이다. 경막 투여는 감염 부위에 근접한 경막 공간으로 주사액을 투여하는 방법이다. 경막 투여는 신경근에서 자극을 느끼거나 위태로운 감정을 느끼는 환자에게 사용하는데, 이는 신경근의 염증을 감소시키고 통증을 완화시킬 수 있을 것이다. 요추의 교감신경 차단은 신경병증 동통을 "차단"하기 위하여 교감신경 주변에 주사를 투여하는 방법이다. 차단은 또 특수한 척추근(spinal roots)을 위해 선택적 신경근 차단이 될 수도 있다. 극심한 경우에는 통증을 경감시키기 위하여 주사투여를 통해 신경을 영구적으로 파괴하기도 한다. 주사 투여에 대한 효능에 대하여 잘 설명되어 있는 문헌이 그리 많지 않다.

물리치료 (Physical Intervention)

물리치료는 물리치료 제제, 전기치료 방식, 기계적 치료, 교정법, 보호 장구와 지지 장비, 수 치료 및 운동치료로 분류될 수 있는 광범위한 치료 범위로 구성되어 있다. 일반적으로 다양한 물리치료 적용에 따른 그 근거는 결정적이지 못하며, 단지 급성이나 만성 정도와 같이 특정한 단계에만 국한적으로 이용되는 것으로 보인다.

물리치료 제제는 온열, 냉열, 초음파 혹은 빛에너지를 이용하여 통증을 줄이고, 조직의 신장성을 증가시키며, 연부조직의 염증과 부종을 줄이거나, 반흔 조직을 개조(remodel)하도록 한다. 초음파, 수중치료, 온습포(핫팩)와 냉습포(이이스팩)는 요통을 치료하는데 있어 일반적으로 사용되는 치료제제들이다. 전형적으로 물리치료 제제는 급성 요통단계에 사용되며, 다른 부수적인 물리치료 제제와 병행하여, 예를 들면, 온습포와 스트레칭을 조합하여 이용하기도 한다.

전기치료는 전기적 성분을 이용한 물리치료 제제로써 통증을 감소시키고, 연부조직의 염증을 낮추며, 근경련과 근억제를 완화시키면서도 근육의 재교육을 보조하도록 한다. 전기치료의 방식은 교류와 파동류, 경피적 전기 신경자극(TENS), 저주파 레이저, 신경근의 전기 자극(NMES) 및 표층 근전도(SEMG)가 있다.

기계적 치료는 견인요법과 압박, 테이핑 및 지속적 수동형 운동(CPM)이 포함된다. 기계적 치료는 전형적으로 통증을 감소시키고, 통증부위의 안정화와 가동화, 박탈부위의 접촉 혹은 압박 및 관절가동범위의 증가를 목적으로 하고 있다.

교정기, 보호 장구와 지지 장비는 요통을 치료하는데 이용되며, 주로 신발의 안창 혹은 리프트로, 다양한 요부 지지대, 코르셋 및 브레이스로 구성되어 있다. 교정을 위한 발 교정기는 때때로 서있거나 걷는 동안 혹은 장시간 오래 서있을 때 요통을 느끼는 환자에게 처방된다. 신발의 안창(리프트)은 한쪽 다리의 길이가 불균형한 경우에 사용되기도 한다. 요부 지지대(등받이), 코르셋과 브레이스는 동작을 제한하고, 허리의 지지력을 제공하기 위한 부수적인 치료법으로 이용될 수 있다. 브레이스 종류의 선택은 요구된 비가동화와 안정화를 필요로 하는 척추 부위에 따라 다르다.

도수(manual)치료는 손으로 치료하는 제한되지 않은 여러 가지 기법들을 말하며, 수기요법(manipulation)/가동화(mobilization), 근에너지기법, 근막의 이완 및 연부조직의 가동화를 포함하고 있다. 수치료는 많은 치료사들, 주로 골질환 전문의, 물리치료사와 카이로프랙터(지압사)에 의해 시행되고 있다. 마사지사 또한 일부 심부 조직에 필요한 기법들을 시행할 수 있다. **수기요법/가동화**는 손의 다양한 속도와 자극을 이용하여 관절 또는 그와 관련된 연부조직에 대해 일련의 숙련된 수동적 동작으로 정의된다. 수기요법은 전형적으로 빠른 속도와 적은 양의 진동요법으로 국부에 깊숙이 침투하는 방법(17)인 반면, 가동화는 비침투적인 방법으로 생각되고 있다. 수기용법과 가동화의 일반적인 목적은 통증이 없는 동작을 만들어 내고, 기능을 회복하는 것이다. 수기요법은 일부 선택된 요통환자들에게 도움이 된다. 그러나 신경병증 환자에게 수기용법을 사용하는 것은 논쟁의 여지가 있다. **근에너지기법**이란 임상 치료사가 가하는 외력에 대해 환자가 통제된 방향으로 근육을 수축함으로써 동작을 교정하는데 도움을 주는 능동적인 치료과정을 말한다. 근에너지기법은 관절을 움직이고, 근육을 이완, 신장 혹은 수축시키는데 이용하기도 한다(30). **근막의 이완과 연부조직의 가동화**는 다른 절차에 앞서 시행하는 것이 바람직하다. 이 기법들은 기계적으로 피부와 근막 및 근육을 신전시킴으로서 신전성을 개선시키고, 혈액순환의 증가는 물론, 근억제와 경련을 감소시키는데 사용한다.

운동치료란 가동성, 안정성, 근수행력, 평형성, 협응성, 자세, 신경근 조절, 심혈관계와 근지구력 및 동작의 패턴을 증가시키도록 하는 일련의 신체활동을 말한다. 운동은 통증을 경감시키고, 신체적 기능과 건강 상태를 향상시키며, 합병증과 장래의 손상 혹은 기능적 소실을 예방하는데 이용되고 있다(31). 운동은 운동 처방 및 프로그래밍 부분에서 보다 구체적으로 논의될 것이다.

교육과 상담 치료 (Educational and Counseling Intervention)

교육과 상담 치료는 많은 형태로 이행할 수 있다. 즉, 비공식적이거나 공식적인 경우로, 그룹이거나 개별적인 경우로, 대화나 문서의 경우로, 요구하거나 자발적인 경우로, 개별화하거나 일반화한 경우 등으로 명명할 수 있다. 비특이적 요통은 임상가에게 일반적이고 일상적인 것처럼 보이나, 환자는 통증, 손상, 상해 및 영구적인 기능적 제약과 장애에 대하여 크나큰 공포감을 갖게 된다. 정보는 요통으로 인해 자연스럽게 동반되는 이러한 공포감을 해소시킬 수 있는 한 가지 방법이다. 공포감을 경감시킬 수 있는 또 다른 방법은 안심과 위안 및 보살핌을 제공하는 일이다. 궁극적으로 말해, 통증은 환자들의 척추에서 일어나는 것이 아니라, 감정적이고 정서적인 경험에 의해서 일어나는 것이다.

급성 요통 환자들을 위한 AHCPR의 임상적 실무 지침서에 의하면 환자교육에는 진단에 대한 명확한 설명, 질환에 대한 자연적인 의학력, 예후, 증상 조절에 필요한 안전하고 효과적인 방법, 진단적 절차의 이용, 재발율을 제한시키는 방법과 치료의 일반적인 과정을 포함시켜야 한다고 지적하고 있다(26). 한편, 다양한 치료수단이나 보조 수단(예, 보조기, 매트리스, 약초)의 사용여부와 중지여부 혹은 예견된 효과에 대해서는 철저한 충고가 이루어져야 하며, 일반적인 활동, 직업적 활동과 사회적 활동 및 여가 활동의 수정, 자세 및 안정에서 해야 할 것과 피해야할 것에 대해서도 충고를 해야 한다고 지적한 바 있다. 침상안정은 단순, 비특이적 요통의 경우에 권장되지 않는다(32). 반드시 침상안정을 해야 한다면, 안정은 운동신경 결손이 없는 사람들에게 2일을 초과하지 말아야 한다(33).

히포크라테스가 이야기한 부분을 의역하면, 치료는 시간과 기회에 달려진 문제이다. 다양한 자세와 활동을 수정한다는 것은 치료과정을 위한 기회를 제공하는 수단이 되므로 자주 권장되고 있다. 사실, 끊임없이 자극이 지속되고 있는 경우에는 치료가 쉽지 않다. 이때 환자들은 자신들의 장애, 증상의 작용과 심화정도, 연령, 건강상태 및 전형적인 신체활동 요구량에 적합한 자세와 활동을 수정할 수 있도록 개별화된 지침서를 가지고 있어야 한다. 예를 들어, 척추골곡 자세에서 직립자세로 일어서려 할 때, 즉 척추 대비 둔부로부터 동작이 개시되는 척추신전 시에 통증을 느끼는 환자를 단순하게만 교육시킬 경우에도 그 활동과 관련된 모든 증상을 경감시킬 수 있도록 한다. 일부 자세와 활동은 자극을 주도록 되어 있기 때문에, 일시적이거나 영구적인 일상생활의 변화는 권장될 필요가 있다.

특별히 수정된 자세와 활동은 주로 증상의 작용이 있다고 보고한 환자와 물건을 들어 올리는 것과 같이 척추에 기계적 자극요인이 있다는 경우로 한정한다. 예를 들어, 환자가 물건을 들어 올릴 때 통증을 호소한다면, 일시적으로 들어 올리는 기간을 제한하거나 중지하도록 충고해야 한다. 마찬가지로, 달리기 동안에 환자가 통증을 호소한다면, 달리기를 제한하도록 해야 한다. 그러나 달리고 난 이후에 증상을 호소한 환자들의 경우에는 달리기를 계속하도록 하되, 달리기 후에 즉, 통증을 느낄 때(자주 앉아있는 경우) 그 활동을 수정해 줄 필요가 있다. 환자들은 일반적으로 일상적인 활동과 직무를 계속하도록 독려되며, 며칠 혹은 몇 주 동안에 걸쳐 신체활동을 점차 증가시키도록 격려받기도 한다(32).

환자 교육에서 또 다른 관점은 인체공학적 도구의 사용과 직장/가정에서의 권장사항에 대하여 초점을 맞추는 것이다. 환자들은 의자의 유형과 조정법, 앉을 때 받침(척추 등받이), 베개, 신발, 기저면, 의자와 책상의 배열, 컴퓨터 높이, 들어 올리는 자세 등에 대한 정보가 필요할 수 있다.

개별화된 교육과 더불어 다양한 팸플릿, 책자, 잡지와 친지, 친구 등으로부터 얻은 정보 및 웹사이트가 충분하게 이용되어야 한다. 종종, 환자들은 자신의 상황에 상대적인 정보를 해석하고, 그 정보에 대한 특성을 판단하는데 도움을 받을 필요가 있다.

요통 학교를 통한 양식화된 환자 교육은 직장에서 다소 효과적이고(26), 직장-장소에 걸 맞는 특별한 교육이 포함되어야 한다. 행동치료, 인지치료 및 통증관리 클리닉은 만성통증을 치료하고자 하는 환자들에게 자주 권장된다.

대체 (보상)요법 (Alternative (Complementary) Intervention)

지속적으로 증가하고 있는 요통 치료를 위한 대체요법 혹은 보상요법은 일화에서, 증거가 부족한 상태에서 그리고 전통적인 의학적 치료가 불가능한 경우에 시행되어 왔다. 현재 요통에 대한 일반적인 보상요법으로는 침술, 지압, 생체자기, 심신기법, 한의약제 및 보조제(글루코사민-콘드로이틴 화합물)가 시행되고 있다. 이와 같은 보상적 중재치료의 대중화된 이용은 과학적인 테두리 내에서 관심의 대상이 되고 있다. 그러나 대부분의 치료방안은 근거 중심의 권장사항이 아직까지 충분히 연구화 되어 있지 않다.

수술적 치료 (Surgical Intervention)

수술적 치료는 비특이적 요통이 있는 경우에 잘 시행되지 않지만, 진행성 신경 결손과 일부 심각한 장애를 가지고 있는 경우에는 시행된다. 수술은 또한 심한 통증이 있거나 의미 있는 신경 결손이 있는 경우에도 적용된다. 많은 기타 수술적 접근과 기법들이 이용되고 있으며, 끊임없이 발전되고 있다. 흔한 수술 형태는 융합, 감압 및 다른 절차를 포함하고 있다.

척추융합은 하나 혹은 그 이상의 척추 구획에서 동작을 제거하는데 이용된다. 척추융합은 척추 면에 골이식을 시행하여 그것을 구획사이에서 성장시킨 후 동작을 제한시키게 된다. 융합은 또한 나사나 로드(피뢰)와 같은 고정 장치를 삽입하여 수술 부위를 더욱 안정화시키기도 한다. 예를 들어, 융합술의 유형은 후측부, 척추체 내부, 전-후부 및 척추 케이지 융합이 있다. 융합은 퇴행성 디스크, 의원성 구획 불안정성 및 전방전위증과 같은 상태에도 시행될 수 있다.

감압 척추술의 일반적인 목적은 척추 사이의 간격을 생성시켜 신경성 충돌을 경감시키는 것이다. 감압적 추궁절제술은 척추 협착증을 치료하는데 일반적으로 사용되는 수술법이다. 디스크 탈출로 인한 신경성 충돌을 경감시킬 수 있는 감압술의 두 가지 예로, 첫째, 미세절제술과 둘째, 추궁절제술을 통한 추간판절제술을 들 수 있다. 경피적 그리고 내시경적 추간판절제술과 디스크내 전기온열 치료(IDET)는 척추 디스크 탈출에 대한 최소한의 침습적 수술기법이다.

중재의 대한 결과 (Outcomes of Intervention)

요통의 정황을 관리하여 얻은 성공적인 결과는 전형적으로 표준화된 통증척도와 장애척도, 환자-특성별 기능척도 및 환자의 만족도 설문지에서 최소의 임상적 주요 차이(MCID)를 측정하여 얻어진다. 이용된 척도지는 개인은 물론 그룹에 대해서도 타당성이 있어야 한다. 한편, 환자들이 높은 재발율을 보이는 경우에는, 앞으로 벌어질 정황에 대비하여 환자 자신이 경고 징후와 자가-관리 전략 혹은 응급처치법(예, 냉찜질, 특별한 동작) 등을 익혀 놓을 필요가 있다. 아울러, 환자들은 개인적인 위험의 감소(표 13.1참조)) 및 예방 전략(요통 예방 단락 참조)에 대하여 숙지하고 있어야 한다. 진정한 성공은 요통의 재발이나 건강관리 시스템에 대한 장래 의존도가 없이 행복하고, 원활한 요부의 기능을 가진 환자가 되는 일일 것이다.

운동, 체력 및 기능적 검사 (EXERCISE, FITNESS, AND FUNCTIONAL TESTING)

요통 환자들을 위한 운동능력과 체력 및 기능적 능력을 측정할 수 있는 다양한 검사법들이 있다. 이러한 검사법과 측정법의 신뢰도와 타당도는 매우 다양하고, 모든 경우에 있어 환자별 특성이 존재한다. 그러므로, 검사법의 선정은 검사의 목적과 환자에 대한 적응능력을 기초로 이루어져야 한다. 요부 질환에 관련된 선별된 검사법과 측정법이 표 13.4에 제시되어 있다.

임상 운동 생리학 (CLINICAL EXERCISE PHYSIOLOGY)

운동 처방과 프로그래밍을 이해하기 위해, 체간의 근기능에 대한 간략한 기술을 포함시키고, 운동에 대한 단기적 반응과 장기적 적응 정도에 대한 기술도 이루어져야 한다.

기능적으로 요골반부 근육들은 국소적 안정화(심부) 근육들과 총체적 안정화 근육들로 나누어질 수 있다. 두 가지 주요한 국소적 안정화 근육들은 복횡근과 다열근이다. 이 근육들은 요추를 견고하게 하고, 구획간 동작을 조절하는 것으로 추정되어 오고 있다. 정상적으로 복횡근의 수축은 한쪽 사지의 동작보다 우선한다(34, 35). 특징적으로 건강한 일반인들에 비해 요통환자들의 복횡근의 활동은 느리게 시작된다. 다열근의 저조한 지구력과 척추기립근의 구획 섬유소들은 재발성 요통에 대한 예측인자라는 것이 증거로 제시되고 있다(36). 더욱 중요한 사실은 다열근의 경우 요통이 발생한 첫

표 13.4. **비특이적, 물리적 요통을 가진 환자들의 운동, 체력 및 기능을 결정하기 위한 잠재적 검사와 측정법***

검사	측정	참고
유산소성 능력과 지구력		
• 트레드밀	• 12리드 ECG, 심박수, RPE, 혈압	• 검사는 CAD위험이나 증상이 있는 경우에 중지될 수 있다.
• 자전거(좌식용 혹은 입식용)		• 저-충격 검사법을 선택한다.
• 팔 자전거(암-에르고미터)		• 검사법의 선택은 환자의 증상에 따라 달라질 수도 있다. • 검사는 활동이 축소되었을 때 첫 2-6주 내에는 적용하지 않는다.
• 6분 또는 12분 걷기 검사	• 걷기 후 거리	• 체력 요소
• 1미터 걷기 검사	• 시간	
자세&체형 측정		
• 배열과 자세(동적과 정적)	• 대칭성, 만곡상태, 굴곡곡선	
• 신체구성 검사	• 신체질량지수	
사지 / 척추의 관절가동 범위		
• 양측성 측각계	• 척추 동작의 한계(각도)	
• BROM	• Schober의 요추굴곡법; 견인신전 방법(cm)	
• 줄자 측정		
사지		
• 측각계	• 관절 각도	
유연성 / 신장성		
• 측각계	• 관절 각도	• 하지에서 2개 관절 근육
근력 (체간 & 사지)		
• 등척성, 등장성, 등속성 동력기	• 피크토크/ 힘	
• 들어 올린 무게	• 최대근력(1RM)	
근지구력		
• 등척성, 등장성, 등속성 동력기	• 피크토크/ 힘의 60%에서 최대 반복 혹은 10RM	• 등척성 검사는 최소 5초 수축을 유지해야 한다.
• 들어 올린 무게	• 특정 시간에 체간 신전 근지구력 검사	
• 체간의 신전 지구력	(예, Sorenson 검사, Ito 검사)	
신경근 검사		
• 보행 분석	• 관찰적 분석	
• 보행 이동력	• 관찰, ADL 척도	
• 안정성(평형성)	• 균형척도, 플랫폼, 시간 측정	
• 변시성 동작(예, 앉아 발끝 닿기)	• 관찰, ADL 척도, 지표	
• 운동성 조절	• 동원패턴, 대체, 동작의 특성, 보상작용	
기능적 수행 능력		
• 인간공학	• 시뮬레이션, 손상등급, 과제분석	
• 신체 기전학	• ADL 척도, 관찰	
• 기능적 능력	• 기능적 능력 평가(FCEs)	• 작업 수행력 평가와 직업이나 스포츠 활동 제한을 평가하기 위해 유용함
• ADL	• ADL 척도와 지표	
• 리프팅	• 리프팅 능력과 투사능력	
• 스포츠 수행력	• 스크린, 시뮬레이션, 관찰, 과제분석	
• 기능적 상태	• Roland-Morris 설문, Oswestry 요통장애 설문, 환자별 기능 척도지	

***특이적 고려사항**

- 검사는 최대하 노력 때문에 통증이 출현하는 여부와 시점에 대해서는 신뢰할 수가 없다.
- 검사는 연령, 질환의 단계, 합병증, 통증의 심화정도 및 환자의 요구에 따라 수정될 필요가 있다.
- 검사는 통증이 증가되는 시점에서 중지되거나 연기될 수 있다.
- 검사는 점진적인 감각적 혹은 운동 신경의 퇴행적 변화로 인해 중지될 수도 있다.
- 수술 후 검사 시기는 환자의 상태와 수술 유형을 기초로 하여 의사가 결정하게 된다.

정황 이후에 특별한 운동 요법이 적용되지 않고는 완전한 근력을 자동적으로 회복하지 못한다는 것이다(37).

총체적 안정화 시스템을 위한 근육들은 척추기립근, 요방형근, 복직근과 내/외 복사근으로 이루어져 있다. 이 근육들은 척추를 움직이게 할 뿐만 아니라, 요추와 각 체절에 걸리는 부하를 최소화하기 위하여 체간에 가해진 외부 자극을 전이시킬 수도 있다. 총체적 안정화 시스템은 근력과 지구력이 필요하지만, 총체적 근육들은 각 요추 체절수준에 가해지는 전단력(shear force)을 조절하지 못한다. 불충분한 국소적 안정화 시스템이 존재하고 있는데도, 총체적 시스템의 운동만을 강조한다면 잠재적으로 이롭지 못한 불균형을 초래하게 된다. 안정화 운동요법 프로그램은 필요성의 여부를 바탕으로, 적절한 안정화 시스템이 무엇인가를 미연에 목표로 설정해야 한다는 증거가 제시되고 있다(38). 더욱이 복직근은 주요한 체간 굴곡근으로 작용하지만, 요통 환자들을 재활하는데 있어서는 그 중요성이 크지 않은 것으로 보인다.

운동에 대한 단기적 반응과 장기적 적응은 대개 합병증이 없는 비특이적 요통 환자들에게도 별 차이 없이 이루어지나, 질환의 단계, 증상의 심화정도, 목표 및 운동시 자세들이 중요한 요인으로 고려되고 있다. 특정한 운동은 요통 발병 후 첫 2-3주 내에 증상을 악화시킬 수도 있다. 그럼에도 불구하고, 환자들은 운동부족으로 인한 이차적인 쇠약함을 예방하기 위하여 가능하면 활동적인 패턴이 유지되도록 해야 한다. 보다 특수한 운동 요법 지침서가 다음 부분에 논의되어 있나.

운동 처방과 프로그램 (EXERCISE PRESCRIPTION AND PROGRAMMING)

4만 6천명의 독자들을 대상으로 소비자 출판과 관련한 조사(39)에 의하면 요통이 있다고 답변한 사람들의 66%는 운동요법을 시도해 보았으며, 요통을 위해 "가장 높은 점수를 받은 치료들 중에 운동"이 차지하였다는 것이 최근에 보고되었다. 흥미롭게도 급성이면서 비특이적 요통을 위한 운동요법의 적용여부를 체계적으로 고찰한 최근의 연구(40)에 의하면 운동이 요통을 경감시키는데 있어 성공적이었다는 것을 발견하지 못했다고 한다. 특별히 이러한 보고는 처음 있었던 경우만은 아니었고, 대중의 의견은 연구-중심의 근거를 둔 것과 차이를 보일 수 있다. 다시 말해, 운동은 일부 환자들에게 도움을 준다는 사실이 분명하다는 것이다. 아마도 문제는 정의와 특수성이 결여된 것에서 시작된 것 같다. 예를 들어, "요통"은 일반적이고, "운동"은 특수하지도 않고, "통증의 감소" 또한 일반적인 현상이라는 개념이 연구와 대중 사이의 의견적 차이를 만들어낸 문제인 듯싶다.

정확히 요통이란 무엇인가? 병리생리학 부분에서 논의한 바와 같이, 척추통은 수많은 원인이 있으며, 다른 부위(요추, 흉추 혹은 천추)로부터 일어나기도 한다. 비특이적 요통의 모든 원인들은 운동에 의해 도움을 받을 수 있는 것만은 아니다. 사실, 요통에 대한 운동의 효과성은 질환의 단계에 따라 상호관련성이 있으며, 전술한 문제를 보다 복잡하게 만들기도 한다. 복부의 근력증가는 급성 요통에 도움이 되지 못하지만, 만성적인 문제 해결에는 도움이 된다. 그리고 요통치료에 필요한 운동은 어떤 것들이 있는가? 운동은 걷기, 웨이트 트레이닝, 스트레칭, 자가-수치료, 표준화된 일반요법(윌리암스 굴곡운동), 안정화 운동, 자가-편향성 프로그램 혹은 특수하게 처방된 요법 등이 있다. 그리고 지적한 바와 같이, 질환의 한 유형을 위한 적절한 운동은 다른 질환에 알맞지 못할 수도 있다. 더욱이, 질환에 알맞게 처방된 운동일지라도 질환의 단계별 시기와 알맞지 못할 경우에는 긍정적인 효과가 일어나지 않을 수도 있다. 순응도 또한 성공적인 운동요법에 영향을 주는 요인이다. 마지막으로 무엇이 통증을 경감시키는가? 통증의 경감이란 단순히 통증이 없는 상태인가, 가끔 일어나는 통증이 활동을 방해하지 않는 상태인가 혹은 비록 지속적인 통증이라도 직장과 여가 활동으로 복귀할 수 있는 능력을 제공하는 상태를 말하는가? 그리고 통증을 경감시키고 기능적 능력을 회복시키며, 장애를 예방하고 건강을 증진시키는 것이 운동의 목표라고 할 수 있는가? 우리는 많은 것을 배워야 한다. 사실, 앞선 질문들은 요통환자에게 운동이 가능한지 그렇지 않은지, 또는 운동이 누구를 위해, 어느 정도로, 어떠한 상황 하에서 이루어져야 하는지에 관한 것이다.

특정한 위험수준(예, 염증성 단계)과 일부 신경근 손상을 가진 사람들의 관리는 많은 시점에서 운동요법을 포함시키게 된다. 그러나 이러한 상태에 속한 사람들의 운동치료는 특수한 지식과 전문적 능력을 갖춘 치료사들에게 달려있는 문제이다. 비특이적 요통 환자를 위한 운동은 환자의 요구, 증상의 심화정도 및 기능적 능력의 제한정도를 기초로 하여 이루어진다(표 13.5).

비특이적 요통환자들은 적절한 중재치료를 위해 세분화되고, 단계화되며, 개별화될 필요가 있다. 그러므로 일반적인 운동치료 전략을 기술하기가 쉽지 않게 된다. 더욱이 바람직한 지침서가 부족한 상황에서, 임상가는 많은 기초자료와 다양하고, 다소 유사하면서도 과학적이고 경험적인 능력에 따라 정보를 "통합"할 필요성을 느끼게 된다. 그림 13.1에서는 비특이적 요통 환자를 위한 운동치료의 알고리듬(연산방식)을 제시하였다. 이 알고리듬은 외형적으로 다른 접근방법을 고려하여 조화시키려는 시도 때문에 여러 가지 자료(11, 13, 24, 41)에서의 정보를 발췌하여 통합한 것이다. 모든 정보들은 임상적인 효과성을 위해 신뢰할 만한 근거를 제공하는 것으로 보인다. 그러나 모든 환자들이 각 재활 단계를 거쳐야 하는 것은 아니다. 환자들은 적절한 단계에서 그 모델이 되어야 한다. 한편, Fritz와 George (42)가 만든 이론을 바탕으로 하여 단계별 지침서가 처음으로 논의될 것이다.

비특이적 요통의 단계적 분류 (Staging Nonspecific Low Back Pain)

정확한 단계적 분류를 위한 근거 중심의 기준이 부족한 상태에서, 적절한 단계화는 대부분 환자의 자가-측정과 임상적 판단이 주요한 과제로 떠오른다. 비록 보험회사의 대표들과 기타의 사람들이 그 단계들을 시간의 과정으로만 고려하고 싶어 하지만, 시간의 과정은 유일한 고려사항이 아니다. 이것은 학교에서 시간적 과정(즉, 학년)이 어느 정도 지나면, 등급시험을 통과하기 위한 조건을 충족시키지 못한 채 학년이 올라가는 것과 같은 이치이다.

환자들은 그들의 증상에 따른 기간과 관련 없이 체성 신경적 증상(제 1 단계)을 조절할 수 있도록 교육될 필요가 있다. 아마도 각 단계(만일 필요할 경우)로부터 "졸업"을 한다는 것은 요통의 재발율을 낮추는데 매우 필수적인 요건이다. 각 단계에서 환자가 보낸 시간의 길이는 질환의 심화 정도와 환자가 각 단계의 목표를 성취한 속도에 따라 다르다. 일부 사람들은 각 단계에서 며칠을 보낼 필요가 있다. 재활의 3단계는 제 1단계: 증상 조절단계, 제 2단계: 재활성화 단계 및 제 3단계: 회복 단계로 나누어진다(그림 13.1 참조). 증상과 증상을 증가시키는 행위가 연관 없는 만성 통증 증후군 환자들은 이 장에서 제시된 것 보다 다른 유형의 중재치료 프로그램이 필요하다.

표 13.5. **요통을 위한 운동처방의 일반적 지침**

일반적 범주	일반적 권장사항
위험수준의 심각한 상태	자격을 갖춘 관리사가 권장한 운동을 따라한다.
신경근 통증	자격을 갖춘 관리사가 권장한 운동을 따라한다
비특이적 요통	단계, 급성 상태, 심화 정도, 기능의 제한, 기능적 능력 및 환자의 필요성을 고려해야 한다. 그러나 일반적인 경우 활동을 지속하고, 점차 증가시킨다.

*표 13.6 참조

제 1단계(증상 조절단계)는 시간적 과정에서 급성단계와 일치하며, 높은 증상의 심화 정도와 주요 기능적 제한 요인을 가진 환자가 이에 속한다. 제 1단계에 속한 사람들은 기본적인 ADL(일상생활 활동), 즉 앉기, 일어서기, 구부리기 및 걷기를 수행하는데 문제가 있다. 한편, 제 1단계는 능동적 혹은 수동적 동작으로 일정한 방향에서만 증상이 나타나는 환자들과 척추와 사지를 오랫동안 같은 자세로 유지할 경우 증상이 나타나는 환자들에게 적절한 것으로 여겨지고 있다. 제 2단계(재활성화 단계)는 중등도 증상이나 중증의 기능적 제한을 가진 환자들이 포함된다. 기간으로 환산하면, 이 단계는 "아급성" 혹은 "재발" 단계의 초기 부분을 나타낸다. 그러나 시간의 과정은 중요한 고려사항이 안 된다. 제 2단계에 속한 사람들은 집안일, 직무능력 및 레크리에이션 활동(예, 진공 청소, 물건 들기, 정원 손질)을 수행하는데 있어 보다 큰 어려움을 호소하게 된다. 또 제 2단계는 국소적 정적 체간("심부")의 안정화와 조절을 하는데 어려움을 가진 사람들이다. 제 3단계(회복 단계)는 "아급성" 혹은 "재발" 단계의 마지막 과정에 속한다. 제 3단계에 속한 사람들은 낮은 증상의 심화 정도(그리고 전형적으로 자주 나타나는 간헐적인 증상)와 보다 미약한 기능적 능력의 제한을 가지고 있다. 제 3단계에서의 운동은 2단계의 목표가 환자들을 완전한 활동으로 복귀시키는 것과 같은 목표로 설정하여 시작한다.

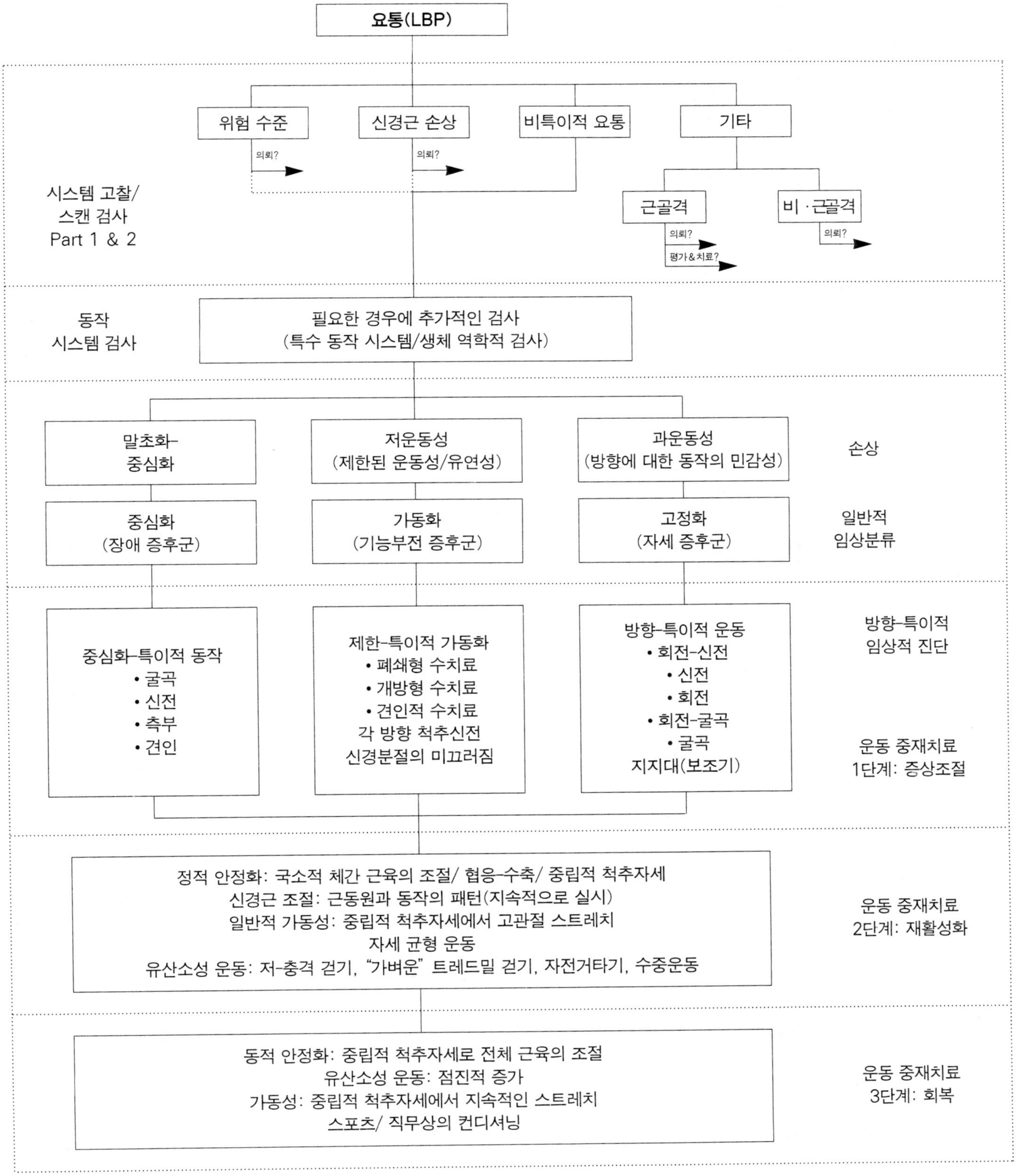

그림 13.1 비특이적, 물리적 요통 환자를 위한 임상적 진단과 운동치료의 알고리듬

각 단계별 목표와 운동 요법
(Goal and Exercise for Each Stage)

대부분의 경우 관리사들이나 임상가들은 요통 환자들 세분화하고 단계화할 수 있는 본인 자신의 자격여부를 판단해야 하고, 본인의 능력으로 처방을 하거나, 측정 및 운동을 진행해 나갈 수 있는 부분에 대하여 윤리적인 책임이 있다. 높은 증상적 심화정도와 주요 기능적 제한(제 1단계)을 보이는 환자들은 특수한 훈련법을 갖춘 임상가에게 선처될 필요가 있다. 단계화, 각 단계를 위한 일반적인 목표 및 선정된 단계에서의 운동법의 예는 표 13.6에 제시되어 있다.

제 1 단계 : 증상 조절을 위한 운동 요법 (Stage I: Symptom-Control Exercise)

제 1단계의 목표는 증상을 완화하고, 기능을 증가시키며, 장애를 예방하고, 제 2단계의 운동요법으로 진행하도록 하는 것이다. 1단계 중재치료는 중심화 현상이 있을 경우에 말초적 증상을 중심화할 수 있는 자가-수행적 동작이나, 동작에 제한을 조절하기 위한 수기요법(manipulation) 혹은 지지대를 통한 안정화 및 과동작에 대한 방향-특성적 운동이 포함되어 있다. 제 1단계의 중재치료 중 흔한 맥락은 방향이 특수한 즉, 특정한 동작이 증상을 악화시키거나 다른 동작을 통해 증상이 경감되는 것으로 생각해 볼 수 있다. 이 단계에서의 목표가 증상을 완화시키는 것이므로, 근수축을 안정화시키기 위

표 13.6. **재활단계와 일반적인 목표에 의한 여러 가지 운동법의 예**

단계	일반적인 목표&예	잠재적 운동&점진성의 예
Ⅰ. 증상 조절기	중심화	
	• 신전	엎드려 눕기, 엎드려 주관절로 지탱하기, 프레스 · 업 및 서서 등대기
	• 굴곡	바로 누워 한쪽/두쪽 무릎 가슴에 대기, 앉아 구부리기
	고정화	
	• 신전-회전	손상에 따라 개별화를 해야 하지만, 복근의 증가를 위해 초기에는 누워 시작하여 다리 미끄러트리기로 복부 안정화로 점진시키고, 복부의 안정화를 위한 굽힌 무릎 내려놓기, 골반 고정 후 고관절 옆으로 회전하기, 엎드려 무릎 굽히기, 동작 교정을 위해 사지를 뒤로 벌려 고정하기, 복부의 안정화를 위해 벽에 기대어 미끌어지기를 포함시킬 수 있다(11)
Ⅱ. 재활성기	정적인 구획분절의 안정화(국소 근육)	
	• 복횡근의 동원	복부를 집어넣거나 내밀기, 팔과 다리 동작으로 힘 빼기, 가교자세에서 힘 빼고 유지하기
	• 다열근의 동원	사지 벌린 자세에서 복횡근을 협동-수축하기, 한쪽 팔/다리 들어올리기, 반대쪽으로 팔/다리 들어올리기
	전체 근육의 안정화	
	• 요방형근의 동원	무릎 굽힌 자세에서 복부에 힘을 빼고 수평 옆으로 허리 들어올리기, 그 자세에서 서서히 무릎 펴기
	• 복사근의 동원	무릎 굽힌 자세에서 복부에 힘을 빼고 수평 옆으로 허리 들어올리기, 굽힌 무릎 내려놓기, 철봉에서 몸통 돌리기, 다리 내리기, 다리 들어 올리기
	고관절의 유연성	중립적 척추 자세에서 슬괵근과 고관절 굴곡근에 필요한 정적 스트레칭 하기, 중립적 척추 자세에서 서서 고관절 굴곡하기
Ⅲ. 회복기	• 동적 안정화	짐나스틱 공위에서 중립적 척추자세 취하기, 예를 들어 팔/다리 들어 올리기, 공위에서 가교자세 취하기, 공위에서 등의 상부 들기 등. 덤벨과 같은 무게나 풀리(pulleys)를 함께 혼용할 수 있다.
	• 신체질량지수	시뮬레이션

해서는 부하 혹은 저항성 훈련을 실시하기 보다는 오히려 반복횟수와 장시간 등척성 수축훈련이 일반적으로 권장된다.

중심화 현상이 있는 환자들에 있어, 통증이나 감각이상은 특수한 동작, 즉 척추 굴곡이나 신전운동을 통해 통증이 사라지거나 말초로부터 척추로 향하게 된다. 검사 동작은 근골격계 스캔검사의 일부에 해당하며, 증상을 확인하기 위해 서있거나, 바로 눕거나, 엎드려 눕거나, 사지를 벌리게 하는 동작을 취하게 한다. 증상을 중심화할 수 있는 동작들은 환자의 초기 운동 프로그램으로 이용된다. 예를 들어, 신전 동작이 다리에서 척추로 증상을 중심화시킨다면, 엎드려 눕기와 엎드린 자세에서 팔 펴기(press-ups)가 처방될 수 있다. 동작에 대한 환자의 반응은 운동 동작과 진행 과정을 결정하는데 도움을 준다. 증상을 중심화하는 운동은 계속하되, 다리로 말초화 현상을 일으키는 운동 즉, 굴곡운동은 초기에 권장하지 말아야 한다. 한편, 이와 반대로 굴곡 동작이 증상을 중심화할 수 있는 경우가 있으며, 오히려 이때에는 신전 동작을 피하도록 해야 한다. 굴곡 동작은 두 무릎 가슴에 붙이기에서 구부려 앉는 자세로 진행해 나가도록 구성할 수 있다. 일단 증상이 중심화 되면, 환자는 초기의 금기되었던 동작과 2단계 과정을 향하여 점진적으로 시도해 나가야 한다. 중심화와 기계부하적 치료에 관한 보다 많은 정보는 McKenzie (41)와 Donelson 등(43)의 자료를 참조하도록 한다.

제 1단계에 속한 일부 환자들은 수치료를 통해 이점을 얻을 수 있으나, 본장에서의 범위와는 다소 거리가 있어 언급을 하지 않도록 한다. 그밖에 다른 환자들은 재-평형 운동을 통해 척추의 배열을 바로하고, 간략한 특정 구획운동으로 골격근의 통증을 경감시킬 수 있다는 장점이 있다(11). 동작 시스템 검사시 척추와 사지의 검사 동작들은 주요한 동작에 대한 손상여부를 확인할 수 있다. 이와 같은 동작의 손상 증후군은 본장의 저자들(그림 13.1)에 의해 과운동성에 대한 범주들로 세분화되어 있다. 사실, 확증된 동작의 장애는 경직되고, 짧으며, 약하거나 불균형한 근육 및 근동원의 좋지 못한 패턴에 의해 원인이 된 것이지만, 통증은 아마도 과운동성 구획이나 보상적 동작의 범위, 예를 들면 방향에 민감한 동작(DSM)으로 인해 원인이 된 것으로 생각해 볼 수 있다(11).

중심화-특수 동작에 따른 하위분류(굴곡, 신전, 등), 즉 여기에서는 증후군이 치료를 위한 동작으로 명명되어지는 반면, 요부손상 증후군은 금기시 되는 동작에 의해 명명되어 진다. 그러므로 요부 굴곡 DSM을 가지고 있는 환자들은 앞으로 구부릴 때와 같은 굴곡 동작이 권장되지 않고, 척추를 펴고 엉덩이를 중심으로 한 서서 앞으로 굽히는 동작 등이 처방된다. 특수한 운동들은 동작 검사로부터 얻게 된다. 환자가 보상적인 통증 동작을 하지 않고는 검사 동작을 수행할 수 없을 때, 보상 동작 없이 검사 동작을 수행할 수 있도록 검사법을 수정해야 한다. 동작 손상 증후군의 진단과 치료에 관한 보다 많은 정보는 Sahrmann (11)의 교재를 참조하도록 한다.

제 2 단계 : 재 활동을 위한 운동 요법 (Stage II : Reactivation Exercises)

제 2단계의 목표는 정적 체간 근육의 안정화와 국소적 안정화 근육의 지구력 증가, 중립된 척추자세에 관한 교육, 점진적 고관절 운동과 사지 운동시 안정화 근육의 조절, 저-충격 유산소성 활동으로 복귀, 기능의 증가, 장애의 예방 및 제 3단계 활동으로의 전환 등이 포함된다. 정적 안정화란 국소적 안정화 근육들 즉, 주로 복횡근과 다열근을 재훈련시키는 것을 말한다. Richardson과 Jull (44)에 의하면, 기능적 요구량으로 등척성 운동[최대 수의적 근수축(MVC) 상태에서 장기적으로 근장력을 유지하고 있는 상태]이 이러한 국소적 안정화 근육들을 재-교육시키는데 가장 바람직한 것이라고 제안한 바 있다. 이 근육들을 동원하는데 이용되는 초기 자세는 사지를 벌리고 누운 자세와 엎드려 누운 자세이다. 한편, 국소적 안정화 근육들을 위한 운동은 하루에 여러 차례를 반복해야 한다. 점진성의 원리에 입각하여 처음에는 멈추고 있는 근수축상태의 시간을 늘리고(대략 10초), 반복횟수를 적어도 10회 가량으로 증가시키는 것이다. 두 번째 다음 과정은 외부의 부하를 점진적으로 증가시켜 운동을 수행하도록 하는 것이며, 세 번째로는 체간의 동적인 기능적 동작시 심부 근육을 수축하도록 하는 것이다. 환자에게 "끌어 당기세요" 혹은 "배를 집어 넣으세요" 등을 요구함으로써 하복부가 복횡근을 활성화시키도록 한다. 이때 환자의 척추, 늑골 혹은 골반이 움직이지 않도록 하고, 정상적으로 호흡하도록 한다. 다열근은 운동시 환자가 정상적인 요천추 만곡을 유지할 수 있을 때 비로서 협동-수축을 하는 것으로 여겨지고 있다. 환자에게 "배를 내밀어요" 혹은 "수축하세요"라고 요구한 경우에, 관리사가 다열근에 손을 대는 순간 요추의 근육들이 자극을 받고, 특히 다열근만이 수축되는 것을 느끼게 된다. 호흡을 멈추는 것과 척추의 동작과 같이 전체 근육이 대신 움직이는 것을 수정하도록 한다.

환자가 사지를 벌려 누워 혹은 엎드려 누워 이 수축 동작을 수행할 수 있을 때, 이 재-훈련법은 다른 자세, 예를 들면 서 있는 자세에서, 다리를 낮게 구부린 자세에서 혹은 가벼운 기능적 과제를 제시하는 과정에서 이행되도록 한다. 이에 해당하는 운동치료의 종류는 바로 누운 자세에서 무릎-굽혀 낙하하기, 한쪽 혹은 양쪽 다리 미끄러트리기, 가교자세 취하기, 중립된 척추 자세를 유지하는 동안 사지 벌린 자세에서 반대쪽 팔과 다리 들어올리기가 있다. 또 환자들은 일반적으로 통증을 악화시키는 체간의 동작을 수행하면서 심부의 안정화 근육들이 수축하는 방법을 익히게 된다.

앞서 보고된 주목할 만한 추론은 허약한 국소 근육을 가진 전체 근육을 활성화시키게 되면 실제로 심부의 안정화 근육을 억제하고, 잠재적으로 해가될 수 있다는 것이다. 이러한 결과는 적절한 국부 근의 안정화 없이 전체 근육들을 이용한 운동을 수행하지 말아야 한다는 사실을 암시하고 있는 것이다(38).

환자들이 충분한 요추 안정화를 이루어낸 이후에는, 고관절 스트레칭(예, 고관절 굴곡근, 슬괵근 등)을 추가하여, 심부의 안정화 근육들을 활성화시키도록 한다. 다시 말해, 전통적인 스트레칭 기법이 이용될 수도 있으나, 환자는 중립자세가 유지된 상태에서 척추를 신전시킬 수 있는 수행법을 익히도록 해야 한다.

추가적인 제 2단계 운동은 자세 교정과 정적 안정화 요소를 강조하는 제 1단계의 재-균형화 운동을 지속하거나, 점진부하 하거나, 혹은 초기동작으로 유지할 수 있다. 예를 들어, 요방형근과 복사근(하나의 안정화 근육)을 동원시키는 운동, 즉, 수평적 측면 지지법이 초기에 시작될 수 있다. 이 운동에서, 환자는 구부러진 무릎을 옆으로 놓고, 상체는 주관절과 전박으로 지지한다. 환자가 복횡근을 "잡아당겨" 수축시키게 되면 상체는 지면 위로 떠오르게 된다. 무릎을 펴면 운동을 어렵게 하는 것이다. 복사근 운동은 점차 다른 운동법과 혼용될 수 있는데, 여기에는 철봉에 매달려 체간 회전하기와 단측 혹은 양측 다리 내리기로 구성될 수 있다.

저-충격 유산소 활동인 걷기, "가벼운" 또는 체중을 싣지 않는 트레드밀 걷기(즉, 걷는 동안 압박감을 줄이기 위해서 상체를 특수한 두 줄에 매다는 장치), 자전거 타기와 수중 운동이 권장된다. 이 단계에서 조차, 활동 종목의 선택에 따라 일부 방향성이 주어지게 된다. 예를 들어, 요통의 증상이 앉은 자세에서 일어난다면, 자전거 타기는 유산소성 활동 종목으로 좋은 선택방법이 아닐 것이다. 이와 유사하게도 걷는 동안에 요추는 평상시 보다 많이 신전되기 때문에 모든 환자들이 걷기를 참아낼 수 있는 것은 아니다. 이 단계에서 유산소성 운동의 지침은 운동을 재개하는 건강한 성인의 경우나 새롭게 유산소성 운동을 시작하는 사람들의 운동지침과 유사하다.

제 3 단계 : 회복을 위한 운동 요법 (Stage III : Restoration Exercises)

요통 환자들은 체간의 다이나믹한 동적 조절능력이 부족해 보인다. 이것은 감소된 척추의 고유수용체와 느린 반응시간 및 지연된 자세의 이동 등이 여기에 속한다(45). 제 3단계의 목표는 국소적/전체적 안정화 근육을 이용하고, 동적인 활동에서 중립된 척추 자세를 이용하며, 유산소성 활동으로 전환시키거나, 장애를 예방하고 완전한 기능적 능력을 만들 수 있는 다이나믹한 동적 체간의 안정화와 체간 근력을 증가시키는 것이다. 3단계에서, 심부의 안정화 요부근을 위한 등척성 운동은 인체의 다른 부위를 위한 동적인 운동과 병행되기도 한다. 즉, 국소적 근-재훈련은 국부적/전체적 체간 근육을 요구하는 동적인 운동법과 혼용되기도 한다. 동적인 안정화 프로그램은 종종 큰 짐나스틱 공과 같은 불안정한 물체를 이용하기도 한다. 여기서 다시, 환자는 모든 운동시에 복횡근을 수축시킴으로써 중립된 척추를 유지하도록 해야 한다. 요통 환자는 공위에 앉아 중립된 척추자세를 유지하면서 팔과 다리 운동을 수행할 수 있다. 추가적으로, 환자는 공의 표면에 바로 눕거나, 다리를 공위에 올려 두거나, 가교자세를 취할 수도 있고, 혹은 공위에 등을 대고 누운 가교자세에서 발을 지면에 닿게 할 수도 있다. 잡기 혹은 던지기 동작과 균형판 및 트램펄린이 이용될 수도 있다. 이와 같은 운동들은 환자가 선호하는 스포츠나 여가활동 혹은 리프팅이나 웨이트트레이닝과 같은 운동 형태를 혼용하여 이용하기도 한다.

운동 프로그램의 목표를 성취하기 까지는 몇 개월이 소요되며, 요통 운동이 매일 수행될 경우에는 보다 큰 효과가 성취된다는 근거가 제시되고 있다(46).

요통의 예방 (PREVENTING LOW BACK PAIN)

흥미롭게도, 요통환자들의 임상적 치료를 위한 많은 근거가 증명되지 않은 효과로 남아 있는 것과 같이, 요통 예방을 위한 중재치료의 효과 또한 증명되지 않은 것으로 추정되고 있다. 그러나 체력이 높은 수준일 경우에는 요통의 유발이 감소하며(47), 급성과 만성 요통을 위한 효과적인 치료방법과도 연관되어 있음이 보고되고 있다(26, 48). 그러므로 환자들은 전형적으로 유산소성 운동 프로그램을 지속적으로 수행할 것을 권장 받고 있다. 이것은 요통 재발의 가능성을 줄이고, 일반적인 건강상의 이점을 제공할 수 있게 된다.

아울러, 일부 환자들은 자신들의 개인적인 동작 손상을 기초로 한 특수한 운동을 지속하도록 고무되어야 하며, 특별히 리프팅과 같이 척추에 부하를 가중시키는 활동 시에는 보호적인 중립적 척추 자세를 유지할 수 있도록 장려되어야 한다.

요약 (SUMMARY)

현재 급성 요통이 있는 성인들의 치료를 위한 일반적인 권장사항은 개별화된 환자교육, 아세타미노펜, NSAIDs, 신경병증이 없는 환자를 위한 척추 수치료, 활동의 수정, 하지 통증이 없는 환자를 위한 2-4일간의 휴식, 점증적인 활동의 재개, 체간 운동 및 유산소성 활동 등으로 구성되어 있다. 비록 요통의 치료와 예방을 위한 특수 운동법의 역할에 대하여 연구하는 대단위의 무작위 통제연구의 근거가 제한되어 있지만, 이 분야에서의 연구는 요통에 대한 높은 비용 때문에 가치가 있는 연구로 인정받고 있다.

궁극적으로 지금까지 연구된 특수 운동 프로그램에 관한 주요한 사항을 요약하면 다음과 같다. (a) 개별화된 방향-특수성 동작, 가동화 및 운동에 따른 증상을 경감시킨다. (b) 필요하다면, 심부의 안정화 근육의 지구적 능력을 유지하고 증가시킨다. (c) 환자가 심부의 안정화 근육을 동원하는 훈련을 성공적으로 마친 이후에만 보다 다이나믹한 동적 안정화 활동을 소개한다. (d) 척추에 스트레스를 주는 활동시에 복직근과 척추 다열근이 협동-수축을 하도록 유도하되, 중립적 척추자세가 유지되도록 한다. (e) 사지의 가동성을 증진시킨다. (f) 유산소성 활동을 통해 컨디션을 회복시킨다.

앞으로 저자들은 올바른 방법으로 이루어진 올바른 시간에 건강한 사람들이 되도록 많은 것들을 지속적으로 탐구할 계획이다.

참고문헌

1. Frymoyer JW, Cats-Buril WL. An overview of the incidences and cost of low back pain. *Orthop Clin North Am* 1991;22: 263–271.
2. Walker BF. The prevalence of low back pain: A systematic review of the literature 1966 to1998. *J Spinal Disord* 2000;13: 205–217.
3. Troup JD, Martin JW, Lloyd DC. Back pain in industry: a prospective survey. *Spine* 1981;6:61–69.
4. Frymoyer JW. Can low back pain disability be prevented? *Baillieres Clin Rheumatol* 1992;6:595–606.
5. Pope MH, Andersson GB, Frymoyer JW, eds. Occupational Low Back Pain. St. Louis: Mosby-Year Book, 1991.
6. Pain terms: a list with definitions and notes on usage. Recommended by the IASP Subcommittee on Taxonomy. *Pain* 1979;6:249–252.
7. Bogduk N. Clinical Anatomy of the Lumbar Spine and Sacrum. 3rd ed. New York: Churchill Livingstone, 1997.
8. Kuslich SD, Ulstrom CL, Michael CJ. The tissue origin of low back pain and sciatica: a report of pain response to tissue stimulation during operations on the lumbar spine using local anesthesia. *Orthop Clin North Am* 1991;22:181–187.
9. Schwarzer AC, Aprill CN, Derby R, et al. The relative contributions of the disc and zygapophyseal joint in chronic low back pain. *Spine* 1994;19:801–806.
10. Jönsson B, Strömqvist B. Clinical appearance of contained and noncontained lumbar disc herniation. *J Spinal Disord* 1996;9:32–38.
11. Sahrmann SA. Diagnosis and Treatment of Movement Impairment Syndromes. St. Louis: Mosby, 2001.
12. Kirkaldy-Willis WH. Three phases of the spectrum of degenerative disease. In: Kirkaldy-Willis WH, Burton CV, eds. Managing Low Back Pain. 3rd ed. New York: Churchill-Livingstone, 1992.
13. Waddell, G. The Back Pain Revolution. Edinburgh: Churchill Livingstone, 1998.
14. Scientific approach to the assessment and management of activity-related spinal disorders. A monograph for clinicians. Report of the Quebec Task Force on Spinal Disorders. *Spine* 1987;12:S1-S59.
15. Manchikanti L. Epidemiology of low back pain. *Pain Physician* 2000;3:167–192.
16. DeRosa CP, Porterfield JA. A physical therapy model for the treatment of low back pain. *Phys Ther* 1992;72:261–269.
17. American Physical Therapy Association. Guide to physical

therapist practice. 2nd ed. *Phys Ther* 2001;8:9–744.
18. Cassidy JD, Carroll LJ, Cote P. The Saskatchewan health and back pain survey. The prevalence of low back pain and related disability in Saskatchewan adults. *Spine* 1998;23:1860–1866.
19. Magee DJ. Orthopedic Physical Assessment. 3rd ed. Philadelphia: WB Saunders Co., 1997.
20. Fairbank JC, Couper J, Davies JB, et al. The Oswestry low back pain disability questionnaire. *Physiotherapy* 1980;66:271–273.
21. Roland M, Morris R. A study of the natural history of back pain. Part I: development of a reliable and sensitive measure of disability in low back pain. *Spine* 1983;8:141–144.
22. Maitland GD. Vertebral Manipulation. 5th ed. London: Butterworths, 1986.
23. Meadows JTS. Orthopedic Differential Diagnosis in Physical Therapy: A Case Study Approach. New York: McGraw-Hill, 1999.
24. Delitto A, Erhard RE, Bowling RW. A treatment-based classification approach to low back syndrome: identifying and staging patients for conservative treatment. *Phys Ther* 1995; 75:470–485.
25. Riddle DL. Classification and low back pain: a review of the literature and critical analysis of selected systems. *Phys Ther* 1998;78:708–737.
26. Bigos S, Bower O, Braen G, et al. *Clinical Practice Guideline for Acute Low Back Pain in Adults.* US Department of Health and Human Services. Public Health Service. Agency for Health Care Policy and Research (AHCPR) Guideline No. 14. AHCPR Publication No. 97-N012. Rockville, MD, February 1997.
27. Kane RL. Looking for physical therapy outcomes. *Phys Ther* 1994;74:425–429.
28. van Tulder MV, Scholten RJ, Koes BW, et al. Nonsteroidal anti-inflammatory drugs for low back pain: a systematic review within the Cochrane Collaboration Back Review Group. *Spine* 2000;25:2501–2513.
29. Cherkin DC, Wheeler KJ, Barlow W, et al. Medication use for low back pain in primary care. *Spine* 1998;23:607–614.
30. Greenman PE. Principles of Manual Medicine. Baltimore: Williams & Wilkins, 1989.
31. Hall CM, Brody LT. Therapeutic Exercise: Moving Toward Function. Philadelphia: Lippincott Williams & Wilkins, 1999.
32. Waddell G, Feder G, Lewis M. Systematic reviews of bed rest and advice to stay active for acute low back pain. *Br J Gen Pract* 1997;47:647–652.
33. Deyo RA, Diehl AK, Rosenthal M. How many days of bed rest for acute low back pain? A randomized clinical trial. *N Engl J Med* 1986;23:1064–1070.
34. Hodges PW, Richardson CA. Contraction of the abdominal muscles associated with movement of the lower limb. *Phys Ther* 1997;77:132–142.
35. Hodges PW, Richardson CA. Feedforward contraction of the transversus abdominis is not influenced by the direction of arm movement. *Exp Brain Res* 1997;114:362–370.
36. Sihvonen T, Lindgren KA, Airaksinen O, et al. Movement disturbances of the lumbar spine and abnormal back muscle electromyographic findings in recurrent low back pain. *Spine* 1997;22:289–295.
37. Hides JA, Richardson CA, Jull GA. Multifidus muscle recovery is not automatic after resolution of acute, first-episode low back pain. *Spine* 1996;21:2763–2769.
38. Richardson C, Jull G, Hodges P, et al. Therapeutic exercise for spinal segmental stabilization in low back pain: scientific basis and clinical approach. Edinburgh: Churchill Livingstone, 1999.
39. The mainstreaming of alternative medicine. *Consumer Reports.* May 2000:17–25.
40. van Tulder MV, Malmivarra A, Esmail R, et al. Exercise therapy for low back pain (Cochrane Review). In: The Cochrane Library, Issue 2, 2001. Oxford: Update Software.
41. McKenzie RA. The Lumbar Spine: Mechanical Diagnosis and Therapy. Waikanae, New Zealand: Spinal Publications, 1981.
42. Fritz JM, George S. The use of a classification approach to identify subgroups of patients with acute low back pain. Interrater reliability and short-term treatment outcomes. *Spine* 2000;25:106–114.
43. Donelson R, Silva G, Murphy K. Centralization phenomenon. Its usefulness in evaluating and treating referred pain. *Spine* 1990;15:211–213.
44. Richardson CA, Jull GA. Muscle control—pain control. What exercises would you prescribe? *Manual Ther* 1995;1:2–10.
45. Gill KP, Callaghan MJ. The measurement of lumbar proprioception in individuals with and without low back pain. *Spine* 1998;23:371–377.
46. McGill SM. Low back exercises: evidence for improving exercise regimens. *Phys Ther* 1998;78:754–765.
47. Cady LD, Bischoff DP, O'Connell ER, et al. Strength and fitness and subsequent back injuries in firefighters. *J Occup Med* 1979;21:269–272.
48. van Tulder MV, Koes BW, Bouter LM. Conservative treatment of acute and chronic nonspecific low back pain. A systematic review of randomized controlled trials of the most common interventions. *Spine* 1997;22:2128–2156.

Suggested Reading

Liemohn W. Exercise prescription and the back. New York: McGraw-Hill, 2001.

제14장 절단 (AMPUTATION)

역학과 병태생리학 (EPIDEMIOLOGY AND PATHOPHYSIOLOGY)

절단은 일반적으로 상지절단과 하지절단 두 가지 주 카테고리로 설명할 수 있다. 주로 하지 절단 환자의 대부분(약 80% 정도)은 두 번째로 가장 유력한 원인에 속하는 외상(예; 자동차 사고, 직업관련 사고)과 함께, 말초혈관 질환과 당뇨로 직접적으로 이어진다(1). 상지 절단의 주원인은 교통사고, 연장이나 기계에 인해 심하게 찢어지거나 동상으로 인한 것이다(2). 전이되지 않은 악성골육종과 같은 종양의 치료법이 상지나 하지 절단의 원인이 되기도 한다. 감염에 의한 절단은 항생제, 무균 수술 테크닉의 향상 그리고 패혈증 조절의 출현으로 인하여 유의하게 감소하였다.

하지 절단 (Lower-Extremity Amputations)

하지절단은 일반적으로 다음의 카테고리로 분류되어 있다: (a) 발가락과 발의 부분 절단; (b) 일측성(i.e. 한쪽 다리만 다친 것) 슬관절하부절단(무릎아래절단)(transtibial); (c) 일측성 슬관절 상부절단(무릎위절단)(transfemoral); (d) 엉덩이 탈구와 천장골하지절단(골반 절제술); (e) 양쪽 슬관절하부절단; (f) 양쪽 슬관절 상부-하부 절단 그리고 (g) 양쪽 슬관절 상부절단.

발가락 탈구는 자그마한 기능장애를 야기하는 반면에 큰 발가락(첫째 지골)은 치명적으로 보행을 추진하는 밸런스를 잃는다. Symes amputation(절단)은 일반적으로 발뒤꿈치 뼈 종골과 거골는 손상되지 않고 앞쪽과 중간 발이 절단된 것을 말한다. Symes amputation은 발뒤꿈치 위로 총 체중을 지탱하게 한다.

슬관절 하부절단(무릎아래절단)은 가장 빈번히 나타나는 하지 절단으로 말초혈관 질환에 의해 야기된다. 이 절단은 하지의 기능에 중요한 역할을 하는 무릎관절을 유지한다. 무릎 굴곡과 신전을 위한 중심축은 적절한 보철장구의 착용으로 건장한 사람과 매우 유사할 것이다.

보행시 에너지 소비는 불구가 되지 않은 사람이나 상지 절단을 한 사람들과 비교했을 때 하지 절단에서 높게 나타나는 것을 중요하게 인지하고 있어야 한다. 사실상, 증가된 에너지 값(소비값)은 절단의 수준과 직접적으로 관련된다. Huang과 그의 동료들은(3) 하지 절단자들이 그들 스스로 편안한 걸음으로 걸을 때 정상적인 사람들과 비교해서 평균 에너지 값이 일측성 슬관절하부 절단환자에서 9% 이상, 일측성 슬관절상부 절단 환자에서 49% 이상, 그리고 양쪽 슬관절상부 절단환자에서 280% 이상 높은 것으로 나타났다고 보고하였다. 다른 연구자들도 유사한 결과를 보고하였다(4~6). 비록 이들 연구 이래 인공보철의 디자인 개선은 보행의 에너지 값의 감소를 이끌었으나(7), 하지 절단은 심혈관질환과 고혈압에 걸릴 위험이 좌업생활 스타일을 가지고 있기 때문에 일반인들보다 높다(8, 9).

표 14.1. **전박절단과 상박절단의 하부 카테고리**

카테고리와 하부 카테고리	기술
전박(Below Elbow)	
손 일부분	손의 요골이나 척골의 끝 부분에 하나 혹은 여러 개의 손가락이 있는 상태 (엄지나 기타 손가락의 근위 지골 이하가 상실된 상태)
손목관절 이개(wrist disarticulation)	요척관절의 말단에서 손의 모든 부분이 제거된 상태
긴(표준) 전박(long below-elbow)	남은 사지가 외측상과의 중심으로부터 대략 8-10 인치정도
중간 전박(medium below-elbow)	남은 사지가 외측상과의 중심으로부터 대략 6-8인치 정도
짧을 전박(short below-elbow)	남은 사지가 외측상과의 중심으로부터 대략 2-4인치 정도
상박(Above Elbow)	
팔꿈치 관절(elbow disarticulation)	상완골의 길이까지 남은 상태(팔꿈치 관절이 절단된 경우)
긴(표준) 상박(long above-elbow)	잔여 사지가 상완골의 길이가 기시에서 50~90% 남은 상태
짧은 상박(short above-elbow)	잔여 사지가 상완골의 길이가 기시에서 30~50% 남은 상태
어깨관절 이개(shoulder disarticulation)	어깨관절부터 상완골 기시부의 길이의 30%이하의 팔을 남기고 절단된 상태

상지 절단(Upper-Extremity Amputation)

상지의 절단은 일반적으로 전박절단(아래팔절단)과 상박절단(윗팔절단)으로 분류된다. 이들 두 가지 범주 안에는 표 14.1에서 제시된 여러 하부 범주들이 있다. 상지 절단들은 개인들의 보행 능력에 자그마한 영향을 미치며, 그 결과 활동 수준에 훨씬 영향을 덜 미치게 된다. 상지 절단환자 들은 건강한 사람들에 비해 심혈관계 질환, 고혈압, 비만, 혹은 제2형 당뇨에 걸린 위험이 높지 않다(8, 9).

임상 운동 생리학 (CLINICAL EXERCISE PHYSIOLOGY)

절단들로부터의 위험과 합병증은 **보철 착용** 전과 **보철 착용 후**로 각각 나뉜다. 부적절한 절단 수준 선택, 완벽하지 못한 수술 기술, 보철 후 잘못된 관리, 그리고 감염을 포함한 보철 착용 후 합병증은 치료를 늦출 수 있다. 절단의 끝 부분(절단하고 마감한 부분)은 잘리고 남은 잔여 부위의 피부가 뼈 주위에 달라붙는 위험요인의 감소를 위해 연조직의 외피의 양이 충분하게 있어야만 한다. 오랜 기간 동안 굴곡 자세, 일반적으로 안락한 자세를 유지할 때 굴곡 구축의 위험은 증가한다. 무릎과 엉덩이의 굴곡 구축은 슬관절 하부절단과 슬관절 상부 절단 모두에서 각각 일반적이다. 상완와관절 내전과 전방 굴곡의 자세로 어깨의 구축상지 절단자들에서 일반적이다. 팔꿈치의 굴곡 구축은 전박절단에서 일반적이다. 보철 후 통증이 구축 예방을 위해서 허용 수준으로 감소되자마자 곧 적극적인 관절의 가동범위운동들은 실행에 옮겨야 한다.

인공보철(의족)을 하기 위한 준비로 남은 사지의 근력을 향상시키는 것이 중요하다. 근력은 수동(손으로 하는) 저항 등척성 트레이닝과 등장성 트레이닝에 의해 향상시킬 수 있다. 대개의 경우, 정적 등척성 치료를 시작하기 위해서는 최대하 등장성 운동을 점진적으로 실시하는 것이 좋다. 등장성 운동은 움직임을 위한 수동 저항 운동 준비의 보조로써 최대 관절의 가동 범위를 통하여 환자의 남은 사지의 움직임을 허락한다. 이것은 각각의 슬관절 하부절단자들과 상박절단 자들을 위한 신전과 굴곡 움직임을 통하여 무릎과 팔꿈치의 근력을 향상시킨다. 굴곡과 신전 움직임뿐만 아니라 내전과 외전 움직임은 각각의 슬관절 상부와 상박절단 자들을 위해 엉덩이와 어깨의 측면 근육들을 위해 또한 수행되어져야 한다.

보철 후 합병증들은 남은 사지의 통증, 뼈에 피부가 들러붙는 경우, 조직의 파괴와 과사용으로 야기된 무감각한 피부, 잘못된 보철, 그리고 어린이들에서 신체와 뼈의 과성장을 들 수 있다. 하지 절단으로 인한 합병증들은 체중지지 움직임들을 통하여 주로 장애가 나타나며, 그러므로, 일상생활의 활동이 제한된다. 비록 합병증들이 단지 일시적(예, 몇일에서 몇주)인 것일 지라도, 환자들의 전체적인 신체 능력들(유산소성 파워, 근력, 포함되지 않은 사지들의 지구력)은 유의하게 악화될 것이다. 이에 더하여 ROM 운동, 제한되거나 부분적인 체중지지운동(예를 들면, Schwinn Air-Dyne, arm crank ergometers, swimming과 같은 상지 에르고메터)은 회복시간 동안 전체적인 신체적 손상 예방을 위해 수행되어지는 것이 추천되어진다.

상지 절단에 대한 인공보철의 사용은 통증을 견딜 수 있자마자 바로 권장되는데 이것은 환자로 하여금 환측 상지로 물건을 포획할 수 있도록(물건을 잡거나 쥐는 것)하기 위함과 궁극적으로는 신체 모습을 회복시키기 위한 것이다. 상지의 기능적 사용은 대부분 상지 절단환자들을 위해 탁월하다. 관련된 상지의 정상적인 기능은 인공 보철 팔과 손의 민첩성과 조정력을 포함하며, 매일 트레이닝과 연습을 필요로 한다. 더욱이 관련된 사지의 감각과 혈압, 고유수용기, 촉각을 배우기 위한 능력은 민첩성과 조정력 모두 동등하게 중요하다. 하지 절단환자들로써 상지 나머지 사지의 길이가 길면 인공보철이 보다 적합하여 한층 기능적 능력이 유지된다. 그러므로 전박 절단 환자는 상박 절단 환자보다 더욱 더 나은 상태일 것이다.

절단환자들을 위해 한 가지 중요한 생체역학적 문제점은 무게 중심의 변화이다. 무게 중심은 모든 신체 질량이 균등하게 분포된 신체의 한 지점이다. 정상 성인의 중력 포인트(중심)는 두 번째 천골의 약간 앞쪽에 자리하고 있다(10). 사지의 손실은 신체(i.e. 절단된 사지의 반대편)의 반대편 쪽으로 포지션이 옮겨질 것이다. 중력에 대한 중심 이동은 근력과 지구력이 보다 요구되며, 뿐만 아니라 중심의 이동을 보상하기 위해 신체의 반대편의 발란스를 맞추는 것이 더욱 더 요구된다.

절단수준과 관계없이 치료적 운동은 통증과 부종 감소; 남은 사지의 근력, 지구력, 관절가동범위의 증가; 근신경 패턴, 운동감각, 고유감각수용능력, 균형감각의 유지에 도움을 주기 위해 필요하다.

하지 절단 환자들을 위한 치료적 운동은 포함된 사지가 협동하여 심폐지구력, 근력, 그리고 지구력, 관절의 가동범위, 고유 수용감각, 평형성을 위해 수행되어져야 한다. 하지 절단은 다양한 경우에 대해서, 절단 환자들은 뛰거나, 조깅을 하거나 몇몇 경우에서는 걸을 수 있는 능력이 늦춰질 것이다. 그러므로 심폐체력은 일반적으로 상지 절단자들은 아직 하지의 모든 기능이 있기 때문에 상지 절단에서 보다 하지 절단 환자들에서 더욱더 큰 영향을 받을 것이다. 인공보철을 장착한 상태에서 하지 심혈관계 운동 수행이 어렵다고 판단된 하지 절단 환자들은 수영, 복합 상체와 하체 자전거 에르고미터, 혹은 암 에르고미터의 운동 형태로 수행할 수 있다.

아직도 대부분 간과되고 있지만, 하지 전단환자들을 위한 근력과 관절의 가동범위 운동을 또한 필요로 하는 신체의 가장 중요한 부분들 중 하나는 복부, 고관절, 그리고 대퇴 위 근육조직이다. 이들 신체 부분의 근력은 정적과 동적 안정성을 모두 유지하는 데 기본이 되기 때문에 하지 절단 환자들에게 아주 중요하다. 복부, 엉덩이, 대퇴 위의 가장 근위의 안정성 없이, 원위의 사지에 대한 조정된 혹은 보정되지 못한 움직임은 제한될 것이다. 그러므로 보철 전과 보철 후에 보철 착용 부위를 위해 스트레칭과 근력 운동은 필수적이다. 허리와 엉덩이 근육의 스트레칭은 싱글과 더블 무릎에서 가슴 스트레칭, 허리(아래 몸통) 회전 스트레치, 그리고 엉덩이 굴곡, 대퇴사두근과 햄스트링 스트레치를 사용할 수 있다. 몸통과 엉덩이 안정성과 근력은 부분적 복부 컬업(curl-ups), 골반 기울기(tilt), 곧게(똑바로 or 수직으로)(straight) 다리 올리기, 그리고 다른 어떤 중심(핵심) 안정 훈련 운동 수행에 의해 얻어질 수 있다. 고유수용기와 밸런스 트레이닝은 초기에 안정 상태에서 수행될 수 있으며, 그 다음에 다이나디스크(dynadisk)(i.e., wobb하지 board) 혹은 테라볼(theraball)(i.e., big bouncy > Swiss=ball)과 같은 것을 이용하여 움직임을 진행할 수 있다. 운동들은 탄력성이 있는 튜빙(elastic tubing), 메디신 볼(medicine balls), 혹은 치료전문가가(therapist) 실시하는 수동적인 저항 운동(움직임)과 같은 협동할 수 있는 장비(incorporate device)들을 이용할 수 있다. 하지 절단 환자를 위한 밸런스, 민첩성, 조정력, 지구력, 스트레칭, 그리고 근력 운동들의 아주 훌륭한 수단으로 다음의 세 가지 논문에서 발견되었다. 하지 절단 환자들을 위한 스트레칭과 근력(11); 하지 절단 환자들을 위한 밸런스, 민첩성, 조정력과 지구력(12), 그리고 하지 절단 환자들을 위한 집에서 할 수 있는 가정 운동 안내서(home exercise guide)(13)가 그것이다. 이들 타입의 치료적 운동들은 아마도 쉽게 보일 것이다. 그러나 외상/

수술로부터 회복하는 하지 절단 환자들에서는 그렇지 않다. 그들은 매우 피로를 느낄 수 있을 것이다. 그러므로 충분한 휴식시간이 매 운동 세션사이에 포함되어야만 한다.

상지 절단 환자들을 위한 팔의 움직임은 어깨 거들로 의지한다. 이 관절들은 흉쇄골관절(sternoclavicular joint), 견봉쇄골관절(acromioclavicular joint), 견갑흉관절(scapulothoracic joint), 그리고 상완와관절(glenohumeral joint)들이 포함된다. 어깨 탈구 절단을 제외하고는 대부분의 상지 절단환자들에서는 4개의 모든 관절이 손상되지 않는다. 초기에, 최대 활동할 수 있는 관절의 가동범위는 인공보철 장비의 적절한 왕복운동을 안정하게 하기 위하여 위에서 제시한 모든 관절들을 위한 스트레칭 운동을 통하여 준비되어져야 한다. 이들 관절 주위의 근육들의 근력을 증가시키기 위한 운동은 노젓기(rows), 어깨를 움츠리는 동작(shrugs), 오버헤드 프레스(overhead press), 벤치 프레스(bench press), 그리고 딥스(dips;가슴운동)가 포함되어야 한다. 엘라스틱 튜빙을 포함한 회전근개(rotator cuff)운동들은 어깨 외전, 굴곡, 신전과 내회전, 외회전 운동들을 포함할 수 있다. 이들 운동들은 직선-수평의 패턴 혹은 대각선(비스듬히) 패턴으로 수행되어질 수 있다. 대각선 패턴은 신경근의 속도조절(타이밍)과 조정력을 증가시키는 데 도움이 될 것이다. 상지 절단 환자들의 전박(아래 팔꿈치)을 위한 팔꿈치의 일반적인 근육 운동들은 팔꿈치 컬과 팔꿈치 신전운동들이다. 앞서 제시된 모든 운동들을 수행함으로써, 그들은 초기에 등장성 근력운동에서 등척성 운동을 시작할 수 있을 것이다.

약리학 (PHARMACOLOGY)

하지 절단의 대부분은 말초혈관질환과 당뇨병의 직접적인 결과이며, 많은 절단수술 환자들은 이런 질환 때문에 특정한 약을 복용한다. 주로 복용하는 약물의 종류와 운동능력에서의 이 약물 효과는 다른 교재에서 다루고(14) 이 단원에서는 다루지 않을 것이다.

모든 절단수술 환자들은 "환상통증"(그들의 절단된 사지로부터 발생되는 통증)과 "환상사지"(절단된 사지가 여전히 존재한다는 느낌)라고 불리는 환상을 경험한다. 환상 통증은 이 단원의 "교육과 상담" 부분에서 다루어진다. 환상사지로부터의 환상 통증은 몹시 괴로운 불편을 계속 가질 수 있다. 절단수술 환자들은 종종 간질 또는 우울증을 중화시키는 약을 사용함으로써 이러한 통증에서 벗어날 수 있지만, 운동으로부터의 반응에는 거의 또는 전혀 효과가 없을 것이다. 어떤 절단수술 환자들은 그들의 환상통증이 메타돈과 같은 항울제와 마취약을 병행하며 안정을 취할 수 있도록 한다. 이 현상 때문에 마취약을 복용하는 절단수술 환자들은 운동프로그램을 시작하기 전에 의사와 상담을 해야만 한다.

이학 검사 (PHYSICAL EXAMINATIONS)

정형외과의 D. H. O' Donoghue 상지는 환자에게 이야기를 하도록 하라고 했다(15). 신체검사를 시행하기 전에 병력, 직업, 신체활동, 여가활동시간을 기록해야만 한다.

신체검사는 의족을 검사하는 것으로부터 시작해야 한다. 피부의 진단(관찰)은 피부염, 습진, 표피낭종, 세균감염, 변색, 상처 또는 배출과 같은 외견상의 문제를 밝힐 수 있다.

둘째, 다른 감각들은 피부분절 부위를 통해 검사해야하며, 이 측정은 환자들의 눈이 감겨진 상태에서 실행되어야 한다. 사지를 포함한 피부에 교차되는 검사자손의 작은 범위는 개개인이 작은 감각을 느낄 수 있는지 없는지를 결정할 것이다. 뜨겁고 차가운 물병은 온도 감각을 결정하기 위해 사용될 수 있으며, 촉각은 종이클립과 같은 날카로운 물건을 가지고 평가할 수 있다멀다 .

셋째, 사지의 능동적이고 수동적인 관절가동범위는 각도계를 사용하여 근위부 관절의(사지의 최적인 기능을 하기위해 중요한) 특별한 연구를 평가할 수 있다. 능동적 관절가동범위는 관절을 움직이는 근의 능력과 관절에서의 가동범위, 그리고 사지(말단)를 움직이기 위한 환자의 자진적인 마음을 검사자에게 제공한다. 수동적 관절가동범위를 측정 시, 검사자는 환자가 안정을 취하는 동안 가능한 관절가동범위만큼 사지를 움직이게 한다. 수동적 관절가동범위는 인대, 활액낭, 연골과 같은 부착 구조를 평가한다.

또한 근의 유연성은 유연성 측정이 관절가동범위 측정과 다르기 때문에 검사를 해야 한다. 유연성 측정은 특정한 근육을 늘이기 위한 동작의 특정한 패턴들 안에 사지를 고정시킨다. 이런 측정들은 예를 들어 대부분 약간 굽혀지는 자세에서 엉덩이가 빠지는 결과로 하지절단 환자들에게 앞쪽 둔부 근육조직의 발달된 구축의 위험이 있음으로 중요하다.

그리고 마지막으로, 수동 근육 검사는 남은 사지와 근위 관절에 관여하는 근력의 측정위하여 평가해야만 한다. 일반적으로 수동 근육 검사는 불활성 조직이 포함되지 않은 견고한 자세에서 실행되어야 한다. 수동 근육 검사는 대개 0/5 무력 정도에서 5/5 최대근력 정도로 한다(16).

내과적 치료와 수술적 치료 (MEDICAL AND SURGICAL TREATMENTS)

이 장에서 추천하는 방법은 *Atlas of Limb Prosthetics*(환추의 사지 보철술)이다: 수술, 보철, 재활 원리(17).

진단 테크닉 (DIAGNOSTIC TECHNIQUES)

진단법은 혈관, 혈액 또는 대사적(당뇨병) 이상이 있는 절단수술을 받은 사람들에게 적합하지만 (이 사람들에게) 필수적인 것은 아니다. 그러므로 이 단원의 범위에 포함하지 않는다.

운동/체력/기능 검사 (EXERCISE/FITNESS/FUNCTIONAL TESTING)

운동 검사를 위한 기본 원리는 본 단원과 8단원 "운동처방과 프로그램 작성"에 제시한 *ACSM's Guidelines for Exercise Testing and Prescription*(18)에 지정되어있으며, 이와 다르지 않게 이러한 원리들이 적용될 것이다. 이 단원에서는 절단에 의해 발생된 특별한 상황을 다룰 것이다.

하지절단 환자 (Lower-Extremity Amputation)

심혈관계 (Cardiovascular)검사

심장질환 검사와 트레이닝에서 말단위를 절단한 환자를 위한 에르고미터 변형들은 Bostom 등에 의해 다루어졌다(19).

일측성의 슬관절 상부절단 또는 하부 절단, 하부 다리 모두 포함하는 양측 절단, 그리고 상부 한쪽다리와 하부 한쪽다리를 포함하는 양측 절단은 유산소성 체력을 결정하기 위한 검사의 방식과 같이 신체의 위나 아래 근육조직에 관계하는 에르고미터를 사용하도록 모두 권장되어졌다. 이러한 예는 Schwinn Air-Dyne 에르고미터가 될 것이다. 편안한 정도에 따라서, 무릎위 절단 환자들은 그들의 인공보철물을 착용하거나 제거하고 검사를 실시할 수 있다.

절단수술 환자는 처음 연습 시 걸을 때 25W(150kpm) 수준으로 그리고 각 레벨에서 2분동안 50W(300kpm)로 할 수 있고 또는 환자가 움직임을 편안하게 느낄 때까지 할 수 있다. 말초혈관질환, 당뇨병, 상태악화 또는 이차성 질병을 가진 절단수술 환자들은 2분동안 25W의 작업부하로 처음 시작해야 하고, 그 후 의지력이 고갈될 때까지 매분 점차적으로 12.5W씩 증가시킨다. 신체적으로 건강상태가 좋은 젊거나 나이든 절단수술 환자들은 2분동안 50W로 시작할 수 있고 지칠 때까지 매분 25W씩 늘릴 수 있다.

양측 슬관절 상부 절단수술 환자들을 위한 검사의 추천 방법은 상지자전거(arm crank ergometer; ACE)이다. ACE는 페달 축이 절단수술 환자들의 어깨쇄골 관절과 수평이 되도록 배치되어졌고 에르고미터는 페달 회전의 가장 먼 지점에서 팔꿈치에 약간의 굴곡이 되도록 하기 위해 환자로부터 충분히 멀리 놓는다. 만약 절단수술 환자들의 상태가 악화된다면(좌업 생활양식 때문에) 최초 작업부하는 0W로 시작하고 2분동안 50rpm의 지속적인 리듬감을 유지하며(warm-up) 지칠 때까지 매 2분마다 5W씩 증가시킨다. 젊거나 더 활동적인 양측 무릎 아래 절단수술 환자들은 지칠 때까지 매 2분마다 5W씩의 증가와 함께 2분 동안 5W로 시작할 수 있다.

근력, 관절의 가동범위, 지구력 테스트 (Strength, Range-of-Motion, and Endurance Testing)

가동범위를 평가하기 위해 사용되는 대부분의 상체 측정법과 개인의 가능한 신체 능력을 측정하는 상체 힘과 지구력 검사 프로토콜들은 하지 절단수술 환자들에게 할 수 있을 것이다. 하지 절단수술 환자들은 서있는 동안 균형을 유지시키는 장치 없이 그들의 동작에 집중하도록 환자들이 따르게 하기 위해 벤치에서 앉거나 또는 누워있도록 권장되었다. 하지 검사 프로토콜을 위한 변형은 절단과 하지 관련의 정도에 좌우된다. 예를 들어, 일측성의 절단수술 환자들은 개별적 신체 능력을 측정하기 위해 사용되는 모든 검사 프로토콜을 실행할 수 있다. 무릎 굴곡과 신전 테스트들은 모든 무릎 아래를 절단한 환자들을 위해 측정할 수 있지만(의족에 의지하는 힘) 무릎 위의 환자들에게는 측정할 수 없다. 또한 완전한 둔부 탈골, 천장골 하지절단, 또는 짧은 의족을 제외한 개인의 신체능력을 측정하기 위해 사용되는 모든 둔부 측정들은 하지 절단수술 환자들에게 사용될 수 있다. 상체 측정을 위해 절단수술 환자들은 균형을 유지하기 위하여 앉거나(무릎 또는 둔부 굴곡과 신전 측정할 때) 엎드려야 할 것이다(다리를 누를 때). 서 있는 검사 측정들은 일측성의 절단수술 환자들을 위해 신중하게 실시하여야 하고 양측 절단수술 환자들에게는 금기되어진다.

상지 절단 (Upper-Extremity Amputation)

심혈관계 (Cardiovascular)

개인 신체능력에서, ACSM' s 지침서(18)에 정리된 트레드밀과 자전거 프로토콜들은 상지 절단수술 환자들에게 적용될 수 있다.

근력, 관절의 가동범위, 지구력 테스트 (Strength, Range-of-Motion, and Endurance Testing)

상지 절단은 하지 절단과 비교하여 정반대의 경향을 나타낸다. 개인 신체 능력 평가하기 위해 사용되는 대부분의 가동범위 측정법과 힘과 지구력 검사들은 상지 절단수술 환자들을 위해 사용할 수 있다. 같은 고려사항과 제한들이 하지 환자들에게 적용된 것과 같이 상부 사지에 상지 환자들에게 적용된다. 상지 절단수술 환자들을 위한 발과 다리는 상부사지 측정을 실행할 때 균형과 안정성을 위해 중요하다. 그러므로 상지 환자들은 서거나 앉아있을 동안 그들의 발은 지면에 접촉하게 하고 상부사지 측정을 실행해야 한다.

운동처방과 프로그램 (EXERCISE PRESCRIPTION AND PROGRAMING)

하지 절단 (Lower-Extremity Amputations)

하지 절단 수술자에 대한 연구는 많지는 않지만 운동의 효과에 관하여 보고해왔고, 긍정적인 결과를 보고한 연구는 극소수에 불과하다. James(20)는 무릎 위 이상의 한쪽 다리를 절단한 건강한 남성들에서 나머지 다리의 자전거 운동이 심폐체력을 향상시킨다고 보고했다. 또한 심폐체력의 개선은 한쪽 다리의 무릎 아래와 위를 절단한 사람, 그리고 양쪽 다리의 무릎 아래와 위를 절단한 건강한 사람을 대상으로 Schwinn Air-Dyne 에르고미터를(21) 실시했을 때도 나타났다. 추가적으로 트레드밀 운동프로그램을 실시했을 때, 4단계 심장질환과 제한적 폐쇄성 폐질환을 가진 63세의 양쪽 다리 무릎 아래 절단자의 심혈관체력을 향상시켰고, 4단계의 심혈질환 정도를 2단계로 개선했으며, 치료적으로 E 단계(바람직하지 않은 안정)에서 C 단계(적절한 운동 사양)로 개선했다. 이것은 건강한 절단 수술자나 이차적인 불편함으로 고통을 받는 절단 수술자가 서로 다른 운동 방법을 이용한 운동을 통해 그들의 체력 수준을 향상시킬 수 있음을 의미한다.

하지 절단 환자를 위한 지침(The Department of Veterans Affairs)(22)은 스포츠 또는 건강에 대한 절단 수술자의 트레이닝이 포함된 전문적 기술에 대한 필수적인 수단을 발표했다. 이 발표물은 심폐체력, 유연성, 근력, 지구력, 운동 기술 등을 포함하는 신체 체력의 모든 부분을 개선할 운동을 처방하기 위한 지침을 말하며, 팔, 어깨, 다리, 복부, 가슴, 등의 특이적 근력과 지구성 운동 뿐 만 아니라 미용체조, 스트레칭 운동에 대한 설명을 포함하고 있다. 또한 걷기, 노젓기, 크로스컨트리 스키, 그리고 다양한 스포츠(야구, 하키, 축구, 스쿼시 등)에 대한 트레이닝 프로그램을 포함하고 있다. 이외에도 스포츠와 레크리에이션에 대한 또 다른 유익한 방법은 Kegel의 연구에서 찾아볼 수 있다(23).

근력을 증가시키기 위한 세트와 반복수의 처방은 절단 수술자의 요구에 따라 조정되어 져야 하며, 심폐체력 운동의 적정 빈도, 기간, 그리고 강도는 ACSM 지침을 따라야 한다(18).

절단 수술자가 신체활동 또는 운동을 하기에 적합한 편안한 의족을 착용하는 것은 중요하다. 걷기, 싸이클, 노젓기, 스텝퍼, Body Trec과 기타 유산소성 장비에서의 활동 또는 운동은 표준 인공 수족에 대한 특별한 적응을 요하지 않는다. 그러나 달리기, 스프린팅, 그리고 수영과 같은 활동 또는 운동은 특별한 적응이 필요하고, 이러한 특별한 적응은 Burgess와 Rap-poport의 책 본문에 명시되어져 있다(22). 절단 수술자는 자신의 보철을 수정해서 적응시킬 수 있는 보철사와 같이 운동하도록 권고되고 있다.

상지 절단 (Upper-Extremity Amputation)

상지 절단수술자는 정상적인 하지를 가지고 있기 때문에, 하지 절단수술자처럼 운동 방법에 제한을 가지지 않는다. 따라서 하지를 이용하는 모든 활동 또는 운동은 상지 절단수술자에게 적합하다.

교육과 상담 (EDUCATION AND COUNSELING)

오랜 기간 지녀온 "사지를 가지고 있는 상상"에서 비롯되는 환상의 고통 또는 불편함의 문제는 의학 전문가들에 의해 부정확하게 보고되어져 왔다. Bowler과 Michael의 연구는 설명할 수 없는 부분의 어떤 고통을 생각하지 못하는 의학 전문가들을 경고하고 있다. 즉, 의학 전문가들은 상상 고통이 아주 드문 현상이고 의족 고통이 상상 고통을 쉽게 모방할 수 있게 한다는 것이다. 그러나 상상 고통은 드문 일이 아니다. 회상을 이용한 연구에서 대부분의 절단 수술자가 절단된 원인이 외상, 수술, 또는 선천적인 사지 결손 때문이었든 간에 이러한 현상으로부터 고통 받는다고 보고했다(24-27). 상상 고통은 절단으로 인한 전체적인 고통의 한 부분이다. 절단 수술자들은 의족과 상상 고통에서 오는 고통 사이의 차이를 알고 있다. 의족에 의한 고통은 일상적으로 모낭 염증, 피부/흉터 또는 의족에 의한 과도한 압력으로 인한 물집 때문에 발생한다. 의족으로 인해 발생하는 고통은 감각 대뇌 반구에 의해 인식되어지는 것이지 절단된 부위나 절단된 정도에 의해 오는 것이 아니다. 게다가 감각 대뇌 반구는 사지의 절단 부위에서 실제적으로 기인하는 상상 고통을 인지한다(29).

절단 수술자의 상상 고통이 알 수 없는 수수께끼로 남아 있지만, 이 현상은 아주 실제적이고 상지보다 하지 절단 수술자에서, 그리고 근위보다 원위 절단에서 더욱 일반적으로 나타난다(24). 절단 수술자들의 상상 감각을 근본적으로 자극하는 것은 동일화된 운동, 의족에 근접하는 물체, 추운 날씨이다(26). 예를 들어, 하지 절단 수술자는 자신이 수행하기 힘든 일(서기, 걷기, 잔디깍기)을 장시간 수행하는 날에 더 많은 상상 고통을 느끼며, 또한 이러한 활동은 강한 상상 고통을 야기하는 것 같다. 그러나 수영, 자전거 에르고미터, 로윙 에르고미터와 같은 자신의 체중의 하중과 관계없는 유산소성 운동은 상상 고통을 야기하거나 강하게 하지 않을 것이다. 그러나 만약 체중에 의존하는 운동 형태(조깅, 빠르게 걷기, 계단오르기 등)가 상상 고통을 증가시킨다면, 그들이 처한 상황에서 체중의 하중과 관계없는 운동 형태로 전환해야 할 것이다. 결국 중요한 것은 절단 수술자의 생활에서 운동을 중단하는 이유가 상상 고통이어서는 안 된다는 것이다.

우울증은 상상 고통과 관련되어져 있다. 따라서 운동의 강한 장애요소로 작용할 수 있다. Lindesay의 연구에서(29) 장기간의 상상 고통을 가진 많은 절단 수술자들은 상상 고통이 가지지 않은 절단 수술자 집단과 비교했을 때 더욱 우울한 상태로 있다는 것을 관찰했다.

또한 피부 물집 또는 모낭 염증은 절단 수술자의 활동 수준에 유의하게 영향을 줄 수 있다. 절단 부위뿐만 아니라 절단 부위에 닿는 의족의 좋은 위생 상태를 유지하는 것은 피부에서 올 수 있는 문제를 예방하는데 도움을 줄 것이다. 의족 양말은 매일 깨끗한 것으로 교환해야 하고, 의족 양말의 적절한 크기와 수량은 피부 염증과 물집을 예방하기 위해 필수적이다. 절단 수술자는 나일론 재질의 사용이 피부와 울/면 의족 양말 사이의 마찰을 효과적으로 감소시킬 수 있다는 것을 알게 되었다. 양말은 항상 습하거나 젖었을 때 바꿔 신어야 한다.

또한 체중 관리는 절단 끝부위와 체중지지 표면에 가해지는 스트레스를 최소화하는데 중요하다.

사례 연구

Jessica C. Roberts

다음의 환자는 인공 의족의 효과와 기능적 평가를 위한 운동 검사에 참여하였다. 이 환자는 골생성 육종을 가진 15세 남자이다. 이 환자는 진단 6개월 전에 왼쪽 팔과 팔꿈치 상위를 절단했다. 이 환자는 최근에 화약요법과 방사선 치료를 받고 있다. 그의 절단부위는 회복중이고 그는 수술이후로 계속적인 상상고통을 받고 있다. 그는 잦은 피로에 불평하고, 식욕이 없으며, 텔레비전을 시청하거나 잠자는데 대부분의 시간을 보내고 있다. 그의 유년기와 사춘기의 대부분은 야구나 농구부에서 활동하였고 그는 수술 전에 고등학교 농구부나 야구부에서 활동하기를 바래왔다.

안정시 자료 (Resting Data)

ECG 검사결과, 72bpm 의 정상적인 심장 박동과 118/76 mm Hg의 혈압을 보였다.

운동반응 (Exercise Response)

이 환자는 수정된 Bruce Protocol(2-min stages)을 수행했고, 실험은 환자가 그만두기를 원하로 시점에서 중지하였다. 피로시점은 9분 13초 후에 종료되었다.

최대 심박추는 160bpm이고, 최대혈압은 150/82 mmHg였다.

해석 (Interpretation)

비록 회전식벨트 위를 달리는 운동실험은 심부전에 효과적이지 않다. 그 환자는 암, 절단부위, 진단치료 후에 눈에 띄는 효과를 경험하고 있다. 그 환자의 몸무게는 10파운드가 줄고, 그의 머리카락은 빠지고 있다. 그는 점점 가족과 친구들을 멀리하게 된다. 그의 당담 의사는 그가 그의 절단 부위에 대한 이차적인 문제를 해결하기 위한 몇몇 정신사회적 문제를 가지고 있다고 판단하였다. 환자는 의족 팔이 잘 맞는 것에 대해 걱정을 했다. 왜냐하면 그는 그의 친구들이 의족장치에 어떻게 반응하는지 걱정되었기 때문이다. 그 환자는 비록 치료를 받아왔지만, 공공장소나 그의 가족이 있는 곳에서 절단부위를 드러내지 않았다. 그는 사람들이 그가 공공장소에 있을 때 자신의 절단된 팔에 모든 사람이 응시하는 것을 느꼈기 때문에 자신을 불구자로 보는 것에 대해 걱정을 드러냈다.

임상적 적용 (Clinical Implications)

환자의 임상적 표시(제시)는 고려되어져야 할 몇몇 중요한 부분을 암시한다. 환자는 힘든 고난과 절단에 대한 이차적인 문제에 봉착하여 임상적으로 우울해질 수 있다. 이러한 문제를 해결하기 위해 소아과 심리학자로 위탁된 사람이 요구된다. 변화된 신체모양을 가긴 환자의 어려움은 인공 다리와 팔의 사용을 거부하는 위험에 직면하게 되는 것이다. 환자의 신체 치료자는 신체 치료 과정 중 그의 의족을 잘 조작하고 능숙하게 해체하는 것으로 그의 변화된 신체모양을 환자 자신이 받아들일 수 있게 도와야 한다. 이러한 권고사항은 환자 자신이 변화된 신체 모습을 받아들이고 보다 외부에 노출됨에 따른 두려움을 줄일 것이다. 또한 치료자는 환자가 근육량, 근력, 그리고 유연성을 유지할 수 있는 트레이닝 스케줄을 관리하여 상체 근력과 관절 가동범위를 유지시키는 교육과정에서 중대한 역할을 할 것이다. 또한 트레이닝 스케줄은 그의 무게 중심을 재설정하도록 하는 균형운동이 포함되어야 한다.

자신의 절단에 대한 환자 자신의 중재는 다른 청소년과 젊은 절단 수술자에게 자신을 소개하는 것으로 쉬워질 수 있다. 지지 집단, 절단 수술자를 위한 특수 스포츠(장애인 올림픽), 절단 수술자가 인생에서 갖게되는 많은 선택사양에 대하여 쓰여진 자료, 시청각 자료 등은 의족 사용에 대한 긍정적인 태도 변화의 토대가 되도록 도울 수 있을 것이다. 이러한 모든 것들은 환자가 그가 격고 있는 상황의 현실적인 평가를 하도록 도울 것이며, 스포츠와 휴가 중 도전적으로 역경을 이겨내는 자신을 발견하게 할 것이다.

참고문헌

1. Kerstein MD, Zimmer H, Dugdale FE. Amputation of the lower extemity: a study of 194 cases. *Arch Phys Med Rehabil* 1974; 55:454–459.
2. Brashear RH, Raney RB. *Handbook of orthopaedic surgery.* St Louis, MO: C.V. Mosby, 1978:296–322.
3. Huang C-T, Jackson JR, Moore NB, et al. Amputation: energy cost of ambulation. *Arch Phys Med Rehabil* 1979;60:18–24.
4. Ganguli W, Datta SR, Chatterjee BB, et al. Performance evaluation of an amputee prosthesis system in below-knee amputees. *Ergonomics* 1973;16:797–810.
5. Pagliarulo MA, Waters R, Hislop HS. Energy cost of walking of below-knee amputees having no vascular disease. *Phys Ther* 1979;59:538–542.
6. Waters RL, Perry J, Antonelli D, et al. Energy cost of walking of amputees: the influence of level of amputation. *J Bone Joint Surg Am* 1976;58:42–52.
7. Macfarlane PA, Nielsen DH, Shurr DG, et al. Perception of walking difficulty by below-knee amputees using a conventional foot versus the flex-foot. *J Prosthet Orthop* 1991;3(31): 114–119.
8. Hrubec Z, Ryder RA. Traumatic limb amputation and subsequent mortality from cardiovascular disease and other causes. *J Chronic Dis* 1978;33:239–250.
9. Rose HC, Schweitzer P, Charoenkul V, et al. Cardiovascular disease risk factors in combat veterans after traumatic leg amputation. *Arch Phys Med Rehabil* 1987;68:20–23.
10. Braune W, Fischer O. *On the center of gravity of the human body.* Berlin, Germany: Springer-Verlag, 1984.
11. Gailey RS, Gailey AM. *Stretching and strengthening for lower extremity amputees.* Miami, FL: Advanced Rehabilitation Therapy, Inc., 1994. (Correspondence: Advanced Rehabilitation Therapy, Inc., 7641 SW 126th Street, Miami, FL

33156.)

12. Gailey RS, Gailey AM. *Balance, agility, coordination and endurance for lower extremity amputees.* Miami, FL: Advanced Rehabilitation Therapy, Inc., 1994.
13. Gailey RS, Gailey AM, Sendelbach SJ. *Home exercise guide for lower extremity amputees.* Miami, FL: Advanced Rehabilitation Therapy, Inc., 1995.
14. American College of Sports Medicine. *ACSM's exercise management for persons with chronic diseases and disabilities.* Champaign, IL: Human Kinetics, 1997.
15. O'Donoghue DH. Treatment of acute ligament injuries of the knee. *Orthop Clin* 1973;4:617–645.
16. Kendall FP, McCreary EK, Provance PG. *Muscles: testing and function.* 4th ed. Baltimore, MD: Williams & Wilkins, 1993.
17. Bowler JH, Michael JW. *Atlas of limb prosthetics: Surgical, prosthetic and rehabilitation principles. American Academy of Orthopaedic Surgeons.* St. Louis, MO: Mosby-Year Book, 1992.
18. American College of Sports Medicine. *ACSM's guidelines for exercise testing and prescription.* 6th ed. Philadelphia: Lippincott Williams & Wilkins, 2000.
19. Bostom AG, Bates E, Mazzeralla N, et al. Ergometer modifications for combined arm-leg use by lower extremity amputees in cardiovascular testing and training. *Arch Phys Med Rehabil* 1987;68:244–247.
20. James U. Effect of physical training in healthy male unilateral above-knee amputees. *Scand J Rehabil Med* 1973;5:88–101.
21. Pitetti KH, Snell PG, Stray-Gunderson J, et al. Aerobic training exercise for individuals who had amputation of the lower limb. *J Bone Joint Surg* 1987;69:914–921.
22. Burgess EM, Rappoport A. *Physical fitness: a guide for individuals with lower limb loss.* Washington, DC: Department of Veterans Affairs. (Correspondence: Editor, Scientific and Technical Publications, Rehabilitation Research and Development Service, 103 S Gay Street, Baltimore, MD 21202-4051.)
23. Kegel B. Physical fitness: sports and recreation for those with lower limb amputation or impairment. *J Rehabil Res Dev Clin Suppl* 1985;(1):1–125.
24. Melzack R. Phantom Limbs. *Sci Am* 1992; April; 120–126.
25. Machin P, de C Williams AC. Stiff upper lip: coping strategies of World War II veterans with phantom limb pain. *Clin J Pain* 1998;14(4):290–294.
26. Wilkins KL, McGrath PJ, Finley GA, et al. Phantom limb sensations and phantom limb pain in child and adolescent amputees. *Pain* 1998;78(1):7–12.
27. Wartan SW, Hamann W, Wedley JR, et al. Phantom pain and sensation among British veterans amputees. *Br J Anaesth* 1997;78(6):652–659.
28. Schmid HJ. Phantom limb after amputation—overview and new knowledge. *Schweiz Rundsch Med Prax* 2000;89(3): 87–94.
29. Lindesay JE. Multiple pain complaints in amputees. *J R Soc Med* 1985;78(6):452–455.

Ⅲ부
신생물, 면역, 그리고 혈액학 상태
(NEOPLASTIC, IMMUNOLOGIC, AND HEMATOLOGIC CONDITIONS)

제15장
신생물 (NEOPLASMS)

병태생리학과 역학 (PATHOPHYSIOLOGY AND EPIDEMIOLOGY)

통제를 벗어나고 덩어리(mass)를 형성하는 세포를 종양(tumor) 또는 신생물(neoplasm)이라고 부른다. 어떤 종양들은 양성(benign)으로 언급되는 그것들이 생겨난 부위에서만 자라고 커진다. 또 다른 종양들은 악성(malignant) 또는 암(cancerous)이라고 부르며, 침입에 대한 잠재성을 가지고 그것들 주변에 있는 정상 조직을 파괴하고 신체 전체로 퍼져 나가게 된다. 암은 단일 질병이 아니라 많은 서로 다른 질병의 집합체라고 할 수 있다. 그러나, 일반적으로 암세포가 공유하게 되는 것은 세포분열(cell division), 프로그램화된 세포사(cell death), 세포 이동(cell mobility)을 조절하는 유전자의 변화이다. 이러한 유전적 변화들은 암의 특징적 형태를 나타낸다. 즉: (a) 비정상세포의 축적, (b) 주변 조직의 침입, (c) 먼 부위로의 전이. 암은 그것들이 발생한 지점에서부터 정상세포의 종류에 따라 몇몇 그룹으로 분류된다. 가장 흔한 암들은 신체의 표면에 있는 상피세포(epithelial cells)로부터 발전된다. 이러한 암들은 암종(carcinoma)이라고 부르며, 전립선암, 유방암, 결장암, 폐암, 경추암 등을 포함한다. 암은 또한 혈액 세포(백혈병), 면역계(림프종), 뼈와 결합조직(육종:sarcoma)로부터 발생할 수 있다.

1990년대부터 대략 1,200만 명의 미국인들이 일부 침습적인 형태의 암으로 진단을 받아왔다(1). 더 나아가, 미국에서 1999년에만 암으로 인한 사망이 563,000건 이상 이였으며, 심장질환 다음으로 두 번째 사망 원인이였다. 미국인들의 일생에 걸쳐, 암으로 발전할 가능성은 대략 41%에 달하고, 암으로 사망할 가능성은 약 25%에 달한다. 전립선, 유방, 결장직장(colorectal), 폐암은 전체 암의 건수와 사망률의 50%이상을 차지한다(표 15.1). 인구통계학적인 면에서 볼 때, 암의 발전 가능성은 연령에 따라 급격하게 증가하며, 주로 고령자에게 영향을 미치는 질병이다(표 15.2).

다행히도, 암에 대한 조기 발견과 향상된 치료가 지난 수십년간 생존율을 증가시켜왔다. 최근 5년간 상대적인 생존율(정상 평균 수명에 조정된)은 암의 종류와 진단된 질병의 정도에 따라 다르지만 약 60%로 평가되고 있다(표 15.3). 증가된 유병율은 생존율의 개선과 결합하여 오늘날 82,000,000명 이상의 미국인들이 암의 경험을 가지고 살아가게 하는 결과를 낳았다(1). 결론적으로, 체력 전문가들은 증가하는 많은 암 생존자(의학적 치료가 끝나고 치료된 것으로 간주되는 환자)들과 적지만 증가하고 있는 추세의 암 환자들(현재 의학적 치료를 받고 있는 환자)에게 서비스를 제공할 기회를 얻을 수 있다.

병인학과 위험인자들 (ETIOLOGY AND RISK FACTORS)

암의 원인과 위험인자들은 다양함에도 불구하고–유전적 특성, 행동, 환경등–생활습관 요인들이 가장 중요한 인자로 나

표 15.1. **새로운 암환자의 사례와 전체 사망건수, 주요 암 부위와 성별 조사 자료**

부위	조사된 새로운 암 건수			조사된 새로운 사망 건수		
	전체	남성	여성	전체	남성	여성
모든 부위	1,221,800	623,800	598,000	563,100	291,100	272,000
전립선	179,300	179,300	-	37,000	37,000	-
유방	176,300	1,300	175,000	43,700	400	43,300
결장직장	129,400	62,400	67,000	56,600	27,800	28,800
폐	171,600	94,000	77,600	158,900	90,900	68,000

기저암과 편평상세포암 그리고 방광을 제외한 상피내암종(in situ carcinomas)은 배제시킨다.
Adapted from Cancer Facts and Figures: 1999. American Cancer Society, 1999.

타났다. 암 예방에 대한 Harvard 보고서에서는(2) 미국에서 암에 의한 사망률의 거의 2/3정도가 담배, 좋지 못한 식습관, 운동부족 등과 관련이 있는 것으로 결론지었다(표 15.4)(2). 더 나아가, 대부분 형태의 암 중 단지 5~10%정도 만이 유전되는 단일 유전자의 손상에 의해서 유발되며, 직업적이고 환경적인 노출에 의한 것도 단지 유사한 정도의 적은 비율인 것으로 나타났다.

암에 대한 위험 요인으로서 신체적 비활동은 수 많은 생물학적인 가능한 기전을 근거로 연구에 대한 관심이 증가되어 왔다(3). 지난 10년 동안 증가한 근거들은 신체활동이 몇몇 암들의 위험요인을 유의하게 감소시킬 수 있다는 것이다. 가장 강력한 증거는 결장암의 연구에서 얻어졌는데, 신체활동을 통해 50%까지 위험율을 감소시킬 수 있는 것으로 나타났다(4). 보다 놀라운 것은 Colditz 등은 주당 3시간씩 걷기를 실시한 미국인들의 결장암이 17%보다 낮은 것으로 나타났다고 보고하였다. 더 나아가, 여기서는 정확한 결론을 내릴 수는 없지만 신체활동은 전립선암(5), 폐암(6, 7), 유방암(8), 여성에게서 에스트로겐-의존성 암(9)등에 대한 예방효과를 가질 수 있다는 것을 제시한 증거들이 존재한다. 다른 암들에 대한 증거는(췌장암, 고환암, 위암 등) 현재 너무 빈약해서 임시적 결론을 내리기 어려운 실정이다.

표 15.2. **특정 연령까지 가장 흔한 침습성(invasive) 암이 발전하는 인구층의 비율**

부위		출생-39	40-59	60-79	출생-사망
모든 부위	남성	1.65	8.25	34.94	44.66
	여성	1.95	9.14	22.33	38.03
전립선암	남성	>0.01	1.83	14.79	17.00
유방암	여성	0.43	4.00	6.88	12.50
결장직장	남성	0.06	0.87	4.05	5.69
	여성	0.05	0.67	3.14	5.62
폐암	남성	0.04	1.34	6.55	8.27
	여성	0.03	0.97	3.95	5.64

기저암과 편평상세포암 그리고 방광을 제외한 상피내암종(in situ carcinomas)은 배제시킨다.
Adapted from Cancer Facts and Figures: 1999. American Cancer Society, 1999.

일차적 예방 지침 (PRIMARY PREVENTION GUIDELINES)

암 사망의 대다수는 생활습관/행동요인에서 기여하는 것으로 믿어지고 있고, 암은 충분히 예방될 수 있는 질환이다. 이러한 사실을 비추어 볼 때, 암 예방을 위한 Harvard Center에서는(2, 10) 7가지 주요 권장사항으로 구성된 암 예방을 위한 지침을 제시하였다: (a) 금연, (b) 건강 식이, (c) 건강한 체중의 유지, (d) 규칙적인 운동, (e) 알콜 섭취의 제한, (f) 안전한 성관계, (g)햇빛 노출의 제한. 각각의 생활습관 변화를 위

표 15.3. **진단시의 단계별 주요 암에 대한 5년간 상대적인 생존율**

부위	모든단계(%)	국부(%)	국소(%)	원위(%)
전립선암	93	100	99	33
유방암	85	97	77	22
결장직장	62	91	66	9
폐암	14	50	20	2

생존율은 정상 평균 수명에 조정된 것이며 1989-1994년까지 진단된 암 환자를 1995년까지 재진한근거로 조사한 것이다. Adapted from Cancer Facts and Figures: 1999. American Cancer Society 1999.

표 15.4. **암의 유발요인이 총 암 사망건수에 기여하는 비율**

위험인자	비율
담배	30%
성인식이(Adult dietary)	30%
좌업생활	5%
직업적 요인	5%
암의 가족력	5%
바이러스/다른 생물학적 병인	5%
출생전후기 요인/성장	5%
생식기 요인	3%
알콜	3%
사회경제학적 상태	3%
환경오염	2%
전리방사선(ionizing radiation)/자외선	2%
약물 처방/의학적 절차	1%
염분/다른 음식 중독/오염물질	1%

Reprinted with permission from Harvard Report on Cancer Prevention. volume I: causes of human cancer. Cancer Causes Control. 1996; 7: S3-S59.

한 특정 지침들은 운동을 포함해서 표 15.5에 제시되어 있다.

일반적인 증상과 징후 (COMMON SIGNS AND SYMPTOMS)

암은 하나의 질환이 아니기 때문에, 암의 일반적인 증상과 징후는 일반적이지는 않으며 오히려 암의 종류에 따라 특수하다. 불행히도, 대부분의 암의 증상과 징후들은 다른 의학적 상태를 가진 질병들과 유사하고 또한 그러한 증상들이 나타난다고 해서 반드시 암이 있다는 것을 의미하지도 않는다. 그럼에도 불구하고, 이러한 증상들이 나타나게 되면, 의사에게 진찰을 받는 것이 중요하다. 표 15.6에는 가장 흔한 암의 부위와 주요 증상과 징후들을 요약하였다.

사전 검사와 진단 (SCREENING AND DIAGNOSIS)

암으로부터 생존율을 높이기 위한 중점은 질병의 조기 발견이다. 사전 검사는 증상이 없는 사람에게서 질병을 확인하는 과정이다. 사전 검사의 주된 이점은 신체적인 증상과 징후가 발전되기 이전에 초기 단계에서 암일 수 있는 비정상 상태를 확인할 수 있다는 것이다. 사전 검사는 유방암, 결장 직장암, 전립선암, 자궁암등을 포함한 가장 흔한 형태의 많은 암들을 알아내는데 유용하다. 불행히도, 현재까지는 폐암에 대한 효과적인 사전 검사는 없다. 일반적인 암과 특히 가장 흔한 암을 위해 권장되는 사전 검사 절차들은 표 15.7에 제시되어 있다.

유방암을 위한 사전 검사는 유방조영술(mammography), 임상 유방 검사(CBE:clinical breat examination), 유방 자가 검사(BSE: breast self examination)를 포함한다. 가장 정확한 검사는 유방조영술이라고 불리우는 특별한 형태의 X-ray 절차이다. 그림 15.1에서는 종양이 있는 사람과 정상인의 유방을 비교한 유방조영 사진을 보여주고 있다. 결장직장암을 위한 사전 검사는 디지털 직장 진찰(digital rectal examination;

표 15.5. **일차 암 예방을 위한 Harvard 암 예방 센터의 권장사항**

위험인자	권장사항
흡연	금연 또는 흡연을 시작하지 말 것.
식이 요인	다양한 식이섭취; 붉은색 고기 섭취는 1주일에 1회 또는 그 이하로 감소; 야채와 과일은 적어도 하루에 5회 이상을 섭취하도록 증가; 붉은 고기, 닭고기 또는 생선은 태워먹지 말 것.
비만	적절한 식이와 운동을 통해 건강 체중을 유지할 것(이상체중의 〈135%)
신체활동	주중 대부분 또는 매일 중정도 강도의 신체활동에 30분 또는 그 이상 참여할 것.
알콜	하루에 한 병 이상의 알콜 섭취를 하지 말 것.
성관계	금욕을 실천하거나 안전한 성관계를 통해 성관계에 의해 전이되는 감염으로부터 자신과 파트너를 보호할 것.
햇빛 노출	태양광선에 노출되는 시간을 제한하고, 보호 방법(모자, 셔츠, 자외선차단제 ≥15SPF 등)을 사용함으로써 지나친 햇빛으로부터 자신을 보호할 것(특히 오전 10시~오후 4시 사이).

Reprinted with permission from Harvard on Cancer Prevention. volume I: causes of human cancer. Cancer Causes Control. 1996; 7: S3-S59 and Harvaed Report on Cancer Prevention. Volume II: Prevention of human cancer. Cancer Causes Control 1997; 8.

표 15.6. **가장 흔한 암들의 증상과 징후들**

암 부위	증상과 징후
유방암	유방 덩어리, 두꺼워짐, 부종, 변형, 또는 압통; 피부 자극 또는 오목형성; 유두통증 또는 후인(내측으로 들어감), 유두통증 또는 후인(내측으로 들어감), 비늘형성, 특이 출혈이나 분비.
결장직장암	직장 출혈, 혈변, 배변습관의 변화(지속적인 변비나 설사), 경련성 또는 지속적 복통, 배변 행위에 의해서도 제거되지 않는 배변행위의 필요성을 느낌, 식욕감퇴, 쇠약과 피로, 황달(피부와 환자위의 누렇고 초록빛으로의 변색)
폐암	지속적인 기침, 수색담(가래나 점액질), 심호흡시 악화되는 흉통, 얕은 호흡, 새로운 천명(wheezing)의 발현, 쉰목소리, 체중감소와 식욕감퇴, 폐렴이나 기관지염의 재발, 원인 모를 발열.
전립선암	약하거나 끊기는 배뇨; 배뇨불능 또는 배뇨를 시작하거나 멈추기 어려움; 특히 야간에 빈번한 배뇨욕구; 혈뇨; 배뇨시 통증이나 타는 느낌; 요부, 골반 또는 대퇴상부의 지속적인 통증; 발기곤란.

Adapted from the American Cancer Society: Hope, Progress, Answer. www.cancer.org

DRE), 대변잠혈 검사(fecal occult blood(stool blood) test), S상 결장경 검사(sigmoidoscopy), 이중 대조 바륨 관장 검사(double contrast barium enema), 결장내시경(colonscopy)을 포함한다. 결장직장암에 대한 가장 정확한 검사는 결장내시경인데, 그것은 유연한 광섬유성 튜브(fiberoptic tube)를 사용하여 직장의 내부 표면과 큰 창자를 보여주는 것을 포함한다. 전립선암을 위한 사전 검사는 디지털 직장 진찰(DRE: digital rectal examination), 전립선-특이 항원(prostate-specific antigen; PSA)검사를 포함한다. PSA는 전립선에서만 생성되는 기질이며 혈액검사를 통해서 측정된다. PSA수치는 4.0ng/mL 미만이 정상으로 간주되며, 4.0~10.0ng/mL 사이는 경계성, 10.0ng/mL을 넘어서면 높은 것으로 전립선암의 가능성을 제시하게 된다. PSA검사는 전립선암에 대해서 DRE보다 더 정확한 검사 방법으로 간주된다.

사전 검사는 단지 암을 제시하는 것 뿐이며, 그것을 진단하지는 않는다. 암의 실질적인 진단은 조직 표본의 분석을 필요로 한다. 현미경학적으로 세포를 검사함으로써 훈련된 병리학자들은 거의 언제나 양성(benign)으로부터 악성(malignant)을 구별해 낼 수 있다. 병리학자들은 종종 분화하는 세포를 찾는데, 그것들은 정상 주변조직에 침입하거나 크고 해체된 핵과 같은 특이적인 세포 형태를 가지게 된다. 더욱 더, 의심스러운 세포는 실제로 분자생물학 기법을 사용해서 암과 관련된 유전적 돌연변이를 확인함으로써 악성이라는 것을 증명할 수 있다.

단계 (STAGING)

초기 진단 후에, 그 질병이 어느 정도 진행되고 있는지를 아는 것이 중요하다(예를 들어, 단계). 암의 단계는 치료의 선택을 결정하고 예후를 평가하는데 필수적이다. 암의 단계는 환자의 병력, 신체검진, 실험실 검사, 진단영상(흉부 방사선, 컴퓨터 단층촬영, 자기공명영상법)등을 통해서 결정된다. 현재 종양을 분류하기 위해서 사용되고 있는 수 많은 다양한 단계 체계가 있지만, 가장 흔한 것은 종양(Tumor: T), 결절(Node : N), 전이(Metastasis:M) 체계이다(11). TNM 시스템 단계에서 암은 주로 종양(T)의 크기, 국소적 림프결절의 포함여부(N), 원위부로의 전이(M)의 존재 유무를 근거로 한다. 일단 T, N, M이 결정되면 I~IV단계 사이에서 배정된다. 일반적으로, 국소적으로 제한된 암은 I, II단계, 국부로 진행된 암은 III단계, 명백하게 원위부로 전이된 암은 IV단계에 해당한다.

의학적 그리고 수술적 치료 (MEDICAL AND SURGICAL TREATMENT)

암의 치료는 암으로부터의 회복과 치료가 불가능 하다면 생명의 연장이나 삶의 질 향상(예를 들어, 증상 제거)을 위해 사용될 수 있다. 세 가지 주요 암 치료 방법은 수술, 방사선 치료, 전신 치료(systemic therapy)이다. 수술은 가장 오래되고 암 치료에서 대부분 빈번하게 사용되는 방법이며 대부분의 국부적인 상피내암종(carcinomas)과 육종(sarcomas)을 치료하

표 15.7. **증상이 없는 사람들의 조기 암 발견을 위한 미국 암 협회의 권장 사항**

부위	권장사항
일반적	암관 관련된 정기 검사는 20~40세 연령 사람들에게 3년마다 한번씩 그리고 40세 이상의 사람들에게는 매년 받아 보도록 권장된다. 이러한 검사는 그 사람의 연령에 따른 건강상담이 포함되어야 하며, 일부 악성이 아닌 질병을 포함한 갑상선암, 구강암, 피부암, 림프종, 고환암, 난소암등을 위한 검사가 포함될 수 있다.
유방암	40세 이상의 여성들은 매년 유방 조영술을 해야 하고, 건강 관리 전문가에 의해 매년 임상 유방 검진(Clinical Breast Exam; CBE)이 수행되어야 하며, 매달 자가 유방 검진을 수행해야 한다. CBE는 계획된 유방 조영술과 근접하게 수행되어야 한다. 20~39세 사이의 여성은 건강 관리 전문가에 의해 3년마다 임상 유방 검진을 받아야 하며 매달 유방 자가 검진을 수행해야 한다.
결장직장	50세 이상의 남녀는 의사에게 다음의 둘 중 한 가지에 대한 상담을 받아야 한다. 1)5년마다 S상 결장경 검사(sigmoidoscopy)와 디지털 직장 검사(digital rectal exam; DRE)와 병행해서 매년 대변잠혈검사(fecal occult blood(stool blood) test)를 받거나, 2)전체 결장 검사(total colon exam)와 병행해서 10년 마다 DRE와 함께 결장내시경(colonscopy)을 하거나 5~10년마다 DRE와 함께 이중 대조 바륨 관장 검사(double contrast barium enema)를 실시한다. 다음의 결장직장암의 위험 인자들이 있는 사람은 결장직장암 사전검사를 더 일찍 시작하거나 더 자주 시행해야 한다: 결장직장암이나 선종성용종(adenomatous polyps)에 대한 개인력, 결작직장암이나 용종의 가족력(60세 미만의 1촌 직계가족에서의 암이나 용종 또는 어떠한 연령에서든지 두명의 1촌 직계가족에서의 암이나 용종), 만성 염증성 장질환의 개인력이나 유전성 결장직장암 증후군이 있는 가족.
전립선	매년 전립선의 DRE와 매년 전립선-특이 항원(PSA) 혈액 검사가 50세 이상의 남성, 적어도 10년의 수명을 가진 남성, 높은 위험(1촌 직계 가족에게서 두가지 이상 영향을 받거나 흑인계 미국인일 경우)에 있는 젊은 남성들에게 권장된다.
자궁암	자궁경부: 성관계를 갖는 모든 여성이나 18세 이상 여성들은 매년 팝도말 검사(pap test)와 골반 검진을 받아야 한다. 세 번 이상 지속적으로 정상소견을 보인 후에 팝도말 검사는 보다 적은 빈도로 수행될 수 있다. 주치의와 상의하도록 하라. 자궁내막: 자궁암에 대한 위험이 높은 여성들은 폐경이 시작될 때 자궁내막의 조직 샘플을 검사해야 한다.

Adapted from the American Cancer Society: Hope, Progress, Answer. www.cancer.org.

기 위해 선택된다. 암 수술은 근치수술(radical)이나 보존적인 수술(conservative)로 분류될 수 있다. 근치적 절제방법은 1회성 수술로 크고 현미경학적 종양 모두를 포함하여 치료할 시도를 할 수 있으며 치료적 목적으로 수행될 수 있다. 이러한 수술은 흔히 종양의 적출과 단일 견본으로써 국부적인 림프 결절의 배출을 포함한다. 보존적인 수술(conservative)은 대개 제거될 조직의 양을 최소화하고 기관의 기능을 보존하기 위해 수행된다. 일반적으로, 보존적인 수술은 남은 암세포를 근절하기 위해 방사선 치료와/ 또는 체계성 치료 등의 추가적인 비수술적 치료를 요구한다. 일부 흔한 암의 수술과 그 결과들이 표 15.8에 설명되어 있다.

방사선 치료는 전리방사선을 사용하여 암을 치료한다. 그것은 국부-국소(local-regional)치료로 간주되며, 인접한 방사선-민감 조직은 보호하면서 종양이 있는 부위에 방사선 치료를 하는 것을 목표로 한다. 몇 가지 형태의 방사선이 임상에서 사용되지만, 방사선 치료의 대부분은 선형 가속기(linear accelerators)에 의해서 생성되는 외부 고에너지 광양자 빔이거나 코발트60의 붕괴로부터 얻어지는 것이다(그림 15.2). 이러한 광양자는 조직을 통과하며 DNA에 손상을 입히는 전리된(전기적으로 충전된) 미립자를 생성한다. 이러한 DNA 손상은 대개 세포 복제를 억제하며 종종 세포사를 일으킨다. 방사선 치료는 정상 세포에는 과도한 손상을 주지 않고 암세포를 죽이기 위해서 장기간에 걸쳐 적은 양의 방사선 조사량을 반복적으로 주는 것이다. 예를 들어, 총 60 그레이(Gy)의 용량은 유방암 환자의 치료시에 6주 동안 매 주중 2Gy씩 나누어 쏘이게 된다. 전 과정의 외부적 빔 방사선치료는 8주 동안 매 주중 낮은 비율로 쏘이는 방법(치료효과가 있는 정도)에서부터 단일의 고용량 치료까지(통증성 골 전이가 있는 환자를 완화시키기 위

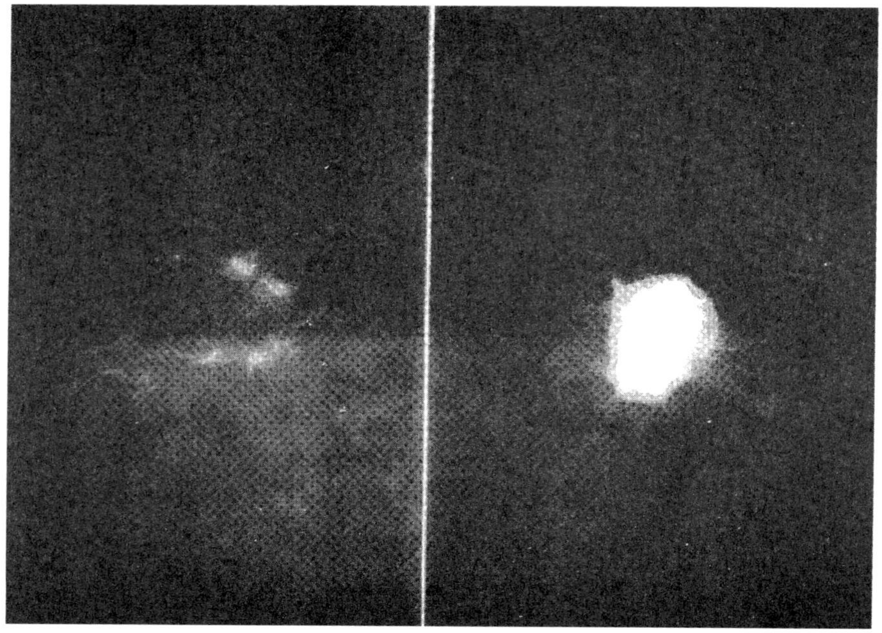

그림 15.1 적은 양의 방사선을 사용한 정상 유방 조직(좌)과 2cm의 유방 상피내암(우)을 나타내는 유방의 방사선 사진

함) 있다. 일반적으로 악성 세포가 정상 세포보다 방사능에 민감함에도 불구하고, 정상세포의 독성이 일어나고, 그것은 전적으로 신체의 어느 부위가 방사선 치료를 받았는지에 달려있다(표 15.9).

종종 암 세포는 주요 부위와 국소적인 림프절 이외로 전이되기 때문에, 전신 치료나 화학요법(약물)들이 많은 진행된 단일 종양을 위해 처방된다. 더 나아가, 전신 치료는 암 세포가 단지 드믈게 국소적으로 한정된 백혈병과 림프종에 대한 주요 치료방법이다. 암의 화학요법은 정상 세포와 악성 세포 사이에서 악성 세포를 선별하여 죽이기 위한 생물학적 차이를 이용한다. 현재 사용되고 있는 대부분의 화학요법 약물들은 세포를 증식하는데 독성이 있는 것으로 선택된다(표 15.10). 그러나, 더 새로운 항암약물이 종양을 제거하는 능력을 발달할수록 종양은 더 천천히 자란다. 더욱 더, 항암약물은 세포자멸사(apoptosis)-계획된 세포사-를 유발하고, 그러한 암 세포는 정상 조직보다 이러한 유발요인에 더 민감하게 반응할 것이라는 것을 알려준다.

일반적으로, 치료용 화학요법은 몇몇 화학요법 약물의 혼합을 필요로 하는데, 3~6개월간 2~4주 간격을 두고 반복되는 과정이나 주기로 이루어진다. 일상적으로 화학요법에 의해서 치료되는 성인 암은 급성백혈병, 호지킨병(Hodgkin' s disease), 일부 림프종, 고환암 등을 포함한다. 처치의 목표가 치료이기 때문에, 대부분의 환자들은 체계적 처치의 여러 가지 부작용을 기꺼이 받아들인다(표 15.10을 보라). 만일 이러한 특정 암이 표준 화학요법이후에 재발한다면, 고용량 화학요법의 처치(혈액 형성계를 복구하기 위한 골수나 줄기세포 이식이 필요)가 장기간의 생존을 제공할 수 있다.

남성에서는 암의 약 20%, 여성에서는 40%가 호르몬 민감기관-전립선, 유방, 자궁-에서 발생한다. 인체의 호르몬 환경은 고정된 암(established cancers)의 성장을 직접적으로 자극할 수 있다. 고정된 전립선암, 유방암, 자궁암으로부터 그들의 지지 호르몬을 차단하는 것은 그들의 성장을 멈추도록 할 뿐만 아니라 실질적으로 종양의 퇴행을 일으킬 수도 있다. 예를 들어, 항에스트로겐으로 처치된 전이성 유방암 환자가 전이 부위가 부분적 또는 완전 소멸 될 수 있다. 이와 유사하게, 진행성 전립선 암이 있는 환자가 테스토스테론의 결핍을 통해 실질적인 이득을 이끌어내었다. 난자나 고환의 수술적 제거가 각각 에스트로겐이나 테스토스테론의 고갈을 가져올 수 있음에도 불구하고 황체 형성 호르몬 분비 호르몬(Luteinizing hormone releasing hormone; LHRH) 길항제의 처치가 또한 수술의 필요 없이 생식 호르몬의 형성을 중단시킬 수 있다.

글루코코티코이드(Glucocorticoid) 약물들은 일부 백혈병과 림프종 세포들에 세포독성이 있으며 이러한 암들을 위해 고용량이 사용된다. 덧붙여, 글루코코티코이드(Glucocorticoid)는 흔히 화학요법 유발성 오심을 예방하고 치료하며, 암 관련 통증과 식욕부진을 감소시키고, 화학요법 약물로부터의 알러지 반응을 치료하고 예방하기 위해 주어진다. 불행히도, 이러한 약물들의 사용은 근육손실, 근위부 근육 약화, 몸통과 안면의 지방 축적, 골다공증, 감염에 대한 민감성 증가 등을 유발하게 된다.

더욱이, 주요암 처치 방법의 혼합(수술, 방사선치료, 전신 치료)은 암을 치료하는 데에 사용된다. 혼합된 처치 방법의 주요 장점은 다음을 포함한다: (a) 국소국부적 치료에 의해 놓친 질병은 전신 치료에 의해 치료될 수 있다, (b) 방사선 치료나 전신 치료에 의한 종양 형성물의 위축은 보존적 수술을 가능하게 하고 그로 인해 기관의 기능을 보존시킬 수 있으며, (c) 종양은 혼합 치료에 보다 급격한 반응을 보일 수 있다. 혼합된 치료 방법은 현재 고위험군이나 국부적으로 진행된 단일 종양들 –유방암, 폐암, 결장암, 직장암, 경부암, 난소암, 전립선암, 식도암종, 뿐만 아니라 많은 육종–을 위한 표준 치료가 되었다. 호지킨병과 공격성 림프종은 흔히 혼합된 화학요법과 방사선 요법으로 치료된다.

삶의 질에 대한 암 경험의 영향 (EFFECT OF THE CANCER EXPERIENCE ON QUALITY OF LIFE)

놀랄 것 없이, 암과 그 치료는 종종 삶의 질(quality of lift; QOL)을 심각하게 떨어드린다. 암의 경험으로인한 보다 흔한 심리적이고 감정적인 부작용은 우울증, 불안, 스트레스, 신체

표 15.8. **흔한 암 수술과 휴유증**

수술	설명	휴유증	형태
폐엽절제술 (Pulmonary lobectomy)	한쪽 폐에서 하나의 엽을 제거	폐기능의 용적과 기능의 감소, 호흡곤란, 디컨디셔닝	보존적 방법
허파절제술 (pneumonectomy)	한쪽 폐 전체 제거	폐기능의 용적과 기능의 감소, 호흡곤란, 디컨디셔닝	근치
근치목수술 (radical neck dissection)	경부 림프관 제거	목의 관절가동범위와 근력감소, 종종 CN XI 마비	근치
유방절제술과 액와결절절제술 (Mastectomy and axillary node dissection)	유방 전체와 배출림프관제거	흉벽통증, 팔의 관절가동범위 감소, 종종 팔의 림프부종	근치
종괴절제술과 액와결절절세술 (Lumpectomy and axillary node dissection)	유방종양과 남아 있는 유방의 여분을 제거	팔의 관절가동범위 감소, 종종 팔의 림프부종	보존적 방법
근치적 전립선 절제술 (Radical prostatectomy)	전립선, 정낭, 정관 혈관 팽대부 제거	요실금, 발기 기능장애가 일반적임, 디컨디셔닝	근치
복박 절제술 (Abdominoperineal resection)	직장과 유출 림프관 제거	환자들은 종종 절개술(ostomy)을 필요로 할 수도 있으며, 디컨디셔닝	근치
결장반절제술 (Hemicolectomy)	관련 결장과 유출 림프관 제거	환자들은 종종 절개술(ostomy)을 필요로 할 수도 있으며, 디컨디셔닝, 설사	근치
사지절단(Limb amputation)	정상조직 가장자리의 종양 제거	종종 만성 통증 증후군, 디컨디셔닝	근치
사지 보존 수술 (Limb-sparing surgery)	종양과 사지원위부의 재부착점 제거	수술 후에 그 부위를 덮는 것은 관절 가동범위를 감소시키고 근위축, 종종 만성 통증 증후군, 디컨디셔닝을 가져온다.	보존적 방법

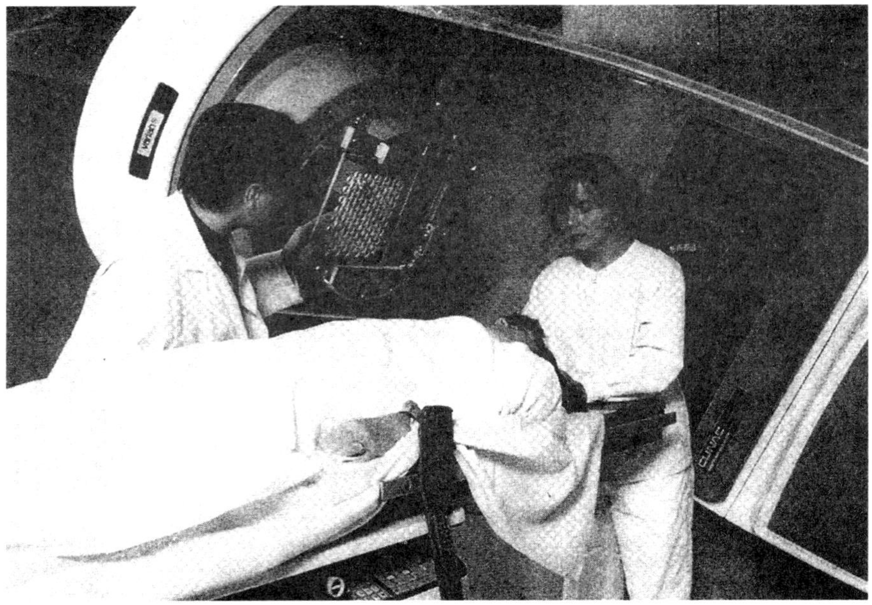

그림 15.2 방사선사가 방사선 치료를 받기 전에 선상 가속기 테이블에 환자를 위치시키는 모습

이미지에 대한 우려, 자존심의 저하, 통제 감각의 상실 등을 포함한다(12-14). 암의 경험에 의한 신체적 기능적 영향은 무력증(asthenia), 운동실조(ataxia), 종말증(cachexia), 심혈관계와 폐기능의 감소, 근육 약화와 위축, 체중 변화, 수면장애, 피로, 오심, 구토, 통증 등을 포함할 수 있다(15-19). 부작용은 치료 중에 가장 심한 경향이 있으나, 치료와 관련된 증상들은 몇 개월 또는 치료 후 몇 년까지도 지속될 수 있다(14).

암 진단 이후에 운동의 이점 (BENEFITS OF PHYSICAL EXERCISE FOLLOWING CANCER DIAGNOSIS)

현재, 암 환자들이 그들의 질병에 대처하도록 하기 위해 유용한 많은 삶의 질(QOL) 중재전략이 있는데, 그것은 인지-행동 치료(cognitive-behavioral therapy), 정보와 교육 전략, 개별 그리고 그룹 심리치료, 다른 대체 치료 등을 포함한다(20-21). 중요하게도, 이러한 중재전략들은 대부분 심리학적인 성향을 가지며, 암 환자들이 처하게 된 신체적이고 기능적인 문제들에 역점을 둔 것 같지는 않다(22). 신체 운동은 건강한 노인들과 다른 만성 질환을 가진 노인들(23)에게 있어서 신체적, 기능적, 사회심리적 안녕감 등과 연관이 있다는 것이 잘 보고되고 있다(24). 그러나, 최근까지 신체 운동은 암환자들이나 생존자들을 위해 중요하고 또는 적절한 삶의 질의 중재전략이라고 간주되지 않았었다.

임상적인 관점에서, 암 환자들에게 운동을 처방하는 것으로부터 일어나는 주된 우려는 다음을 포함한다: (a) 격렬한 운

표 15.9. **방사선 치료의 흔한 부작용**

방사선 치료 부위	흔한 암	흔한 부작용
피부	모든 암	발적, 통증, 수포, 탄력감소
뇌	뇌종양과 전이	오심과 구토, 피로
인두	상기도암	입 궤양
타액선	상기도암	구강건조증
흉곽	유방암, 폐암, 림프종	어느 정도 비가역적인 폐 섬유증; 심장은 방사선을 받게 된다면 심낭 염증성 섬유증, 조기 죽상동맥경화, 심근증이 유발될 수 있다;
복부	췌장암, 위암, 림프종	구토 그리고/또는 설사
골반	전립선암, 자궁경부암	설사, 골반통, 방광반흔형성, 종종 요실금과 성기능장애
관절	육종, 골 전이	결합조직과 관절낭 섬유증; 관절가동범위를 감소시킬 수 있음

표 15.10. **암에 대한 체계적 치료의 분류와 흔한 부작용**

분류	예	흔한 부작용
항대사물질 화학요법 (정맥내)	Methotrexate, fluorouracil, gemcitabine	피로,식욕부진, 오심, 빈혈, 호중성백혈구감소증, 저혈소판증
항투불린 화학요법 (정맥내)	taxol, taxotere, vinorelbine, vincristine	피로, 근통증, 감각과 운동 말초 신경병증, 운동실조, 빈혈, 호중성백혈구감소증, 저혈소판증
알킬화학물 화학요법	Cyclophosphamide, chlorambucil	피로, 식욕부진, 오심, 빈혈, 호중성백혈구감소증,저혈소판증
안트라사이클린 화학요법 (정맥내)	Doxorubicin (Adriamycin), mitoxantrone	피로, 심독성(cardiotoxicity)(〈5% 의 환자에서 심부전), 오심, 구토, 빈혈, 호중성백혈구감소증, 저혈소판증
백금 염 화학요법 (정맥내)	Cisplatin, carboplatin	피로, 오심, 감각과 운동 말초 신경병증, 빈혈, 호중성 백혈구감소증, 저혈소판증
골수/줄기세포 이식과 함께 고용량 화학요법	최대로 견딜 수 있는 용량의 화학요법약물 2-4가지의 혼합	근량의 손실, 디컨디셔닝, 오심, 구토, 신경병증, 빈혈, 호중성백혈구감소증, 저혈소판증, 감염
글루코코티코이드 호르몬 화학요법(경구)	Dexamethasone (Decadron), prednisone	지방 재분배(동체와 안면 비만); 근위부 근육 약화, 골다공증, 부종, 감염
항에스트로겐 호르몬 요법(경구)	Tamoxifen	체중증가, 피로, 화끈거림
항안드로겐 호르몬 요법 (경구)	Flutamide	체중증가, 피로, 근량 손실, 화끈거림, 골다공증
황체형성 호르몬 분비 호르몬 길항제(피하주입)	Goserelin, buserelin	체중증가, 피로, 화끈거림, 골다공증

동의 잠재적인 면역억제효과, (b) 약화된 뼈 보존능력으로부터 발생하는 병태학적인 뼈 골절의 증가, (c) 화학요법과/또는 방사선치료로 부터의 심장독성작용의 악화 가능성, (d) 심각한 통증, 오심, 피로 등이 신체활동에 의해 증가될 수 있음, (e)암 환자들이 그들의 약해진 신체 컨디션에 주어진 신체 운동을 견딜 수 있는 능력이 없고/또는 의지가 없음. 그러나, 최근의 연구에서는 이러한 많은 오해들과 조기 두려움이 암 진단 후에 삶의 질(QOL)의 중재전략으로써 운동의 안정성, 효과, 가능성 등으로 사라지기 시작하였다.

최근의 재조사에서는 신체운동과 암의 진단 후 삶의 질(QOL)과의 관계를 조사한 36개의 연구를 확인하였다(22, 25). 이들 연구들은 광범위한 삶의 질(QOL) 결과(심혈관과 근체력, 자기개념, 감정상태, 피로도 등)들에 대해서 운동이 이로운 효과가 있다는 것을 일관되게 증명하였는데, 그것은 운동처방(형태, 시간, 빈도, 강도), 암의 부위, 암의 치료, 치료 중이거나 치료 후의 중재방법의 시기 등과 관계없이 같은 결과를 나타내었다. 이러한 연구들이 제한점이 없는 것은 아니지만(22), 그리고 중요한 질문들이 많이 남아있지만, 추가적인 연구들에서 보여준 결과는 신체운동이 대부분의 암 환자와 생존자들을 위해 안전하고, 효과적이며, 삶의 질(QOL)로의 가능성이 있는 중재전략이라는 기본적인 결과를 뒤집는 것 같지는 않다. 진단 후의 운동이 종양의 성장, 질병의 진행, 재발과/또는 생존 등에 영향을 미칠 수 있는지에 관한 논쟁점은 여전히 질문으로 남아있다. 결론적으로, 체력전문가들은 암 진단 이후에 암과의 싸움과 생존율의 개선을 위해서가 아니라 그들의 삶의 질(QOL)의 이점을 위해 운동을 장려해야 한다. 표 15.11에서는 암 환자와 생존자들이 규칙적인 운동프로그램으로부터 합리적으로 기대할 수 있는 몇몇 이점들에 대해서 제시하고 있다.

암 진단 후의 운동검사에 대한 특별한 주의사항과 고려사항 (SPECIAL PRECAUTIONS AND CONSIDERATIONS FOR EXERCISE TESTING FOLLOWING CANCER DIAGNOSIS)

암 진단 후의 운동 검사는 (a) 질병과 그 치료가 미치는 기능적 영향을 정량화 하고, (b) 운동을 못하게 할 수도 있는(심

표 15.11. **암 진단후의 운동에 대한 잠재적 이점**

심리적인 측면	생리적인 측면
불안 감소	기능적 능력의 향상
우울증 덜함	근력의 증가
활력 증가	유연성의 향상
신체 적성의 향상 (physical competence)	더 나은 체구성/체중 조절
자기 개념/자부심 향상	호중성백혈구감소증(neutropenia)과 저혈소판증(thrombocytopenia) 기간의 단축
보다 큰 통제력	더 높은 헤모글로빈 수준
더 나은 일반적인 삶의 질	자연 살해 세포 활성의 증가
삶에 대한 더 높은 만족감	피로 감소
	오심과 구토 감소
	더 큰 통증 조절능력
	설사 감소

혈관 질환) 공존이환 상태를 확인하며, (c) 환자를 암과 그 치료로부터 회복시키는 대처전략으로 환자를 돕기 위한 적절한 운동처방을 발전시키고, (d)처방된 운동 프로그램의 기능적인 이점을 판단하기 위해 사용될 수 있다. 놀랄 것 없이, 암환자와 생존자에서의 운동검사는 건강하고, 증상이 없는 중년과 노년의 성인들을 위해 권장되는 사항에 덧붙여(23, 26), 특별한 주의사항과 고려사항을 필요로 한다(표 15.12). 이러한 특별한 주의사항들은 개별적 또는 혼합된 치료 중이나 후에 암 환자에 의해서 경험한 심각한 이환율에서부터 유발된 것이다.

운동검사 전에, 암 환자와 생존자는 제기될 수 있는 기타 운동과 의학적 병력질문지(수정된 PAR-Q)에 덧붙여, 암 병력 질문지를 작성해야 한다. 암 병력 질문지는 중요한 진단과 진단에서부터의 시간, 질병의 형태와 단계, 수술과 보조 치료의 형태, 알려졌거나 의심되는 치료의 부작용(운동실조, 심근염, 폐합병증, 정형외과적 상태) 등과 같은 다양한 치료에 대한 정보를 평가해야 한다. 환자의 종양학팀은 완전하고 정확한 정보를 제공하기 위해 의뢰될 필요가 있다. 그림 15.3에 암 병력 질문지의 표본이 제시되어 있다.

암과 그 치료는 암 환자의 신체 기능의(심폐지구력, 근력과 근지구력, 유연성, 인체계측과 신체구성, 보행과 균형) 모든 측면에 영향을 미치기 때문에, 그러한 모든 변인들을 평가하는 포괄적인 체력 검사가 정당화된다. 원칙적으로, 운동 검사는 환자에게 적어도 운동 중 경험하게 될 수준의 자극을 주어야 하는데 경험하게 될 수 있는 증상들이 운동 검사라기 보다 통제된 환경 내에서 확인되어야 하기 때문이다. 더 나아가, 심폐기능에 대한 더 나은 진단적 정보를 제공하고 운동처방을

표 15.12. **암환자/생존자의 운동검사시 특별한 주의사항/고려사항**

합병증	주의사항
전혈구계산(CBC)	
헤모글로빈 수준 〈 8.0 g/dL	심하게 산소의 수송을 필요로 하는 검사를 피할 것(최대 유산소성 검사)
절대 호중구 계산 ≤ 0.5×10⁹/L	장비가 적절하게 멸균되었는지 확인하고 최대 검사를 피할 것
혈소판 계산 〈 50×10⁹/L	출혈의 위험을 증가시킬 수 있는 검사를 피할 것(고충격 운동)
체열 〉 38℃	체계성 감염을 나타낼 수 있으며, 관찰되어야 함. 운동 검사를 피할 것.
운동실조/현기증/말초/감각 신경장애	심하게 균형감각과 협응력을 필요로 하는 검사를 피할 것(트레드밀, 프리웨이트)
심각한 악액질(cachexia) (질병 이전 체중의 35% 이상 감소)	근량의 감소는 악액질의 정도에 따라 대개 운동을 저강도로 제한함. 운동 검사를 모두 금할 것
입의 통증/궤양	유산소성 검사를 위한 마우스피스를 피할 것. 안면 마스크 사용
호흡곤란	최대 검사를 피할 것
골 통증	골절의 위험을 증가시키는 검사를 피할 것(트레드밀과 1RM과 같은 고충격/스트레스 검사)
심한 오심	최대 검사를 피할 것
극도의 피로/근약화	파워 산출이 약한 검사로 시작, 부하의 증가가 작은 것을 사용, 최대 검사를 피할 것
수술 상처/압통	수술 부위에 압력/외상을 피하는 검사를 선택
기능적 상태의 저하	Karnofsky Performance Status(KPS) 점수 ≤60%라면 모든 운동 검사를 피할 것

Modified from Courneya KS, Mackey JR, Jones LW. Coping with the cancer experience: can physical exercise help? Physician Sports Med In press, 2001.

1. 암의 진단 날짜(일/월/년도) : ________________

2. 암의 형태(유방암, 결장암등) : ________________

3. 진단시 암의 단계(I, II, III, IV) : ________________

4. 치료에 수술이 포함되었거나 포함될 예정입니까(표시 하시오)? 예, 아니오
만일 예라고 대답하였다면
(a)수술의 형태 ________________
(b)수술 날짜(일/월/년도) ________________
(c)수술에 의해 부과되는 제한점 ________________

5. 방사선 치료가 포함되었거나 포함될 예정입니까(표시 하시오)? 예, 아니오
만일 예라고 대답하였다면
(a)시작과 종료일(일/월/년도) : ________________
(b)치료 계획 : ________________
(c)방사선을 쐬인 신체 부위 : ________________
(d)급성/만성 부작용 : ________________

6. 치료에 약물이 포함되었거나 포함될 예정입니까(표시 하시오)? 예, 아니오
만일 예라고 대답하였다면
(a)시작과 종료일(일/월/년도) : ________________
(b)치료 계획 ________________
(c)약물의 분류/형태 ________________
(d)급성/만성 부작용 ________________

암의 진단이나 치료에 대해 그 밖에 누락된 것이 있습니까? 있다면 추가로 기록해 주십시오.

그림 15.3 암 병력 질문지 표본

위한 보다 정확하고 신뢰할만한 기준을 안전하게 제공할만한 정도로 최대 능력에 근접한 자극을 환자에게 주는 것이 바람직하다. 표 15.12에 제시되어 있는 특별한 주의사항과 고려사항에도 불구하고, 대부분의 건강한 암 생존자들과 예후가 좋은 초기 단계의 암 환자들은 안전하게 증상-제한 최대검사(symptom-limited maximal testing)를 수행할 수 있다.

어떠한 운동 검사를 사용할지에 관한 결정은 불행히도, 종류가 너무 많고 개별적 상황을 고려해야하는 암과 그 치료에 의해서 부과된 특정 제한사항에 달려있다. 어떠한 간단한 예가 일반적인 의견을 제공할 수도 있다. 한 예로, 최근에 직장암이나 전립선암 수술을 받은 환자는 자전거 에르고미터 검사와는 반대로 기능적 능력을 평가하기 위해 트레드밀 검사를 수행할 수도 있다. 유사하게, 수술이나 방사선 치료 후 상지의 관절가동범위에 특정 제한이 있는 암 환자들은(예를 들어, 유방, 뇌, 목) 상체 동작과 관련된 검사(예를 들어, 암 에르고미터 검사, 벤치 프레스)를 수행할 수 없을 것이다. 더 나아가, 협응력이나 균형감각(예를 들어, 운동실조)에 영향을 미치는 신경계통에 합병증이 있는 환자들은 안정성이 떨어지는 검사(예를 들어, 트레드밀검사나 스텝 검사)와 반대로 안정성 있는 검사(예를 들어, 자전거 에르고미터)를 필요로 할 것이다. 마지막으로, 몇몇 암 환자들은 화학요법(chemotherapy)과 방사선 치료 중 어느 시기 동안 심한 아픔과 피로를 경험할 것이며, 최대 검사를 견디지 못할 수도 있다. 결론적으로, 초기 파워산출량이 더 낮고 부하의 증가가 더 적은 최대하검사가 사용되어야 한다.

암 진단 후의 운동처방에 대한 특별한 주의사항과 고려사항 (SPECIAL PRECAUTIONS AND CONSIDERATIONS FOR PRESCRIBING EXERCISE FOLLOWING CANCER DIAGNOSIS)

오늘날, 암 진단 후의 운동에 대한 36개의 연구 중 26개에서 처방된 중재방법을 사용하였다. 불행히도, 26개의 연구 모두 "운동을 하지 않는" 상태에 대한 단일 운동처방과 비교하였

표 15.13. **건강한 암 생존자와 초기 단계의 암환자들을 위한 일반적인 유산소 운동 권장 사항**

변인	지침/의견
형태	대근육군을 포함하는 대근육 운동이 적절하나 걷기와 자전거타기가 특히 권장된다. 요점은 수술, 화학요법, 방사선 치료로부터의 급성/만성 치료 효과를 기반으로 운동의 형태를 수정하는 것이다.
빈도	적어도 주당 3~5회를 권장하나, 디컨디션된 암 환자를 위해서는 저강도/단시간 운동을 매일 수행하는 것이 최적일 수 있다.
강도	현재의 체력 수준과 치료에 의한 부작용의 정도에 따라 중강도 권장. 지침은 최대산 소섭취랑($\dot{V}O_{2max}$)나 여유심박수($HR_{reserve}$)의 50-75%, 최대심박수(HR_{max})의 60-80%, 또는 자각인지도 11-14에 해당하는 것을 포함한다. 최대심박수(HR_{max})가 측정되기 보다 추정되었다면 여유심박수($HR_{reserve}$)는 오히려 좋은 지침이 된다.
시간	적어도 20-30분 지속되는 운동을 권장하나, 이러한 목표는 디컨디션된 환자나 심각한 치료부작용을 경험한 환자를 위해서는 여러차례의 짧은 운동 시간(5-10분)과 휴식시간이 교대로 일어나는 간헐적인 방법을 통해 성취될 수 있다.
진행	초기 진행은 빈도와 시간으로 증가되어야 하며, 단지 이러한 목표가 부합되었을 때 강도가 증가되어야 한다. 진행은 디컨디션된 환자나 심각한 치료의 부작용을 경험한 환자를 위해서는 보다 느리고 점진적으로 이루어져야 한다.

$HR_{reserve}$ = [최대심박수(HR_{max})-선자세에서의 안정시 심박수(HR_{rest})]. $HR_{reserve}$ × 0.60~0.80 + HR_{rest}. HR_{max}는 220-나이를 통해 예측될 수 있다.
Reprinted with permission from Courneya KS, Mackey JR, Jones LW. Coping with the cancer experience: can physical exercise help? Physician Sports Med In press, 2001.

으며, 따라서, 이러한 환자들을 위한 최적의 형태, 빈도, 시간, 강도, 운동의 진행에 대한 직접적인 증거는 없다. 더욱이, 모든 연구들이 암 생존자나 초기 단계의 암 환자, 예후가 좋은 환자들에게 초점을 맞추었다. 지금까지 광범위한 질환(extensive disease)이 있거나 암을 경감시키는 치료(pailliative care)를 받는 (치료적 처치는 중단된 상태) 암 환자들이 포함된 연구는 없다. 분명하게, 암 생존자와 질병 궤도에서 다양한 단계에 있는 환자들을 위한 최적의 운동처방을 결정하는 것은 미래의 연구를 위한 중요한 방향이 될 것이다. 그럼에도 불구하고, 몇몇 일반적인 지침들이 운동과 암 문헌(27-30)에서, 뿐만 아니라 건강한 성인들을 위한 운동 문헌(23)과 다른 만성 질환을 가진 성인들을 위한 문헌(24)에서 얻어질 수 있다. 이러한 지침들에 대한 일반적인 요약이 표 15.13에 제시되어 있다.

운동의 형태 또는 유형에 관해서 대다수의 연구들에서는 암 환자와 생존자들을 위해 걷기와 자전거 에르고미터를 처방하였다. 걷기는 가정-기반 프로그램으로 처방되어 왔으며, 암 환자들에게 선호되고 가장 일반적인 운동이다. 걷기 처방은 이렇게 자연스러운 처방에 대한 이점을 가지고 있으며 또한 매일 일상생활의 활동을 위한 직접적인 관련이 있다. 자전거 에르고미터를 처방한 대부분의 연구들은 실험실을 기반으로 수행되어 왔으며, 이러한 형태의 운동을 처방하는 가장 타당한 이유는 장비의 이용성과 연구된 특정 암 환자로(유방암)부터 기인한 것이다. 자전거 에르고미터의 장점은 운동실조(예를 들어, 협응성과 균형의 문제)의 영향을 최소화하면서 앉은 자세로 하지 운동을 수행하고 상지의 움직임은 제한한다는 것이다. 그러나, 다른 암 환자들은 자전거 에르고미터를 타지 못할 수도 있다(예를 들어, 직장이나 전립선 수술 후 환자).

암 환자와 생존자를 위한 운동 형태를 처방할 때의 요점은 의학적 치료로부터 발생할 수도 있는 급성 또는 만성적 신체 손상을 참작하는 것이다. 현재, 암 환자와 생존자들의 일반적인 재활을 위해 한 가지 형태의 운동이 다른 운동보다 더 우월하다는 증거는 없다. 모든 고령자와 만성 질환자들을 위해 안정성이 주된 논쟁점이 되어야 한다(23, 24). 수영은 신절재술(nephrostomy)관, 비유치 중심 정맥 접근 카테터(nonindwelling central venous catheters), 방광 카테터가 있는 환자들은 피해야 한다. 수영은 비실금형 요로전환(continent urinary diversions), 자궁절제술(uterotomies), 결장조루술(colostomies)를 수행한 환자에게는 금기가 아니지만 환자들은 수술후 8주까지는 기다려야 하며, 개방형 주머니 착용(open-ended pouch appliance)는 피해야 한다. 일차성 또는 전이성 골종양이 있는 암 환자나 경감치료를 받고 있는 환자는 고충격 운동이나 접촉성 스포츠를 피해야 한다. 임상적 관점으로부터 걷기나 자전거 에르고미터를 처방하는 것이 아마도 가장 안전한 것으로 생각된다. 웨이트 트레이닝의 효과에 대한 증거는 이제 출현하기 시작했음에도 불구하고, 암을 포함한 만성 질환을 가진 고령자를 위한 최적의 재활 프로그램에서는 유산소 운동과 웨이트 트레이닝을 혼합하여 사용할 것이다(24).

암 환자를 위해 처방된 운동량(빈도, 강도, 시간)은 미국 스포츠의학회의 지침에 근접하게 따른다(26). 대부분의 연구들은 회당 20~30분 주당 3~5회 중강도로 실시하는 운동을 처방하였다. 이러한 처방은 대부분의 암 환자와 생존자들을 위해 적절한 것으로 나타났으나(28-31), 현재의 의학적 치료, 공존이환 상태, 체력수준 등을 기반으로 수정될 필요가 있다. 많은 암 환자들은 그들의 화학요법(chemotherapy) 주기 중 일정 기간 동안에 운동을 원치 않을 것이다. 이것을 이른바 "down days"라고 하며, 환자들마다 다르고, 심지어 주기마다 다를 수 있다. 요점은 환자들이 얼마나 치료를 잘 견디느냐에 따라 운동 빈도, 강도, 시간을 수정할 수 있도록 운동처방이 유연성 있게 짜여져야 한다는 것이다.

암 치료중에는 고충격 운동은 피해야 하는데 이것은 잠재적인 면역 억제 효과 때문이나(32) 암 생존자에게는 금기되지 않는다. 시간의 관점에서 많은 암 환자들은 그들의 치료시작시에는 특히, 그들이 이전에 좌업생활자였다면, 30분 이상 지속되는 운동을 견딜 수 없을 것이다. 많은 연구자들은 30분간 운동시간을 축적하는 방법으로써 화학요법(chemotherapy) 치료 중이나(33, 34) 골수 이식 직후 환자를(35, 36) 위해 간헐적이거나 인터벌 트레이닝(짧은 운동시간과 휴식시간을 번갈아 실시하는 방법)을 사용하여 왔다. 이러한 접근은 만성 질환으로 디컨디션된(deconditioned) 환자들(23, 24)을 위해 권장되며, 또한 좌업 생활자였거나 완화치료를 받는 암 환자들을 위해 최적의 방법이 될 수 있다(30, 31).

또한 암 환자들은 생리학적 건강을 위한 것 만큼이나 심리적인 건강을 위해서도 운동을 한다는 것을 인지하는 것이 중요하다(37-39). 결론적으로, 암 환자를 위해 운동을 처방할 때 심리적 이점을 고려하는 것이 중요하다. 일반적인 지침에 의하면, 체력 전문가들은 즐겁고, 신뢰를 쌓으며, 통제 개념을 촉진하고, 새로운 기술을 발전시키며, 사회적 상호작용을 통합하고, 마음과 정신이 포함된 환경에서 수행할 수 있는 운동을 처방해야 한다.

신체적 운동이 많은 암 환자들과 생존자들을 위한 효과적인 삶의 질(QOL) 중재임에도 불구하고, 일부 암 환자들이 운동을 하는 것은 현명하지 못하거나 심지어 위험할 수 있는 운동 효과 경감 요인들이 있다는 것을 인식하는 것은 중요하다. 고령자들과 관련된 일반적인 금기사항을 제외하고(23), 암 환자들에게 적용되는 추가적인 금기사항이 있다(표 15.14).

이와 같은 경고성 주의는 그러한 상태에 있는 암 환자들이 적절하게 설계되고 감독하에 이루어지는 운동 프로그램을 통해서 이점을 얻을 수 없다는 것을 암시하는 것이 아니라 단지 위험/이득 비율이 더 높을 수 있고 밀접한 의학적 감독이 필요할 수 있다는 것이다. 적절하게, 초기 연구에서는 운동에 대해

표 15.14. **암 환자/생존자를 위한 운동처방시 특별한 주의사항/고려사항**

합병증	주의사항
전혈구계산(CBC)	
헤모글로빈 수준 < 8.0 g/dL	심하게 산소의 수송을 필요로 하는 활동을 피할 것(고강도)
절대 호중구 계산 ≤ 0.5×10⁹/L	박테리아 감염의 위험을 증가시킬 수 있는 활동을 피할 것(수영 등)
혈소판 계산 < 50×10⁹/L	출혈의 위험을 증가시킬 수 있는 활동을 피할것(접촉 스포츠나 고충격 운동)
체열 > 38℃	체계성 감염을 나타낼 수 있으며 관찰 되어야 함. 고강도 운동을 피할 것
운동실조/현기증/말초/감각 신경장애	심하게 균형감각과 협응력을 필요로 하는 활동을 피할 것
심각한 카켁시아(악액질) (질병 이전 체중의 35% 이상 감소)	근량의 감소는 카켁시아의 정도에 따라 대개 운동을 저강도로 제한함
호흡곤란	병인학 조사. 견딜 수 있는 정도의 운동
골 통증	골절의 위험을 증가시키는 활동을 피함(접촉 스포츠나 고충격 운동)
심한 오심	병인학 조사. 견딜 수 있는 정도의 운동
극도의 피로/근약화	견딜 수 있는 정도의 운동
탈수	적절한 수분 섭취를 확실히 할 것.

Modified from Courneya KS, Mackey JR, Jones LW. Coping with the cancer experience: can physical exercise help? Physician Sports Med In press, 2001.

서 암 환자에게 "먼저, 해롭지 않도록 행하라."는 의사의 규칙과 일관된 주의 있는 접근을 행하였다. 현재 다양한 치료를 받은 700명 이상의 암 환자를 대상으로 운동과 관련되어 주된 해로운 사건들이 보고된 바 없는 운동검사/프로그램에 관한 문헌들이 보고되고 있다. 우리 실험실에서는 300명 이상의 암 환자를 검사했으며, 많은 환자들이 화학요법(chemotherapy), 방사선 치료, 또는 호르몬 치료를 받았으며, 또한 주된 해로운 사건은 보고 되지 않았다. 결론적으로, 운동은 안전하며 적절한 운동처방이 주어진다면, 대부분의 암 환자와 생존자를 위해 실행 가능하다는 것이다.

암 진단 후 운동 동기유발과 적응 (EXERCISE MOTIVATION AND ADHERENCE FOLLOWING CANCER DIAGNOSIS)

암 진단 후 삶의 질(QOL) 중재로서 신체 운동의 효과는 많은 부분이 그러한 프로그램에 참여하는 환자의 동기유발과 적응에 달려있을 것이다. 운동 적응은 건강 전문가들에게 운동그룹의 인구학적 윤곽이나 운동의 목적과 관계없이 주된 도전 과제이다(40). 암에 의해서 유발된 심각한 이환율과 그 치료는 암 진단 후 치료 후의 운동 적응을 더 어렵게 만드는 것 같다. 놀랄 것 없이, 연구 조사에서는 암 환자에 의해서 수행된 신체 운동량의 유의한 감소가 치료가 끝난 후 심지어 수년이 지나도 회복되지 않았음을 보고하였다(41-43). 그럼에도 불구하고, 암 환자들은 운동을 포함한 건강증진 프로그램을 받아들이는데 상당히 수용적이며, 진단 후 바로 정보를 받길 바란다(44).

다행히도, 조사연구에서는 암 환자와 생존자에서의 운동에 대한 주된 장려요인과 경계요인을 조사하기 시작하였다(37-39, 45-48). 일부 일반적인 결론이 만들어졌음에도 불구하고, 암의 형태, 질환의 정도, 의학적 치료의 형태, 다른 공존이환 상태의 존재, 운동이 치료중이나 후에 수행되는지의 여부, 기타 개인적 요인들에 따라 특정 장려사항과 경계사항들이 다양하다(37-39). 표 15.15에서는 유방암과 결장직장암 치료 중의 운동에 대한 일반적인 권장사항과 고려사항을 제시하고 있으며, 그것은 현재 조사된 유일한 두 가지 종류의 암이다. 이러한 자료들은 다른 암 환자들에게 일반화되지 않을 수 있다. 놀랄 것 없이, 권장사항과 고려사항의 일부는 암의 경험에 따라 특징적이며, 반면에 다른 것들은 일반인들에게 흔한 것들이다. 체력 전문가들을 위한 요점은 암 환자들은 이해하고 설명할 필요가 있는 운동에 대한 특징적 권장사항과 고려사항이 존재할 것이라는 것이다. 이러한 환자들을 위한 창의적인 운동 프로그래밍과 적응 전략들이 요구될 것이다.

요약과 결론 (SUMMARY AND CONCLUSION)

암을 경험한 8백만 명 이상의 미국인이 현재 생존하고 있으며, 이러한 숫자는 증가하고 있다. 더 나아가, 암의 치료는 중요하며, 급성과 만성으로 삶의 질(QOL)을 떨어뜨리게 하는 심각한 이환율을 유발한다. 암 환자와 생존자들에게 삶의 질(QOL)을 향상시키기 위한 신체 운동을 장려하기 위한 좋은 증거들이 존재한다. 현재, 이러한 논쟁점을 주된 중재 방법으로 사용한 문제들을 설명한 36개의 연구들이 존재한다. 이들 연구에서의 제한점에도 불구하고, 그러한 증거들은 신체 운동이 암의 치료 중과 후 모두에서 폭넓게 삶의 질(QOL) 변수를 향상시킬 것을 제시하고 있다. 암 진단 후의 운동 검사와 처방은 치료에 의해 유발된 이환율과 연관되어야 한다. 이러한 사람들에서의 운동 처방을 위한 지침은 심리사회적 건강을 최적화한 환경내에서 30-60분 동안 주당 3-5회 중강도 운동을 수행하

표 15.15. **암 환자를 위한 운동 시 일반적인 장려사항과 경계사항**

장려사항	경계사항
정상적인 일상생활의 유지	나쁜 날씨
수술과 치료로부터의 회복	피로/피곤
암과 삶을 극복하는 조절 능력의 획득	동시에 존재하는 의학적 상태
암과 치료에 대한 스트레스 극복	시간부족/지나치게 바쁨
암과 치료로부터 마음을 벗어나게 함	오심
기분이 좋아지게 하고 안녕감의 향상	설사
일반적인 건강의 이점	가족의 책임
사회적 측면	통증/고통
날씨/외출을 즐김	운동에 대한 지지의 부족 운동에 대한 상담의 부족

는 것을 포함한다. 마지막으로, 암 환자와 생존자들 사이에서 운동 적응을 촉진하는 것은 이러한 사람들에서 특징적 권장 사항과 고려사항에 관한 좋은 이해와 창의적인 행동 변화 전략의 적용을 필요로 할 것이다.

Acknwledgment: Dr. Courneya의 연구 프로그램은 캐나다 암 협회(the Canadian Cancer Society:CCS)와 CCS/NCIC 사회행동 암 연구소 네트워크의 기금과 캐나다 국립 암 연구소(the National Cancer Institute of Canada:NCIC)에서 지원받은 것이다. Dr. Mackey의 리서치 프로그램은 NCIC와 Alberta Cancer Board에서 지원받은 것이다.

참고문헌

1. Cancer Facts and Figures: 1999. Atlanta: American Cancer Society, 1999.
2. Harvard Report on Cancer Prevention. Volume I: causes of human cancer. *Cancer Causes Control* 1996;7:S3–S59.
3. Shephard RJ, Shek PN. Associations between physical activity and susceptibility to cancer. *Sports Med* 1998;26:293–315.
4. Colditz GA, Cannusico CC, Frazier AL. Physical activity and reduced risk of colon cancer: implications for prevention. *Cancer Causes Control* 1997;8:649–667.
5. Oliveria SA, Lee I-M. Is exercise beneficial in the prevention of prostate cancer? *Sports Med* 1997;23:271–278.
6. Lee I-M, Sesso HD, Paffenbarger RS. Physical activity and risk of lung cancer. *Int J Epidemiol* 1999;28:620–625.
7. Thune I, Lund E. The influence of physical activity on lung cancer risk. *Int J Cancer* 1997;70:57–62.
8. Friedenreich CM, Thune I, Brinton LA, et al. Epidemiologic issues related to the association between physical activity and breast cancer. *Cancer* 1998;83:600–610.
9. Kramer MM, Wells CL. Does physical activity reduce risk of estrogen-dependent cancer in women? *Med Sci Sports Exerc* 1996;28:322–334.
10. Harvard Report on Cancer Prevention. Volume II: prevention of human cancer. *Cancer Causes Control* 1997.
11. American Joint Committee on Cancer Staging Manual. AJCC Cancer Staging Manual. 5th Ed. Philadelphia: Lippincott-Raven Publishers, 1998.
12. Glanz K. Psychosocial impact of breast cancer. A critical review. *Ann Behav Med* 1992;14:202–212.
13. Grassi L, Rosti G, Albertazzi L, et al. Psychological stress symptoms before and after autologous bone marrow transplantation in patients with solid tumors. *Bone Marrow Transplant* 1996;17:843–847.
14. Spiegel D. Psychosocial aspects of breast cancer treatments. *Semin Oncol* 1997;24:S1–S36, S1–S47.
15. Ferrell BR. The impact of pain on quality of life: a decade of research. *Nurs Clin North Am* 1995;30:609–624.
16. Jenney ME, Faragher EB, Morris-Jones PH, et al. Lung function and exercise capacity in survivors of childhood leukemia. *Med Pediatr Oncol* 1995;24:222–230.
17. Morrow GR, Dobkin PL. Anticipatory nausea and vomiting in cancer patients undergoing chemotherapy treatment: prevalence, etiology, and behavioral interventions. *Clin Psychol Rev* 1988;8:517–556.
18. Pelletier C, Lapointe L, LeBlanc P. Effects of lung resection on pulmonary function and exercise capacity. *Thorax* 1990;45:497–502.
19. Winningham MLNLM, Burke MB, Brophy L, et al. Fatigue and the cancer experience: the state of the knowledge. *Oncol Nurs Forum* 1994;21:23–36.
20. Fawzy FI, Fawzy NW. Psycho-social aspects of cancer: diagnosis and management of cancer. Menlo Park, CA: Addison-Welsey Publishing Co, 1995.
21. Meyer TJ, Mark MM. Effects of psychosocial interventions with adult cancer patients: a meta-analysis of randomised experiments. *Health Psychol* 1995;14:101–108.
22. Courneya KS, Friedenrich CM. Physical exercise and quality of life following cancer diagnosis. *Ann Behav Med* 1999;21:171–179.
23. American College of Sports Medicine. Position stand on exercise and physical activity for older adults. *Med Sci Sports Exerc* 1998;30:992–1008.
24. Petrella RJ. Exercise for older patients with chronic disease. *Physician Sports Med* 1999;27:79–102.
25. Courneya KS, Mackey JR, Jones LW. Coping with the cancer experience: can physical exercise help? *Phys Sports Med* In press, 2001.
26. American College of Sports Medicine. Position stand on the recommended quantity and quality of exercise for developing and maintaining cardiorespiratory and muscular fitness, and flexibility in healthy adults. *Med Sci Sports Exerc* 1998;30:975–991.
27. Hicks JE. Exercise for cancer patients. In: Basmajian JV, Wolf SL. Therapeutic Exercise. Baltimore: Williams & Wilkins, 1990.
28. Mock V. The benefits of exercise in women with breast cancer. In: Dow KH. Contemporary issues in breast cancer. Sudbury: Jones & Bartlett, 1996.
29. Winningham M, MacVicar M, Burke C. Exercise for cancer patients: guidelines and precautions. *Phys Sports Med* 1986;14:125–134.
30. Winningham M. Walking programs for people with cancer: getting started. *Cancer Nurs* 1991;14:270–276.
31. Winningham M. Exercise and cancer. In: Goldberg L, Elliot DL. Exercise for prevention and treatment of illness. Philadelphia: Davis Company, 1994.
32. Shephard RJ, Shek PN. Exercise, immunity, and susceptibility to infection: a J-shaped relationship? *Phys Sports Med* 1999;27:47–71.
33. MacVicar MG, Winningham ML. Response of cancer patients on chemotherapy to a supervised exercise program. *Cancer Bull* 1986;13:265–274.
34. Mock V, Burke MB, Sheehan P, et al. A nursing rehabilitation program for women with breast cancer receiving adjuvant chemotherapy. *Oncol Nurs Forum* 1994;21:899–907.
35. Dimeo FC, Stieglitz RD, Fischer-Novelli U, et al. Effects of physical activity on the fatigue and psychologic status of cancer patients during chemotherapy. *Cancer* 1999;85:2273–2277.
36. Dimeo F, Tilmann MHM, Bertz H, et al. Aerobic exercise in the rehabilitation of cancer patients after high dose chemotherapy and autologous peripheral stem cell transplantation. *Cancer*

1997;79:1717–1722.
37. Courneya KS, Friedenrich CM. Determinants of exercise during colorectal cancer treatment: an application of the theory of planned behavior. *Oncol Nurs Forum* 1997; 24: 1715–1732.
38. Courneya KS, Friedenrich CM. Utility of the theory of planned behavior for understanding exercise during breast cancer treatment. *Psychooncology* 1999;8:112–122.
39. Courneya KS, Friedenrich CM, Arthur K, et al. Understanding exercise motivation in colorectal cancer patients: a prospective study using the theory of planned behavior. *Rehabil Psychol* 1999;44:68–84.
40. Robison JI, Rogers MA. Adherence to exercise programs: recommendations. *Sports Med* 1994;17:39–52.
41. Courneya KS, Freidenrich CM. Relationship between exercise during cancer treatment and current quality of life in survivors of breast cancer. *J Psychosoc Oncol* 1997;5:120–127.
42. Courneya KS, Friedenrich CM. Relationship between exercise pattern across the cancer experience and current quality of life in colorectal cancer survivors. *J Altern Complement Med* 1997;3:215–226.
43. Keats MR, Courneya KS, Danielson S, et al. Leisure-time physical activity and psychosocial well-being in adolescents after cancer diagnosis. *J Pediatr Oncol Nurs* 1999;16:180–188.
44. Demark-Wahnefried W, Peterson B, McBride C, et al. Current health behaviors and readiness to pursue life-style changes among men and women diagnosed with early stage prostate and breast carcinomas. *Cancer* 2000;88:674–684.
45. Cooper H. The role of physical activity in the recovery from breast cancer. *Melpomene J* 1995;14:18–20.
46. Courneya KS, Keats MR, Turner AR. Social cognitive determinants of physical exercise in cancer patients following high dose chemotherapy and autologous bone marrow transplantation. *Int J Behav Med* In press, 2001.
47. Leddy SK. Incentives and barriers to exercise in women with a history of breast cancer. *Oncol Nurs Forum* 1997;24: 885–890.
48. Nelson JP. Perceived health, self-esteem, health habits, and perceived benefits and barriers to exercise in women who have had and who have not experienced stage I breast cancer. *Oncol Nurs Forum* 1991;18:1191–1211.

제16장 신체활동, 식이섭취 그리고 면역계 (PHYSICAL ACTIVITY, DIET, AND THE IMMUNE SYSTEM)

면역기능에서 운동의 효과에 관한 최근의 관심은 몇 가지 영역에서 높아져 가고 있다(1). 첫째, 운동선수와 코치들은 트레이닝의 강도가 강할 때 선수들이 종종 질병을 경험 한다는 것을 알고 있다. 최근에 운동선수들이 장기간의 강한 훈련과 중요한 시합 이후에 상기도 감염에 민감하다는 역학조사가 이러한 인식을 뒷받침해주고 있다. 두 번째로, 규칙적인 신체활동은 심혈관질환, 골다공증 혹은 인슐린 비의존성 당뇨병과 같이 생활방식과 유의하게 관련된 여러 가지 질병을 예방한다고 알려져 있다. 규칙적인 운동이 암과 같은 생활방식과 관련된 위험요인 및 다른 질병들을 예방하는데 도움이 되는지에 대한 관심이 있다; 신체활동이 어떤 특정 암(대장암과 생식계 암)의 위험을 낮춘다는 역학적 증거가 있다. 세 번째로, 운동은 면역계와 관련된 에이즈, 류마티스 관절염, 암과 같은 몇몇 질환을 치료하고 조정하는 통합적인 영역의 하나이다. 비록, 운동이 흔히 질병 혹은 치료 시 야기되는 통증을 경감시키는 하나의 보조적 치료일지라도(예, 에이즈환자의 근육소멸(wasting), 암환자의 구토), 건강한 사람과 환자들에게 있어서 운동에 반응하는 면역계를 이해하는 것 또한 유용하다. 이러한 정보는 운동이 질환의 과정에서 긍정적인 혹은 부정적인 효과를 가지는지를 결정하고, 특별한 환자에게 있어서 가장 효과적인 운동처방 프로그램을 제공하기 위하여 중요하다. 마지막으로 많은 정보전달 분자와 호르몬을 공유하는 내분비계와 면역계 사이에는 폐쇄적 상호교류가 있다는 것은 잘 알려져 있다. 신체적 그리고 심리학적 스트레스는 질병에 대한 면역력에 영향을 미치는 것으로 알려져 있다. 운동과 같은 정량적인 신체적 스트레스에 대한 면역반응의 연구를 위해서는 면역기능의 전체적인 조절에 대한 보다 깊은 이해가 요구된다.

임상 운동 생리학에 대한 운동면역학의 관련성 (RELEVANCE OF EXERCISE IMMUNOLOGY TO CLINICAL EXERCISE PHYSIOLOGY)

임상 운동 생리학자들은 질병 혹은 면역 기능에 직접적인 영향을 미치는 상태 또는 면역계에 영향을 미칠 수 있는 치료를 받고 있는 환자들과 우연히 만날 수 있다. 이러한 환자들은 높은 경기수행력을 가진 선수들에서부터 면역계 질환을 가진 노인들까지의 범위로 구성된다. 선수들은 아마도 강한 훈련 혹은 시합 시, 혹은 바이러스 감염 후, 회복기 훈련 시에 흔히 나타나는 통증을 피할 수 있는 방법을 찾고 있을 수도 있다; 또한 건강하고 활동적인 개인들은 경미한 질환(예, 통상적인 감기 혹은 독감) 중 운동에 대한 조언을 구하고 있을지도 모른다. 임상 운동생리학자들은 아마도 면역계나 면역계와 관련된 질병을 가지고 있거나 치료를 받고 있는 환자들을 대상으로 운동 검사 혹은 운동프로그램을 구성하는 일에 관여할 수 있다. 예를 들면, 암 환자의 경우, 방사선치료와 화학치료는 혈중 적혈구 수준과 마찬가지로 (이전 장에서 논의되었음) 면역세포의 수와 기능을 현저하게 저하시킬 수 있다. 이식 환자들은 이식된

표 16.1. **질환, 상태 그리고 면역기능을 변화시킬 수 있는 약물**

질병	상태	약물 혹은 치료
일부 박테리아 감염(예, 포도상구균)	영양부족	부신피질자극호르몬
일부 바이러스 감염(예, 홍역 바이러스, HIV)	신체적 스트레스(예, 고강도 운동)	독성 약물
빈혈	심리적 스트레스(예, 박탈감)	방사선 치료
유전적 면역결핍증	외상, 화상	수술
후천성 면역결핍증(AIDS)		조직/기관 이식술
자가면역질환(예, 인슐린 의존성 당뇨병, 류마티스 관절염)		

조직의 거부반응을 예방하기 위하여 면역억제 약물을 복용할 것이다(표 16.1를 보라). 이러한 영역은 17, 18장에서 기술되어 있는데, HIV 감염과 만성 피로 증후군은 면역계의 기능저하를 일으킨다. 예를 들면, 고강도의 운동이 면역기능을 저하시킬 수 있다는 것을 고려한다면, HIV 양성 반응 환자에게 고강도의 운동을 권고해야할지는 의문시 될 수 있다. 근무력증 혹은 다발성경화증과 같은 자율면역질환을 가지고 있는 환자들은 아마도 면역활동을 저하시키는 약물을 복용하고 있을 수도 있다. 적절한 운동 검사 방법과 운동처방을 선택할 때에 임상 운동 생리학자들은 운동능력을 토대로 이러한 질병들의 영향 및 치료 그리고 이러한 환자들에 있어서 면역력에 대한 운동의 효과를 고려하여야 할 것이다.

면역계의 전반적 고찰 (OVERVIEW OF THE IMMUNE SYSTEM)

대개의 경우, 면역계는 자가-인식(self-identification)-체외에 존재하는 것으로부터 자기 자신의 세포를 구별하는 방법-이라는 방법을 통해서 진화되었다. 이론적으로 면역계는 외부 세포(foreign cells), 외부 단백질을 포함하는 무한한 환경적 문제들과 바이러스, 박테리아 혹은 기생충과 같은 미생물로부터 숙주를 보호하는 능력을 가지고 있다. 그러한 수많은 과제를 수행하기 위하여 면역계는 상호보완적 그리고 중복적인 기능을 통합하는 하나의 복잡한 시스템으로 진화하여왔다.

면역계의 기능 중 가장 중요한 하나는 병원성 미생물에 의한 감염을 방지하거나 혹은 이것들과 싸우는 것이다. 감염을 예방하기 위한 면역계의 작업은 몇 가지 단계로 진행된다: 피부와 점막과 같은 물리적 장벽과 타액, 눈물 그리고 다른 체액들과 같은 화학적 장벽을 이용하여 대부분의 병원체의 침입을 예방하기 위하여 신체 구조적 본연의 모습을 유지하고 있다. 만약 이러한 방어 기전들이 파괴되면 병원균에 대항하기 위하여 아마도 몇몇 다른 세포 기전들이 활성될 것이다: 세포 삼킴(engulf)과 병원균의 퇴화(식균작용이라 불리우는 하나의 과정), 병원균 혹은 감염된 세포(독성화된)를 직접 죽이는 다른 세포들,

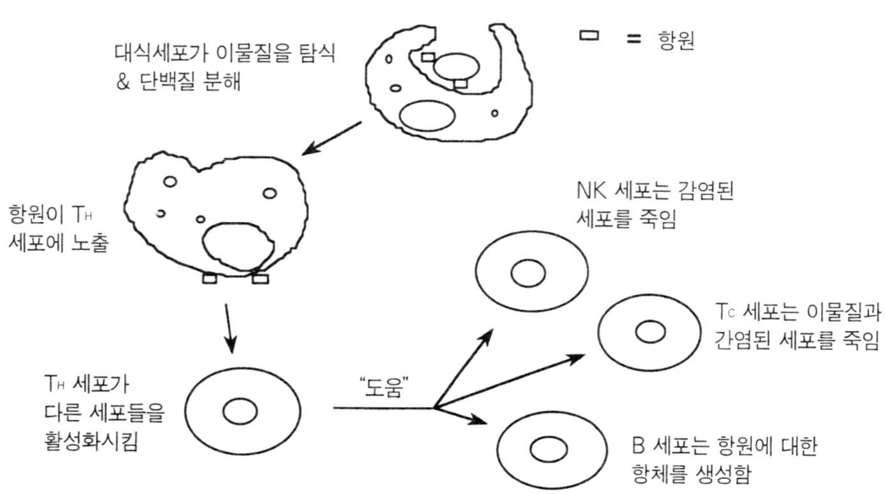

그림 16.1 면역반응의 일반적 도해

표 16.2. **순환 백혈구 주요 형태의 기술 및 정상 수치**

세포 형태	세포 백분율	정상 치	주요 기능
과립구, 주로 호중구	60-70%	3.0-6.0	식균작용, 화학전술적 요인들
단핵구	10-15%	0.15-0.60	식균작용, 항원유도, 싸이토카인 분비
임파구	20-25%	1.0-2.5	항원 인식, 항체 생성, 싸이토카인 분비, 기억
T 세포	임파구의 60-65%	1.0-2.5	항체생성, 기억
CD4 T 세포	T 세포의 60-70%	0.5-1.6	
CD8 T 세포	T 세포의 30-40%	0.3-0.9	
B 세포	임파구의 5-15%	0.3	
자연살해세포	10-20%	0.1-0.5	세포독성, 싸이토카인 분비

외부세포를 중화시킬 수 있는 항체를 생산하는 다른 세포들과 병원균을 중화시키고 병원균을 죽이는 작용을 보조하는 인자들을 생산하는 각양의 세포생산. 대개의 경우, 이러한 복합적인 효과는 비록 신체반응이 비효과적이거나 혹은 적절하지 않은 때일지라도 궁극적으로는 감염을 극복하는데 충분하다.

면역반응의 일반적 요약 (General Summary of the Immune Response)

바이러스 혹은 박테리아와 같은 병원균에 대한 면역반응의 단순 도식이 그림 16.1에 나타나있다.

면역반응은 병원균이 화학적, 신체적 장벽을 뚫었을 때 시작되어 식세포가 삼키는 작용을 하게 되며, 외부 단백질(항원이라 불리는)을 퇴화시킨다. 퇴화되었을 때, 이러한 항원들의 부분들이 특별한 자가 인식 단백질(major histocompatibility complex 혹은 MHC 단백질이라 불리는)을 따라서 식세포의 표면에 나타난다. 외부 항원이 출현함에 따라, 병원균과 싸우는 기질을 생산하거나 분화시키는 다른 면역세포들을 자극하는 인자들을 생산하기 위하여 T 임파구라 불리는 특수한 면역세포들이 활성화 된다: B 임파구는 외부 단백질에 대한 항체를 생산하고, 아마도 다른 T 임파구들은 직접적으로 외부 세포 혹은 감염된 세포들을 죽이고, 자연살해세포는 감염된 세포들을 직접 살해하고, 아마도 다양한 세포들은 병원균을 죽이거나 중성화하는 것을 돕는 해결 인자들을 생산할 것이다. 병원균에 대항하는 초기에는 특별한 "기억" T 및 B 세포들이 생산될 것이다; 이러한 것들은 동일한 세포들에 의해서 부차적인 감염에 빠르게 반응한다. 명확하게도 그러한 복잡한 반응에는 면역기능의 다양한 효과자들 사이(면역세포와 전달 분자들)에서 근접한 상호교신이 요구된다.

면역계의 세포들 (Cells of the Immune System)

혈액에서 백혈구라 불리는 임파구들은 몇 개의 림프 조직들에 의해서 생성된 면역세포들이다. 임파구들은 골수에 있는 일반적인 줄기세포로부터 발생되어 다양한 림프 조직에서 특별한 면역세포로 분화한다. 미성숙하고 분화된 세포들은 체내 혈액과 림프순환을 통해서 이주한다. 어느 때라도, 체내 총 임파구의 1-2%만이 혈중에서 발견된다. 이러한 점은 운동 중, 그리고 인체 면역기능에 관한 선행논문을 고찰할 때에 반드시 고려되어야한다; 왜냐하면 인간을 대상으로 한 연구에서는 윤리적 제한점들 때문에 오직 말초혈액에서만 세포들을 획득할 수

표 16.3. **운동 면역학 선행연구에서 백혈구를 확인하기 위하여 사용된 CD 항원**

CD 항원	인식된 주요 세포 형태
CD2	T, NK 세포
CD3	T 세포
CD4	보조, 염증 T 세포
CD8	독성 T 세포
CD14	단핵구
CD16	NK 세포, 호중구
CD19	B 세포
CD25	활성화된 T, B, NK 세포
CD45	백혈구
CD45RO	활성화된 T, B 세포
CD45RA	"새로운"(Naive) T, B 세포
CD56	NK 세포
CD69	활성화된 T, B, NK 세포
CD122	NK 세포, T 세포 아형

있기 때문이다.

표 16.2는 혈액에 있는 임파구의 전형적인 형태를 요약한 것이다. 임파구 아형들은 세포 표면에서 발현된 단백질의 독특한 조합에 의해서 인식된다. 왜냐하면 단백질들은 항원성이며(예, 단백질에 의해서 하나의 항체가 증가될 수 있음), 이러한 세포-표면 단백질들은 상업적으로 이용할 수 있는 단일세포 항체(monoclonal antibodies)들을 사용하여 확인하고 정량화 할 수 있기 때문이다. 국제적 공감대에 의해서 이러한 세포-표면 단백질들과 확인된 세포들은 현재 분화 군집(clusters of differentiation)으로 표기되는 접두사 CD로 디자인되고 있다. 예를 들면, 보조/염증 T 임파구는 CD3+ CD4+로 인식된다 즉, 세포 표면에서 발현된 CD3+ CD4+항원에 의해서 확인된다. 표 16.3은 운동면역 논문들에 있어서 사용된 주요 CD 항원을 요약한 것이다.

혈액에서 임파구의 목록과 다양한 아형의 농도는 임상적 진단과 다양한 조건에서 치료를 관찰하는데 중요하다. 세포 수는 아마도 외상(예, 화상, 수술), 약물(예, 부신피질호르몬), 박테리아 감염, 혈액학적 이상(예, 백혈병, 전염성단국 증가증), 면역 이상(예, HIV 감염), 치료(예, 화학적 치료), 염증과 알러지(표 16.1를 보라) 등과 같은 수많은 요인들에 의해서 교란될 것이다. 임파구와 아형 수를 관찰하는 것은 아마도 치료(예, 화학적 치료)에 대한 환자반응을 평가하거나 혹은 면역 이상(예, HIV 감염)에서 예진을 평가하는데 이용할 수 있을 것이다. 더군다나, 급성 혹은 만성 스트레스는 아마도 순환하는 면역 세포의 수에 영향을 미칠 수도 있다. 이장의 후반부에서 언급 되겠지만 순환하는 임파구의 수와 다양한 아형의 비율은 고강도 운동 중, 그리고 수 시간 후 급진적으로 변화된다.

백혈구 아형 (Leukocyte Subsets)

다변형핵 림프구 혹은 과립구들은 과립을 함유하고 있어서 형광 현미경을 이용하여 볼 수 있는 큰 백혈구(10-20㎛)이다. 이러한 세포들은 감염 혹은 염증에 처음으로 반응하는 세포들이다. 가장 우세한 과립구인 호중구는 박테리아와 바이러스성 감염의 초기 대항에 중요한 식균작용을 하는 세포들이다. 호중구들은 단지 수일만 살 수 있다. 그러나 감염 혹은 염증반응(예, 손상된 조직)을 일으키는 지역으로 아주 빠르게 이동한다. 호중구는 운동 중에 손상된 골격근과 같은 조직의 회복과 퇴화에 역할을 하는 것으로 생각된다. 단핵구(혈중)와 대식세포(조직에 위치하는 단핵구)들은 상대적으로 감염의 초기반응 시에 중요한 식작용을 하는 세포들이다. 단핵/대식세포들은 소화와 미생물을 죽이는 것(식균작용), T 세포에 항원을 전달하고 T 세포를 자극하고 다른 면역세포들의 활동을 보다 자극하기 위하여 사이토카인(조절성 분자)을 분비하는 활동을 한다.

임파구들은 특별한 기능을 가지고 있는 몇 개의 아형들로 구성되어 있다. B 임파구(혹은 B 세포들)들은 작은 세포(6-10㎛)이며 항체를 생산한다. 기억 B 세포들은 이전에 조우하였던 병원균에 반응하는 항체를 빠르게 생산한다. T 세포들(CD3+)은 작으며(6-10㎛) 면역반응을 초기화하고 전반적으로 조절하는 역할을 한다. T 세포의 기능은 항체를 분화하고 생산하기 위하여 B 세포를 자극한다; 직접적으로 어떤 병원균, 암세포와 바이러스로 감염된 세포들을 죽이고; 수많은 다른 면역세포들의 활동을 자극하기 위하여 사이토카인을 분비한다. T 세포에는 2가지의 주 아형이 존재한다(상대적으로 CD4와 CD8 항원에 의해서 확인된). 면역세포들을 파괴하는 HIV 감염으로 인한 면역력의 파괴효과에서 보았듯이 CD4 T 세포들은 면역기능의 조절을 중추적으로 수행한다. CD4 보조 세포들은 항체를 생산하는 B세포를 자극한다; CD 4 염증 T 세포들은 단핵/대핵 항 박테리아성 활성을 자극한다. 두 가지 CD 4 세포로들은 몇 가지 형태의 사이토카인을 생성한다. CD8 T 세포들은 감염된 세포들을 죽임으로써 바이러스성 감염과의 전투를 돕는다.

자연살해세포(NK)들은 아마도 독특한 세포 계열을 표현하는 것일 수도 있다. 자연살해세포들은 NK-특별 인식자인 CD 17과 CD56로 표현되며, T 세포(CD3-)가 아닌 세포로 정의된다. 왜냐하면 NK 세포들은 몇몇 종양과 바이러스 감염 세포들을 인식하고 죽일 수 있는 능력이 있기 때문이며, 이러한 세포의 기능은 종양의 성장과 바이러스 감염에 대항하는 초기 방어 기능을 담당한다고 믿어지기 때문이다. NK 세포들은 또한 몇몇 사이토카인을 분비한다.

해결인자 (Soluble Factors)

해결 인자(Soluble factors)는 혈중 그리고 다른 체액에서 발견되며 광범위한 면역기능에서 조절자의 역할을 수행한다. 이러한 인자들은 아마도 병원균을 죽이거나 중성화함으로써 직

표 16.4. **해결인자 원천 및 주요 기능**

요인	생산원	주요 기능
면역글로불린과 항체	휴식 및 성숙 B 임파구	항원 결합 보조 활성 체내 병원균 침입 억제 박테리아 독성 중화작용 신생아시 수동적 면역력
싸이토카인	다양한 백혈구와 다른 세포(예, 섬유아세포, 내피세포)	면역계 조절 세포 상호소통 증식과 분화를 위한 면역세포활성 항 바이러스활동 독성(세포 살해) 주화성(염증/감염 부분으로 세포유도)
급성 단계 단백질	간	박테리아 결합 혈청 금속 결합, 따라서 박테리아 성장 억제 보조 활동 식작용 자극 주화성 박테리아를 직접 살해
보체		식작용 작극 주화성

접적으로 활동하거나 간접적으로 다른 형태의 면역세포 사이에서 화학적 전달물질로써 활동한다. 운동면역과 관련된 주요 해결 인자들로써는 사이토카인, 면역글로불린과 항체, 급성 단계(acute-phage) 단백질과 보체들이 포함된다; 주요 기능들은 표 16.4에 기술되어 있다.

사이토카인 (Cytokines)

사이토카인들은 다펩타이트 전달 분자들로 세포 통신과 면역조절에 중추적인 역할을 한다. 주요 성장 및 조절 인자들인 사이토카인들은 종합적으로 면역세포에 의해서 생성된다. 여기에는 또한 조절 사이토카인의 활성을 억제하고 보조하는 요인들이 자연적으로 생성된다. 운동 면역학 선행연구에서 사이토카인 연구에 대한 주요 형태들은 인터루킨(IL-), 인터페론(IFN-)과 종양괴사인자(TNF)들이다. 현재 IL-1에서부터 IL-18까지 있는 인터루킨들은 주로 T 세포, 단핵세포와 NK 세포에서 분비되는 사이토카인과 관련이 없으며, 주로 임파구 활성 및 임파구 증식 조절과 연관이 있다. 인터페론(α, β, 및 γ)들은 주로 T 세포 및 NK 세포에 의해서 생성되고 항바이러스 활동을 수행하며 NK 세포와 대식세포의 독성화를 자극한다. 대식세포, NK 세포와 T 세포에 의해서 생성되는 TNF α는 바이러스 감염과 종양에 대항하는 방어에서 중요한 조절자 역할을 담당한다.

특별히 IL-1, IL-6와 TNF α와 같은 몇몇 사이토카인들은 염증 조절자의 역할을 수행한다. 더군다나 연조직(soft tissue) 혹은 관절 상해와 같은 일반적인 염증과 같이 이러한 염증 사이토카인들은 동맥경화와 연관이 되어 있다. 동맥경화 프라그에 위치하는 백혈구들은 아마도 동맥벽 손상 조절자의 활동으로 염증 사이토카인을 분비할 수도 있다. 아마도 IL-4와 IL-10과 같은 항염증 사이토카인들은 동맥경화를 예방하는 기능을 할 것이다. 이장의 후반부에 언급하지만 장기간의 저항성 운동(weight-bearing exercise)은 이러한 형태의 사이토카인을 방출하여 손상된 골격근 내에서 염증 반응을 야기할 수도 있다.

면역글로불린과 항체 (Immunoglobulin and Antibody)

면역글로불린(Ig)는 휴식기 및 성숙된 B 임파구에 의해서 생성되는 하나의 당단백질군이다. Ig는 B 세포의 표면에서 분비되며 또한 눈물과 타액등과 같은 혈청이나 다른 체액에서도 발견된다. 왜냐하면 Ig 분자의 독특한 구조 때문인데, 특별히 다양한 외부 단백질 혹은 외부 항원과 결합하기 위해서이다. 항체는 특수하게 하나의 항원과 결합하는 하나의 Ig 분자이다. 모든 항체는 Ig 분자를 가지고 있으나 모든 Ig들이 항체활동을 보이는 것은 아니다. 항원-항체 결합은 다른 임파구와 독성 세포들에 의해서 면역반응이 보다 더 활성화된다. 항체는 수많은 방법으로 활동하는데, 직접적으로는 체내로 들어가서 병원균을 억제하고 간접적으로는 다른 면역세포들에 의해서 식작용 및 독성화작용을 자극하는 것이다.

Ig는 5가지 종류가 있다: IgA, IgD, IgG, IgE와 IgM, 각각은 다른 복잡한 구조와 기능을 가지고 있다. IgG는 대개 혈청에 존재한다. IgA는 타액과 눈물과 같은 점액에 주로 존재하는 Ig이다. 점액에서 분비되는 IgA는 입, 눈, 코, 호흡기, 뇨생식기 및 위장 트랙의 점액 표면을 침투하는 바이러스로부터 감염을 예방하는 주요기능을 수행한다.

급성 단계 단백질 (Acute Phase Proteins)

급성 단계 단백질(Acute Phase Proteins; APPs)들은 감염 혹은 염증 반응에서 간에 의해서 분비되는 당단백질과 관련되어 있지 않다. 염증 조장 사이토카인들인 IL-1, IL-6 및 TNF α는 APPs의 방출을 자극한다. APPs의 농도는 혈중에서 박테리아 감염, 수술 및 심근 경색 등과 같은 외상이 발생하거나 임상적 염증 반응 중에 증가된다. 어떤 APPs는 박테리아에 결합하고 보체와 식작용을 활성화하는 면역력을 자극한다. 또 다른 낮은 혈청 철분과 구리 농도는 이러한 금속들의 가용성을 제한함으로써 박테리아의 성장을 억제한다. 여전히 다른 APPs들이 골격근에서 단백질의 퇴화와 자유기의 중성화를 억제하는 활동을 한다.

보체 (Complement)

보체는 감염과 염증 반응으로 생산되는 다양한 하나의 혈장 단백질의 복잡한 집단을 상징한다. 보체는 세 가지의 주요 방법들 내에서 활동한다: 감염 혹은 염증 부위에서 면역 세포들을 동원하며, 병원균과 결합하여 병원균을 죽이는 식작용을 자극하며, 직접적으로 박테리아와 같은 병원균을 죽이는 작용을 한다.

면역기능 평가 혹은 정량화의 방법들 (METHODS TO ASSESS OR QUANTIFY IMMUNE FUNCTION)

면역계는 복잡하기 때문에, "면역기능"을 측정하는 유일한 방법은 없으며, 많은 다른 형태의 방법들이 면역 변인들을 평가하기 위하여 이용된다. 단지 운동면역 선행연구에서 대개 통상적으로 이용되는 방법들이 이 장에서 소개될 것이다. 분석법들은 특별한 인자(예, 항체 농도, 혈중 세포수)의 농도와 특별한 세포(예, 호중구 항 박테리아 활성, 임파구 증식) 기능상태의 측정치를 양적화하는 것으로 단순하게 분류될 것이다. 인간에 있어서, 대부분의 기능적 분석법들은 실험관 내/생체 외(in vitro)에서 수행되는데 왜냐하면 윤리적 문제와 다른 변인들의 효과를 배제하는 하나의 변인들을 특별히 측정하기 위해서이다. 분명하게도 생체 외 실험으로부터 생체 내 기능까지의 자료범위에는 어떤 제한점이 있다.

세포 수 측정 (Measuring Cell Counts)

인체 내에서, 백혈구는 밀도 원심법을 이용하여 말초혈액으로부터 분리될 수 있다. 전체 혈액은 변화도와 원심법에 의해서 층별화되며, 이것은 적혈구와 과립구로부터 말초단핵구(PBMCs)를 분리하는 것이다. PBMCs는 임파구와 단핵구를 포함하고 있다. 임파구는 더 나아가 플라스틱 배양 접시에서 PBMCs를 배양함으로써 단핵구로부터 분리시킬 수 있다; 단핵구는 플라스틱에 흡착되며 임파구는 배약액내에 있게 된다. 그리고 나서 말초혈구로부터 얻어진 세포들은 세포 수 혹은 기능을 측정할 때에 이용된다(아래에서 보다 자세히 논의된다). 또한 백혈구는 흡기(aspiration)에 의해서 염증 부분으로부터 분리될 수도 있으며(예, 류마티스 관절염에서의 활액) 혹은 드물지만 생체검법 혹은 수술에 의해서도 분리될 수 있다(동물모형에서는 인간에서와 같이 세포 표본 양식에 제한을 받지 않으며, 세포들은 다양한 임파 조직으로부터 획득될 수 있다.)

자동 전자 세포 카운터들이 혈액 백혈구와 그 아형의 수를 평가하는데 이용된다. 전자 카운터에서는 하나의 혈류가 주어진 시간에 세포 하나 크기의 좁은 통로를 지나가면서 각각의 세포를 인식하기 위한 전자 신호가 발생하는 것이다. 하나의 백혈구는 혈액 부피 당 호중구, 임파구, 단핵구, 호산구 및 호염구와 마찬가지로 "다른" 수의 백혈구가 모여서 총 백혈구 수를 만든다; 혈액에서 임상으로 표준화된 이러한 세포의 농도에 관한 참조가 표 16.2에 나타나있다.

임파구 아형들은 유동세포분석기(flow cytometry)를 이용하여 인식되고 양적화될 수 있다. 이러한 기술은 특수한 세포-표면의 표식자에 형광 라벨(fluorescently labeled)된 항체가 전혈 혹은 분리된 세포와 같이 배양됨으로써 라벨된 항체가 세포-표면 단백질을 통해서 특수한 세포에 부착됨으로써 가능한 것이다. 그리고 나서 표본은 형광색을 발광하는 특수한 레이저 앞으로 지나간다. 신호들이 컴퓨터에 보내지고 이것은 다양한 변인들의 수, 세포 아형의 수와 다른 아형에 대한 상대적 비율(긍정적으로 염색된 세포를 기초로 함), 세포 크기(세포들의 빛 산란 정도를 기초로 함), 세포당 세포-표면 표식자(marker)의 농도(세포를 경유하는 형광 염색체의 강도를 기초로 함)를 계산한다. 최근 진보된 기술은 동시에 4가지 다른 염색약을 이용하여 감별하는 것을 가능하게 하였으며; 이것은 다양한 세포 표식자들에 의해서 세포 아형들을 인식할 수 있도록 하였다.

해결 인자 농도의 측정 (Measuring the Concentration of Soluble Factors)

해결 인자들의 농도를 양적화하는 기술들은 직접적으로 농도를 평가하는 방법과 간접적으로 관심있는 기질(생-분석: bioassay라 불리는)의 생물학적 활성을 통하여 농도를 측정하는 방법으로 구분할 수 있다. 면역분석법들은 면역글로불린, 사이토카인, 호르몬, 펩타이드와 수많은 단백질의 농도를 측정하는데 널리 이용된다. 통상적으로 이용되는 2가지의 면역분석법은 방사선면역분석법(RIA)과 효소면역흡착분석법(ELISA)이다. 이러한 분석법에 있어서, 관심 있는 항원의 분자들은 그에 대항하는 직접적인 하나의 항체와 같이 배양된다. 항체는 하나의 특수하고 측량적인 방법으로 항원과 결합한다. 방사선 면역 분석법에 있어서, 방사활성이 라벨된 항체를 이용하며 라벨된 항체의 양이 방사활성량을 카운트함으로써 측정된다. 효소면역 흡작 분석법에서는 하나의 효소가 항체에 부착되고 이것은 적절한 기질과 같이 배양되면 색을 발현한다. 방사활성도 혹은 색 발현도의 양은 항원과 결합한 항체의 양과 정비례하고 이것은 차례로 (관심있는)분자의 농도의 비율을 나타내는 것이다.

특수하고 감각적인 면역분석법이 소개된 이후로, 생-분석법들은 해결인자의 농도를 평가하는데 흔히 사용되지는 않는다. 생-분석법에 있어서 관심 있는 기질의 농도는 시험관에서 세포성장을 위해서 필요한 세포라인과 같이 기질을 배양함으로써 평가된다. 그리고 나서 세포 성장은 양적화되며 관심 있는 기질의 활성 혹은 양이 세포 성장의 양으로부터 추론된다. 하나의 생-분석법의 민감도는 샘플에서 세포성장을 억제하거나 다르게 자극하는 다른 성장 혹은 억제 인자에 의해서 제한 받을 수 있다.

사이토카인 유전자 발현은 아마도 역전사 폴리머라아제 연쇄반응〈polymerase chain reaction(RT-PCR)〉이라고 불리는 새로운 기법에 의해서 평가될 수 있다. 왜냐하면 사이토카인은 부분적으로만 활동하며 순환함으로써 빠르게 제거되기 때문에 혈중 수준치의 측정은 아마도 사이토카인 생성량이 아닐 수도 있다. RT-PCR에 있어서, 메신저 RNA(mRNA)는 관심있는 세포(예, 임파구, 골격근)로부터 분리되며 이용된 역전사는 mRNA에 대한 복잡한 cDNA을 복사하는 것을 가능하게 하기 위해 역전사가 이용된다. 그리고 나서 cDNA는 화학적으로 증폭되며 양적화 된다. 그 cDNA의 양이 mRNA 양의 비례하며 이것이 사이토카인 유전자 발현의 측정치를 나타내는 것이다. 이러한 기술법은 운동 후에 야기되는 사이토카인의 근원을 결정하는데 이용되는 연구에서 적용되어 왔다(아래에서 논의된다).

임파구 증식 측정 (Measuring Lymphocyte Proliferation)

병원균에 대하여 대항자가 활성화되었을 때, 임파구는 감염균과의 싸우기 위해 세포를 더 생산하기 위하여 증식된다. 이러한 과정은 전혈 혹은 분리된 임파구의 증식을 유도하는 기질과 함께 배양하면 생체외(in vitro) 상황에서도 자극 화될 수 있다. 이러한 기질들은 "마이토진"(mitogen)이라고 불리는데, 그 이유는 임파구에서 유사분열을 유도하는 능력을 가지고 있기 때문이다. 인체 세포를 연구할 때, 가장 보편적인 유사 분열 촉진 물질 마이토진(mitogen)으로는 PHA(phytohemagglutinin)와 conA(concanovalin A)를 이용하는데, 이들은 T 세포-의존성 B 세포를 증식한다. 일정한 시간 동안 유사 분열 촉진 물질 마이토진(mitogen)과 같이 배양을 한 후에, DNA 합성은 방사능 활성 라벨된 싸이미딘(thymidine)-DNA 합성을 이용하기 위하여- 혹은 최근에는 발색 혹은 형광측정기를 이용하여 측정할 수 있는 새롭게 합성된 DNA과 결합하는 염색약을 통하여 측정할 수 있다.

왜냐하면 임파구들은 처음에는 증식 전에 활성화되기 때문이다. 또한 세포 증식은 아마도 세포 표면에서 활성화된 표식자의 발현으로 평가할 수도 있을 것이다. 이러한 활성 표식자에 대한 단일세포 항체를 전혈 혹은 임파구와 같이 배양하고 유동세포분석기를 이용하여 활성화된 표식자의 세포발현 수를 양적화 할 수 있다.

세포 중재 독성활성의 측정 (Measuring Cell-Mediated Cytotoxic Activity)

NK 세포와 독성 T 세포들은 직접적으로 특별한 암세포와 바이러스에 감염된 세포를 죽일 수 있다. 이러한 세포들의 독성(살해)활성은 두 가지 일반적인 방법들로 평가될 수 있다. 표준적인 51Cr 유출 분석에서, 표적세포(독성세포에 의해서 살해됨, 통상적으로 암세포 라인)들은 처음에 방사활성 라벨된 크로미움과 같이 배양하고, 표적세포에 의해서 크로미움은 흡입되고 존속하게 된다. 그리고 나서 라벨된 표적세포들은 그 관심 있는 효과세포(NK 세포 혹은 독성 T 세포)들이 대량의 표적세포를 죽일 수 있을 시간동안 전혈 혹은 분리된 효과세포들과 같이 배양된다. 표적 세포가 죽음으로써, 51Cr 이 용액으로 유출된다. 용매에 있는 방사 활성은 살해된 표적 세포수의 비율을 의미하고, 이것은 독성 활성도의 측정치를 의미한다.

독성도는 또한 유동세포분석기(flow cytometry)를 이용하여 평가될 수 있다. 표적과 효과세포들은 같이 배양하고, 죽은 표적세포들은 살아있는 표적세포로부터 죽은 것들을 구별하는 형광 라벨 염색약으로 구별할 수 있다.

단핵구와 호중구 기능 측정 (Measuring Monocyte and Neutrophil Function)

단핵구와 호중구는 다양한 범위의 기능을 가지고 있으며, 여기에는 식균작용(phagocytosis)과 박테리아와 바이러스 같은 것을 죽이는 기능도 포함된다. 식균작용은 몇 개의 단계를 포함하는 하나의 복잡한 과정인데, 각각의 작용은 독립적으로 평가될 수 있다. 미생물을 소화하는 식균작용의 능력은 형광색으로 라벨된 비드(예, 라텍스)로 세포를 배양하면 생체외(in vitro) 상황에서도 평가할 수 있으며, 그리고 나서 조직학적 혹은 유동분석기를 이용하여 내화된 비드의 양을 양적화 한다. 활성화 혹은 살해를 위한 "시발화"(primed) 되었을 때, 식균세포는 반응성 산소 또는 질소종(미생물에 독성이 있음)을 생산하거나 혹은 호흡율을 증가시킴으로써 실험실(in vitro) 상황에서 양적화될 수 있는 하나의 산화적 촉진물을 분비한다. 호중구 활성은 또한 마이엘로퍼록시데이즈(myloperoxidase)와 같은 단백질분해 효소를 배양된 용매에 방출함으로써 혹은 보조수용기 CD11b와 같은 특수한 세포-표면 마커를 발현함으로써 평가될 수 있다.

인체에서 생체내(in vivo) 분석법 이용 (Using In Vivo Assays in Humans)

특별한 면역 변인의 연구에서 생체외(in vitro) 분석이 중요한 반면, 이러한 자료는 감염된 신체 내에서 면역 적성을 이해하기위한 추정 능력에는 제한점이 따른다. 달리 이야기 하면, 윤리적 고찰들은 인체에 적용될 수 있는 생체 실험의 형태를 제한한다. 인체를 대상으로 통상적으로 사용된 면역기능의 생체 실험들은 특별한 항원에 노출시키고, 그리고 나서 그 반응을 측정하는 것이다. 하나의 항원이 투여될 수 있으며(면역력과 같이), 혈중에서 그 항원에 대하여 생성된 항체의 양을 측정한다. 이와 다른 방법으로 항원은 피부에도 적용될 수 있으며(투베르쿨린 검사와 같이), 피부 반응 크기는 T 세포의 기능을 의미한다; 이것이 과민감성 지연-형태라 불린다(delayed-type hypersensitivity).

운동과 면역계 (EXERCISE AND THE IMMUNE SYSTEM)

운동면역 선행 논문들은 세포수, 세포기능, 해결 조절자의 수치와 면역력에 영향을 미치는 다른 요인들처럼 면역력의 주요 구성 반응물과 같이 질병에 대한 운동의 효과에 초점을 맞추어 왔다. 위에서 언급하였듯이 면역계는 매우 복잡하고 운동과 같은 하나의 신체적 스트레스는 어떤 부분에서든지 면역변인에 영향을 미칠 수 있다. 더군다나 아래에서 논의할 것이지만 다른 면역변인들 사이에서, 단기적 그리고 장기적 운동 사이에서, 그리고 훈련된 사람과 비훈련된 사람들 사이에서의 반응은 다양할 것이다.

상기도 감염 위험에서의 운동의 효과 (Effects of Exercise on Risk for Upper Respiratory Track Infection)

선수들과 코치들은 강한 운동과 상기도 감염 위험률(URTI; 예, 일반적으로 감기, 목 아픔)이 증가되는 사이에는 어떤 관련성이 있다는 것을 오랫동안 인지해 왔다. 이러한 인식은 마라톤과 울트라 마라톤과 같은 장거리 달리기 선수에게 있어서 주요 경기 후 2주 동안 상기도 감염이 증가되었다는 몇몇 역학적 연구 자료가 이들을 뒷받침한다(3-5). 많게는 50-70%의 달리기 선수들이 경기 후에 상기도 감염 증세를 경험하고 있다(3-5). 더군다나, 상기도 감염의 위험은 경기 페이스(4)와 평균 훈련 거리(3, 6)와 관련이 되어 왔다.

여기에는 상기도 감염이 증가하지 않는 위험율 이하의 하나의 운동 역치가 존재하는 것으로 보인다. 예를 들면, 상기도 감염이 21 km 혹은 그 이하의 "즐기면서 달리기"에 참가한 사람에서는 증가되지 않았다(7). 비슷하게도, 중정도의 운동 훈련(예, 가벼운 걷기)에서는 상기도 감염율이 증가되지 않았고 오히려 감소되는 것으로 나타났다(8). 이러한 자료를 기초로 하여, 하나의 "J-curve" 모형이 제안되어 왔는데, 이는 상기도 감염의 위험이 규칙적인 중강도 운동에 의해서 감소되나 고강도의 운동에서는 증가된다는 것이다(9). 이러한 관련성이 단거리 혹은 파워 선수와 같은 다른 종목의 운동선수들과 일반인들에게도 부합되는 것인지 그렇지 않은지에 대해서는 알려져 있지 않다. 감염 질환에 대한 저항력을 증강시키기 위해서 요구되는 운동의 최소 그리고 적정한 양 또한 현재 알려져 있지 않다. 그러나 대중 건강과 임상적 관점을 토대로 하면, 최소한 건강한 사람에게 있어서 장기간의 건강을 위해 추천되는 규칙적이고 중강도의 운동이 감염질환에 대한 저항력을 손상시킨다는 증거는 없다.

유산소 운동능력과 근력은 열 바이러스 질병 동안에 감소되며, 이는 신체 수행력이 일시적으로 열과 함께 질환 중에 손상될 수도 있음을 의미한다(10). 운동선수에게 바이러스 감염의 활성 단계 동안에는 강한 운동 훈련을 지속하지 말 것을 조언하고 있다. 왜냐하면 이것은 바이러스 심근염(10) 혹은 만성 피로 증후군의 발전 위험율(11)을 증가시키는 것과 연관되어 있기 때문이다. 달리 말하면, 중강도의 운동 훈련(예, 여유심박수 70%, 40분, 주 3회)은 중강도의 실험적으로 유도된 URTI에 영향을 미치지 않았다(12). 운동선수들은 "목위(above the neck)" 규칙을 따르도록 조언 받는데-만약 통상적 감기와 같이 통증이 중정도이고 열이 없으며 단순히 입, 코, 그리고 목에만 영향이 있다면 아마도 운동강도와 기간을 약간 줄인 운동 훈련이 허용된다. 반면에, 전신의 통증(예, 부종선) 혹은 열을 동반한 통증들은 반드시 강한 강도의 운동을 수행하기 전에 의사들의 진단을 받아야한다. 모든 개인들은 질병 후에 점진적으로 정상적인 신체 활동 유형으로 되돌려야 한다.

말초백혈구 수에 있어서 운동의 효과 (Effects of Exercise on Peripheral Blood Leukocyte Number)

단기적 운동은 순환하는 백혈구 아형들의 수와 상대적인 기여에 급진적인 변화를 야기시킨다(1에 의해서 고찰됨). 세포 수의 변화는 주로 코티졸과 에피네프린과 같은 스트레스 호르몬에 의해서 중재된다. 변화의 폭은 운동 강도, 기간과 형태 그리고 운동 후 혈액 샘플 시간에 따라 달라진다(표 16.5).

백혈구, 호중구, 단핵구와 임파구들은 모두 운동 중, 그리고 운동 직후에 농도가 증가한다. 이러한 증가는 중정도 강도의 운동과 비교 할 때, 고강도 혹은 지속적 운동 후에 더 크고 오랫동안 지속된다. 신전성 운동(예, 내리막 달리기)은 달리기 혹은 같은 대사적 소비 운동과 비교 할 때, 세포 수가 더 크게 변화되는 원인을 제공하는데(13) 이것은 골격근과 면역세포 사이에서 어떤 형태의 상호교류가 있음을 의미한다.

백혈구와 호중구의 수는 아마도 장기간의 운동 직후에 3배 정도 증가하고, 몇 시간 동안 더 계속적인 증가를 보인다. 그러나 단기적 강도의 운동은 운동 후 1시간 이내에 휴식 시 수준으로 세포 수는 회귀하며, 그런 다음에 운동 1-3시간 후에 다시 증가한다. 백혈구 또한 2가지 형태의 반응을 나타내지만 다른 유형을 보인다. 임파구의 수는 운동 중 그리고 운동 직후에 증가하지만 운동 후 1-5시간 사이에서 기초 수준 이하로 감소되며 유지된다. 정상적인 세포 수는 점차적으로 운동 후 24시

표 16.5. **급성 및 만성 운동 반응에 따른 면역 반응 요약**

면역 변인	급성 반응		만성 반응
	운동 후	운동 후 1-5시간	
세포수			
백혈구	↑↑	↑↑	- 혹은 ↓
호중구	↑↑	↑↑	-
임파구	↑	↓	-
NK 세포	↑↑	↓	- 혹은 ↑
세포기능			
호중구 기능	↑	↑	↓
NK 세포 독성도	↑	↓	- 혹은 ↑
임파구 증식	↓	↓	-

간 이내에 회복된다.

운동 후 백혈구수의 증가는 새로운 세포의 합성으로 기인하는 것이 아니며, 순환영역과 다른 영역 사이에서 세포의 재분배에 의해서 나타난다(순환 혈액에는 총 면역 세포의 단지 1-2%만 있다는 것을 기억하라). 증가한 심박출량, 압박을 받는 조직의 주변으로부터 방출된 세포(예, 폐)와 비장은 운동 후 순환혈액에 나타나는 세포의 원천들이다. 현재까지 순환을 한 세포들이 어디로 가며 운동 후 회복기 중 정상 혈액 수준이 언제 회복되는지에 대하여 알지는 못한다.

순환 백혈구의 수에 있어서 운동 훈련의 장기적 효과는 거의 없는 것으로 보인다. 왜냐하면 일반적으로 운동선수들은 휴식시에 임상적으로 정상적인 세포수를 가지고 있기 때문이다. 여기에는 2가지 가능성 있는 예외가 있다; 총 백혈구와 NK 세포수는 아마도 장기간 지속적인 고강도 운동 훈련 중에는 감소할 것이다. 백혈구 수는 장거리 달리기 선수에 있어서 4주간의 고강도 훈련 후에 임상적으로 낮은 수치로 감소하였다고 보고하였다(14). 엘리트 수영 선수에 있어서 다른 세포 수에는 변화가 없었음에도 불구하고, NK 세포 수는 7개월의 수영 훈련 후에 감소하였다(15). 이러한 변화가 순환 외 세포의 전환 혹은 이주되는 것이 세포수가 증가되는 것에 반영되는지 혹은 오랜 기간의 적응 때문인지는 알지 못한다.

신체적으로 활동적인 환자를 치료한 임상의들은 반드시 순환 면역 세포 수에 있어서 단기적 그리고 장기적 운동 유도 변화에 대하여 알고 있어야 한다. 왜냐하면 이러한 자료들이 진찰 시 혹은 치료에 대하여 결정할 때에 흔히 이용되기 때문이다. 만약 임상적 목적을 위하여 정확하게 차별화된 백혈구 수가 필요 하다면, 신체적으로 활동적인 환자는 반드시 혈액 샘플 전 최소 24시간 동안 운동을 피해야 한다.

백혈구 기능에서 운동의 효과 (Effects of Exercise on Leukocyte Function)

순환 백혈구 수에 있어서 단지 일시적인 동요에도 불구하고 단기적 그리고 장기적 운동의 효과는 면역세포 기능을 보여주는 데에 좋은 자료이다. 호중구와 단핵구의 기능, NK 세포의 독성과 임파구 증식은 고강도의 운동에 영향을 받는다.

NK 세포 기능에서 운동의 효과 (Effects of Exercise on NK-Cell Function)

NK 세포 독성활성도(NKCA)는 중정도와 고강도의 운동 중, 그리고 직후에 증가한다; 변화량은 직접적으로 운동의 강도 및 운동 지속 시간과 관련이 있다. NKCA는 중강도의 운동 후에는 곧 바로 안정시 수준으로 회복하지만 고강도 장시간 운동 후 1-6시간 사이에는 안정시 이하로 감소된다. NKCA에 있어서 운동 중 그리고 운동 후의 이러한 변화의 기전은 복잡하다. 운동 직후에 NKCA의 증가는 혈중에서 NK 세포의 수가 증가되기 때문에 야기된다. NKCA의 감소가 지연되는 원인에 대한 토론이 진행되어 왔으며(1에서 고찰됨), 이 장에서 그 주제를 가지고 충분히 논의하기에는 부족하지만 간단히 살펴보면 NKCA의 감소가 지연되는 것은 세포수가 감소되었고, NK 세포의 살해활성이 억제 받은 것을 반영하는 것으로 보인다. 바이러스에 대항하는 방어기전에서 NK 세포의 주어진 역할에서 고강도 운동 후 NKCA의 억제가 지속되는 것은 선수들도 감염에 쉽게 걸릴 수 있는 기간인 "open window" 이론의 성립을 암시하여 왔다(16).

고강도 운동 후 급속하게 명백하게 NKCA가 억제됨에도 불구하고, NKCA는 장기간 동안의 고강도 운동 훈련에 의하여 역으로 영향을 받지 않는 것으로 보인다. 왜냐하면 운동선수에 있어서 휴식시 NKCA는 정상이기 때문이다. 예를 들면, 중정도로 훈련된 장거리 선수에 있어서 휴식시 NKCA는 비운동 선수와 비교시 높은 값을 가지고 있다(17). 동물 실험에서도 운동한 쥐들이 비운동 통제군에 비하여 높은 NKCA와 낮은 종양세포 보유를 나타내었다(18).

호중구의 기능에 미치는 운동의 효과 (Effects of Exercise on Neutrophil Function)

중강도가 아닌 단기적 고강도의 운동은 몇가지 측면에서 세포 이주, 활성, 탈과립, 식작용과 항미생물 활성을 포함하는 호중구의 기능을 자극한다. 자극은 아마도 장기간의 운동 후, 수 시간 지속될 것이다. 젊은 사람의 경우, 순환하는 활동적인 호중구는 responsible 한 것으로 생각된다. 증가된 호중구 활성은 아마도 박테리아와 바이러스에 대한 면역력을 촉진시키며, 이것은 또한 역으로 빈번하게 활성함으로써 운동선수에 있어서는 아마도 반대의 효과를 보일 수도 있을 것이다(19). 운동 후, 호중구는 코 점막과 골격근과 같은 조직으로 침투하는 것으로 보여 지며 이것은 반응성 산소 화합물과 염증 세포를 공격하는 화학적 인자가 분비됨에 따라 국부적인 염증이 유발 시키는 것으로 암시되어 왔다(21).

비록 호중구의 기능이 급성 운동에 의하여 자극되지만, 장기적 운동은 이러한 반응을 낮추는 것으로 여겨진다. 고강도 훈련을 수행한 선수들은 비 운동선수와 비교 할 때 그리고 중강도 훈련 중에 나타난 자신의 수치와 비교 시, 안정시와 운동 후에는 호중구 기능이 낮게 나타낸다(22, 23). 호중구 기능의 이러한 명백한 저하조절(downregulation)는 아마도 일상의 고강도 운동과 연관된 염증에서 호중구를 제한함으로써 보호하려는 것임을 암시한다(1, 19). 호중구 활성과 같이 중요한 면역 기능의 가벼운 저하는 아마도 만성적인 염증을 제한하기 위한 하나의 적응 현상인 것으로 여겨진다(1). 그러한 호중구 활성의 저하가 질병율을 증가시키는 지에 대해서는 알려져 있지 않다. 이에 대한 하나의 연구보고서는 수영선수에 있어서 저하된 호중구 기능과 URTI 감염 사이에 관련성이 없다고 하였다(23). 적정 강도의 운동 훈련이 호중구 기능에 미치는 효과는 거의 없는 것으로 보인다.

임파구 증식에 있어서 운동의 효과 (Effects of Exercise on Lymphocyte Proliferation)

임파구 증식은 운동 강도와 기간에 민감하다. 단기적 중강도 운동은 세포증식에 아주 미미하거나 거의 효과가 없다. 반면에, 고강도 운동은 운동 후 3시간까지 세포증식을 억제하는 것으로 보인다. 이러한 기전은 충분히 알려져 있지 않으며 복잡하다. 전부는 아니지만 몇몇 억제는 운동 후 회복기 동안 증가된 카테콜라민 수치와 혈중 감소된 임파구로 인해 야기된 것으로 볼 수 있다(24). 강도를 고려하지 않은 상태에서 운동 트레이닝은 휴식 시, 임파구 증식에 거의 효과가 없으며, 이것은 아마도 임상적으로 유의한 효과가 제한적인 임상적 의미를 가질 것이다. 운동 훈련은 임파구 활성 표식자의 발현을 증가시키는 것과 관련되어 있으며 이것은 만성 운동이 아마도 면역 침투자에 대한 면역세포의 능력을 조장하는 것을 암시한다.

면역 해결 조절자에 있어서 운동의 효과 (Effects of Exercise on Soluble Mediators of Immune Function)

운동 면역 선행논문들은 운동의 효과가 면역 기능의 해결 조절자에 있어서 다양하다는 것을 보고하였으며, 주로 사이토카인, 면역글로불린 그리고 항체에 초점을 맞추었으며, 보조 및 단기적 단계 단백질에는 많은 연구가 이루어지지 않았다.

사이토카인에 있어서 운동의 효과 (Effects of Exercise on Cytokine)

지속적인 고강도 운동은 몇 개의 사이토카인의 생성을 유도한다. 운동은 IL-1, IL-6 및 TNFα와 같은 염증 사이토카인의 농도를 증가시키고, IFN-α/β와 같은 항바이러스 활성 사이토카인을 증가시킨다(25). 사이토카인은 일반적으로 장기간의 운동 후에 방출되거나(예, 장거리 달리기) 혹은 많은 신전성 활동이 요구되는 운동 후(예, 내리막 달리기)에 방출되며, 이것은 조직 손상과 관련이 있는 것을 암시한다. 사이토카인 방출의 시간 경로는 각각의 사이토카인에 따라서 다르다. 장거리 달리기 후에 IL-1, IL-6 및 TNFα와 같은 염증 사이토카인의 조기 방출은 IL-10과 같은 염증 억제 사이토카인의 늦은 방출과 균형을 맞추고 있다(26).

사이토카인의 방출은 항상 혈액 샘플에서 분명하게 나타나는 것은 아니다. 왜냐하면 사이토카인은 국부적으로 작용하며 순환 과정에서 빠르게 제거되기 때문이다. 그러나 장기간의 운동 후, 몇 일 동안 계속되는 뇨에서의 출현은 사이토카인의 방출 증거를 나타낸다(27). 운동 중에 분비되는 사이토카인의 원천은 현재까지 명확하지 않다, 왜냐하면 수많은 종류의 세포들이 사이토카인을 생성할 수 있기 때문이다. 최근의 증거는 신장성 운동으로 인한 골격근의 손상이 IL-6와 같은 염증성 사이토카인 생성의 한 원인일 수도 있다고 보고하고 있다. 예를 들면, 최근의 RT-PCR 기술법을 이용한 연구에서, IL-6 mRNA 발현이 마라톤 후 획득한 골격근 생검에서 발견되었다고 보고하였다(28). 신장성 운동 중 손상된 골격근으로부터 방출된 사이토카인은 아마도 손상된 조직 영역에서 백혈구를 동원하는 작용을 할 것이며 여기에서 퇴화된 단백질을 제거하는 역할을 할 것이다.

운동 트레이닝은 아마도 염증 과정 조절을 낮춤으로써(downregulation) 사이토카인 방출의 양과 양상을 다르게 조절할 것이다. 협심증 심장 질환의 위험이 있는 개인에게 있어서 6개월간의 중정도의 운동 훈련이 말초단핵구에서 염증 사이토카인의 생성량을 낮추고 항 염증 사이토카인 생성량은 높였다(29). 위에서 언급하였듯이 염증 사이토카인은 동맥경화의 과정에서도 발생한다. 트레이닝으로 인하여 변화된 염증 대 항 염증 사이토카인의 비율은 아마도 심장 질환을 보호 할 수도 있을 것이다. 사이토카인 수치에 있어서 단기적 혹은 장기적 운동으로 유도된 변화가 면역기능에 영향을 미치는지 혹은 아닌지에 대하여서는 명확하지 않다.

면역글로불린과 항체에 있어서 운동의 효과 (Effects of Exercise on Immunoglobulin(Ig) and Antibody)

혈청과 점액 면역글로불린(Ig)는 다른 기능을 제공하며, 이들은 독립적으로 조절된다; 운동은 혈청과 점액 Ig에 다르게 영향을 미치는 것으로 보인다(1에서 고찰됨). 비록 임상적으로 수개월의 고강도 운동 후에 전문 운동 선수에 있어서 몇몇 IgG 아형들의 낮은 수치가 관찰되었지만 혈청 Ig 수치는 상대적으로 단기적과 장기적 운동 후에 변화를 일으키지 않는 것으로 보인다(15). 그러나 특수한 항체 반응을 극대화시키는 능력은(예, 하나의 특수한 항원 도전자 혹은 면역) 운동 선수에 있어서 정상적으로 나타난다(30, 31); 운동 선수에게 있어서 혈청의 낮은 IgG 아형이 임상적 적응인지 아닌지는 명확하지 않다.

점액 IgA는 상기도감염율(URTI)을 일으키는 바이러스에 대항하는 숙주 방어의 주요 요인이다. 낮은 점액 IgA 농도가 몇몇 선수들에게서 관찰되었다(1에서 고찰됨), 그리고 낮은 수치는 아마도 URTI의 위험 예측치일 수도 있다(32, 33). 짧은 혹은 장기간의 고강도 운동 후, 점액의 IgA 농도는 감소하였다. 그러나 중강도에 의해서는 영향을 받지 않았다(1에서 고찰됨). 이러한 관찰은 "J-curve" 모형과 일치하며(위에서 언급됨), 여기에는 운동 강도 혹은 운동량에 따라 URTI의 위험률이 증가한다는 것이며, 최소한 부분적으로는 지구성 운동선수에 있어서 URTI가 높은 이유를 설명할 수 있을 것이다.

운동 선수는 면역력이 약한가? (Are Athletes Immunocompromised?)

위에서 언급하였듯이, 운동선수들은 고강도 훈련 중, 그리고 주 경기 후에 상기도 감염 위험율이 증가하는 것을 경험한다. 바이러스 성 상기도 감염을 운동선수에게 있어서 높은 위험율을 가지는 유일한 질병으로 보이며, 이것은 임상적 전망으로부터 특정 면역 기능의 억제는 상대적으로 낮은 것으로 제시되었다. 달리 말하면, 운동선수의 훈련 혹은 경기 주기의 특별한 시간에 야기되는 상기도 감염은 아마도 운동선수의 경력에 중요할 수도 있다.

따라서, 비록 운동선수들이 임상적으로 면역 결핍에 대하여 고려되어지지는 않지만, 위에서 논의된 최근의 증거는 고강도 운동 중에 몇몇 면역 변인들이 약간 억제되는 것으로 보고하고 있다. 이것은 운동선수에게 있어서 몇몇 면역 변인의 작은 변화의 연합 효과는 아마도 작은 감염 항원에 대한 저항력을 낮출 수도 있을 것이다. 반면에, 중정도의 운동 훈련은 면역 기능을 자극함으로써 상기도 감염에 효과가 없거나 아주 조금 향상시키는 것으로 보인다. 비록 경쟁적인 선수들은 반드시 규칙적으로 고강도 훈련을 하여야 하지만, 훈련에 대한 선수들의 적응성 조사에서, 훈련 기간과 주 경기 후에 적절히 회복되는 것으로 보이며 적절한 영양과 스트레스 조절과 같은 다른 요인에 주의하는 것이 면역 억제와 질병 감염을 회피하는데 도움이 되는 것으로 여겨진다(표 16.6).

식이, 운동과 면역 기능 (DIET, EXERCISE, AND IMMUNE FUNCTION)

적절한 영양은 면역력을 향상시키는데 필수적이다. 영양부족은 전 세계에서 주로 비개발 국가들에서 있어서 가장 면역 억제의 주요 원인이 된다(2). 개발도상국가에 있어서 영양부족에 대한 문제는 적으며, 영양은 운동선수, 노년층과 체중을 줄

표 16.6. **운동선수에 있어서 면역억제를 피하기 위한 실질적 충고**

과훈련 회피
휴식일을 계획하라
주기화 및 회복 훈련을 포함하라
경기후 적절한 휴식을 허용하라
너무 잦은 경기를 피하라
잠재적 질병원에 대한 노출을 제한하라
경기 중 혹은 경기 후 군중들로부터의 노출을 제한하라
적절한 영양을 공급하라
총 에너지, 단백질, 탄수화물
철분, 비타민 C
급격한 체중 저하를 피하라(예, 레슬링선수, 경량급 조정선수)
바이러스 질병 동안에는 휴식하거나 가벼운 운동만 하라
가벼운 두통 감기 외에는 의료 조언을 찾아라
열이 있을 때에는 운동을 피하라
통증이 없을 때에만 훈련/경기로 돌아오라

이려는 비만인들을 포함한 다양한 집단 내의 면역 기능들과 연관되어 있다.

적정한 면역 기능은 다양한 인자들의 적절한 섭취로 이루어진다. 면역 기능의 결핍은 아마도 총 에너지, 단백질, 아연 혹은 철분과 같은 미네랄의 부적절한 섭취, 비타민 C 혹은 E 그리고 다른 항산화제의 부적절한 섭취로부터 야기된다. 다른 한편으로 이와 같은 물질의 투여가 결핍이 없는 상황에서 면역기능을 고조시킬 수 있을 것인가는 의문사항이다. 이 장에서 식이, 운동과 면역기능 사이의 관련성을 충분히 진술한다는 것은 어려우며 단지 몇몇 관련된 측면을 간단히 논의하고자 한다.

부적절한 영양은 신체 작업 능력을 약화시킬 것이다. 운동선수들이 특수한 식이섭취를 필요로 한다는 것은 잘 알려져 있다: 장기간의 운동 전 혹은 중에 탄수화물 식이 섭취는 아마도 피로를 지연시킬 수 있으며, 철 결핍 운동선수에게 있어서 지구력 운동 수행력은 약화되며 지구력과 파워 선수들은 좌업성 통제군과 비교 할 때, 부가적인 단백질 섭취를 필요로 한다. 운동선수들은 비타민류, 미네랄류, 항산화제, 탄수화물 혹은 단백질 보충제와 글루타민과 같은 신체 수행력 혹은 감염에 대한 면역성을 높인다고 알려져 있는 다이어트 생산품의 섭취에 강한 욕구를 가지고 있다.

탄수화물 식이요법 (Dietary Carbohydrate(CHO))

장기간의 운동 중, 근육 글리코겐과 혈중 글루코스의 고갈은 피로를 유발시킨다. 장기간의 운동 전, 고농도의 탄수화물 식이섭취 혹은 장기간의 운동 중, 탄수화물 함유 용액의 섭취는 혈중 글루코스 수치를 유지시키는데 도움을 주며, 아마도 피로 유발을 지연시킬 수도 있을 것이다. 또한 탄수화물 식이조절을 통한 혈중 글루코스 유지는 면역 변인에 있어서 몇몇 운동으로 인한 변화를 조절할 수 있다. 이것은 운동 중, 카테콜라민과 코티졸과 같은 스트레스 호르몬의 증가를 방지하기 때문인 것으로 생각된다.

장기간의 운동 중 탄수화물 섭취는 휴식시 혈중 백혈구의 수치 및 림프구 수 그리고 염증 사이토카인의 변화를 낮춘다(34에서 고찰됨). 다른 측면에서 탄수화물의 섭취는 NK 세포의 독성 활성화에는 아무런 영향이 미치지 않았다. 이러한 것은 장기간의 운동중 탄수화물 보충를 통한 혈중 글루코스 수치의 유지는 전반적인 스트레스 반응을 감소시키는 것을 암시한다(34). 운동선수 혹은 다른 집단에 있어서 운동의 면역계 반응 변화가 임상적으로도 적용되는지 아닌지에 대한 결정을 위해서는 후속 연구가 필요하다.

철분 (Iron)

철분과 다른 미네랄(예, 아연, 셀레니움)들은 정상적인 면역 기능을 위해서 필요하다. 철분 결핍은 임파구 증식 손상, NK 세포 독성 활성과 식작용 기능과 연관되어져왔다(35, 36). 철분은 운동 중 땀과 적혈구의 파괴로 인하여 신체로부터 유실된다; 아마도 지구력 선수들은 철분 필요량을 증가시켜왔어야 한다. 왜냐하면 적혈구의 변형이 증가되기 때문이다. 아마도 여성 지구성 운동선수들의 월경은 각 주기에 따라 부가적인 유실을 야기 시키기 때문에 철분 결핍이 특별히 자주 일어날 수도 있다. 각각의 성에 있어서 운동 선수 사이의 철분 결핍 경향은 알려져 있지 않다. 왜냐하면 지구성 훈련(긍정적인 적응 반응)으로 인한 혈장 량의 증가는 아마도 인공적으로 낮은 혈중 헤모글로빈 수치를 유도할 수도 있기 때문이다("가빈혈"). 이 주제는 19장에서 자세히 논의될 것이다.

운동선수에게 있어서 철분 상태와 면역기능 사이의 관련성에 관하여 광범위한 연구는 없었다. 하나의 선행 연구에서 정상 혈청 철분 수치의 사람과 비교해서 낮은 혈청 철분 수치를 가진 여성 달리기 선수들은 낮은 NK 세포 반응성을 가진다고 보고하였다(38). 그러나 이 연구에서 철분이 낮은 달리기 선수에 있어서 8주간의 철분 투여(100 mg elemental iron/d)가 비록 혈청 철분을 정상 수치로 증가시켰으나 NK세포 반응성에 영향을 미치지는 못하였다고 보고하였다. 이것은 8주간의 보충이 NK세포 반응성을 변화시키기에는 충분하지 못하였다는 가능성을 나타낸다.

다양한 질환 혹은 치료는 아마도 철분 상태에 영향을 미칠 수도 있다. 예를 들면, 암 치료는 아마도 빈혈과 낮은 적혈구 세포수를 야기 시킬 수 있다(15, 19장에서 보다 논의됨). 이것은 비록 환자가 다른 약물을 복용할 지라도 면역억제가 손상된 면역력(예, 독성 약물)에 또한 영향을 미칠 수 있다는 것을 암시한다. 분명하게도, 임상적 운동 생리학자들은 반드시 환자들을 위한 운동 처방을 할 때 면역 기능에 있어서 철분 상태에 따른 역 효과를 고려하여야 한다.

항산화 비타민 (Antioxidant Vitamins)

비록 직접적으로 어떤 예방법이 면역계를 변화시키는지에 대해서는 불명확하지만 항산화제가 풍부한 식이섭취는 암을 예방한다고 여겨진다. 면역 세포들은 산화적 대사와 정상 백혈구의 기능에서 양산되는 프리라디칼(free radical) 생성물과 같은 산화제에 의하여 손상을 쉽게 받는다(21). 호중구는 반응성 산소와 질소종을 분비하는데 이것은 병원균에 독성을 가지지만 염증과 정상 세포의 손상을 야기할 수도 있다. 증가한 산소 대사(장기간의 운동에서 야기됨)는 반응성 산소화합물을 생성한다. 이것은 백혈구에 대한 자유기-유도 손상이 장시간의 운동이 면역기능을 손상 시킬 수 있다는 하나의 기전이 될 수도 있다. 게다가 최근의 한 증거는 프로그램된 세포사멸(apoptosis) 은 고강도 운동 후 임파구에서 야기된다고 제안하였다(38). 이러한 가설이 정확하다면, 그 다음에 항산화제 섭취는 운동-유도 면역 억제를 예방하거나 제한할 수도 있다는 가능성이 있는 것이다.

비타민 C 같은 하나의 항산화 비타민은 통상적인 감기에 대한 예방책으로써 오랜 동안 연구되어 왔다. 그러나 수년간의 면밀한 조사에도 불구하고, 그 증거는 정상 집단에 있어서 아직 분명하지 않으며 이것은 투여의 모든 효과가 발생율을 저하시키기 보다는 심각한 증상과 그 기간을 줄일 수 있는 것으로 보여진다(39). 다른 측면에서, 아마도 비타민 C가 신체 스트레스처럼 신체적 조건에 따라 일반적인 감기를 예방할 수도 있다는 증거가 있다(39). 예를 들면, 하나의 이중맹검연구(double-blind study)에서 84명의 장거리 달리기 선수와 73명의 비 달리기 선수가 하루 90 km 울트라 마라톤 경기전 3주 동안 600 mg의 비타민 C를 섭취하거나 혹은 위약을 섭취하였다(5). 경기 후 2주간, 달리기 선수 집단에서 위약 섭취 집단에 비하여 비타민 섭취 집단에서 상기도 감염 증상 발생이 반으로 줄어들었다. 반면에, 비타민 C 섭취가 비 달리기 선수에 있어서는 아무런 효과가 없었다. 비타민 A와 E는 울트라 마라톤 후 상기도 감염 발병율에 아무런 효과가 없었다(40). 비타민 C가 삼기도 감염을 예방할 수 있다는 기전은 알려져 있지 않다. 그러나 활성화된 호중구에 의해서 생성되는 반응성 산소 화합물에 대항하는 비타민의 항산화 활성과 예방 효과는 있는 것으로 보여진다(40). 현재 운동 선수에 있어서 면역 기능의 조장에 관한 다른 항산화제의 역할에 대한 자료는 희박하다(36에서 고찰됨).

글루타민 (Glutamine)

글루타민은 체내의 가장 풍부한 아미노산이다; 골격근 글루타민의 가장 큰 원천이다. 임파구를 증식하기 위해서는 에너지원으로 글루타민이 필요하며, 핵산 합성이 필요하다. 수술, 화상 그리고 외상과 같은 생리학적 스트레스 중에, 감소한 글루타민 수치는 면역 억제와 관련성이 있다. 글루타민 보충은 이러한 조건에서 면역력을 보충하는데 도움을 준다(41에서 고찰됨).

혈장 글루타민 농도는 장시간의 운동 후 급속하게 감소하며, 수 시간 동안 낮은 상태를 유지한다. 또한 고강도 운동 훈련 중, 글루타민 수치는 감소하며 잘 훈련된 선수들과 비교하였을 때 과훈련 상황에서는 낮은 수치를 보인다. 이것은 아마도 낮은 혈장 글루타민의 수치가 임파구 기능을 약화시키며, 따라서 감염에 대한 면역력을 손상시킬 수도 있음을 암시한다(41). 하나의 간략한 보고서는 글루타민 보충이 지구성 경기 후(장거리 달리기) 상기도감염을 예방할 수도 있다는 가능성을 보고하였다(42). 그러나 운동 후 면역억제 예방에 있어서 글루타민의 역할을 지지하지 않는 자료도 있다. 예를 들면, 잘 훈련된 수영선수와 비교하여 과훈련된 선수에게 있어서 유의하게 낮은 혈장 글루타민 농도를 가지고 있음에도 불구하고 글루타민 농도가 4주간의 고강도 훈련 중 선수들 사이에서 발병한 상기도감염에는 영향을 미치지 않았다(43). 더군다나, 혈장 글루타민 수치를 유지하기 위한 글루타민 보충은 장시간의 운동 후, 백혈구 수, 임파구 증식 혹은 NK 세포 기능에서 운동-유도 변화에 효과가 없었다(41에서 고찰됨). 따라서 운동선수에게 있어서 충분한 면역력을 유지하기 위한 글루타민의 역할을 지지하는 자료가 불충분하다.

노인에 있어서 식이, 운동 그리고 면역기능 (Diet, Exercise, and Immune Function in the Elderly)

노화는 면역기능의 몇 가지 측면 특히 임파구 증식, T 세포 기능, 항체 생성, IL-2 생성 및 대식세포와 NK 세포 반응성을 감소시키는 것과 관련되어 있다(44, 45). 그러나 그러한 변화가 노화에 따라 증가되는 심혈관 질환과 암 혹은 체지방 혹은 비활동성의 증가와 같은 다른 요인과 같이 질병의 결과로 인해 야기되는 것인지, 혹은 필수 불가결한 것인지에 대해서는 불분명하다. 하나의 관점에서 건강한 100세 이상의 노인을 대상으로 한 연구를 설펴보면, 질병이 없는 상태에서 연령과 관련된 면역기능의 변화들은 상대적으로 적다. 이것은 면역계의 "연속적인 개량화(contiunous remodeling)"는 태어나서부터, 노화의 과정에서 다른 면역변인들이 유지되는 동안 어떤 면역변인들은 변화되는 과정에서 야기됨을 암시한다(46).

비록 연령 사이에 양적으로는 다른 점이 있지만 운동에 대한 면역반응은 노인과 젊은이에 있어서 질적으로 비슷하다(44, 45). 최대 운동 후, 젊은 피험자와 노인 피험자 모두 백혈구증이 나타나지만, 노인 피험자에 있어서 백혈구증 양은 적고 장기간 지속된다(44). 아마도 젊은 사람과 비교하였을 때 노인에 있어서 임파구 증식과 사이토카인에 대한 NK 세포의 반응은 낮을 것이다(45). 이것은 아마도 연령 사이에서 양적인 차이는 최대 운동에 반응하는 스트레스 호르몬의 차이와 관련되어 있을 수도 있다. 이것이 운동에 대한 면역계 반응에서 노인과 젊은이 사이에서 상대적으로 약간의 차이가 장기간의 결과인지 아닌지에 대하여서는 불분명하다. 노인을 대상으로 6개월 간의 중정도 운동 훈련 후 면역 변인들은 거의 변화를 보이지 않았다(47).

반면 아마도 노화 과정이 노인에 있어서 면역기능의 변화를 야기할 수도 있으며 또한 부족한 영양이 면역기능의 변화를 야기할 수도 있다; 경제적인 것을 포함해서 수많은 이유들로 인하여 약간의 단백질과 주요 비타민 및 무기질의 결핍 현상이 자주 노인들에게서 나타난다(48). 매일 미세 영양물질의 섭취는 아마도 건강한 노인에 있어서 면역 기능을 개선할 수도 있다. 예를 들면, 노인에 있어서 규칙적인 운동을 하는 집단과 그렇지 않은 집단에서 17주간의 일상 섭취가 혈중 영양 상태의 지표를 증가시키는 것으로 나타났다(예, 비타민, 철분)(48).

면역기능에서 체중 감소의 효과 (Effects of Weight Loss on Immune Function)

비만은 높은 감염율과 암발생율과 관련이 되어 있으며 이것은 면역기능이 손상되었다는 것을 암시한다. 그렇지만 이러한 결과가 직접적으로 비만으로부터 혹은 간접적으로 좌업 생활 습관 혹은 영양의 불균형과 같은 다른 요인들로부터 야기되는지에 대해서는 불명확하다. 비만은 높은 백혈구 농도(주로 호중구와 단핵구), 감소된 T와 B 임파구 증식과 낮은 NK 세포 활성도와 관련이 되어있다(8, 49). 비록 이러한 관점이 확실하다는 증거는 없지만 논리적으로 체중 감소가 비만인의 면역기능을 개선할 수 있음을 암시한다. 몇몇 연구들은 비만인에 있어서 체중 감소 후 면역 변인들이 개선되었다고 보고하였으나, 반면에 다른 연구자들은 반대의 결과를 보고하였다.

이러한 연구 결과는 체중 감소의 모형과 면역 변인들을 평가함으로써 알 수 있다. 예를 들면, 22명의 건강한 비만 여성을 대상으로 한 연구에서 식이요법(8주 동안 하루 900 kcal 음료 식이요법)만이 말초단핵구에서의 NK세포 반응성을 유의하게 감소시켰고, IL-2 수용기의 발현을 감소시켰다고 보고하였다(49). 반면에, 같은 연구에서 운동과 식이요법 병행(동일한 식이요법에 더하여 중정도 유산소성 운동과 저항성 운동, 주 3회)는 비슷한 체중감소에도 불구하고, NK세포 반응성과 IL-2 수용기의 감소를 예방하였다고 보고하였다. 91명의 비만 여성을 대상으로 한 최근의 다른 연구에서, 체중저하를 일으키지 않은 집단과 비교하여 12 주 식이요법, 운동 요법 혹은 운동과 식이요법 혼합에 의한 체중 감소 후, 림프구 증식이 비슷하게 감소하였다고 보고하였다(8). 그러나, NK세포 반응성과 식균작용과 같은 다른 면역변인들은 체중저하에 따라 변화하지 않았다. 선행 연구와 비교하여(49), 최근 연구(8)는 에너지 제한이 적었으며(1200 Kcal/900 Kcal/d), 보다 점진적인 체중저하(2-8kg 12주간/11-12kg 8주간), 그리고 보다 잦은 운동(주5회 / 주3회)을 유도하였으며 이러한 것들이 부분적으로 다른 결과를 나타내었음을 설명할 수 있을 것이다.

현재까지 체중 감소 후 면역 기능의 변화에 대한 기전은 알려져 있지 않다. 이것은 체중 감소와 관련된 요인들이(에너지 결핍, 체구성 변화, 대사 변화 혹은 몇몇 요인들의 복합) 면역계에 영향을 미친다는 것이 불분명하다. 현재까지는 일반적으로 건강을 위해서 추천되는 중정도의 식이 제한과 운동으로 유도된 점진적 체중 저하가 면역기능의 역 효과를 방지하거나 혹은 약화시킬 수 있는 것으로 보인다. 분명하게 비만인과 과체중인들의 체중 저하는 아주 중요한 건강 이유들이며(예, 심혈관 위험 및 대사 질환 감소), 체중저하로 야기되는 어떠한 종류의 경미한 면역 기능의 손상도 건강한 체중을 유지하기 위하여 모든 사람들을 위해 일반적인 권장사항에 부정적인 영향을 미치는 것은 아니다.

요약과 결론 (SUMMARY AND CONCLUSIONS)

인체 면역계는 다양한 효과세포와 메신저 분자들간 광범위한 상호소통과 협력이 요구되는 보조적 기능이 중복되는 하나의 복잡한 시스템이다. 면역기능은 아마도 질병, 약품, 수술, 외상, 식이 불균형과 신체적 혹은 심리적 스트레스를 포함한 다양한 조건에 의해 달라질 수도 있다. 과도한 운동과 같은 신체적 스트레스는 말초 순환혈액으로 면역 세포들을 유입시키는 원인이 되며, 아마도 면역기능을 변화시킬 것이다; 대부분의 효과는 일시적이며 정상 수준은 일반적으로 24시간 내에 복구된다. 장기간의 중정도 운동 훈련은 거의 효과가 없는 것으로 보이며, 아마도 면역기능을 약간 증진시킬 수도 있을 것이다. 반대로, 장기간의 고강도 운동 훈련은 아마도 경미하게 몇 가지 면역 변인들의 억제를 유도할 수도 있을 것이다. 임상적으로 운동선수들의 면역결핍을 고려하지 않은 상태에서 이러한 경미한 면역력 억제는 지구성 선수의 상기도 감염율을 높일 수도 있다. 부적절한 영양, 비만과 급속한 체중 저하는 아마도 면역력을 약화시킬 것이다. 식이 섭취는 아마도 노인 혹은 특수 영양 결핍자들에 있어서 가치가 있을 수 있다. 중강도 운동 훈련은 비만인에 있어서 체중 저하로부터 야기되는 면역기능의 역 효과를 저하시킬 수 있다. 임상 운동 생리학자들은 각각의 사람들에게 안전하게 운동을 처방하기 위해 건강한 사람들과 면역기능에 영향을 미치는 질환을 가지고 있는 사람들에게 운동에 대하 면역 반응에 대해 알고 있어야 한다. 건강한 개인의 면역기능에서 고강도 운동의 억제 효과를 고찰하여보면, 비정상적인 면역 시스템을 가진 환자들에게 있어서 그러한 비정상적인 기능이 직접적인 질병에 의한 것인지 혹은 치료에 따라 수반된 것인지를 고려한지 않은 상태에서 적정 강도의 신체 활동을 처방하기 위하여서는 세심한 주의가 요구된다.

참고문헌

1. Mackinnon LT. *Advances in exercise immunology*. Champaign, IL: Human Kinetics, 1999.
2. Janeway CA, Travers P, Walport M, et al. *Immunobiology: the immune system in health and disease*. 4th ed. New York: Elsevier Science Ltd. 1999.
3. Nieman DC, Johanssen LM, Lee JW, et al. Infectious episodes in runners before and after the Los Angeles Marathon. *J Sports Med Phys Fitness* 1990;30:316–328.
4. Peters EM, Bateman ED. Ultramarathon running and upper respiratory tract infections. *S Afr J Sports Med* 1983;64:582–584.
5. Peters EM, Goetzsche JM, Grobbelaar B, et al. Vitamin C supplementation reduces the incidence of postrace symptoms of upper respiratory tract infection in ultramarathon runners. *Am J Clin Nutr* 1993;57:170–174.
6. Heath GW, Ford ES, Craven TE, et al. Exercise and the incidence of upper respiratory tract infections. *Med Sci Sports Exerc* 1991;23:152–157.
7. Nieman DC, Johanssen LM, Lee JW. Infectious episodes in runners before and after a roadrace. *J Sports Med Phys Fitness* 1989;29:289–296.
8. Nieman DC, Nehlsen-Cannarella SL, Henson DA, et al. Immune responses to exercise training and/or energy restriction in obese women. *Med Sci Sports Exerc* 1998;30:679–686.
9. Nieman DC, Nehlsen-Cannarella SL. Exercise and infection. In: Watson RR, Eisinger M, eds. *Exercise and disease*. Boca Raton, FL: CRC Press, 1992.
10. Friman G, Ilback N-G. Acute infection: metabolic responses, effects on performance, interaction with exercise, and myocarditis. *Int J Sports Med* 1998;19:S172–S182.
11. Parker S, Brukner PD, Rosier M. Chronic fatigue syndrome and the athlete. *Sports Med Training Rehab* 1996;6:269–278.
12. Weidner TG, Cranston T, Schurr T, et al. The effect of exercise training on the severity and duration of a viral respiratory illness. *Med Sci Sports Exerc* 1998;30:1578–1583.
13. Pizza FX, Mitchell JB, Davis BH, et al. Exercise-induced muscle damage: effect on circulating leukocyte and lymphocyte subsets. *Med Sci Sports Exerc* 1995;27:363–370.
14. Lehmann M, Mann H, Gastmann U, et al. Unaccustomed high-mileage vs intensity training-related changes in performance and serum amino acid levels. *Int J Sports Med* 1996;17:187–192.
15. Gleeson M, McDonald WA, Cripps AW, et al. The effect on immunity of long-term intensive training in elite swimmers. *Clin Exp Immunol* 1995;102:210–216.

16. Pedersen BK, Ullum H. NK cell response to physical activity: possible mechanisms of action. *Med Sci Sports Exerc* 1994; 26:140–146.
17. Nieman DC, Buckley KS, Henson DA, et al. Immune function in marathon runners vs sedentary controls. *Med Sci Sports Exerc* 1995;27:986–992.
18. MacNeil B, Hoffman-Goetz L. Chronic exercise enhances *in vivo* and *in vitro* cytotoxic mechanisms of natural immunity in mice. *J Appl Physiol* 1993;74:388–395.
19. Smith JA. Neutrophils, host defense and inflammation: a double-edged sword. *J Leukocyte Biol* 1994;56:672–686.
20. Belcastro AN, Arthur GD, Albisser RA, et al. Heart, liver, and skeletal muscle myeloperoxidase activity during exercise. *J Appl Physiol* 1996;80:1331–1335.
21. Niess AM, Dickhuth HH, Northoff H, et al. Free radicals and oxidative stress in exercise—immunological aspects. *Exerc Immunol Rev* 1999;5:22–56.
22. Hack B, Strobel G, Weiss M, et al. PMN cell counts and phagocytic activity of highly trained athletes depending on training period. *J Appl Physiol* 1994;77:1731–1735.
23. Pyne DB, Baker MS, Fricker PA, et al. Effects of an intensive 12 week training program by elite swimmers on neutrophil oxidative activity. *Med Sci Sports Exerc* 1995;27:536–542.
24. Hinton JR, Rowbottom DG, Keast D, et al. Acute intensive interval training and *in vitro* T lymphocyte function. *Int J Sports Med* 1997;18:132–137.
25. Pedersen BK, Ostrowski K, Rohde T, et al. The cytokine response to strenuous exercise. *Can J Physiol Pharmacol* 1998; 76:505–511.
26. Ostrowski K, Rohde T, Asp S, et al. Pro- and anti-inflammatory cytokine balance in strenuous exercise. *J Physiol* 1999;515: 287–291.
27. Sprenger H, Jacobs C, Nain N, et al. Enhanced release of cytokines, interleukin-2 receptors, and neopterin after long-distance running. *Clin Immunol Immunopathol* 1992;53: 188–195.
28. Ostrowski K, Rohde T, Zacho M, et al. Evidence that interleukin-6 is produced in human skeletal muscle during prolonged running. *J Physiol* 1998;508.3:949–953.
29. Smith JK, Dykes R, Douglas RE, et al. Long-term exercise and atherogenic activity of blood mononuclear cells in persons at risk of developing ischemic heart disease. *JAMA* 1999;281: 1722–1727.
30. Bruunsgaard H, Hartkopp A, Mohr T, et al. *In vivo* cell-mediated immunity and vaccination response following prolonged, intense exercise. *Med Sci Sports Exerc* 1997;29: 1176–1181.
31. Gleeson M, Pyne DB, McDonald WA, et al. Pneumococcal antibody responses in elite swimmers. *Clin Exp Immunol* 1996;105:238–244.
32. Gleeson M, McDonald WA, Pyne DB, et al. Salivary IgA levels and infection risk in elite swimmers. *Med Sci Sports Exerc* 1999;31:67–73.
33. Mackinnon LT, Ginn EM, Seymour GJ. Temporal relationship between exercise-induced decreases in salivary IgA and subsequent appearance of upper respiratory tract infection in elite athletes. *Aust J Sci Med Sport* 1993;25:94–99.
34. Nieman DC. Influence of carbohydrate on the immune response to intensive, prolonged exercise. *Exerc Immunol Rev* 1998;4:64–76.
35. Konig D, Weinstock C, Keul J, et al. Zinc, iron, and magnesium status in athletes—influence on the regulation of exercise-induced stress and immune function. *Exerc Immunol Rev* 1998;4:2–21.
36. Shephard RJ, Shek PN. Immunological hazards from nutritional imbalance in athletes. *Exerc Immunol Rev* 1998;4:48.
37. Flynn MG, Mackinnon LT, Gedge V, et al. Iron status and cell-mediated immune function in female distance runners. *Med Sci Sports Exerc* 1996;28:S90.
38. Mars M, Govender A, Weston A, et al. High intensity exercise: a cause of lymphocyte apoptosis? *Biochem Biophys Res Comm* 1998;249:366–370.
39. Hemila H. Vitamin C and common cold incidence: a review of studies with subjects under heavy physical stress. *Int J Sports Med* 1996;17:379–383.
40. Peters EM. Exercise, immunology, and upper respiratory tract infections. *Int J Sports Med* 1997;18:S69–S77.
41. Rohde T, Kryzwkowski K, Pedersen BK. Glutamine, exercise, and the immune system—is there a link? *Exerc Immunol Rev* 1998;4:49–63.
42. Castell LM, Newsholme EA, Poortmans JR. Does glutamine have a role in reducing infection in athletes? *Eur J Appl Physiol* 1996;73:488–490.
43. Mackinnon LT, Hooper SL. Plasma glutamine concentration and upper respiratory tract infection during over-training in elite swimmers. *Med Sci Sports Exerc* 1996;28:285–290.
44. Ceddia MA, Price EA, Kohlmeier CK, et al. Differential leukocytosis and lymphocyte mitogenic response to acute maximal exercise in the young and old. *Med Sci Sports Exerc* 1999;31:829–836.
45. Woods JA, Evans JK, Wolters BW, et al. Effects of maximal exercise on natural killer (NK) cell cytotoxicity and responsiveness to interferon-alpha in the young and old. *J Gerontol* 1998;53:B430–B437.
46. Franceschi C, Monti D, Sansoni P, et al. The immunology of exceptional individuals: the lesson in centenarians. *Immunol Today* 1995;16:12–16.
47. Woods JA, Ceddia MA, Wolters BW, et al. Effects of 6 months of moderate aerobic exercise training on immune function in the elderly. *Mech Ageing Dev* 1999;109:1–19.
48. deJong N, Paw MJ, deGroot LC, et al. Functional biochemical and nutrient indices in frail elderly people are partly affected by dietary supplements but not by exercise. *J Nutr* 1999;129:2028–2036.
49. Scanga CB, Verde TJ, Paolone AM, et al. Effects of weight loss and exercise training on natural killer cell activity in obese women. *Med Sci Sports Exerc* 1998;30:1666–1671.

제17장
운동과 HIV 감염 (EXERCISE AND HIV INFECTION)

개요 (INTRODUCTION)

인체 면역결핍 바이러스(HIV; human immunodeficiency virus)의 감염은 선진국에서 사회적 상황을 갑작스럽게 변화시키고, 아프리카의 사회구조를 바꾸고, 지난 20년간 백만 명의 생명을 앗아갔다. 인체 면역결핍 바이러스(HIV) 감염은 1차적 감염 단계로 시작되며, 이는 일반적으로 심한 감기와 같은 느낌이다. 이 단계는 일반적으로 몇 주 걸리고, 감염환자가 기분이 좋아지는 등 장기간의 증상이 없는 기간이 뒤따른다. 무증상 기간은 일반적으로 몇 년간(평균 10년) 지속된다. 그러나 이 기간 동안 인체 면역결핍 바이러스(HIV)는 림프 조직에서 복제되고, 바이러스의 주요 목표인 CD4 positive T-helper 세포를 천천히 파괴한다. 이 기간 동안 환자는 성적 접촉이나 정맥에 넣는 약물 도구의 공유로 인한 혈액 매개 전이를 통해서 질병을 감염시키고, 널리 퍼뜨릴 수 있다. T-helper 세포의 수가 감소함에 따라 환자는 더욱 감염되기 쉽고, 기회성 기관으로 정의된 목록 중 하나 또는 그 이상의 기관으로 발전되며, 이것은 만일 면역계가 정상이라면 질병을 일으키지 않는다. 이것이 임상적 AIDS(면역결핍 신드롬으로 알려진)의 현저한 특징이다. AIDS라고 정의된 상태로 진단되면 감염된 사람은 그들이 나중에 컨디션이 완전하게 회복되었다 할지라도 그 사람은 AIDS에 감염되었다고 말한다. AIDS는 또한 비일반적인 암(Kaposi의 육종, 림프종의 몇가지 형태, 그리고 여성에서의 경추암) 진행 또는 일반적인 체중의 10% 이상의 손실을 야기하는 소모병(消耗病; wasting), 또는 200cell/mm^{3}보다 적은 지속적인 CD4 수 등에 의해 정의된다. 1996년까지, AIDS가 발병하면 생존기간은 약 2년이었다.

그러나 고활성 항 레트로바이러스 치료(HAART; Highly Active Antiretroviral Therapy)의 발전으로, 생존율은 극적으로 향상되어 1999년에는 사망률이 1995년에 비해서 85% 낮아졌기 때문에, 기회감염은 덜 일반적이 되었고, T-helper 세포수는 생명을 위협하는 감염을 예방하기에 충분할 정도로 증가하였다(*www.cdc.gov/hiv*). 그러나 아프리카와 아시아에서, HAART가 아직 적용되지 않고, 사망률은 매우 높다. 2000년 국제 HIV 회의에서 미국은 질병이 시작된 이래로 1900만 명의 성인이 AIDS로 사망하였다고 추정하였다(*www.us.unaids.org*).

체구성과 대사 변화의 치료를 위해 대부분의 운동 생리학자들이 인체 면역결핍 바이러스(HIV) 양성 감염자들과 접촉하기 시작하였다. 인체 면역결핍 바이러스(HIV)에 감염된 재활 환자들은 근육량과 근력을 정상적으로 유지하기 위해 식이조절과 운동, 그리고 약물을 이용한 통합된 접근법을 필요로 한다. AIDS를 가진 환자에서 소모병(wasting)은 사망, 장애, 그리고 독립성 손실에 대한 독립적인 위험 인자이다. 결국, 이러한 통합적인 접근이 필수적이다. 추가적으로 오랫 동안 생존한 인체 면역결핍 바이러스(HIV) 감염 환자에서 증가된 복부의 질량과 얼굴, 팔, 다리의 피하지방 손실에 대한 새로운 문제가 기술되었다. 또한, 운동 전문가들은 이들 환자들에게 독특하고 가치 있는 치료를 제공해 줄 수 있다.

이 장에서, 우리는 HIV 감염으로 인한 체력, 그리고 신체구성의 중요한 효과에 대해 살펴볼 것이고, 생명을 위협하는 상태에 대한 치료로서 운동의 효과에 대해 논의할 것이다. 현재의 연구는 건강한 사람과 HIV에 감염된 인구집단 모두에서 운동이 중요하고, 이득적이며 삶의 질을 향상시킨다는 증거를 보이고 있다.

역학과 병태생리학 (EPIDEMIOLOGY AND PATHOPHYSIOLOGY)

소모(wasting)는 역학의 역사에서 매우 초기에 HIV 감염으로 생명을 위협하는 합병증으로 알려져 왔다. 소모(wasting)는 약화와 기능적 능력의 손실을 야기시키고, 그리고 주요 단백질의 손실은 급성질병의 시기에 보충할 필요가 있다. 이들 변화들은 많은 경우에 AIDS 소모의 대사적 효과를 극복할 수 있는 고강도 저항 트레이닝에 의해 역으로 변화될 수 있고, 근력, 기능, 그리고 근육량의 향상을 야기할 수도 있다.

질병 조절과 예방 센터(CDC)는 일반적인 체중에서 10% 이상의 일시적인 체중 감소를 소모(wasting)로 정의하였고, 이는 몇 가지 AIDS를 정의하는 상태 중의 하나이다. 이것은 1980년대 중반에 사용되었다(1). 그러나, 이것은 그 후로 계속해서 HIV에 감염된 환자에서 단지 5%의 체중감소에도 사망률에 영향을 받는 것으로 보인다. 생물학적으로 그럴 듯한 이유는 후자의 정의를 이용하여 이루어질 수 있다(3). 비록 AIDS 소모는 HAART가 적용된 나라에서 덜 일반적이지만, 이것은 치료가 아직 적용되지 않은 아프리카, 아시아와 다른 나라에서는 유병율과 사망률의 주요한 원인으로 남아있다. 미국에서 조차도 체중감소와 특히 근육의 감소는 일상적으로 계속해서 발생한다. 보다 큰 보스턴 지역으로부터의 최근 자료는 환자의 18%가 HAART를 적용하는데도 불구하고 소모(wasting)의 증거를 보인다고 하였다(Wanke C, Gorbach SL, et al.: unpublished observations).

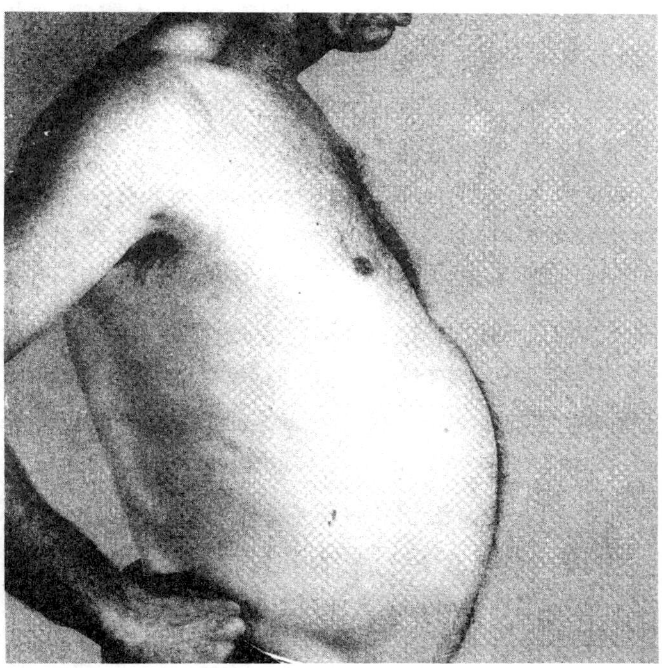

그림 17.1 HIV와 관련된 지방 재분배를 가진 환자에서 복부 지방 획득과 팔의 지방 감소를 보이는 전형적인 예.

지방이상증(lipodystrophy) 또는 지방재분배 증후군(fat-redistribution syndrome)은 최근에 HIV 감염에 대한 대사적 합병증으로 인식되고 있다. 이 용어는 주로 내장지방 부분에서 발생하는 복부 지방의 증가와 함께 팔, 다리, 얼굴에서의 피하지방 감소로 언급된다(그림 17.1). 이들 변화에 따라 등, 목 뒤쪽의 지방 침착증가(임상적으로 물소혹 변형(buffalo hump)이라고 부른다). 여자의 경우 가슴비대와 팔다리 정맥에 증가된 시감도(visibility)를 보인다. 지방이상증은 원래 항레트로바이러스(antiretroviral) 약물인 프로테아제(protease) 억제제를 복용하는 환자에서 보고되었지만, 약을 먹는 모든 클래스의 환자와 nave-치료를 받는 환자들에서 보인다(4). HIV 에 감염된 사람에게서 나타나는 지방이상증의 발현은 일련의 약물에 따라 10-85%로 다양하다(5, 6). 지방이상증은 증가된 혈청 글루코스 수준과 관련이 있고, 프로테아제 억제제를 먹는 환자들에게서 처음 확인되었기 때문에, 초기 가설은 이 약물이 인슐린 저항성과 복부 지방의 축적과 관련이 있다고 하였다(4). 이러한 이론을 지지하는 데 있어서 Walli 등은 프로테아제 억제제의 치료가 말초 인슐린 저항과 관련있고(7), 약물 자체가 지방이상증의 병인을 포함한다고 제안하였고, 임상적 발현 문제 수준에서 적어도 컨디션을 조절한다고 제안하였다.

병인학과 상관없이 지방이상증은 인슐린 저항성, 낮은 HDL 콜레스테롤, 복부 비만과 관련이 있다. 말초지방 손실로 인한 미용적, 사회적, 그리고 자존감 문제들에 덧붙여, 복부지방의 획득은 혈관질환, 뇌졸중, 그리고 심장 질환을 포함한 장기간의 합병증을 야기시킨다. 이 때, 운동치료는 지방이상증의 복부지방 획득을 완화시킬 수 있지만, 말초지방 손실의 효과를 주진 않는다.

임상 운동 생리학 (CLINICAL EXERCISE PHYSIOLOGY)

임상운동 전문가들은 HIV 감염 환자들은 증상이 없는 상태에서 위독한 상태까지 모든 상태에서 있다는 사실을 유념하는 것이 중요하며, 이것은 그들을 하나로 만들고, 총괄하는 데 주요한 오류가 된다. 환자들은 감염의 영향을 평가하기 위해 개개인에 기초하여 평가되어야 한다. HIV 감염 과정 동안 많은 생리적, 심리적 변화가 발생한다. 근력과 골격근량, 그리고 기능적 상태의 손실은 질병과 함께 약간의 변화를 가진다. 이러한 비정상적인 증상들에 대한 많은 가설들이 있지만, 아직 정확한 기전은 알려져 있지 않다. 질병에 덧붙여, 신체활동과 심리적인 안녕의 감소가 이러한 근위축, 약화, 그리고 피로에 기여한다(8). 그럼에도 불구하고, 근육크기, 근력, 그리고 기능적 능력의 손실을 치료하거나 약화시키기 위한 운동중재의 이용을 지지하는 증거들이 있다.

많은 건강 전문가들은 질병을 예방하거나 만성 질병상태에 의해 야기된 증상들을 완화시키기 위해 운동중재를 권고한다. 운동과 다른 비약물적 중재는 전통적인 의학적 치료와 환자의 상태를 유의하게 개선시킬 가능성을 가진다. HIV에 감염된 사람들에 대한 운동처방 형태는 지구성, 저항성 또는 이들 모두를 결합시킨 것이다. 목표는 심폐계와 근골격계의 기능을 강화시키고, 전체적인 건강과 삶의 질을 향상시키는 것이다(9). 그러나 HIV 감염 환자와 함께 운동할 때 운동생리학자들이 우선 고려해야 하는 것은 환자의 상태가 나빠지지 않도록 하거나 또는 이미 면역 약화가 진행된 환자에서 면역억제를 야기하지 않도록 하는 것이다.

운동 프로그램을 시작하면, HIV에 감염되지 않은 성인에서와 같이 유산소 체력, 기분, 면역 지수들의 향상을 보인다(10). 이것은 또한 운동이 근력을 의미있게 증가시키고, 안정시 심박수를 감소시키고, 지구성을 증가시킨다는 것을 나타내었다. 이것은 악화된 신체 구성과 일반적으로 HIV 감염과 연관된 신경계 장애를 잠재적으로 되돌리는데 모두 중요한 역할을 한다(11). 이들 환자들은 운동요법의 생리적(예를 들면, 근육량의 증가), 그리고 심리적(예를 들면, 기능적 상태의 증가)인 효과로부터 이득을 얻을 수 있다.

결국 HIV 양성 상태는 운동 프로그램 시작을 단념시키지 않으며, 이것이 운동을 실시하는 이유가 된다. 운동의 목적과 처방은 앞에서 언급한 소모(wasting)와 지방이상증(lipodystrophy), 이것 모두 또는 이 두 가지가 아닌(증상없이 건강이 유지되는 HIV 양성 감염자) 대사적 문제에 의해 변할 수 있다. 소모(wasting)를 경험한 사람은 점증적 저항 운동같이 근육량 유지를 촉진하기 위해 고안된 활동의 참여를 격려해야 한다. 이상지방증을 경험한 사람은 유산소 운동과 점증적인 근력운동의 결합을 제공하기 위해 고안된 프로그램으로 처방되어야 한다. 이러한 권고사항은 증상이 없는 사람들에게도 처방되어야 한다. 점증적 저항 운동이 급성 질병 발병 전에 인체의 단백질 저장을 증가시키는 방법이라고 제안되었다(12). 이차적인 기회감염 기간조차도, 현재의 신체적 제한을 고려하면서 점차 감소시킬 필요가 있긴 하지만, 몇몇 종류의 운동은 지속된다. 목표는 질병이 허용하는 정도의 신체적 활동을 유지하는 것이다. 만약, 환자가 하루 동안 움직일 수 있는 에너지를 가지고 있다면, 그렇게 하도록 적용해야 한다. 낮은 수준의 활동을 유지하는 것조차도 질병으로부터의 회복 동안 환자에게 이득이 될 수 있고, 그들의 컨디션이 좋다고 느낄 때, 운동요법으로의 복귀를 더 쉽게 해준다. 어떤 종류의 신체 활동은 질병의 악화를 보다 적게 만들며, 신체적, 정신적인 회복 모두를 빠르게 촉진시켜준다.

과도한 운동은 "급성"이라고 불리는 운동에 의해 야기된 근손상 수준과 비슷한 체액성, 세포성 면역의 활성도에 의미있는 영향을 준다(참고문헌 13과 14를 보라). 그러나 중강도의 규칙적인 트레이닝 동안 손상과 탈진의 수준이 일반적으로 급성 강도의 운동보다 더 적기 때문에 운동 트레이닝에 대한 이러한 발현은 제한된다. 그럼에도 불구하고, HIV에 감염된 환자의 손상된 면역계는 비정상적인 운동유발성 면역 반응을 야기하고, HIV 바이러스의 순환을 증가시키는 것으로 고려된다.

이러한 문제를 평가하기 위해, Rubenoff 등은 15분간의 중강도 운동 전과 후에 환자들의 HIV 바이러스의 부하를 연구하였다(그림 17.2)(15). 참가자들은 분당 15 스텝의 속도로 60cm의 계단을 오르내리고, 그들의 체중을 15분 동안 225회

오르내렸다. 운동은 순환하는 중성구(neutrophil)수와 혈청 크레아틴 키나아제 농도, 그리고 방광 3 메틸히스티딘(urinary 3 methylhistidine)의 증가와 함께 경미한 급성 단계 반응을 야기한다. 그럼에도 불구하고, 역전사효소-중합연쇄반응(RT-PCR; reverse transcriptase - polymerase chain reaction)에 의해 측정된 것처럼 혈장 바이러스 부하의 증가가 없다. 우리는 운동이 HIV에 감염된 환자에게도 안전하다고 결론내렸다. 결국, 유산소성 또는 저항성 트레이닝 프로그램의 처방이 HIV 바이러스 혈증의 증가와의 연관성 때문에 이들 환자에게 회피되어서는 안된다.

어떤 종류의 질병은 신체활동의 감소, 체력저하, 그리고 유산소성 능력과 근력 모두의 손실을 쉽게 야기하고, 이는 HIV 감염에서도 관찰된다. Johnson 등(16)은 AIDS가 없는 환자에서 폐질환의 발현을 광범위하게 평가하였고, HIV에 감염된 32명의 남자가 좋지못한 유산소성 능력을 가졌다고 밝혔다. 32명의 환자에서 폐검사는 정상이었고, 저자들은 운동능력(195±30 vs. 227±31 W, $p<0.001$), 무산소성 역치(예측 최대 산소섭취량의 49.2±13 vs. 61.9±9.1%, $p<0.001$), 그리고 최대 산소 이용능력(예측값의 69.9±11.2 vs. 95.9±17.5%)이 비슷한 연령대의 통제집단과 비교해서 유의하게 낮다는 사실을 밝혔다.

HIV 감염에서 지구성 트레이닝 (Endurance Training in HIV Infection)

MacArthur 등(17)은 유산소 트레이닝의 체력저하같은 가역성을 보였다. 이 연구에서, 연구자들은 저강도 운동(50-60% $\dot{V}O_{2max}$에서 4×10분 인터벌)과 고강도 운동(75-85% $\dot{V}O_{2max}$에서 6×4분 인터벌)의 심혈관 트레이닝을 주당 3번씩 24주간의 비교를 하였다. 불행하게도, 32명의 환자 중에서 단지 6명만이 이 실험 방법에 순응하였으며, 이는 질병의 진행, 교통문제와 운동 프로토콜의 어려움 등이 함께 나타났기 때문이다. CD4 수와 비순응간의 상관은 순응도가 낮은 환자가 CD4 수도 낮았다. 그럼에도 불구하고, 6명의 순응 환자들에서도 심폐체력은 유의하게 향상되었다. 저강도 운동군보다 고강도 운동군에서 더 큰 향상의 경향을 보였지만, 샘플수가 적고, 통제집단이 없기 때문에 확정적 결론을 내릴 수 없다.

Ridsby 등(11)은 37명의 HIV 양성 남성 환자와 8명의 HIV 음성 남성 환자에서 면역 변인에 대한 유산소 운동과 근력강화 운동의 효과를 실험하였다. 피험자들은 운동 트레이닝 또는 상담군으로 나누었다. 운동군은 12주간 주당 3번, 1시간씩 운동을 하였다. 그들은 20분간 나이에 따른 최대 예측 심박수의 60-80%에서 고정식 자전거를 탔다. 그들은 그 다음 등속성 근력운동기구를 이용하여 20-25분간 근력강화 운동을 실시하였다. 저항은 3세트 동안 점증적으로 증가시켰고, 최대 반복횟수를 실시하였고, 세트간 30초 휴식을 두었다. 평균 체스트 프레스(chest press) 근력은 26% 향상되었고, 레그 익스텐션(leg extension)은 31% 향상되었다. CD4와 CD8 또는 전체 림프구의 수에는 유의한 효과가 없었다. 저자들은 이러한 방법의 운동에서 림프구 아집단에 중요한 영향을 주지 않는다고 결론내렸다.

반면, LaPerriere 등(18)은 HIV 검사 결과를 기다리는 심리적 스트레스를 받는 동성연애자 남자그룹에서 10주간의 유산소 트레이닝 프로그램이 림프구 아집단과 기분에 미치는 영향을 실험하였다. 피험자는 최대 심박수의 70-80%의 강도로 45분간 고정식 자전거의 유산소 트레이닝 그룹과 통제군 그룹을 무선배정 하였다. 통제군의 중재적 특성은 설명되지 않았다. 트레이닝 그룹에서는 12명의 혈청음성 반응과 10명의 혈

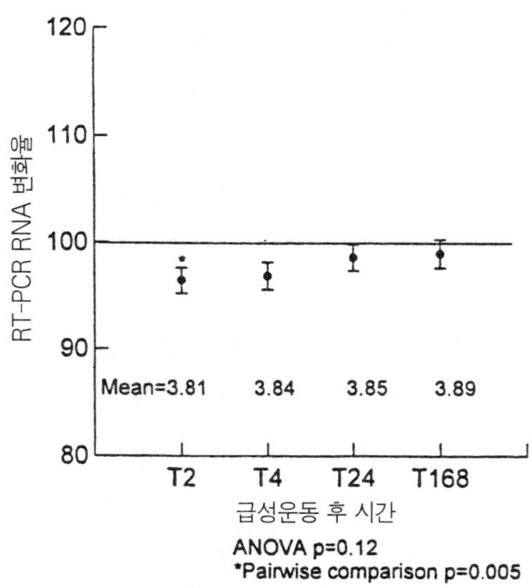

그림 17.2 운동 15분 후의 혈중 HIV 바이러스 부하(RNA)의 변화. 점수는 기초적인(운동전) HIV RNA로부터의 비율을 나타낸다. 에러막대(error bar)는 표준편차를 나타낸다. 포인트 아래의 숫자는 각 운동시 마다 HIV RNA의 평균 농도 기록을 나타낸다. Roubenoff 등(15)으로부터 재사용 허락을 받았음.

청양성 반응을 보였고, 통제군에서는 11명의 혈청음성 반응과 6명의 혈청양성 반응을 보였다. 최대하 자전거 프로토콜로 측정된 유산소 체력은 트레이닝 그룹에서 향상되었지만, 통제집단에서는 향상되지 않았다. 운동을 한 혈청음성 반응을 보인 환자에서는 그들의 CD4 세포수가 220 cells/mm^{3}으로 증가하였고, 혈청양성 반응을 보인 환자에서는 115 cells/mm^{3}까지 증가하였다. 그러나 통제군에 대한 결과는 보고되지 않았고 통계적 검증도 수행되지 않았다.

HIV 감염에 있어서의 저항운동 (Resistance Training in HIV infection)

Spence 등(8)은 주폐포자충 폐렴(*Pneumocystis carinii pneumonia*) 감염으로부터 회복된 24명의 남성을 연구하였다. 그들은 모두 zidovudine(AZT)을 복용했고, 6주간의 트레이닝과 통제군으로 무선배정되었다. 중재그룹의 피험자들은 굴곡과 신전으로 무릎과 어깨, 그리고 가슴을 트레이닝 시키기 위해 등속성 저항 트레이닝을 이용하여 6주간 주당 3회씩 트레이닝을 하였다. 통제군에서 중간정도의 악화와 비교해서 트레이닝을 통해 무릎과 어깨에서 파워와 최대우력에서 유의한 증가를 보였다. 추가적으로 통제 집단에서는 1.9kg의 체중감량이 있었던 것에 반해, 트레이닝 집단에서는 1.7kg이 증가하였다($p<0.0001$). 또한 통제집단과 비교해서 트레이닝 집단에서는 팔과 대퇴 둘레 모두에서 유의한 증가를 보였다($p<0.003$).

이들 자료들은 몇 가지 이유 때문에 현대의 HAART 해석이 어렵다. 첫째, 연구가 남자로 국한되었다. 따라서 여자에서의 발현은 불명확하다. 둘째, 이들 남성들은 이러한 상태가 될 때 그 시기에(1987-1988) PCP로부터 회복되었으며, 이것은 비록 치료를 받는다고 해도 좋지 못한 장기간 생존율과 관련이 되었다. 결국, 통제집단에서 보여진 감소는 이 연구를 오늘날 다시 복기한다면 기대치보다 더 심할 것이다. 셋째, 이들 남성들에 의해 경험된 최근의 급성 질병은 아마도 단기적으로 억제된 단백질 상태와 제지방을 나타낼 것이고, 따라서, "초회감작(primed)" 때문에 동화적인(anabolic) 중재방법에 의해 제지방량은 향상될 것이다. 결국, 이들 피험자들에게 적용된 트레이닝 정도는 더 안정된 집단에서 이와같이 극적인 효과를 보이지 못할 것이다.

더 최근에, Roubenoff 등은 소모(washing)를 경험한 HIV 감염 그룹과 경험하지 않은 HIV 감염그룹에서 단기간(하루 한 시간씩 주당 3회 8주간 실시) 고강도(80% 1RM)의 점증적인 저항운동 연구를 수행하였다. 모든 지원자들은 근력과 제지방량, 그리고 기능적 상태가 성공적으로 증가하였다(12). 우리의 연구에서 제지방량의 평균 증가는 1.94kg이었고, 지방은 0.9 kg 감소하였다. 이것은 성장호르몬이나 아나볼릭 스테로이드와 같은 약물치료의 효과와 크기가 비교할 만하다(19-21). 추가적으로, 이와 같은 효과는 일상적인 활동만으로도 추가적인 8주 동안 더 유지가 되었다. HIV 소모(washing)를 경험한 피험자는 8주 후에 제지방량에서 더 큰 이득(2.8 vs. 1.4 kg, $p<0.06$)을 얻었고, 이는 처음 트레이닝을 시작한 이후 16주까지 지속되었다(그림 17.2). SF-36 도구(22)를 이용해서 측정한 신체적 기능은 소모를 경험한 환자에게서 유의하게 증가하였다(6점 상승, $p<0.02$). 그러나 소모를 경험하지 않은 환자에서는 증가하지 않았는데, 이는 16주 후에 소모를 경험하지 않은 환자보다 소모를 경험한 환자가 더 높은 수준에서 기능을 했기 때문이다($p<0.05$). 제지방량($p<0.001$)과 근력($p<0.001$) 모두에서 유의하게 증가하였고, 신체기능의 향상과 독립적으로 관련이 있다. 결국, HIV에 감염되고 소모를 경험한 사람은 점증적인 저항 운동으로 가역적인 것을 보였다.

지방이상증에서의 운동 트레이닝 (Exercise Training in Lipodystrophy)

우리는 최근에 운동 트레이닝이 지방의 재분배가 있는 남성에게서 몸통 지방을 줄일 수 있는지 실험하였다(23). 개방표지 예비연구(open-label pilot study)에서 증가된 복부 둘레를 가진 10명의 남성을 주거지 헬스클럽에서 16주 동안 주당 3회 운동을 시켰다. 총 제지방량과 지방량, 몸통 지방량을 이중에너지 x-선 흡수법(dual-energy x-ray absorptiometry; DEXA)으로 평가하였다. 16주 운동 후, 근력은 4번의 운동검사에서 3번이 증가하였다(leg press +13%[$p<0.02$], leg extension +19%[$p<0.03$], seated row +7%[$p<0.13$], chest press +18%[$p<0.005$]). 전체 체지방은 1.5kg이 유의하게 감소하였다(E=2.1 percentage points, $p<0.01$); 몸통 지방에서 체지방이 대부분 감소하였고, 이는 1.1kg($p<0.03$)이 감소하였다. 체중과 제지방(+1.1 ±2.6 kg, p=0.23), 그리고 골밀도는 DEXA로 측정하였고, 변화는 없었다. 트레이닝에 의

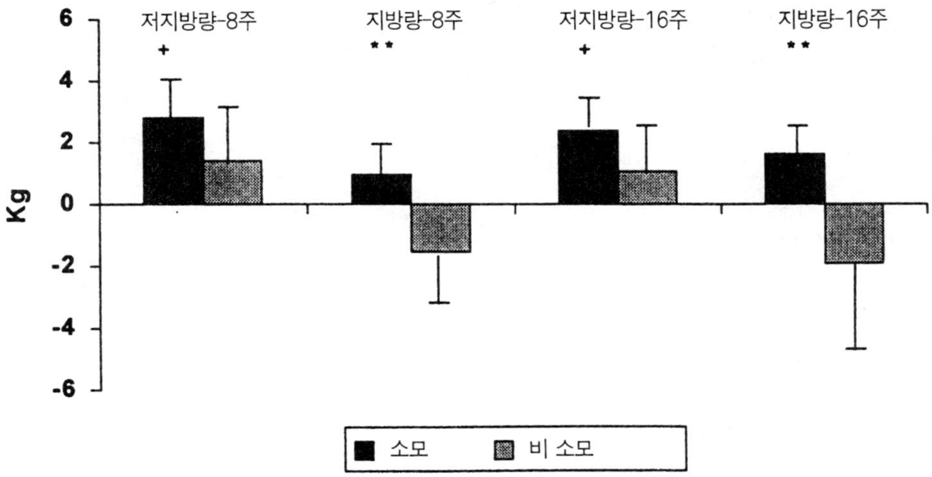

그림 17.3 AIDS 소모를 경험하였거나(어두운 색) 경험하지 않은(가벼운 색) 사람에 대한 8주의 저항운동과 8주의 추가적인 일반적 활동의 기초로부터 변화. 에러막대는 표준편차를 의미한다. Roubenoff 등(12)으로부터 허락을 받았음.

한 부작용은 없었다. 이들 자료들은 운동 트레이닝이 지방이 재분배된 HIV 양성 남성에서 몸통의 지방 질량을 감소시킨다고 제안하였다. 이러한 접근법에 대한 통제된 실험이 근거가 있는 것이다.

약리학 (PHARMACOLOGY)

HIV 감염과 AIDS의 치료는 별개의 내과 하위 전문분야가 되었고, 치료 선택에 대한 완전한 논의는 이 장의 범위를 넘어선 것이다. HIV 감염에 대한 현재의 치료는 2-5가지 약물을 함께 처방하고, 정확하게는 HAART로 알려져 있으며, 각각 하루에 1-4 회분을 복용하며, 약 먹고 한 시간에서 두 시간 내에는 먹는 것 또는 마시는 것을 엄격히 제한한다. 많은 환자들은 약물을 복용하는 것이 마치 직업처럼 되었다고 보고하고 있다. 비록, 당황스러울 정도의 많은 약물은 HIV 자체의 치료를 위해 사용될 뿐만 아니라 HIV 합병증을 위해 사용된다. HAART 약물은 3가지 범주로 나뉜다. AZT와 같은 뉴클레오사이드 역전사 효소 억제제(nucleoside reverse-transcriptase inhibitors; NRTIs), nevirapine와 같은 비뉴클레오사이드 역전사 효소 억제제(nonnucleoside reverse-transcription inhibitors; NNRTIs), 그리고 indinavir와 같은 단백질분해효소(protease) 억제제 등이다. 표 17.1에 HIV 치료에 일반적으로 사용되는 항레트로바이러스(antiretroviral) 약물과 이에 따른 부작용, 그리고 영양/음식에 대한 권고사항이 나열되었다.

오늘날, 치료의 목적은 혈중 HIV 수준을 감지하지 못할 정도로 감소시키는 것이다. 단일 약물 요법은 사용되지 않으며, 소모(washing)을 예방하지 못한다. 통합적인 치료(HAART)가 사용되고, 소모(washing)를 막을 수 있다. HAART의 출현으로 인해 지방이상증의 문제가 발생되었다. 그러나 이러한 문제가 약물 자체 때문인지 아니면 단지 생존율을 향상시키는 다른 요인들에 의해 야기된 지방이상증 자체 때문인지는 명확하지 않다.

때때로 환자들은 trimethoprim-sulfamethoxazole (Bactrim) 또는 구강에 대한 항진균 약물과 같은 이차적인 감염을 예방하기 위한 보조 치료를 받는다. 추가적으로, 환자들은 megestrol acetate(Megace) 또는 Dronabinol, testosterone 또는 oxandrolone, nandrolone 그리고 가능하면 성장 호르몬 같은 성욕자극제를 복용한다.

운동과 아나볼릭 약물 치료 (Exercise and Anabolic Pharmacotherapy)

적어도 2개의 연구가 운동과 아나볼릭 스테로이드가 상호 상승적임을 보였다. Sattler 등(24)은 근력 트레이닝과 남성 호르몬 합성제인 nandrolone decanoate를 함께 사용했을 때 제

표 17.1. **HIV치료에 일반적으로 사용되는 항 레트로바이러스 약물, 부작용, 영양/음식 권고**

약 종류	일반명(상품명)	약어명	부작용	영양/음식 권고
Nucleoeside Reverse - Transcriptase Inhibitors (NRTIs)	Abacavir (Ziagen)		치명적인 과민성, 젖산	
	Zidovudine/Lamivudine (Combivir)	Combines ZDV and 3TC		
	Dianosine (Videx)	ddl	pancreatitis	
	Lamivudine (Zerit)	d4T		
	Stavudine (Zerit)	d4T	Neuropathy	
	Zalcitabine (Hivid)	ddC, dideoxycytidine	Neuropathy	
	Zidovudine (Retrovir)	AZT, ZDV	Granulocytopenia	
NonNucleoeside Reverse - Transcriptase Inhibitors (NRTIs)	Delavirdine (Rescriptor)	DLV		
	Efavirenz (Sustiva)	DMP-266		
	Nevirapine(Viramune)	BI-RG-587, NVP	Skin reaction, hepatotoxicity	
Protease Inhibitors(PIs)	Amprenavir (Agenerase)	APV, 141W94		
	Indinavir (Crixivan)	IDV		공복 또는 저지방 가벼운 식사. Ritonavir를 복용한다면 제한되는 음식은 없다.
	Nelfinavir (Viracept)	NFV		식사 또는 가벼운 스넥섭취
	Ritonavir (Norvir)	RTV		식사 섭취
	Saquinavir (Fortovase)	SQV		완전한 식사후 2시간 이내

지방량이 5.2±5.7 kg으로 nandrolone 하나만 사용했을 때의 제지방량 3.9±2.3 kg보다 더 증가하였다($p<0.03$). Strawford 등(25)은 저항 트레이닝과 oxandrone을 함께 사용했을 때 제지방량이 6.9±1.7 kg 증가하였고, oxandrone만 사용했을 때에는 3.8±2.9 kg 증가하였다($p<0.001$)고 비슷한 결과를 보였다. 결국, 임상의는 약물과 운동 중재는 소모를 경험한 HIV 감염자에게 서로 배타적인 것보다 보완제로서 고려해야 한다.

이학 검사 (PHYSICAL EXAMINATION)

일반적인 근골격계 평가는 HIV 관련 소모와 지방이상증을 진단할 때 매우 중요하다. 복부비만을 결정하기 위해 관자놀이 부위, 대둔근, 그리고 대퇴사두근의 소모를 찾는 것이 중요하다. 대둔근 부위의 지방 평가, 팔, 다리, 그리고 얼굴의 피하지방 위축 평가, 그리고 기능적 상태와 일상생활의 활동력, 일상생활 업무 수행의 어려움 등에 대한 질문 등을 포함한다. 가장 아래 쪽의 갈비뼈 수준에서 손목 둘레, 대둔근에서 가장 불룩한 부분에서의 엉덩이 둘레를 측정해야 한다. 뼈의 경계는 정확한 추후측정을 위해 쉽게 표시한다. 삼두근, 견갑하 부위, 대퇴부위의 가장 적은 부분을 캘리퍼를 이용하여 측정해야 한다(아래의 진단 기술을 보라). 근력은 의자에서 일어나는 능력을 포함하여 팔과 다리에서 측정되어야 한다. 말초 신경증이 있는지를 평가하는 것도 중요하다. 치료를 위해 사용되는 몇 가지 약물과 HIV 감염 모두의 일반적인 합병증 존재를 평가하는 것도 중요하다. 감각검사와 운동검사 모두 수행되어야 한다. 정상적인 평가를 하고, 소모와 지방이상증이 모두 나타나지 않은 환자는 모든 사람들이 수행하는 일반적인 규칙적인 운동으로부터 이득을 얻을 수 있다. 그러나 그들의 운동처방은 함께 앓고 있는 다른 질병의 상태에 맞춰 목표를 설정해야 하며, 그들의 HIV 상태에 의해 변화시킬 필요는 없다.

내과적 그리고 수술적 치료들 (MEDICAL AND SURGICAL TREATMENTS)

HIV 관련 소모의 치료는 에너지, 단백질, 미세 영양소와 수분 섭취를 위한 적절한 식사제공으로 구성되어 있다. 만약, 구강 섭취가 불가능하면, 튜브를 이용한 공급이나 비경구적 영양소 공급 등을 사용할 수 있다. 그러나 비록 적절한 에너지와 단백질이 이용가능할지라도 근육에 동화작용적인(anabolic) 자극 없이는 이들 영양소가 근육으로 천천히 들어가거나 들어가지 못한다. 이러한 자극이 저항 트레이닝의 적절한 역할이다(아래를 보라). 만약, 환자가 성기능 저하가 있으면, 남성에게 테스토스테론 대체요법 또는 여성에서는 에스트로겐과 때때로 테스토스테론을 주어야 한다(26). 성욕은 megestrol acetate로 자극을 줄 수 있지만, 제지방량의 증가보다는 지방의 유착을 야기하는 경향이 있다(27). 성장 호르몬은 다른 방법이 실패했다면, 그리고 비용을 지불할 수 있다면 사용할 수 있다.

지방이상증의 치료는 명확하지 않다. 확실하게, HAART로 인한 HIV의 성공적인 억제는 지방이상증의 치료하는 것만으로 중단될 수는 없다. 그 결과 바이러스 저항성에서 파국적인 결과를 가져오게 되고, AIDS를 통제할 수 없게 된다. 건강한 범위를 넘어서는 체중 증가는 사려 깊은 식사, 유산소-저항 트레이닝의 결합 등을 이용하여 예방해야 한다. 이때, 말초지방의 위축을 되돌리기 어렵지만, 식사와 운동 결합이 복부 지방의 예후를 예방할 수는 있다.

진단적 테크닉 (DIAGNOSTIC TECHNIQUES)

인체 질량과 구성 (Body Mass and Composition)

소모를 진단하는 가장 좋은 방법은 같은 기간을 이용하여 체중 감소가 5% 또는 그 이상인지를 증명하는 것이다. 체중의 자가 기록은 정확성이 다양하고, 특히, 소모에 대해 두려움이 있을 때, 또는 이차적인 획득을 원할 때, 문제가 될 수 있다. 그러므로 체중의 객관적인 측정이 이상적이다. 만약, 임상운동사가 처음으로 환자를 보았다면, 환자의 임상적 또는 일차적인 간병인을 불러 체중의 변화를 기록하는 것이 시도해볼만하다. 환자의 체중을 기록하는 것도 똑같이 중요하고, 치료의 효과를 결정하기 위해 규칙적인 간격으로 환자의 체중을 측정해야 한다.

신체구성 측정의 역할은 더욱 논란의 여지가 있다(28). 신체구성을 측정하는데 이용 가능한 많은 방법은 하나의 독립적인 방법(예를 들면, 생체저항법)에 확신을 갖고 적용하기에는 너무 부정확하고, 자료를 얻기에 너무 비싸고 어렵거나(DEXA), 한명의 훈련된 측정자가 매번 측정이 가능하다면(예를 들면, 인체계측법), 장기간의 추후관리 동안 사용하는 것이 가장 좋다(29). 이들 방법은 연구 시설에서는 유용하지만, 소모를 경험한 환자를 다루는 일대일의 상황에서는 체중의 밀접한 측정이 일반적으로 적절하다. 솔직히, 제한된 자원으로 복합적인 신체구성을 측정하는 것보다 기능적인 상태나 근력을 측정하는 것이 더욱 중요하다.

그러나 지방이상증의 경우, 신체구성 측정이 중요하다. 지방이상증은 지방의 재분배이기 때문에 총지방량의 약간의 변화를 가지고 체중 하나만을 보면 오판하기 쉽다. 지속적으로 복부 둘레의 변화를 기록하는 것이 더 중요하고, 삼두 부위, 견갑하 부위, 복부와 종아리, 대퇴부위의 피부두겹을 측정하는 것이 중요하다. 임상상황에서 복부지방량의 CT나 MRI 측정이 일반적으로 이용가능하지 않기 때문에, 허리둘레, WHR 측정이 대안적으로 더 선호된다.

기능적인 상태 (Functional Status)

의자에서 앉았다 일어서기(timed chair stand), 계단오르기(stair climbing), 또는 주어진 거리나 시간동안(50feet 또는 6분) 걷기와 같이 객관적인 검사를 이용하여 기능적인 능력을 평가하는 것이 중요하다. 추가적으로, MOS-HIV와 같은 타당성 높은 질문지는 그들의 집안 환경에서의(30, 31) 환자 자가작성 기능을 추적하는 데 사용된다. 질문지들은 몇 가지 수준에 초점을 둔 기능적 상태를 평가한다: 고강도 활동(달리기, 무거운 물건들기, 계단오르기, 1마일 이상 걷기), 중간 수준의 활동(한 블록 걷기, 쇼핑, 음식준비하기 또는 빨래), 그리고 기본적인 일상생활(목욕하기, 옷 갈아 입기, 집 주변 걷기 또는 먹기 등). 체육관 또는 클리닉에서의 검사가 더 객관적이고 정확하며, 환자가 그 상황을 어떻게 인식하느냐는 타당성이 약간 떨어진다: 임상적인 시설은 계단, 어두움, 공포와 동기 등과 같은 장애물을 제거해주지만, 실제상황에서 환자의 기능이 어느 정도인지는 기록되지 않는다. 임상적인 상황에서 실제상황의 측정은 적용되지 않기 때문에, 질문지가 타당한 대안으로 제공된다.

운동/체력/기능적 검사 (EXERCISE/FITNESS/FUNCTIONAL TESTING)

체력과 기능적 상태의 측정 (Assessment of Physical Fitness and Functional Status)

의학적 병력과 신체검진과 더불어, 적절한 운동처방을 결정하기 위해 환자 체력과 기능적 상태의 기초적인 평가가 권고된다. 기초평가 수치는 운동프로그램에 대한 환자의 반응을 평가할 때에도 유용할 수 있고, 지속적인 측정과 평가의 비교에도 유용하다. 적절한 측정도구의 선택은 환자의 현재 질병상태와 관심 있는 체력요소에 기초해야 한다. 환자가 운동 프로그램을 시작하기 위해서 질병 상태는 다음의 지침에 따라 세 그룹으로 분류할 수 있다: 1) 간헐적인 질병 또는 의학적 발병으로부터의 회복, 2) 의학적 안정성과 정체, 3) 의학적 안정성과 활성. 체력요소는 환자의 상태에 기초한 다른 프로토콜과 방법을 이용하여 향상시키기 위한 심폐지구력, 신체구성, 유연성, 근지구력, 근력과 신체기능 등을 포함한다. 표 17.2는 이 장에서 설명한 기준에 기초한 HIV 집단에서 체력과 신체기능의 평가를 위한 권고를 요약하였다.

평가를 위한 프로토콜은 '운동검사와 처방에 대한 ACSM 지침서'에 자세하게 설명되어있다. 심폐지구력, 기능적 상태, 그리고 근지구력에 대해 연구에 기초한 프로토콜이 또한 적절하다. 이들 프로토콜은 6분간 걸은 거리, 10번 의자에서 일어났다 앉을 때의 시간, 수정된 60초 윗몸일으키기 검사 등으로 최소한의 도구가 필요하고, 시행이 쉬우며, 높은 재현성을 가진다(32-34).

6분간 걸은 거리는 심폐지구력 측정을 제공해 준다(32). 이 프로토콜은 두 가지 방법으로 사용할 수 있다. 긴 복도 같은 곳 또는 복도를 따라 순환하는 것과 같이 막히지 않은 평편한 곳에서 뒤로 그리고 앞으로 6분 동안 걷는 것이다. 환자는 6분 동안 가능한한 빨리 걷도록 지도하고, 30초마다 구두로 격려해준다. 검사자는 검사 동안 피험자 뒤에서 측정휠을 굴려서 가장 가까운 거리를 기록한다(Redi Measure, Redington, Windsor, CT). 이러한 평가는 또한 알려진 코스를 따라 (예를 들면, 트랙이나 측정된 복도 경로 등) 수행될 수 있다. 검사자는 환자에 의해 완벽하게 수행된 코스의 사이클 수나 부분적인 사이클에 기초하여 6분 동안 걸은 거리를 계산할 수 있다.

빠르게 의자에서 일어나는 수행을 하는 10번 의자에서 일어나는 시간은 근력, 평형성 파워, 그리고 이동 기술을 혼합한 것이고, 노인에서 자가 작성 장애와 미래의 공공시설 수용과 관련 있음을 보인다(33). 이 프로토콜은 검사 동안 움직임을 막기 위해 튼튼한 의자를 벽에 붙여놓고(바닥에서 표준적인 의자 높이가 17인치) 수행된다. 환자는 두 발을 어깨너비로 벌리고, 의자 등받이에 기대고 팔은 가슴에 모으고 앉은 자세에서 평가한다. "준비, 시작"이라는 구령과 함께 환자는 앞으로 약간 기울이면서 앉아있는 자세에서 무릎을 완전히 펴고 가능한한 빨리 섰다가 처음자세로 되돌아간다. 이러한 연속된 자세를 가능한한 빨리 10번 반복하고, 10번째 서 있는 자세에서 측정한다. 학습효과를 고려하기 위해 한번 실시 한 후 5분간의 휴식 이후에 다시 한번 실시하고, 가장 빠른 기록을 측정값으로 사용한다. 검사자가 환자에게 적절한 의자에서 일어나는 자세를 시연하는 것이 좋고, 환자는 검사 전에 한번 시행해보도록 하는 것이 좋다.

수정된 1분간 윗몸일으키기 검사는 HIV 환자집단에서 근지구력을 측정하기 위해 개발되었다(34). 표준 프로토콜은 좌업성 HIV 환자의 신체적 제한에 편의를 제공하기 위해서 완전히 일어나는 윗몸일으키기 대신에, 복부 크런치(crunch)를 수행하기 위해 적용하였다. 환자는 똑바로 누운 자세에서, 팔을 교차하여 손끝은 어깨에 대고, 운동매트에서 무릎은 구부리고, 발을 편평하게 매트에 대고, 검사자는 환자의 발목을 잡는다. 환자는 몸통을 굴곡시키고, 팔꿈치가 그의 대퇴에 닿을 때까지 가슴을 대퇴 쪽으로 움직인다. 윗몸일으키기는 환자가 시작자세인 똑바로 누운 자세로 양쪽 어깨가 매트에 닿도록 돌아갈 때마다 숫자를 센다. 환자는 1분 동안 가능한한 많은 수정된 윗몸일으키기를 하고, 검사자는 구두로 격려한다.

운동처방의 효율성을 평가하기 위해, 그리고 진행 중인 운동

표 17.2. **질병 상태에 따른 체력과 기능 측정**

체력 요소	환자 질병 상태 회복	안정/좌업생활	안정/활동적
심폐 지구력	6분 걷기	6분 걷기 최대하 운동[1] 최대 운동[1]	최대하 운동[1] 최대 운동[1]
신체 구성	삼두 피부두겹 중간 팔둘레 대퇴 둘레 WHR	삼두 피부두겹 중간 팔 둘레 대퇴 둘레 WHR	삼두 피부두겹 중간 팔 둘레 대퇴 둘레 WHR
유연성	sit-and-reach[1]	sit-and-reach[1]	sit-and-reach[1]
근지구력	6분 걷기	6분 걷기	6분 걷기
근력	1-RM[1]	1-RM[1]	1-RM[1]
신체 기능	10번 일어나기	10번 일어나기	최대하 운동[1] 최대 운동[1]

[1]American College of Sports Medicine. ACSM's guidelines for exercise testing and prescription. 5'th ed. Baltimore: Williams & Wilkins, 1995.

프로그램의 개별화를 촉진하기 위해 주기적인 측정이 수행되어야 한다. 임상적인 상황에서, 예를 들면, 일년에 3-4번 정도 체력평가의 측정이 자주 수행되어야 한다. 체력 센터 또는 사회복지 상황에 따라 2년마다 또는 1년마다 측정이 실행가능하다.

운동처방과 프로그램 (EXERCISE PRESCRIPTION AND PROGRAMMING)

개인에 대한 최적의 운동 처방은 의학적 병력, 현재의 건강상태, 체력수준과 현재의 체력상태와 건강관련 체력 목적을 포함한 많은 요인에 기초한다. 앞에서 언급한 바와 같이 각각의 HIV 환자는 개별화에 기초하여 평가되는 것이 중요하다. 환자와 의사, 그리고 다른 건강관리 전문가들은 환자상태에 가장 알맞은 운동의 방법과 강도, 그리고 운동량을 처방해야 한다. 연구들은 두 가지 운동방법에 초점을 둔 다음의 일반적인 운동처방을 지지한다: 점증적인 저항 트레이닝과 심폐지구력 트레이닝.

점증적인 저항 트레이닝은 심폐지구력을 거의 증가시키지 않으면서, 근력과 근육의 크기를 발달시킨다. 점증적인 저항 트레이닝은 근육에 정상적으로 요구되는 것보다 점증적으로 더 큰 부하를 주어야 한다는 과부하의 원리에 기초한다. 근육의 작용이 거의 최대 수준의 저항에 대해 힘을 생성할 때 더 큰 근력의 획득이 발생한다. 예를 들면, 단지 몇 번의 수축 또는 1RM의 약 80% 또는 그 이상 또는 5-8회 반복 수축 이후에 피로를 야기시키는 저항에 대해 힘을 생성시키는 근육 활동은 근력을 증가시킨다(35).

점증적 저항운동은 질병이 있는 사람과 건강한 사람 모두에서 근비대를 일으킨다(8, 12). 이것은 수축성 단백질 구성물의 증가와 관련하여 근육크기가 증가하는 것이다. 선행 연구에서 HIV에 감염된 사람은 근력트레이닝 운동프로그램에 참가한 이후에 단백질 합성율이 증가되고, 근육 단백질 손실을 되돌릴 수 있음을 보였다(4).

점증 저항 트레이닝 처방 (PRT Prescription)

HIV에 감염된 환자에서 기본적인 점증저항 트레이닝 처방, 소모, 그리고 지방이상증은 표 17.3에 설명되었다. 이 주기화 프로그램은 1년간 3번의 독특한 단계로 구성되어 있다. 각 단계는 4개월의 기간과 독특한 운동처방 프로그램을 포함한다. 전체적인 신체의 대근육군에 목표를 둔 6가지 운동이 선택되었고, 반대편 근육군 간에 근력의 균형을 갖도록 특별히 고려되었다. 하지에 대한 운동은 상대적으로 높은 근 질량의 비율과 기능적 유의성 때문에 상대적으로 더 높은 비율로 강조되었다. 노인에게서 운동은 하체와 상체를 번갈아가면서 수행된다. 이것은 운동 세션 간에 적절한 휴식을 하게 해주고, 근력과 근지구력을 향상시키는데 도움을 줄 것이다.

트레이닝 빈도는 세션 당 45분간 주당 3회로 고정되어 있다. 운동 세션은 최소한 48시간의 휴식에 의해 분리되어 있다. 저항 트레이닝 세션은 유산소 운동방법 예를 들면, 걷기, 고정식 자전거, 계단 오르기, 트레드밀, 또는 노젓기 등을 이용하여 5분간의 준비운동을 수행해야 한다.

모든 저항운동은 저항 장비, 프리 웨이트, 체중을 이용하여

표 17.3. **HIV 소모와 이상지방증을 가진 환자에 대한 1년간 점증저항 운동처방**

방법:	저항 장비, 프리웨이트, 체중			
빈도:	주당 3회			
강도:	60 - 80% 1-RM			
기간:	1년, 3 단계			
시간:	45분			
운동:	단계에 따른 종류 선택			
Ⅰ 단계	leg extension, chest press, knee flexion, seated row, leg press, pelvic tilt			
	1 주	2 주	3 주	4 주
1 개월	1 set×8 reps 60–65% 1-RM	2 set×8 reps 60–65% 1-RM	3 set×8 reps 65–70% 1-RM	3 set×8 reps 65–70% 1-RM
2개월	3 set×8 reps 70–75% 1-RM	3 set×8 reps 70–75% 1-RM	3 set×8 reps 75–80% 1-RM	2 set×8 reps 65–70% 1-RM
3 개월	3 set×8 reps 75–80% 1-RM	3 set×8 reps 75–80% 1-RM	3 set×8 reps 75–80% 1-RM	3 set×8 reps 75–80% 1-RM
4 개월	2 set×8 reps 65–70% 1-RM	3 set×8 reps 75–80% 1-RM	3 set×8 reps 75–80% 1-RM	3 set×8 reps 75–80% 1-RM
활동 휴식	1 주			
Ⅱ 단계	squat, incline chest press, step-up, assisted pull-up, assisted dip, abdominal crunch			
	1 주	2 주	3 주	4 주
1 개월	1 set×8 reps 60–65% 1-RM	2 set×8 reps 60–65% 1-RM	3 set×8 reps 65–70% 1-RM	3 set×8 reps 65–70% 1-RM
2 개월	3 set×8 reps 70–75% 1-RM	3 set×8 reps 70–75% 1-RM	3 set×8 reps 75–80% 1-RM	2 set×8 reps 65–70% 1-RM
3 개월	3 set×8 reps 75–80% 1-RM	3 set×8 reps 75–80% 1-RM	3 set×8 reps 75–80% 1-RM	3 set×8 reps 75–80% 1-RM
4 개월	2 set×8 reps 65–70% 1-RM	3 set×8 reps 75–80% 1-RM	3 set×8 reps 75–80% 1-RM	3 set×8 reps 75–80% 1-RM
Ⅲ 단계	leg press, chest fly, knee extension, lat pull-down, knee flexion, lateral abdominal flexion			
	1 주	2 주	3 주	4 주
1 개월	1 set×10 reps 60–65% 1-RM	2 set×10 reps 60–65% 1-RM	3 set×10 reps 65–70% 1-RM	3 set×10 reps 65–70% 1-RM
2 개월	3 set×10 reps 70–75% 1-RM	3 set×10 reps 70–75% 1-RM	3 set×10 reps 75–80% 1-RM	2 set×10 reps 65–70% 1-RM
3 개월	3 set×10 reps 75–80% 1-RM	3 set×10 reps 75–80% 1-RM	3 set×10 reps 75–80% 1-RM	3 set×10 reps 75–80% 1-RM
4 개월	2 set×10 reps 65–70% 1-RM	3 set×10 reps 75–80% 1-RM	3 set×10 reps 75–80% 1-RM	3 set×10 reps 75–80% 1-RM

수행할 수 있다. 적절한 운동 테크닉은 2박자의 구심성 동작과 4박자의 원심성 동작을 이용하여 실시하고, 근육에 적절하고 효과적인 과부하를 주는 것이다. 각 단계 동안 초기 운동 강도는 1RM의 60-65%로 낮고, 개인의 최대 근력 검사와 트레이닝 경험에 기초해야 한다. 두 달 동안에 운동 강도는 중강도에서 1RM의 70-80%인 고강도로 진행되어야 한다. 강도는 1RM의 75-80% 정도로 상대적으로 높게 유지한다. 부상과 인체의 감염 증가와 면역 악화를 보이는 과트레이닝의 위험을 최소화하기 위해 8주차와 13주차에 2주간의 감소된 트레이닝 강도와 양을 함께 혼합하여 프로그램을 구성한다(10). 각 저항 트레이닝 세션은 스트레칭과 유연성 운동으로 구성된 5분간의 정리운동으로 끝마친다. 3가지 저항 단계는 1주간의 활동적 휴식으로 구분한다. 환자는 이 기간 동안 어떠한 저항 트레이닝도 수행해서는 안되지만 활동적인 생활습관은 유지하도록 지도되어야 한다.

생리학자와 트레이너는 환자의 진전을 평가하고, 피드백을 제공하기 위해 주기적인 1RM을 평가해야 한다. 적절하게 순응이 되면, 근력은 꾸준하게 증가한다. 1RM 근력은 교정된 최대 부하를 트레이닝 강도로 계산하고, 트레이닝 자극으로 적절한 강도를 이용하기 위해 재평가 되어야 한다. 예를 들면, 주어진 운동에 대한 환자의 최초 1RM이 100lb였고, 트레이닝 강도는 1RM의 80%라면 트레이닝 부하는 80lb이다. 환자가 4개월의 점증저항 트레이닝을 끝마치면, 그의 1RM은 125lb로 증가하고, 트레이닝 부하는 80%1RM인 100lb가 된다. 1RM 재측정 사이에서, 자각인지도 척도는 계획된 범주에서 운동 강도를 유지하기 위해 사용된다. 각 세트가 끝날 때 자각인지도는 15-18이 목표이다.

유산소 트레이닝 처방 (Aerobic Training Prescription)

유산소 트레이닝은 매우 적거나 거의 없는 저항에 대한 근수

표 17.4. **HIV 소모와 이상지방증을 가진 환자에 대한 심혈관 트레이닝**

방법:	bicycle, treadmill walking or running, stair-stepper machine, elliptical machine, rowing ergometer			
빈도:	주당 3회			
강도:	65 - 85% HRR			
기간:	1년, 3 단계			
시간:	15-25분			
I 단계	bicycle, treadmill walking or running, stair-stepper machine, elliptical machine, rowing ergometer			
	총 시간	준비 운동	목표 심박수	정리 운동
1 개월	15분	5분	5분에 목표심박수 65-70%HRR	5분
2 개월	20분	5분	10분에 목표심박수 65-70%HRR	5분
3 개월	25분	5분	15분에 목표심박수 65-70%HRR	5분
4 개월	25분	5분	15분에 목표심박수 65-70%HRR	5분
활동 휴식	1 주			
II 단계	bicycle, treadmill walking or running, stair-stepper machine, elliptical machine, rowing ergometer			
	총 시간	준비 운동	목표 심박수	정리 운동
1 개월	15분	5분	5분에 목표심박수 65-70%HRR	5분
2 개월	20분	5분	10분에 목표심박수 65-70%HRR	5분
3 개월	25분	5분	15분에 목표심박수 65-70%HRR	5분
4 개월	25분	5분	15분에 목표심박수 65-70%HRR	5분
활동 휴식	1 주			
III 단계	bicycle, treadmill walking or running, stair-stepper machine, elliptical machine, rowing ergometer			
	총 시간	준비 운동	목표 심박수	정리 운동
1 개월	15분	5분	5분에 목표심박수 65-70%HRR	5분
2 개월	20분	5분	10분에 목표심박수 65-70%HRR	5분
3 개월	25분	5분	15분에 목표심박수 65-70%HRR	5분
4 개월	25분	5분	15분에 목표심박수 65-70%HRR	5분

축으로 정의된다. 이것은 장기간 수행할 수 있다(35). 이상지방증 환자에 대한 기본적인 유산소 트레이닝 처방은 표 17.4에 기술되었다. 이러한 주기화된 프로그램은 1년의 기간과 3가지 단계로 각각 4개월의 기간으로 구성되어 있다. 트레이닝 빈도는 세션 당 45분간 주당 3회로 고정되어 있다. 환자에게 적절한 유산소 운동방법은 예를 들면, 걷기, 고정식 자전거, 계단 오르기, 트레드밀, 또는 노젓기 등으로 1년에 걸쳐 수행해야 하고 단계에 따라 운동 방법은 변할 수 있다. 유산소 트레이닝 프로토콜에서 요구되는 시간은 각 단계 당 15-25분이다. 트레이닝 강도는 여유심박수의 65%에서 85%로 증가하고, 각 단계로 진전된다. 환자들은 그들의 처방받은 목표심박수에서 운동하기 위해 심박수 모니터링을 이용해야 한다. 유산소 트레이닝 프로토콜은 저항 트레이닝 프로토콜 전과 후 또는 격일로 수행된다. 점증저항 트레이닝과 유산소 트레이닝의 통합된 처방은 약 1시간에서 1시간 15분에 완료되어야 한다. 주기적인 심폐기능의 평가는 환자의 진전을 평가하기 위해 그리고 피드백을 제공해주고, 트레이닝 강도를 계산하기위한 정보를 경신하기 위해 수행된다.

HIV 소모 (HIV Wasting)

HIV 소모를 경험한 환자에서 운동요법의 일차적인 목적은 체중, 제지방량, 근력과 기능적 상태를 유지하거나 증가시키기 위한 것이다. HIV에 감염된 사람들에 대한 현재의 연구수준에 기초해서, 점증저항 트레이닝은 치료방법으로 선호되고, 소모와 함께 발생하는 근육량 감소를 상쇄시키기 위해 단백질 합성률과 근육량 그리고 근력을 증가시키기 위한 유일한 비약물적, 생리적 방법이다(12). 소모를 겪은 환자에서 에너지 균형을 유지하는 것은 중요하다. 운동을 통한 에너지 소비는 부적 에너지 균형과 차후의 소모를 예방하기 위한 에너지 섭취의 증가에 의해 상쇄될 수 있다.

환자는 그들의 식이섭취가 적절한지를 확인하기 위해 영양사에게 보여주어야 한다. 일반적으로, 단백질 섭취는 전체 에너지의 12-18%(1.0-1.5 g/kg protein/day), 지방은 25-30%를 섭취해야 하고, 그 중 포화지방, 단일 불포화지방산, 다중 불포화지방산은 각각 8-9%를 섭취해야 한다. 만약 목적이 체중 증가라면, 총에너지 섭취는 지방을 섭취량의 35%로 증가시키는 것에 의해 증가될 수 있다. 열량 유지는 모든 성인에게 권고되는 복합 탄수화물, 높은 식이섬유, 과일과 야채로부터 얻을 수 있다(36).

이상지방증 (Lipodystrophy)

이상지방증 환자에 대한 운동 중재의 일차적인 목적은 신체구성을 최적화하고, 복부지방과 관련된 좋지 않은 잠재적인 건강에 대한 영향을 없애는 것이다. 점증 저항 트레이닝과 심혈관 지구력 트레이닝의 통합이 이상지방증 환자에게 권고된다. 점증 저항 트레이닝은 HIV에 감염된 환자에게 지방량의 감소를 보였고, 추가적으로 HIV 소모에서 설명한 근육량과 근력, 그리고 기능적 상태의 증가시키는 이점들을 보였다(12).

운동프로그램에서 유산소 트레이닝의 결합은 복부 지방량 감소에 도움을 주고, 면역기능을 잠재적으로 향상시킬 수 있다. 선행 연구는 유산소 운동이 인슐린 민감성을 증가시키고, 근육의 글루코스 운반체(GLUT-4) 수준을 증가시킨다고 나타내었으며, 이것은 지방 재분배를 경험한 환자에게 중요하다. 몇몇 병태생리학적인 근거에서는 HIV 감염된 남자에서 심폐체력이 면역상태와 생존시간 증가에 긍정적인 연관이 있다고 밝혔다(11). 그러나 연구는 HIV에 감염된 사람은 HIV에 음성반응을 보인 정상인에 비해 낮은 최고 운동량과 낮은 분당 환기량 그리고 최대산소 섭취량을 가진다고 보고되었다는 것을 아는 것이 중요하다(17). 결국, 유산소 트레이닝과 저항 트레이닝의 통합이 지방 감소와 근력 향상 모두에서 가장 좋으며, 이상지방증의 지방과 글루코스 장애에 최대의 효과를 줄 수 있다.

운동순응의 증진 (Promoting Exercise Adherence)

HIV 감염과 같은 건강과 질병 모두에서 수많은 운동의 이점에도 불구하고, 운동프로그램의 장기간 유지는 달성하기 매우 어렵다. HIV 감염 환자들에게서 운동 프로그램을 효과적으로 적용하고, 유지시키는데 고려되는 몇 가지 요인들은 이전의 행동적, 사회적, 그리고 심리적 요인들의 영향 등을 포함한다. 연구는 약물의 과사용, 치료의 부작용에 대한 두려움, 실제적인 불편감, 그리고 우울증 등이 운동중재의 비순응을 증가시키는 잠재적 요인들이다(37). 순응도를 높이기 위한 전략은 운동프로그램에 참가하게 하는 상담, 교육, 그리고 행동수정 테크닉을 건강관리 팀에 포함시키는 것이다. 운동 생리학자는 격려를 제공하고, 적절한 운동테크닉을 증진시키고, 운동 강도 수준과 요법의 진전 모두를 보조해 주는 것이 절대 필요하다(12). 각각의 개인의 진전을 더 잘 이해하고, 기록하기 위해 평가의 진행은 모든 건강관리 팀의 구성원이 참여해야 한다.

운동 기록은 운동 중재에 대한 각 개인의 순응을 평가하기 위해 사용되어야 한다. 각 트레이닝 섹션 동안 개개인은 모든 수행한 운동, 웨이트 무게, 반복횟수와 세트수 등을 기록해야 하고, 가능하다면 유산소 운동을 수행한 시간도 기록해야 한다. 매주 트레이너는 각 개인의 기록을 재검토하고, 개인의 트레이닝 프로그램 진전에 대해 논의해야 한다.

주의점 (Precautions)

HIV 감염의 진전에 따라, CD4+ T 림프구의 수와 기능이 감소한다. 기회감염은 낮은 수준의 T-helper 세포 수에 기인한다(38, 39). 면역계는 전체적으로 더 손상되고, 환자는 미열과 림프절병증(lymphadenopathy), 피로와 체중 감소를 나타낸다. 그들은 주폐포자충 폐렴(PCP), 조류형 결핵균(mycobacterium avium-intracellulare), 림프종, 그리고 카포시육종(Kaposi' s sarcoma)과 같이 치명적인 이차감염에 매우 민감해진다. 다른 HIV 관련 질병과 징후에 따라 이러한 것들은 신체활동의 감소와 체력저하를 야기하고, 유산소 능력과 근력 모두의 손실은 이러한 하향곡선을 되돌리기 위해 운동중재를 필요로 하게 된다.

몇몇 피험자는 낮은 CD4+ 세포수 때문에 운동프로그램의 참가를 걱정한다. MacArthur 등은 CD4 세포수와 운동중재의 순응도간의 긍정적인 상관을 발견하였다(17). 높은 CD4 세포수를 가진 환자는 트레이닝 프로토콜에 더 높은 순응도를 가졌다. 그리고 또한 24주 트레이닝 프로토콜을 수행한 HIV 환자에서 산소섭취량이 증가하였다. 운동이 CD4 세포수에 대한 직접적으로 영향을 주는 기전은 밝혀지지 않았지만, MacArthur 등의 연구에서 낮은 CD4 세포 수는 좋지 못한 건강상태를 나타내었다. 오늘날에도 같은 결과가 반드시 나오는 것은 아니지만 낮은 CD4 세포 수는 운동전문가에게 환자가 상대적으로 더 약하다는 표시가 되고, 운동 강도는 이에 따라 조정되어야 한다. 몇몇 연구는 유산소에 저항운동을 더하는 것이 CD4 또는 전체 림프구 수와 관련이 없다고 밝혔다. 반면에 다른 연구자들은 유산소 운동 컨디셔닝이 CD4 세포수를 증가시킨다고 밝혔다(15, 39). 면역 상태 변화에 대한 제안된 기전은 코티졸이나 아드레날린 수준의 변화 같은 호르몬 효과 등이다(39).

간헐적인 질병의 경우, 완전한 건강관리 팀의 권고는 운동 요법을 중단하거나 재시작을 결정할 때 고려되어야 한다. 운동 트레이닝이 환자의 건강상태가 회복 되는대로 시작하도록 스트레스를 주어야 한다. 그러나 부상을 피하기 충분할 정도의 낮은 강도, 하지만 근육과 심장, 폐와 전체적인 기능을 향상시키기에 충분히 높은 운동 강도로 균형을 갖는 것도 동일하게 중요하다.

운동의 가능한 주의로서 낮은 CD4 세포수 외에 환자가 화씨 100도보다 더 높은 열이 있다거나 메스꺼움, 구토, 조절되지 않은 설사, 또는 탈수 등과 같은 급성 징후가 나타날 때는 운동 프로그램과 검사를 해서는 안된다.

교육과 상담 (EDUCATION AND COUNSELING)

운동 프로그램의 시작은 건강상태와 일반적인 제한에 따라 개인적인 일상의 의미 있는 변화가 나타났을 때가 되어야 한다. 많은 HIV 환자들은 이전에 운동 프로그램을 실시하지 않았다는 것을 고려하고, 이러한 사람들에게 운동은 삶을 의미 있게 변화시킬 수 있다. 이러한 사람들의 일부는 운동 프로그램을 지속하는데 장벽을 가지고 있다. 그것은 이동수단의 부족, 동기부족, 약물과 알콜의 과사용, 가족문제, 그리고 경제적 어려움 등을 포함한다. 추가적으로, 몇몇 HIV 감염 환자들은 자신의 질병 상태를 숨기거나 잘 드러내고 싶어 하지 않기 때문에 또는 지방 이상증이나 소모가 발생했을 때 이러한 신체 모습을 꺼려하기 때문에 마음에 내켜하지 않는다.

불행하게도, 몇몇 건강관리 참가자들도 모두는 아니지만 생리적, 심리적 이득 모두를 명확하게 보여주는 확실한 증거에도 불구하고, 최소한의 운동만 권고하고 있다. 건강관리 분야에서 일하는 모든 사람들의 목적은 HIV 감염 환자에 대한 일차적인 건강관리 증진의 치료에서 유산소 운동과 점증저항 트레이닝 모두의 사용에 대해 교육해야 한다.

결론 (CONCLUSION)

운동 중재는 HIV 감염 환자들에게 안전하고, 이득이 있음을 보여준다. 현재의 과학적인 연구는 운동이 중요하고, 이득이 있으며, 삶의 질을 높여주고, HIV 감염의 모든 단계의 환자들에 대한 통합된 치료의 부분이라는 강력한 근거를 제공해 준다. 반복하지만, HIV 양성상태는 운동 프로그램을 방해하지 않는다는 것이다. 오히려, 운동을 해야 하는 이유가 된다. 앞서 언급한 바와 같이, 최적의 운동처방에서 핵심은 에너지 소비의 균형을 맞추고, 각 개인의 현재 상태에 맞는 강도와 주기적인 평가가 적절한 운동요법을 유지하는데 필수적이라는 것이다.

신체구성의 변화(예를 들면, 소모, 지방이상증 등)가 약물적 치료의 진화와 같이 더욱 명백해 질 때, 운동 처방은 HIV에 대항하기 위한 일생의 치료에 통합적인 면을 보여야 한다. 그러나 현재의 약물과 연관된 신체구성 변화를 더욱 이해하기 위한 더 많은 임상적 연구가 필요하다. 소모를 가진 사람에 대한 점증저항 트레이닝과 이상지방증을 가진 사람에 대한 점증저항 트레이닝에 유산소 트레이닝을 추가하는 운동의 권고는 상태를 적절하게 유지시켜 주지만, 이 주제는 더 많은 연구를 통한 더 많은 자료가 운동처방에서 차후의 수정을 야기할 것이다.

더욱이, 만약 운동 전문가가 증상이 없더라도 환자가 운동을 하도록 격려한다면, 환자들은 더 강하게 유지할 수 있고, 질병을 앓고 있는 동안에도 감염에 대해 더 저항적인 면역계와 근력과 단백질 비축을 유지할 수 있을 것이다. 이것은 이차적인 기회감염으로부터 회복에 도움을 줄 수 있다. HIV 감염 환자들에 대한 운동의 이득은 매우 희망적이지만, HIV에 감염된 성인의 전체 집단에 실제로 적용하기에는 많은 일들이 남아있다.

참고문헌

1. Centers for Disease Control and Prevention. 1993 revised classification system for HIV infection and expanded surveillance case definition for AIDS among adolescents and adults. *MMWR* 1993;41:1–19.
2. Kotler DP, Tierney AR, Pierson RN. Magnitude of body cell mass depletion and the timing of death from wasting in AIDS. *Am J Clin Nutr* 1989;50:444–447.
3. Guenter P, Muurahainen N, Simons G. Relationships among nutritional status, disease progression, and survival in HIV infection. *J Acquir Immune Defic Syndr Hum Retrovirol* 1993;6: 1130–1138.
4. Carr A, Samaras K, Chisholm DJ, et al. Pathogenesis of HIV-1-protease inhibitor-associated peripheral lipodystrophy, hyperlipidemia, and insulin resistance. *Lancet* 1998;352:1881–1883.
5. Carr A, Samaras K, Thorisdottir A, et al. Diagnosis, prediction, and natural course of HIV-1 protease-inhibitor-associated lipodystrophy, hyperlipidemia, and diabetes mellitus: a cohort study. *Lancet* 1999;353:2093–2099.
6. Engelson ES, Kotler DP, Tan YX, et al. Fat distribution in HIV-infected patients reporting truncal enlargement quantified by whole-body magnetic resonance imaging. *Am J Clin Nutr* 1999;69:1162–1169.
7. Walli R, Herfort O, Michl GM, et al. Treatment with protease inhibitors associated with peripheral insulin resistance and impaired oral glucose tolerance in HIV-1-infected patients. *AIDS* 1998;12:F167–F173.
8. Spence DW, Galantino ML, Mossberg KA, et al. Progressive resistance exercise: effect on muscle function and anthropometry of a select AIDS population. *Arch Phys Med Rehabil* 1990;71:644–648.
9. Roubenoff R. Exercise and HIV infection. In: Miller TL, Gorbach SL, eds. *Nutritional aspects of HIV infection*. London: Arnold, 1999.
10. Stringer WW, Berezovskaya M, O'Brien WA, et al. The effect of exercise training on aerobic fitness, immune indices, and quality of life in HIV+ patients. *Med Sci Sports Exerc* 1998;30: 11–16.
11. Rigsby LW, Dishman RK, Jackson AW, et al. Effects of exercise training on men seropositive for the human immunodeficiency virus-1. *Med Sci Sports Exerc* 1992;24:6–12.
12. Roubenoff R, McDermott A, Weiss L, et al. Short-term progressive resistance training increases strength and lean body mass in adults infected with human immunodeficiency virus. *AIDS* 1999;13:231–239.
13. Nieman DC. Immune response to heavy exertion. *J Appl Physiol* 1997;82:1385–1394.
14. Cannon JG. Exercise and resistance to infection. *J Appl Physiol* 1993;74:973–981.
15. Roubenoff R, Skolnik PR, Shevitz AH, et al. The effect of a single bout of acute exercise on plasma human immunodeficiency virus RNA levels. *J Appl Physiol* 1999;86:1197–1201.
16. Johnson JE, Anders GT, Blanton HM, et al. Exercise dysfunction in patients seropositive for the human immunodeficiency virus. *Am Rev Resp Dis* 1990;141:618–622.
17. MacArthur RD, Levine SD, Birk TJ. Supervised exercise training improves cardiopulmonary fitness in HIV-infected persons. *Med Sci Sports Exerc* 1993;25:684–688.
18. LaPerriere A, Fletcher MA, Antoni MH, et al. Aerobic exercise training in an AIDS risk group. *Int J Sports Med* 1991;12: S53–S57.
19. Schambelan M, Mulligan K, Grunfeld C, et al. Recombinant human growth hormone in patients with HIV-associated wasting. *Ann Intern Med* 1996;125:873–882.
20. Grinspoon S, Corcoran C, Askari H, et al. Effects of androgen administration in men with the AIDS wasting syndrome: a randomized, double-blind, placebo-controlled trial. *Ann Intern Med* 1998;129:18–26.
21. Gold J, High HA, Li Y, et al. Safety and efficacy of nandrolone decanoate for treatment of wasting in patients with HIV infection. *AIDS* 1996;10:745–752.
22. Ware JE, Kosinski M, Gandek B. *The SF-36 health survey: manual and interpretation guide*. Boston: The Health Institute, New England Medical Center, 1993.
23. Roubenoff R, Weiss L, McDermott A, et al. A pilot study of exercise training to reduce trunk fat in adults with HIV-associated fat redistribution. *AIDS* 1999;13:1373–1375.

24. Sattler FR, Jaque SV, Schroeder ET, et al. Effects of pharmacological doses of nandrolone decanoate and progressive resistance training in immunodeficient patients infected with human immunodeficiency virus. *J Clin Endocrinol Metab* 1999;84:1268–1276.
25. Strawford A, Barbieri T, van Loan M, et al. Resistance exercise and supraphysiologic androgen therapy in eugonadal men with HIV-related weight loss. A randomized controlled trial. *JAMA* 1999;281:1282–1290.
26. Corcoran C, Grinspoon S. Treatments for wasting in patients with the acquired immunodeficiency syndrome. *N Engl J Med* 1999;340:1740–1748.
27. Von Roenn JH, Armstrong D, Kotler DP, et al. Megestrol acetate in patients with AIDS-related cachexia. *Ann Intern Med* 1994;121:393–399.
28. Roubenoff R. Applications of bioelectrical impedance analysis for body composition to epidemiologic studies. *Am J Clin Nutr* 1996;64:459S–462S.
29. Earthman CP, Matthie JR, Reid PM, et al. A comparison of bioimpedance methods for detection of body cell mass change in HIV infection. *J Appl Physiol* 2000;88:944–956.
30. Wu AW, Hays RD, Kelly S, et al. Applications of the Medical Outcomes Study health-related quality of life measures to HIV/AIDS. *Qual Life Res* 1997;6:531–554.
31. Wu AW, Revicki DA, Jacobson D, et al. Evidence for reliability, validity, and usefulness of the Medical Outcomes Study HIV Health Survey (MOS-HIV). *Qual Life Res* 1997;6:481–493.
32. Lipkin D, Scriven A, Crake T, et al. Six minute walking test for assessing exercise capacity in chronic heart failure. *Br Med J* 1986;292:653–655.
33. Guralnik J. Epese short physical performance battery. *Geri Notes* 1998;5:18–19.
34. *ACSM's guidelines for exercise testing and prescription*. 6th edition. Philadelphia: Lippincott Williams & Wilkins, 2000.
35. Fleck SJ, Kraemer WJ. *Designing resistance training programs*. 2nd ed. Champaign, IL: Human Kinetics Press, 1997.
36. USDA, USDHHS. *Nutrition and your health: dietary guidelines for Americans*. 3rd ed. Washington, DC: U.S. Government Printing Office, 1990.
37. Perna FM, LaPerriere AR, Klimas N, et al. Cardiopulmonary and CD4 cell changes in response to exercise training in early symptomatic HIV+ patients. *Med Sci Sports Exerc* 1999;31:973–979.
38. Roubenoff R, Rall LC. Cytokine mediators of metabolic changes in HIV infection. In: Miller TL, Gorbach SL, eds. *Nutritional aspects of HIV infection*. London: Arnold, 1999.
39. Eichner ER, Calabrese LH. Immunology and exercise: physiology, pathophysiology, and implications for HIV infection. *Sports Med* 1994;78:377–388.

제18장 만성피로 증후군 (CHRONIC FATIGUE SYNDROME)

역학과 병태생리학 (EPIDEMIOLOGY AND PATHOPHYSIOLOGY)

의학적 원인들을 찾을 수 없는 비정상적인 기능들에 대한 증상들과 징후들을 통틀어 만성피로 증후군(Chronic Fatigue Syndrome; CFS)이라 한다. 많은 환자들에 의해서 보고된 증상들은 휴식으로 개선되지 못하고, 약간의 정신적 또는 신체적 스트레스에도 지속적이고, 악화되는 피로감이다.

만성피로 증후군이라는 용어의 기원은 심각한 피로, 발열, 림프 결절의 압통, 목통증, 기억력 감소, 혼란 그리고 우울을 포함한 원인이 불분명한 복잡한 증상들이 만성적으로 재발하여 고통받는 환자들에 대한 4개의 연구가 1980년대 초반에 보고 되면서부터이다(1-4). 처음의 임상적 혈청학적 연구조사에서 많은 환자들이 전염성 단구 증가증과 관련된 Epstein-Barr virus(EBV) 감염과 일치하는 항체 프로파일을 나타내었다. 이러한 질병은 만성 EBV 증후군 또는 만성 전염성 단구 증가증과 같은 증후군으로 불리어져 왔다. 이후 두 개의 과학적 조사로부터의 자료는 이러한 환자들이 사이토메갈로바이러스, 단순 포진 바이러스 유형 1과 2 또는 홍역 바이러스(5, 6)에 의한 감염들과 관련된 혈청학적 프로파일을 갖는 것으로 보고하면서 증상에 대한 병인으로 EBV에 대하여 의심을 하였다.

만성 피로 증후군에 대한 사례 정의 (Case Definition of CFS)

1988년에 미국 질병관리센터(U.S. Centers for Disease Control and Prevention; CDC)는 위에서 논의된 증후군에 대한 정의를 내리기 위해 연구자들과 의사들을 소집시켰다. 특정한 병인에 대하여 미리 관련지으려는 것을 예방하기 위해서 그들은 이것을 만성 피로 증후군으로 명명하였다. 이러한 정의에 따르면, 만일 환자가 최소한 6개월 동안 지속적이거나 재발되는 새로운 심각한 피로를 나타내고, 이전의 활동에 적어도 50% 감소되고, 이미 알려진 질환으로 진단하기 곤란하다면 만성 피로 증후군으로 진단을 할 수 있다. 또한 다음의 증상들 중에 8개 이상 나타내면 민성피로증후군 환자로 분류할 수 있다; 경미한 발열, 목 통증, 림프결절의 통증, 근육 약화, 근육통, 경미한 운동 이후의 심각한 피로, 두통, 특정적이지 않은 관절통, 신경정신학적 증상호소, 수면장애, 그리고 갑작스러운 증상들의 발현. 만일 이러한 경우들에서 현재 또는 과거의 정신과 질환이나 성격 장애가 있었다면 만성 피로 증후군을 진단해서는 안 된다(7).

이러한 사례의 정의는 질병 확인을 돕고, 가능성 있는 병인과 병리적 특성을 파악하는 지침들을 제공하게 된다. 또한 사례에 대한 정의는 Britain(8)과 Australis(9)에 의해 발전되었는데 이것은 1988년 CDC 규정과 유사하지만 다른 점을 갖고 있다. 이것은 종종 다른 것과 연관되기 때문에 영국(British) 또는 옥스퍼드(Oxford)의 규정에서는 피로를 동반해야 하는 특정 증상들의 항목들을 너무 강조하지 않았고, 대신에 정신적 그리고 신체적 피로 모두를 나타낼 수 있는 가능성을 강조하였다(8). 그들은 많은 환자들에게서 우울, 불안 그리고 흥미 감소와 같은 심리학적 증상들은 보고된 심각한 피로들을 설명할 수 없고, 사실 만성 질병의 결과로 인한 것이라고 깨달았다. 따라서 1988년 CDC 사례 규정과는 다르게, Oxford 지침은 많은 심리학적 상태들에 대하여 배제하지 않는다(8).

1991년 미국 국립보건원(National Institutes of Health; NIH)은 만성 피로 증후군의 연구 실정을 파악하고, 사례 정의에 대한 효과를 평가하기 위해 워크샵을 개최하였다. 그들은 특정 정신학적 장애, 질병 또는 증상들의 사전 병적 발현과 공존 발현에 대하여 조절하기 위해 CDC 지침을 개정해야 한다고 결론지었다. 또한, 그들은 이미 알려진 피로의 원인들을 찾아내는 데 도움을 줄 수 있는 특수한 실험실과 정신학적 검사들을 권장하였다(10).

CDC, NIH, 미국, 영국 그리고 오스트레일리아의 대의제를 포함하여 국제적으로 활동하고 있는 그룹들은 CDC 사례 규정과 연구 지침서들을 개정하기 위해 1994년 소집되었다(11). 여기서 만성피로증후군의 진단을 다음과 같이 규정하였다.

"다음의 증상들이 나타나는 것에 의해 1) 새롭거나 뚜렷하게 발현(평생 지속된 것이 아니라)되는 임상적으로 평가되거나 설명할 수 없고 지속적이거나 재발되는 만성 피로"; 운동의 결과가 아니라; 휴식으로 대부분 완화되지 못하는; 그리고 이전의 직업적, 교육적, 사회적 또는 개인적인 활동 수준의 많은 감소를 일으키고; 그리고 2) 다음의 증상들이 4개 또는 그 이상 동시 발생하고, 이러한 질병 모두 6개월 또는 그 이상 지속되거나 재발되어야 하고, 이전에는 피로가 없었어야 한다; 이전의 직업, 교육적, 사회적 또는 개인 활동 수준에서의 많은 감소를 일으키기에 충분한 단기간의 기억 또는 심각한 집중력에 대한 자가 손상 보고; 목 통증; 경추 또는 겨드랑이의 림프 결절 압통; 근육통; 관절 부종이나 홍반 없이 많은 관절에서의 통증; 새로운 유형, 형태 또는 심각한 두통; 상쾌하지 못한 수면; 활동 이후 24시간 이상 지속되는 으스스한 느낌" (11; 956페이지).

병인학과 병태생리학적 이론들 (Theories of Etiology and Pathophysiology)

앞에서 살펴본 모든 만성피로증후군의 사례들은 과학적으로 입증되었고, 질환의 병인에 관한 조사연구들이 많이 발표되었지만 명확한 원인이나 지표(識標; marker)들은 규명되지 못하였다. 따라서 이러한 질병에 대한 병인학과 병태생리학을 구분하는 것은 다소 어렵다.

초기에 논의한 것과 같이 만성 피로 증후군에 대한 가능성 있는 첫 번째 병인은 바이러스 또는 박테리아 감염이다. 이는 낮은 정도의 발열과 분비선들의 부종들을 포함하여 감기와 같은 질병 이후에 갑자기 시작된 피로 증상들을 보고한 환자들로부터 시작되었다. 제6형 사람 헤르페스바이러스(Human Herpesvirus-6; HHV-6)와 같은 또 다른 많은 바이러스들이 병인일 것으로 예상된다. 이것은 종종 초기 감염 후에 잠복기를 가지며, 재활성화 될 수 있어 많은 인체 시스템에 영향을 미친다. 최근에 다발성 경화증(70%)과 만성 피로 증후군(57%) 환자들은 건강한 사람들(16%)과 비교할 때 HHV-6의 혈중 항체 수준이 더 높게 나타났다(12). 또한, DNA 종양바이러스(retrovirus)들과 장바이러스(enterovirus)들은 일부 만성 피로 증후군 환자집단에서 나타났다. 그러나 만성 피로 증후군과 관련있는 감염인자로 제시된 증거는 없었다(13, 14). 바이러스와 박테리아의 대부분을 조사하였지만 아직 확실한 증거를 찾지는 못했다. 지금까지 질병을 확인할 수 있는 지표로 고려되어지는 단일 감염균이 만성피로증후군 환자에게서 일관성 있게 나타나지는 않았다. 만성피로증후군에 많은 종류의 바이러스성 약물들이 효과를 보이고 있고, 환자가 감염반응에 악화되는 것으로 보여지기 때문에 많은 연구들은 비정상적인 면역계가 만성피로증후군의 원인일 것으로 예상된다. 만성피로증후군환자들은 만성적 면역 활성화(15)가 일어난다거나 불충분한 면역반응(16)이 일어난다. 많은 연구자들은 림프구 세포 표면 표지자(marker)가 일반적으로 일치하는 만성피로증후군 환자에게서 만성적 면역 이상이 나타났다고 주장하였다(17). 가장 많이 보고된 것은 비정상적인 CD8+ 세포독성 T-세포 활성화(15)와 자연 살해세포 활성의 억제(16)이다. 그러나 또 다른 연구들에서는 만성 피로 증후군에서 림프구 세포 면의 비정상적인 표지자들의 혈액 농도 또는 활성은 없었다고 보고하였다(18).

만성 피로 증후군 환자들에게서의 비정상적인 사이토카인(cytokine)에 대한 증거는 많은 논란이 있다. 몇몇 저자들이 인터루킨(예를 들어, IL-1, IL-2, IL-4 그리고 IL-6)과 종양 괴사 요인 뿐만 아니라 또 다른 사이토카인과 연관된 면역 활성을 보고하였다(17). 그러나, 또 다른 저자들은 건강한 통제집단의 피험자들과 비교할 때 만성 피로 증후군 환자들의 사이토카인 수준에서의 차이를 발견하지 못하였다(19). 자료들은 인터페론의 항바이러스에 관여하는 경로 특히 만성 피로 증후군 환자들에게서 2-5A 합성효소(synthetase)/리보핵산가수분해효소(ribonuclease) L 경로 그리고 이와 연관된 경로에 대한 조절 증가(upregulation)를 지지하는 것으로 보여져왔다. 몇몇 저자들은 이러한 경로들에서 낮은 분자 무게의 단백질 존재가 만성 피로 증후군 환자들에 대한 가능한 지표가 될 수 있다고 제시하였다(20). 여전히 많은 연구자들이 만성 피로 증후군에 있어서 면역 불규칙성에 대한 병인학적 증거는 감염성 인자들에 대해 제시해 온 것처럼 비특이적이라는 것에 대해 알고 있다. 그들은 만성 피로 증후군이 많은 병인학적 인자들을 가질 수 있는 것으로부터 발생된 질병이라고 제시하였다(19).

비정상적인 신경내분비 또한 만성피로증후군의 병인으로 제시되어 왔다. 연구는 시상하부-뇌하수체-아드레날 축(HPA) 주변에 주로 집중하였다. HPA는 신체적 그리고 심리적 스트레스 모두에 반응하는 주요 축으로 고려된다. 아드레날 선에 의해서 분비되는 글루코코티코이드의 결핍은 피로를 일으키고, 만성 피로 증후군 환자들의 혈액과 소변에서 낮은 글루코코티코이드가 나타나는 것으로 보고되어 왔다(21). 또한 만성 피로 증후군 환자들에게서 아드레날 선은 외인성 약물의 부신피질 자극 호르몬(ACTH)으로 자극될 때 낮은 분비 예비력을 가지고, 그 크기도 감소되어 있는 것으로 나타났다(22). 더 나아가 코티코트로핀 분비 호르몬(CRH)이 자극될 때 뇌하수체 전엽으로부터 부신피질 자극 호르몬의 분비가 떨어지는 것으로 나타났으며, 이것은 HPA의 반응저하가 그 원인임을 나타내는 것이라 여겨진다(21). 그러나 많은 연구들이 만성피로증후군 환자들에게서 낮은 HPA활동을 보이지 않았기 때문에 이 자료에서 만성 피로 증후군의 확인된 다른 병인들과 일치하지는 않았다(23).

만성 피로 증후군의 증상들은 매우 이질적이고, 많은 신체 기능에 영향을 미치기 때문에, 신경계가 선천적 또는 후천적 원인일 것이라고 생각할 수 있다. 자기공명영상(MRI)은 건강한 피험자들과 비교할 때 만성 피로 증후군 환자들의 대뇌 백질이 비정상적이라는 것을 보여주었다(24). 단순-광전자방출 컴퓨터 단층촬영(SPECT) 연구들은 만성 피로 증후군 환자들에게서 뇌간의 관류저하와 부분적인 뇌혈류 감소를 나타내었다(25).이러한 비정상적인 MRI와 SPECT의 명확한 차이와 원인은 논쟁의 대상이다. 운동 후 만성피로증후군의 감소된 운동능력은 회복된 것으로 보고되었고(26), 보행 이상이 만성 피로 증후군 환자들에서 보여져 왔다(27).

자율 신경계의 연구들에서 만성 피로 증후군 환자의 부교감신경계와 교감신경계 모두가 비정상적이라고 나타내는 반면, 또 다른 연구에서는 정상적인 교감 신경계 활동을 보고하였다. 이 분야에서 중요한 것은 만성 피로 증후군의 대부분이(90%) 경사 테이블 검사 중에 신경성 중재 저혈압(neurally mediated hypotension; NMH)을 나타내는 것으로 보고하였다. 이들 보고들에서는 만성 피로 증후군에서 신경성 중재 저혈압(NMH)에 대한 주요 치료 시도가 시작되었다. 그러나 경사 테이블 검사 중에 기립성 불내성이 있는 만성 피로 증후군 환자들의 비율은 건강한 사람들의 집단뿐만 아니라 신체적으로 비활동적인 통제 피험자들과 비교할 때 의미 있게 높지 않았다는 것을 보여주었다(29). 더 나아가, 신경성 중재 저혈압(NMH)이 치료될 때, 만성 피로 증후군 환자들은 다소 나아졌지만, 질병 이전의 기능적 수준으로 되돌아가지 못했다는 것을 나타내었다(30).

심리적 요인들은 많은 만성 피로 증후군 사례들의 병인 또는 병태 생리와 깊은 관련이 있다. 일부 의사들은 만성 피로 증후군 환자들은 주요 심리학적 장애 또는 심리-생리학적 반응들로부터 고통 받는다는 것을 깨달았다. 만성 피로의 심리학적 원인들로 제시된 것은 우울증, 불안 장애, 체성 장애 그리고 기분저하증과 비애를 포함한다(31). 이러한 장애들은 질병 전 그리고 동반이환이 만성 피로 증후군과 연관된다. 예를 들어, 동반이환의 주요 우울은 만성 피로 증후군 환자들의 50%에서 나타내어왔다(31). 일부 연구에서는 66%가 자신의 생활 중에 종종 주요 우울증상에 대한 병력을 가지는 것으로 알려져 왔다(31). 이것은 중요한 생활양식의 혼란을 일으킨다. 우울증의 증상들이 동반되는 것이 피로에 대한 원인이 된다고 할 수는 없다. 왜냐하면 이러한 증상들은 만성적인 질병이고 신체적으로 손상을 입히는 결과가 될 수 있기 때문이다. 또 우울증에서 나타난 비정상적인 생물학적 반응이 만성 피로 증후군에서 나타나는 것과는 다르다고 지적해 왔다. 더 나아가, 매우 많은 만성 피로 증후군 환자들에게서 정신병리학적 징후가 없었다(32).

위에서 논의된 병인과 병리학은 만성 피로 증후군에 대한 의학적 그리고 과학적 문헌들에서 보고된 것 들이다. 또한 만성 피로 증후군의 원인을 단일화하는 몇몇 이론들이 제시되었으나, 현재까지 실질적인 병인으로 충분히 타당한 임상적 근거들은 제시되지 못하였다.

유병율과 발병율 (Prevalence and incidence)

만성피로증후군에 대한 뚜렷한 지표(marker)가 없기 때문에 발병율을 추정하는 것은 어려우며 주의 깊게 접근해야 한다. 미국의 4개 도시 의사들은 6개월 동안 진단내리기 어려운 지속적인 심각한 피로에 대해 증상호소를 하는 환자들을 미국 질병관리센터의 추적조사를 요청하였다; 이들 환자들 중 20%는 만성피로증후군의 사례규정 범주에 해당하였다(33). 4개 도시의 일반 사람 집단에서의 추정율은 100,000명당 4.6~1.3명의 범위를 가지는 것으로 추정되었다. 비백인계 비율은 100,000당 1명으로 매우 적었다. 사례들 중 여성이 우세하였다(80%). 질병 발병의 평균 연령은 30.2세이고, 질병의 평균 기간은 7.4년이었다. 만성피로증후군은 일반인과 비교한 교육기간(13.8년 : 12.7년)과 년간 수입(41,250$: 34,500$)은 더 높았다. 이러한 연구는 병원에 내원한 환자만 포함하였고, 피로에 대해 의학적 도움을 찾으려 하지 않거나 유용한 의학적 도움을 받고 있지 못한 사람들에게서의 만성피로증후군의 유발율은 과소 추정될 수 있을 것이다(33). 따라서 사회경제적 상황을 고려한 조사는 만성 피로증후군의 유병율을 파악하는데 도움을 줄 것이다. 샌프란시스코의 사회경제적 상황을 고려한 연구에서 만성 피로는 18세 이하의 연령 집단에서는 매우 드물게 나타났지만 성인에게서는 2%로 나타났으며, 이 중 0.2%가 만성 피로 증후군에 대한 충분한 기준에 해당했다고 한다(34). 기존의 임상자료와 다르게 이 연구에서는 만성 피로가 모든 사회경제적 집단에서 발생되었으며 여성, 낮은 수입, 그리고 흑인에게서 가장 우세하였음을 발견하였다. 아시아인에게는 가장 낮게 나타났다. 또한 원인이 불명확한 만성피로가 한 가족 내에서 집단으로 나타나지 않는다는 자료를 보여주었고, 따라서 이것은 전염되지 않을 것이라고 보고하였다. 이와 유사한 결과들이 무선표집된 시카고 인구 표본에서 측정되었는데 여성, 소수민족 그리고 낮은 교육수준 집단에서 만성 피로증후군의 유병율이 높게 나타났다(35). 하지만 이 연구에서의 만성 피로 증후군에 대한 이환율은 더 높게 나타났다(0.42%)(35).

위험 요인 (Risk Factors)

NIH(미국국립보건원) 또는 CDC(미국질병관리센터)와 같은 건강단체는 만성 피로증후군에 대한 위험요인 목록을 발표하거나 승인한 적이 없다. 그러나 지속적으로 보고된 것으로 여겨지는 한 가지 위험 요인은 여성이고, 상대적인 위험율은 100,000명당 1.3에서 1.7명으로 추정되어 왔다(36). 심각한 감염, 병적 우울증, 스트레스 그리고 인생의 부정적인 사건의 결합 감염과 같은 또 다른 요인들은 개개인들에게 만성 피로 증후군의 사례를 증가시키기 쉬운 것으로 제시되어왔다(37). 만성 피로 증후군 진단이 보험혜택을 받게 된 이후 보험을 청구한 사람은 다른 질병과 비교하여 많이 증가하였다(38).

기능적 결과들 (Functional Consequences)

만성 피로 증후군에서 장애 정도에 관한 중요한 진단 기준이 일상생활의 실질적인 감소에만 편향되어 있다. 그러나 심지어 다발성 경화증과 우울증이 있는 환자들과 비교할 때 만성 피로 증후군 환자들은 침대에서 시간을 더 많이 보내고, 일상생활 활동을 수행하는 능력이 더 낮은 것으로 보고되었다(39). 의학적 건강조사(Medical Outcomes Study Short-Form General Health Survey; SF-36)(40)에서 만성 피로, 주요 우울증(major depression), 급성 감염성 단핵증, 건강관리를 하는 사람들과 비교할 때 만성 피로 증후군 환자들은 신체 기능, 역할 기능, 사회적 기능, 일반적인 건강 그리고 신체 통증 하부척도에서 가장 낮은 점수를 나타내었다(41). 만성 피로 증후군의 약 37%와 만성 피로증후군과 섬유조직염으로 진단된 사람들 중에 51%가 실직자가 되는 것으로 보고되어 왔다(42). 유행병학적 연구(epidemiological study)에서 만성 피로 증후군 환자들의 43%가 일을 하지 못하거나 학교에 갈 수 없다고 보고되었다(9).

두 연구들에서 일상생활 활동에 대한 객관적인 평가를 획득하기 위해 전자 활동 관찰(electronic activity monitor)을 사용하였다. 첫 번째 연구에서 만성 피로 증후군 환자들과 다발성 경화증 환자들과 비교하였고, 건강한 사람들과 비교할 때 생활수준이 매우 낮은 것을(~30%) 발견하였다(43). 두 번째 연구에서 만성 피로 증후군 환자들의 일상생활 활동 수준은 건강한 좌업 생활자들에서 나타나는 수준보다 약 15%가 낮았다(44).

예후 (Prognosis)

만성 피로 증후군이 치명적인 상태라는 지침은 없으나 이러한 환자들의 예후는 완전한 회복이 불가능하다는 것이다(45). 하지만 질병이 진행되는 동안 만성 피로 증후군 환자들은 증상이 호전되다가 다시 재발하는 경험을 하게 된다. 처음 진단을 받은 이후 약 1~6년 기간 동안의 추적연구(follow-up studies) 들에서 만성 피로 증후군 환자들의 약 10% 미만이 질병 발병 전의 기능적 수준으로 회복되었으며, 일부 증상이 호전되었다 하더라도 기능적 수준은 상당한 손상을 입었다고 보고하였다(45). 이 자료는 시간이 약간의 도움이 될 수는 있으나, 그 이후 추후 방문(follow-up) 기간이 길면 길수록 손상을 나타내는 환자들의 비율이 더 높았다고 보고하였다(45). 그러나 만성 피로 증후군 환자들의 10~20%는 추적 시 증상들이 더 악화되는 것으로 나타났다(45). 좋지 못한 예후와 연관된 요인들로 노인, 만성 피로 증후군 진단 이전의 만성 질병, 동시에 발생하는 정신 질환 그리고 자신의 질병은 신체적 원인에 있다는 믿음으로 보고 되어왔다(45).

진단 테크닉 (DIAGNOSTIC TECHNIQUES)

지금까지 만성 피로 증후군의 실재를 정확하게 확증하는 진단 검사는 없다. 따라서 앞에서 주어진 1994년 미국 질병관리센터의 사례 설명이 각 환자에게 적용되고 피로에 대한 의학적 진단이 불가능하다면 만성피로증후군으로 진단해야 한다. 그림 18.1에 제시된 진단적 단계의 흐름도는 환자의 평가와 연구 목적에 의한 분류시 사용할 수 있다(11).

임상적으로 피로가 나타나는 환자들에 대한 진단을 내리기 위해서는 적어도 1개월 동안 지속적으로 피로가 남아 있거나 또는 최소한 6개월 동안 만성 피로가 있거나 재발되는 것이어야 한다. 그 다음에는 피로에 대한 의학적으로 정의하기 어려울 때 다음의 특별한 임상적, 실험실 검사가 권장된다(그림 18.1을 보라)(11).

만일 환자가 피로를 일으키는 것으로 알려진 임상적으로 명확하고 치료 가능한 질병을 가지고 있다면 만성 피로 증후군에 대한 진단에서 제외되어야 한다. 이것은 최근에 또는 현재의 약물 남용, 치료되지 않는 갑상선 기능저하증, 수면 장애 그리고 약물로 인한 부작용을 포함한다. 또한 치료되지 않은 암, B 또는 C형 바이러스 감염과 같은 질병의 경우 만성 피로 증후군의 진단에서 제외된다. 마지막으로 새로운 기준은 불안 또는 공황 장애와 같은 심리적인 상태들과 주요 우울증, 양극 정동 장애(bipolar affective disorders), 정신분열증, 망상장애, 치매, 식욕부진 그리고 다식증과 같은 질병 등이 있다면 만성피로증후군의 진단에서 제외된다(11).

확실한 진단은 할 수 없으나 복잡한 증상들과 함께 피로를 가지는 또 다른 의학적 상태들은 만성 피로 증후군의 진단에서 배제되어서는 안 된다(표 18.1을 보라). 더욱이 모든 관련된 증상들을 치료해야하는 갑상선기능 저하증의 경우, 만성피로증후군의 진단에서 제외시키면 안 된다. 마지막으로, 일반적으로 만성 피로와 연관되지 않거나 명확하게 특별한 질환을 나타내기에 불충분한 정도의 특정 양성 임상 검사의 일부 결과들은 만성 피로 증후군의 진단을 위해 배제되어서는 안된다(11).

만일 1994년 사례 규정 기준에 부합된다면, 만성피로증후군으로 진단이 내려질 것이다. 만일 의학적으로 설명되지 않는 피로가 적어도 6개월 동안 지속되거나 재발되고, 만성 피로 증후군에 대한 기준 모두가 부합되지 못한다면 특발성 만성피로(그림 18.1을 보라)로 진단될 것이다. 연구 목적을 위해 심리적 상태, 점진적이거나 갑작스러운 "감기와 같은" 질병 발현, 심각한 정도의 피로 또는 기능적인 상태와 같은 요소들을 기초로 하여 만성 피로 증후군 환자들을 하위그룹으로 분류하는 것은 질병의 병인학을 확인하는 데 도움을 줄 것이다(11). The Composite International Diagnostic Instrument(복합 국제 진단 기구)(46), National Institute of Mental Health Diagnostic Interview Schedule(정신 건강 진단 질문지 일정에 대한 국내 기구)(47), 그리고 Structured Clinical Interview for DSM-Ⅲ(R)(DSM-Ⅲ를 위한 구조화된 임상적 질문지)

I. 지연되거나 또는 만성적 피로에 대한 임상적 평가 사례들;
A. 병력과 이학적 검사;
B. 정신적 상태 평가(적절한 정신적, 심리학적 또는 신경학적 검사);
C. 검사(예외적인 상태를 나타내는 비정상적인 결과들을 배제해야 한다.)
1. 선별 실험 검사: CBC, ESR, ALT, 총 단백질, 알부민, 글로불린, 알카라인 포스페이타제, 칼슘, PO_4(폴로늄), 글루코스, BUN, 전해질, 크레아틴, TSH 그리고 UA
2. 또 다른 진단들을 배제하기 위해 제시된 임상적인 추가 검사

→ B. 만일 만성 피로에 대한 또 다른 원인들이 발견된다면 그 사례를 배제된다.

II. 만일 6개월 이상 피로가 지속되거나 재발된다면 만성 피로 증후군 또는 특발성 만성 피로로써 분류한다.

A. 만성 피로 증후군으로 분류
a. 피로 정도에 대한 분류와 부합되고, 그리고
b. 다음의 증상들 중 네 개 또는 그 이상이 6개월 이상 동시발생적으로 나타난다.
1) 기억력이나 집중력 손상
2) 목 통증
3) 경추나 액와림프 결절의 촉진
4) 근육 통증
5) 다관절 통증
6) 새로운 두통
7) 상쾌하지 못한 수면 그리고
8) 운동 후 으스스한 느낌

B. 만일 만성 피로 증후군에 대한 피로의 심각성이나 증상 분류와 부합되지 못한다면 특발성 피로로 분류된다.

III. 다음의 필수적인 요인들의 출현이나 부재에 의해서 하위 그룹의 연구 사례
A. 공존이완 상태(정신적인 상태들은 도구의 사용에 의해서 증명되어야 한다.)
B. 최근의 피로 수준(척도로 측정)
C. 피로 기간
D. 최근 신체적 기능의 상태(도구에 의해 측정)

유행병학적 또는 실험실에서 중요한 특성과 같은 적합한 변수들에 의해 요구되어지는 것처럼 추후의 하위 그룹 연구 사례들

그림 18.1 설명되지 않은 만성 피로에 대한 평가과 분류.
ALT=alanine aminotrasferase; BUN=blood urea nitrogen; CBC=complete blood conut; ESR=erythocyte sedimentation rate; PO4=phosphorus; TSH=thyriod-sgimulation hormone; UA=urinalysis. Fukuda 등으로부터 허가받아 재판함. 만성 피로 증후군; 이것의 정의와 연구에 대한 포괄적인 접근. Ann Intern Med 1994;121:953-959, the Americal College of Physicians-American Society of Internal Medicine.

(48)는 진단 또는 하위그룹 분류 목적을 위해 권고되는 심리학적 검사지의 일부분이다(11). SF-36(40)과 Sickness Impact Profile(질병 영향 지표)(49)와 같은 도구들이 기능적 상태들(11)을 평가하기 위해 권장된다(11).

이학 검사 (PHYSICAL EXAMINATION)

만성 피로 증후군 환자들은 심각한 피로에 따라 많은 증상들을 나타낼 수 있다. 사례규정에 열거된 증상의 통증호소와 피로로 인한 가장 많은 이차적인 문제는 수면 장애, 기억력 또는 집중력 장애, 그리고 운동 후 피로이다(34). 근육과 관절 통증이 종종 주로 호소하는 통증에 해당되고 많은 만성 피로 증후군 환자들은 또한 섬유조직염에 대한 진단적 기준들과 부합될 수 있다(34). 사례 규정의 일부분은 아니지만 만성 피로 증후군에서 높은 빈도를 나타내는 추가적인 증상들은 일반적인 약화와 우울증을 포함한다(34). 여기에서 중요한 것은 많은 변인들이 표현된 증상들 내에서 존재한다는 것이다. 따라서 환자들의 치료 또는 질병 관리는 개별화하는 것이 중요하다.

환자 대부분의 이학적 검사는 증상들을 규정하고, 의학적 상태들을 확인하는 데에 기본적으로 문제가 되지 않는 질병에서 주요한 역할을 한다. 종종, 만성 피로 증후군의 초기 진단 이후에 최근 신체적 피로가 나타나게 될 수 있다. 원인이 잘 알려지지 않은 만성피로증후군에서 주관적인 통증 대신에 나타나는 몸이 붉어지는 "발적"은 질환이 있음을 나타내는 것이며 이런 경우 진찰을 받아야 한다. 예를 들어, 많은 사람들은 잦은 발열에 대한 호소를 한다; 그러나, 실제 체온 증가를 측정할 때(>100.4°) 이것은 급성 감염의 징후가 될 수 있다. 그러한 사례에서, 신체 활동을 제한, 감염의 치료, 발열이 사라질 때까지 휴식 등이 권고될 수 있다(50).

또한 많은 이러한 만성적인 질병의 환자들은 매우 비활동적이며, 장기간의 침상 안정을 가진다. 이러한 비활동의 결과는 극심한 근육 약화, 근육 소모, 기립성 현기증(orthostatic intolerance) 그리고 균형감각 소실을 나타낼 수 있다. 이것은 이러한 상태들에 대한 검사를 실시하고, 아마도 신체적 재활을 처방해야 한다는 것을 암시한다(50).

매우 많은 만성 피로 증후군 환자들이 적어도 하나의 정신과적 동반질환이 나타날 것이다(75~78%)(51). 한 연구에서는 약 75%의 만성 피로 증후군 환자들이 우울증이나 기분저하증과 같은 특정 유형의 기분 장애를 가지는 반면, 이러한 만성 피로 증후군의 환자 30%는 공황 장애와 같은 불안 장애의 일부 형태를 보이고, 그리고 28%는 신체화 장애(somatization disorder)로 진단되었다(52).

약리학 (PHARMACOLOGY)

만성 피로 증후군을 위해 처방되거나 권장된 일반적인 약리적 방법은 없다. 그러나 미국 만성 피로 증후군 협회(AACFS)는 만성 피로 증후군 증상들을 관리하기 위해 몇 가지 권장사항들을 만들었다(53). 적은 용량의 항우울제는 우울증, 근육통, 그리고 수면장애와 같은 관련된 증상들의 경감을 위해 널리 처방된다. 일반적인 처방들은 아미트리프탈린(Elavil), 데시프라민(Norpramin), 독세핀(Sinequan) 그리고 노르트립틸린(Pamelor)과 같은 삼환계 항우울제(TCAs), 그리고 염산 프로작(Prozac) 그리고 졸로푸트(Zoloft)와 같은 선택적 세로토닌 재흡수 억제제(SSRIs)를 포함한다(53). 아침에 적은 용량의 SRRI(선택적 세로토닌 재흡수 억제제)와 취침 전 TCA(삼환계 항우울제)가 종종 권장된다(31, 53).

이들 환자들에게 일반적으로 처방되거나 유용한 부가적인 약물들은 통증 경감을 위해 비스테로이드성 항 염증 약물(NSAIDs) 또는 아세트아미노펜(acetaminophen)을 포함한다.

AACFS는 퀴닌 황산염(Quinine), 카리소프로톨(Soma), 또는 싸이클로벤카프린(Flexeril)은 근 경련과 근육통을 경감시키는 데 도움을 줄 것이라고 제시하였다(53). 또한, astemizole(Hismanal)과 loratadine(Claritin)과 같은 진정효과가 없는 항히스타민제는 알러지 증상들을 감소시키는 데 사용될 것이다. 일부 사례에서 만성 피로 증후군 환자들은 공황장애나 불안을 치료하기 위해 항불안제를 복용할 수도 있다. 이러한 것들로는 alprazolam(Xanax), clonazepam (Klonopin) 그리고 lorazepam(Ativan)이 포함될 수 있다(31, 53).

만성 피로 증후군의 병인학에 대한 또 다른 이론들에 근거하여 많은 약리학적 치료들에 대한 복합적인 결과물들에 대하여 조사해 왔다(54). 이것들은 정맥내 면역글로불린 G 그리고 인터페론-알파(interferon-alpha)로 면역 치료를 하는 것을 포함한다. 만성 피로 증후군 환자들에게 있어서 Ampligen, 항

표 18.1. **만성 피로 증후군의 진단을 위한 제외 대상과 포함 대상**

제외대상		포함대상	
의학적 상태	사례들	의학적 상태	사례들
활성 또는 치료되지 않은 상태	갑상선기능저하증, 수면 무호흡, 기면발작, 의원증 (의사에게 원인이 있는 상태)	명확한 증상	섬유조직염, 불안 장애, 체성 장애, 경미한 우울증, 신경쇠약증, 복합적 화학적 민감도
치료되지 않은 만성 피로 증후군 이전의 질병	악성 종양, B 또는 C형 바이러스 간염	치료된 그리고 개선된 증상	갑상선기능저하증, 천식
주요 심리학적 상태	주요 우울증, 양극 정동 장애, 정신분열증, 망상, 치매, 식욕 감퇴 또는 거식증	치료된 만성 피로 증후군 이전의 질병	림프 질환, 매독
알콜 그리고 약물 남용		독립적 그리고 설명되지 않은 임상적 결과	
심각한 비만(BMI≥45)			의미가 없는 항핵의 항체 적정 농도 상승

바이러스제와 면역조절약물들을 사용한 결과 일부 효과들이 보고되어 왔다. Acyclovir와 같은 또 다른 항 바이러스 약물이 연구되었지만, 유익한 효과는 나타나지 않았다. HPA의 감소된 활동을 나타내는 자료에 근거하여 낮은 용량의 하이드로코티손(hydrocortisone) 치료가 시도되어 왔으나, 그 결과는 매우 긍정적이지 못하다. 마지막으로 만성 피로 증후군 환자들에게서 신경성 중재 저혈압(neurally mediated hypotension; NMH)의 높은 발병율로 인해 fludrocortisone(Florinef) 치료 또는 어떤 경우에는 atenolol(Tenormin)과 같은 베타 차단제가 경사 테이블 검사 중에 기립성 현기증(orthostatice intolerance)을 나타내는 만성 피로 증후군 환자들에게 처방될 것이다.

만성 피로 증후군의 통증호소에 대한 이질성과 만성 피로증후군 환자의 약리학적 치료는 환자에 의해서 표현되는 특정 증상들을 경감시키는 데 기초하였다는 사실에 근거하여 상세한 약물 리스트가 운동검사 또는 처방하기 이전에 획득되어야 한다. 대부분의 경우에서 만성 피로 증후군 환자들에 대해 처방된 항우울제는 적으며 운동 수행에 대한 영향은 없을 것이다. 그러나 치료적 약물들에서 일부 항우울증 약물 특히 TCAs는 심박수를 증가시키고 혈압을 떨어뜨리며, ECG 변화를 일으킬 수 있다(55). 퀴니딘 황산염(Quinidine sulfate)은 항부정맥 약물이고, 이것은 안정시 또는 운동 중에 심박수를 증가시키고, 심전도 변화를 일으킬 수 있다. 카리소프로돌(Carisoprodol-근이완제) 또는 싸이클로벤자프린(cyclobenzaprine-항우울제)은 혈압을 감소시키고 어지럼증을 유발시킬 수 있다(56). 엔자이올리틱(Anxiolytic-불안완화제) 약물은 심박수와 혈압을 감소시킬 수 있으나 운동 중 심전도에 의미있는 영향을 미치지는 못한다(55, 56). 알프라졸람(Alprazolam-신경안정제)과 롤라반제(Lorazepam-항불안제)는 근육의 협응성을 떨어뜨릴 수 있다(56). 신경성 중재 저혈압(NMH)으로 진단받았거나 의심되는 대부분의 만성 피로 증후군 환자들의 치료를 위해 플루드로코티손(fludrocortisone)을 처방하거나 소금섭취를 증가시킨다. 그러나, 이들 환자의 일부에게는 협심증이 없는 환자들에게서 운동 능력을 감소시키면서 심박수와 혈압을 감소시킴으로써 운동에 영향을 미칠 수 있는 베타 차단제가 권장될 것이다.

내과적 그리고 수술적 치료 (MEDICAL AND SURGICAL TREATMENTS)

만성 피로 증후군 환자들을 위해 일반적으로 효과가 있는 것으로 알려진 의학적 처치는 없으며 충분한 임상적 연구의 근거에 의해 확인될 수 있는 치료는 없다. 논의된 증상에 대한 약리학적 치료를 제외하고, 만성 피로 증후군에 대하여 의사, 연구자들 또는 건강 관련단체들은 특별한 치료방법을 찾아 내지 못했다. 예를 들어, 벤쿠버 만성 피로 증후군 여론 그룹(Vancouver Chronic Fatigue Syndrome Consensus Group)의 입장 진술에서 만성 피로 증후군의 치료는 증상 경감과 환자의 기능적 장애 감소를 관리해야 한다고 권고하였다(57).

또한, 이 그룹은 환자가 그들의 상태를 악화시킬 수 있는 유해한 상황들을 피하는 데 도움을 줄 수 있는 것을 포함해야 한다고 진술하였다. 환자는 만성 피로 증후군에 대한 특성, 예후 그리고 효과적인 치료에 대하여 공인된 많은 양의 정보를 이해하는 데 도움을 필요로 한다. 만성 피로 증후군의 병인에 대하여 잘 알고 있다고 하는 의사나 단체가 주장하는 증명되지 않은 치료 방법들은 적절한 치료를 지연시키고, 비용이 많이 들게 되며, 더 힘들게 될 수 있다(57).

벤쿠버 그룹과 또 다른 사람들은 인지적 행동 치료(CBT)와 신체적 재활과 같은 각 전문분야 협력 접근법이 도움을 줄 수 있다고 제시하였다(57). 일부 증거들을 통해 CBT와 운동의 결합은 만성 피로 증후군의 증상을 개선시키지만 모든 사례들에서 지지되지는 못한다고 보고하였다(54, 57). 이들 치료들이 만성 피로 증후군을 회복시킨다고 말하기에는 충분한 근거가 되지 못하지만, 환자들의 기능적 능력을 개선시키고 그들의 복합적인 증상에 대한 비활동의 상호 부적 영향을 예방하는 데 도움을 줄 것이다.

임상 운동 생리학 (CLINICAL EXERCISE PHYSIOLOGY)

활동/운동에 대한 생리학적 반응 (Physiological Responses to Activity/Exercise)

많은 연구들에서 탈진(exhaustion)에 대한 점진적인 운동 검사 중에 만성 피로 증후군 환자들의 유산소 능력과 심폐기능을 조사하였다. 대부분의 연구 결과에서 기본적으로 보통의 심폐 반응에 대하여 정상적인 $\dot{V}O_{2peak}$(최고 산소섭취량)보다 낮은 것을 발견하였다(58-60). 이들 연구에서 만성 피로 증후군 집단에 대한 평균 최고 산소 섭취량은 23-32mL/kg/min의 범위를 나타내었다. 그러나 Montague 등(61)은 건강한 통제 집단과 비교할 때 만성적으로 피로한 환자들은 자전거 검사(supine ergometry) 중에 부하가 증가함에 따른 심박수 증가의 속도가 느리다는 것을 발견하였다. 이러한 결론에 대하여 몇 가지 문제점들이 있는데, 왜냐하면 운동 12분 이후에까지 심박수 증가가 의미 있게 나타나지 않았고, 단지 이 시간 동안 운동한 41명의 환자들 중 10명에게서만 심박수 증가가 느리게 나타났기 때문이다(61).

Mullis와 그의 동료들은(60) 자신의 자료가 Montague 등의 결과를 지지한다고 결론지었는데(61), 왜냐하면 검사받은 만성 피로 증후군 환자군들은 연령과 관련된 예측 최대 심박수의 77%만을 성취하였기 때문이다. 정밀 검사 결과 자료에서 최대 검사 초기에 자발적으로 검사 중단을 요구하는 것은 만성 피로 증후군 환자들이 심장의 박동수 조율에 문제가 있다고 할 수 없는데, 왜냐하면 평균 호흡 교환율이 0.95로 어떤 환자들도 0.97 이상의 값을 성취하지 못하였기 때문이다(60). 여기에서 중요한 것은 Mullis 등(60)과 Montague 등(61) 모두 자전거 에르고미터를 사용하였기 때문에 운동 방법에 대한 문제일 수 있다는 것이다. 아마도 심폐의 불충분함 보다 오히려 다리의 피로가 만성 피로 증후군 환자들이 초기에 검사를 중단하는 원인이 될 수 있을 것이다. 트레드밀 걷기 프로토콜을 사용한 점진적인 운동 검사 중에 만성 피로 증후군 환자들의 80%가 연령과 연관된 최대 예측 심박수의 90% 이상을 성취하였으며, 이들 환자들에게서 $\dot{V}O_2$(산소섭취량)와 연관되어 비정상적인 심박수는 발견되지 않았다(62).

유산소 능력에 대한 대부분의 연구들은 건강한 사람들의 통제집단과 비교할 때 만성 피로 증후군 환자들은 각각의 부하마다 자각인지도(RPE)가 의미 있게 매우 높았다고 보고하였다(59, 63). 여기에서의 결론은 만성 피로 증후군 환자들의 운동 능력 제한 요인들이 말초와 반대로 심장이 될 수 있다는 것이다. 그러나, 최고 산소 섭취량의 상대적인 비율에서 자각인지도를 비교할 때 만성 피로 증후군 환자들과 좌업생활을 하는 건강한 사람들의 통제 집단에서 운동에 대한 인지의 차이를 나타내지는 못한다고 보고하여 왔다(58).

Lloyd와 그의 동료들(64)에 의하면 근력과 근지구력에 대한 제한은 관찰되지 않았으며, 이들은 통제집단과 비교하여 20명의 만성 피로 증후군 환자들의 최대 수의적 수축 중 팔꿈치 굴곡의 등척성 근력을 측정하였다. Stokes와 그의 동료들은(65)

대부분의 만성 피로 증후군 환자들의 대퇴사두근의 최대근력이 정상 범위 내에 있으며 허혈성 그리고 비허혈성 상태 하에서 근지구력 또한 정상이라는 것을 발견하였다. 대개의 경우 임상적으로 정적 근력은 약하게 나타나지 않았다.

일부 연구들은 근지구력의 취약성을 보고하였다(66); 하지만 이들 중 대부분은 최대근력 수준으로 회복되지 못했다. Kent-Braun과 그의 동료들은(67) 겹쳐진 전기적 수축으로 근육에서의 피로가 증가되었다는 것을 발견하였고 이러한 현상은 근기능의 변화 보다는 오히려 신경의 활동 감소라고 설명하였다. Stokes과 그의 동료들은(65) 만성 피로 증후군 환자들에게서 최대 대퇴사두근의 근력은 건강한 사람들과 비교할 때 정상 범위의 하위그룹에 해당하고 일반적으로 정상적이라는 것을 발견하였다.

자기공명분광법(Magnetic resonance spectroscopy) 연구에서는 만성 피로 증후군 환자들의 하위집단에서 일정한 운동 중에 미토콘드리아의 활동 정도를 나타내는 ADP 수준이 비정상적으로 높거나 낮은 것과 같이 근대사가 비정상적이라는 것을 제시하였다(68). 부가적인 MRS 연구들에서는 일부 만성 피로 증후군 환자들에게서 운동 후 근육의 산화적 증가와 관련된 크레아틴 인산(PCr)의 비정상적인 회복율을 나타내었다고 보고하였다(69). MRS와 near-infrared spectroscopy(근적외선 분광법) 두 가지 방법을 사용한 한 연구에서 만성 피로 증후군 환자의 근육 산소 전달 능력 감소를 나타내었다(70). 그러나 이러한 운동과 관련된 비정상 반응들 모두 건강한 사람들의 집단에서 디컨디셔닝과 연관되어 왔으므로 이것은 만성 피로 증후군 환자들의 근 기능에서 보여지는 많은 결핍들은 디컨디셔닝의 결과가 될 수 있다고 제시하였다. 이러한 근육의 병리학적 문제는 드물며(71), 따라서 만성 피로 증후군 환자에게 중요한 역할을 하지는 못한다.

Clapp과 그의 동료들은(72) 가벼운 강도로 30분간의 간헐적인 운동은 만성 피로 증후군 대상자들에게 운동 후 7일 이후에도 증상을 악화시키지 않는다고 결론지었다. 여기에서 산소 소비, 분당 환기량, 심박수, 또는 호흡교환율에서의 비정상적인 반응은 없었다. 자가보고에서 장력과 우울증의 감소에 대한 향상이 보고되었다. 이는 건강과 well-being 척도가 저하되지 않는다는 것을 의미한다.

감독과 관찰 (Supervision and Monitoring)

심박수 측정계는 운동참여 중에 처방된 목표 심박수 범위에 대해 독립적으로 관찰할 수 있게 한다. 또한 이것은 운동이후 회복 중에 심박수를 관찰하는 데 중요하다. 디컨디셔닝으로 인해 안정시 심박수로 서서히 되돌아가는 것이 일반적인데 만성피로증후군에는 그렇지 않다. 만성 피로 증후군 환자들은 심박수의 비정상적인 빠른 감소를 나타내고 서서히 심박수를 회복시키기 위해 낮은 강도의 운동이 지속되도록 지도되어야 한다. 혈압 모니터링은 기립성 저혈압을 나타내는 사람들을 위해 사용될 수 있다. 이러한 경우에 혈압 모니터닝은 자세가 바람직하지 못한 반응들을 일으킬 수 있다는 것에 대해 운동 지도자(practitioner)와 환자들에게 피드백을 제공한다. 예를 들어, 운동은 누운 자세에서 수행될 수 있으며 혈압을 관찰하면서 약간 뒤로 기대고 눕거나 앉기, 서기 마지막으로 걷기로 진행한다. 혈압반응들은 운동이 진행될 수 있을 때와 또는 환자가 운동을 하면서 뒤로 기대는 자세로 되돌아가는 것이 필요할 때를 결정하는 데 도움을 준다.

운동 중재 중 초기에 모니터링은 이틀에 한 번 또는 일주일에 두 번 실시해야 하고, 그러나 환자가 자신의 증상들에 대한 관리를 배우기 시작함에 따라 운동 감독의 빈도를 줄일 수 있다. 만성 피로 증후군이 있는 사람들이 심각한 인지 장애들을 나타낸다면 더 잦은 감독을 통해 운동 실수를 교정하는 것이 필요할 것이다. 기록되거나 사진으로 남겨진 운동 메모를 제공하는 것은 이러한 경우에 매우 중요하다.

운동/체력/기능적 검사 (EXERCISE/FITNESS/FUNCTIONAL TESTING)

다른 집단과 마찬가지로 만성 피로 증후군 환자들은 근육의 손상 징후(69), 면역계의 손상(65) 또는 심각하게 악화된 질병 상태의 징후(60)가 없으며, 표준 심폐지구력 검사와 근력 검사를 매우 잘 수행한다. 그러나 환자의 피로에 대한 호소는 검사 이후 며칠 동안 증가되거나(58), 약간의 인지력 감소에 대한 징후가 있을 수 있다. 환자들은 검사에 앞서 신체활동을 약간 늘리고, 검사 후에는 휴식시간을 갖는 등의 일상생활의 패턴을 수정하여야 한다. 또한 운동검사 후에 이러한 것을 도와주는 인원이 있다면 환자에게는 도움이 될 것이다.

증상들의 차이와 처방된 다양한 약물들 그리고 질병의 심각성이 변화함에 따라 검사 이전에 병력과 체력은 매우 중요하다. 대사 측정에 대한 심폐지구력 검사는 종종 이미 알려진 피로의 원인들을 알아내는 데 도움을 주기 위해 사용된다. 그러나 심장질환의 유무를 명확히 파악해야하며, 이를 위해 운동검사와 처방에 대한 미국스포츠의학회 지침서(American College of Sports Medicine Guidelines for Exercise Testing)(55)가 적용되어야 한다. 비록 많은 의사들이 만성피로를 질환으로 의구심을 갖고 있고 만성피로증후군의 병인을 파악하지 못했다 하더라도 만성피로증후군 환자들은 불편함과 증상을 호소한다. 의학적 조사와 임상적 운동 검사가 운동 프로그램에 참여하기 이전에 권장된다. 표준 프로토콜들이 자전거 에르고미터 또는 트레드밀에서 유산소 파워를 측정할 때 사용될 수 있다. 부하 증가는 일반적으로 20~25watts 또는 1~2METS이다. 램프 프로토콜(ramp protocol)이 적합할 것이다. 가스교환 자료에 대한 해석과 유산소 파워의 측정은 우선적인 혈관, 대사 또는 근질환의 가능성에 대한 징후들을 나타낼 수 있다. 그리고 나서 부가적인 특정 감별 검사가 권장될 수 있다. 만성 피로 증후군 환자들의 운동 프로그램의 주요 목적 중 하나가 환자들의 기능적 능력을 향상시키는 것이기 때문에 지속적인 척도 신체적 기능 수행 검사(continuous scale physical functional performance test) (73)와 같은 일상생활에 대한 검사는 환자의 진행을 평가하는 데 사용될 수 있다. 또한 처방된 운동 프로그램의 주관적인 효과들을 평가하는데 SF-30(40)와 같은 질문지가 사용될 수 있다.

운동처방과 프로그램 (EXERCISE PRESCRIPTION AND PROGRAMMING)

각 전문분야별 협력 치료 중재 (Multidisciplinary Treatment Intervention)

만성 피로 증후군이 있는 대부분의 환자들에게 적용되어야 하는 첫 번째 원리는 운동 훈련은 매우 낮은 강도에서 가벼운 강도로 그리고 매우 점진적으로 진행해야 한다는 것이다. 만성 피로 증후군이 있는 사람들을 위한 운동 방법을 제공할 때에 발생하는 가장 큰 실수는 이것을 단순한 디컨디셔닝의 경우라고 보는 관점일 것이다. 이러한 결론은 표준 근력운동과 컨디셔닝 프로그램이 환자들의 기능을 건강한 상태로 되돌릴 것이라는 잘못된 접근을 하게 된다. 이것은 명확하게도 그러한 경우가 아니다.

만성 피로 증후군의 진단을 받은 사람들은 최소한 6개월 동안 그리고 종종 그 이상 동안 만성적으로 질병에 걸려 있다. 그들은 대부분 자신이나 또는 건강관리 전문가 또는 개인 트레이너의 보조와 함께 이전의 운동 수준으로 되돌아가려고 시도한다. 이러한 노력은 약간의 성공을 하거나 종종 부정적 결과를 가져온다. 만성 피로 증후군 환자들에게 표준화된 근력훈련과 재컨디셔닝 프로그램을 수행하는데 장애요인으로는 감기와 같은 증상들의 악화, 며칠에서 몇 주까지 심각한 피로감 그리고 인지 기능 장애를 포함한다.

이것은 만성 피로 증후군 환자들에게 이점을 주는 어떤 운동의 형태도 없다는 것을 의미하는 것은 아니다 꽤 모순적이다. Fulcher와 White(74)는 유산소 운동 대 유연성과 이완 운동을 평가하였다. 거의 두 배의 많은 환자들이 유연성/이완 운동보다는 유산소 운동으로부터 더 좋은 느낌을 보고하였다. 이러한 저자들은 만성 피로 증후군의 관리에 있어서 점진적인 유산소 운동의 효과를 인정했다.

만성 피로 증후군은 다요인 질병이고, 결론적으로 치료 중재는 각 전문분야가 협력 되어야 한다는 것을 깨닫는 것이 중요하다. 만성 피로 증후군이 있는 환자들은 분노 또는 불안 또는 정동장애(affective disorder), 수면 장애, 약리학적 관리의 요구, 속도를 내는 활동의 어려움 그리고 질병의 결과로써 가족의 어려움을 가질 수 있다. 따라서 운동만으로는 환자의 질병관리에 도움을 주지 못한다. 심리학자, 물리치료와 작업치료사, 직업 상담사와 의사와 같은 또 다른 전문가들과의 대화가 필수적이다. Marlin 등은(75) 매우 많은 수의 환자들이 전문분야 별 협력 중재가 적용될 때 작업으로의 복귀 또는 유급직과 동등한 수준에서 역할을 다하는 것으로 보고하였다. 이것은 최적의 의학적 관리를 수반하였다; 정서, 불안 또는 수면장애에 대한 약리학적 처치; 활동 관리; 그리고 대처 테크닉들.

프로그램 지침과 초기 운동 처방 (Program Guidelines and Initial Exercise Prescription)

목표 설정 (Establishing Goals)

목표는 자아관리 영역에 있어서 환자에게 초점을 맞춰야 한다; 학교 또는 직업과 같은 생산력, 집 안에서 또는 집 밖인지; 그리고 취미활동, 기본적인 자아관리 목표는 아침 위생상태, 집 안에서 걷기 그리고 음식 준비와 같은 활동들이 포함될 것이다. 중간 자아관리 목표들은 계단 오르기, 장거리 걷기와 같은 활동들 그리고 심부름 가기와 같은 집 밖에서의 활동들이 포함될 것이다. 가능한 한 빨리 이것은 환자가 규칙적으로 매주 수행하도록 권장한다. 이것은 친구 방문과 같은 사회적인 활동, 수업 참석과 같은 교육적인 활동, 또는 댄스와 골프게임 같은 취미 활동이 포함될 수 있다.

호흡/이완 운동 (Breathing/Relaxation Exercises)

만성 피로 증후군이 있는 환자들은 설첨음 호흡 형식(apical breathing pattern)을 종종 갖으며 과환기의 경향이 있다(71, 76). 따라서 이완 기법들과 결합된 적절한 횡경막 호흡 운동들은 이러한 문제들을 감소시키는 데 도움을 줄 것이다. 만성 피로증후군이 있는 일부 사람들은 또한 공황 발작의 과거력이 동시에 공존한다. 적절한 호흡법과 이완 운동의 습득은 공황발작을 감소시키고 개개인에게 자신의 컨디션을 뛰어 넘는 조절감각을 나타내는 데 매우 성공적이다. 호흡/이완 운동들은 언제든지 스트레스 중에 심지어 도전적인 운동 중에서조차 권장된다. 특히, 그들은 수면을 촉진하기 위해 밤에 권장되어야 한다.

스트레칭/유연성 운동 (Stretching/Flexibility Exercises)

만성 피로 증후군이 있는 사람들은 좌업생활을 해 왔으며, 몇 개월에서 몇 년 동안 심각한 근육 경련과 통증을 종종 경험한다. 자세는 일반적으로 좋지 않고 스트레칭을 통해 교정할 수 있다. 스트레칭 운동들은 일반적으로 가슴 전벽과 목 부위에 초점을 맞추는 것이 권장된다. 목 부위의 전방과 후방의 부드러운 스트레칭은 일반적인 두통 호소에 대해 많은 경감을 제공할 수 있다. 스트레칭 운동들은 매일 이루어져야 하며 특히 일어날 때 그러하다. 이것은 하루를 시작할 때 운동성과 활력 감각을 향상시켜준다.

근력운동 (Strengthening Exercises)

근력운동은 처음에 중력 저항만을 이용한 활동적인 움직임에 초점을 두어야 한다. 중량훈련은 나중으로 미뤄야 한다. 이러한 운동들은 초기에 몸통의 안정성에 초점을 맞춰야 하며, 다음에 사지 근력 운동들이 이루어져야 한다. 전형적으로, 개인이 15회 반복 3세트를 수행할 수 있을 때에만 중량을 부가한다. 만일 이러한 운동을 수행하고 피로를 느낀다거나 재발된다면 이러한 경우에는 아침과 오후 사이에 운동을 나눠서 하는 것이 권장되어야 한다. 운동에 대한 환자의 반응에 따라 최대하 유산소 운동과 함께 근력운동을 번갈아가면서 실시하는 것이 권장된다.

최대하 유산소 운동 (Submaximal Aerobic Exercise)

이러한 운동들은 낮은 수준에서 시작되어야 하고, 강도를 올리기 전에 운동 지속 시간을 증가시켜야 한다. 이러한 결정은 종종 대상자의 최근 활동 수준에 근거를 두어야 한다. 예를 들어, 계속 누워 있거나 극도로 좌업생활을 하는 사람이라면 초기에 시작할 때 트레드밀 위에서 걷기는 1분 또는 그 이하로 제한되어야 할 것이다. 반대로, 일상생활 활동이 많은 사람이라면 트레드밀에서 5분 또는 10분 동안 걷기로 시작할 것이다. 개인의 심박수를 관찰하고 처방된 범위 내에서 유지가 되는지 보는 것이 중요하다. 만일 사람들이 매우 아프고, 많은 시간 동안 피로했다면 연령에 따른 예측최대심박수의 50%에서 걷는 것이 합리적이다. 운동 강도는 일반적으로 최대심박수의 55%, 60% 그리고 65%로 증가시킨다. 더 높은 기능을 가진 환자들은 70-85%로 진행될 수 있을 것이다. 환자들은 운동 중에 호흡하는 것을 기억해야 하고, 만일 그 날에 또 다른 중요한 일이 있다면 운동을 피해야 한다.

운동 진행 (Exercise Progression)

초기의 운동 강도가 결정된 후에 1주일에 한 번 이상 빠르게 강도를 증가시키지 않는다면 가장 좋은 결과를 얻을 수 있다. 이기간 동안 상태가 더욱 나빠진다면 운동강도를 낮추어야 한다. 만일 운동 프로그램이 매 세션마다 진행된다면 강도가 너무 과도하거나 또는 운동 프로그램 증가의 축적 효과로 인하여 악화가 나타나는지 불명확할 것이다. 이러한 초기 기간 중에 환자에게 집 또는 사회 활동을 증가시키고 운동 요법의 영향을 혼란스럽게 하면서 다른 일상생활활동을 변경시키지 않는 것이 중요하다. 최대하 유산소 운동을 15~20분까지 성취한 후에 환자들은 대부분 운동량을 증가시킬 준비를 할 것이다. 초기에 감독 하 운동을 주당 약 2회 실시한다.

Clapp 등은 약 15분간의 간헐적 트레드밀 운동이 상한선이 되고 피로도와 악화 두려움에 대한 피험자의 자기 보고에 기초를 두어야 한다고 하였다.

운동 고려사항과 증상 재발 (Exercise Considerations and Symptom Relapse)

만성피로증후군이 있는 환자들은 증상의 악화가 장기간 지속된다는 것을 이해해야한다. 그러나 점진적인 운동과 에너지 보존 테크닉들도 함께 알아야 한다. 이러한 것들은 통증의 빈도와 정도를 줄일 수 있게 한다. Smith(77)는 질병의 진행을 포함하여 회복기간과 증상의 심각성 감소 그리고 증상 악화 기간은 예언될 수 있다고 설명하였다. 놀랍게도 이러한 지식은 환자들에게 심리적인 이점을 가졌는데, 왜냐하면 이것은 참여자들의 회복 경로에 대한 이해를 설명하였고 개선된 상태가 실제적인 회복에 대한 희망을 주었기 때문이다. 만성 피로 증후군 환자들은 휴식이 필요하고 과도한 정신적 또는 신체적 작업이 증상을 더욱 악화시킬 수 있다는 것을 인지하면서 재발기간 중에 자신의 활동을 어떻게 관리하는지에 대해 배운다는 것은 매우 중요하다. 개개인의 증상들에 기초하여 몇몇 간단한 운동들이 수행될 수 있다. 이것은 호흡, 이완 그리고 스트레칭 운동들이 포함될 수 있다. 만일 증상들이 악화된다면 환자는 이미 친숙해진 간단한 근력 운동들을 수행해야 하며 일반적인 날보다 더 낮은 강도와 빈도 그리고 운동지속시간을 짧게 해야 한다.

순응을 촉진시키기 위한 방법들 (Strategies for Promoting Adherence)

일반적으로 운동 순응을 촉진시키기 위해서 환자들에게 제공되는 지속적인 운동, 재발, 휴식 그리고 디컨디션에 대한 하강 주기에 대한 교육은 환자의 재발을 일으키지 않게 하는 관리 프로그램으로 주어진다. 대부분의 만성 피로 증후군 환자들은 더 나은 느낌을 갖길 원하고 회복을 위한 지침을 기꺼이 받아들인다. 환자의 좌절을 피하게 하기 위해 증상에 대한 자아관리를 배우게 하는 것은 중요하다. 예를 들어, 만일 심각한 두통이 활동을 제한한다면, 통증을 감소시키기 위한 이완, 호흡 그리고 목 스트레칭 운동들을 배우는 것이 질병에 대한 조절감각을 유도할 것이다. 이러한 조절의 향상은 환자들을 강화시키고, 대부분의 환자들은 종종 운동 유지와 진행을 함께 지속하려는 의지가 확고하게 있을 것이다. 환자들은 개선된 좋은 느낌을 계속적으로 느끼고자 운동만큼의 또 다른 활동들을 지나치게 하려는 경향이 있다. 실제적으로 일상의 모든 활동은 얼마나 강하게 해야 할지 계획 하에 이루어 져야한다. 가족 모임과 같은 중요한 활동이 있는 경우에는 대체적으로 그날의 운동은 건너뛰어도 좋다. 유사한 행동 계획이 환자에게 주어지는 것은 그들의 활동 계획 조절을 가능하게 하고, 또 다른 활동이나 업무로 인해 활동량이 증가되었다면 운동량은 줄여도 된다.

주의사항 (Precautions)

만성 피로 증후군이 있는 환자들은 경미한 운동 후 급성 그리고 심지어는 몇 시간(59, 78)에서 며칠(44, 58) 동안 심각한 증상들의 재발이 종종 나타난다. 더욱이 지나친 운동은 재발을 일으킬 수 있다는 것에 대한 인식이 부족하다(76). 다시 말해, 환자가 운동을 중지하고 싶을 정도의 피곤함을 호소할 때는 이미 증상을 더욱 악화시킨 것이다. 환자의 반응만으로 운동종료 시점으로 보는 것은 올바르지 못한 것으로 보여 진다. 따라서 체계적이고 점진적인 운동방법들은 대부분의 심각한 재발을 피할 수 있다.

교육과 상담 (EDUCATION AND COUNSELING)

만성 피로 증후군 환자들은 평생 관리해야 할 체력에 대해 교육을 받아야하며 체력관리의 방식에 있어 부하증가는 점진적으로 이루어져야 한다.

환자들은 일상생활을 유지해야하며, 기분 좋은 느낌을 느끼고자 과도하게 활동하는 것을 삼가고 좌절감을 주는 일상의 문제들은 피해야 한다. 환자들은 일주일에 한번 보다 더 빠른 체력 운동 강도와 기간을 증가시키지 않도록 교육받아야 한다. 또한 빈도는 항상 운동 세션 사이에 휴식을 하도록 해야 한다. 예를 들어, 개개인은 2일에 한 번, 한 블록을 걷고 걷기를 수행하는 데 걸리는 시간을 측정함으로써 자유로운 실외 운동 프로그램을 시작할 수 있다. 이것은 거리를 더 길게 하고 결과적으로 시간을 연장시키는 것으로 증가시킬 수 있다. 일반적으로,

15~20분이 성취될 때, 그리고 나서 환자들은 더 빠른 속도로 걷기 속도를 조절하도록 교육받을 수 있고, 그럼으로써 동일한 시간에 더 많은 거리를 갈 것이다. 환자들이 적응하는 만큼 그러한 프로그램을 증가시키는 것으로 교육을 받아야 하지만, 취미, 사회적 활동과 작업 활동들과 같은 또 다른 활동들을 위해 에너지를 절약해야 한다.

환자들은 지속적이지만 점진적으로 운동 강도 수준을 진행시키는 동안 자아 관리 증상들에 대한 방식으로 논의되어야 한다. 이러한 교육들은 가정 내 운동 프로그램의 형태에서 이루어질 수 있다. 만성 피로 증후군 환자들은 특히 증상 악화 기간 중에 때때로 복잡한 작업 교육을 이해하는 데 어려움을 갖기 때문에 집에서의 운동 프로그램을 계획할 때에는 간단해야 한다는 것을 아는 것은 중요하다. 가정 내 운동 프로그램은 또한 이완, 스트레칭, 근력운동 그리고 유산소 운동을 포함해야 한다. 이것은 수행하는 방법을 그림과 글로써 잘 설명해 놓은 것을 사용하도록 권하는 바이다.

만성 피로 증후군이 있는 환자들은 운동에 대한 한계를 경험할 수 있다. 때때로, 이러한 사람들은 정신적인 호소로 인해 운동을 피하는 것이 나타날 수 있다(79). 이것은 운동 시도가 실패를 하거나 심각한 악화를 나타낼 때 습득된 행동 때문인 것으로 보여 진다. 인지 제한은 만성 피로 증후군 환자들이 권고된 운동 지침에 따라 작업을 수행하는 것을 방해할 수 있다. 따라서 개개인들은 지침을 상기하고 따르는 데에 어려움으로 인해 이를 수행하지 못할 것이다. 환자들이 심각한 악화에 의해서 제한될 때에 안정과 상기를 촉진시키면 악화는 덜 심각하고 짧아질 것이다. 많은 환자들은 또한 에너지 소비를 필요로 하는 많은 종류의 의학적 방문이 수반되어야 하고 운동 방법을 수행하는 데 어려움을 일으킬 것이다. 환자들은 규칙적인 운동 습관을 유지와 점진적인 운동 진행을 위해 여유있는 시간계획을 수립해야 한다.

사례 연구

예시들은 경미한 것에서 중등도 그리고 심각한 만성피로 증후군의 관리에 대해 설명하였다. 예시들은 만성피로 증후군의 관리 기전에만 나타낸 것이 아니라 운동 처방의 복잡성과 유일성을 나타내려고 시도하였다.

사례 1 (CASE 1)

2년 동안 심각한 피로에 대해 호소를 한 35세 여성. 발병 시기는 1주일 간 유행성감기를 앓고 난 이후 시작되었다. 유행성감기로부터의 피로는 단지 부분적으로 가라앉았다. 피로와 인지적 문제들이 그녀의 주요한 불평호소였다. 그녀는 6개월 전까지 확정 진단을 할 수 없는 많은 의사들과 심리치료사들을 찾은 경력이 있으며, 그 때 그녀는 면역학자로부터 만성피로 증후군(CFS)의 진단을 받았다.

그녀는 질병 초기 이후 극도로 약해졌으며, 한 번에 15분 이상의 일상 활동들을 유지할 수 없었다. 그녀의 근력검사 결과 정상 범위의 근력을 나타내었다; 그러나 그녀는 항중력 사지 운동 반복의 1회 이상 수행하는 것에 대해 체력 부족과 무능력을 호소하였다. 그녀가 호소하는 가장 큰 어려움은 무거운 물건을 나르는 것인데, 특히 계단 오를 때 힘들었다.

그녀는 짧은 시간 동안 자신의 집 안에서 걷기를 할 수 있으며, 집 밖에서의 활동을 전혀 피하였다. 그녀는 쇼핑과 용무를 보기 위해서 친구들과 친척들의 보조를 필요로 하였다. 그녀는 최소한의 활동조차도 독립적으로 참여할 수 없는 것에 대해 우울해했다.

그녀의 질병이 있기 이전에 그녀는 경쟁적인 조깅을 하였으며, 그녀는 그 이전까지 자신의 많은 시간을 운동에 할애하였다. 매 시간 심지어 적은 강도에서조차도 그녀는 자신에게 전력을 다하였으며, 그녀는 하루 또는 이틀 이후에 피로가 악화되는 것을 경험하였다. 그녀가 운동 중 좋지 않은 느낌이나 상해가 없었다 하더라도 이러한 피로의 악화현상이 나타났다. 이러한 피로의 악화는 종종 며칠 동안 지속되었으며 침대에서 보내는 대부분의 시간 중에도 계속되었다. 그녀의 하루 중 장시간 동안의 휴식으로 인해, 그녀의 식습관과 수분 섭취 습관은 좋지 못했다. 약물은 심각한 체중 증가를 가져왔으며 입술과 눈을 마르게 하였다.

S : 최소한의 활동으로 쉬운 피로감

O : 관절가동범위와 정적 근력검사결과는 정상범위를 나타내었다. 한 번 이상 항중력 사지 운동을 반복할 수 없다. 심박수가 안정시에 80회이고, 스텐닝동작 시 100회까지 증가하였다. 그러나 5분 동안 1mph로 트레드밀에서 걸을 수 없고, 이것은 다음 방문에서 보고된 피로를 악화시키는 결과를 가져왔다. 최고 $\dot{V}O_2$는 20mL/kg/min이다. 혈압은 앉거나 누운 자

세에서 120/80mmHg이지만 선 자세에서는 초기에 100/60으로 떨어진다. 약물은 기립성 저혈압을 개선하기 위해 Florinef와 불안을 감소시키기 위해 Paxil을 복용하였다. 가끔씩 Halcyon은 수면이 어려울 때 저녁에 복용하였다.

A : 낮은 지구성과 컨디셔닝; 기립 자세에서 저혈압

P : 1. 부드러운 항중력 운동 근력훈련과 컨디셔닝

2. 부드러운 유산소 컨디셔닝

운동 프로그램 (Exercise Program)

목적 : 몸통과 사지의 항중력 지구성 운동의 반복 횟수 증가

방법 : 부하를 추가하지 않은 항중력 운동, 트레드밀과 앉은 자세 또는 누운 자세에서의 자전거 에르고미터, 종아리 근력운동과 선 자세에서의 활동 중 정맥회귀를 촉진시키기 위해 탄력성 스타킹 착용; 초기에 앉거나 누운 자세로 실시할 것이다.

강도 : 각각의 근력 운동을 3-5회 반복하는 것과 같이 초기의 반복 수준을 획득하는 것에 대해 내성을 위해 팔, 다리 그리고 몸통에 무게 지지 없는 활동성 운동; 0.5-1.0mphdml 트레드밀 또는 자전거 에르고미터.

빈도 : 2일에 1번; 반복이 감소되거나 증가한다면 주에 한 번 씩 재평가한다.

기간 : 20분간의 활동적 운동; 운동과 회복시 심박수를 관찰하면서 활동적 운동으로부터 2일에 한 번씩 5분간의 트레드밀 또는 자전거 에르고미터

감독하 운동코스 기간 : 3개월

주의 : 운동 강도는 만일 피로의 증상이나 감기와 같은 증상이 악화된다면 주당 평가되어져야 한다. 만일 증상이 있다면 강도를 감소시키거나 운동 실시 기간을 더욱 연장해야 한다. 만일 증상이 없다면 운동 강도는 점차 증가시키고, 매주에 다시 재평가해야 한다.

사례 2

2년 동안 심각한 피로를 호소해 온 30세 여성. 발병 시기는 1주 동안 유행성감기를 앓고 난 후이다. 유행성감기로부터의 피로는 단지 부분적으로 경감되었다. 그녀는 주로 피로와 인지적 문제들을 호소하였다. 그녀는 신경과 전문의로부터 만성피로 증후군의 진단을 받기 6개월 전까지 많은 의사들로부터 진찰을 받았으나 정확한 진단을 받지 못했다고 한다. 그녀는 이전에 규칙적인 운동을 하였으며 주 3회씩 한 주에 대략 총 15마일 조깅을 실시하였다.

그녀는 전일제 직장에 근무할 수 있었으나 귀가했을 때와 주말에는 아무 것도 할 수 없었고 다음 아침까지 잠을 잤다. 그녀의 근력 검사 결과 정상 범위 안에 있었다; 그러나 그녀는 활기가 부족하고, 복잡하고 다양하게 일어나는 업무 중에 정신적인 업무에 집중을 못한다고 호소하였다. 그녀는 무거운 물건을 운반하는데 어려움을 호소하였다. 그녀는 쇼핑과 볼 일을 보기 위해서 친구들과 친척들의 도움을 받아야 했다. 그녀는 직장 이외의 최소한의 사회적 활동조차 참여할 수 없는 것으로 인해 우울해했다.

그녀는 질병에 걸리기 이전처럼 몇 시간을 운동하려고 시도하였고, 그녀는 조깅 시합을 하였다. 매 시간 그녀는 최소한의 양을 고려하여 운동을 하였으며, 그 운동 중에 유해한 영향을 경험하지 못했는데도 불구하고 하루나 이틀 이후에 피로가 여전히 더 심해지는 것을 경험하였다. 이러한 피로의 악화는 종종 몇 시간 동안 지속되었다.

S : 최소한의 운동으로 인해 쉽게 피로감을 느낌

O : 검사할 때 관절가동범위와 근력은 통계적으로 정상적인 범위 안에 있었다. 그녀는 10회 이상 항중력 사지 운동을 반복할 수 없었다. 심박수는 안정시에 70회이고, 15분 동안 2.5 mph에서 트레드밀로 걷을 수 있었다; 그러나, 이것은 다음 방문시 피로를 악화시키는 결과를 나타내었다. 그녀의 최고 $\dot{V}O_2$는 33mL/kg/min이다. 혈압은 앉아서 그리고 서서 측정시 120/80mmHg 였다. 약물은 불안을 감소시키기 위해 Paxil을 복용하였고, 근육통증을 위해 Flexeril이 포함되었다.

A : 낮은 지구성과 컨디셔닝

P : 1. 점진적인 근력훈련과 컨디셔닝

2. 점진적인 유산소 컨디셔닝

운동 프로그램 (Exercise Program)

목적 : 몸통과 사지의 항중력 지구성운동의 반복횟수 증가

방법 : 부하 없이 항중력 운동, 트레드밀과 앉은 자세 또는 누운 자세에서의 자전거 에르고미터

강도 : 초기 반복 수준을 설정하기 위해 가능한 만큼 중량 없이 팔, 다리 그리고 몸통의 활동적 운동. 각 근육들에

10-15회 반복; 2.5~3.0METS의 강도에서 트레드밀이나 자전거 에르고미터.

빈도 : 2일에 1번; 반복이 감소되거나 증가한다면 주에 한 번 씩 재평가한다.

기간 : 20분간의 활동적 운동; 운동과 회복시 심박수를 관찰하면서 활동적 운동으로부터 2일에 한 번씩 15분간의 트레드밀 또는 자전거 에르고미터

감독하 운동코스 기간 : 1.5개월

주의 : 운동 강도는 만일 피로의 증상이나 감기와 같은 증상이 악화된다면 주당 평가되어져야 한다. 만일 증상이 있다면 강도를 감소시키거나 운동 실시 기간을 더욱 연장해야 한다. 만일 증상이 없다면 운동 강도는 점차 증가시키고, 매 주에 다시 재평가해야 한다.

참고문헌

1. Tobi M, Morag A, Ravid Z, et al. Prolonged atypical illness associated with serological evidence of persistent Epstein-Barr virus infection. *Lancet* 1982;1:61–64.
2. Straus SE, Tosato G, Armstrong G, et al. Persisting illness and fatigue in adults with evidence of Epstein-Barr virus infection. *Ann Intern Med* 1985;102(1):7–16.
3. Jones JF, Ray CG, Minnich LL, et al. Evidence for active Epstein-Barr virus infection in patients with persistent, unexplained illnesses: elevated anti-early antigen antibodies. *Ann Intern Med* 1985;102:1–6.
4. DuBois RE, Seeley JK, Brus I, et al. Chronic mononucleosis syndrome. *South Med J* 1984;77(11):1376–1382.
5. Holmes GP, Kaplan JE, Stewart JA, et al. A cluster of patients with a chronic mononucleosis-like syndrome: is Epstein-Barr virus the cause? *JAMA* 1987;257(17):2297–2302.
6. Buchwald D, Sullivan JL, Komaroff AL. Frequency of 'chronic active Epstein-Barr virus infection' in a general medical practice. *JAMA* 1987;257(17):2303–2307.
7. Holmes GP, Kaplan JE, Gantz NM, et al. Chronic fatigue syndrome: a working case definition. *Ann Intern Med* 1988;108(3):387–389.
8. Sharpe MC, Archard LC, Banatvala JE, et al. A report—chronic fatigue syndrome: guidelines for research. *J R Soc Med* 1991;84(2):118–121.
9. Lloyd AR, Hickie I, Boughton CR, et al. Prevalence of chronic fatigue syndrome in an Australian population. *Med J Aust* 1990;153:522–528.
10. Schluederberg A, Straus SE, Peterson P, et al. Chronic fatigue syndrome research definition and medical outcome assessment. *Ann Intern Med* 1992;117(4):325–331.
11. Fukuda K, Straus SE, Hickie I, et al. The chronic fatigue syndrome: a comprehensive approach to its definition and study. *Ann Intern Med* 1994;121(12):954–959.
12. Ablashi DV, Eastman HB, Owen CB, et al. Frequent HHV-6 reactivation in multiple sclerosis (MS) and chronic fatigue syndrome (CFS) patients. *J Clin Virol* 2000;15(3):179–191.
13. Wallace HL 2nd, Natelson B, Gause W, et al. Human herpesviruses in chronic fatigue syndrome. *Clin Diag Lab Immunol* 1999;6(2):216–223.
14. Mawle AC, Reyes M, Schmid DS. Is chronic fatigue syndrome an infectious disease? *Infect Agents Dis* 1993;2(5):333–341.
15. Landay AL, Jessop C, Lennette ET, et al. Chronic fatigue syndrome: clinical condition associated with immune activation. *Lancet* 1991;338:707–712.
16. Barker E, Fujimura SF, Fadem MB, et al. Immunologic abnormalities associated with chronic fatigue syndrome. *Clin Infect Dis* 1994;18(Suppl 1):S136–S141.
17. Evengard B, Schacterle RS, Komaroff AL. Chronic fatigue syndrome: new and old ignorance. *J Intern Med* 1999;246:435–469.
18. Natelson BH, LaManca JJ, Denny TN, et al. Immunologic parameters in chronic fatigue syndrome, major depression, and multiple sclerosis. *Am J Med* 1998;105(3A):43S–49S.
19. Dickinson CJ. Chronic fatigue syndrome—etiological aspects. *Eur J Clin Invest* 1997;27:257–267.
20. Suhadolnik RJ, Peterson DL, O'Brien K, et al. Biochemical evidence for a novel low molecular weight 2-5A-dependent Rnase L in chronic fatigue syndrome. *J Interferon Cytokine Res* 1997;17:377–385.
21. Demitrack M, Dale J, Straus S, et al. Evidence for impaired activation of the hypothalamic-pituitary-adrenal axis in chronic fatigue syndrome. *J Clin Endocrinol Metab* 1991;73:1224–1234.
22. Scott LV, Teh J, Reznek R, et al. Small adrenal glands in chronic fatigue syndrome: a preliminary computer tomography study. *Psycho-neuroendocrinology* 1999;24(7):759–768.
23. Hudson M, Cleare AJ. The 1mug short Synacthen test in chronic fatigue syndrome. *Clin Endocrinol (Oxf)* 1999;51(5):625–630.
24. Natelson BH, Cohen JM, Brassloff I, et al. Controlled study of brain magnetic resonance imaging in patients with fatiguing illnesses. *J Neurol Sci* 1993;120:213–217.
25. Costa DC, Tannock C, Brostoff J. Brainstem profusion is impaired in chronic fatigue syndrome. *QJM* 1995;88:767–773.
26. Samii A, Wassermann EM, Ikoma K, et al. Decreased post-exercise facilitation of motor evoked potentials in patients with chronic fatigue syndrome or depression. *Neurology* 1996;47(6):1410–1414.
27. Boda WL, Natelson BH, Sisto SA, et al. Gait abnormalities in chronic fatigue syndrome. *J Neurol Sci* 1995;131(2):156–161.
28. Bou-Holaigah I, Rowe PC, Kan J, et al. The relationship between neurally mediated hypotension and the chronic fatigue syndrome. *JAMA* 1995;274(12):961–967.
29. LaManca JJ, Peckerman A, Walker J, et al. Cardiovascular response during head-up tilt in chronic fatigue syndrome. *Clin Physiol* 1999;19(2):111–120.
30. De Lorenzo F, Hargreaves J, Kakkar VV. Pathogenesis and management of delayed orthostatic hypotension in patients with chronic fatigue syndrome. *Clin Auton Res* 1997;7:185–190.
31. Buchwald D. Fibromyalgia and chronic fatigue syndrome. *Rheum Dis Clin North Am* 1996;22(2):219–243.
32. Johnson SK, DeLuca J, Natelson BH. Chronic fatigue syndrome: reviewing the research findings. *Ann Behav Med*

1999;21(3):258–271.
33. Gunn WJ, Connell DB, Randall B. Epidemiology of chronic fatigue syndrome: the Centers for Disease Control Study. *Ciba Found Symp* 1993;173:83–93, discussion 93–101.
34. Steele L, Dobbins JG, Fukuda K, et al. The epidemiology of chronic fatigue in San Francisco. *Am J Med* 1998;104(3A):83S-90S.
35. Jason LA, Richman JA, Rademaker AW, et al. A community-based study of chronic fatigue syndrome. *Arch Intern Med* 1999;159:2129–2137.
36. Wessely S. The epidemiology of chronic fatigue syndrome. *Epidemiol Rev* 1995;17(1):139–151.
37. Levine PH. Epidemiologic advances in chronic fatigue syndrome. *J Psychiatr Res* 1997;31(1):7–18.
38. Hall GH, Hamilton WT, Round AP. Increased illness experience preceding chronic fatigue syndrome: a case control study. *J R Col Physicians Lond* 1998;32(1):44–48.
39. Natelson BH, Johnson SK, DeLuca J, et al. Reducing heterogeneity in chronic fatigue syndrome: a comparison with depression and multiple sclerosis. *Clin Infect Dis* 1995;21:1204–1210.
40. Ware JE, Sherbourne CD. The MOS 36-item Short-Form health survey (SF-36). I. Conceptual framework and item selection. *Med Care* 1992;30:473–483.
41. Buchwald D, Pearlman T, Umali J, et al. Functional status in patients with chronic fatigue syndrome, other fatiguing illnesses, and healthy individuals. *Am J Med* 1996;101(4):364–370.
42. Bombardier CH, Buchwald D. Chronic fatigue, chronic fatigue syndrome, and fibromyalgia. Disability and health care use. *Med Care* 1996;34:924–930.
43. Vercoulen JH, Bazelmans E, Swanink CM, et al. Physical activity in chronic fatigue syndrome: assessment and its role in fatigue. *J Psychiatr Res* 1997;31(6):661–673.
44. Sisto SA, Tapp WN, LaManca JJ, et al. Physical activity before and after exercise in women with chronic fatigue syndrome. *QJM* 1998;91(7):465–473.
45. Joyce J, Hotopf M, Wessely S. The prognosis of chronic fatigue and chronic fatigue syndrome: a systematic review. *QJM* 1997;90:223–233.
46. Robins LN, Wing J, Wittchen HU, et al. The Composite International Diagnostic Interview. An epidemiologic instrument suitable for use in conjunction with different diagnostic systems and in different cultures. *Arch Gen Psychiatry* 2988;45:1069–1077.
47. Robins LN, Helzer JE, Croughan J, et al. National Institute of Mental Health Diagnostic Interview Schedule. Its history, characteristics, and validity. *Arch Gen Psychiatry* 1981;38:381–389.
48. Splizer RL, Williams JR, Gibbon M, et al. The Structured Clinical Interview for DSM-III-R (SCID). I: history, rationale, and description. *Arch Gen Psychiatry* 1992;49:624–629.
49. Bergner M, Bobbit RA, Carter WB, et al. The Sickness Impact Profile: development and final revision of a health status measure. *Med Care* 1981;19:787–805.
50. Sharpe M, Chalder T, Palmer I, et al. Chronic fatigue syndrome: a practical guide to assessment and management. *Gen Hosp Psychiatry* 1997;19(3):185–199.
51. Wessely S, Chalder T, Hirsch S, et al. Psychological symptoms, somatic symptoms, and psychiatric disorder in chronic fatigue and chronic fatigue syndrome: a prospective study in the primary care setting. *Am J Psychiatry* 1996;153(8):1050–1059.
52. Lane TJ, Manu P, Matthews DA. Depression and somatization in the chronic fatigue syndrome. *Am J Med* 1991;91(4):335–344.
53. American Association for Chronic Fatigue Syndrome. A statement for the advisory board of The American Association for Chronic Fatigue Syndrome (AACFS), 2000.
54. Reid S, Chalder T, Cleare A, et al. Extracts from "clinical evidence" chronic fatigue syndrome. *BMJ* 2000;320:292–296.
55. American College of Sports Medicine. *ACSM's Guidelines for exercise testing and prescription*. 6th ed. Baltimore: Lippincott Williams & Wilkins, 2000.
56. Hodgson B, Kizior RJ. *Saunders nursing drug handbook 1999*. Philadelphia: W.B. Saunders Co., 1999.
57. Salit IE. The chronic fatigue syndrome: a position paper. *J Rheumat* 1996;23(3):540–544.
58. Sisto SA, LaManca JJ, Cordero DL, et al. Metabolic and cardiovascular effects of a progressive exercise test in patients with chronic fatigue syndrome. *Am J Med* 1996;100:634–640.
59. Gibson H, Carroll N, Clague JE, et al. Exercise performance and fatigability in patients with chronic fatigue syndrome. *J Neuro Neurosurg Psychiatry* 1993;56:993–998.
60. Mullis R, Campbell IT, Wearden AJ, et al. Prediction of peak oxygen uptake in chronic fatigue syndrome. *Br J Sports Med* 1999;33:352–356.
61. Montague TJ, Marrie TJ, Klassen GA, et al. Cardiac function at rest and with exercise in the chronic fatigue syndrome. *Chest* 1989;95:779–784.
62. LaManca JJ, Sisto SA, Zhou XD, et al. Immunological response in chronic fatigue syndrome following a graded exercise test to exhaustion. *J Clin Immunol* 1999;19(2):135–142.
63. Riley MS, O'Brien CJ, McCluskey DR, et al. Aerobic work capacity in patients with chronic fatigue syndrome. *BMJ* 1990;301:953–956.
64. Lloyd AR, Gandevia SC, Hales JP. Muscle performance, voluntary activation, twitch properties, and perceived effort in normal subjects and patients with the chronic fatigue syndrome. *Brain* 1991;114:85–98.
65. Stokes MJ, Cooper RG, Edwards RH. Normal muscle strength and fatigability in patients with effort syndromes. *BMJ* 1988;297:1014–1017.
66. Wong R, Lopachuk G, Zhu G, et al. Skeletal muscle metabolism in the chronic fatigue syndrome. In vivo assessment by P nuclear magnetic resonance spectroscopy. *Chest* 1992;102:1716–1722.
67. Kent-Braun JA, Sharma KR, Weiner MW, et al. Central basis of muscle fatigue in chronic fatigue syndrome. *Neurology* 1993;43:125–131.
68. Barnes PR, Taylor DJ, Kemp GJ, et al. Skeletal muscle bioenergetics in the chronic fatigue syndrome. *J Neuro Neurosurg Psychiatry* 1993;56:679–683.
69. McCully KK, Natelson BH, Lotti S, et al. Reduced oxidative muscle metabolism in chronic fatigue syndrome. *Muscle Nerve* 1996;19:621–625.
70. McCully KK, Natelson BH. Impaired oxygen delivery to muscle in chronic fatigue syndrome. *Clin Sci* 1999;97:603–608.
71. Edwards RH, Gibson H, Clague JE, et al. Muscle histopathol-

ogy and physiology in chronic fatigue syndrome. *Ciba Found Symp* 1993;173:102–17, discussion 117–131.

72. Clapp LL, Richardson MT, Smith JF, et al. Acute effects of thirty minutes of light-intensity, intermittent exercise on patients with chronic fatigue syndrome. *Phys Ther* 1999;79:749–756.
73. Cress ME, Buchner DM, Questad KA, et al. Continuous-scale physical functional performance in healthy older adults: a validation study. *Arch Phys Med Rehabil* 1996;77:1243–1250.
74. Fulcher KY, White PD. Randomized controlled trial of graded exercise in patients with chronic fatigue syndrome. *BMJ* 1997;314:1647–1652.
75. Marlin RG, Anchel H, Gibson JC, et al. An evaluation of multidisciplinary intervention for chronic fatigue syndrome with long-term follow-up, and a comparison with untreated controls. *Am J Med* 1998;105(3A):110S–114S.
76. Sisto SA. Chronic fatigue syndrome: an overview and intervention guidelines. *Neurol Rep* 1993;17:30–34.
77. Smith DG. The management of postviral fatigue syndrome in general practice. In: Jenkins R, Mowbray J, eds. *Postviral fatigue syndrome.* John Wiley & Sons Ltd., 1991. NY.
78. Komaroff AL. Clinical presentation of chronic fatigue syndrome. *Ciba Found Symp* 1993;173:46–54, discussion 54–61.
79. Fischler B, Dendale P, Micheils V, et al. Physical fatigability and exercise capacity in chronic fatigue syndrome: association with disability, somatization, and psychopathology. *J Psychom Res* 1997;42(4):369–378.

제19장 혈액학적 장애 (HEMATOLOGIC DISORDERS)

철분결핍 (IRON DEFICIENCY)

역학과 병태생리학 (EPIDEMIOLOGY AND PATHOPHYSIOLOGY)

철분결핍 빈혈(iron deficiency anemia)은 가장 일반적인 영양학적 결핍이다. 철분결핍은 개발도상국이나 위험요인이 높은 집단에서 인구의 30-40%에 영향을 끼칠 수 있다. 반면에, 일반적인 집단에서는 철분결핍에 의한 유병율(prevalence)은 전형적으로 1-3%로 나타난다. 최근 운동선수들도 높은 위험군의 하나로 면밀한 조사가 되어지고 있다. 1970년대에 운동과학자들은 장거리 달리기 선수의 혈액학적 특성에 있어서 흥미로운 차이점에 대해 언급하였다. 지구성 운동선수들에게서 혈장 헤모글로빈 농도가 감소되어진 것으로 나타났고, 이러한 특성은 활동근에 대한 산소의 운반에 있어 일정하게 나타는 현상에 반대의견을 나타내는 것이다(1). 연구수행 후 이러한 현상은 강한 유산소 훈련에 따라 혈장량이 갑자기 증가하기 때문에 희석성 빈혈(dilutional anemia)이 나타난다(2). 스포츠 빈혈이라는 용어는 병리학 혹은 운동수행을 떨어뜨리지 않고, 적혈구 생성을 제한하지도 않으며, 철분보조제 치료에도 반응하지 않는다는 것을 의미한다(3). 지난 몇 십년동안 운동선수들의 철분상태에 대한 관심은 운동수행 시 철분감소가 최소한 수준을 어느 수준인지 알아보는 정도로 논의되어왔다. 하지만 운동을 하는 사람사이의 실제 유병율과 문제는 지나치게 진단해 온 경향이 있다.

철분의 역할 (The Role of Iron)

약 3-5g의 철분은 신체 내에 있는 3가지의 주요한 저장소(pool) 에서 볼 수 있다: 저장형 철분(ferritin과 hemosiderin)은 지라, 간, 그리고 골수에서 쉽게 찾아볼 수 있으며, 운반형 철분(혈장과 세포외액을 통해 운반되어진 transferrin)과 산소운반 철분(적혈구내의 헤모글로빈과 근육내 미오글로빈)이 있다. 신체 내 철분의 대부분은 저장을 위해 움직이는 적혈구를 파괴하거나 새로운 망상적혈구로 합성 저장을 위해 천천히 순환되어진다. 철분의 상태는 매일 흡수되어진 식사를 통한 적은 양의 철분과 피부, 땀, 그리고 소화위장과 요로(urinary tract)에서 감소된 양에 대한 균형정도를 나타내는 것이다. 혈액의 손실과는 별도로 신체로부터 과도한 철분을 제거하는 기전이 없음을 주목해야한다. 철분의 중요한 기능과 관련된 합성물은 다음과 같다

- 혈액(hemoglobin)과 근육(myoglobin)에서 산소의 운반
- 전자전달계와 같이 효소의 성분으로 ribonucleotide reductase, catalase, succinate dehydrogenase
- free oxygen radical species의 생성으로 인한 촉매작용

일부의 사람(일반남성)들은 혈색소 침착증이나 철분 과다복용으로 고통받고 있는 반면에, 철분의 과도한 양이 흡수되어지고 대부분의 조직에 쌓이게 되는 것 같은 철분상태와 관련된 대부분의 일반적 문제들은 철분의 고갈이다(3-5).

철분의 고갈은 다양한 기능과 진단기준을 통해 단계적으로 고려하게 된다. 이러한 단계의 구분은 표 19.1에 요약되어져 있다. 철분결핍성 빈혈의 최종 단계는 제시된 표준보다 낮거

표 19.1. **철분고갈 단계(3)**

단계	특징	일반적인 진단 - 혈액 측정		
		헤모글로빈 (G/100ML)	페리틴 (NG/ML)	트렌스페리틴 포화상태(%)
정장 철분 상태	정상 참고 범위 이내에 철분 상태 정상 적혈구 나타남	>12.0 (F) >16.0 (M)	>30 (F) >110 (M)	20~40 (M,F)
철분 고갈	정상적인 헤마토리크 정상 헤모글로빈 낮은 혈청 페리틴 정상 높은 트렌스페린 포화도	상동	<30 (M,F)	20~40 (M,F)
철분결핍	낮은 혈청 페리틴 낮은 혈청 철분과 혈청 트렌스페린 트렌스페린 포화도 감소 정상 헤모글로빈	상동	<12 (M,F)	<16 (M,F)
철분결핍성 빈혈증	낮은 헤모글로빈 적혈구 변화(소적혈구, 저색소, 혈구 부피수치 저하) 낮은 헤마토리크, 낮은 혈청 철분 낮은 혈청 트렌스페린 그리고 트렌스페린 포화도	>12 (F) >14 (M)	<10 (M,F)	<6 (M,F)

• hematocrit : 적혈구 용적율 (혈액을 혈구와 혈정으로 원심불리함)
• ferritin : 제2철
• transferrin : 철분을 결합하여 운반하는 혈청
(참고) ferrum = Iron

나 또한 정상적이거나 일반적인 농도보다 낮은 혈중 철분 상태의 측정을 통해 제시하고 있다. 이 단계에는 작고 엷은 적혈구 세포를 생성하는 헤모글로빈과 적혈구를 정상적으로 만들어 낼 수 있는 골수의 부적절한 철분의 활용이 나타난다. 산소운반과 효소기능의 장애는 근육대사의 손상, 뇌대사, 면역, 그리고 체온조절과 관련된 임상적 증상을 초래한다.

철분결핍의 원인 (Causes of Iron Deficiency)

운동선수와 운동을 하는 사람에게서 발생하는 철분결핍은

표 19.2. **철분 1일 권장량(6)**

집단		철분 1일 권장량(MG/D)
남자	11~18yr	12
	19~24yr	10
	24~50yr	10
	51+yr	10
여자	11~18yr	15
	19~24yr	15
	24~50yr	15
	51+yr	10
	임신	30
	수유 중	15

좌업생활자에서 발생하는 이유와 같다: 그것은 철분의 요구량과 손실량이 일정기간이상 철분의 섭취량을 초과하기 때문이다(표 19. 2 참조). 철분 요구량은 성장기간 중에 증가하게 되고, 사춘기와 임신 중에는 보다 많은 일일 허용량이 필요하다(표 19.2 참조). 철분의 필요량은 남성보다는 월경에 따른 혈액감소로 가임기(reproductive age)의 여성에서 보다 높다(표 19.2).

증가하는 철분소실은 종양, 위궤양, 수술이나 심각한 타박상(멍듬)과 같은 실질적이거나 지속적인 혈액감소로 인한 상태나 그 문제점들 때문에 야기될 수 있다. 운동선수들에게 주어진 각 개인별 특성에 따라, 운동에 참여 하는 사람의 철분 요구량에 대한 일반적인 기준을 제시하기는 어렵다. 그러나 지속적으로 강한 훈련을 수행하는 사람의 철분의 요구량과 변화의 증가에 대한 일반적인 판단은 가능하다. 탈수(7), 위장의 혈액감소(8), 그리고 적혈구 세포의 기전적 손상(9)을 통해 철분의 손실이 증가하기 때문에 철분의 감소는 운동선수에서 보다 크게 나타난다. 비록 이러한 감소들은 적고 중요하지 않게 보여 질 수 있지만, 철분의 섭취를 통한 보충이 없다면, 지속적으로 연장된 시간동안 철분의 고갈을 초래하게 될 것이다. 비

표 19.3. **철분의 식이 재료(10)**

음식	한그릇	철분(mg)
동물성 : 비단백질과 단백질 함유된 철분		
간 (고기, 요리된 것)	3.5 oz (100g)	8.8
간 (파이)	1 oz (100g)	1.6
기름기 적은 요리된 고기 스테이크	3.5 oz (100g)	4.0
기름기 적은 구운 양고기	3.5 oz (100g)	3.2
기름기 적은 요리된 닭가슴	3.5 oz (100g)	1.1
기름기 적은 요리된 닭다리	(50g)	1.4
조개류	1/2 doz (100g)	5.5
참치 통조림	6.5 oz (185g)	2.1
생선 (흰색 살)	3.5 oz (100g)	0.9
얇은 햄(기름기 적은)	1 oz (30g)	0.3
식물성 : (단백내에 함유된 철분)		
영양가 높은 곡물 조각	2/3 cup (30g)	8.1
영양가 없는 콘프레이크	1 cup (30g)	0.8
포리지	3/4 cup (170g)	1.2
밀빵	1 slice (24g)	0.8
흰빵	1 slice (24g)	0.6
양념에 구운 콩	8 oz (225g)	3.6
편두	2/3 cup (100g)	2.1
건포도	2/3 cup (100g)	1.8
아몬드	1 oz (30g)	1.4
시금치	1/2 cup (90g)	2.0
사과	small (140g)	0.3

heme : 헤모글로빈 및 기타 각종 호흡색소

록 발견되지 않은 혈액감소들이 노인과 남성들에서 철분결핍의 일반적인 원인일지라도, 가용한 철분의 부적절한 섭취가 철분결핍의 중요한 원인이 된다. 이것은 아마도 스포츠 현장에서 현실로 나타나게 될 것이다.

철분은 식물성과 1000kcal당 5-6mg로 혼합된 식이섭취의 철분의 성분을 가진 동물성 음식에서 찾아볼 수 있다. 식이성 철분은 동물성 음식에 포함되어있는 살코기(flesh)나 혈액에서만 발견되는 같은 힘철분(heme iron)과 동물성이나 식물성 음식에서 모두 발견되는 유기철분(organic iron)의 같은 두 가지의 형태에서 보게 된다. 힘철분(Heme iron)은 상대적으로 단일 음식과 혼합되어진 음식(15-35% 생체이용율)에서 잘 흡수되어지고, 단일 식물의 비 힘철분(nonheme iron)의 흡수는 낮고 변화가능하다(2-8%)(11). 비 힘철분(nonheme iron)의 생체이용율은 같은 식사에서 섭취된 음식이 강화되거나 억제되어지는 것에 의해 영향을 받게 된다(표 19.3). 강화된 요인들은 비타민 C, 육류/생선/닭고기의 펩티드(Peptides), 알콜, 그리고 발효에 의해 낮은 pH를 함유한 음식이나 시트르산(citiric)이나 타르타르산(tartaric acids)을 포함한다. 억제된 요인들은 Phytate(콩 단백질과 씨리얼), polyphenol(차와 적포도주), 우유와 치즈에 있는 칼슘(calcium), 그리고 식물에서 발견되는 콩 단백질인 펩티드를 포함한다(3). 최근까지 힘철분(heme iron)의 흡수는 다른 식이 합성물에 의해 상대적으로 영향을 받지 않는 것으로 고려되어졌다. 그러나 최신 정보에 의한 연구기술들은 칼슘과 식물성 펩타이드와 같은 다른 식이요인들이 힘철분 생체이용율의 감소를 가져오게 될 것이라고 보고하였다(12). heme와 nonheme의 흡수는 철분결핍이나 철분요구량이 증가하는 사람에서 적응 반응으로 증가하게 된다. 이러한 발견들은 운동선수와 같은 특수집단을 대상으로 이전에 수행되어지지 않은 연구를 통해 철분의 생체이용율에 대한 연구라는 것을 주목해야할 것이다. 그러나 그 결과들은 건강한 사람을 대상을 교차하여 적용되어질 수 있는 것이라 추측되어 진다.

지방이 없는 살코기를 정기적으로 섭취하는 혼합 식이에 있어서, 힘철분은 흡수가능한 철의 절반정도를 제공할지 모른다. 미국, 오스트리아와 같은 서구의 국가들은 빵과 아침식사용 시리얼들은 식사를 통해 섭취되는 전체 철분의 커다란 부분을 차지한다. 그 이유는 철분의 추가섭취와 자주 소모되어 이러한 상품으로 영양가 강화를 할 수 있기 때문이다(3). 전체 식이성 철의 섭취량 평가는 철분의 좋은 예상요인은 아니다. 식사에 있어 혼합되고 조화로운 음식들은 철분 식이섭취의 생체이용율을 결정하는 것에 의해 중요한 역할을 한다. 예를 들어, 전체 철분의 섭취량이 유사한 여성 달리기 선수의 두 집단에서, 육류의 규칙적인 섭취를 하는 집단은 흡수가능한 철분의 섭취량이 보다 많은 것으로 평가되어졌고, 어느 정도는 채식을 위주로 하는 반 채식주의자(semivegetarian)인 달리기 선수의 대조집단보다 높은 철분의 수준을 보여주었다(13).

운동선수의 철분결핍의 유병율 (Prevalence of Iron Deficiency in Athletes)

운동을 하는 사람들의 의심할 수 있는 철분결핍과 관련된 유병율에 대한 질문은 답변에 의존한다.

1. 정상인의 철분결핍의 단계를 진단하기 위해 사용되어지는 생화학적이고 혈액학적 변인의 기준을 운동선수에 적용할 수 있는가?
2. 철분 고갈의 어느 수준에서 운동수행에 대한 장애가 관찰되어지는가?
3. 운동선수를 위한 적합한 철분의 수준은 어느 정도이며, 특히 지구성 운동선수는 어느 정도인가?

이러한 논쟁에 대한 현재의 이해정도는 이 장의 후반에서 토론되어질 것이다. 운동선수의 철분결핍에 관련한 자료에 대한 평가는 초기에 이 정보의 서로 다른 이해 때문에, 유병율이 과대평가되어졌다는 것을 인지해야 할 것이다. Haymes(14)에 의한 연구에 의하면, 운동선수 집단간 보고된 빈혈의 유병율은 0-12.5%의 범위로 나타났다, 반면에 낮은 수준의 ferrintin은 운동선수집단의 0-44%정도 예상되어졌다. 그러나 그 이후 많은 연구들은 비교를 하기 위한 통제집단의 수가 부족하거나 낮아 최소의 수준차이를 구분하는 방법을 사용하였다. 이러한 방법들은 실질적인 문제를 찾아내는데 어려움이 있다. Fogelholm (15)은 통제집단을 포함한 연구로, 복잡한 자료의 정리를 하는데 그쳤다. 그는 철분결핍에 의한 빈혈의 유병율은 극히 낮은 것으로 보고하였고(〈3%), 운동선수와 훈련되어지지 않은 사람 간에 유사한 것으로 결론을 맺었다. 낮은 혈장 ferritin의 계산되어진 평균은 남성과 여성 운동선수에서 37%(13-50%범위 내)로 나타났고 통제 집단에서 23%(10-46%)범위로 나타났다. 낮은 ferritin 수준에 의한 높은 유병율은 지구성 스포츠를 수행하는 여성과 성장기 선수에서 나타나고, 스포츠의 종류와 훈련강도에 무관한 것으로 나타났다(15).

임상 운동 생리학 (CLINICAL EXERCISE PHYSIOLOGY)

운동수행 중 빈혈의 영향 (Effect of Anemia on Exercise Performance)

빈혈은 운동수행을 감소시키는 것으로 잘 알려져 있다. 헤모글로빈의 심한 감소가 나타나는 경우, 일상생활의 신체활동과 일을 수행할 수 없을 수 있고 가벼운 운동에도 불구하고 현저하게 숨가쁜 증상이 나타날 수 있다. 중요한 영향은 혈액과 근육내의 산소운반의 장애와 철분과 관련된 효소의 기능을 손상시키게 된다. 인지능력, 체온조절, 그리고 면역성의 감소는 손상된 운동내성을 악화시키게 된다.

운동수행에 있어 점점 감소되는 헤모글로빈에 대한 체계적으로 연구는 되어지지 않고 있지만, 헤모글로빈 수준의 미세한 감소(1-2 mg/100mL)가 운동선수의 경기 수행력을 감소시킬 수 있다(4). 헤모글로빈의 정상 범위는 상당히 넓게 구분되어 있기 때문에, 운동선수들은 정상수준으로 나타지만, 적합한 운동수행에 요구되어지는 것에는 일반적 수준보다 낮은 것으로 나타났다. 낮은 헤모글로빈 수준을 찾아내는 것은 상대적으로 쉬운 일일 수 있지만, 혈액검사 중 적절한 철분의 상태를 확인하는 것은 어려움이 있다. 각각의 운동선수들에게 적절하다고 여겨지는 것으로부터 철분상태의 과거력과 변화양상들을 예방하거나 이해하기 위한 단계에서 얼마나 많은 변수들이 다양하게 나타나는지를 정하는 것은 매우 가치있는 일이다.

운동선수는 흔히 헤모글로빈 수준에 대한 생각 중 "많은 것이 좋은 것이다(more is better)"라는 이론을 적용한다. 그러나 탈수로 인한 철분의 농도 부족, 매우 높은 헤모글로빈의 수준은 일반적으로 유전적 개인차나 약물복용에 의해 설명되어지고 운동수행을 위한 대부분의 선수에서 일어나지 않는 것으로 나타난다.

운동수행 중 빈혈없이 철분이 감소하는 영향 (Effect of Reduced Iron Status Without Anemia on Exercise Performance)

운동선수의 철분상태에 대한 가장 논의되고 바람직하지 않게 해석되는 쟁점은 경기수행 중 빈혈의 증상없이 감소되는 철분의 영향에 관한 것이다. 혈청의 ferritin 수준이 신체의 ferritin iron의 전체 저장량에 영향을 주는 것으로 보여진다. 혈청 ferritin 수준이 적으면 감소되어지는 철의 상태와 같은 맥락이고, 운동수행에 대한 효과는 낮은 ferritin 수준에서 운동수행시 철분의 보충제의 영향에 대한 연구를 주로 해왔다. 이러한 연구를 해온 사람들은 빈혈의 증상없이 철분소모가 단순한 운동을 수행하는데 장애를 주거나 낮은 혈청 ferritin을 가지고 있으나 헤모글로빈 수준은 정상인 운동선수의 수행력을 강화시킨다고 결론짓고 있다(3-5, 16). 운동수행력 향상에 관한 두 연구들은 낮은 ferritin 의 정도를 지닌 대상자에 대한 철분보충 후, 철분의 보충 이전에 헤모글로빈 치료에 대한 반응으로 헤모글로빈 수준이 증가된다(17, 18). ferritin 수준의 감소나 혈청과 신체의 전체 ferritin의 분해에 대한 다양한 원인을 병리학이나 운동수행력 손실로 설명할 수 없다(4). 그러나 철분이 고갈되는 집단의 철분보충에 대한 현재의 연구들은 많은 비판의 여지가 있다. 이러한 결과들은 철분보충 프로그램에서 요구되어지는 방법에 대한 실패와 혈청 ferritin의 낮고 적절한 량을 고려하여 실험 집단내에서 ferritin 수준이 다양한 대상자의 혼합을 포함한다. 많은 연구들은 경기기간과 훈련기간사이의 회복이 부족해 철분의 저장이 감소되어지는 운동선수들의 일반적인 불평에 대한 처리를 하지 못하고 있다.

따라서 어느 정도의 ferritin 수준의 감소가 운동수행력을 약화시키거나 지구성 운동선수들이 어느 정도의 철분보충을 받아야 하는지에 대한 증거를 제시하지 못하고 있다. 그러나 낮은 ferritin 수준이 점차적으로 더욱 낮아지게 되고 결국 철분결핍으로 인한 문제가 발생하기 때문에, 철분 상태를 정기적으로 평가받는 운동선수와 더 나아가 철분 저장량의 감소에 따른 높은 위험이 있게 된다고 사료되는 경우, 보충치료를 받는 사람들에게는 이점이 된다.

진단 테크닉 (DIAGNOSTIC TECHNIQUES)

모든 경우의 철분의 상태를 적절하게 평가할 수 있는 단일 검사나 간단한 지식은 없다. 따라서 평가는 다양한 방법으로 주의 깊은 이해를 통해 이루어져야한다.

임상적 표현 (Clinical Presentation)

Frank 빈혈은 일반적으로 창백해짐, 가벼운 운동 후 헐떡거림, 피로호소, 졸음, 두통, 그리고 질병의 임상적 표현에 의해 발견될 수 있다. 물론 이러한 증상들은 특이적이지 않고 훈련과다와 다양한 감염의 결과에서 발견된다. 그러나 운동선수들은 철분고갈의 초기에 임상적 변화가 나타날 수 있는 경향이 높다. 빈혈이 없이 철분결핍을 가진 운동선수들은 훈련이나 경기기간 중 회복기에 "지친다는 느낌"이나 회복이 되지 않는다고 호소할 수 있다. 경우에 따라, 운동선수들은 증상없이 나타날 수 있으나 철분 상태는 일반적인 혈액학적, 생화학적 과정에 관여한다.

혈액학적 검사와 생화학적 검사 (Hematologic and Biochemical Tests)

철분 수준을 나타내기 위해 측정되어지는 변인들은 정상인의 철분 고갈의 다양한 단계를 나타내는 참고기준에 따라 표 19.1에 제시하였다. 이러한 표는 측정이 그릇되게 높여지고 감소되어지게 되는 운동으로 인한 변인의 변화가 일어날 수 있는 운동선수 집단군에 조심스럽게 적용되어져야 한다. 철분 상태 측정의 일반적 변화는 표 19.4에 나타나 있다. 게다가 대부분의 변인들은 주기적인 변동과 다른 생리학적 변인에 대한 것이다. 혈액검사는 일반적인 힘든 운동에 대한 반응으로 증가되는 ferritin의 증가를 피하기 위해 휴식 후나 탈수증상이 있는 운동선수의 문제로 인해 장애를 최소화하는 방법에서 수집해야한다. 그 결과는 이러한 문제의 고려사항을 이해해야한다. 예를 들어, 운동 선수군에서 ferritin 수준이 30-35 ng/mL 아래로 나타나면(3, 5) 일반적인 고려사항이나 재검토가 이루어져야한다. 이전에 언급되어진 바와 같이, 개인별로 설정된 철

표 19.4. **운동상태에서 철분 상태변수에 변화**

	헤모글로빈	트렌스페린 상태 (철분 운반 단백질의 포화상태)	혈청 철분	페리틴
유산소성 반응에 혈장부피팽창	↓	↓	↓	↓
검사시간에 탈수	↑	↑	↑	↑
전염(두드러기, 감기, 바이러스) 혹은 염증	↓	↓	↓	↑
급성의 격렬한 운동 후 (24시간 후)	↓	↓	↓	↓

분 상태의 과거력에 대한 비교결과는 철분고갈의 원인에 대한 위험을 설명하는 위험요인들의 평가와 같이 다양한 진단을 결정하는데 도움을 줄 수 있다. 다른 혈액학적이고 생화학적 검사들은 철분 상태의 평가에 보다 활용되어질 수 있다. 이것들은 혈청 transferritin 수용체의 측정과 세망아세포구(reticulocytes)의 특성을 포함한다. 이와 다른 변인들은 Deakin에 의해 재검토되어졌다(3). 이러한 검사들은 모든 연구소에서 일반적으로 활용하지 않고 있으며, 운동선수의 철분상태와 관련성에 대한 주의 깊은 연구가 필요하다.

다른 위험요인의 발생 (Presence of Other Risk Factors)

낮은 철분수준의 평가를 도와주는 방법으로, 특히 혈액변인의 실질적인 감소로 인한 철분상태는 철고갈이나 부정적인 철의 균형정도의 위험여부를 확인하는데 자주 사용될 수 있다. 중요한 위험요인들은 표 19.5에 설명되어져 있다.

약리학 (PHARMACOLOGY)

철분의 주입 (Iron Injection)

철분소모와 철분 저장의 증가의 빠른 회복은 철분의 근육내 주입을 통해 이루어질 수 있다. 이러한 방법은 경구용 철분의 섭취가 내성이 없는 극심한 고갈이 발생될 때 제공된다. 운동선수들의 경우에서 철분 보충을 하는데 "가장 좋은 방법"으로 인기가 높아지고 심지어 철분결핍이 특징화되어지지 않은 경우에도 사용되어져 온 것으로 알려져 있다. 철분 주입은 그 자체가 철분의 보충을 위한 높은 수준의 기술은 아니다. 특히, 흡수되어지지 않아 엉덩이에 남아있는 철분을 예로 들 수 있다. 철분의 과잉복용(overload)뿐만 아니라 과민알러지(anaphylactic)의 위험이 동반되기 때문에, 최초의 치료선택이나 증상이 심하지 않은 경우 선택하지 않도록 한다.

철분 주입은 철분 상태가 최소한의 적절수준에 있지 않은 사람들의 헤모글로빈수준이나 다른 철 변인들은 증가시키지 않을 것이다(19).

철분의 보충제 (Iron Supplements)

구강 철분 보충제(Oral iron supplements)는 철분결핍과 빈혈을 치료하기 위해 요구되어지는 일반적 치료의 일부분을 제공한다. 대부분의 전문가들은 일정하지 않은 철분 감소의 예방을 위해 치료계획을 포함하여, 사례에 따른 처방이 이루어져야 할 것이고, 생체이용가능한 철분의 섭취를 최대로 하기 위한 영양상담이 이루어져야 한다고 하였다(3, 5). 검증된 치료법은 공복상태에서 매일 100mg의 필수 철분을 복용하는 것이다. 많은 사람들은 조직내 철분의 흡수를 강화하기 위한 보충제로 비타민 C나 쥬스를 섭취한다. 3개월간의 보충기간은 고갈되어지는 철분 저장을 회복하기 위해 필요하다. 경우에 따라, 효과적인 철분의 섭취를 강화하는 것이 불가능할 때, 철분 고갈을 예방하기 위해 복용량을 적게 하거나 주당 1-2회로 철분 보충를 지속하는 것이 필수적일 수 있다.

비록 철분 보충들은 비처방전의 약물복용으로 활용될 수 있지만, 강장제로 자가 처방이나 의학적 접근 없이 장기간의 보충

표 19.5. **철분 고갈이나 부정적인 철분 불균형의 위험요인**

철분 필요 증가의 예측요인
- 청소년기에 갑작스런 성장
- 임신부(최근 혹은 1년 이내)

철분 감소 혹은 철 흡수 불량 예측요인
- 갑자기 심한 운동 부하 증가, 특히 딱딱한 표면을 달리기가 하는 경우
- 위장 흡수 불량 문제(만성의 병, 대장 궤양, 기생충 침입)
- 약, 궤양 혹은 다른 문제점 및 가지 비염증성 사용이 만성 때문에 위장 출혈
- 심한 월경
- 잦은 코피, 최근에 외과수술, 많은 접촉 손상 같은 과도한 출혈
- 상습적인 헌혈

생체이용가능한 철분의 부적절한 예측요인
- 만성적으로 낮은 에너지 흡수(<2000kcal/day)
- 야채 먹는 것
  - 특히 형편없는 철분이 무시된 음식대안(콩류, 땅콩, 씨앗) 음식물 구성한다.
- 편식 이거나 불규칙적인 식사 양식
- 음식에 제한된 변화와 음식 섞기를 실패 그리고 식사때 음식 조화(특히 비타민 C를 포함한 과일과 야채)
- 편리한 음식에 대한 굳은 믿음과 스포츠 음식에 형편없는 무기염류(고 탄수화물 가루, 바, 젤리)
- 고 함유량 섬유와 더불어 고 탄수화물과 드문 고기/생선/닭고기 섭취
- 자연적인 음식 : 철분 영양가가 높은 곡류 소비에 실패
  - 대량생산된 음식 곡류와 빵 같은것

은 위험이 있다. 질환에 따른 정확한 처치가 이루어지지 않게 되면 철분의 고갈이 야기되기 때문에, 철분 보충은 의학적이고 영양평가와 치료에 대한 대체방법은 없다. 다양한 사례의 경우에서 부적절한 철분의 섭취는 다른 스포츠 영양 목표에 적절하지 않을 수 있다. 다량의 철분 복용을 통한 만성적 보충은 철분의 과잉복용(iron overload)의 위험이 있으며, 특히 혈색소 침착 (hemochromatosis)의 유전적 특성이 보다 많이 발병된다.

철분 보충은 아연과 구리와 같은 다른 무기질의 흡수를 방해할 수 있다. 어떤 사람들은 철분 보충 사용에 따라 발생되는 위장의 부작용으로 고통을 받고 있다.

식이처방과 상담 (DIETARY PRESCRIPTION AND COUNSELING)

식이상담의 중요한 목표는 사람에 따라 다른 영양적 목표를 가지며 혼합하여 먹을 수 있고 생체이용가능한 철분의 섭취량을 증가시키는 것이다(스포츠에 필요한 연료, 이상적인 체력수준 확보). 식이상담은 특별한 과정으로, 영양사의 전문성이 요구된다. 가장 중요한 영양학적 목표는 아래와 같이 설명되어져 있다.

- 적합한 영양의 목표를 충족시키기 위해 충분한 에너지를 섭취하라. 만성적인 에너지 제한과 심한 체중조절은 피하라
- 매주 최소한 3-4번은 붉은 살코기를 제외한 식사로 적은 량을 유지하라. 육류는 전반적인 스포츠 영양의 목표를 성취하기 위해 고탄수화물 음식을 추가할 수 있다(불에 구운 소고기, 동물성 소스를 얻은 파스타, 양고기 꼬치, 채소와 면을 튀겨서 만든 소고기). 육류는 식사에 있어 다른 음식을 통해 철분 흡수를 강화시킨다.
- 적당한 철분을 제공하고 철분의 흡수를 강화시키기 위해 식사에서 닭고기와 돼지고기를 추가하라.
- 붉은 육류를 대처하기 위해 조개류나 간을 고려하라.
- 철분의 영양가를 높이는 시리얼을 이용하라.
- 말린 과일, 달걀, 땅콩, 그리고 곡류의 씨앗과 같이 철분이 풍부한 음식을 포함하고 생체 이용율을 강화하기 위해 철분을 흡수하는 음식을 이용하라. 예를 들어, 오믈렛과 파슬리나 쌀과 편두를 이용한 토마토 소스를 혼합한 것이 있다.
- 식사에 비타민 C를 포함한 음식과 섞은 곡류를 이용한 시리얼을 섭취하라. 예를 들어, 아침식사 시리얼에 쥬스를 한 잔 하거나 과일이나 채소를 곁들인 샌드위치를 섭취하라.
- 만약에 철분고갈의 위험이 있다면, 차와 커피를 식사중이 아닌 식사와 식사사이에 섭취하라

운동 처방 (EXERCISE PRESCRIPTION)

철분결핍을 가지고 있는 사람을 위한 운동처방은 운동능력에 방해를 줄 정도의 철의 상태가 감소되어지는 정도와 운동이 철분의 고갈을 증가시킬 수 있는 가능성이 있는가를 고려하도록 한다. 피로는 빈혈의 중요한 증상 중에 하나이고 빈혈없이 철분결핍의 가능성이 있기 때문에, 운동수행능력이나 즐거움을 감소시킬 수 있다. 따라서 철분의 결핍을 가지고 있는 사람을 위한 운동은 갑자기 시작하거나 혹은 증가시키지 않도록 신중하여야 한다. 운동처방은 피로의 증상을 가지고 있는 남녀와 그 외 사람들에게 편안한 수준으로 수행하여야 한다. 사람에 따라 운동과정의 기간, 빈도, 그리고 강도가 고려 되어져야 한다. 이러한 요인들은 철분의 보충치료가 운동 중 피로가 줄거나 운동 중 회복기가 어렵지 않고 효과적으로 진행될 때까지 감소하거나 수정되어야 할 것이다. 이것은 단순히 여가적 운동에 해당될 수 있으나 장기간 체력과 경쟁목표의 최소한 조절을 위해 운동선수의 경우에도 주의 깊은 계획이 요구되어져야 할 것이다.

운동처방은 신체활동형태가 철분의 감소를 가져와 철분의 고갈을 초래할 수 있는 가능성을 고려해야 한다. 경우에 따라 운동형태를 수정하거나 철분의 상태가 향상되기 위한 기회를 제공하는 신체활동과 관련되는지 신중하여야 할 것이다. 특히, 발의 타박상이나 혈액감소, 접촉성 상해를 포함한 것과 같이 갑작스러운 운동부하의 증가는 철분의 섭취가 낮고 철분의 균형정도가 불균형적인 사람의 철분 고갈을 악화시킬 수 있다. 철분 대체치료와 증가되어진 철분의 섭취는 치료의 토대가 되고, 또한 과도한 철분의 감소를 피하는 운동형태를 관찰하는 것도 의미가 있다. 다양한 방법들은 훈련프로그램을 시작하거나 증가시키는 정도를 선택하고, 부드러운 표면을 걷게 하고, 보다 충격흡수를 할 수 있는 신발로 대체하고, 혈액감소의 높은 위험성이나 심한 타박을 가져올 수 있는 신체활동을

피하도록 하는 것을 포함해야 할 것이다. 통증이나 과사용으로 인한 상해를 치료하기 위해 비스테로이드계성 항염증제를 사용하는 것과 같이 운동과 관련된 어떤 신체활동이 위장의 혈액손실의 발생을 유발하는지 관찰하는 것이 필요하다. 다시 말해서 운동 프로그램의 조절은 여가적 운동을 하는 사람의 경우에 단순한 일이 될 수 있으나, 전문 운동선수의 경우에 절충과 창의성이 자주 요구되어 진다.

사례 연구

사례 1 (CASE 1)

한 여성 크로스 컨츄리 스키선수가 약간의 빈혈을 가지고 있었다. Ferritin와 다른 변인들은 정상이고 만성적 철분결핍 빈혈을 고려하지 않았다. 하지만 급성적 혈액감소가 제시되었다.

그녀는 철분 보충 치료법을 시작하였고 그녀의 헤모글로빈은 3주에서 100ml당 10.2-12.5g이 증가하였다. 피로의 증상이 나타나고 경기를 위해 떠날 준비를 하였다. 그 이후로 그녀는 일반적이지 않은 심한 월경으로 고통을 받고 있는 것을 알게 되었다.

사례 2 (CASE 2)

한 여성 농구선수는 일반적 혈액검사에 다음과 같이 나타났다. 그녀의 헤모글로빈 수준은 정상범위 내에 있었지만, 망상적혈구(reticulocyte) 변인들은 비정상으로 나타났다. 문진을 하는 중 그녀는 훈련기간 중 무기력증과 회복이 어려운 것으로 나타났다. 그녀는 3개월 전부터 혹독한 체중감량을 위한 식이조절을 해오고 있었으며, "지나친 지방"을 포함하고 있다고 생각되는 모든 육류의 섭취를 제한하고 있었다. 그 이후의 혈액검사에서 ferritin 수준이 낮은 것으로 확인되어 낮은 철분의 수준이 의심되었다. 그녀는 흡수가 잘되는 철분을 섭취량을 증가시키도록 하는 영양 상담이 제시되었다. 동시에, 그녀는 구강 철분 보조제(oral iron supplements)를 3개월 동안 복용하도록 하였으며, 3개월 후 ferritin 수준이 16-42 ng/mL로 증가하였고 건강상태가 향상되었다. 그녀의 헤모글로빈 농도는 처음 수준에서 증가하였으며, 많은 양의 철분의 섭취 형태 평가와 철분의 보충제는 중단되었고, 그 이후의 혈액관찰과 식이방법은 6개월 동안 관리되어졌다.

사례 3 (CASE 3)

한 여자 수영선수는 그녀의 일반적인 혈액검사로 ferritin의 농도가 28ng/mL라는 결과를 알고 난 후에 스포츠클리닉의 의사에 의해 재검토되어졌다. 그녀는 훈련과 운동수행능력이 우수한 것으로 보고되어졌다. 그녀는 지난 해 동안 선수식당에서 식사를 해왔고, 일주일에 적어도 3번 이상 육류를 함유한 식사를 포함하여 다양한 식단에 의해 섭취한 것으로 보고되었다. 모든 혈액학적이고 생화학적 검사들은 정상이었다. 그녀의 의학적 기록에 의한 ferritin 검사는 훈련기간 중 29, 32, 27, 그리고 35 ng/mL으로 나타났다. 이것은 이 수영선수를 위한 정상적인 철의 수준을 나타내는 것이며 치료법은 필요하지 않다는 결론을 지었다.

사례 4 (CASE 4)

한 남자 철인3종 경기 선수는 지난 달에 피로감과 가벼운 정도에서부터 중정도의 설사가 지속되었다. 이 선수는 스포츠 영양사의 관리 하에 있으며, 생체이용가능한 철분의 섭취를 중심으로 한 고탄수화물 식이섭취를 하였다. 드러난 병력에 의하면 철인 3종경기 중 수영 경기가 진행된 후 위장장애가 있는 것으로 나타났다. 이 문제는 문화적 측면에서 확인되었고 치료의 과정이 주어졌다. 그러나 혈액 선별과정은 ferritin 수준이 이전 검사 85 ng/ml와의 비교 결과 23 ng/ml로 나타났다. 헤모글로빈 수준은 정상범위내로 나타났다. 철분 보충제는 철분의 저장을 보충하도록 처방되었고 3개월에 걸쳐 검사하였다.

겸상 적혈구 빈혈 (SICKLE-CELL ANEMIA)

역학과 병태생리학 (EPIDEMIOLOGY AND PATHOPHYSIOLOGY)

가장 일반적인 구조적 혈색소병증인 겸상 빈혈증은 시카고의 James Herrich에 의해 1910년에 처음으로 보고되어졌다 (20). 그는 서인도제도로부터 온 젊은 흑인 학생에서 초승달 모양의 "Sick cells"을 설명하였다. 겸상빈혈증의 유병율은 아프리카에서 가장 많이 나타난 것이다. 그러나 그 유전자는 북부 지중해 국가, 북부, 중앙, 그리고 남부 아메리카, 중동, 그리고 인도에서도 일반적으로 볼 수 있다. 이종접합보인자(heterozygous) 형태는 미국 흑인의 8-10%에서 그리고 일부 아프리카 지역에서 나타나 거의 40%에 달할 수 있다(20). 미식축구 선수와 고등학교 운동선수의 HbS의 유병율은 일반 대상에서 유병율과 거의 일치하게 나타났다(22). Ivory 해변에서 수행된 한 연구에서 유전자의 발생률은 12%로 나타났다(23). 동종접합보인자(HbSS) 형태는 1.3%에 달하는 비율을 나타냈다(20). 열대열원충(Plasmodium falciparum)에 의해 말라리아 전염을 야기한 지역에서 가장 빈번하게 발생하는 유전인자에 관심을 갖는다. 이것은 말라리아가 이러한 대상자들에 존재하는 형태에 대한 이점과 면역성을 나타낸다. 결과적으로, 유전인자 빈도는 증가되어진다.

중정도에서 심각한 빈혈에 이르러 나타나는 HbSS들은 전체 헤모글로빈의 양을 통해 전문 운동경기상황을 지속하는 수준에서 생리적인 수행의 여부를 제시한다. 반면에, 정상 헤모글로빈 수준을 유지하는 이형 겸상 적혈구 빈혈은 전문 운동경기상황에서 경기수행을 가능하게 한다. 그러나 1970년대 초반이후로 겸상 적혈구 형질을 지닌 대상자들이 운동 후 운동성 횡문근변성(exertional rhabdomyolysis)의 증가와 급사의 위험증가를 제시하였다는 증거가 수집되었다(24-28). 이것은 아프리카계 미국인의 유전자의 유병율에 유의한 것이다.

HbS는 무극성 발린은 polar glutamic acid와 beta chain을 대신할 때 생성되는 변종의 헤모글로빈이다. 산소가 유리된 상태의 HbS의 용해도는 현저하게 감소되어지고, 중합(Polymerize) deoxyhemoglobin S 분자의 생성빈도는 모세혈관에서 폐쇄를 일으킨다. 체온, 저산소증, 산성증(acidosis), 그리고 탈수발생에 영향을 끼칠 수 있는 운동은 탈산소화(deoxygenation)의 증가와 HbS 중합체(polymers)의 형성에 의한 HbS를 지닌 대상자들의 헤모글로빈 수준의 변화를 일으킬 수 있는 상황이 잠재할 수 있다. 신장, 비장, 그리고 망막의 저산소, 산성화, 그리고 긴장한 미세환경은 또한 HbS 중합 (polymerization)과 겸상화가 증가하고 강한 운동은 이것들을 악화시키게 된다(20).

헤모글로빈의 농도 역시 겸상화에 영향을 준다. 적혈구내 헤모글로빈이 보다 많이 농축되어 있으면, HbS의 보다 많은 잠재성을 갖는다. 세포의 탈수는 겸상화를 예방 할 수 있다(20).

deoxyhemoglobins의 중합은 헤모글로빈의 산소농도가 85% 미만으로 떨어지고 산소포화도가 38%일 때 시작된다. 훈련과 순응을 고도의 노출은 HbS를 지닌 대상자에서 고려되어진다(20).

HbS의 산소 친화성(affinity)은 vivo에서 중요한 생리학적 변화의 결과를 가져오게 된다. 동종접합보인자 (Homozygote) HbS의 2, 3 DPG 수준은 증가하고 강화되고 산소해리곡선에서 산소가 더 많이 조직에 분비되어진다. Deoxhemogloblin S의 농도 증가로 인한 결과는 sickle cell의 형성을 증진시킨다. 이것은 이종접합인자 상태에서 일어나게 된다. 그러나 HbA의 출현은 중합체(polymers) 형성을 약하게 한다(20).

임상 운동 생리학 (CLINICAL EXERCISE PHYSIOLOGY)

정상수준이나 거의 정상수준으로 운동능력과 최대산소섭취량을 수행할 수 있는 HbS을 지닌 사람을 통제집단과 비교할 때 광대한 자료가 제시된다(26). Ivory 해변에 개최된 하프 마라톤에서 HbS을 가진 사람과 정상인의 순위에는 유의한 차이가 나타나지 않았다(23). 어떤 HbS환자는 2위로 경기를 종료하였는데, 그 뒤에 그 환자는 이형접합(heterozygote) HbS/알파 지중해 빈혈(alpha thalassemia)를 가지고 있는 것으로 확인되었다. 여러 연구자들은 경기 중 국제수준의 순위의 선수들은 HbS를 가지고 있지 않고 이것은 HbS가 지구성 운동수행에 제한 요인이라는 것을 지적하였다. 그 연구자들은 또한 double heterozygote는 운동수행력을 강화시키는 요인일 수 있다고 지적하였다.

약리학 (PHARMACOLOGY)

일반적인 양성 상태로 인해 HbS를 치료하기 위한 약제/약물은 없다. 그러나 이종접합보인자(heterozygous) HbSS의 세포내 겸상세포생성(sickling)을 감소시킬 수 있는 약리학적 물질들은 있다. 하이드록시 요소(Hydroxyurea)와 낙산염(butyrate)들은 겸상세포생성을 예방하기 위해 사용되어지는 약물들이다. 이러한 약물들은 HbS의 세포내 중합반응(poliymerization)의 감소를 일으켜 헤모글로빈 수준을 상승시킬 수 있다.

의학적 치료 (MEDICAL TREATMENT)

운동 중 갑작스러운 실신을 제외하고, 운동성 횡문근변성의 다른 증후들은 근육약화, 근육 팽창, 그리고 검게 변한 소변을 동반한 경련을 포함한다. 운동성 횡문근변성의 악화된 경우와 겸상세포생성의 경우에, 적절한 응급 처치는 증상을 완화시키고 기관부전(organ failure)과 발생 가능한 사망을 예방하기 위해 요구되어진다.

급성적인 겸상세포생성의 경우에, 질병율과 사망을 초래할 수 있고, 조직의 손상을 최소화하는 가장 효과적인 치료법은 탈수와 고도노출(altitude exposure)과 같은 겸상세포생성을 자극하지 않도록 하는 것이다.

이학 검사 (PHYSICAL EXAMINATION)

동종접합보인자(homozygous) HbSS를 지닌 사람의 이학검사는 빈혈, 비장의 종대, 그리고 호흡곤란과 같은 겸상세포생성(sickling)과 관련되어진 것을 발견할 수 있다. 이종접합인자 HbS 경우의 신체평가는 비교적 분명하지 않고 정확한 병력과 적절한 혈액검사들이 증상을 밝혀낼 수 있다. 헤모글로빈 전기영동법(electrophoresis)를 포함한 진단적 평가는 전체 헤모글로빈의 35-45%에 달하고, 겸상세포생성 검사에서 적혈구들은 메타중아 황산나트륨(sodium metabisulfite)과 같은 병원체를 감소시키고 용해도 검사에서는 HbS가 용해도의 불투명 정도를 증가시키는 dithionite와 탈산소화된다.

운동 처방 (EXERCISE PRESCRIPTION)

1977년과 1981년 사이에 운동으로 설명할 수 없었던 62명의 갑작스러운 죽음은 위험이 28-40배가 되는 HbS를 가진 사람들로 나타났다(25). 이러한 급사는 정의내릴 수 없는 기전으로 급성적 심장마비, 극심한 열사병, 열 스트레스와 관련이 있다. 특히, 골격근 퇴행과 근효소 누출에 의해 증상인 운동성 횡문근변성(26)은 최소한 17가지의 사례와 같은 급성적 실신과 HbS를 지닌 사람의 죽음과 관련이 있다. 치명적이지 않은 운동성 실신의 많은 사례 역시 같이 나타났다(29). 그 기전들은 알려지지 않았지만, 신장관 손상이 마이오글로빈이 활동근에서 분비되어질 때 극심한 신체적 노력에 의해 기인되어질 수 있다. 마이오글로빈 고갈의 대사물질인 ferriheme는 생체 안에서 신장 tuble 세포(renal tubule epithelium)에 유독한 것으로 나타난다(30). 비극적 사건과 같이 발생 가능한 또 다른 기전은 적혈구 세포의 "겸상세포생성(sickling)"이다. 이러한 겸상세포생성은 다른 원인들이 일어날 수 있고 최종 결론은 HbS 의 중합반응을 기인한 기관의 기능상실로, 모세혈관의 vaso-occlusion을 일으킨다(20).

HbS 그 자체가 운동성 횡문근변성과 급사의 위험요인의 증가에 대한 소인이 있는 것은 알려지지 않았다. 탈수는 근육 모세혈관의 적혈구 세포의 겸상세포생성과 수분이 부족하여 소변의 응집할 수 없는 결과를 가져왔다(31). 이 결함은 HbS를 가지고 있는 사람에서 수분보존이 부족하게 되고 탈수의 위험이 증가하게 된다. 이것은 불가피한 조직의 부전증이나 죽음을 초래하게 될 수 있다.

운동성 횡문근변성을 지닌 HbS와 운동 후 급사의 발생기전은 여전히 불명확하다. HbS를 지닌 사람의 심각한 위험은 대부분이 겸상세포 형질 없이 운동선수에서 일어나게 되어 고통을 겪는 것이다. 그러나 위험에 대한 적절한 예방 전략의 중요성을 간과해서는 안 된다. 그 위험들은 HbS를 지닌 운동선수들이 경기를 단념하게 할 것 같진 않다. HbS와 관련되어 시달리고 있는 지도자나 선수들은 훈련 중이나 경기내내 주의하도록 해야 한다. 극심한 열과 습도, 높은 고도, 질병, 그리고 피로는 주된 위험요인들로 평가되어져야 하고 강한 운동의 실시 전에 주의를 주어야 한다. 수화상태는 특히 중요하다는 것에 관심을 갖고 모든 운동선수와 HbS를 지닌 사람에서 수분 대체를 통한 정확한 순응이 관찰되어져야 한다. 운동 상황에서 HbS의 중요성을 강조하는 간단한 방법을 소홀히 하여 치명적 결과를 초래하게 된다.

표 19.6은 HbS를 지닌 운동선수에서 운동성 횡문근변성를 예방하는데 요구되는 측정이 설명되어 있다(28).

사례 연구

사례 5 (CASE 5)

1991년 22살의 미식축구 선수가 800m 달리기 시합을 한 후 갑자기 실신하였다. 그 운동선수는 4주 동안 강한 훈련을

표 19.6. **HbS를 지닌 운동선수의 운동성 횡문근 변성 예방을 위한 방법 제안(28)**

1. 격렬한 훈련이거나 시합의 회복이전에 상태에 프로그램을 개발하고 실시
2. 모든 활동 전, 중, 후 적극적 수분 처치법을 개발하고 실시
3. 이뇨제 효과를 가진 음료는 피한다(카페인, 술).
4. 더운 곳, 습기 상태, 고도가 2,500피트거나 그 이상인 곳에서 격렬한 운동 피한다.
5. 바이러스성 질환, 특히 쿠토와 설사를 일어날 때
6. 잠을 못자거나 일반적으로 피로한 기간동안 신체활동을 조절한다.
7. 연속적인 시간 운동이거나 짧은 회복기간과 더불어 반복적인 고강도 인터벌 같은 일상과정의 스트레스 운동 피한다.

받아왔고 사전 이학 검사를 통과하였다. 강하고 즉각적인 힘든 횡문근 융해 치료에도 불구하고 그 운동선수는 실신 후 46시간 후 사망하였다. 그 후에 그 선수가 HbS을 가지고 있다는 것을 발견하였다.

사례 6 (CASE 6)

1-1.5마일 달리기를 수행하고 입원을 하게 된 후, HbS, 좌우 요부, 햄스트링과 장단지의 통증을 가지고 있는 20세의 아프리카계 미국인 미식축구선수의 횡문근 융해 사례가 보고되었다. 진단은 운동 유발성 천식과 횡문근 변성으로 나타났다. 크레아틴 키나제를 제외한 혈액 화학작용은 정상적이고 그는 관리, 감독되어진 훈련을 전제로 복귀하였고 2주이내 장거리 달리기를 제외한 완전한 훈련으로 복귀하였다. 그는 모든 신체활동의 전, 중, 후에 적극적인 수분공급을 하였다. 운동 유발성 천식으로 기인한 산소보충은 모든 경기 중에 되어졌다. 그는 건강에 다른 불리한 영향없이 시즌을 보냈다.

사례 7 (CASE 7)

HbS을 갖고 있는 한 아프리계 미국인 크로스 컨츄리 달리기 선수는 두 번의 실신을 하였다. 첫 번째 실신 후 그 선수는 구토를 하고 호흡, 복통, 구역질, 그리고 다리 경련을 호소하였다. 그는 전날 저녁에 충혈완화제를 복용했다고 보고되었다. 비록 합병증이 없이 회복되었지만, 그는 달리기 경기는 계속할 수 없다는 조언을 받았다. 그는 1년 후 두 번째 실신이 일어나기 전까지 계속 달리기를 해왔다. 그는 실신을 하고 구강대 구강법이 실시되었으며, 지역 응급시설로 실려 가게 되었다. 그는 횡문근 융해와 신부전으로 진단되었다. 의식을 다시 찾은 후, 그는 분별력을 잃고 심한 다리의 경련을 호소하였다. 그는 신장 손상을 가진 상태로 1개월 후에 퇴원하였으며, 더 이상 달리기는 수행할 수 없게 되었다.

참고문헌

1. Brotherhood J, Brozovic B, Pugh LG. Haematological status of middle- and long-distance runners. *Clin Sci Mol Med* 1975;48:139–145.
2. Dill DB, Braithwaite K, Adams WC. Blood volume of middle-distance runners: effect of 2,300 m altitude and comparison with nonathletes. *Med Sci Sports Exerc* 1974;6:1–7.
3. Deakin V. Iron depletion in athletes. In: Burke L, Deakin V, eds. *Clinical sports nutrition.* 2nd ed. Sydney: McGraw Hill, 2000. In press.
4. Eichner ER. Minerals: iron. In: Maughan R, ed. *Nutrition in sport.* London: Blackwell Science, 2000.
5. Nielsen P, Nachtigall D. Iron supplementation in athletes: current recommendations. *Sports Med* 1998;26:207–216.
6. Food and Nutrition Board, National Academy of Sciences—National Research Council, *Recommended dietary allowances.* 10th ed. Washington: National Academy Press, 1989
7. Lamanca JJ, Haymes EM, Daly JA, et al. Sweat iron loss of male and female runners during exercise. *Int J Sports Med* 1988;9:52–55.
8. Rudzki SJ, Hazard H, Collinson D. Gastrointestinal blood loss in triathletes: its etiology and relationship to sports anemia. *Aust J Science Med* 1995;27:3–8.
9. Miller BJ, Pate RR, Burgess W. Foot impact force and intravascular hemolysis during distance running. *Int J Sports Med* 1988;9:56–60.
10. Pennington JA, Church HN. *Bowes and Church's food values of portions commonly used.* 14th ed. Philadelphia: JB Lippincott Company, 1985.
11. Monsen ER, Hallberg L, Layrisse M, et al. Estimation of available dietary iron. *Am J Clin Nutr* 1978;31:134–141.
12. Hallberg L, Hultén L, Gramatkovski E. Iron absorption from the whole diet in men: how effective is the regulation of iron absorption? *Am J Clin Nutr* 1978;66:347–356.
13. Snyder AC, Dvorak LL, Roepke JB. Influence of dietary iron source on measures of iron status among female runners. *Med Sci Sports Exerc* 1989;21:7–10.
14. Haymes EM. Trace minerals and exercise. In: Wolinsky I, ed. *Nutrition in exercise and sport.* 3rd ed. Boca Raton: CRC Press, 1998.
15. Fogelholm M. Indicators of vitamin and mineral status in athletes' blood: a review. *Int J Sports Nutr* 1995;5:267–284.

16. Garza D, Shrier I, Kohl HW, et al. The clinical value of serum ferritin tests in endurance athletes. *Clin J Sport Med* 1997;7: 46–53.
17. Lamanca JJ, Haymes EM. Effects of iron repletion on VO_2max, endurance, and blood lactate in women. *Med Sci Sports Exerc* 1993;25:1386–1392.
18. Schoene RB, Escourrou P, Robertson HT, et al. Iron repletion decreases maximal exercise lactate concentration in female athletes with minimal iron-deficiency anemia. *J Lab Clin Med* 1983;102:306–312.
19. Ashenden MJ, Fricker PA, Ryan RK, et al. The haematological response to an iron injection amongst female athletes. *Int J Sports Med* 1998;19:474–478.
20. McKenzie SB. *Textbook of hematology.* Baltimore: Williams and Wilkins, 1996.
21. Murphy JR. Sickle cell hemoglobin (HbAS) in black football players. *JAMA* 1973;225:981–982.
22. Diggs L, Flowers E. High school students with sickle cell trait (HbA/S). *J Natl Med Assoc* 1976;68:492–493.
23. Le Gallais D, Prefaut C, Mercier J, et al. Sickle cell trait as a limiting factor for high level performance in a semi-marathon. *Int J Sports Med* 1994;15:309–402.
24. Eichner ER. Sickle cell trait, heroic exercise, and fatal collapse. *Phys Sports Med* 1993;21(7):51–64.
25. Kark JA, Posey DM, Schumacher HR, et al. Sickle cell trait as a risk factor for sudden death in physical training. *N Eng J Med* 1987;317:781–787.
26. Kark JA, Ward FT. Exercise and hemoglobin S. *Sem Hematol* 1994;31:181–225.
27. Shaskey D, Green G. *Sports hematology. Sports Med* 2000; 29:27–38.
28. Harrelson G, Fincher L, Robinson J. Acute exertional rhabdomyolysis and its relationship to sickle cell trait. *J Athl Training* 1995;30(4):309–312.
29. Browne RJ, Gillespie CA. Sickle cell trait: a risk factor for life-threatening rhabdomyolysis? *Phys Sports Med* 1993;21(6): 80–88.
30. Milne CJ. Rhabdomyolysis, myoglobinuria, and exercise. *Sports Med* 1988;6:93–106.
31. Sherry P. Sickle cell trait and rhabdomyolysis: a case report and review of the literature. *Milit Med* 1990;155:59–61.
32. Rosenthal MA, Parker DJ. Collapse of a young athlete. *Ann Emerg Med* 1992;21:1493–1498.

부록

ACSM의 공인된 임상 운동생리학자(RCEP)의 지식, 기술, 능력(KSAs)

서론

본 도서는 근골격계, 근신경계, 면역 질환 및 장애를 가진 환자들을 다루는 임상운동생리학자의 역할을 명확히 하고, 관련지식을 연계시키는데 도움을 주도록 구성하였다. 이미 출판된 "ACSM's Guidelines for Exercise Testing and Prescription"과 "ACSM's Resource Manual for Exercise Testing and Prescription"은 심혈관 질환, 폐질환, 대사질환이 있는 환자들을 위한 지침서 역할을 하였다. 하지만 본 도서는 임상운동생리학자에게 요구되는 모든 능력과 자질을 함양하는데 충분한 내용은 아니지만, 임상운동생리학자에게 실질적으로 도움이 되는 내용을 폭넓고 다양하게 다루고 있다. 실제로 여기서 다룬 임상운동생리학자가 함양해야할 지식, 기술, 능력은 모든 임상적 현장에서 모든 임상운동생리학자가 숙지해야할 모든 내용을 포함하지는 않는다. 이것은 다양한 상황과 치료영역을 개척해야하는 임상운동생리학자의 역할을 말하는 것이다.

분명한 것은 많은 학자들과 전문가들은 임상운동생리학자의 역할이 앞으로 계속 발전하고 수년 후에는 명확하게 규정될 것으로 보고 있다. 지식, 기술, 능력은 주요 결과의 평가를 위한 특수 검사의 수행과 운동처방 또는 특수 치료계획을 전달하는 임상운동생리학자의 역할에 대해 명확히 구별은 없다. 임상에서 체력의 구성요소들을 평가하기 위한 특수 검사와 측정은 치료영역과 상황에 따라 다양하다. 그리고 앞으로의 실제적인 분석은 지식, 기술, 능력에 관한 충분한 정보를 제공할 것이다. 이러한 측정의 종류와 복잡성은 다양해지지만 임상운동생리학자가 갖추어야 할 특수한 지식, 기술, 능력에 관한 종합적인 내용은 많은 환자들을 위하여 종사하고 있는 모든 임상운동생리학자들에 의해 규명되어져야 한다.

William Jay Gillespie

업무영역. 1996년 ACSM 위원회에서는 임상운동생리학자의 업무 영역을 구별하였다: "임상운동생리학자는 임상과 병태학적 상황에서 치료적 또는 기능적 이득을 가져다주는 운동과 신체활동의 적용에 관한 사항을 연구한다. 임상운동생리학자는 심혈관, 폐, 대사작용, 근골격계, 근신경계, 종양학적, 면역적, 혈역학적인 질환자를 막론하고, 모든 질환자를 위해 적절한 서비스를 제공해야 한다. 더욱이 임상운동생리학자는 노인, 소아, 임산부들과 같은 집단에 운동의 원리를 적용하고, 예방활동을 하는 역할을 담당한다. 임상운동생리학자는 운동평가, 운동처방, 운동의 감독, 운동교육, 운동결과를 평가하는 일을 한다. 임상운동생리학자들이 관리해야할 환자들은 의사들에게 계속적으로 치료를 받고 있거나, 의사들로부터 위탁받은 환자로 제한해야한다.

윤리적 의무. 임상 운동 생리학 업무의 윤리 코드는 윤리적이고 전문적으로 높은 수준을 유지하며 개인적으로나 집단적인 위치에서 구성원을 돕는 역할을 한다. 코드는 건강 관계에서 입증된 건강 직업, 공공의, 모든 사람들과 관계가 형성된 구성원, 의학 직업의 구성원, 동료와의 관계에서의 그, 그녀의 행위를 결정하는 구성원에 의해 기준을 나타낸다. 임상 운동 생리학자의 구성원은 이러한 이유로 지식과 기술, 능력을 포함한 임상 운동 생리학자의 업무에서 의학적이고 건강한 서비스를 제공하도록 되어있다. 이러한 기술은 인간의 존엄을 존중하고 동정하도록 되어있다.

지식, 기술, 능력. 등록된 임상 운동 생리학자를 위한 지식, 기술, 능력은 국가공인시험에 기초를 제공하고 학문과 인턴쉽의 기초를 제공하며 업무의 범위를 전개한다고 기록되어 있다. 이 지식, 기술, 능력은 지원자의 전제조건으로 다음의 조건을 따른다.

1) 운동 생리학, 운동과학, 또는 생리학에 만족하는 마스터의 수준
2) 등록된 임상 운동 생리학자의 실제 영역에 의해 정의 되는 1200시간의 감독된 임상 경험. 게다가 지식, 기술, 능력은 전문적인 독립적인 수준을 환자에게 제공하고 주요 특이적 만성 질환과 상태에 요구되는 능력에 대해 기술되어져 있다. 게다가 그것은 ACSM의 건강 체력 지도자를 위한 지식, 기술, 능력과 같은 학자의 수준을 준비하는 신체 체력 전문가에게 기대되는 능력과 교육적인 배경 기대에 대한 자격을 부여하고 있다.

지식, 기술, 능력의 발달과 조직화. 지식, 기술, 능력은 6개의 주요한 업무의 범위로 구성되어 있고 이는 12개의 주요 내용을 포함한다. 이 코드는 6개의 업무 범위 각각을 포함한다. 그런데 지식, 기술, 능력에 포함된 6개의 업무 범위는 유일한 각각의 업무 범위를 나타낸다. 지식, 기술, 능력은 6개의 업무 범위에 포함되는 임상가와 전문가 그룹에 의해 쓰여 졌다. 임상 운동 생리학자의 6-15 업무의 범위는 입문 또는 발전된 수준으로서 지식, 기술, 능력을 평가하고 재검토하는 데 초점이 맞춰져 있다. 지식, 기술, 능력의 입문 수준은 인턴쉽 경험에 의한 운동과학 또는 임상 운동 생리학자의 마스터 프로그램의 졸업으로 정의되어진다. 발전된 지식, 기술, 능력은 인턴쉽을 넘어서 직업 트레이닝을 성취하는 능력을 나타낸다. 오직 입문 수준의 지식, 기술, 능력만이 이 과정을 포함한다.

다음은 주요 업무영역과 자격시험 및 인턴쉽에 반영되는 대략적인 상대적 가중치를 나타낸 내용이다.

실행 영역	상대적 가중치
0.0 핵심	각 실행 영역에 지속됨
1.0 심혈관	30%
2.0 폐	10%
3.0 대사적	20%
4.0 정형외과적/근골격계	20%
5.0 근신경계	10%
6.0 면역학적/혈역학적	10%

주요 내용	상대적 가중
0.1 병태생리학	10%
0.2 임상 운동 생리학	22%
0.3 약학	5%
0.4 이학검사	5%
0.5 내과적 치료와 외과적 치료	4%
0.6 진단 테크닉	8%
0.7 운동/체력/기능 검사	15%
0.8 운동 처방과 프로그램	10%
0.9 교육과 상담	10%
0.10 응급 처치	3%
0.11 의학적 활동의 평가, 결과 평가와 퇴원계획	3%
0.12 관리	5%

다음은 위의 12가지 항목으로 구분되어진 공인된 임상운동 생리학자들이 갖추어야할 지식, 기술, 능력이다.

0.0 핵심 지식, 기술, 능력

0.1 핵심 병태생리학. 심혈관계, 호흡계, 대사, 근골격계, 근신경계, 만성 면역학과 감염 질환과 장애에서 일반적

인 병태생리학과 역학의 기초 지식을 이 부분에 언급하였다.

0.1.1 만성 질환 및 장애와 감염 질환의 위험 인자를 입증하기 위한 역학을 발견하기 위한 기초 지식을 위에 언급하였다.

0.1.2 만성 질환 및 장애와 감염 질환의 병리 생리학의 기초 지식을 위에 언급하였다.

0.2 핵심 임상운동생리학. 심혈관계, 호흡계, 대사, 근골격계, 근신경계, 만성 면역학과 감염 질환과 장애를 가진 사람들에게 일반적인 운동 생리학의 임상적 적응 지침에 대한 기초 지식을 이 부분에 언급하였다.

0.2.1 운동 전후에 신체 변화에 대한 심혈관계, 혈역학, 근골격계 반응에 대한 지식

0.2.2 증가하는 부하에 따른 심박수, 1회 박출량, 심박출량, 동정맥 산소차, 수축기 혈압, 이완기 혈압, 심부담도, 분당 환기량, 1회 호흡량, 호흡수의 안정시와 운동 지표의 지식

0.2.3 임상운동검사 동안 간접적으로 평가되거나 예측된(계산된) 변인에 대한 지식. 최대산소섭취량(L/min, kcal, ml/kg/min, METs), 환기량, 호흡교환율, 운동자각도, 불안정한 척도(흉통, 호흡곤란), 심박수, 혈압, 심부담도, 환기역치, 근력, 근지구력.

0.2.4 심근산소섭취량〔심근산소섭취량(MVO_2)=심박수(HR)×(SBP)×)〕과 심부담도〔심부담도(RPP)=수축기혈압(SBP)×(HR)〕 측정의 유용함에 대한 지식.

0.2.5 산소섭취량〔$\dot{V}O_2$(산소섭취량)=HR(심박수)×SV(1회 박출량)×a-v O_2 difference(동정맥 산소차)〕 공식과 휴식시와 최대하 및 최대 운동 중 전형적인 변인에 대한 지식

0.2.6 평균동맥압 공식〔MAP(평균동맥압)=DBP(이완기혈압)+(SBP(수축기혈압)-DBP(이완기 혈압)/3〕과 휴식시와 최대하 및 최대 운동 중의 변인에 대한 지식

0.2.7 트레이닝의 특수성 원리에 관한 지식

0.2.8 저항트레이닝과 심폐 지구력 트레이닝을 적용하는 점진적인 과부하의 원리에 대한 지식

0.2.9 저항운동을 통해 근력과 근지구력을 향상시키는 지식

0.2.10 지속적 대 간헐적 운동 트레이닝의 상대적 가치와 이용에 대한 지식

0.2.11 저항 훈련과 유연성 운동의 장점에 대한 지식

0.2.12 운동 트레이닝에 따른 최대하 및 최대 생리적 반응에 대한 변화를 이끄는 적응 메커니즘에 대한 지식(최대하 운동 중 심박수와 수축기 혈압 감소, 호흡 역치와 기능적 능력 감소, 근력과 근지구력증가 등)

0.2.13 이러한 변화를 방해하는 바람직한 신체 활동과 침상 휴식의 생리적 효과에 대한 지식

0.2.14 최대하 및 최대 운동 중 심근 산소섭취량(심박수, 수축성, 전부하, 후부하)의 공식에 대한 운동 트레이닝의 영향에 대한 지식

0.2.15 운동 반응에 대한 온도, 습도, 고도의 영향에 대한 지식

0.2.16 규칙적인 운동 프로그램을 참여하는 만성 질환과 장애를 가진 사람들에게 고려해야할 영양 및 수분 공급에 대한 지식

0.2.17 운동 중 반응으로 공기 오염과 담배로 인한 생산물질(일산화탄소, 니코틴)의 영향에 대한 지식

0.3 핵심 약리학. 운동 중 개개인별 지침, 주요 부작용, 주 효과를 포함하여 심혈관계, 호흡계, 대사, 근골격계, 근신경계, 만성 면역학과 감염 질환과 장애를 가진 사람들의 치료에 일반적으로 사용되는 약물 분류 지침의 기초 지식을 이 부분에 언급하였다(각 분야의 약리학 부분 참조).

0.4 핵심 이학검사의 측면. 심혈관계, 호흡계, 대사, 근골격계, 근신경계, 만성 면역학과 감염 질환과 장애를 가진 사람들의 신체 검사와 관련된 기초 지식, 기술, 능력을 이 부분에 언급하였다.(각 분야의 이학검사 세션 참조)

0.5 핵심 내과적 및 수술적 치료. 심혈관계, 호흡계, 대사, 근골격계, 근신경계, 만성 면역학, 감염 질환과 장애를 가진 사람들의 관리에 사용되는 내과적 및 외과적 치료가 기록되어 있는 중요한 연구결과에 대한 이해와 기술의 기초 지식을 이 부분에 언급하였다.(각 분야의 특수

한 내과적 및 외과적 치료 세션 참조)

0.6 핵심 진단 테크닉. 심혈관계, 호흡계, 대사, 근골격계, 근신경계, 만성 면역학과 감염 질환과 장애를 가진 사람들의 관리에 사용되는 일반 기출을 관리하는 능력과 특수한 지식, 진단적 기술이 기록되어 있는 중요한 연구결과에 대한 이해와 기술의 기초 지식을 이 부분에 언급하였다.(각 분야의 특수한 진단적 테크닉 세션 참조)

0.7 핵심 운동/체력/기능적 검사. 심혈관계, 호흡계, 대사, 근골격계, 근신경계, 만성 면역학과 감염 질환과 장애를 가진 사람들에게 일반적인 운동/체력/기능적 검사를 관리하는데 사용된 지식, 기술, 능력

0.7.1 검사를 위한 징후와 금기(절대적 및 상대적)를 구별하는 능력과 지식

0.7.2 질환이 있는 사람들을 검사하는 동안 전문의의 감독을 권고하는지에 대해 구별하는 능력에 대한 지식

0.7.3 검사하기 전에 환자의 불안감을 감소하기 위한 능력과 검사 중 혹은 검사 전에 불안감이 증가하는 요소를 확인하는 능력에 대한 지식

0.7.4 저항성 장비, 호흡가스 분석기, 폐활량계, 아네로이드 혈압계, 심전도, 상체 에르고미터, 자전거 에르고미터, 전동식 트레드밀을 영점 조절하는 기술을 수행하는 능력과 지식

0.7.5 질환을 가진 다양한 사람들을 위한 적당한 운동형태(트레드밀, 하체 및 상체 자전거 에르고미터, 저항운동장비)와 프로토콜(초기 시작 수준, 활동의 증가, 단계의 길이, 생리학적 측정의 빈도)를 선택하기 위한 능력과 지식.

0.7.6 동반이환(두 가지 이상의 질환을 가지고 있음)의 가능성을 미리 진단할 수 있는 능력.

0.7.7 동의서 제공, 의학적 과거력 조사(약물과 증상 포함), 검사 이전과 이학검사를 진행하는 능력과 지식 그리고 검사에 대한 금기사항과, 그리고 임상전문가, 건강관리사와 법적 제재에 관한 정보의 인식.

0.7.8 질병을 가진 사람을 위한 테스트의 종료 시점을 가늠하는 능력과 지식

0.7.9 운동 직후 절차와 회복을 위한 다양한 접근 능력과 지식.

0.7.10 결과를 정리하기 위해 필요한 테스트 자료의 계산, 기록, 관리 능력과 지식.

0.7.11 동기부여의 부족, 두려움, 낮은 기능적 능력 그리고 보행상의 문제들로 인해 테스트 결과가 영향을 받지 않도록 하는 관리 능력.

0.8 주 운동 처방과 프로그램 작성하기. 심혈관, 폐, 대사적, 근골격계, 신경근 그리고 면역학적 만성질환 감염질환을 가진 사람들을 위한 운동프로그램의 처방과 관리를 위한 지식, 기술, 능력.

0.8.1 이와 같은 위험수준을 가진 사람들을 위한 감독과 관찰에 관한 지식.

0.8.2 재활 운동에 있어서 참여자의 현재 임상적 상태와 관련이 있는 운동 금기사항에 대한 지식.

0.8.3 임상적 정보, 형태, 강도, 시간, 빈도, 진행도가 포함된 운동 검사 자료와 예방을 위해 적당한 운동을 처방하는 능력과 지식.

0.8.4 운동 처방의 응용 혹은 증상, 임상적인 상태, 정형외과적 제한점과 환경적 상황에 따라 운동을 지속하지 못하는 것에 대한 응용 능력과 지식.

0.8.5 피로나 균형 혹은 정형외과적 제한점에 대한 적절한 준비운동과, 정리운동을 응용하는 기술과 전달하는 능력과 지식.

0.8.6 팔과 다리 운동에 대한 생리학적 트레이닝의 효과에 관한 지식과, 정확하게 적용하는 능력.

0.8.7 운동의 부작용을 판단하고, 그것을 예방하기 위한 예방책에 관한 능력과 지식.

0.8.8 운동 프로그램에 대한 좋지 못한 순응과 관련된 특징을 이해하고, 이러한 장애를 극복하고 적응하기 위한 방법에 관한 능력과 지식.

0.9 주 교육과 상담. 심혈관, 폐, 대사적, 근골격계, 신경근계와 면역학적 만성질환 그리고 감염질환을 가진 사람들을 위한 교육과 상담 프로그램을 전달할 수 있는 지식과, 기술, 능력.

0.9.1 건강을 위한 신체활동 습관을 장려하여 행동을 변화의 기초적 이론의 적용과 기술에 관한 능력과

지식.

0.9.2 개인과 소규모 그룹의 사람들에게 적당한 강의 주제를 전달하는 능력과 지식.

0.9.3 특수한 질환으로 인해 영양, 스트레스 관리, 체중 관리 그리고 심리학적 지지가 요구되는 질환자들을 위한 적당한 추천제도에 대한 지식.

0.9.4 초기와 이차적 예방을 위한 위험 요인 중재와 행동적 변화를 위한 행동적 단계를 구성하고 실천시키는 능력.

0.9.5 운동에 대한 적당한 주의사항과 금기사항을 전달하는 능력.

0.9.6 위기관리, 대처 그리고 생활 습관의 교정에 관한 기초적 행동 심리에 관한 지식.

0.9.7 질환의 위기에 대한 대처가 부적당하였거나 실패, 개인적 위기(예를 들어, 실직), 그리고 만성적 질환 행동에 대한 증상과 징후를 확인하는 능력과 지식.

0.9.8 급성 질환과 우울증, 사회적 고립감, 공격성, 관념화와 같은 만성질환과 관련된 심리학적 문제에 관한 지식.

0.9.9 적당한 건강관리 전문가를 추천하는 능력.

0.9.10 다른 건강관리 전문가와 협력하는 능력.

0.10 주 응급 절차. 심혈관, 폐, 대사적, 근골격계, 신경근계와 면역학적 만성질환 그리고 감염질환을 가진 사람들을 위한 테스트 혹은 치료 운동 전, 중, 후의 관리를 위한 적당한 응급처치를 할 수 있는 기본적, 지식, 기술, 능력.

0.10.1 운동검사와 치료적 운동을 실시하는 동안 약물의 사용과 응급의료장비의 사용에 관한 기본 지식

0.10.2 응급의료장비에 관한 기본 지식과 조작능력

0.10.3 심정지, 빈맥, 서맥, 극도의 심근허혈, 저혈당증, 실신, 저혈압, 기관지 경련, 호흡 피로 및 호흡정지, 자율신경 과다반사, 대발작 또는 부분발작, 염좌와 좌상, 낙상과 고관절 및 척주의 골절상황에 대응할 수 있는 응급절차에 관한 기본지식

0.10.4 기본응급처치와 기본인명구조술을 수행할 수 있는 능력과 기본지식, 그리고 이와 관련된 자격을 현재 소유하고 있어야한다.

0.11 의료보험혜택(core quality assurance), 지출평가, 퇴원 후 계획. 심장질환, 폐질환, 대사질환, 근골격질환, 신경근질환 또는 면역관련 만성/감염질환자들은 의료보험, 지출평가, 퇴원 후 계획의 설계에 관한 능력과 기술, 지식을 갖추어야 한다.

0.11.1 계속적인 질적 개선과 수행개선계획의 지식

0.11.2 검사해석에 영향을 주는 검사의 신뢰도를 포함한 기술적 오류를 확인하는 능력과 지식

0.11.3 특수한 임상적 처치의 적용 전 · 후의 트레이닝 자료와 검사결과를 평가하는 능력

0.11.4 운동검사; 신체활동 시뮬레이션; 특수한 만성질환 또는 장애를 평가하는 생리학적 검사방법; 삶의 질과 관련된 건강과 신체의 기능적 관찰 등에 관한 사항들을 보고하고 문서화하는 능력

0.12 검사와 재활프로그램 중점관리(core administration). 심혈관계, 폐, 대사, 근골격, 신경계 또는 면역기능 재활 등에 관련된 운동검사 방법들과 재활프로그램의 관리를 위한 지식과 기술 및 능력.

0.12.1 재활프로그램과 운동검사의 적절한 준비를 위한 지식

0.12.2 다양한 재활프로그램을 안내하기 위한 절차와 지침, 그리고 다양한 건강전문가의 역할을 설명하고 구별할 수 있는 지식과 능력

0.12.3 운동검사와 재활프로그램을 위한 적절한 장비와 지원품목에 관한 지식

0.12.4 재활프로그램의 적절한 홍보와 대중 보급전략에 관한 지식

0.12.5 재활프로그램과 운동검사의 비용 상환에 관한 지식

0.12.6 재활프로그램과 운동검사의 수입과 지출에 관한 년간 예산의 내용에 관한 지식

0.12.7 재활프로그램 및 운동검사와 관련된 법률적 위반 행위 즉, 시술자들의 자격취득 여부, 불법행위와 법적 계약, 태만과 의료과실 등에 의한 건강관리의 적법성에 관한 기본 지식

1.0 심혈관계 PRACE 영역

1.1 심혈관질환의 병리생리학. 동맥경화증, 관상동맥질환(CAD), 협심증, 심근경색(MI), 고혈압(HTN), 울혈성 심부전(CHF), 판막성 심장질환, 말초혈관질환(PVD) 등을 포함한 심혈관계 질환과 기능저하의 병역학과 병태생리학에 관한 기본지식.

1.1.1 동맥경화증과 심혈관 질환의 위험요인과 예방과 치료에 관한 지식

1.1.2 심내막 기능과 기능이상에 관련된 위험요인의 역할을 포함한 동맥경화증의 원인과 진행과정에 관한 현재 가설에 대한 지식

1.1.3 지단백질의 분류와 동맥경화증의 진행과정에 지단백질이 미치는 영향에 관한 지식

1.1.4 혈압의 분류와 심혈관 질환의 위험과 혈압의 분류와의 관계에 대한 지식

1.1.5 이완기와 수축기 심실의 기능이상이 있을 때, 안정시와 운동시 심근허혈에 미치는 영향에 관한 지식

1.1.6 전형적인 협심증과 혈관경축성 협심증, 일상적인 협심증과 비일상적인 협심증의 차이에 관한 지식

1.1.7 경색과 잠재적 합병증후 치유되는 심근의 병태생리학적 지식

1.1.8 울혈성 심부전의 병태생리학적 지식

1.1.9 판막성 심질환의 병태생리학적 지식

1.1.10 말초혈관질환의 병태생리학적 지식

1.1.11 관상동맥우회술과 심장이식술의 병태생리학적 지식

1.1.12 심근 경색 후 환자를 분류를 통한 위험관리 전략에 관한 지식

1.2 심혈관질환에 임상운동생리학의 적용. 심혈관질환과 다양한 심장수술을 받은 환자들에게 임상운동생리학의 개별적 적용에 관한 지식

1.2.1 심근허혈, 흉통증후군, 심근경색, 판막질환, 심실기능이상 등이 있는 환자들의 급성운동 시 나타나는 부정맥과 수축력 반응에 관한 지식

1.2.2 심혈관 질환자와 허약자에서 저항운동과 등척성 운동의 잠재적 위험성과 심혈관계 반응에 관한 지식

1.2.3. 심혈관 질환자들의 상체와 하체 운동, 정적운동과 동적운동에서 각각의 혈역학적 반응에 관한 지식

1.2.4 심혈관질환자의 pacing stress test와 약물의 혈역학적 반응에 관한 지식

1.2.5 심혈관질환자의 최대산소섭취량의 해석과 분류에 관한 지식

1.2.6 관상동맥질환의 위험요인들에 운동이 주는 이득에 관한 지식

1.2.7 규칙적인 운동이 심혈관질환자의 최대운동과 최대하 운동 동안에 총 산소섭취량에 미치는 영향에 관한 지식

1.2.8 심혈관질환자의 운동반응에 온도, 습도, 고도가 미치는 영향에 관한 지식

1.3 심혈관 약리학. 심혈관 질환자의 치료에 사용되는 약의 목적, 지침, 주요 부작용, 그리고 효과, 운동 중의 반응에 관한 지식

1.3.1 항부정맥제

1.3.2 항응고제 및 항혈소판제

1.3.3 항고지혈제

1.3.4 베타 차단제

1.3.5 칼슘채널 차단제

1.3.6 디지털리스 배당체(digitalis glycosides)

1.3.7 이뇨제

1.3.8 말초혈관 확장제

1.3.8.1 ACE 억제제(angiotensin converting enzyme inhibitor)

1.3.8.2 아드레날린성 알파 수용체 차단제

1.3.8.3 선택적 수용체 차단이 없는 항 아드레날린 작용제

1.3.8.4 나이트레이트(질산염)와 니트로글리세린

1.3.9 정신안정제(항불안제, 항우울제, 항정신병제)

1.3.10 교감신경 흥분제

1.4 이학검사의 심혈관계 반응. 심혈관 질환자와 심허약자

의 심혈관 이학검사와 관련된 기본지식과 기술 그리고 능력.

1.4.1 혈압, 맥박, 심음 및 폐음 등을 포함한 심혈관계 이학검사의 결과를 이해하는 지식과 능력

1.4.2 운동검사 또는 치료적 운동에 대한 참가 여부를 판단하는 금기사항을 파악하기 위한 맥막, 심음과 폐음, 혈압측정 능력과 기본기술

1.4.3 일상적 그리고 비일상적인 협심증(nonanginal, 말초혈관질환, 울혈성 심부전, 부정맥)을 포함한 심혈관질환과 기능이상의 증상과 징후를 구별하는 능력과 기본 지식

1.5 심혈관계의 약물치료와 외과적 치료. 심혈관질환자와 심허약자의 관리에 사용되는 약물학적 외과적 치료의 주요 소견에 관한 이해와 기술에 관한 기본지식.

1.5.1 치료에 사용되는 다양한 혈전용해제의 주요 소견에 대한 이해력과 기본 지식

1.5.2 스텐트 삽입술을 포함한 관상동맥 성형술의 치료의 주요 소견에 대한 이해력과 기술에 관한 기본 지식

1.5.3 관상동맥우회술의 주요 소견에 대한 이해력과 기술에 관한 기본 지식

1.5.4 심박동 조율기와 삽입형 제세동기의 주요 소견에 대한 이해력과 사용기법에 관한 기본 지식

1.5.5 심장이식수술에 관한 보고서에서 핵심결과를 이해하기 위한 기술과 능력의 기초지식.

1.5.6 혈관성형술이나 말초혈관질환에서의 스텐트 사용에 관한 보고서에서 핵심결과를 이해하기 위한 기술과 능력의 기초지식.

1.6 심혈관 진단기술. 기술과 진단기술 및 진단특수지식의 보고서에서 핵심결과를 이해에 관한 기초지식, 그리고 현재 심혈관질환에서 사용되어지는 어떤 특수한 기술을 수행하는 능력.

1.6.1 24/48시간 심전도(Holter monitor)에서 핵심결과를 이해하기 위한 기술 및 능력의 기초지식.

1.6.2 전혈구계산, 헤마토크리트, 헤모글로빈, 심장효소, 전해질 등을 포함한 심혈관질환의 진단에서 사용되는 다양한 실험테스트에서 핵심결과를 이해하기 위한 기술 및 능력의 기초지식.

1.6.3 심혈관질환 기능에 대한 방사선핵종 영상 테스트에서 핵심결과를 이해하기 위한 기술 및 능력의 기초지식.

1.6.4 휴식과 스트레스의 심장초음파검사 테스트에서 핵심결과를 이해하기 위한 기술 및 능력의 기초지식.

1.6.5 약리적 스트레스 테스트에서 핵심결과를 이해하기 위한 기술 및 능력의 기초지식.

1.6.6 관상동맥조영술에서 핵심결과를 이해하기 위한 기술 및 능력의 기초지식.

1.6.7 심전도. 심박수, 리듬, 축, 비대, 허혈, 경색 등을 포함한 임상적 심전도에 있어서의 지식, 기술, 능력 그리고, 심혈관질환을 갖고 있는 환자에게서 심전도를 변화시키는 추가적요인.

1.6.7.1 관상동맥질환(CAD)를 갖고 있는 환자에서 다음과 같은 정상적, 비정상적 반응에 대한 지식. : 심근의 기능, 활동전위의 발생과 전도, 재분극, 전기활동 경로의 주요 변형.

1.6.7.2 심조율기록지와 심전도 12 유도로부터의 심실 박동수를 결정하는 능력

1.6.7.3 심조율기록지, 심전도 12 유도, 모니터 등으로부터 동, 심방, 접합, 심실 리듬장애를 확인할 수 있는 능력과 각각의 임상적 중요성에 대한 지식.

1.6.7.4 심조율기록지, 심전도-12 유도, 모니터 등으로부터 동방결절(SA), 방실결절(AV), 각 차단(BBB)을 확인할 수 있는 능력과 각각의 임상적 중요성에 대한 지식.

1.6.7.5 심전도 12 유도로부터 정상축, 좌축편위, 우축편위 등을 결정할 수 있는 능력과 각각의 임상적 중요성에 대한 지식.

1.6.7.6 심전도 12 유도로부터 좌, 우 심방, 심실의 확장 및 비대 등을 결정할 수 있는 능력과 각각의 임상적 중요성에 대한 지식.

1.6.7.7 심장내막하 및 전층의 허혈, 손상, 경색

증에 관련된 심전도변화를 결정할 수 있는 능력과 각각의 임상적 중요성에 대한 지식.

1.6.7.8 허혈, 손상, 경색증에 대한 일반적인 심근 부위에 대응되는 유도를 결정하는 능력.

1.6.7.9 과다호흡, 전해질비정상, 심혈관약물치료 등에 기인하여 전형적으로 발생되는 심전도변화를 확인할 수 있는 능력.

1.7 심혈관 운동/체력/기능 테스트 심혈관질환 및 장애를 가진 사람들에 대한 심폐운동, 약물부하, 기능적 용량 테스트를 실시하는데 사용되는 지식, 기술, 능력.

1.7.1 운동검사 중에 알맞은 간격으로 심전도, 혈압, 운동자각도, 증상, 호기 등의 측정을 위한 적절한 방법을 적용할 수 있는 능력 및 지식.

1.7.2 심전도 인공물을 최소화하는데 사용되는 방법의 적용에 관한 능력 및 지식.

1.7.3 운동검사에서 단일 유도 및 다중 유도 심전도 시스템을 사용하는 능력 및 지식

1.7.4 적절한 표준 및 운동 중 심전도12 유도법의 운동검사 전에 일상적 업무를 수행하거나 할 수 있는 능력 및 지식 : 정확하게 왼팔, 오른팔의 혈압을 측정하는 것, 운동자각도의 범위 및 다른 적절한 방식의 범위(호흡곤란, 협심증 등)의 사용에 대하여 검사 참가자를 교육하는 것.

1.7.5 운동수행, 혈역학, 기능적 용량, 안전도 등이 협심증, 심근경색, PTCA, CABG, 심부전 등에 미치는 효과에 대한 지식.

1.7.6 협심증 및 관상동맥질환이 있는 환자에게서 사전 검사여부를 결정할 수 있는 능력과 지식.

1.7.7 적절한 검사 프로토콜을 운용하는 능력과 방사선 핵종, 심초음파 영상검사를 포함하는 운동검사 절차에 대한 능력.

1.7.8 약물부하검사에 보조를 할 수 있는 능력과 기초 지식

1.8 심혈관운동처방과 프로그래밍. 심혈관질환이나 장애를 가진 사람들을 처방하고 감독할 수 있는 지식, 기술, 능력.

1.8.1 심혈관질환을 가진 사람들을 위한 등척성, 등장성 운동을 적절하게 사용할 수 있는 능력.

1.8.2 과거에 심근경색, CABG, PTCA, PTCA(스텐트), 죽종절제술, 심장이식 등을 했던 사람들에 대한 강화훈련 프로그램을 설계할 수 있는 능력 및 지식.

1.8.3 심근경색, PTCA, CABG, 협심증으로 입원한 사람들에 대하여 입원 후 3개월뿐만 아니라 입원 이후의 빠른 회복기간을 위한 운동 프로그램을 감독할 수 있는 능력.

1.9 심혈관 교육 및 상담. 심혈관질환 및 장애가 있는 사람들에 대한 교육프로그램과 상담을 실행할 수 있는 지식, 기술, 능력(핵심 교육 및 상담).

1.10 심혈관 응급절차. 심혈관질환 및 장애가 있는 사람들에 대한 운동검사 및 운동치료과정을 실행하는 이전, 중, 이후에 적절한 응급처리절차를 이용하여 대응할 수 있는 기초지식, 기술, 능력.(핵심 응급처리절차)

1.11 심혈관 품질보증, 결과평가, 퇴원계획. 심혈관질환 및 장애가 있는 사람들에 위한 프로그램에서 품질보증, 결과평가, 퇴원계획에 대한 지식, 기술, 능력.(핵심 품질보증, 결과평가, 퇴원계획)

1.12 심혈관 검사관리와 재활프로그램. 심혈관재활에 대한 재활프로그램 및 운동검사 실험실을 관리하는 데 유용한 지식, 기술, 능력(검사 및 재활프로그램의 핵심관리).

2.0 폐 PRACE 분야

2.1 폐질환의 병리학. 폐질환의 역학 및 병리학에 관한 기초지식 : 폐쇄성 폐질환(폐기종, 만성기관지염, 천식, 기관지 확장증, 낭포성 섬유증), 구속성 폐질환(간질성 폐섬유증, 신경근육질환, 흉부외곽 이상), 혈관 폐질환(폐동맥고혈압-1기, 색전증), 우심부전증 등을 포함.

2.1.1 만성폐질환(CLD-폐기종, 만성기관지염, 천식)에 대한 위험요인에 대한 지식과 폐질환예방 및 시술에 관하여 만성폐질환을 감소시킬 수 있는 효능에 대한 지식.

2.1.2 폐기종, 만성기관지염, 천식에 대한 병리학적 지식. 저산소혈증, 고탄산혈증, 호흡곤란에 대한 병

리학적 기전에 대한 지식. 제한성성 폐질환의 병리학적 기초지식.

2.1.3 혈관폐질환과 우심부전증의 병리학적 지식.

2.2 폐질환에 적용되는 임상적 운동생리학. 폐질환 및 장애가 있는 사람들에 관련된 운동생리학의 임상적적용의 기초지식.

2.2.1 만성폐질환이 있는 사람들에 대한 운동에서(호흡의, 심장의, 근육의 심리의) 한계점에 관한 지식.

2.2.2 만성폐질환이 있는 사람들의 운동실행에 대한 신체자세의 영향(호흡이용)에 관한 지식.

2.2.3 만성폐질환이 있는 사람들에 대한 낮은 기능적 용량이 갖는 의미에 관한 지식.

2.2.4 만성폐질환이 있는 사람들의 복부 기전적 팽창과 복횡근 운동 제한에 대하여 부수적으로 호흡곤란 조절을 위한 식사와 관련된 운동계획 효과에 대한 지식.

2.2.5 만성폐질환이 있는 사람들에서 이산화탄소 생성과 운동반응에 대한 지방, 탄수화물 대사 및 운동대응의 효과에 관한 지식.

2.3 폐약리학. 폐질환 및 장애가 있는 사람들을 처방하는데 보통 사용되는 약의 분류에 대한 기초지식. 목적, 적용, 주효과, 운동하는 사람들에 대한 주 효과 등을 포함.

2.3.1 항콜린제

2.3.2 항생제

2.3.3 항히스타민제

2.3.4 진해제

2.3.5 항염증제

2.3.6 베타 작용제

2.3.7 코르티코스테로이드

2.3.8 크로몰린 나트륨

2.3.9 충혈완화제(소염제)

2.3.10 거담약(제)

2.3.11 흡입제(metered dose inhalers)

2.3.12 점액용해제(mucolytic agents)

2.3.13 산소(oxygen)

2.3.14 간대사증가제(theophyllines)

2.4 신체검사의 폐관련 측면. 만성폐질환과 장애가 있는 환자에 대한 폐검사와 관련된 기술과 기초지식

2.4.1 폐소리(lung sound) 포함한 폐 검진의 결과를 이해할 수 있는 기초지식

2.4.2 금기적 운동검사 혹은 치료적 운동수행의 목적과 관련되어 호흡율, 산소포화도, 호흡곤란율, 그리고 폐 소리 측정 관찰 가능한 기초기술

2.4.3 저산소혈증과 고탄산혈증(hypercapnea), 기관지 경련, 그리고 우측 울혈성 심부전을 포함한 다양한 만성폐질환의 증상과 증후에 대한 기초지식

2.5 폐의 내과적 · 수술적 처치. 만성폐질환과 장애의 관리에 사용되는 내과적 · 외과적 치료 보고의 주요내용을 이해능력 및 기술의 기초지식

2.5.1 기관지확장(beta-agonist, anti-inflammatory agents) 치료의 다양한 형태의 관리와 함께 관련된 주요사항을 확인하고 이해 가능한 기술의 기초지식

2.5.2 기관지내시경(진단과 레이저)치료의 보고서와 주요사항을 이해하고 기초기술에 대한 지식

2.5.3 기관지과민성(bronchial provacation)치료 보고서의 주요 사항을 이해 가능한 기술의 기초지식

2.5.4 폐 수술(볼륨감소, 절제술, 이식)의 보고서의 주요사항을 이해하고, 기술의 기초지식

2.6 폐 진단적 기술. 폐질환과 장애가 있는 환자의 관리와 그에 사용되는 진단적 기술의 기록과 전문지식에서 주요점의 이해와 기술의 기초지식

2.6.1 기도과민성 검사(bronchial provocation test), 동맥혈가스(arterial blood gases), 그리고 맥박산소계측(pulse oximetry)의 보고에서 주요점을 파악하고 이해 할 수있는 기술의 기초지식

2.6.2 CBC, 헤마토크릿(Hematocrit), 헤모글로빈(Hemoglobin), 그리고 전해질을 포함하는 폐질환의 진단에 사용되는 실험실 검사보고서에서 주요점을 이해 할 수 있는 기초지식

2.6.3 영상법(scan, radionuclide, ventilation perfusion scans 등)을 이용한 보고서의 주요점과 그 기술을 이해하는데 대한 기초지식

2.6.4 폐기능검사

만성폐질환자의 폐기능 검사에서 가능한 지식, 기술

2.6.4.1 폐용량(volume)과 기능(capacities)에 대한 지식 (1회호흡량(tidal volume), 잔기량(residual volume), 흡기량(inspiratory volume), 호기량(expiratory volume), 총폐용량(total lung capacity), 폐활량(vital capacity), 기능적 잔기량(functional residual capacity))

2.6.4.2 상위검사의 결과 보고로 부터 주요점을 이해하고 설명할 수 있는 능력

2.7 폐의 운동, 체력, 기능검사. 만성폐질환자를 위한 심폐운동검사에 사용되는 지식, 기술

2.7.1 운동검사중 적절한 간격에 흡기가스와 적절한 시기에 동맥혈가스, 산소포화도 측정을 위한 적절한 기술을 구사 하수 있는지에 대한 지식

2.7.2 만성폐질환과 장애가 있는 환자의 검사를 위한 적절한 검사종료시점의 개별성 능력과 지식

2.7.3 심폐운동검사시 기초적인 폐기능 검사가 가능한 지식(강제폐활량과 강제호기량)

2.8 폐의 운동처방과 프로그래밍. 만성폐질환과 장애환자를 위한 관찰적 운동프로그램과 처방 가능한 지식과 기술

2.8.1 폐절제술, 이식술, 그리고 폐용량 감소 수술을 포함한 만성폐질환자를 위한 유산소, 근력트레이닝 프로그램 구성 능력과 지식

2.8.2 폐절제술, 이식술, 그리고 폐용량 감소 수술을 포함한 만성폐질환자의 최악의 급성 악화된 환자를 위한 관찰 운동프로그램 가능성

2.8.3 만성폐질환자를 위한 외래환자 관찰 운동 프로그램 가능성

2.9 폐의 교육과 상담. 폐질환과 장애가 있는 환자의 상담과 교육프로그램 지도 능력과 기술, 지식

2.10 폐의 응급처치 절차. 폐질환과 장애가 있는 환자를 위한 치료적 운동 혹은 운동검사 전 · 중 · 후의 적절한 응급처치 절차에 따른 대처능력과 기술, 기초지식(응급처치 절차 참조)

2.11 폐 관리 프로그램, 결과사정, 그리고 퇴원계획. 폐질환과 장애가 있는 환자를 위한 폐 관리, 질적평가, 그리고 퇴원계획 프로그램 구성의 능력, 기술, 지식(주 질적평가, 지출평가, 퇴원계획 참조)

2.12 검사와 재활프로그램을 위한 폐 관리. 폐의 재활 부분에 운동검사실험과 재활프로그램의 관리에 사용가능한 지식과 기술(검사와 재활프로그램의 관리 참조)

3.0 대사적 PRACE 영역

3.1 대사질환의 병리생리. 당뇨, 비만, 말기신장질환(ESRD)과 고지혈증을 포함하는 대사질환과 부전증의 병태생리학과 역학적인 기초지식

3.1.1 당뇨에 대한 지식, 특히 안정시와 운동시에 따른 췌장의 내분비기능의 정상과 비정상, 1형 2형 당뇨, 당뇨의 합병증(complications)과 당뇨진행에 따른 위험요인에 대한 지식

3.1.2 비만에 대한 지식, 특히 환경과 유전, 그리고 식이 기전, 신체 비활동 사이의 상호관계에 대한 지식

3.1.3 상체와 하체비만과 당뇨, 관상동맥질환, 고혈압, 고지혈증, 골격계 상해, 호흡계 원인, 심리적장애, 그리고 암의 발생율과 위험요인 증가에 대한 지식

3.1.4 신부전의 원인과 진행에 대한 기초지식(예, 사구체 기능 감소, 요독증)

3.1.5 고혈압, 울혈성심부전, 근약화, 신장비대, 심장질환, 빈혈증을 포함하는 신부전의 중대성의 지식

3.1.6 고지혈증의 기전에 대한 지식

3.2 대사질환에 적용되는 임상운동생리. 다양한 대사질환과 신부전증에 적용되는 운동생리에 임상적으로 적용되는 기초지식

3.2.1 제1형 당뇨에서 인슐린의 다른 형태의 적응과 운동 시기에 따른 대사반응에 대한 지식

3.2.2 당뇨, 비만, 그리고 신부전에서 최대운동과 최대한운동 반응에 따른 심박수 혈압에 대한 지식

3.2.3 당뇨, 비만, 그리고 신부전이 있는 환자의 운동 중 비정상적 증상과 증후를 인지할 수 있는 지식

3.2.4 당뇨, 비만, 그리고 신부전의 기능적 한계에 대한 지식

3.2.5 비만인과 마른 성인을 위한 다양한 신체활동 형태

의 에너지소비에 대한 지식

3.2.6 신부전 환자에서 유동식이 섭취, 적절한 투석, 투석의 시기, 식이원칙, 공존증, 그리고 의학적 원칙을 포함하여 운동에 따른 급성, 만성반응의 영향에 따른 요인들에 대한 지식

3.2.7 과소지혈증이 있는 환자의 혈중 지질과 지단백질에서 급성, 만성운동의 효과에 대한 지식

3.2.8 제 1형과 2형 당뇨의 혈당조절에서 운동과 체중감소의 효과에 대한 지식

3.2.9 제2형 당뇨와 비만의 예방과 치료에서 운동트레이닝의 효과에 대한 지식

3.2.10 비만성인을 위한 만성운동의 위험성에 대한 지식

3.2.11 말기신부전(ESRD)환자를 위한 트레이닝의 목적은 의미 있는 향상 보다는 기능을 유지하는데 있을것 이라는 지식

3.2.12 당뇨는 반드시 운동전, 중, 후의 예방관리, 특히 신발, 발 관리, 탄수화물 스낵, 유동보충, 그리고 인슐린관리의 필요지식

3.2.13 비만치료에 있어서 신체활동을 둘러싼 주요 문제에 대한 지식(제지방보존, 종기감소, 기초와 안정시대사율 변화, 식욕조절, 그리고 체중유지)

3.2.14 신부전환자에서 운동중 기초예방에 대한 지식

3.3 대사약리학. 개인의 운동에서 목적, 적응, 주요부작용 그리고 효과, 그렇지 않을 경우를 포함하는 다양한 질환의 치료에 일반적으로 사용되는 약물분류의 기초지식

3.3.1 항생제(Antibiotics)

3.3.2 항고지혈제(antihyperlipidemics).

3.3.3 항고혈압제(antihypertensive agents).

3.3.4 식욕억제와 소화억제제(appetite suppressants and digestive inhibitors)

3.3.5 경구용혈당강하제(oral hypoglycemic agents) (first and second generation).

3.3.6 인간유전EPO(human recombinant erythropoeitin (EPO)).

3.3.7 심혈관계 약물(Inotropic agents).

3.3.8 인슐린(동물과 사람)과 투약 방법.

3.3.9 철분 보충.

3.3.10 임산염 제제/칼슘 보충.

3.3.11 비타민 보충(비타민 D)

3.4 생리학적 검사의 대사적 측면. 대사적 질환과 장애를 가지고 있는 사람들의 생리학적 검사와 관련된 기초지식, 기술과 역량.

3.4.1 당뇨병, 비만, 신장장애를 가지고 있는 사람들의 생리적 검사의 결과를 이해할 수 있는 기초지식과 역량.

3.4.2 저/고혈당, 케토산증, 망막의 변화, 말초 신경장애와 정형외과적 문제들(i.e., Charcot's joint, 궤양)을 포함한 당뇨병, 비만, 망막장애를 가지고 있는 사람들의 징후와 증상들을 이해할 수 있는 기초지식과 역량.

3.4.3 체액의 과도한 축적, 식욕저하, 나약한(weakness) 다리, 피로, 어지러움, 저혈구증, 크레아틴 증가, 고혈압과 저혈압을 포함한 망막질환을 가지고 있는 사람들에서 나타나는 징후와 증상들을 인식할 수 있는 능력.

3.5 대사적 진단과 수술적 치료. 대사적 질환을 가지고 있는 사람들의 관리에 사용되는 내과적 · 외과적 치료들의 이해와 테크닉의 기초지식.

3.5.1 인슐린펌프 이식, 췌장 이식, 망막 레이저 치료, 이차적 심혈관계 합병증을 위한 심혈관 수술, 절단, 혈관 수술들과 이차적 망막장애에 관한 요점의 이해와 테크닉들의 기초지식.

3.5.2 비만관리(위 봉합술, 공회장 우회술, 아사(기아)/수정된 금식, 위성형술, jaw wiring(턱을 철사로 고정시키는 시술), 위내 풍선술, 비만치료제)에서 사용되는 내과적 · 외과적 과정에 과한 이해와 테크닉들의 기초지식.

3.5.3 식이중재 최종단계, 혈액투석, 복막투석(cycle and ambulatory)과 신장 이식을 포함한 신장병을 위한 치료 이해와 테크닉들의 기초지식.

3.5.4 혈액투석에 대한 관(누관)/이식, 이시 방법을 위한 쇄골하동백 카테터와 복막투석 카테터를 포한함 투석 장소에 관한 기초지식.

3.5.5 절단, 레이저 수술, 심장 질환 관련 수술, 혈관 수술들과 이식수술/비응고 과정에 관한 이해와 테크닉의 기초지식.

3.6 대사 진단 테크닉. 대사적 질환을 가지고 있는 사람들의 관리의 진단 테크닉, 특이 지식과 역량에 관한 테크닉의 기초지식과 요점의 이해.

3.6.1 당뇨와 신장질환을 가지고 있는 사람을 위한 일반적인 진단 검사 테크닉의 기초지식과 이해.

3.6.2 당뇨를 가지고 있는 사람의 평가에 사용되어지는 테크닉과 모니터닝 장비를 이용하여 혈중 글루코스를 결정할 수 있는 지식과 능력.

3.6.3 사구체 여과율(GFR), 혈액요소질소(BUN), 크레아티닌/투석적절도(kT/v or 요소감소율), 그리고 헤마토크리트에 관한 이해와 검사 테크닉의 기초지식.

3.6.4 신체조성 검사. 대사적질환을 가지고 있는 사람들을 위한 신체조성 검사 테크닉, 지식과 능력.

3.6.4.1 다양한 방법들에 의한 신체조성 측정의 제한점들과 이론들의 지식.

3.6.4.2 신체 밀도계측 테크닉들(수중체중측정법)의 지식, 기술, 이용능력.

3.6.4.3 다양한 인체측정 테크닉(피부두겹측정계, 신장/체중, 신체질량지수, 신체둘레 등)의 지식과 기술, 이용능력.

3.6.4.4 방사선 검사 테크닉(CT, MRI, DEXA 등)의 지식.

3.6.4.5 생체전기저항 임피던스 기술의 지식, 기술과 이용능력.

3.6.4.6 특히 대사성 질환을 가지고 있는 사람들을 위하여 증가된 신체조성을 위한 적절한 방법을 선택할 수 있는 능력.

3.6.4.7 다양한 대사적 질병과 장애를 가지고 있는 사람들을 위하여 적당한 목표들을 준비하고 다양한 신체조성 테스트의 결과를 해석할 수 있는 능력.

3.7 대사적 운동/체력/기능 검사. 대사적 질병을 가지고 있는 사람들을 위한 운동, 체력, 작업 시뮬레이션, 그리고 기능 검사들을 관리할 수 있는 지식, 능력과 기술들.

3.7.1 저/고혈당증, 비만, 그리고 운동 수행, 기능적 능력과 안전의 ESRD에 미칠만한 영향들에 관한 지식.

3.7.2 절단이나 말초혈관질환, 신경장애, 정형외과적 한계, 혹은 시력손상을 가진 사람들을 검사할 때의 절차와 검사 프로토콜의 차이에 과한 지식.

3.7.3 운동 검사 동안 혈당 모니터링의 측정을 위한 적절한 테크닉을 수행할 수 있는 능력.

3.7.4 대사성 질환을 가진 사람들의 다양한 테스트를 위한 동일한 종료시점을 알 수 있는 능력.

3.8 대사적 운동 처방과 프로그램. 대사적 질환과 기능장애를 가지고 있는 사람들을 위한 운동 프로그램의 처방과 감독할 수 있는 지식, 기술 및 능력.

3.8.1 당뇨, 비만과 신장에 문제가 있는 사람들을 위한 운동 프로그램 지휘 능력

3.8.2 절단, 망막증, 자율 신경장애, 시력장애, 혈액 투석 중이거나, leg fistula, 심박수 반응이 무뎌지거나, 비정상적인 혈압반응(고혈압과 저혈압)과 같은 대사적 질환들을 위한 적절한 운동 처방 능력

3.8.3 감독되지 않은 운동 세팅에서 효과적으로 안전하게 신체 활동을 수행하기 위한 테크닉들을 가지고 대사적 질환을 가지고 있는 사람들을 교육할 수 있는 능력

3.8.4 신장병을 가지고 있는 사람들을 위한 다양한 치료 방법들과 관련되어 필요한 스트레스와 시간에 관한 지식

3.9 대사(metabolic) 교육과 상담. 대사적 질환과 장애를 가지고 있는 사람들을 지도하는 교육 프로그램과 상담의 지식, 기술과 역량.

3.9.1 1998년 NIH "성인에서 과체중과 비만의 증명, 치료와 평가의 임상적 지침들"에서 비만을 위한 치료 지침들의 이해와 발견할 수 있는 능력.

3.9.2 NCEP에서 제시한 이상지질혈증을 위한 치료 지침들에 대한 지식과 이해

3.9.3 미국 당뇨병 협회에 의해 정리된 당뇨병을 위한 치료 지침과 분류 및 진단에 관한 지식과 이해

3.9.4 신장 질환을 가지고 있는 환자들의 교육과 상담을 할 수 있는 지식

3.10 대사적 응급 절차들. 대사적 질환과 장애를 가지고 있는 사람들을 위한 치료적 운동 혹은 운동 검사 관리 전 · 중 · 후에 사용하는 적절한 응급 절차에 대한 기본 지식과 기술과 능력.

3.11 대사적 질적 평가, 결과평가, 퇴원계획. 대사적 질환과 장애를 가지고 있는 사람들을 위한 프로그램 탈출 계획과 외부 평가, 질적 보험에서의 지식, 기술과 능력.

3.12 대사적 관리의 검사와 재활 프로그램. 대사적 재활의 분야에서 운동 검사들과 재활 프로그램들에서 사용되어지는 지식, 기술들과 능력.

4.0 근골격계 PRACE 분야

4.1 근골격계 질환들의 병태생리학. 류마티스 관절염, 요통, 골다공증, 점진적 외상 장애들, 관절염좌, 긴장, 골절, 정형외과적 수술 후 상태를 포함한 근골격과 질환과 장애의 역학과 병태생리학의 기본 지식.

4.1.1 강직성 척추염, 척추증, 척추분리증, 척추전방전위증, 수핵탈출증과 퇴행성 디스크 질환을 포함한 척추장애를 분류할 수 있는 지식

4.1.2 골관절염과 류마티스 관절염의 병태생리학적 지식

4.1.3 골다공증과 관련된 위험 요인과 병태생리학적 지식

4.1.4 반복되는 움직임/점진적인 외상성 장애와 관련된 위험 요인에 관한 지식

4.1.5 뼈의 골절, 절단, 관절 염좌, 염좌, 그리고 정형외과적 수술과 관련된 회복 요인들에 관한 기본적인 지식

4.2 근골격계 질환에 대한 임상 운동 생리학. 근골격계 질환과 기능장애환자들에 대한 운동생리학의 임상적 적용에 관한 기본 지식.

4.2.1 요통과 과사용 외상성 장애 환자가 신체활동을 삼가고 적절한 휴식을 취하는 것에 관한 지식

4.2.2 요통환자들에서 직접적인 호전된 증상과 관련있는 척주 신전운동과 굴곡운동들의 사용에 관한 지식.

4.2.3 작업 상황에 적용되는 트레이닝 특수성의 원리에 관한 지식

4.2.4 근골격계 질환과 앞에서 언급된 장애가 있는 사람들에서 등척성, 등장성, 등속성 운동에 관한 지식

4.2.5 요통이 있는 사람에서 심혈관계 트레이닝에 관한 지식

4.2.6 기능해부학과 생체역학에 관한 지식

4.2.6.1 신체 동작과 방향에 관련된 용어, 관절의 움직임, 주동근과 협동근에 관한 지식

4.2.6.2 퇴행성 척주 변화를 설명하는 능력을 포함한 척주 해부학에 관한 지식

4.2.6.3 척추 만곡과 불균형이 자세에 미치는 영향에 관한 지식

4.2.6.4 주기적 부하방법(cyclical loading)의 효과에 관한 지식

4.2.6.5 인체 중심, 지지기반, 균형, 리프팅의 안정성 간의 상관관계를 확인하는 능력

4.2.6.6 개방 사슬과 폐쇄 사슬 운동 간의 생체역학적 차이에 관한 지식

4.2.6.7 골다공증 환자의 척주 신전 이용에 관한 지식

4.3 근골격계 약리학. 운동중이든 아니든 간에 약물복용의 용도, 주의사항, 주요 부작용과 효능 등을 고려하여 근골격계 질환과 장애를 가진 환자들의 치료에 일반적으로 사용되는 약물분류에 관한 지식

4.3.1 진통제와 항염증약물

4.3.2 코티코스테로이드

4.3.3 근육이완제

4.3.4 항흡수성 약물(에스트로겐, 칼시토닌, 비스포스포네이트, 선택적 에스트로겐 수용기 조정자)

4.3.5 침착 약물(칼슘과 비타민D 보충제)

4.4 이학적 검사의 근골격계 견해. 근골격계 질환과 기능장애가 있는 사람의 이학적 검사에 관련된 기본 지식, 기술, 능력.

4.4.1 근골격계 검진 결과를 이해하는 능력과 기본 지식

4.4.2 관절 가동범위, 유연성, 근력, 근지구력 측정을 수행하는 기본기술과 능력

4.4.3 기본자세 평가를 수행하는 능력과 기본 기술

4.5 근골계의 내과적 · 외과적인 치료. 근골격계 질환과 기능장애가 있는 환자의 관리에 사용되는 내과적 · 외과적 치료의 보고에 있어 주요 소견을 이해하는 능력과 테크닉에 관한 기본 지식

4.5.1 미세 추간판 적출술, 척추원반절제술, 척추 감압술, 척추 융합, 내부 고정, 척추후궁절제술등을 포함한 척추 수술의 보고에 있어 주요 소견을 이해하는 능력과 테크닉에 관한 기본 지식

4.5.2 관절 치환 수술의 보고에 있어 주요 소견을 이해하는 능력과 테크닉에 관한 기본 지식

4.5.3 척골 신경증, 수근관증후군, 팔꿈굴증후군(cubital tunnel syndrome)의 치료를 위한 수술적 접근의 보고에 있어 주요 소견을 이해하는 능력과 테크닉에 관한 기본 지식

4.5.4 테이핑, 부목, 핀, 목발 등을 포함한 골절, 절단, 관절 안정화의 보고에 있어 주요 소견을 이해하는 능력과 테크닉에 관한 기본 지식

4.5.5 인대와 건 복원 수술의 보고에 있어 주요 소견을 이해하는 능력과 테크닉에 관한 기본 지식

4.5.6 관절경 관절 수술의 보고에 있어 주요 소견을 이해하는 능력과 테크닉에 관한 기본 지식

4.6 근골격계 진단 테크닉. 근골격계 질환과 기능장애 환자들의 관리에 있어 현재 사용되고 있는 특수한 진단 방법에 대한 지식과 운용능력 그리고 진단내용의 주요소견을 이해하는 능력과 테크닉들의 기본 지식

4.6.1 EMG 결과지의 주요 소견을 이해하는 능력과 테크닉에 관한 기본 지식

4.6.2 통증평가도구의 테크닉과 이해에 관한 기본 지식 (Waddell's nonorganic physical signs in low back pain, visual analog scales, SF-36, Oswestry disability Questionnaire, anatomic pain distribution, and Beck Depression Inventory).

4.6.3 골밀도 측정의 보고에 있어 주요 소견을 이해하는 능력과 테크닉에 관한 기본 지식

4.6.4 MRI, CT, 골 스캔, X-ray의 보고에 있어 주요 소견을 이해하는 능력과 테크닉에 관한 기본 지식

4.7 근골격계 운동/체력/기능 검사. 근골격계 질환과 기능장애가 있는 환자에서 운동, 체력, 작업 시뮬레이션, 기능검사를 관리하는데 사용되는 지식, 기술, 능력.

4.7.1 최대 리프팅(lifting) 검사를 위한 금기사항에 관한 지식

4.7.2 다음의 평면에서 최대 리프팅 검사를 수행하는 능력: 바닥에서 손가락 마디, 손가락 마디에서 어깨, 어깨에서 머리 위, 한팔 이동, 양팔 이동.

4.7.3 수기 물건 취급 작업을 위해 권장되는 웨이트 리프트를 산출하는 능력

4.7.4 필수적인 직업 기능을 수행하는 환자의 능력을 평가하는 기술

4.7.5 최대 악력 검사를 운영하는 능력

4.7.6 다양한 방법과 프로토콜을 사용하여 정형외과적 근골격계 운동 검사를 운영하는 능력

4.7.7 정형외과질환과 근골격계 질환과 만성 통증이 있는 환자의 운동 검사를 위한 예측 종료 지점을 확인하는 능력

4.7.8 정형외과 질환과 근골격계 질환자의 운동 검사 후 정리운동의 다양한 접근과 운동직후 절차를 수행하는 능력

4.7.9 요약 프레젠테이션을 위한 운동 검사 자료를 기록하고, 관리하고 필요한 계산을 수행하는 능력

4.7.10 균형감각 검사를 운영하는 능력

4.8 근골격계 질환 운동 처방과 프로그램작성. 근골격계 질환과 기능장애가 있는 환자를 위한 운동처방과 운동 프로그램 감독시의 지식, 기술, 능력

4.8.1 근골격계 손상이나 기능장애가 있는 환자를 위한 적절한 운동장비와 운동을 선택하는 능력

4.8.2 운동 프로그램 감독시 운동의 빈도, 강도, 시간의 진행에 관한 기술

4.8.3 독립적 운동 프로그램의 지도와 순응을 최대화 시키는 능력

4.8.4 작업 단련, 작업 컨디셔닝, 작업 체력, 작업 코칭을 포함하는 산업 또는 작업 재활과 관련된 개념에 관한 지식

4.9 근골격계의 교육과 상담. 근골격계 질환과 기능장애가

있는 환자의 교육프로그램을 수행하고 상담하는 지식, 기술, 능력(핵심 교육과 상담 참조)

4.10 근골격계의 응급절차. 근골격계 질환과 기능장애가 있는 환자를 위한 운동검사나 치료적 운동 세션의 입원 전 · 중 · 후 사용을 위한 적절한 응급절차에 반응하는 기본 지식, 기술, 능력

4.11 근골격계의 질적 보험, 결과 평가, 퇴원 후 계획. 근골격계 질환과 기능장애가 있는 환자를 위한 운동 프로그램을 위한 질적 보험, 결과 평가, 퇴원 후 계획에서의 지식, 기술, 능력(핵심 질적 보험, 결과 평가, 퇴원 후 계획 참조).

4.12 근골격계 검사 및 재활 프로그램의 운영. 근골격계 지활 분야에서의 재활 프로그램과 운동 검사실의 운영에 사용되는 지식, 기술, 능력(검사 및 재활 프로그램의 핵심 운영 참조).

5.0 신경근 PRACE 분야

5.1 신경근계 질환의 병태생리. 뇌졸중, 두부 손상, 척수 손상, 다발성경화증, 파킨슨 병, 뇌성마비, 소아마비후, 길랑-바레 증후군, 근위축증, 말초 신경병증, 만성 신경성 통증을 포함한 신경근 질환의 병인학 및 병태생리학의 기본 지식만나면서.

5.1.1 상위 상태의 병인학에 관한 기본 지식

5.1.2 질병 분류간 차이에 관한 기본 지식: 선천성, 후천성, 외상성, 진행성, 재발성.

5.1.3 각각의 상태와 관련된 공존이환성의 기본 지식.

5.1.4 반사 교감 신경 위축과 관련된 감각장애와 감각이상에 관한 기본 지식

5.1.5 신경 응급상황의 증상과 징후, 예를들어, 간질, 자율신경과대반사등의 기본 지식.

5.1.6 감각손실과 한쪽 무시(one-sided neglect)간 차이에 관한 기본 지식

5.1.7 상위 상태가 있는 환자들의 운동(무기력, 경직, 약화, 운동이상증, 운동감소증, 무정위운동)과 감각(감각장애와 감각 이상)의 방해에 관한 기본 지식

5.2 신경근 질환에 적용되는 임상 운동 생리학. 신경 근 질환과 기능장애가 있는 환자들에게 임상운동생리학을 적용하는 기본 지식.

5.2.1 상위 상태에서 피로에 미치는 영향을 확인하는 능력과 기본 지식

5.2.2 이동시 에너지 소비를 증가시키는 요인들에 관한 기본 지식

5.2.3 상위 상태에서 근 경련을 감소시키고 증가시키는 요인들에 관한 기본 지식

5.2.4 경련이 있는 환자에서 신전 반응에 대한 기본 지식

5.2.5 마비 환자의 운동시 이질성 골 형성의 방해에 관한 기본 지식

5.2.6 상위 상태가 있는 환자에서 구축을 예방하거나 감소시키는 능력에 관한 기본 지식

5.2.7 마비증상을 지닌 대상의 골감소에 대한 만성적 운동효과의 기본 지식

5.2.8 마비환자에서 있어 신경원성 방광과 기립상태에 관한 기본 지식

5.2.9 마비환자의 폐기능의 한계를 인식하는 능력

5.2.10 수화와 담낭 조절 프로그램의 효과에 대한 기본지식

5.2.11 상기된 조건을 지닌 대상으로, 특히 척수장애와 경화을 지닌 사람의 체온조절에 대한 기본지식

5.2.12 말초와 중추 통증간의 차이를 구분하는 능력과 기본지식

5.2.13 상기된 조건에서 각각 쇠약해지는 형태를 설명하는 능력과 기본지식

5.2.14 보행과 자세의 비정상적인 상태에 관한 기본지식

5.2.15 보행과 자세 이상자의 기능에서 보장기구에 대한 생체역학적 기본지식

5.2.16 척수장애에서 기능적 전기자극기구의 사용을 설명할 수 있는 능력

5.2.17 척수장애의 힘줄고정술 현상에 대한 기본지식

5.3 신경근 약물. 운동을 하는 사람의 사용목적, 지침, 중요한 부작용, 그리고 효과를 포함하여, 신경근 질환을 지닌 사람의 치료에 사용되어지는 약물의 분류에 대한 기본지식.

5.3.1 항응고제 Anticoagulants

5.3.2 진통제 (Analgesics)
5.3.3 항경련제 (Anticonvulsants)
5.3.4 항염증제 (Anti-inflammatories)
5.3.5 항경련제와 항콜린작용제 (Antispasmodics & anticholinergics)
5.3.6 편두통 약제 (Migraine preparations)
5.3.7 근이완제 (Muscle relaxants)
5.3.8 신경용해제 (Neurolytic agents (used in nerve and motor point blocks))
5.3.9 파킨슨 약물 (Parkinson' s drugs)
5.3.10 정신작용제 (Psychotropics)

5.4 신경근의 이학검사. 신경근 질환과 기능장애 환자의 신경근 이학검사와 관련된 기본지식, 기술과 능력.
5.4.1 신경근 질환과 기능장애 환자의 각 항목에 있어 근력평가의 결과를 이해하는 능력.
5.4.2 신경근 질환과 기능장애에서 근신장반사의 단계를 이해하는 능력.
5.4.3 비정상적 감각을 설명하는데 사용되어지는 용어의 이해능력.
5.4.4 경련, 근육발달의 증감, 떨림, 약화와 감각소실을 구별하는 기술과 능력.

5.5 신경근의 내과적, 외과적 치료. 신경근 질환을 지닌 대상의 관리에 있어 사용되어지는 다양한 내과적, 외과적 치료의 보고에서 주요소견을 이해하는 기본지식과 능력.
5.5.1 척추고정술을 설명하는데 의학적 결과의 주요 소견을 이해하는 능력
5.5.2 동맥류 묶음술과 종양의 제거를 위한 뇌수술의 보고에서 주요 소견을 이해하는 능력
5.5.3 경직 동안 보튤리눔 독소(botulinum toxin: Botox; 근육이완주사약) 또는 페놀(phenol)이 신경과 운동점 차단의 주요 소견을 이해하는 능력
5.5.4 척추의 경막외 도관삽입의 목적과 교감신경계 차단에 대한 기본지식. 건이완 과정의 결과를 인지하기 위한 기술

5.6 신경근의 진단기술. 신경근 질환과 기능장애를 지닌 사람의 관리에 사용되어지는 진단기술에 대한 보고에서 주요 소견을 이해하는 능력과 기술에 관한 기본지식
5.6.1 바늘 근전도와 신경전도 연구에 관한 보고에서 주요 소견을 이해하는 능력.
5.6.2 척수장애 후 x-선 판독결과에서 주요 소견을 이해하는 능력.
5.6.3 뇌졸중으로 인한 뇌출혈을 검사하는 보고에서 주요 소견을 이해하는 능력
5.6.4 대뇌 동맥류의 혈관 조영술과 MRIs의 보고에서 주요 소견을 이해하는 능력
5.6.5 말초혈관질환과 경동맥 협착의 도플라 연구와 혈관조영술의 보고에서 주요 소견을 이해하는 능력
5.6.6 요추 척수액의 감염과 복합적인 경화의 보고에서 주요 소견을 이해하는 능력
5.6.7 인지적, 신경정신학적 검사의 보고에서 주요 소견을 이해하는 능력
5.6.8 근전도. 표면 근전도를 이용하여 신경근 질환의 임상적 평가를 할 수 있는 기본 지식, 기술, 그리고 능력.
5.6.8.1 근전도 사용 중 최대수축의 비율을 이해하는 능력.
5.6.8.2 근전도 사용에 운동단위 동원 형태를 이해하는 능력
5.6.8.3 근전도를 통해 근피로나 운동촉진을 이해하는 능력
5.6.8.4 표면 근전도를 활용한 바이오 피드백의 기본 원리를 이해하는 능력

5.7 신경근의 운동, 체력, 기능적 검사. 신경근 질환을 지닌 대상을 위한 운동관리, 체력, 일, 시뮬레이션, 그리고 기능적 검사에 사용되어진 기본지식, 기술, 그리고 능력.
5.7.1 일상생활을 위한 보조기구의 기능적 제한과 이점에 대한 기본지식
5.7.2 보조기구를 착용한 운동검사에서 제한사항에 대한 기본지식.
5.7.3 걷기효과에 대한 비교에 있어 보조기구 사용의 상대적 효과에 대한 기본지식
5.7.4 공공장소에서 환자의 기능을 판단하기 위해 주어진 보조기구의 사용여부에 따라 자기 스스로 결정한 이동속도를 이용할 수 있는 능력.

5.7.5 자기관리, 가사일, 야외활동, 체력을 위한 여가활동, 그리고 직업적 상황에서 기술의 수행 가능성을 결정하는 능력

5.7.6 상기조건의 운동검사를 위한 주의사항과 금기사항의 기본지식

5.7.7 상기 조건에 있어 대사적 휴식을 위한 특수한 장비와 적응을 연관시키는 능력.

5.7.8 상기조건의 검사 프로토콜과 과정의 차이에 대한 기본지식

5.7.9 트레드밀, 자전거, 상체 자전거, 그리고 보조 장비를 사용한 검사를 포함하여 신경근 제한을 지닌 대상을 위한 검사 프로토콜과 과정을 수정하는 능력.

5.8 신경근 운동처방과 프로그래밍. 신경근 질환과 장애 환자를 위한 처방과 관리감독 프로그램에 대한 기본지식, 기술 그리고 능력.

5.8.1 상기된 조건을 위한 운동처방 개발을 위한 능력

5.8.2 관리, 감독되어지지 않은 환경에서 안전하고 효과적으로 신체활동 수행을 위한 기술로 신경근 질환자를 지도하는 능력

5.8.3 신경근 질환과 기능장애 환자를 위해 소그룹의 운동을 감독하는 능력

5.8.4 상기된 조건을 지닌 환자가 운동 시 환경조절(온도, 습도)에 관한 지식

5.9 신경근 교육과 상담. 신경근 질환과 장애를 지닌 대상의 교육과 상담을 수행하는 기본지식, 기술 그리고 능력(핵심 교육과 상담 참조).

5.10 신경근계 응급절차. 신경근 질환과 기능장애 환자를 위한 치료적 운동과정이나 운동검사의 관리 전 · 중 · 후 적절한 응급과정에 대한 기본지식, 기술, 능력(핵심 응급과정 참조)

5.11 신경근 프로그래밍을 위한 질적 보험, 결과평가, 퇴원 후 계획. 신경근 질환과 기능장애를 지닌 대상을 위한 질적 보험, 결과평가와 수행계획에 대한 기본지식, 기술, 능력(핵심 질적 보험, 결과평가, 그리고 수행계획 참조).

5.12 신경근 검사와 재활의 관리. 신경근 재활 분야에서 재활 프로그램과 운동검사의 운영에 있어 사용되어지는 기본지식, 기술과 능력(핵심 검사와 재활 프로그램의 관리)

6.0 종양, 면역, 그리고 혈액학적 PRACE 영역

6.1 종양, 면역, 혈액학적 질환의 병태생리학. 암, 빈혈, 후천성 면역결핍증, 만성 피로증후군을 포함한 종양, 면역, 혈액학적 질환의 역학과 병태생리학의 기본지식

6.1.1 암, 특수한 발암 형태, 주요한 암 발생부위(폐, 결장, 직장, 유방, 전립선, 그리고 피부), 암예방의 지침, 그리고 2차적 예방을 위한 지침에 대한 증후/증상의 위험요인의 병인학, 역학, 그리고 병태생리학의 지식

6.1.2 적혈구 형성이나 생애주기, 철결핍 수준의 혈액지표들, 그리고 식이방법이나 빈혈발생과 관련된 의학적 요인에 영향을 주는 특수한 질환인 빈혈의 병인학, 역학과 병태생리학의 지식

6.1.3 후천성 면역 결핍증의 병인학, 역학, 병태생리학, HIV의 감염과 관련된 특수한 위험요인들, HIV 질환의 단계, 그리고 각 단계와 연관된 특수한 증후와 증상, 면역체계 그리고 후천성 면역 결핍증을 정의하기 위해 미국질병관리센터(CDC)에 의해 사용되어진 기회감염 기준의 지식

6.1.4 면역 시스템의 기본적인 구성요소와 병원체의 침입에 대해 어떻게 반응하는지에 대한 지식

6.1.5 만성 피로 증후군에 대한 병인학, 역학 그리고 병태생리학, 특히 만성 피로 증후군을 일으킬 수 있는 잠재적인 면역, 염증 또는 신경내분비계의 변화, 만성 피로 증후군과 연관된 위험 요인 그리고 징후/증상 그리고 만성 피로 증후군을 규정하기 위한 미국질병관리센터(CDC)가 사용하는 분류기준.

6.2 종양, 면역, 혈역학적 장애에 사용된 임상 운동 생리학. 종양, 면역, 혈역학적 장애가 있는 개개인들에게 있어 임상적 운동생리학의 적용에 대한 기본 지식.

6.2.1 암 치료(예, 수술, 방사선, 화학치료)가 운동에 대한 기능적 능력과 심폐 반응 그리고 특정 근 골격계의 움직임 사용 능력을 가질 것이라는 효과에 대한 지식.

6.2.2 빈혈, 이온 결핍의 영향 그리고 기능적 능력에 대한 겸상혈구성 빈혈과 운동에 대한 심폐 반응에 대한 지식

6.2.3 HIV 질환이 어떻게 운동에 대하여 심폐와 신경내분비계의 급성 반응에 영향을 미치는 지에 대한 지식

6.2.4 면역 시스템이 단기와 장기 운동에 어떻게 반응하는지에 대한 지식

6.2.5 만성 피로 증후군이 운동에 대하여 심혈관계, 폐 그리고 근육의 급성 반응에 어떠한지에 대한 지식

6.2.6 암 치료가 심폐계와 근골격계가 운동 트레이닝에 미치는 단기, 장기적 영향에 대한 지식

6.2.7 다른 유형의 빈혈이 있는 사람들에게서 운동 트레이닝에 대하 잠재적인 적응 지식

6.2.8 HIV 환자들에게 있어 운동 트레이닝에 대한 면역, 심폐계 그리고 근골격계 반응에 대한 지식

6.2.9 만성 피로 증후군 환자들에게 있어서 운동 트레이닝 기간 이후의 증상학적 그리고 유산소성 능력의 잠재적 변화에 대한 지식

6.2.10 운동 트레이닝을 하는 종양, 면역, 혈역학적 장애가 있는 사람들의 영양 그리고 수액 고려사항에 대한 지식

6.3 종양, 면역, 혈역학적 장애의 약리학. 만일 운동을 하는 사람들이 있다면 이들의 목적, 지침, 주요 부작용과 효과를 포함하여 종양, 면역, 혈역학적 장애가 있는 환자들의 치료에 일반적으로 사용되는 약물 분류에 대한 기본 지식

6.3.1 항대사물질(antimetabolite), 안티투불린(antitubulin), 알킬레이터(alkylator), 안트라싸이클린(anthracycline) 그리고 백금염 화학요법(platinum salt chemotherapy)을 사용하는 사람들과 호르몬 치료를 사용하는 사람들을 포함하여 암 약물. 이온, 엽산 그리고 비타민 B12을 포함한 빈혈 약물 그리고 하이드록시유레아 그리고 낙산염을 포함하여 질병을 예방하는 데 사용되는 약물들.

6.3.2 항레트로바이러스 약물을 포함한 HIV 질환의 치료에 사용되는 약물들은 고 활동 항레트로바이러스 치료(highly active antiretroviral therapy; HAART)에 포함된다.

6.3.3 항우울제, 항염증 약물 그리고 면역 치료제를 포함하여 만성 피로 증후군의 치료에 사용되는 약물들.

6.4 종양, 면역, 혈역학적 장애 이학 검사. 종양, 면역, 혈역학적 장애가 있는 사람들에 대한 이학 검사와 연관된 기본 지식, 기술 그리고 능력

6.4.1 암, 빈혈, 겸상 혈구성 빈혈, HIV 질환 그리고 만성 피로 증후군이 있는 환자들에 대한 이학 검사 결과를 이해하는 기본 지식과 능력

6.4.2 종양, 면역, 혈역학적 장애와 연관된 징후과 증상에 대한 기본 지식

6.5 종양, 면역, 혈역학적 장애의 내과적 외과적 치료. 종양, 면역, 혈역학적 장애가 있는 사람들의 관리에 사용되는 내과적 그리고 외과적 치료 보고에 있어 테크닉들의 기본 지식과 주요 소견에 대한 이해.

6.5.1 방사선, 전신 치료 그리고 수술을 포함하여 암 치료 테크닉의 기본 형태 보고에 있어서 중요한 결과들에 대한 기본 지식과 이것을 이해하는 능력.

6.5.2 영양 보충, 위장간 출혈과 수혈의 관리를 포함하여 빈혈을 조절하고 치료하는 데 사용되는 검사 결과 보고에 있어서 테크닉들의 기본 지식과 주요 소견에 대한 이해

6.5.3 약물, 영양 치료, 심리적 중재 그리고 기회감염과 암 치료를 포함하여 HIV 질환을 관리하는 데 사용되는 검사 결과 보고에 있어서 테크닉들의 기본 지식과 주요 소견에 대한 이해.

6.5.4 약물과 현저한 증상들과 부합되는 다양한 중재 방법들을 포함하여 만성 피로 증후군 관리에 대한 기본 지식

6.6 종양, 면역, 혈역학적 장애 진단 테크닉. 종양, 면역, 혈역학적 장애가 있는 환자들에게 사용되는 평가 테크닉의 보고에 있어서 중요한 결과들을 이해하기 위한 테크닉 능력의 기본 지식

6.6.1 이온 결핍과 빈혈을 평가하는 데 사용되는 기준

에 대한 기본 지식

6.6.2 전혈구 계산(complete blood count; CBC)과 또 다른 임상적 실험실 보고 그리고 확고한 이온 결핍과 겸상 적혈구 빈혈에 대한 실험실 검사 보고의 주요 소견을 이해하는 능력과 테크닉에 대한 기본 지식

6.6.3 앞에 대한 검사지침을 이해하는 능력과 테크닉에 대한 기초지식

6.6.4 임상 실험 보고로부터의 백혈구, 림프구 부분 혈액 계산에 대한 실험실 보고를 이해하는 능력과 테크닉의 기본 지식, 정상 수치과 비정상 수치 특히 HIV 질환자들에게 있어서 T helper cell 계산(CD3+, CD4)에 주목한다.

6.6.5 CDC 기준(주요 증상과 신체적 기준)을 사용하여 만성 피로 증후군이 있는지 없는지를 결정하는 능력

6.7 종양, 면역, 혈역학적 장애 운동/체력/기능적 검사. 종양, 면역, 혈역학적 장애가 있는 사람들을 위한 운동, 체력, 모의 작업, 그리고 기능적 검사들을 지도하는 데 있어서 지식, 기술 그리고 능력

6.7.1 암, 빈혈, HIV 질환 그리고 만성 피로 증후군이 있는 환자들에게 점진적인 운동 검사 지침과 금기사항(절대적, 상대적)에 대한 지식

6.7.2 종양, 면역, 혈역학적 장애가 있는 사람들에게 운동 수행, 기능적 능력과 안정성에 있어서 가능한 효과에 대한 지식

6.7.3 HIV 질환이 있는 사람들의 운동 검사에 있어서 일반적 주의사항에 관한 지식

6.8 종양, 면역, 혈역학적 장애의 운동 처방과 프로그래밍. 종양, 면역, 혈역학적 장애가 있는 사람들을 위한 운동 프로그램을 처방하고 감독하는 지식, 기술과 능력

6.8.1 안전한 종양, 면역, 혈역학적 장애가 있는 사람들에 대한 운동 처방을 개발하는 능력(예, 겸상 적혈구 질환이 있는 사람들에게 고강도 운동과 탈수의 회피)

6.8.2 종양, 면역, 혈역학적 장애가 있는 사람 또는 그룹들을 위한 운동 프로그램을 감독하는 능력

6.8.3 감독이 없는 운동 장소에서 안전하고 효과적으로 신체 활동을 수행하기 위한 테크닉에 있어서 종양, 면역, 혈역학적 장애가 있는 사람들을 지도하는 능력

6.9 종양, 면역, 혈역학적 장애 교육과 상담. 종양, 면역, 혈역학적 장애가 있는 사람들의 교육 프로그램과 상담을 지도하는 지식, 기술 그리고 능력(핵심 교육과 상담 참조)

6.10 종양, 면역, 혈역학적 장애의 응급 절차. 종양, 면역, 혈역학적 장애가 있는 사람들에 대한 운동 검사 또는 치료적 운동 세션의 감독 전, 중 또는 후에 사용되는 적절한 응급 절차에 반응하기 위한 기본 지식, 기술 그리고 능력(핵심 교육과 상담 참조)

6.11 종양, 면역, 혈역학적 장애 질적 보험, 결과 평가 그리고 퇴원 후 계획. 종양, 면역, 혈역학적 장애가 있는 사람들을 위한 질적인 보험, 결과 평가 그리고 퇴원 후 프로그램 계획을 하는 데 있어서 지식, 기술 그리고 능력(핵심 질적 보험, 결과 평가 그리고 퇴원 후 계획 참조)

6.12 종양, 면역, 혈역학적 장애 검사 관리와 재활 프로그램. 종양, 면역, 혈역학적 장애 분야에서 재활 프로그램과 운동 검사를 관리하는데 사용되는 지식, 기술과 능력(핵심 검사 관리와 재활 프로그램 참조)

Clinical Exercise Physiology Knowledge, Skills, and Abilities Writing Groups

William Jay Gillespie, EdD, FACSM, Editor
Chair, Clinical Exercise Physiology Exam Sub-Committee
Associate Professor and Chair
Department of Cardiopulmonary and Exercise Sciences
Bouve College of Health Sciences
Northeastern University
Boston, MA
Clinical Physiologist
Beth Israel Deaconess Medical Center

Boston, MA

Cardiovascular Practice Area

William Jay Gillespie,
Practice Area Coordinator

William G. Herbert, PhD, FACSM
Chair, Clinical Exercise Physiology Practice Board
Professor and Director, Laboratory for Health & Exercise Science
Department of Human Nutrition, Foods, and Exercise
Virginia Tech
Blacksburg, VA

Jeffrey L. Roitman, EdD, FACSM
Director, Cardiac Rehabilitation
Baptist Medical Center and Research Medical Center
Kansas City, MO

Ernest Gervino, ScD, FACSM
Director of Clinical Physiology, Cardiovascular Division
Beth Israel Deaconess Medical Center
Assistant Professor of Medicine
Harvard Medical School
Boston, MA

Joseph R. Libonati, PhD
Assistant Professor and Director
Kinetics Research Laboratiry
Temple University
Philadelphia, PA

Jeffrey Ocel, PhD
Clinical Physiologist, Cardiovascular Division
Beth Israel Deaconess Medical Center
Boston, MA

Nancy O' Hare, ScD, FACSM
Clinical Physiologist, Gardiovascular Division
Beth Israel Deaconess Medical Center
Boston, MA

Pulmonary Practice Area

Reed H. Humphrey, PhD, PT, FACSM, FAACVPR,
Practice Area Coordinator
Assistant Professor, Departments of Physical Therapy & Physical Medicine and Rehabilitation
Virginia Commonwealth University/Medical College of Virginia Health Sciences
Richmond, VA

Brian W. Carlin, MD
Medical Director, Pulmonary Rehabilitation
Allegheny General Hospital
Pittsburgh, PA

Dianne V. Jewell, MS, PT, CCS, FAACVPR
Physical Therapy Clinical Education Coordinator
Sheltering Arms Rehabilitation Hospital
Richmond, VA

Metabolic Practice Area

Patricia Painter, PhD, FACSM
Practice Area Coordinator
Transplant Rehabilitation Director
University of California at San Francisco
San Francisco, CA

Susan Carey, MS
Staff Research Assistant-Renal Exercise Demonstration Project
Department of Physiologic Nursing

University of California at San Francisco
San Francisco, CA

J. Larry Durstine, PhD,FACSM
Associate Professor
Department of Exercise Science
University of South Carolina
Columbia, SC

Joanne Krasnoff, MS
Staff Research Assistant-Diet and Exercise following Liver Transplant
Department of Physiologic Nursing
Universiy of California at San Francisco
San Francisco, CA

David Miller, MS
Transplant Exercise Physiologist
Department of Rehabilitation Services
University of California at San Francisco
San Francisco, CA

David Nieman, DrPH, FACSM
Professor of Health and Exercise Science
Appalachian State University
Boone, NC

Janet P. Wallace, PhD, FACSM
Associate Professor
Department of Kinesiology
Indiana University
Bloomington, IN

Musculoskeletal Practice Area

Carol A. Harnett, MS, Practice Area Coordinator
Director, Wellness and Ability Management
Hartford Life
Simsbury, CT

Sherry A. Barkley, MS
HPER Instructor
Augustana College
Sioux Falls, SD

Robert W. Boyce, PhD, FACSM
Charlotte, NC

Ron Bybee, Phd, PT
University of Texas, El Paso
El Paso, TX

Fredrick S. Daniels, MS
CPTE Health Group, Inc.
Nashua, NH

Thomas E. Dreisinger, PhD, FACSM
Preventive Care, Inc.
Jefferson City, MO

Dale Moss, MS
Abbott-Northwestern Hospital
Fridley, MN

Neuromuscular Practice Area

Terry L. Nicola, MD, MS, Practice Area Coordinator
Director, Sports Medicine Rehabilitation, and Assistant Professor
Department of Rehabilitation Medicine and Restorative Sciences
University of Illinois Medical Center

Chicago, IL

Cheryl Dudeck, MS
Coordinator, Clinical Exercise Physiology Program
Department of Rehabilitation Medicine and Restorative Sciences
University of Illinois Medical Center
Chicago, IL

James Rimmer, PhD
Researc Program Director
Institute of Disability and Human Development
University of Illinois Medical Center
Chicago, IL

Neoplastic, Immunologic, and Hematologic Practice Area

David C. Nieman, DrPH, FACSM, *Practice Area Coordinator*
Professor of Health and Exercise Science
Appalachian State University
Boone, NC

Ron Deitrick, PhD, FACSM
Program Director, Cardiac Rehabilitation
Clinical Coordinator, Spinal Cord Injury Research Center
West LA VA Medical Center, Physical Medicine and Rehab(117)
Los Angeles, CA

E. Randy Eichner, MD, FACSM
Professor of Medicine
Health Sciences Center
Oklahoma University
Oklahoma City, OK
Roy Shephard, PhD
Professor Emeritus of Applied Physiology
Physical Education and Health
University of Toronto, Toronto, Canada
Visiting Scientist at DCIEM
Resident Scholar in Health Studies at Brock University
St. Catharine's, ON, Canada

찾아보기

나

다

라

마

바

사

아

자

차